HANDBUCH DER MIKROSKOPISCHEN ANATOMIE DES MENSCHEN

BEARBEITET VON

A. BENNINGHOFF · M. BIELSCHOWSKY · S. T. BOK · J. BRODERSEN · H. v. EGGELING
R. GREVING · G. HÄGGQVIST · A. HARTMANN · R. HEISS · T. HELLMAN
G. HERTWIG · H. HOEPKE · A. JAKOB · W. KOLMER · J. LEHNER · A. MAXIMOW †
G. MINGAZZINI † · W. v. MÖLLENDORFF · V. PATZELT · H. PETERSEN · H. PLENK
W. PFUHL · B. ROMEIS · J. SCHAFFER · G. SCHALTENBRAND · R. SCHRÖDER
S. SCHUMACHER · E. SEIFERT · H. SPATZ · H. STIEVE · PH. STÖHR Jr. · F. K. STUD-
NIČKA · E. TSCHOPP · C. VOGT · O. VOGT · F. WASSERMANN · F. WEIDENREICH
K. W. ZIMMERMANN

HERAUSGEGEBEN VON

WILHELM v. MÖLLENDORFF
FREIBURG i. B.

SIEBENTER BAND
HARN- UND GESCHLECHTSAPPARAT

ERSTER TEIL

EXKRETIONSAPPARAT
UND WEIBLICHE GENITALORGANE

BERLIN
VERLAG VON JULIUS SPRINGER
1930

HARN- UND GESCHLECHTSAPPARAT

ERSTER TEIL

EXKRETIONSAPPARAT UND WEIBLICHE GENITALORGANE

BEARBEITET VON

W. v. MÖLLENDORFF-FREIBURG/BR. · R. SCHRÖDER-KIEL

MIT 422 ZUM GROSSEN TEIL FARBIGEN ABBILDUNGEN

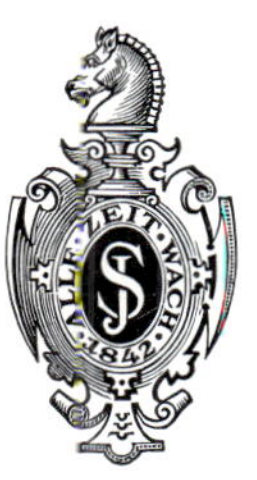

BERLIN

VERLAG VON JULIUS SPRINGER

1930

Inhaltsverzeichnis.

Inhalt des zweiten Teiles:

Die männlichen Genitalorgane. Von Professor Dr. H. STIEVE, Halle a. S.

Der Exkretionsapparat.

Von **W. von Möllendorff**, Freiburg i. B.

Mit 262 Abbildungen.

Herrn Professor Dr. **Karl Peter**
zum 60. Geburtstag gewidmet.

I. Einleitung.

Der Exkretionsapparat ist in den für die Leistung charakteristischen Elementen mesodermaler Herkunft. In ihm sind in kunstvoller Zusammenfügung kanalisierte Mesodermabkömmlinge zweierlei Art vereinigt, die Harnkanälchen und die Blutgefäße, während Bindegewebe an Menge im Nierenaufbau sehr zurücktritt. Im eigentlichen Exkretionsorgan, der Niere, wird die wesentliche Leistung des Apparates, die Harnbereitung vollzogen, wenngleich auch die Abführwege noch auf die Harnzusammensetzung Einfluß nehmen und, insbesondere durch Wasseraufsaugung wesentliche Spararbeit für den Organismus leisten.

Die Bearbeitung des Apparates gliedert sich naturgemäß in die Einzelbesprechung von Niere, Nierenbecken, Harnleiter, Harnblase und Harnröhre.

Innerhalb der Niere soll zuerst das Harnkanälchensystem, sodann das Bindegewebe und die Gefäße besprochen werden. Es folgen dann die Ergebnisse der Explantation, die Hypertrophie, Regeneration sowie histophysiologische Fragen besprochen. Daran schließen wir eine kurze vergleichende Übersicht der Nierensysteme bei *Wirbeltieren*. Alle sodann besprochenen Einzelbefunde ermöglichen uns erst den Einblick in die Architektonik des Organs.

II. Die Niere.

A. Die Harnkanälchen.

Seit alters her wissen wir, daß in dem Kanalsystem der Niere zwei Abschnitte prinzipiell zu sondern sind. Der eine Abschnitt, das Sammelrohrsystem, ist durch die vielfältige Verzweigung bei in sich gleichartigem Aufbau gekennzeichnet, während der andere Abschnitt in mannigfacher Gliederung aus in sich unverzweigten Teilen besteht. Den letzteren Abschnitt nennen wir mit H. Braus (1924) Nephron.

Wollen wir morphologisch einen Vergleich der Niere mit anderen drüsenartig gebauten Organen durchführen, so müßten wir die Nephrone in ihrer Gesamtheit als „Endstücke" betrachtet, und das Sammelrohrsystem dem „Ausführungsgangsystem" anderer Drüsen vergleichen. Auch dann hinkt der Vergleich, weil es auch Drüsen mit verzweigten Endstücken gibt. Immerhin dürfte auch im physiologischen Sinne das Nephron am ehesten als Endstück bezeichnet werden können, da in ihm sicher die entscheidenden Vorgänge bei der Harnbereitung stattfinden.

Bekanntlich sind auch entwicklungsgeschichtlich beide Abschnitte des Kanalsystems scharf zu sondern, da das Ausführungsgangsystem aus der Ureterknospe, der Nephronapparat aus dem metanephrogenen Gewebe gebildet werden.

Wir werden zu dem Nephron auch das Malpighische Körperchen hinzurechnen, da es gar keinen Sinn hat, diesen Apparat, der untrennbar mit dem Einzelkanälchen verbunden ist, künstlich von ihm bei der Besprechung zu sondern.

1. Allgemeine Einteilung:

In der neueren Zeit stehen sich zwei Anschauungen über die Einteilung des Nephrons gegenüber, zwischen denen eine Einigung noch nicht erzielt ist. Die eine stammt von K. Peter, der seit 1907 auf Grund von Isolations- und Schnittpräparaten sich seine Vorstellung aufbaute, die andere von A. Policard, für den neben cytologischen Untersuchungen noch vor allem vergleichende Gesichtspunkte maßgebend waren.

Der Form nach unterscheidet Peter:
Nierenkörperchen,
     Konvolut,
     Schleife,
     Zwischenstück,
     Schaltstück,
     Verbindungsstück.

Dem Bau nach:
1. Nierenkörperchen,
2. Hauptstück: pars convoluta;
                   pars medullaris (recta),
3. Dünner Teil der Schleife,   } Schleife,
4. Dicker trüber Teil der Schleife,
5. Dicker heller Teil der Schleife,
6. Zwischenstück,
7. Schaltstück,
8. Verbindungsstück.

Es ist das Verdienst Peters, auf die Verschiedenheit aufmerksam gemacht zu haben, die sich im Anblick der verschiedenen aufeinanderfolgenden Abschnitte des Nephrons besonders im Schleifenteil darbietet. Bedauerlich ist nur, daß die Merkmale, die Peter angibt, sehr unbestimmt sind und sich nicht auf eine cytologische Untersuchung der einzelnen Abschnitte gründen, sondern wesentlich das Aussehen berücksichtigen, das durch die zur Isolierung einwirkende Salzsäure bedingt wird. So lehnte denn auch A. Policard (1907, 1910, 1912) diese weitgehende Einteilung ab, erklärte die topographische Einteilung überhaupt für bedeutungslos und charakterisierte — viel zu weitgehend — die von Peter aufgestellten Unterschiede als Kunstprodukte.

A. Policard (ab 1906) unterscheidet nur 5 Abschnitte:
1. Das Nierenkörperchen,
2. das Segment mit Stäbchen und Bürstensaum (Hauptstück),
3. das dünne Segment (dünner Schleifenteil),
4. das Segment mit Stäbchen, aber ohne Bürstensaum (breiter Schleifenteil und Schaltstück im weiteren Sinn),
5. das Segment ohne Stäbchen und Saum (Verbindungsstück und Sammelrohre).

K. W. Zimmermann (1911) möchte die Einteilung und Nomenklatur der Nierenkanälchen ändern und sucht eine Übereinstimmung mit den Speicheldrüsen. Es sei gleich von Anfang an gesagt, daß die Herstellung einer einheitlichen Namengebung für Speicheldrüsen und Niere unangebracht ist, weil kaum größere Unterschiede im Bau und Verzweigungstypus gedacht werden können als zwischen Speicheldrüsen und Niere. Durch Zimmermanns Vorschläge würde zudem eine Umbenennung notwendig werden, die zum Teil ohne zwingenden Grund historisch entstandene Namen ausmerzt.

ZIMMERMANN schlägt folgende Einteilung vor:
  I. Hauptstück (Pars principalis):
    a) Endkammer (Nierenkörperchen), Antrum terminale,
    b) Hals (Collum),
    c) Pars convoluta,
    d) Pars radiata.
 II. Ausführungsgangsystem (Portio efferens):
    a) Isthmus (dünner Schleifenteil),
    b) Pars intermedia (Mittelstück, dicker Schleifenteil),
    c) Pars intercalata (Schaltstück),
    d) Ductus excretorii (Abschlußrohr),
        1. Ductuli reunientes (Verbindungsstück),
        2. Ductuli colligentes (Sammelrohre),
        3. Ductus papillares (Papillargänge).

Gegen ZIMMERMANNs Vorschlag, der auch wohl kaum von einer Seite angenommen worden ist, sind mehrere Einwände zu erheben. In der Gruppierung der zwei Hauptteile kommt eine physiologische Deutung zum Ausdruck, die an die Speicheldrüsen Anlehnung sucht. Die Hauptdifferenz aber, daß nämlich bei den Speicheldrüsen vom Schaltstück ab zentralwärts eine fortschreitende Astvereinigung erfolgt, während bei der Niere zwei Teile eines einheitlichen Kanälchens (Nephron) auseinandergerissen werden, ist nicht berücksichtigt. Andererseits werden so prinzipiell abweichende Bestandteile, wie Nierenkörperchen und Kanälchen in ein Fach gebracht.

POLICARD gegenüber muß aber mit K. PETER (1927) eingewandt werden, daß er die oft auffälligen Bauunterschiede in seinem 4. Abschnitt zweifellos übersehen hat. Wertvoll ist trotzdem seine Einteilung in 5 Abschnitte, wenn es sich herausstellt, daß dadurch eine Homologisierung des *Säuger*nephrons mit dem Nephron der übrigen *Wirbeltiere* erleichtert wird. Man wird deswegen aber die Differenzierungen innerhalb des *Säugetier*nephrons nicht übersehen dürfen.

Ich selbst lehne mich in der Einteilung an POLICARD an, weil zweifellos eine zusammenfassende Gruppierung der zahlreichen Abschnitte des *Säugetier*nephrons ein Bedürfnis ist, zumal die Schleifenbildung ein der Gefäßversorgung unterstelltes topographisches Moment darstellt, das von der cytologischen Differenzierung mehr oder weniger unabhängig ist. Erst durch eine solche Zusammenfassung wird auch die Nephroneinteilung der *Säugetiere* mit derjenigen anderer *Wirbeltier*klassen vergleichbar. Ich halte dies Verfahren, die komplizierte Einteilung des *Säugetier*nephrons durch Einführung zusammenfassender Bezeichnungen übersichtlich zu machen, für besser, als, wie es ZARNIK (1909) gemacht hat, z. B. im Nephron der *Reptilien* die einzelnen Abschnitte der *Säugetiere* abzugrenzen.

Bei der Wahl der Ausdrücke, mit denen man die Teile des Nephrons bezeichnen soll, steht man vor der großen Schwierigkeit, historisch gerecht und doch zweckmäßig zu verfahren. Weder eine Übertragung der Ausdrücke, die bei der Einteilung des *Amphibien*- und *Reptilien*nephrons üblich sind, auf die *Säugetiere*, noch die Anwendung der *Säuger*einteilung auf die übrigen *Wirbeltier*klassen schafft Klarheit.

Nach meiner Meinung besteht das Kanälchen aus zwei Hauptteilen, die in allen Nierensystemen wiederkehren, der eine ist das am Anfang stehende mit Porensaum versehene sog. Hauptstück, der zweite der Kanälchenteil ohne Saum. Beide sind reich an Plastosomen, der der Blase nähere bei allen *Wirbeltieren* durch typisches Stäbchenepithel ausgezeichnet, der glomerulare bei den *Säugetieren* ebenfalls durch Stäbchen hervorgehoben. Den letzteren bezeichnen wir seit K. PETER (1909) als Hauptstück.

Diese Bezeichnung enthält leider eine funktionelle Deutung, die keineswegs berechtigt ist. Denn wenn die Nierenarbeit im wesentlichen eine Transsudation des Glomerulus mit darauffolgender spezifischer resorbierender Kanälchenarbeit darstellt, so ist nicht einzusehen, warum das „Hauptstück" dabei wichtiger sein soll als andere Abschnitte. Es ist auch nicht der einzige Anteil des Nierenkanälchens, der bei allen Nierensystemen konstant vorkommt, sondern teilt sich hierin mit dem blasenwärts folgenden zweiten Hauptteil, wie wir eben gesehen haben.

Für den blasenwärts folgenden zweiten Hauptteil haben wir bei *Amphibien,* wo er noch einheitlich gestaltet ist, den Ausdruck IV. Abschnitt. Für die *Säugetiere* hat A. Policard diesen Teil als „Segment intermediaire à striation sans cuticule" zusammengefaßt. Ich schlage hierfür die Bezeichnung „Mittelstück" vor, trotzdem K. W. Zimmermann zeitweise als Mittelstück den breiten Teil der Schleife allein bezeichnet hat (er nennt diesen Teil neuerdings „Nebenstück").

Hauptstück und Mittelstück sind durch die ganze *Wirbeltier*reihe gut zu charakterisieren. In den Nieren der *Amphibien* und *Reptilien* sind zwischen diese Abschnitte als motorische Teile enge Kanalstrecken eingeschaltet, deren Epithel mit Wimperfahnen ausgestattet ist, so daß hier folgende Einteilung zustande kommt:

Nierenkörperchen:
Hals . . . . . . I. Abschnitt
Hauptstück . . . II.   „
Überleitungsstück III.   „
Mittelstück . . . IV.   „
Verbindungsstück V.   „
Sammelrohrsystem.

Bei *Vögeln* kommt es zu zwei grundsätzlichen Veränderungen, einmal fallen die motorischen Abschnitte oder doch deren Einrichtungen weg. Dadurch entfällt ein Halsabschnitt vollkommen, und das Hauptstück schließt unmittelbar an das Nierenkörperchen an, das Überleitungsstück bleibt erhalten, verliert aber seine Wimperfahnen. Die zweite Veränderung ist die Schleifenbildung, die, durch die Anordnung des Sammelrohrsystems und das Kanälchenwachstum bedingt, an den zentralen Nephronen erkennbar wird. Um die Bedeutung dieser Veränderung für die Einteilung des Nephrons zu erfassen, müssen wir der charakteristischen Beziehungen von Haupt- und Mittelstück zum Gefäßsystem gedenken. Die Nieren der *Amphibien, Reptilien* und *Vögel* sind Pfortadernieren; bei ihnen liegen die Schlingen des Hauptstückes vorwiegend im Verzweigungsbereich der Vena renalis afferens, diejenigen des Mittelstückes im Bereich der Vena renalis efferens. Kommt es nun zur Schleifenbildung, so geht dieselbe aus dem Überleitungsstück hervor; dieses wird über die Verlaufsebene der Vena renalis afferens hinaus an die Läppchenperipherie hinausgezogen und zieht seinerseits je einen Teil des Hauptstückes und des Mittelstückes mit sich. Das Überleitungsstück, das also vor der Schleifenbildung in dem Läppchenbereich (zwischen den Stämmen der Pfortader und der abführenden Vene) eingespannt war, ist nun außerhalb des Läppchenbereiches angelangt. Nunmehr ist also durch die Schleifenbildung eine Komplizierung eingetreten, die sich auch cytologisch geltend macht, und wir kommen zu der Einteilung des mit Schleife versehenen Nephrons (Teil der Nephronen in der *Vogel*niere, *Säuger*nephrone):

Neue Bezeichnung:		Alte Bezeichnung:	
Nierenkörperchen	Corpusculum renis		
Hauptstück	Portio principalis	Hauptstück	
a) gewundener Teil	a) Pars convoluta	gewundener Teil	
b) gestreckter Teil	b) Pars recta	gerader Teil	
Überleitungsstück	Portio conducens	dünner Abschnitt	
Mittelstück	Portio intermedia		
a) gestreckter Teil	a) Pars recta	breiter Abschnitt	Henlesche Schleife.
1. in der Außenzone	1. Pars medullaris	dunkler Teil	
2. im Markstrahl	2. Pars corticalis	heller Teil	
b) gewundener Teil	b) Pars convoluta		
1. Zwischenstück	1. Pars maculata	Zwischenstück	
2. Schaltstück	2. Pars intercalata	Schaltstück	
Verbindungsstück	Portio reuniens	Verbindungsstück	

Auch im *Säugetier*nephron bleiben gewisse Beziehungen zum Gefäßsystem erkennbar, so legen sich die Schaltstückschlingen vorzugsweise in die Umgebung der „V. interlobularis", die ja der Vena renalis efferens entspricht. Die Teile des Mittelstücks sind verschieden dicht mit Stäbchen versehen, daher verschieden „dunkel", am stärksten ist die Stäbchenanordnung in der Außenzone des Markes und in den Schaltstückschlingen. Auch in der Außenzone des Markes, wo die dichten Büschel der Vasa recta das charakteristische Kreislaufelement darstellen, mögen es diese spezifischen Beziehungen zum Gefäßsystem sein, die die Stäbchenstruktur erklären.

Das Überleitungsstück, nunmehr zum dünnen Teil der Schleife geworden, kann bei manchen Nephronen fehlen und hat wohl eine geringere funktionelle Bedeutung; jedenfalls hat es noch immer die Bedeutung eines Kanales, der Haupt- und Mittelstück miteinander in Beziehung setzt.

2. Historisches.

Bis zu der Arbeit von W. Bowman (1842) war die Beziehung der Nierenkörperchen zu den Kanälchen so gut wie unbekannt. Zwar hatte Schumlansky (1782) offenbar den Zusammenhang beider Bildungen gesehen, aber Huschke (1828), besonders auch J. Müller (1830) hatten jeden Zusammenhang bestritten. Die unbestreitbare Schilderung Bowmans löst dieses erste Rätsel im Nierenaufbau mit einem Schlage. Irgendwelche Besonderheiten im Aufbau der Kanälchen waren aber zunächst den Beobachtungsmethoden nicht zugänglich; diskutiert wird in einigen Arbeiten die Flimmerung im Halsstück der *Kaltblüter*. Noch Th. v. Hessling (1851) faßt Unterschiede im Aufbau einzelner Abschnitte des Kanalsystems als wechselnde Funktionszustände auf. Hassal (1852) bestreitet Bowmans Darstellung über die Art des Zusammenhanges. Nach ihm wird der Kanälchenhals von den Gefäßschlingen, nicht die letzteren von dem erweiterten Kanalstück umgeben. Auch F. Donders (1856) erkennt noch keine typischen Unterschiede einzelner Kanalstrecken an.

Fortschritte brachte erst die Arbeit von J. Henle (1862), die selbst voller Irrtümer steckt, aber durch die planvolle Anwendung der Isolation mit HCl [J. Moleschott (1862) hatte ebenfalls die Isolationsmethode mit Essigsäure und Kalilauge auf die Niere angewandt] einen starken Impuls zu erfolgreicher Forschung gab. Henle hat hauptsächlich die Markregion eingehend untersucht, diese Befunde sind bis heute als richtig anerkannt. Die Verzweigungsart der Sammelrohre und die Entdeckung der Schleifen, deren Umbiegung in verschiedenen Höhen der Marksubstanz Henle richtig sah. Falsch waren seine Analysen der Rindenregion, die wohl durch Beobachtungen an pathologischen Nieren beeinflußt waren. Bekanntlich hielt Henle die Schleifen für u-förmige Verbindungen zweier Konvolute. Letztere stellten damit geschlossene Systeme dar. Die Sammelrohre entstammten einem Rindennetz. Die Fehler der Henleschen Konstruktion ergaben sich in den Nachprüfungen bald. Unter den Nachuntersuchungen der Jahre 1863—1865 müssen vor allem erwähnt werden Th. v. Kölliker (1863), F. Schweigger-Seidel (1863, 1865), C. Ludwig und Zawarykin (1863), M. Roth (1864), F. Steudener (1864), S. Th. Stein (1865), H. Hertz (1865) und G. C. Hüfner (1866). Diesen Arbeiten verdanken wir die Grundlage unserer heutigen Kenntnis.

Th. v. Kölliker bestätigte für Mensch und *Schwein* das Vorkommen der Schleifen, die er Henlesche Röhren nannte, wies aber ihren Zusammenhang mit dem Sammelrohr durch Injektion nach. Er erklärte die Henleschen Röhren für Ausbiegungen der gewundenen Kanälchen. F. Schweigger-Seidel (1863) teilt kurz mit, daß die Schleifen einerseits mit den Konvoluten, andererseits durch Schaltstücke mit dem Sammelrohr verbunden seien. Wie Henle findet er, daß in den Außenzonen des Markes keine Sammelrohrvereinigung zustande komme. C. Ludwig und Th. Zawarykin (1863) verdanken wir die Ersetzung des Begriffs Pyramidenfortsatz (Henle) durch den Namen „Markstrahl" und eine sehr klare Definition des Begriffes Läppchen. Auch sie fanden den richtigen Zusammenhang der Schleifen.

Eine Reihe ausgezeichneter neuer Beobachtungen brachten die Untersuchungen von M. Roth (1864); er beobachtete die typischen Übergangsstellen des Schleifenabschnittes, sah schon die P. medullaris, das Hauptstück im Markstrahl mit korkzieherartig gewundenem Verlauf, sah die gewundenen Verbindungskanälchen (Schaltstück) zu den Sammelrohren. Er bestreitet das Vorkommen von Sammelrohrnetzen [das auch N. Chrzonsczewsky (1863—1864) wieder behauptet hatte]. F. Steudener (1864 unter Colberg) beschreibt eingehend das Schaltstück, dessen Besonderheit eigenartig geformte Auswüchse sind.

Das inhaltsreiche Büchlein von F. Schweigger-Seidel (1865) ist die genaueste Darstellung des Gegenstandes in der damaligen Zeit. Er gibt auch ein Schema des Nierenaufbaues, das in den meisten Fällen zutreffend ist. Bemerkenswert sind vor allem folgende Befunde: Der Fettgehalt im Hauptstück der *Katze*, die Aufhellung des breiten Schleifenteils im Markstrahl, die Erkenntnis, daß die Grenzzone „Henles" außer durch die Gefäßbüschel auch durch das Vorkommen des trüben dicken Schleifenteiles und durch das Fehlen der Sammelrohrvereinigung in diesem Gebiet charakterisiert ist. Die volle Aufklärung dieser Beziehungen konnte erst K. Peter (1909) geben. Das Fehlen von Schleifen in Rindenkanälchen [J. Kollmann (1864)] bestreitet Schweigger-Seidel. Die Schaltstücke werden genau beschrieben. Außerdem unterscheidet Schweigger-Seidel ein Verbindungsstück; das eigentliche Schaltstück habe ein weiteres Lumen, während das Verbindungsstück durch die von Roth erstmalig beschriebenen Anhänge charakterisiert sei (besonders beim *Schwein, Meerschweinchen*). Die Angaben über das Schaltstück und seine Lage, ebenso wie die Schilderung des Markstrahls sind in vielfacher Beziehung unzutreffend.

Bei S. Th. Stein (1865), der hauptsächlich über die Gefäßversorgung zutreffende Angaben gebracht hat, sind in bezug auf das Schaltstück wieder irrige Vorstellungen aufgetaucht. Bei ihm finden sich aber Ansätze zu feinerer cytologischer Analyse. H. Hertz (1865) bestätigt im wesentlichen die Angaben von Ludwig und Zawarykin.

In der Folgezeit werden nur noch wenige Ergänzungen dem Erkannten hinzugesetzt; die feinere cytologische Analyse setzte ein und verminderte das Interesse für die Fragen der Anordnung des Nephrons. Noch heute harren daher zum Teil wichtige Fragen der Erledigung. Auch kamen mancherlei schon erkannte Verhältnisse wieder in Vergessenheit. Unter den Beobachtungen der 80er Jahre weise ich auf die Angabe von W. Pye (1875) hin, der eine Einteilung des aufsteigenden Schleifenschenkels vornahm, wobei er offenbar nur lange Schleifen meint, deren in der Innenzone liegender Teil aus dem umgebogenen dünnen Abschnitt besteht. Es folgt der dicke trübe Teil mit undeutlicher Stäbchenstruktur in der „Grenzschicht", dann der helle breite Teil im Markstrahl, endlich rechnet er als 4. Teil das Schaltstück mit scharfer Stäbchenstruktur. Er definiert also eigentlich nur schärfer, was Schweigger-Seidel im ganzen schon geschildert hatte. Es macht sich hier schon der große Einfluß geltend, den die Entdeckung der Stäbchenstruktur durch R. Heidenhain auf die Forschung ausübte.

S. Schachowa (1876) macht auf die Bedeutung der P. medullaris der Hauptstücke aufmerksam, die sie „Spiralstück" nennt. Bei *Hund* und *Katze* sei dieser Teil durch starke Fettbeladung ausgezeichnet (bei der *Katze* ist allerdings der untere Teil der P. medullaris gerade fettfrei, wie sich später herausstellte). Auch sonst enthält diese Arbeit Fortschritte, da sie in die Cytologie tiefer eindringt.

P. Argutinsky (1877) berichtigt eine falsche Angabe der bisherigen Autoren über die Lage der Kanälchen im Markstrahl, indem er ausdrücklich die Sammelrohre (3—4) an die Peripherie des Markstrahls verlegt; außerdem enthält der Markstrahl etwa 20 breite Schleifenteile, und eben soviel etwa doppelt so breite Kanälchen, die er Endstücke der Hauptstücke nennt. Diese durchaus zutreffenden Angaben haben sich ebenfalls lange Zeit nicht durchgesetzt.

Die Lehre vom Nephron bekam dann noch eine entscheidende Förderung durch die Arbeiten von C. Golgi (1889) und O. Hamburger (1890); von beiden wurde die Beziehung des breiten Schleifenteils zum Gefäßpol des zugehörigen Nierenkörperchens hervorgehoben. Hamburger macht auch genaue Angaben über die peripherische Vereinigungsweise der Sammelrohre, die bei verschiedenen Tieren sehr verschieden ist.

Auf breiter Basis untersuchte dann K. Peter mit seinen Schülern die Einteilung und Anordnung des Nephrons in den Nieren der *Säugetiere* und zog viele vergessene Befunde früherer Autoren ans Licht, so daß wir in unserer Schilderung uns hauptsächlich auf die Angaben Peters (1909 und 1927) stützen können. Eine ausführliche Bearbeitung der Einteilung, mehr gestützt allerdings auf cytologische und funktionelle Gesichtspunkte, gab auch A. Policard (1907).

3. Die Form des Nephrons.

Das Nephron der *Säugetier*niere besteht aus einem Konvolut, von dem eine Schlinge als Henlesche Schleife markwärts ausgezogen ist. Mit dieser Charakterisierung ist eine Reihe von Streitfragen der älteren Literatur erledigt. Nach Entdeckung der schleifenförmigen Kanälchen, deren Zusammenhang mit den Konvoluten Henle (1862) nicht erkannt hatte, war man längere Zeit im Zweifel, ob der distale Schleifenschenkel wieder dem zugehörigen Nierenkörperchen zustrebe, bis G. Golgi (1889) und die Mehrzahl der neueren Untersucher allen Zweifeln ein Ende setzte. Durch diese Erkenntnis ergibt sich auch ein wertvoller

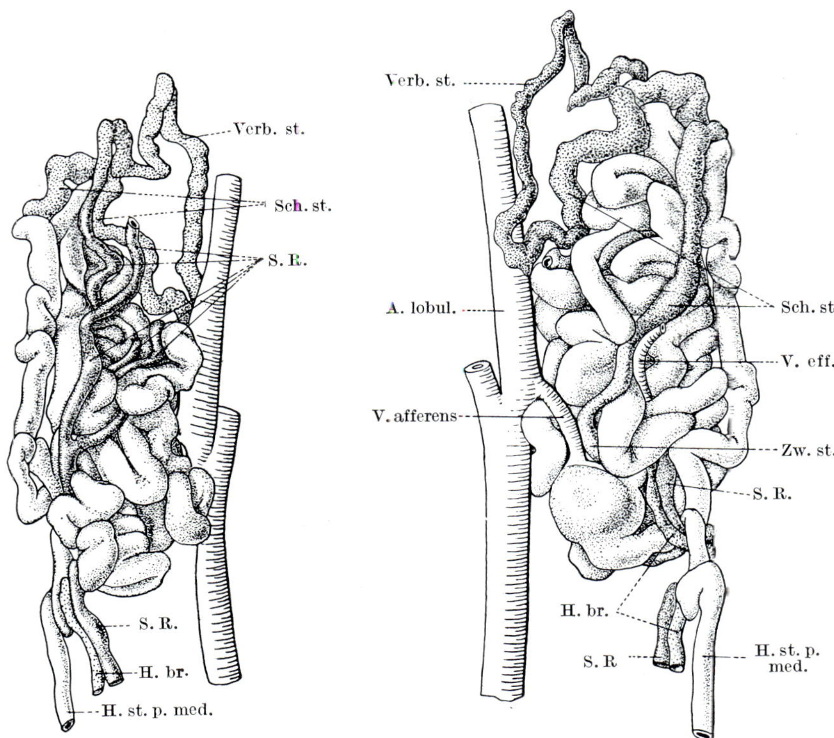

Abb. 1. Plattenmodell der Rindenteile eines Harnkanälchens aus der Niere eines 26jährigen Hingerichteten in 60facher Vergrößerung in 2 Ansichten. (Aus K. PETER 1909.)
Gestrichelt: Arterie, Vas afferens und Vas efferens des Glomerulus. V. eff. Vas efferens; H. st. p. med. Hauptstück Pars medullaris; H. br. breiter Teil der HENLESCHEN Schleife; Zw. st. Zwischenstück; Sch. st. Schaltstück; Verb. st. Verbindungsstück; S. R. Sammelrohr.

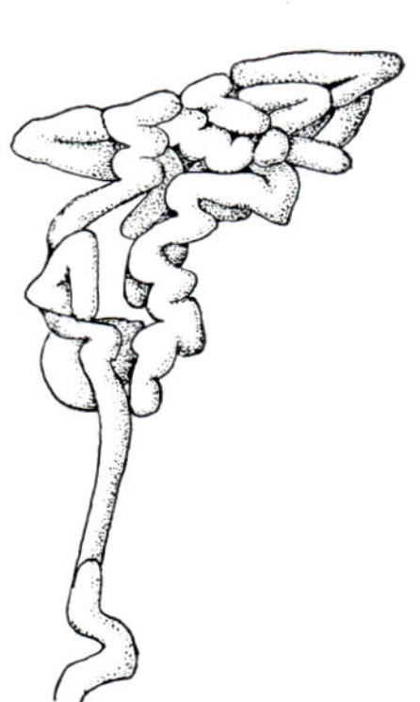
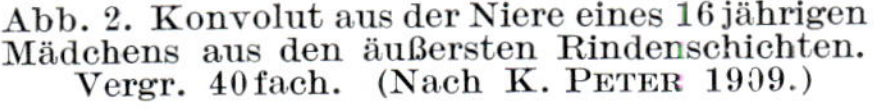
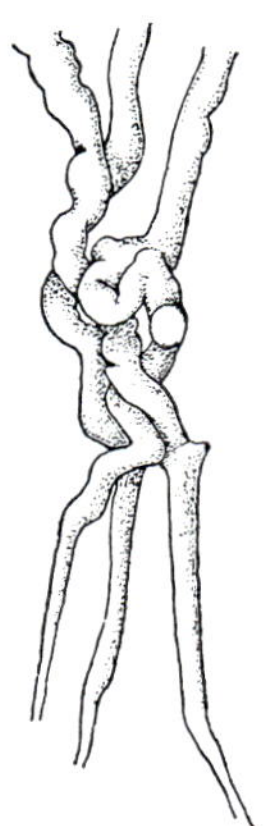

Abb. 2. Konvolut aus der Niere eines 16jährigen Mädchens aus den äußersten Rindenschichten. Vergr. 40fach. (Nach K. PETER 1909.)

Abb. 3. Drei Markteile von Hauptstücken aus der Niere eines 56jährigen Mannes, stark ineinander verschlungen. Unten Übergang in den hellen dünnen Schleifenteil. Vergr. 40fach. (Aus K. PETER 1909.)

Vergleich mit der *Reptilien*- und *Vogel*niere, bei der teilweise kurze Schleifen zur Ausbildung kommen.

Einblick in Form und Einteilung des Nephrons gewährt am besten die planvolle Anwendung der Isolationsmethoden, wie sie seit F. Schweigger-Seidel oftmals, in neuerer Zeit besonders durch G. C. Huber (1905, 1906, 1911, 1917) und K. Peter und seine Schule angewandt worden sind. Vereinzelt sind auch Wachsplattenrekonstruktionen angefertigt worden.

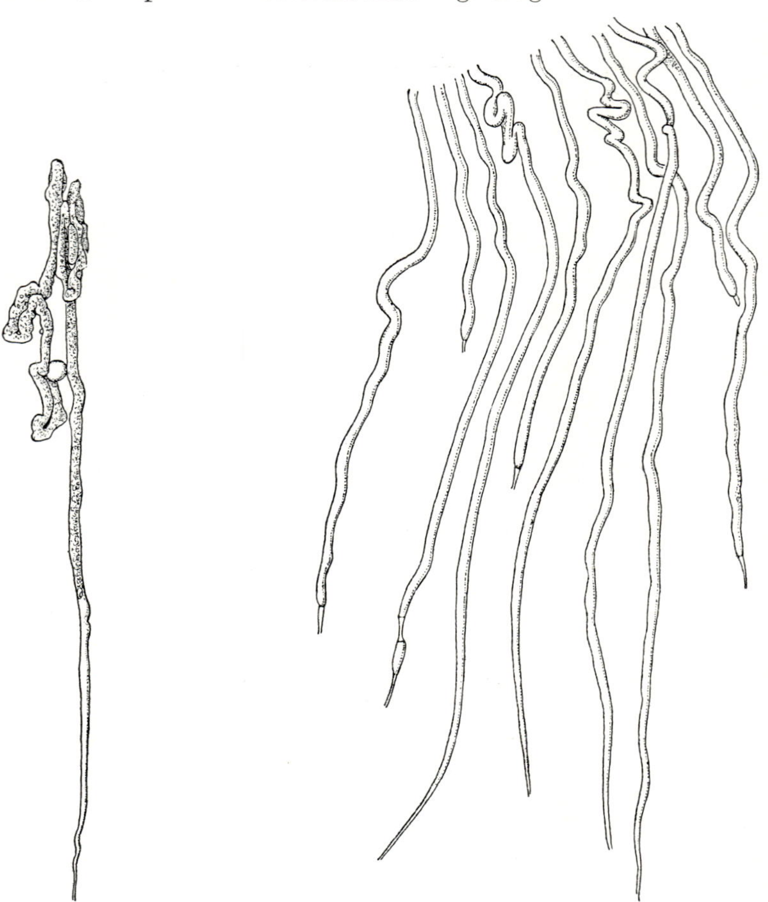

Abb. 4. Hauptstück aus der Niere einer *Katze*. Langgestrecktes Konvolut mit fettlosem Markteil und allmählichem Übergang in den hellen dünnen Schleifenteil. Vergr. 20fach. (Aus K. Peter 1909.)

Abb. 5. Verschiedene Übergangsformen der Pars medullaris des Hauptstücks in den dünnen Teil der Henleschen Schleife aus der Niere eines *Rindes* (*Bos taurus*). (Aus Inouye 1909.) Vergr. 30fach.

Die Konvolute, die neben dem Hauptstück auch die Schlingen des Schaltstückes (im weiteren Sinne) enthalten, sind in der Form natürlich wechselnd, doch richtet sich diese Form etwas nach der Lage. Kapselnah ist eine Fläche des Konvolutes an der Kapsel abgeplattet, in Rindenmitte wiegt die längliche hochgestellte, in Marknähe bei *Kaninchen* und *Rind* (Peter, Inouye) die flache Form vor.

Auch in der Schlingenanordnung ist ein gewisses System zu verfolgen, das sich aus der Entwicklung erklärt. Stets bildet das Hauptstück einen Bogen mit peripher gerichteter Konvexität. Je mehr Seitenwindungen ausgebildet werden, um so mehr verwischt sich der Hauptbogen. In der Regel liegt das Nierenkörperchen markwärts am Konvolut und wird auf der dem Mark zugewandten Fläche nur von wenigen proximalen Schlingen bedeckt. Niemals sind Schlingen benachbarter Konvolute durcheinander geflochten, vielmehr lassen sich die Konvolute glatt voneinander ablösen.

Dies gilt speziell auch vom *Menschen*, wobei K. PETER (1909) in Bestätigung der Angaben von S. TH. STEIN (1865) gegen F. SCHWEIGGER-SEIDEL (1866) feststellen konnte, daß auch die sekundären Schlingen desselben Nephrons immer nebeneinander, niemals durcheinander liegen. Eine gute Vorstellung von der Form eines menschlichen Konvolutes gibt Abb. 1 (nach K. PETER). Man sieht daran auch, wie an der Markstrahlseite am markwärts gerichteten Pole des Konvolutes die Schleife beginnt, und damit der Anfang der Pars medullaris des Hauptstückes gegeben ist (vgl. auch Abb. 2).

Die Lage der Pars medullaris ist von K. PETER (1909) besonders beachtet worden. Sind doch auf Verwechslungen dieses Abschnittes, der im Markstrahl liegt, mit dem breiten Schleifenteil zahlreiche Irrtümer in den Angaben über die Lokalisation von Erkrankungen und gespeicherten Stoffen zurückzuführen. Die Pars recta wurde schon von älteren Autoren [SCHWEIGGER-SEIDEL (1865), ROTH (1864) u. a.] gesehen, besonders beschrieben von S. SCHACHOWA (1876). Dieser Abschnitt zeigt zahlreiche Besonderheiten. Beim *Menschen* (K. PETER) liegt die Pars medullaris der peripherischen Nephrone im Markstrahl und läuft gerade gestreckt markwärts; nur die an der Markgrenze gelegenen Konvolute senden ihre P. medullaris unmittelbar in die Außenzone des Markes. Diese letzteren Nephrone haben eine in zahlreichen korkzieherartigen Windungen laufende

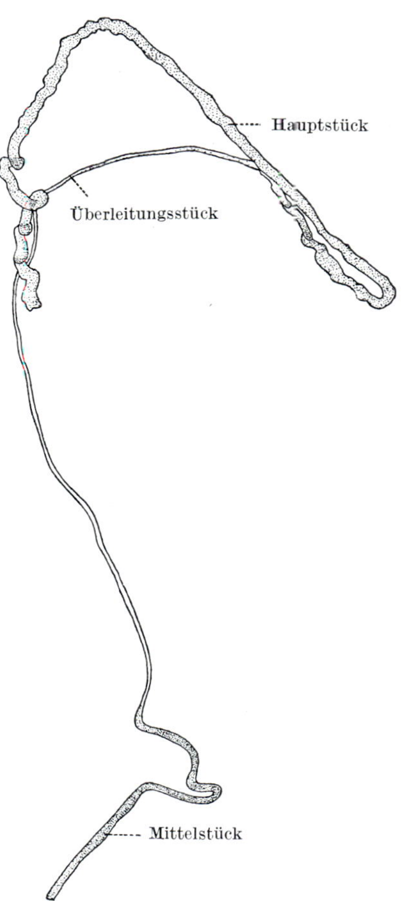

Abb. 6. Kurze Schleife aus den zentralen Schichten der Außenzone. Dargestellt sind das Ende des Hauptstücks, der helle dünne Schleifenteil und der Beginn des trüben Abschnitts. Die Lagerung der einzelnen Teile zueinander hat sich bei der Präparation verschoben. Vergr. 20 fach. (Aus K. PETER 1909.)

Pars medullaris, sie ist sozusagen gestaucht (Abb. 3), weil alle Nephrone annähernd in gleicher Höhe in die Überleitungsstücke übergehen.

Bei manchen *Tieren* hat die P. medullaris des Hauptstückes Eigenschaften, die sie von der Pars convoluta deutlich unterscheiden. Im allgemeinen ist die P. medullaris schmäler als der Labyrinthteil des Hauptstückes. Bei der *Katze* hört im Verlaufe der P. medullaris plötzlich der sonst starke Fettgehalt des Epithels (Abb. 4) auf (s. u.). Beim *Hund* ist die Verfettung gerade der P. recta auffallend stark. Die Art, wie das Hauptstück in das Überleitungsstück übergeht, wechselt ungemein; entweder nimmt die P. medullaris bis zum Übergang an Durchmesser nur wenig ab; dann erfolgt der Übergang mit plötzlichem

Kaliberwechsel [*Maus, Kaninchen, Rind, Pferd* (Abb. 5)]. Oder das Hauptstück verdünnt sich ganz allmählich zum Kaliber des Überleitungsstückes (*Tümmler, Echidna, Meerschweinchen, Katze, Schwein, Mensch*). In allen Fällen aber ist der Epithelwechsel ganz scharf, und die Charaktere des Hauptstückepithels treten scharf neben denjenigen des dünnen Schleifenteils (Überleitungsstücks) hervor. Dabei kann es zu einer Durchmischung der Zellen kommen.

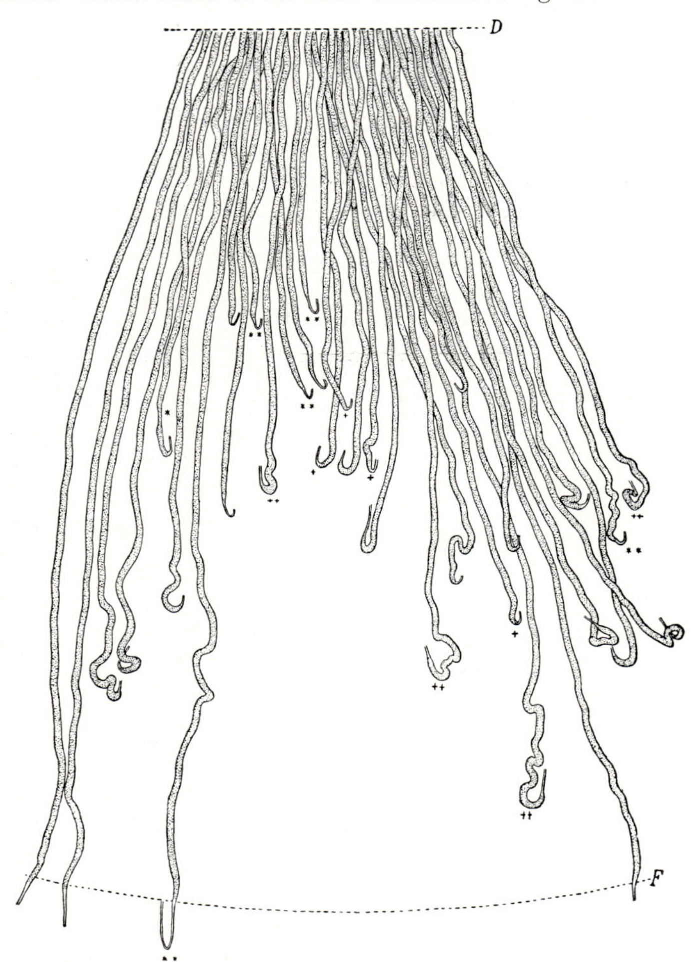

Abb. 7. Verschiedene Umbiegungsformen der Henleschen Schleife beim Kind. Der dünne Teil (weiß) ist nur eine kurze Strecke im Zusammenhang mit dem dicken Teil (punktiert) erhalten. Die vier am tiefsten reichenden Kanälchenstücke gehören zu langen Schleifen, die übrigen alle zu kurzen. Isolationspräparat. D Grenze zwischen Außen- und Innenstreifen. F Grenze zwischen Außen- und Innenzone. * in den dicken Teil verlagerter dünner Teil. ** Umbiegung im dünnen Teil; + dieselbe zwischen dem dünnen und dicken Teil; + + dieselbe im dicken Teil. Vergr. 30 fach. [Aus Inouye (1909)].

Peter (1908) beschrieb dies schon für die Niere des *Schafes*, des *Hundes*, des *Menschen*, des *Schweines*. Inouye (1909) fand das gleiche beim *Rinde*. Belosavitch (1919) beim *Lama*, Djokitch (1919) beim *Bären*, Valtschitch (1921) bei *Pferd, Rind, Schaf, Kaninchen*, während er bei *Igel, Meerschweinchen* keine Zelldurchmischung feststellen konnte (Abb. 75). Siewert (1927) fand die Durchmischung beim *Pferd*.

Die Variabilität des dünnen Schleifenteiles ist bedeutend. Dies betrifft weniger das Aussehen, dessen Konstanz im Gegenteil geradezu auffällt. Es handelt sich eben um ein gewöhnlich einschlußfreies dünnes Epithel, das den Kanälchen in Isolationspräparaten ein glashelles Aussehen verleiht (Abb. 6). Aber in der Länge und im Vorkommen bestehen beträchtliche Artunterschiede und Unterschiede unter den Nephronen der gleichen Niere.

Beim *Menschen* zeigt das Epithel der dünnen Schleifenteile im HCl-Isolationspräparat Krystalle; vom dünnen nach dem dicken Abschnitt

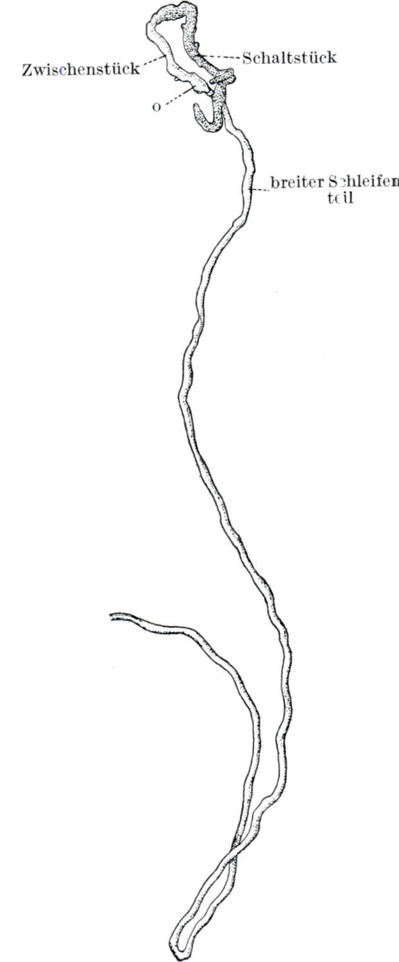

Abb. 8. Distaler Schenkel einer langen Schleife. 27 jährige Frau. Ende des hellen dünnen Teils, dicker Teil, bei o Anlagestelle an das Nierenkörperchen; Zwischenstück und Beginn des Schaltstücks. Vergr. 20 fach. (Aus K. PETER 1909.)

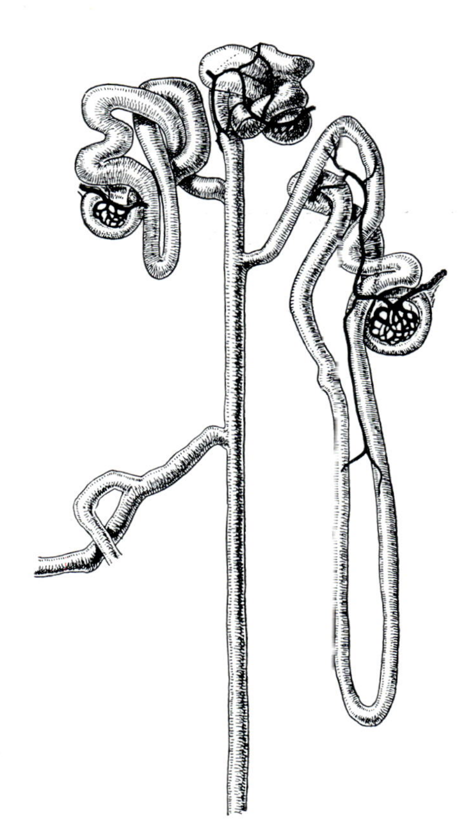

Abb. 9. Ein gerades Kanälchen mit einigen davon entspringenden Nierenkanälchen (Niere einer 3 Tage alten *Katze*). (Aus C. GOLGI 1889.)

wechselt der Epithelcharakter wiederum plötzlich, doch kommt es besonders in jugendlichen Nieren vor, daß an dieser Stelle der Epithelcharakter mehrmals wechselt. Das Gleiche beobachtete F. SIEWERT (1927) bei *Meerschweinchen* und *Pferd*. Beim *Menschen* gibt es, wenn auch nicht zahlreich, Schleifen, die gar keinen dünnen Abschnitt haben; dies sind Schleifen, die entweder im Außenstreifen oder schon im Markstrahl umbiegen. Dann greift der dicke trübe Teil eine Strecke weit auf den proximalen Schleifenschenkel über [Roth (1864), K. Peter (1909)], der Schleifenscheitel liegt auch bei denjenigen Schleifen meist im dicken Teil, welche nicht in die Innenzone hineinragen (Abb. 7). Auf sieben kurze kommt beim *Menschen* eine lange Schleife.

Interessant sind die neueren Angaben von K. Peter (1927) über das Vorkommen von Rindenschleifen beim *Menschen*. Früher (1909) hatte er solche in der Niere eines 16jährigen Mädchens gefunden, er fand sie nunmehr auch bei einem 63jährigen Fall. Stets fehlten diesen Schleifen die dünnen Teile; Rindenschleifen gehören in der Regel zu den peripher gelegenen Nephronen. Entweder reicht die Schleife tief im Markstrahl hinunter, oder mehrere Schleifen haben sich ineinander verhackt und bilden einen gemeinsamen, weiter peripher im Markstrahl liegenden Knäuel. Zweifellos handelt es sich hier um eine Art von Bildungshemmung, die erklärlich ist, weil der ganze architektonische Aufbau der Niere erst im zweiten Jahrzehnt vollendet ist [K. Peter (1927)].

Das Mittelstück besteht aus einem gestreckten und einem gewundenen Abschnitt und wechselt im Epithelaussehen mehrmals.

Am dicken Teil der Schleife unterscheidet K. Peter den dicken trüben Teil vom dicken hellen Teil. Beide Teile gehen ganz allmählich ineinander über. Das Kaliber nimmt nach dem hellen Teil hin allmählich zu, die Zellhöhe nimmt ab, so daß also das Lumen weiter wird (Abb. 8). In dieser Weise gelangt der distale Schleifenschenkel allmählich an den Gefäßpol des Nierenkörperchens hin, wo er vom Entwicklungsbeginn an festsitzt.

Diese Tatsache hat zuerst C. Golgi (1889) erkannt und von einer 3 Tage alten *Katze* abgebildet (Abb. 9). O. Hamburger (1890) hob für *Maus, Ratte, Rind* und *Schwein* besonders den Umstand hervor, daß das Vas efferens die nächsten Beziehungen zu der Anlagerungsstelle besitzt. Die letztere erkannte er als den Übergang des dicken Schenkels zur Schleife. Während V. v. Ebner (1902), J. Disse (1902) diese Angaben übernehmen, bestritt O. Stoerk (1904) irgendwelche Beziehungen des distalen Schleifenschenkels zur Gefäßpforte des Glomerulus. K. Peter (1907, 1909) betrachtet ebenfalls das V. efferens als den Anlagerungsort und betont gegen Stoerk und G. C. Huber (1906), daß er von diesem Verhalten keine einzige Ausnahme gesehen habe. V. Michailovitsch (1918) hat unter K. W. Zimmermann (dieser stellte mir die ungedruckte Dissertation freundlichst zur Verfügung) diesen Anlagerungsort des Kanälchens an den Nierenkörperchen eigens untersucht und fand, daß die wesentliche Anheftung gerade im Vas afferens vorliegt. Wie K. Peter (1909) findet er hier meist eine Epithelzone (,,Macula densa‘‘), die sich durch eine dichte Häufung der Zellkerne auszeichnet. Michailovitsch meint, daß die Kernhäufung eine Reaktion gegen die pulsatorischen Schwankungen des V. afferens sei. Bei allen untersuchten Formen *(Mensch, Pavian, Macacus rhesus, Pferd, Katze, Hund, Schwein, Rind, Kaninchen, Meerschweinchen, Maus, Ratte)* zeigt sich dies Verhalten. Das ,,Maculastück‘‘ gehört noch zum aufsteigenden Schenkel. Die Grenze gegen das Schaltstück ist scharf abgesetzt und liegt bei den einzelnen Formen mehr oder weniger weit von der Anlagerungsstelle am Nierenkörperchen, sehr weit z. B. beim *Rind,* bald ganz nah, bald weiter ab bei der *Katze.* Recht nahe, oft im unmittelbaren Anschluß, ja sogar manchmal gegenüber dem Anfang des Maculastückes, beginnt das Schaltstück beim *Meerschweinchen.*

Nach Peter liegt der Umbiegungsscheitel der Schleife entweder im dünnen Teil oder im dicken trüben oder gerade an der Grenze von beiden. Bei *Tieren* ist dies verschieden: bei der *Maus* biegt die Schleife nie im hellen Teil um, bei *Kaninchen, Schaf, Tümmler, Rind* gibt es alle drei Möglichkeiten, die kurzen Schleifen von *Schwein* und *Mensch* biegen alle im dicken Teil um, während bei *Kaninchen* und *Tümmler* die Art des Schleifengipfels nicht an irgendeine

Lage gebunden ist. Beim *Rind* kommen bei den kurzen Schleifen alle Möglichkeiten vor, während die langen Schleifen sämtlich im dünnen Teil ihren Scheitel haben, was ich entgegen PETERs Bemerkung auf S. 284 bei INOUYE S. 375 finde. Bei *Echidna* (B. ZARNIK) biegen die meisten Schleifen im dicken Teil um, ähnlich wie beim *Schaf*.

Im ganzen kann man also sagen, daß die „langen" Schleifen alle im dünnen Teil umbiegen, während die kurzen Schleifen sich sehr wechselnd verhalten. Anscheinend spielt für die endgültige Form der Schleife, als welche wohl die lange Schleife zu betrachten ist (hier handelt es sich ja um die Schleifen der ontogenetisch am frühesten gebildeten Nephrone), die Gefäßverteilung eine wichtige Rolle; wir werden im Kapitel Architektur noch auf die Bedeutung der

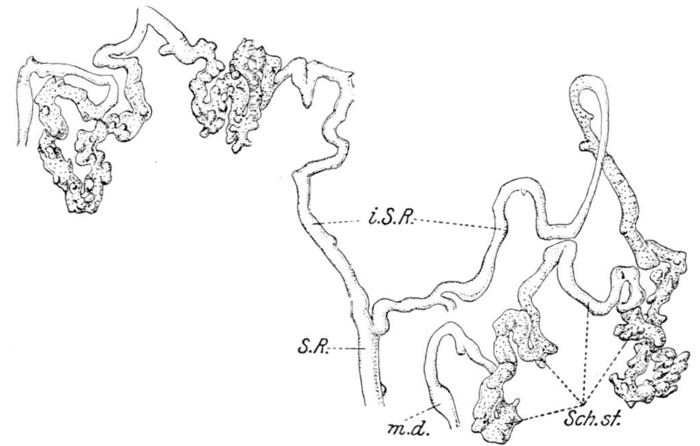

Abb. 10. Zwei Schaltstücke vom *Rind (Bos taurus)* mit reichlich entwickelten Anhängen, in ihrem Zusammenhang mit den zugehörigen initialen Sammelröhrchen. Sch. st. Schaltstück; i. S. R. initiales Sammelröhrchen; S. R. von diesem gebildeter Stamm; m. d. Zwischenstück mit dem erweitertem abgeplatteten Teil. Vergr. 40 fach. (Aus INOUYE 1909.)

Gefäße für die Form und Anordnung der Nephrone ausführlich zu sprechen kommen.

Der Kaliber- und Epithelwechsel besitzt nach PETER einen gewissen Zusammenhang mit der Art desselben beim Übergang vom Hauptstück in die Schleife: „bei Tieren, bei denen der letztere plötzlich erfolgt, ist auch der andere scharf, und ein mehr allmählicher Wechsel im Aussehen des Kanälchens ist für beide Strecken im gleichen Grade anzutreffen". Der Epithelwechsel ist immer scharf und kann auch in der Aufeinanderfolge der beiden Schleifenabschnitte mehrfach erfolgen [K. PETER, F. SIEWERT (1927)].

Innerhalb des dicken Schenkels erfolgt die Abnahme der „Trübung" bei allen untersuchten *Tieren* ganz allmählich. Die Aufhellung des dicken Schenkels nach dem Schaltstück zu haben schon ROTH (1864), v. KÖLLIKER (1865), VAN DER STRICHT (1891—1893) und PYE (1875) beobachtet. A. POLICARD allerdings verneint die prinzipielle Bedeutung dieses Befundes.

Schaltstück. Auch bei diesem Abschnitt begegnen wir verschiedenen Vorschlägen der Abgrenzung bei den Autoren. PETER unterscheidet als „Zwischenstück" einen besonderen Abschnitt, der bei verschiedenen *Tieren* in verschiedenem Grade von der Anlagerungsstelle am Nierenkörperchen bis zum Beginn des „dunkleren" Schaltstückes verläuft. Nur bei *Katze* und *Maus* vermißte PETER das Zwischenstück. Bei *Echidna* fand ZARNIK ein kurzes Zwischenstück, SIEWERT stellte es bei *Meerschweinchen* und *Pferd* dar. Nach

Michailovitsch (1918) ist das Zwischenstück beim *Rind* sehr lang, beim *Meerschweinchen* fehlt es so gut wie ganz. Michailovitsch rechnet diesen Abschnitt mit zum breiten Schleifenschenkel und läßt das Schaltstück erst mit dem scharfen Epithelwechsel beginnen.

Das Schaltstück besitzt nun Eigentümlichkeiten der Form und der Lage. Die hier wieder höheren Zellen geben dem Schaltstück ein trübes, gelblichgrün schimmerndes Aussehen und zeigen oft im Isolationspräparat eine basale Längsstreifung. Beim *Menschen* fand Peter das Schaltstück durch eingelagerte Kryställchen besonders stark lichtbrechend. Die Grenze nach dem Verbindungsstück ist sehr unscharf. Besonders eigenartig sind die Vorsprünge des Schaltstücks (Abb. 10), die für die einzelnen Arten verschiedene, aber (nach Peter) artkonstante Formen aufweisen. Die *Maus* hat abgerundete Vorsprünge, ähnlich verhalten sich *Meerschweinchen, Kaninchen*

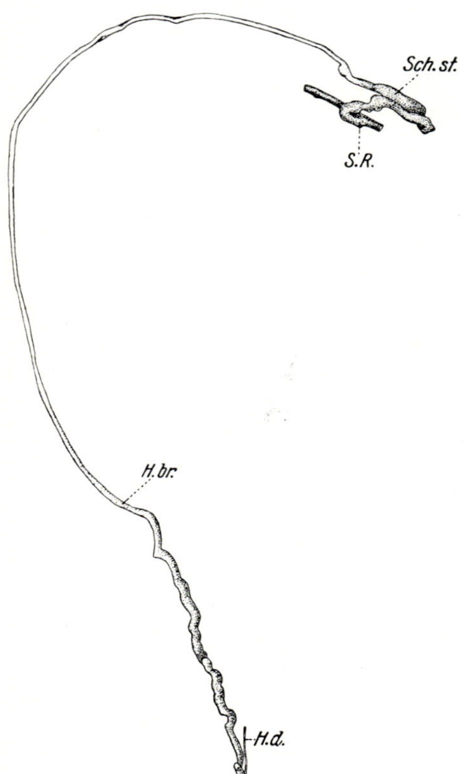

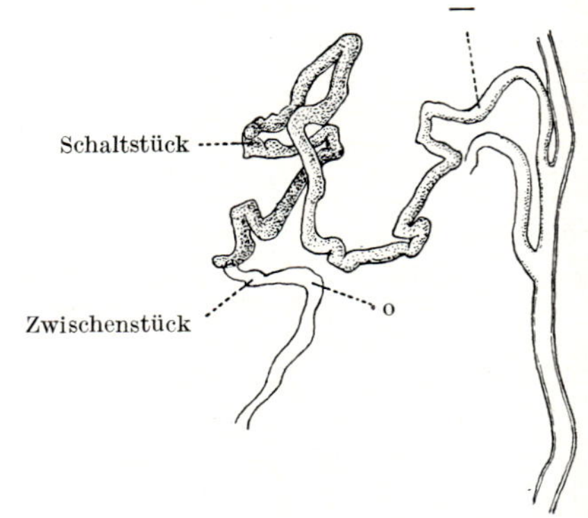

Abb. 11. Kurze Schleife des *Kaninchens* mit letztem Teil des hellen dünnen Abschnittes, der ganze distale Schenkel mit Schaltstück und Einmündung ins Sammelrohr. Das Rohr ist, um Platz zu gewinnen, etwas gebogen dargestellt; das Sammelrohr verläuft eigentlich dem dünnen Schleifenteil parallel. H. d. dünner Schleifenteil, H. br. breiter Schleifenteil, Sch. st. Schaltstück, S.R. Sammelrohr. Vergr. 30 fach. (Aus K. Peter 1909.)

Abb. 12. Harnkanälchen aus den tieferen Rindenschichten. 25 jähriger Mann. Ende des distalen Schleifenschenkels, Anlagestelle ans Nierenkörperchen (o). Zwischenstück, Schaltstück mit proximalem und hellerem distalen Teil, bei — ungefähr Beginn des initialen Sammelrohrs. Mündung in den Sammelgang. Vergr. 30 fach. (Aus K. Peter 1909; Tafel III. Abb. 31.)

(Abb. 11), *Tümmler, Katze* und *Pferd*. Eigentliche Anhängsel haben *Schaf* und *Rind*, besonders zahlreiche *Schwein* und *Mensch*. Bei letzterem (Abb. 12) konnte Peter individuelle Unterschiede in der Häufigkeit des Vorkommens dieser Anhänge finden, die übrigens seit Schweigger-Seidel (1865) häufig beschrieben worden sind.

Die eigentlichen Schaltstückformen sind einheitlich gestaltet, bei manchen Tieren findet man aber innerhalb des Schaltstücks Besonderheiten. Beim *Menschen* beginnt das Schaltstück mit einem besonderen Abschnitt, bei dem die Auswüchse dichter aufeinanderfolgen, und setzt sich distalwärts in einen engeren platten begrenzten Abschnitt fort. Umgekehrt verhält sich die

Aufeinanderfolge beider Abschnitte beim *Schwein.* Das *Schaf* und besonders das *Rind* zeigen eine Dreiteilung des Schaltstückes, indem zwischen zwei dunkle weite und anhängselreiche Teile ein heller dünnerer Teil eingeschaltet ist. Über die Bedeutung dieses Unterschiedes ist nichts bekannt.

Der Verlauf des Schaltstückes wechselt ungemein; PETER unterscheidet zwei Formen der Schlingenbildung, wobei entweder am Gefäßpol ein Knick die erste Schaltstückschlinge markwärts absteigen, die zweite kapselwärts aufsteigen läßt, um dann in das Sammelrohr umbiegend einzumünden. Die zweite Möglichkeit liefert tangential angeordnete Schenkel einer doppelten Schlinge. Je nach der Länge finden sich viele Varianten.

Was die Lage des Schaltstücks am Konvolut anlangt, so ist von Bedeutung die Tatsache, daß die Schlingen in der Regel der Außenfläche des Konvoluts anliegen, nicht, wie ZARNIK dies angibt, durch die Konvolutschlingen durchgesteckt sind. Unbefriedigend ist allerdings unsere Kenntnis in bezug auf die Lage des Schaltstücks zum Markstrahl einerseits, zu den Gefäßen andererseits. Kurze Schaltstücke liegen nach PETER dem Markstrahl an, lange, in mehrere Windungen gelegte, zeigen ihre gewundenen Abschnitte der dem Markstrahl abgewandten Fläche des Konvolutes zugekehrt. Dadurch ergeben sich Beziehungen zu den Gefäßen. Hiermit sind aber wichtige Vergleiche mit anderen Nieren möglich. Bekanntlich liegen bei *Amphibien, Reptilien* und *Vögeln* die wesentlichen Schlingen des IV. Abschnittes der Vena efferens dicht an. Wenn das Schaltstück diesem IV. Abschnitt entspricht, so müssen auch ihm Beziehungen zur V. renalis efferens zukommen. Hierüber wären neue, besondere Untersuchungen dringend erwünscht. Meine eigenen Befunde am *Menschen* kommen unten zur Sprache. Man könnte dann vielleicht einen Schritt weiter tun in der Erkenntnis des Wesens der Epitheldifferenzierung in den einzelnen Abschnitten.

Das Nephron schließt ab mit dem Verbindungsstück. Dessen Anordnung und Verlauf wechselt bei den untersuchten *Säuger*nieren ungemein, ohne daß wir weiter einen Plan hineinbringen können. Die Anordnung der Verbindungsstücke steht im Zusammenhang mit dem peripherischen Teil des Sammelrohrsystems.

Das Sammelrohrsystem. Die Anordnung der zentralen Teile des Sammelrohrsystems war mit das erste, was man vom inneren Aufbau der Niere kannte. Man findet die alte Literatur in KÖLLIKERS Handbuch und in PETERS Darstellung (1909) zitiert.

Bemerkenswert ist der Umstand, daß die Vereinigung der Sammelrohre in der Regel in zwei Regionen vor sich geht. Mit PETER unterscheiden wir die peripherische Vereinigung von der zentralen Vereinigung. Die peripherische Vereinigung ist im Markstrahlgebiet zumeist abgeschlossen, beschränkt sich also auf die Rinde. Die zentrale Vereinigungszone liegt in der Innenzone des Markes, so daß das Gebiet der Außenzone des Markes von den Röhren durchlaufen wird, die im Markstrahlgebiet entstanden sind, ohne daß mit geringen Ausnahmen in der Außenzone eine Vereinigung stattfindet. PETER (1927) nennt deshalb diese astlose Strecke des Sammelrohrs „Außenzonenrohr".

Unter den verschiedenen Formen der peripherischen Vereinigung unterscheidet K. PETER 2 Typen: die Arkadenform und die direkte Vereinigung (Abb. 13). Die Arkadenform findet sich am meisten und am konstantesten beim *Schwein.* Hier vereinigen sich zuerst ganz zentral gelegene Nephrone: unter dauernder Kaliberzunahme steigt das Rohr kapselwärts auf, wobei andauernd neue Nephrone aufgenommen werden, und biegt dicht unter der Kapsel in den Markstrahl ein. In dessen Verlauf werden neue Verbindungsstücke nicht aufgenommen. Der kapselwärts aufsteigende Teil liegt also im Labyrinth. Ähnlich verhalten sich *Rind, Meerschweinchen* und *Pferd*.

Die direkte Mündung ist am häufigsten beim *Menschen* anzutreffen, wo die Arkadenform sehr selten ist; PETER macht 1927 genauere Mitteilungen über die Vereinigungsweise der Sammelrohre in der *menschlichen* Niere (Abb. 14). Hier laufen nur zentrale Nephrone in Arkaden zusammen. Manchmal kann eine solche Arkade ein eigenes Sammelrohr der Außenzone des Markes [„Außenzonenrohr" (PETER)] bilden, öfters findet man, daß die Arkade tief in der Rindensubstanz in ein Markstrahlrohr einmündet, andere Arkaden laufen kapselwärts bis zur halben Rindenhöhe. Die meisten Sammelrohre nehmen außer

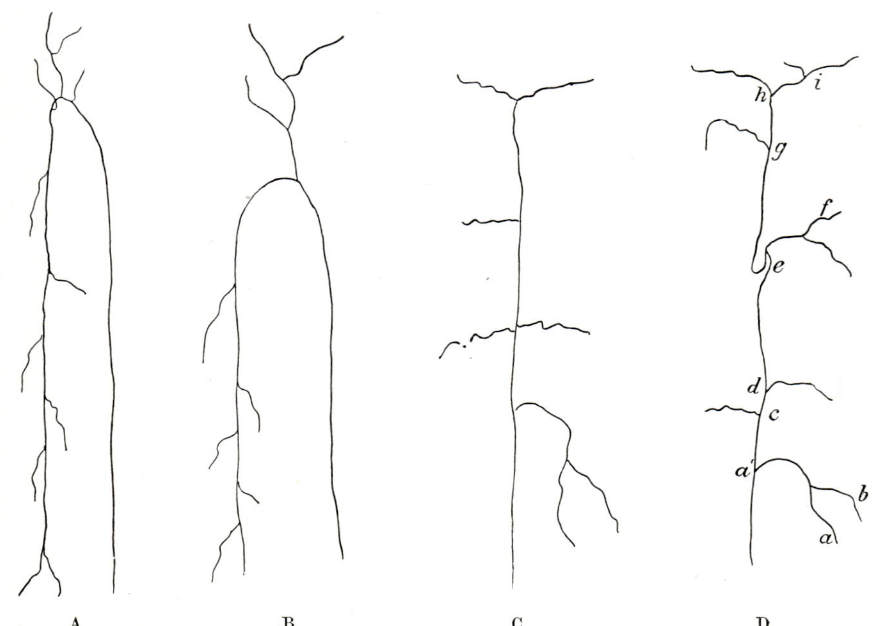

A   B   C   D

Abb. 13. Schemata der peripherischen Vereinigung der Sammelgänge bei verschiedenen Säugetieren. A *Schwein* B *Schaf*, C *Schaf*, D Mensch. (Aus K. PETER 1909). In D bedeuten a—i die Altersreihenfolge der in das Sammelrohr mündenden Nephrone.

Arkaden noch direkte Zuflüsse, manchmal nach vorheriger Vereinigung von zwei Verbindungsstücken auf. In die meisten Sammelrohre münden nur solche direkten Zuflüsse ein. Durchschnittlich enthält ein Sammelrohr des Markstrahls den Harn von etwa 7 Nephronen. Diese von PETER an Isolationspräparaten festgestellte Zahl kann ich aus Schnittpräparaten insofern bestätigen, als Markstrahlen, von etwa 4—5 Sammelrohren umgeben, 30—40 Schleifen enthalten. Ich stimme deshalb PETER (1927) vollkommen darin zu, daß TRAUT viel zu hoch geschätzt hat, wenn er meint, in einem Markstrahl seien durchschnittlich 140—180 Nephrone vereinigt.

Es ist sehr schwer zu unterscheiden, ob wir in den verschiedenen Arten des peripherischen Zusammenflusses der Nephrone zwei Typen vor uns haben, von denen einer als primitiver, der andere als jünger angesehen werden darf. Jedenfalls müssen wir feststellen, daß der Umstand, daß beim *Menschen* die Arkadenform in den zentralen, also zuerst gebildeten Nephronen auftritt, für eine größere Primitivität der Arkade spricht. Die Zusammenflußart bei

Amphibien und *Sauropsiden* hat mit der Arkadenform auch eine viel größere
Ähnlichkeit, vor allem auch in dem Umstand, daß fast jedes Nephron für sich

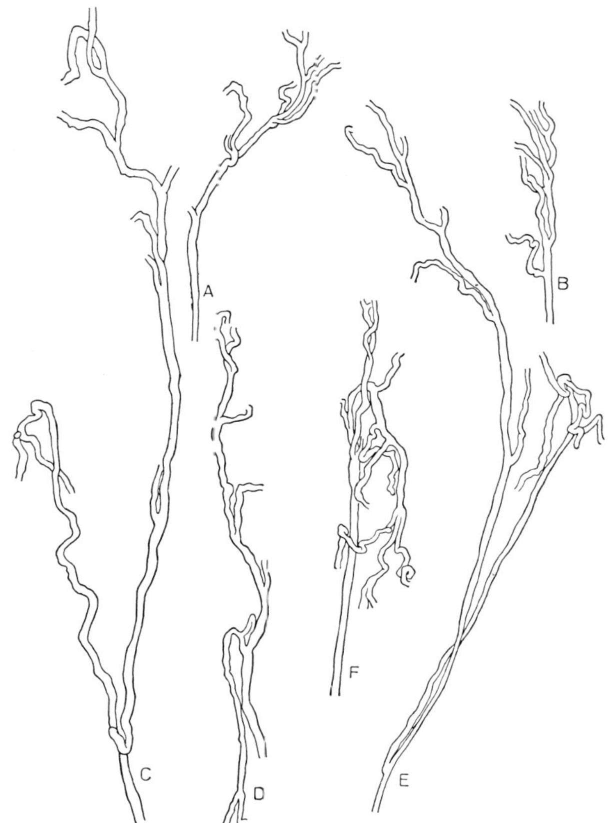

Abb. 14. Sammelgänge aus der Niere einer 28 jährigen Frau mit peripherischen Zusammenflüssen.
C 37 fach, die übrigen 27 fach vergrößert. A, B nur mit direkten Mündungen, zentral astlos in Rinde
und weit ins Mark hinab. C Arkade mit zwei Schaltstücken, tief in Rinde in Sammelgang mündend
und sechs direkte Mündungen. D Arkade zu dreien, F zu acht. E Arkade zu dreien selbständig in
Außenstreifen in Sammelrohr mündend. (Aus K. PETER 1927.)

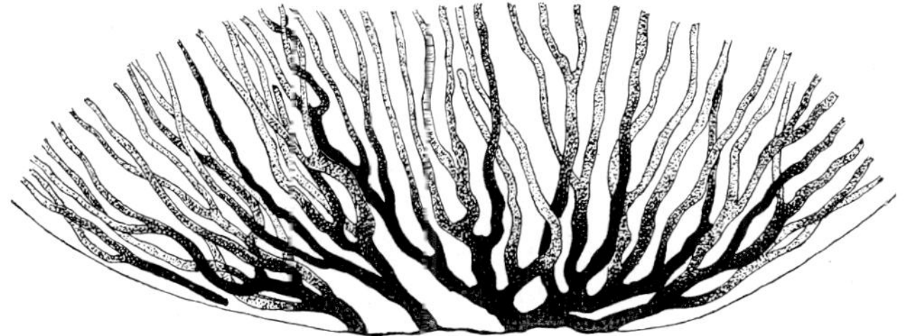

Abb. 15. Durchschnitt der Papille einer vom Ureter aus injizierten Niere, dem Laufe der Harnkanälchen parallel. (Aus J. HENLE 1873.)

in die Querkanäle einmündet. Unsere Erfahrungen reichen aber nicht aus, um
diese Frage weiter zu erörtern.

Die meisten anderen untersuchten *Säugetiere* haben teils Arkaden, teils direkte Zusammenflüsse, wobei Differenzen auftreten, die wir aber im einzelnen hier nicht erörtern wollen.

Da die Markstrahlsammelrohre, wie wir sehen werden, so gut wie ausnahmslos dem Labyrinth unmittelbar anliegen, münden Verbindungsstücke nur an einer, nämlich der dem Labyrinth zugewandten Fläche des Sammelrohrs ein.

Dieser Umstand fällt in Isolationspräparaten nicht besonders auf, ergibt sich aber zwangsläufig aus der Nierenarchitektur.

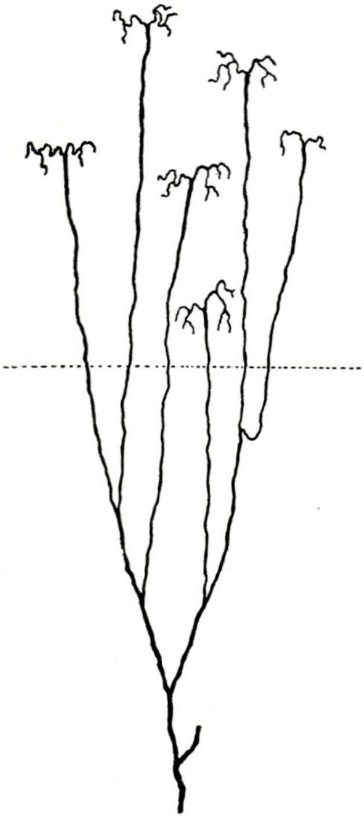

Die zentralen Vereinigungen beginnen zumeist erst in der Innenzone des Markes. K. Peter (1909, 1927) findet dies Verhalten ganz scharf beim *Kaninchen* ausgesprochen, weniger scharf beim *Menschen*, infolge des Umstandes, daß tiefe Arkaden noch im Außenzonenrohr münden können. Auch trifft man häufig in der Außenzone eine Vereinigung typischer Außenzonenrohre an. Beim Neugeborenen hat Peter 7 zentrale Vereinigungsstellen gezählt, beim Erwachsenen glaubt er, daß keine wesentliche Änderung eintritt. Traut zählt beim Menschen 7 Vereinigungen bis zum For. papillare. Die Zusammenflüsse häufen sich nach der Papille zu (Abb. 15). In den Astwinkeln vereinigen sich meist 2, manchmal 3 Äste. Die Äste fließen ausnahmslos unter spitzen Winkeln zusammen. Beim *Schaf* treten stimmgabelförmige Vereinigungsstellen auf. Jedenfalls herrscht in der Art der Vereinigung der größeren Sammelrohre eine ziemliche Einheitlichkeit unter den *Säugetieren* (Abb. 16). Bemerkenswert ist, daß in der Regel die Verzweigungsstellen nicht in gleicher Höhe liegen.

In der *Rinder*niere (Abb. 17) erwähnt Inouye (1909), daß das Sammelrohr an zwei Stellen Verengerungen aufweist, einmal dort, wo es großen Gefäßen benachbart liegt (Abnahme von 51 μ auf 27 μ im Durchmesser). Im Außen- und Innenstreifen besitzt das Sammelrohr dann wieder einen Durchmesser von 45 μ. Beim Übergang in die Innenzone verschmälert sich der Durchmesser wieder stark (auf 24 μ). Das Außenzonenrohr soll auch cytologisch anders zusammengesetzt sein.

Abb. 16. Sammelrohrvereinigung in der Niere von *Echidna*. (Aus B. Zarnik: Jena 1910).

F. Siewert (1927) beobachtete am *Pferd*, daß die Dicke des Sammelrohres nicht von der Zahl der aufgenommenen Nephrone abhängig ist.

Die letzte Vereinigung der Sammelrohre führt zur Bildung der Ductus papillares, die durch Foramina papillaria in der Area cribrosa, dem Porenfeld, ausmünden.

Die ältere Literatur über das Aussehen und die Bedeutung des Porenfeldes hat P. Müller (1883) zusammengestellt; von ihm stammt auch diese Bezeichnung. Im Altertum in der Zeit nach Galen Cribrum benedictum benannt, bestanden noch bei Eustachius (1564), Malpighi (1687) sehr vage Vorstellungen. Bellini (1711) meint, daß die Papillen eine dichtgedrängte Kette von Hügeln seien, auf denen zahllose Röhrchen ausmünden. Erst Ferrein (1794) hat offenbar wieder genauer untersucht und faßt die Poren, deren Zahl er pro Papille auf 18—20 angibt, als Blindsäckchen auf, in die zahllose Harnkanälchen einmünden, eine Ansicht, der sich A. v. HALLER (1765) im wesentlichen anschloß. Die vermeintlichen Blindsäckchen benannte SCHUMLANSKY (1788) Ductus papillares. Auch EYSENHARDT (1818) hatte ähnliche Befunde, zeigte aber schon auf systematischen Querschnitten die Lumenabnahme und Zahlzunahme der Röhrchen in der Richtung nach der Papillenbasis. Viel zu große Zahlen für die Papillenöffnungen (mehrere Hundert pro Papille) finden sich wieder bei C. HUSCHKE

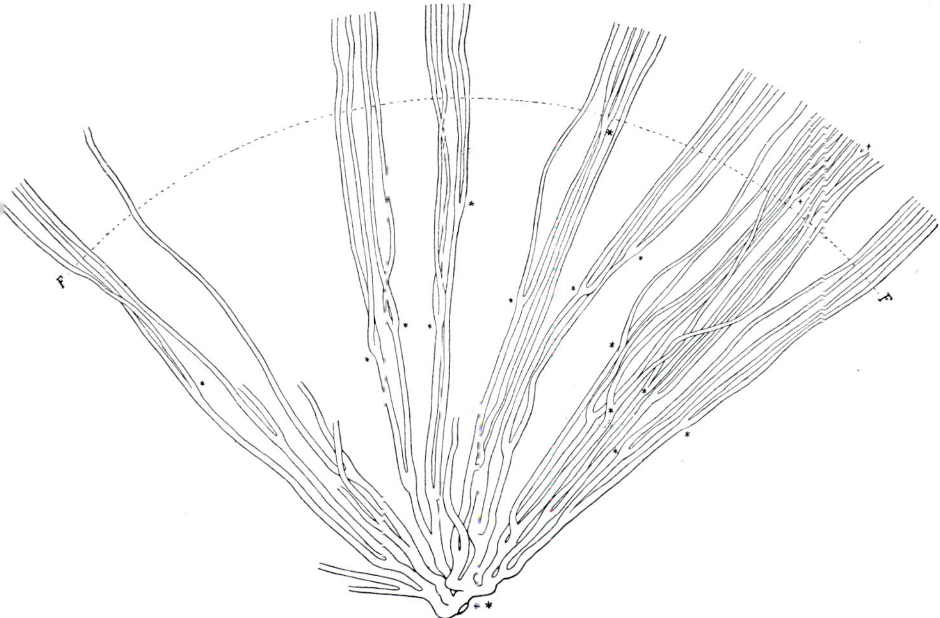

Abb. 17. Zentrale Vereinigungen der Sammelröhren, die schließlich zu einem gemeinsamen Stamm zusammenfließen und bei ** an der Oberfläche des Porenfeldes münden, größtenteils bis in den Außenstreifen hinein dargestellt. Man sieht unterhalb der Grenze (F) zwischen Außen- und Innenzone die zentrale Vereinigung des Sammelgangs. Isolationspräparat. + erste zentrale Vereinigungen in dem Innenstreifen; * die Vereinigungen in der Innenzone. Vergr. 21fach. (Aus INOUYE 1909.)

(1844) und FR. ARNOLD (1850). KÖLLIKER (1867) zählt 10—25, G. H. MEYER (1873) 10—30, C. E. E. HOFFMANN (1877) 8—20, C. F. T. KRAUSE (1876) 16 bis 25, J. HYRTL (1881) etwa 50, J. HENLE (1873) 10—24, je nachdem die Papille breiter oder schmaler ist.

P. MÜLLER untersuchte selbst das Porenfeld bei *Meerschweinchen, Kaninchen, Schaf, Hund, Pferd, Rind, Schwein* und *Mensch*.

In ungelappten Nieren mit kegelförmiger Papille findet sich ein ovales bis rundliches Porenfeld. Auf diesem münden beim *Meerschweinchen* 10, beim *Kaninchen* 8—15 Ductus papillares. Bei *Schaf* und *Hund* ragt ein wulstförmiges Mündungsfeld in das Nierenbecken, das über diesen Wulst hinaus 2 Recessus bildet. Nur auf dem Wulst münden D. papillares aus, beim *Hund* etwa 2—300, beim *Schaf* etwa 70. Das *Pferd* besitzt ein Porenfeld im Sinus renis mit 40 bis 80 D. papillares, in den vom Sinus renis abgehenden Recessus, dem sog. Tubus maximus, münden je 150—250 Kanäle aus. In den gelappten Nieren besitzt jeder Lappen eine Papille und ein Porenfeld. Die Mündungszahlen betragen beim *Rind* 50—300, bei einer Lappenzahl von 15—30.

Beim *Menschen* variiert die Porenzahl pro zusammengesetzte Papille zwischen 24—86, pro einfache Papille zwischen 13—24. Da die Anzahl der Papillen außerordentlich schwankt, so erklärt sich auch das Schwanken in der Zahl der D. papillares. Nach J. Hyrtl (1863) betrug unter 64 Nieren des *Menschen* die Zahl der Papillen 4 einmal, 5 viermal, 6 siebenmal, 7 15mal, 8 29mal, 9 dreimal, 10 einmal, 11 zweimal, 12 einmal, 13 einmal. Die häufigste Papillenzahl ist also 8. Je größer die Papillenzahl, um so kleiner die Anzahl der pro Papille ausmündenden Poren.

4. Größenbestimmungen der inneren Oberflächen in der Niere.

a) Größenmaße der Glomeruli.

Mit der Größe der Glomeruli haben sich viele Autoren beschäftigt. Die Maßangaben haben allerdings in den meisten Fällen für eine Flächenberechnung keinen Wert. Die Maße sind auch nach verschiedenen Methoden gewonnen. Es macht schon, wie K. Peter (1909) angibt, sehr viel aus, ob in frischen Zupfpräparaten gemessen wird oder nach Salzsäuremaceration; bei der letzteren Behandlung vermindern sich die Durchmesser etwa um ein Sechstel. P. Vonwiller (1926) maß bei der lebenden *Froschniere* beträchtlich größere Nierenkörperchen als nach Bestimmungen an fixierten Präparaten. In fast allen Angaben der Literatur sind zudem nur 1 oder höchstens 2 Durchmesser verzeichnet. Dies genügt wohl bei allen annähernd sphärischen Formen, nicht jedoch bei allen Messungen unter Deckglasdruck, oder in Schnittpräparaten, oder bei länglichen Formen. Oberflächenberechnungen haben A. Pütter (1911, 1926) und W. v. Möllendorff (1922), G. Steinbach (1926) ausgeführt. Pütter versuchte der verschiedenen Lappung Rechnung zu tragen durch entsprechende Vervielfältigung der berechneten Kugelfläche (*Maus* 1,3 — andere *Säugetiere* 3). Ein wirkliches Bild von der wirksamen Oberfläche läßt sich aber wohl durch solche Berechnungen kaum gewinnen. Dagegen haben die Zahlen immerhin einen Vergleichswert. Bj. Vimtrup (1928) hat dann zum ersten Male versucht, die Capillarinnenfläche zu berechnen. Nach den neueren Erkenntnissen über den Glomerulusaufbau wird diese Berechnungsweise, die allerdings naturgemäß auch auf Schwierigkeiten stößt, der Wahrheit wohl am nächsten kommen.

In Tab. 1 stelle ich die Größen der Glomeruli verschiedener *Tierarten*, wie sie sich teils aus eigenen Messungen, teils aus den Angaben der Literatur ergeben, zusammen.

Tabelle 1. Größenmaße der Glomeruli einiger Säugetiere (Durchmesser in μ).
Die eingeklammerten Zahlen betreffen zentral liegende Glomeruli.

Mensch:	Peter	56 J. ♂ 164 : 196 (159 : 182), 40 J. ♀ 185 : 229, 16 J. ♀ 204 : 209, 4 J. 172 : 139.
	Schweigger-Seidel	200
	Külz	237
	Prenant	200—300
	Toldt	200—300
	v. Ebner	130 : 220
	Glantenay et Gosset	200 : 300, 149—212
	E. Moberg (1929) mittlerer Durchmesser zwischen 176 und 212	
Schwein:	Peter	128 : 149 (167 : 219) 161 : 210 (212 : 270)
	Schweigger-Seidel	175
	Kölliker	180—350
	Roost	176 : 192 (209 : 240)
Hausmaus:	Peter	103 : 86
	Schweigger-Seidel	60
	v. Möllendorff	136 : 110, 89 : 84
	E. Peters	48 (mittlerer Durchmesser)
Meerschweinchen:	Schweigger-Seidel	128
Fledermaus:	Schweigger-Seidel	75
Maulwurf:	Schweigger-Seidel	63
Katze:	Peter	124 (173 : 153)
	Schweigger-Seidel	½ J. 122
	Roost	80 : 96 (128 : 144)
Schaf:	Schweigger-Seidel	210
	Roost	128 : 144 (176 : 192)
	Grundmann	158 : 132

Ziege: GRUNDMANN . . . . 150 : 122
Kaninchen: PETER . . . . 116 : 91
Rind: INOUYE . . . . 224 : 193 (188 : 70)
         ROOST . . . . . . 176 : 200 (240 : 270)
Tümmler: INOUYE . . . . . . 130 : 103
Pferd: ROOST . . . . . . 240 : 270 (240 : 272)
Ziege: ROOST . . . . . . 176 : 200 (208 : 240)
Hund: ROOST . . . . . . 240 : 256 (272 : 288)

A. PÜTTER hat seine Oberflächenberechnungen nach den PETERschen Messungen ausgeführt. Für die Glomeruli hatte er (1911) auf Grund von Untersuchungen an *Kaninchen* angenommen, daß die Lappung die berechnete Kugeloberfläche auf das Dreifache vergrößere. Er behielt diese Annahme auch 1926 bei, nur für die *Maus* nimmt er 1,3 als Multiplikator. Es ergeben sich unter Zuhilfenahme der Gesamtzahl der Glomeruli und bei Berücksichtigung des Körpergewichts und der Körpergröße (Lineardimension d = $\sqrt[3]{g}$), die in der folgenden Tabelle 2 vereinigten Zahlen [nach PÜTTER (1928)].

Abgesehen von einer exakten Bestimmung der Glomerulusoberfläche ist natürlich die Voraussetzung für den Wert solcher Zahlen eine zuverlässige Bestimmung der Anzahl der Glomeruli. Wir werden die hierzu bisher verwandten Methoden nachher besprechen. Wir wollen aber nicht verfehlen, hier schon darauf hinzuweisen, daß die Anzahl der Glomeruli für die *weiße Maus* ganz sicher viel zu hoch gegriffen ist. In früheren eigenen Bestimmungen fand ich 15000 Glomeruli, nicht 50000, wie PÜTTER angibt. Stattdessen kann ich nicht finden, daß die Glomeruli der *Maus* sich grundsätzlich anders verhalten wie diejenigen der anderen *Säugetiere.* Ich nehme deshalb den gleichen Multiplikator von 3, den PÜTTER für andere *Säugetiere* eingeführt hat.

Unter den *Amphibien,* bei denen nicht wie bei den *Säugetieren* ein Multiplikator für die Glomerulusoberfläche angewandt worden ist, ist die Lappung der Glomeruli sehr verschieden. Besonders stark ist die Lappung bei *Triton,* mittelgroß bei den anderen untersuchten Formen. Bei erwachsenen *Bombinator*exemplaren ist die Glomeruluslappung derjenigen der anderen *Amphibien* etwa entsprechend. Selbst wenn man also die Lappung in der Berechnung berücksichtigen würde, wäre die spezifische Glomerulusoberfläche der *Amphibien* doch weit geringer als diejenige der *Säugetiere* (A. PÜTTER). Sicher sind für eine endgültige Beurteilung dieser interessanten Beziehungen noch weitere Messungen notwendig.

Tabelle 2. Absolute, relative und spezifische Oberfläche der Glomeruli, nach den Maßen von PETER *(Säugetiere)* und STEINBACH *(Amphibien)* nach A. PÜTTER (1928).

Tierart	Oberfläche eines Glomerulus in qmm	Körpergewicht	Anzahl der Glomeruli beider Nieren in Tausenden	Lineardimension $2 = \sqrt[3]{g}$	Gesamtfläche der Glomeruli in qcm	Relative Glomerulusfläche pro g Körpergewicht	Spezifische Glomerulusfläche
Säugetiere:							
Maus	0,087	19	10	2,67	8,7	0,458	1,22
Kaninchen . . .	0,101	2000	285	10,60	288	0,144	1,82
Katze	0,144	3000	460	14,40	662	0,221	3,19
Schaf	0,249	35000	1010	32,80	2520	0,0718	2,35
Mensch	0,293	70000	1700	41,3	4950	0,0708	2,93
Rind	0,335	45000	8050	76,7	27000	0,0600	4,60
Schwein	0,425	67000	1400	40,6	5980	0,089	3,62
Echidna	0,183	2000	180	12,6	330	0,165	2,09
Amphibien:							
Bufo vulg. . . .	0,023	29,6	2,5	3,09	0,56	0,0189	0,0583
Rana escul. . .	0,029	24,5	2,2	2,90	0,635	0,0260	0,0754
Salam. macul. .	0,051	14,6	0,8	2,44	0,395	0,0270	0,0660
	0,15	18,3	0,9	2,64	1,33	0,0727	0,1920
Bombin. pach. .	0,023	5,4	1,0	1,76	0,235	0,0435	0,0767
Hyla arb. . . .	0,026	4,4	0,92	1,64	0,243	0,0550	0,0900
Trit. alp. . . .	0,086	1,4	0,36	1,11	0,309	0,2247	0,2560

Bj. Vimtrup (1928) rechnet das Volumen eines menschlichen Glomerulus zu 0,0042 cmm, dasjenige aller Glomeruli einer Niere (1000 000) zu 4,2 cmm. Nimmt man in einem Glomerulus 50 Capillarschlingen an und die Länge jeder Schlinge auf den dreifachen Glomerulusdurchmesser, den Durchmesser der Capillare zu 10 μ, so würde sich eine Länge des Capillarweges von 53,3 mm ergeben, falls der Glomerulus nur aus Capillaren zusammengesetzt wäre (die Zahl 53,3 ist berechnet aus dem Totalvolumen und dem Durchmesser der Capillaren in der Annahme, daß der Glomerulus nur aus Capillaren bestände; da dies nicht der Fall ist, reduziert Vimtrup diese Zahl auf 25 mm). Für die Gesamtniere ergäbe sich ein Capillarenweg in den Glomeruli von etwa 25 km. Aus dieser Berechnung würde sich eine Glomerulusoberfläche von 0,78 mm, für die gesamte Niere von 7800 qcm ergeben. Für beide Nieren ergäbe sich die Fläche von 15600 qcm oder von 1,56 qm (Pütters Berechnung ergab demgegenüber nur 0,495 qm; wenn wir statt der von Pütter angenommenen Zahl von 1700000 Glomeruli für beide Nieren 2000000 setzen und den Glomerulusdurchmesser mit 20 μ annehmen, so würde sich nach der Pütterschen Berechnungsweise eine Fläche von 0,75 qm für beide Nieren ergeben, also etwa die Hälfte).

Die Anzahl der Glomeruli in der Niere und die Wege zu ihrer Bestimmung.
Die Anzahl der Glomeruli ist uns schon im vorigen Abschnitt als wichtig für die Oberflächenbestimmungen in der Niere bekannt geworden. Nach allgemeiner Annahme nimmt die Anzahl der Glomeruli beim Menschen nach der Geburt nicht mehr wesentlich zu, auch Vimtrups (1928) Zählungen haben dies wieder erwiesen. Bei anderen Formen gibt es aber in dieser Beziehung abweichende Verhältnisse. So besitzt beispielsweise die neugeborene *Maus* noch eine Bildungszone unterhalb der Kapsel; die *Maus* kommt ja auch in anderer Beziehung sehr unreif zur Welt.

Die Bestimmung der Glomeruluszahl, die ja gleichzeitig eine solche der Nephrone ist, hat man nun auf sehr verschiedenen Wegen aufgebaut. Eysenhardt (1818) gab nur eine allgemeine Schätzung und griff dabei viel zu hoch. Huschke (1828) berechnet folgendermaßen: „Jeder Nierenlobus enthält etwa 700 Läppchen und jedes Läppchen etwa 200 Rindenkanälchen. Wenn die Niere 15 Lappen hat, würde es 10500 Läppchen und 2100000 Rindenkanälchen geben". Auch diese Schätzung ging also über die richtige Zahl wahrscheinlich um das Doppelte hinaus. Schweigger-Seidel (1865) zählte die Glomeruli, die in einem Kubikzentimeter der *Schweine*niere enthalten waren und berechnete aus dieser Bestimmung die Gesamtzahl mit etwa 5000000. Ähnliche Methoden sind auch von den späteren Untersuchern vielfach angewandt worden. Peter (1909) berechnete aus der Anzahl der Verzweigungen des Sammelrohrsystems bei der *Katze* die Anzahl der Glomeruli. Seine Berechnungen wurden später durch Zählungen annähernd bestätigt. Traut hat nach einer ähnlichen Methode die Anzahl der menschlichen Nephrone zu bestimmen gesucht, gelangte aber zu viel zu hohen Zahlen, hauptsächlich wohl, wie auch Peter (1928) betont, weil er den Verzweigungsmodus der Sammelrohre falsch beurteilt hat.

In neuerer Zeit haben zwei Methoden eine besondere Bedeutung erlangt, die Bestimmung auf Serienschnitten und die Bestimmung mit der Janusgrünmethode nach Nelson (1922).

Die Bestimmung an Serienschnitten läßt sich mühelos nur an den Nieren kleinerer *Tiere* durchführen. Bei großen Formen wird sie kombiniert mit einer Bestimmung der Gesamtrindenmasse und der Auszählung an einem genau abgewogenen Teil derselben. Fehler können sich naturgemäß besonders dadurch einschleichen, daß Glomeruli doppelt gezählt werden. Man hat dann entweder festgestellt, in wieviel Schnitten durchschnittlich ein Glomerulus getroffen ist und dann nur soviel Schnitte ausgezählt, als dieser Zahl entspricht. Wenn also z. B. durchschnittlich ein Glomerulus in 10 Schnitten der Serie getroffen ist, so genügt es, jeden zehnten Schnitt auszuwählen. Andere Autoren haben nur diejenigen Glomeruli gezählt, deren Gefäßstiel, andere wieder diejenigen, deren Harnpol im Schnitt getroffen war.

Nelson benutzte die von seinem Lehrer Bensley zu anderen Zwecken angewandte Janusgrün-Methode. Er injiziert die Niere eines lebenden *Tieres* mit Janusgrün B, das die Glomerulusschlingen kräftig färbt und mit Ammonmolybdat fixiert wird. Er fertigte dann Quetschpräparate eines durch Wägung genau bestimmten Teiles der Nierenrinde an und zählte dieselben aus.

An Quetschpräparaten arbeitete auch Vimtrup (1928), benutzte aber zur Hervorhebung der Glomeruli die Bildung von Berlinerblau aus Eisenammoniumcitrat und Kaliumferrocyanid, die er durch die A. renalis injiziert. Er erweicht dann die Niere in 20%iger Salzsäure für 15—20 Stunden und zählt dann ebenfalls an Quetschpräparaten.

E. Moberg (1929) zählte die Glomeruli in der *menschlichen* Niere nach folgender Methode: Er bestimmt, wie Hollatz das Rindengewicht, durch Wägung (v), zählt dann in Gefrierschnitten von 0,2 mm Dicke in einem bestimmten, quadratisch abgegrenzten Gebiet (y) die im Mittel dort zu findende Glomeruluszahl (m) und berechnet die Gesamtzahl pro Niere nach der Formel $\dfrac{m \cdot v}{y \cdot 0{,}2}$.

In Tabelle 3 gebe ich die mir bekannt gewordenen Zählungen von Glomeruli in Nieren des *Menschen* und verschiedener *Tierformen* wieder.

Tabelle 3. Anzahl der Glomeruli in beiden Nieren.

Mensch	Eysenhardt	(1818): 42000000.
	Huschke	(1828): 4200000.
	Sappey	(1886): 1120000.
	Pütter	(1911): 1700000.
	Kittelson	(1917): 2080000.
	Traut	(1923): 9000000.
	Saeki	(1926): 560000—1500000.
	Vimtrup	(1928): 1 jähr. Kind 1774800, 3 jähr. Kind 1910502, *Neger* erw. 1667984, erw. 1734354, erw. 2466720.
	E. Moberg	(1929): ♀ 3 Tage: 1990000, ♂ 2 Monate 3470000, ♀ 27,4 Mon. 2550000. ♀ 5 Jahre: 2310000, ♂ 8 Jahre 2010000, ♂ 11 Jahre 2120000. ♀ 15 Jahre: 1790000, ♂ 20 J. 2810000, ♂ 27 J. 2710000. ♂ 32 Jahre: 2100000, ♂ 37 J. 2720000, ♂ 40 J. 2010000. ♂ 53 Jahre: 2040000, ♂ 58 J. 2270000, ♂ 66 J. 3220000.
Schwein	Schweigger-Seidel	(1865): 1600000.
	Pütter	(1911): 1400000.
Katze	Miller u. Carlton	(1895): 32000, K. Peter (1909) 460000, Saeki (1926) 464000, Vimtrup (1928) 340 bis 400000.
Kaninchen	Pütter	(1911): 284000, Boykott (1911) 500—540000, Conway u. O'Connor (1922) 110000, Nelson (1922) 320—424000, Hayman u. Starr (1925) 320—360000.
Hund	Brodie u. Thakeray	(1924): 284000—250000, Saeki (1926) 240000, Vimtrup (1928) 874000 (8 kg), 1014000 (12 kg).
Ratte	Kittelson	(1917): 57726, Arataki (1926) 60000.
Echidna	Zarnik	(1909): 180000.
Schaf	Pütter	(1911): 1010000.
Maus	Pütter	(1911): 54000.
Rind	Pütter	(1911): 8050000.
Frosch	Hayman	(1925): 7300, 10920, Steinbach (1926), 1400, 2220.
Kröte	Steinbach	(1926): 2800, 2500.
Unke	Steinbach	(1926): 1000.
Laubfrosch	Steinbach	(1926): 520

Salamandra   Steinbach   (1926): 900, 800.
  maculosa
Triton alpestris Steinbach   (1926): 366.

Pro Kubikmillimeter Rindensubstanz finden sich (nach li Koue Tschang [1923]) an Nierenkörperchen:

	bei *Mensch*	5—6
Säuger	bei der *Ratte*	15
	beim *Meerschweinchen* . . .	15
	beim *Schwein*	4
	bei *Ploceus*	400—450
Vögel	bei *Corvus*	90—100
	bei *Anas*	250—300
	bei *Grand-Duc*	250—300

Dabei ist zu beachten, daß der *Vogel*glomerulus eine unvergleichlich viel kleinere Ausscheidungsfläche besitzt als der *Säuger*glomerulus.

Wir dürfen demnach annehmen, daß der *Mensch* vom Ende des 2. Lebensmonates ab die gesamte Glomeruluszahl fertig besitzt, und daß dieselbe bis ins hohe Alter hinein gleich bleibt. Für beide Nieren zusammen ergibt sich als Summe der Nephrone im Mittel $2^1/_2$ Millionen, in den Zahlen von Moberg (1929) schwanken die Summen von 1,79—3,47 Millionen.

b) Schwankungen der Glomerulusmaßzahlen nach Individuum, Art und Alter.

Eingehende Messungen an ein und demselben *Tiere* zeigen sehr schnell, daß die Größe der Glomeruli in ziemlich weiten Grenzen schwankt, so daß die von den Autoren angegebenen Zahlen stets nur Mittelwerte darstellen. Nicht ganz geklärt ist die Frage, wie sich innerhalb der gleichen Art bei zwei verschieden großen Individuen der Unterschied in der erforderlichen Ausscheidungsfläche darstellt. Teilweise scheint eine Vergrößerung der einzelnen Glomeruli, teilweise auch eine Vermehrung derselben vorzukommen. Innerhalb der *Säugetiere* kann man wohl im allgemeinen beobachten, daß die Glomerulusgröße mit der Größe der *Tier*form zunimmt; die wesentliche Vergrößerung der Ausscheidungsfläche wird aber durch Vermehrung der Glomeruli bewirkt.

Wichtig ist noch die Frage, wie während der Entwicklungszeit die jeweils notwendige Ausscheidungsfläche vom Körper bereitgestellt wird. Hierüber liegen Untersuchungen für den *Menschen* und für einige *Tier*formen vor.

Schon Riedel (1874) fand, daß bei *Mäusen* und anderen blindgeborenen Formen etwa 14 Tage nach der Geburt noch neue Glomeruli gebildet werden. Eckhardt (1888) bestimmte in 8 Nieren, die in gleicher Weise behandelt wurden, aus gleich dicken Schnitten die Zahl und Größe der Glomeruli pro Gesichtsfeld, ferner die Durchmesser der Hauptstücke und stellt deren mittlere Maße in folgender Tabelle zusammen:

Tabelle 4. Anzahl und Größe der Glomeruli pro Gesichtsfeld in verschiedenen Lebensaltern.

Alter und Geschlecht	Kubikinhalt der Niere in ccm	Anzahl der Glomeruli in einem Gesichtsfeld	Durchmesser in μ ausgedrückt	
			Glomeruli	gewundene Harnkanälchen
Ausgetragener totgeborener Knabe	6,5	122,1	84,77	—
1jähriges Mädchen	21,0	46,2	87,76	37,63
4jähriges Mädchen	55,0	18,5	149,70	52,72
5jähriges Mädchen	60,0	17,59	148,63	50,50
18jähriges Mädchen	115,0	11,2	189,88	53,65
32jähriger Mann	120,0	9,71	213,49	54,76
40jähriger Mann	130,0	10,66	193,14	52,72
46jähriges Weib	120,0	9,35	195,80	64,76

Durch Bezugnahme auf das Gesamtvolum stellt ECKARDT somit fest, daß schon bei der Geburt diejenige Anzahl von Glomeruli, mithin auch von Nephronen vorhanden ist, die der definitiven Zahl entspricht. Das Nierenwachstum erfolgt beim *Menschen* also durch Vergrößerung der bei der Geburt schon gebildeten Elemente, nicht aber durch Neubildung von solchen. Bei den Harnkanälchen nimmt vorwiegend die Länge zu.

Auch SCHWEIGGER-SEIDEL (1865), HERRING (1900) und O. STÖRK (1904) betrachten die Nephronbildung beim *Menschen* zur Zeit der Geburt für abgeschlossen, obgleich nach HAUCH (1903) und W. FELIX (1912) das relative Rindenwachstum bis zum 7. Lebensjahre fortschreitet. C. TOLDT (1874) hält die Nephronneubildung beim *Menschen* erst mit dem 8. Tage nach der Geburt für abgeschlossen. Sicherlich spielt aber hier ein Unterschied im Untersuchungsmaterial eine erhebliche Rolle, da ja der Zeitpunkt der Geburt keineswegs in einem ganz genauen Verhältnis zur Entwicklungsreife steht.

KÜLZ (1899) untersucht an Sektionsmaterial wiederum das Wachstum einiger Komponenten der Niere. Der Durchmesser des Glomerulus steigt von 118 auf 240, verdoppelt sich also, wobei das Volum verachtfacht wird. Bei Kindern bis zu einem Jahre sind die zentralen Glomeruli durchschnittlich erheblich größer als die peripheren. Im Alter von zwei Jahren läßt sich ein solcher Unterschied nicht mehr feststellen; erst wenn dieser Ausgleich hergestellt ist, beginnen auch die zentralen Glomeruli weiter zu wachsen. In der Niere des Neugeborenen kommen auf die Flächeneinheit etwa fünfmal so viele Glomeruli wie beim Erwachsenen (in der zentralen Zone mit den großen Glomeruli nur etwa zweimal soviel).

Daß die dem Mark näherliegenden Nierenkörperchen größer seien als die rindenwärts gelegenen, ist eine oft hervorgehobene Beobachtung [BOWMAN (1842), KÖLLIKER (1863), GERLACH (1848), CHRZONSZCZEWSKY (1863), SCHWEIGGER-SEIDEL (1865)]. Besonders O. DRASCH (1877) hob hervor, daß abgesehen von dem Größenunterschied auch das Epithel bei großen Knäueln anders beschaffen sei als bei kleinen, bei letzteren soll es kernlos sein. Diese Beobachtung hat sich aber nicht bestätigt. R. VIRCHOW (1857) hielt die Größenunterschiede der Glomeruli nicht an die räumliche Verteilung derselben gebunden; kleiner seien die Knäuel, wo sie dichter zusammenlägen. Auch J. HENLE (1873) und J. DISSE (1901) halten dafür, daß große und kleine Nierenkörperchen in allen Teilen der Rinde gemischt vorkommen. K. PETER (1909) fand diesbezüglich sehr erhebliche Artunterschiede: *Maus, Schaf, Katze, Kaninchen, Mensch* lassen eine charakteristische räumliche Verteilung großer und kleiner Knäuel nicht erkennen; bei *Tümmler* [INOUYE (1909)] waren die zentralen Nierenkörperchen tatsächlich größer, beim *Schwein* ebenfalls (zentral 270 : 212, peripherisch 210 : 161). Umgekehrt aber sollen die Dinge beim *Rind* liegen (zentral 188 : 170, peripherisch 224 : 193). W. ROOST (1912) fand dagegen (s. Tabelle 1), daß Größenunterschiede zwischen zentralen und peripherischen Knäueln von 30—60 nachweisbar sind in den Nieren von *Rind, Schaf, Ziege, Schwein, Hund* und *Katze*. Nur in der *Pferde*-niere ließ sich ein entsprechender Befund nicht erheben. ROOST konnte jedenfalls den auffallenden Befund von PETER an der *Rinder*niere nicht bestätigen.

Meine Beobachtungen an der menschlichen Niere haben mich auch dazu gebracht, wie KÜLZ und PETER in der erwachsenen Niere keine räumlich charakteristisch verteilten Größenunterschiede anzuerkennen.

Zum Unterschiede vom *Menschen* kommt, wie wir schon erwähnten, bei *Tieren* die Periode der Neubildung von Nephronen mehr oder weniger weit über den Zeitpunkt der Geburt hinaus. So erwähnt C. GOLGI (1895), daß sich bei *Hund, Katze, Kaninchen* und *Meerschweinchen* die Nephronenentstehung noch mehrere Tage nach der Geburt fortsetzt.

Genaue systematische Untersuchungen über das Nierenwachstum bei *Nagern* liegen aus neuerer Zeit von T. A. KITTELSON (1917) und M. ARATAKI (1926) vor. Bei der *Ratte* nimmt nach KITTELSON die Anzahl der Glomeruli von 15533 (davon funktionierend 10465) bei der Geburt auf 26000 nach 1 Woche und 28583 nach 7 Wochen zu. Hiernach würde bei der *Ratte* die Nephronenentstehung mit 8 Tagen als abgeschlossen zu gelten haben; Kittelson bezeichnet allerdings als diesen Termin den Anfang der 3. Woche. Der mittlere Durchmesser der Glomeruli wächst nach anfänglicher geringer Abnahme von 62 bei dem neugeborenen *Tier* auf 127 beim erwachsenen an. Das Glomerulusvolum macht bei Neugeborenen $13^0/_0$ des Rindenvolums, beim 12-*Wochentier* $6^0/_0$ aus. In der *menschlichen* Niere machen die Glomeruli ein Gesamtvolum von 4356,35 cmm aus und sind $^1/_{21}$ des Rindenvolums und $^1/_{33}$ des Gesamtvolums der Niere.

Nach Arataki nimmt bei der *Ratte* die Zahl der Glomeruli pro Kubikmillimeter Rindensubstanz von 1029 zur Zeit der Geburt auf 192 nach 35 Tagen, 107 nach 50 Tagen, bis auf 53 nach 150 Tagen ab. Die Zahlen sind etwas niedriger als diejenigen von Waschetko (1914) und Kittelson, zeigen aber im Prinzip das Gleiche.

Beim erwachsenen *Schwein* fand Schweigger-Seidel (1865) 5 Glomeruli pro Kubikmillimeter, beim *Menschen* Gladstone (1924) 6,6 Glomeruli gegen 100 bei der Geburt.

Die Durchmesser der *Ratten*glomeruli verdoppeln sich ungefähr von der Geburt (69) bis zu 500 Tagen (129). Dabei bleibt das Wachstum während der Saugeperiode (20 Tage) stehen, oder es nimmt in dieser Zeit der Durchmesser sogar ab, um dann kräftig zu wachsen und mit etwa 150 Tagen die endgültigen Werte zu erreichen. Dabei sind bis zum reifen Zustand die tiefer gelegenen Glomeruli durchschnittlich etwas größer, allerdings sind solche Größenunterschiede in den ersten 35 Tagen erheblich schärfer ausgeprägt als später. Die Zahl der Glomeruli steigt von etwa 1000 bei der Geburt auf etwa 24000 nach 35 Tagen, 30000 nach 100 Tagen und 31000 nach 200 Tagen an. Danach muß also bei der *Ratte* nach der Geburt noch ein großer Teil der Glomeruli neugebildet werden.

Die Zählungen beruhen auf einer sehr exakten Durchzählung von Schnittserien; trotzdem halte ich es nicht für endgültig ausgemacht, daß noch so spät nach der Geburt Niereneinheiten neu gebildet werden. Dies wäre besonders für die Frage der Hypertrophie und Regeneration von großer Bedeutung.

Arataki bestimmte ferner das Totalvolum der Glomeruli und stellte dasselbe in Beziehung zum Volum der Nierenrinde. Das Gesamtvolum der Glomeruli nimmt von 1,16 cmm bei der Geburt auf 22,44 cmm mit 350 Tagen zu; von da an nimmt es wieder etwas ab. Besonders stark nimmt das Totalvolum in der Zeit von 70—90 Tagen (Pubertätszeit) zu. Das Prozentverhältnis der Glomeruli zur Rindensubstanz beträgt zur Geburtszeit $11^0/_0$, mit 50 Tagen $3,3^0/_0$ und nimmt von da an wieder zu bis auf 5,2 (6,4 ♀) mit 500 Tagen.

c) Maße des Kanalsystems der Niere.

Über die Größenverhältnisse im Kanälchensystem gibt Tabelle 5 eine Übersicht. In ihr sind aus der Literatur die Maße zusammengetragen.

Was zunächst die absoluten Größen der Nephrone anlangt, so ist in allen Nieren eine beträchtliche Variabilität festzustellen. Ich selbst konnte in ein und derselben Niere einer *Maus* Hauptstücke von weniger als zwei und mehr als 8 mm Länge isolieren. Nicht so groß ist die gefundene Variabilität in den von Peter, Zarnik, Siewert und Inouye untersuchten Fällen. Allgemein geht aus den Angaben der Autoren hervor, daß mit Größenzunahme der Hauptstückmaße auch das Nierenkörperchen an Größe zunimmt, so daß schon hieraus eine funktionelle Einstellung des Nierenkörperchens zu den Kanälchenteilen zum Ausdruck kommt.

Eingehender versuchte W. v. Möllendorff die Beziehungen zu fassen und errechnete als Nierenindex das Verhältnis $\dfrac{\text{Glomerulusoberfläche}}{\text{Hauptstückumfangfläche}}$. Es ergab sich für diesen Index in Untersuchungen an der weißen *Maus* und an

Tabelle 5. Größenmaße der Nephronabschnitte einiger *Säugetiere*.

Tierart	Nieren-körper-chen (μ)	Hauptstück Länge (mm)	Hauptstück Dicke (μ)	Dünner Teil Länge (mm)	Dünner Teil Dicke (μ)	Dicker trüber Teil Länge (mm)	Dicker trüber Teil Dicke (μ)	Dicker heller Teil Länge (mm)	Dicker heller Teil Dicke (μ)	Schaltstück Länge (mm)	Schaltstück Dicke (μ)	Verbindungsstück Länge (mm)	Verbindungsstück Dicke (μ)	Sammelrohr Länge (mm)	Sammelrohr Dicke im Markstrahl (μ)	Länge des ganzen Kanälchens (mm)
Echidna (ZARNIK)	130 : 150	7,9—12,0	92—38	0,5—3,7	10	4,6—8,2	40	s. vor.	20—30	1,4—1,6	38—53	0,9—1,4	30	—	60	15,7—26,3
Maus (PETER)	103 : 86	2,75	49	0,8—2,3	12	1,5	29	—	25	0,65	41	—	—	6	30	12
Kaninchen (PETER)	116 : 91	6,9	35	1,2—12,3	12	5—3,6	20,5	—	13,5	0,75	22—33	—	—	16	23	29—37
Meerschweinchen (SIEWERT)	144 : 156	7,3	53—57	—	16,8	—	32,5	—	19	1,21	31—47	—	—	—	36	—
Tümmler (INOUYE)	130 : 103	4,5	37	1,0—6,5	9	2,1—2,6	23	—	23	—	39	—	—	6,2	24	18,6
Katze (PETER)	124 : 124	9	61	3,6—12,4	10	6,5—5,2	27	—	18	1,2	20—35	—	—	20—24	16	40—52
Pferd (SIEWERT)	232 : 214	17—24	58—64	—	17,5	—	34,3	—	23,5	3	29—57	—	—	—	52	—
Ziege (GRUNDMANN)	150 : 122	—	31—40	—	14—22	—	27	—	—	—	26—38	—	—	—	33—47	—
Schaf (PETER)	173 : 153	16	43	2,6—13	12	8—6,6	26	—	19	1,9	44	—	—	27,5	21	56—65
(GRUNDMANN)	158 : 132	—	50—23	—	9,5—16	—	29	—	—	—	19—40	—	—	—	28—47	—
Rind (INOUYE)	209 : 172	19	50	4,5—20	16	11,8—8,9	24	—	23	1,3	33—52	—	—	20,8—22,4	—	70—84
Schwein hoch (PETER)	210 : 161	15,6	53	0—3,3	18	1,6—3,7	—	—	28	1,8	39	—	—	21	—	51
tief	270 : 212	22,5	66	9,3	19	6,4	35,5	—	34	3,4	48	—	—	33	72	75
Mensch (PETER)	192 : 159	14	57	2—10	15	9	30	—	38	4,6	22—50	—	—	21	39	52—58

verschiedenen *Vogel*arten eine bemerkenswerte Konstanz für ein- und dieselbe Niere. Den Bestimmungen des Index, insbesondere der Glomerulusoberfläche, stehen jedoch so große Schwierigkeiten entgegen, daß es mir zweifelhaft geworden ist, ob man auf diesem Wege zu exakten Vorstellungen gelangen kann. Die Glomerulusoberfläche ist eigentlich gleichzusetzen der Capillarschlingenoberfläche, und für deren Berechnung fehlen uns exakte Methoden. Hierdurch erklären sich zum Teil auch die nicht unerheblichen Unterschiede, die wir an anderem Material [E. Peters (1928)] gegenüber früheren Messungen gewonnen haben. Immerhin dürfte der Begriff Nierenindex eine Bedeutung behalten, wenn man sich der Ungenauigkeiten bewußt ist. Er hebt das Besondere im Größenverhältnis von Hauptstück und Nierenkörperchen zueinander hervor. Ordnet man die in Tabelle 6 mitgeteilten Zahlen für Nierenkörperchen und

Tabelle 6. Indices für Säugetiernephrone.

Tierart	Nieren-körperchen μ	Hauptstück Länge mm	Hauptstück Dicke μ	Nephron-index	Haupt-stück-index	Nephron-index / Haupt-stückindex
Maus	103 : 86	2,75	49	(gl × 1,3) —	11,48	—
Kaninchen	116 : 91	6,9	35	(gl × 3) 14,67	7,58	1,94
Tümmler	130 : 103	4,5	37	„ 8,53	4,05	2,11
Katze	124 : 124	9,0	61	„ 19,22	11,36	1,69
Echidna	130 : 150	7,9—12 (10,0)	92—38 (55)	„ 15,52	9,35	1,66
Meerschweinchen .	144 : 156	7,3	53—57	—	5,95	—
Schaf	173 : 153	16	43	„ 13,45	8,632	1,56
Mensch	192 : 159	14	57	„ 15,20	8,587	1,77
Schwein	210 : 161	15,6	53	—	7,97	—
	270 : 212	22,5	66	—	8,53	—
Rind	209 : 172	19	50	„ 13,35	8,772	1,52
Pferd	232 : 214	17—24	58—64	—	8,38	—

Hauptstück nach der Größe der Nierenkörperchen (Tabelle 6), so erhält man eine verhältnismäßig einheitliche „*Säugetier*zahl" für den Index. Hierbei wurde nach dem Vorgang von Pütter der komplizierten Aufteilung der Glomerulusoberfläche Rechnung dadurch getragen, daß die errechnete Glomerulusoberfläche mit 1,3 bei der *Maus*, bei den übrigen *Säugetieren* mit 3,0 multipliziert wurde. Die meisten untersuchten Formen haben Indices, die zwischen 7,58 und 9,35 schwanken. Die Zahl für die *Maus* würde sich dem gut anpassen, wenn man die Glomerulusoberfläche statt mit 1,3 mit 1,5—1,6 multiplizierte. Auffallend bliebe dann noch die hohe Zahl (11,36) für die *Katze* und die niedrigen

Tabelle 7.

Tierart:	Mittlerer Glomerulus-durchmesser μ	Hauptstück Länge mm	Hauptstück Dicke μ	Index (Mittel)
Bufo vulgaris	85	2,17	35	10,6
Rana esculenta	84	1,73	40	10,06
Salamandra maculata	127	2,29	55	7,7
Triton alpestris	165,6	2,45	69	6,3
Hyla arborea	91	1,65	40	7,6
Bombinator pachypus	86,6	1,26	46,8	7,86

Zahlen für den *Tümmler* (4,05) und das *Meerschweinchen* (5,95). Angesichts der Tatsache, daß die Ausgangszahlen unsicher sind, möchte ich auf diese Unterschiede kein allzu großes Gewicht legen, wenngleich die besonders niedrige Indexzahl des *Wassersäugetiers* gewiß auffallend ist.

Vergleichen wir damit die Indexbestimmungen bei anderen *Wirbeltierklassen*, so haben wir den *Säugetieren* ähnliche Verhältnisse unter den *Amphibien* (Tabelle 7). Hier sind *Bufo* und *Rana* mit einem verhältnismäßig hohen Index ausgestattet, während *Salamandra*, *Triton*, *Bombinator* und *Hyla* niedrigere Zahlen (6,3—7,8) aufweisen. Dabei ist bei diesen Zahlen die Berechnung ohne Berücksichtigung einer Oberflächenkomplikation der Glomeruli vorgenommen. Würde dieselbe berücksichtigt sein (und dies wäre für *Amphibien*glomeruli durchaus angebracht), so würden die Zahlen durchweg noch kleiner ausfallen. Ich betrachte es auch bei diesen Zahlen, die Messungen meiner Schüler Frl. STEINBACH und O. KRAYER erbrachten, als besonders interessant, daß, wie Austrocknungsversuche ergeben haben, *Tiere* mit hohem Index weniger rasch austrocknen als *Tiere* mit niedrigem Index [G. STEINBACH (1926)]. Wenn A. PÜTTER (1927) meint, der Vergleich der Indexzahlen und des Wasserhaushaltes sei gescheitert, so glaube ich, daß seine Voraussetzungen nicht richtig waren. Er exemplifiziert auf die *Vögel*, deren Index, wie wir sehen werden, etwa 23,7 ist; er meint, hier müße ein besonders konzentrierter Harn geliefert werden, was nicht der Fall sei. Meines Erachtens stellt aber die Niere einen Apparat dar, der in seiner Leistungsfähigkeit den für die Tierart möglichen Milieuschwankungen angepaßt ist. Wenn deshalb der *Vogel* normalerweise einen verdünnten Ureterenharn besitzt, so ist nicht gesagt, ob er in Zeiten der Wassernot (Wanderzeit) von der Niere nicht viel stärker konzentriert werden kann, um das Wasser so weit einzusparen, als es geht. Aus den bisher vorliegenden Untersuchungen kann diese Frage nicht erörtert werden.

Die untersuchten *Säugetiere* und *Amphibien* stellen Arten dar, die im feuchten Milieu leben und darauf angewiesen sind. Sie „sparen" deshalb relativ wenig mit Wasser. Ihr Nierenindex schwankt im ganzen zwischen 6 und 10, wobei auf die wahrscheinliche Differenz zwischen *Säugetieren* und *Amphibien* nicht Rücksicht genommen werden soll.

Tabelle 8.

Tierart	Nieren-körperchen μ	Hauptstück		Hauptstückindex $= \dfrac{\mathrm{Hl} \times \mathrm{Hl}}{\mathrm{Gld}^2 \times \mathrm{xl.\ 3}}$	Nephronindex = Nephronumfangsfläche $\dfrac{}{\text{Glomerulusoberfläche} \times 1{,}3}$	Nephronindex $\dfrac{}{\text{Hauptstückindex}}$
		Länge mm	Dicke μ			
Lacerta	54 × 77	3,13	62—92 (77)	(Gl. × 1,3) 42,56	59,65	1,40
Anguis ♀ . . .	92 × 108	2,62	77—107 (92)	,, 18,54	35,37	1,91
Coronella ♀ . .	144 × 166	10,00	88—130 (109)	,, 34,90	55,84	1,60
Pelias ♀ . . .	70 × 123	5,08	38—75 (57)	,, 23,66	38,75	1,64
Crocodilus . . .	77 × 108	3,85	70—100 (85)	,, 29,11	45,33	1,56
Testudo	216 × 140	9,85	108—140 (124)	,, 29,65	36,04	1,23
Emys	70 × 77	2,46	46—70 (58)	,, 20,04	28,41	1,42
Platydactylus. .	108 × 100	5,85	62—100 (81)	,, 33,78	42,69	1,26

Anders bei *Vögeln* und *Reptilien*. In beiden Fällen haben wir Glomeruli, die verhältnismäßig wenig kompliziert sind. Dabei sind die *Vogel*glomeruli klein und bestehen nur aus einer aufgewundenen Schlinge; bei den *Reptilien* ist die Anordnung der Schlinge komplizierter, aber besonders bei den großen Formen ist es nicht sicher, ob Schlingenteilungen vorkommen. In Tabelle 8 habe ich die Glomerulusoberfläche mit dem Faktor 1,3 multipliziert. Hier sind unter Berücksichtigung der Messungen von B. Zarnik (1909) die Indices berechnet. Sehen wir von der sehr hohen Zahl für *Lacerta* (42,56) und den niedrigen für *Anguis* (18,54) und *Emys* (20,04) ab, so schwanken die Indices zwischen 23,6 und 34,90. Charakteristisch ist hier sicher, daß die Indices sämtlich sehr hoch liegen, selbst wenn wir für den Glomerulus statt 1,3 als Faktor 2,6 genommen hätten, würden die Indices zwischen 11,8 und 17,4 schwanken, also im Durchschnitt beträchtlich über denjenigen der *Säugetiere* liegen.

Sehr hoch ist der Index der von mir (1922) untersuchten *Vögel* (*Hausspatz* und *Stieglitz*), nämlich 22,5 bzw. 25,1. Für andere *Vögel* gibt es keine verwertbaren Zahlen.

Im ganzen ergeben sich meines Erachtens charakteristische Unterschiede, die zu einer weiteren Beachtung dieses Verhältnisses anregen sollten. Dabei scheint mir, wie ich schon oben andeutete, nicht allein der normalerweise sezernierte Harn bei einer funktionellen Deutung dieser Zahlen von Bedeutung zu sein, sondern die biologischen Möglichkeiten, denen eine *Tierart* physiologischerweise unterworfen werden kann.

Weniger der Berechnung zugänglich ist die Verhältniszahl zwischen der gesamten Umfangsfläche eines Nephrons und der Glomerulusoberfläche. Diese Zahl kann nur aus der Zusammenstellung der mittleren Dicken und Längen der einzelnen Kanälchenschnitte errechnet werden und müßte das Sammelrohrsystem außer acht lassen. In Tabelle 8 habe ich nach Zarniks Angaben auch diesen Index berechnet. Er weicht naturgemäß bei den einzelnen Arten in verschiedenem Maße von dem Hauptstückindex ab. Wo das Hauptstück weniger als $50^0/_0$ der Gesamtlänge des Nephrons darstellt (bei *Anguis*), ist der Nephronindex fast doppelt so groß wie der Hauptstückindex. Wo, wie bei *Testudo*, das Hauptstück zu $70^0/_0$ der Nephronlänge einnimmt, liegen beide Indices viel näher beisammen. Dabei spielen bei den einzelnen Arten in sehr verschiedenem Maße die einzelnen Abschnitte eine Rolle für die Veränderung der Indexzahl; so hat *Anguis* ein sehr ausgedehntes Verbindungsstück, während dieselben bei *Emys, Testudo, Platydactylus* sehr wenig ausmachen. Auch der Schaltstückabschnitt ist verschieden ausgebildet. Man kann deshalb diese Indexzahl weniger leicht verwerten.

Für *Amphibien* läßt sich mangels ausreichender Zahlen kein Nephronindex berechnen, das Gleiche gilt für die *Vögel*. Bei *Säugetieren* wird die Berechnung kompliziert durch das Vorkommen von verschieden langen Schleifen. Ich bin hier derart vorgegangen, daß ich unter Zugrundelegung der Zahlen von Peter und seinen Schülern die Durchschnittszahlen für kurze und lange Schleifen unter Berücksichtigung des jeweiligen Verhältnisses zwischen der Zahl von kurzen und langen Schleifen ermittelt habe. Im großen und ganzen ordnen sich die Nephronindices in gleicher Weise an wie die Hauptstückindices, in beiden Reihen ist für den *Tümmler* die niedrigste Zahl, für die *Katze* die höchste Zahl erreicht (s. Tab. 6).

Interessant ist aber eine weitere Feststellung: dividiert man den Nephronindex durch den Hauptstückindex (man könnte die Division auch allein mit den beiden Umfangsflächenzahlen vornehmen), so erhält man eine Zahl, die angibt, den wievielsten Teil das Hauptstück im Nephron ausmacht. Hier ergeben sich bei den *Säugetieren* Schwankungen zwischen 2,11 und 1,52 (s. Tabelle 6).

Interessanterweise zeigt sich bei *Reptilien* eine ähnliche Schwankungsbreite (1,91—1,23). Daß die Zahlen etwas niedriger sind, kann daran liegen, daß für beide Klassen nur 7—8 Formen berücksichtigt sind. Es mag auch bedeuten, daß die distalen Abschnitte bei *Reptilien* geringer ausgedehnt sind als bei *Säugetieren.* Jedenfalls ist die geringere Ausdehnung so unbeträchtlich, daß sie funktionell weniger ins Gewicht fallen dürfte als die sehr abweichende Indexzahl an sich, die ja, wie wir fanden, bei *Reptilien* beträchtlich größer ist als bei *Säugetieren.* Wir sind aus diesem Verhalten heraus vielleicht zu dem Schluß berechtigt, was auch aus dem histologischen Verhalten erlaubt scheint, daß die *Säugetierschleife* kein funktionell bedeutsames Novum ist, sondern ein durch architektonischen Umbau bedingtes Charakteristikum der Anordnung der distalen Abschnitte darstellt.

A. Pütter (1911, 1926), der mit seiner Dreidrüsentheorie als ein scharfer Gegner der Rückresorptionstheorie aufgetreten ist, hat umfangreiche Flächenberechnungen für die einzelnen Abschnitte der Niere durchgeführt. Ich führe seine Ergebnisse in Tabelle 9 und 10 an.

Tabelle 9. Flächengröße der einzelnen Abschnitte der Niere
[aus A. Pütter (1926)].

Tierart	Glomerulus qmm	Hauptstück qmm	Henlesche Schleife		Schaltstück qmm	Fläche eines ganzen Harnkanälchens qmm	Zahl der Glomeruli beider Nieren in Tausenden	Gesamtfläche beider Nieren qmm
			dünner Teil qmm	dicker Teil qmm				
Maus	0,038	0,423	0,058	0,134	0,084	0,7370	54	0,0398
Kaninchen . .	0,101	0,735	0,254	0,228	0,066	1,4035	285	0,40
Katze	0,144	1,720	0,220	0,412	0,101	2,5970	460	1,19
Schaf	0,249	2,160	0,290	0,517	0,263	3,4790	1010	3,50
Schwein . . .	0,425	3,570	0,350	0,404	0,408	5,1550	1400	7,20
Mensch . . .	0,293	2,500	0,282	0,910	0,578	4,5610	1700	7,80
Rind	0,335	2,980	0,630	0,765	0,171	4,8820	8050	39,50
Echidna . . .	0,183	1,630	0,022	0,537	0,197	2,5590	180	0,46
Tümmler . . .	0,126	0,522	0,106	0,181	—	—	—	—

Tabelle 10. Anteil der einzelnen Abschnitte am Aufbau der Niere
[aus A. Pütter (1926)] in Prozenten.

Tierart	Glomerulus	Hauptstück	Schaltstück	Haupt- und Schaltstück	Henlesche Schleife	
					dünner Teil	dicker Teil
Maus	5,15	57,4	11,4	68,8	7,9	18,15
Kaninchen . . .	7,2	54,0	4,8	58,8	18,0	16,0
Katze	5,6	66,0	3,9	69,9	8,5	16,0
Schaf	7,1	62,0	7,9	69,7	8,4	14,8
Schwein	8,3	70,0	7,6	77,6	6,6	7,6
Mensch	6,4	55,0	12,4	67,4	6,2	20,0
Rind	6,9	61,0	3,4	64,4	13,0	15,7
Echidna	7,15	63,8	7,7	71,5	0,85	20,5

Es ergibt sich eine Übersicht über den prozentualen Anteil der einzelnen Nephrone an der Flächenentwicklung der Niere, wie sie Abb. 18 für den *Menschen* übersichtlich darstellt.

Pütter benutzt nun die Korrelationsrechnung, um konstante Beziehungen zwischen den einzelnen Abschnitten festzustellen. Er findet ebenso wie wir eine enge Korrelation zwischen Glomerulus- und Hauptstückfläche, die er als funktionelle Einheit auffaßt. Zwischen Haupt- und Schaltstück besteht eine positive Korrelation, wenn die Schleifenabschnitte konstant sind, zwischen Hauptstück und dünnem Schleifenschenkel besteht eine enge positive Korrelation, wenn dicker Schenkel und Schaltstück konstant sind. Eine Korrelation zwischen dickem Schenkel und Schaltstück ist zweifelhaft. Weder zwischen Hauptstück und dickem Schenkel, noch zwischen dickem und dünnen Schenkel besteht eine Korrelation.

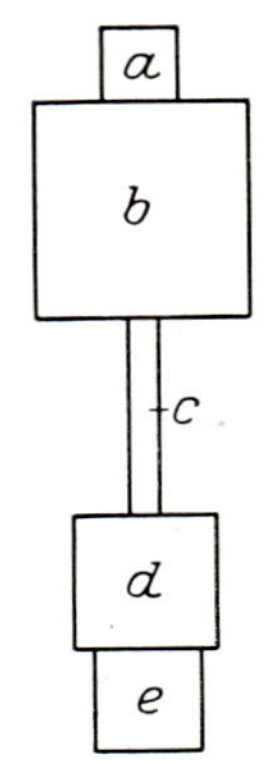

Abb. 18. Schematische Darstellung des Anteils der verschiedenen Abschnitte des Nephrons an der Flächenentwicklung der Niere. (Aus A. Pütter 1926.) a Glomerulus, b Hauptstück, c Überleitungsstück, d breiter Schenkel, e Schaltstück.

Pütter kommt dann bekanntlich zu der Auffassung, daß der Glomerulus eine Wasserdrüse, das Hauptstück eine Stickstoffdrüse und der dicke Schenkel eine Salzdrüse sei, während im dünnen Schenkel Wasser resorbiert werde. Es ist in dieser Darstellung nicht der Raum, diese auf Rechnungen basierenden Schlußfolgerungen zu besprechen. Es werden so viele willkürliche Annahmen gemacht, daß der „Beweisführung" wenig zwingende Notwendigkeit innewohnt.

Fassen wir das Ergebnis der bis jetzt besprochenen Maßverhältnisse zusammen, so ergab sich eine charakteristische Beziehung zwischen Hauptstück und Glomerulus (Hauptstückindex), und zwischen Nephron und Glomerulus (Nephronindex). Soweit die bisherigen Maßangaben eine Übersicht zulassen, finden wir beide Indices bei *Amphibien* und *Säugetieren* kleiner als durchschnittlich bei den *Sauropsiden*.

Eine besondere Beachtung muß auch in quantitativer Beziehung das Problem der Schleifen beanspruchen. Wir stellen zunächst fest, daß eine konstante morphologische Bedeutung der Schleife nicht innewohnt. Als Henlesche Schleife bezeichnen wir beim *Säugetier* die gestrecke Schlinge des Nephrons, die im Anfang das „Spiralstück" (Schachowa) des Hauptstücks (P. medullari K. Peter) enthält, dann übergeht in den dünnen Teil, um in den dicken sich fortzusetzen. Während bei *Amphibien* und *Fischen* von einer Schleifenbildung keine Rede sein kann, kommen bei den *Reptilien* deutliche Ansätze zur Schleifenbildung vor. Allerdings bekommen diese Teile keine Lagerung, die sich mit derjenigen der *Säugetiere* vergleichen ließe, vielmehr bleibt die Schlinge (Zarnik Schleifenstück) innerhalb des Konvolutbezirkes liegen und tritt nicht über das Niveau der Sammelrohrverzweigung hinaus; auch besitzt das Schleifenstück abgesehen von der Wimperung nur indifferentes Epithel, weder vom Hauptstück, noch vom Stäbchenepithel des IV. Abschnittes ist in diesen „Schleifen" etwas zu finden. Bei den *Vögeln* haben die zentraler gelegenen Kanälchen typische Schleifen, an denen ebenso wie bei den *Säugetieren* ein Stück des Hauptstückes und des IV. Abschnittes teilnimmt.

Wenn wir demnach das Besondere der *Vogel-* und *Säugetier*niere hervorheben wollen, so ist dies zunächst nur darin gegeben, daß ein Teil oder alle Nephrone eine Schlinge aus dem Konvolut in den Markstrahl oder weiter in das Mark abgeben, während bei *Amphibien* und *Reptilien* die Schlingen durchweg am Konvolut bleiben. Aus diesem Gesichtspunkt wird auch die große Variabilität der Schleifenbildung verständlich. Besonders die Untersuchungen von K. Peter und seinen Schülern haben uns wertvolle Kenntnisse über das Vorkommen von Schleifenformen gebracht.

Peter bezeichnet als „lange Schleifen" solche, deren Scheitel bis in die Innenzone des Markes reicht, als „kurze" solche, bei denen der Scheitel in der

Außenzone des Markes liegt, als Rindenschleifen endlich gelten solche, die bereits im Markstrahl umbiegen. Die Tabelle 11 gibt Auskunft über das Ver-

Tabelle 11. Verhältnis der langen zu den kurzen Schleifen.

Echidna	1 : 40
Schwein	1 : sehr viele
Mensch	1 : 7
Rind	1 : 3
Schaf	1 : 2,3
Meerschweinchen	1 : 2
Tümmler	1 : 2
Pferd	1 : 2
Kaninchen	3 : 2
Katze, Hund	nur lange Schleifen

halten der Schleifen bei den untersuchten *Säugetieren*. Dabei muß besonders betont werden, daß „lang" oder „kurz" im Sinne von PETER keine Auskunft über die absolute Länge der Schleife und ihrer Abschnitte gibt, zumal die „langen" Schleifen größtenteils den zentraler gelegenen Nephronen zugehören. Im allgemeinen ist der dünne Abschnitt um so länger, je zentraler die Schleife liegt, und stets biegen die langen Schleifen im dünnen Schenkel um. Dies hängt mit der Orientierung der Abschnitte im Aufbau der Gesamtniere zusammen. Man muß meines Erachtens überhaupt diesem Umstande besonders Rechnung tragen, der offenbar viel wichtiger ist als die Länge des Schleifenteils.

Wir werden auch noch aus anderen Umständen zu dem Schlusse kommen, daß der dünne Schleifenteil ähnlich wie der helle Teil des dicken Schenkels eine indifferente Zwischenschaltung ist, die aus architektonischen Gründen notwendig ist, einer spezifischen Funktion aber vielleicht enträt. PETER allerdings glaubt einen Zusammenhang zwischen der Ausdehnung des dünnen Schleifenteils und der Harnkonzentration feststellen zu können, indem (mit Ausnahme des *Schafs*) die Ausdehnung des dünnen Schleifenteils abnimmt mit dem spezifischen Gewicht des Harns. PETER schließt aus diesem Umstande auf eine Rückresorption von Wasser im dünnen Schleifenteil. Wenngleich diese Rückresorption an sich sehr wahrscheinlich ist, so ist es einmal unwahrscheinlich, daß die verschiedene Ausdehnung nur dieses an sich kleinen Abschnittes so große Unterschiede in der Zusammensetzung des ganzen Harnes haben sollte, ferner haben auch niedere *Wirbeltier*klassen dünne Abschnitte, die gar nicht unbeträchtlich zu sein brauchen, und haben doch einen stark hypotonischen Harn. Harnwasser wird außerdem sicher im ganzen Nephron und im Sammelrohr, Nierenbecken und Blase resorbiert. Wenn keine anderen physiologischen Gründe vorlägen, müßte in den anderen Abschnitten sicher ein Ausgleich für eine relativ geringe Ausdehnung des dünnen Abschnittes geschaffen werden können.

A. POLICARD (1924) berechnet bei einer Nachprüfung einer Arbeit von O'CONNOR die Kapazität der Niere des *Kaninchens* und errechnet für

Kapselraum	$80\,000\ \mu^3$
Hauptstück	20—$30\,000\ \mu^3$
Dünner Schleifenschenkel	$310\,000\ \mu^3$
Breiter Schleifenschenkel + Schaltstück	$530\,000\ \mu^3$
Kapazität jedes Nephrons	$950\,000\ \mu^3$

Bei 150 000 Nephronen (NELSON) würde sich eine Totalkapazität des Systems der Nephrone ergeben von

System der Nephrone	142 mm³
Sammelrohrsystem	450 mm³

d. h. also von der Totalkapazität der Niere kämen

$^3/_4$ auf das Sammelrohrsystem,
$^1/_4$ auf das Nephronsystem.

Innerhalb der Nephrone auf den Kapselraum . . . 8,6%
 auf das Hauptstück 2,7%
 $^1/_3$ auf dünne Schleifenschenkel 32,7%
 fast $^3/_4$ auf dicke Schleifenschenkel 56,0%

Da die Lumenweite außerordentlich schwankt (speziell im Kapselraum und im Hauptstück), hat diese Berechnung der Kapazität noch weniger absolute Bedeutung als die Flächenberechnungen. Letztere benutzen die immerhin konstanteren Außenflächen der Kanälchen.

5. Der Bau des Nephrons.

Die Erforschung der feineren Struktur der Nierenkanälchen setzte im ganzen erst ein, nachdem die Zusammenhänge und die Lagerung der Nephrone in der Niere erkannt waren. Zwar war in der *Amphibien*niere das Flimmern im Halsstück von J. Gerlach (1845, 1848), F. Bidder (1845), V. Carus (1850) gesehen worden. Aber an cytologische Verschiedenheiten in den einzelnen Kanalabschnitten dachte wohl kaum einer dieser Autoren. Im allgemeinen beschränkte sich die Beschreibung auf „heller“, „dunkler“, „körnig“ u. dgl. allgemeinere Charakterisierung. J. Henle (1862), Schweigger-Seidel (1865) machten auf weitere Unterschiede, besonders bezüglich der Höhe der Zellen, Weite des Lumens in den einzelnen Abschnitten aufmerksam. Einen mächtigen Impuls gab der Erforschung des Feinbaues die Darstellung der „Stäbchen“ durch R. Heidenhain (1874) und die Entdeckung des „Bürstensaumes“ durch M. Nussbaum (1878), V. Cornil (1879). Die erste cytologische Analyse der Epithelien im modernen Sinne gab, allerdings nur kurz mitgeteilt, Th. Rothstein (1891), s. b. G. Retzius (1913). Eine besondere Bedeutung kommt in der Folge den Arbeiten von H. Sauer (1895), C. Benda (1903), J. Arnold (1902, 1914), K. V. Zimmermann (1899, 1911), A. Policard (1909), M. Heidenhain (1911), G. Retzius (1913), T. Suzuki (1912) u. a. zu.

Das Malpighische Körperchen (Corpusculum renis, Nierenkörperchen) besteht aus dem Glomerulus und der Bowman-Müllerschen Kapsel. Wir besprechen zunächst den Glomerulus; die Kapsel steht histologisch dem Kanälchen so nahe, daß sie füglich mit diesem gemeinsam zu betrachten ist.

Kein Abschnitt des Nephrons setzt der mikroskopischen Erkennung des Feinbaues solche Schwierigkeiten entgegen wie die Nierenkörperchen. Nicht nur über den Aufbau dieser Gebilde, sondern vor allem auch über ihre Beziehungen zu den Harnkanälchen bestand lange Zeit die größte Unsicherheit. Chrzonszczewsky (1864) entnehme ich, daß das Vorhandensein einer Kapsel um den Glomerulus zum ersten Male von A. Littre (1658 bis 1728) am neunmonatlichen menschlichen Fetus gesehen wurde. Albinus hat die Kapseln von den Arterien aus gefüllt, betont aber den Zusammenhang der Glomeruli mit den Kanälchen. Schumlansky (1787) hat bei Injektion der Gefäße in luftverdünntem Raum einen Austritt der Injektionsmasse aus dem Ureter und aus den Venen bekommen. Auch hat er die Zusammenhänge deutlich im Mikroskop gesehen. Joh. Müller (1830), der die Kapsel mit folgenden Worten schildert (S. 101): „Ex observationibus microscopiis edoctus sum, glomerulos hosce, qui ex arteriis materiam injectam suscipiunt, in vesiculos contineri“, hat ebenso wie E. Huschke (1828) den Zusammenhang der Nierenkörperchen mit den Kanälchen heftig bestritten. So kam es, daß die klassische Arbeit von W. Bowman (1842), die die Verhältnisse mit einer für die damalige Zeit bewundernswerten Technik in vieler Beziehung vollkommen richtig darstellte, eine mächtige Anregung für die anatomische und physiologische Nierenforschung bringen mußte. Seither wurde ein Zweifel an der Art der Einordnung der Nierenkörperchen in das Nephron nicht mehr geäußert, wenn man von der bald richtiggestellten Angabe von J. Gerlach (1845, 1848), der die Glomeruli zum Teil den Kanälchen seitlich ansitzen sah, und Moleschott (1862), der beim Menschen zweikanälige Kapseln gesehen haben wollte, absieht. Nur Huschke leugnet noch 1844 den Zusammenhang, offenbar in Unkenntnis der Bowmanschen Untersuchungen. Im folgenden stütze ich die Darstellung auf eigene Untersuchungen, über die ich inzwischen teilweise berichtet habe [W. v. Möllendorff (1927)].

a) Der Feinbau des Glomerulus.

Das Vas afferens. Die Vasa afferentia der menschlichen Niere sind sehr verschieden lang und haben bekanntlich das Aussehen kleiner Arterien. Abb. 19 zeigt ein in außergewöhnlich langem Verlauf längsdurchschnittenes Vas afferens, an dem besonders die ungleichmäßige Verteilung der ringförmig angeordneten

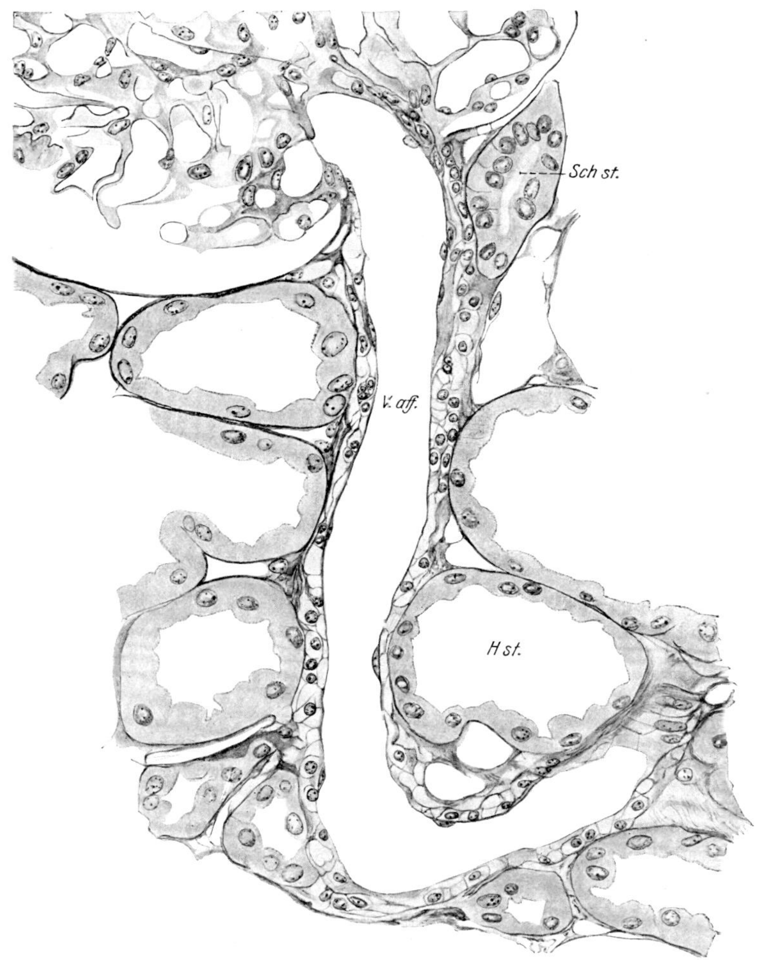

Abb. 19. Vas afferens aus einer menschlichen Niere (Gefäßsystem mit FLEMMINGscher Lösung durchspült von Graf VON SPEE). (Färbung nach MALLORY.) Beachte die unregelmäßige Anordnung der glatten Muskelzellen. Zeiß D, perisk. Ok. 10fach. Vergr. 470fach.

Muskelzellen auffällt; während manche Teile der Wandung in gewissen Abständen liegende, einzelne Muskelzellen besitzen, kommen einige Muskelwülste mit 2 bis 3-facher Muskelzellenlage vor. Diese ungleiche Verteilung der Muskelzellen könnte sehr wohl mit einer regulatorischen Funktion der Vasa afferentia in Verbindung gebracht werden. Ob in diesem Material ähnliche Verhältnisse vorliegen, wie sie von J. H. C. RUYTER (1925) für die *Mäuse-* und *Ratten*niere beschrieben worden sind, ist nicht sicher zu sagen, weil ich an der untersuchten

Niere Mitochondrienfärbungen nicht anwenden konnte. Ruyter beschreibt
Anschwellungen der Muscularis an der Stelle, wo das Vas afferens an den
Glomerulus herantritt; diese Bildungen enthalten mehr oder weniger stark
zu kurzen „epitheloiden", granulierten Zellen umgewandelte Muskelzellen,
deren Fibrillen um so mehr verschwinden, je reichlicher Granula auftreten.
An Stellen, wo die Muscularis derartig umgewandelt ist, verliert sich die Färbbarkeit der Elastica für Resorcin-Fuchsin, dagegen bleibt eine reichliche Nervenversorgung erhalten. Diese Bildungen treten erst nach der Geburt auf, erreichen
aber nicht bei allen Glomeruli das gleiche Ausmaß und konnten vor allem

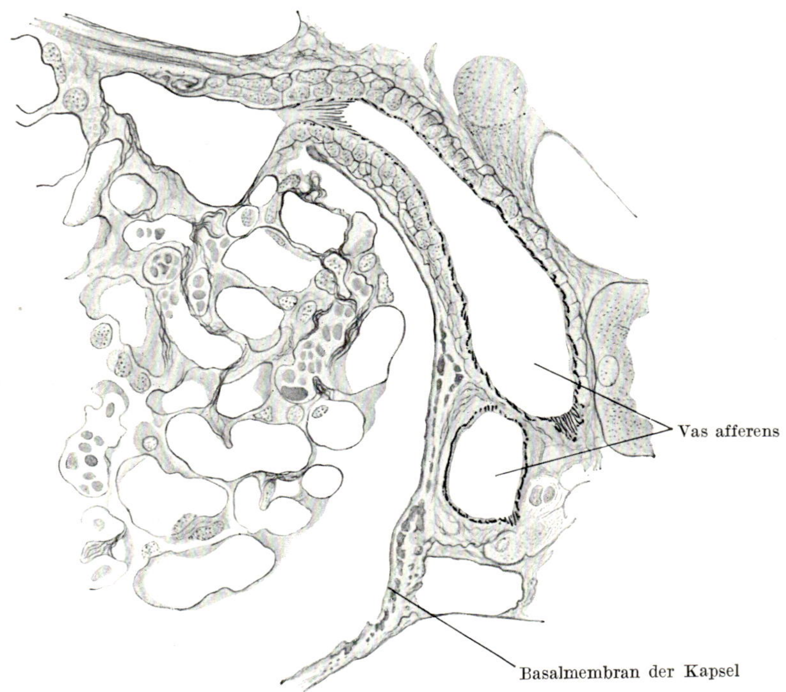

Abb. 20. Vas afferens aus der Niere eines Hingerichteten. Weigerts Elastinfärbung. Vergr. 600fach.

— das ist wichtig — nicht nachgewiesen werden beim *Menschen, Affen, Hund,
Katze, Kaninchen, Meerschweinchen.*

Es muß dahingestellt bleiben, ob eine Darstellung, wie ich sie in Abb. 19
gebe, für die menschliche Niere typisch ist. Sie läßt sich einwandfrei nur an
Längsschnitten von Vasa afferentia feststellen, die trotz geringer Schnittdicke
auf längere Strecken hin getroffen sind und infolge gründlicher Nierendurch-
spülung genügend weit klaffen. Man könnte sich sehr gut vorstellen, daß es
sich hier um regulatorische Einrichtungen handelt. Daß tatsächlich in den
Vasa afferentia die Blutdurchströmung der Glomeruluscapillaren reguliert
wird, konnten Okkels und T. Peterfi (1929) zeigen. Sie reizten isolierte
Glomeruli und solche in der intakten *Frosch*niere mit einer Mikroglasnadel.
Nur am Vas afferens erhielten sie eine Kontraktion auf den mechanischen Reiz
hin. Diese Kontraktion hielt 1—2 Minuten an.

Elastische Elemente lassen sich mit Hilfe der Weigertschen Färbung
nur bis an die Eintrittszone der Gefäße in den Glomerulus verfolgen. In einer

menschlichen Niere konnte ich feststellen, daß sich die einzelnen Glomeruli nicht ganz gleichartig verhielten; bei manchen hört die Elasticafärbung schon vor, bei anderen erst innerhalb der Kapsel auf. Das Vas efferens besitzt innerhalb der Kapsel keine Elastinfärbbarkeit. Diese Tatsache betonte wohl zuerst VASTARINI (1909); DE GAETANI (1900) will in einigen Glomeruli der *Hunde*niere vom Vas afferens ausgehend feine Fasern zwischen den Schlingen gesehen haben. Ich habe solche Befunde nicht erheben können.

In den Aa. lobulares bilden die elastinfärbbaren Elemente drei Schichten: 1. die unmittelbar auf das Epithel folgende Elastica interna, die durch ihre Längsfaltung charakterisiert und oft mit Längsfasernetzen ausgestattet ist; 2. unmittelbar außerhalb von ihr liegen unregelmäßiger angeordnete Quernetze, die zusammen mit der 3. äußeren Querlage deutlich der Ringmuskulatur zugeordnet sind.

In den Vv. afferentiae verlieren 2 und 3 mehr und mehr ihre Selbständigkeit, und 1 wird immer zarter. In der Regel hört die Färbung der Innenschicht schon vor der Eintrittsstelle in die Kapsel auf (Abb. 20), während vereinzelte Gruppen des Querfasernetzes noch bis zur Aufspaltung in die Capillaren nachweisbar bleiben.

Außer *Mensch* habe ich noch *Katze, Meerschweinchen, Hahn, Krokodil, Blindschleiche, Riesenschildkröte* untersucht. Nur bei der *Katze* finde ich eine elastische Imprägnation in den Vv. afferentiae, bei den übrigen untersuchten *Tierformen* hört dieselbe meist schon beim Abgang von der A. lobularis auf.

Innerhalb der Glomeruli habe ich mit Ausnahme des schon erwähnten Befundes an den Vv. afferentiae niemals eine Elastinfärbung erhalten.

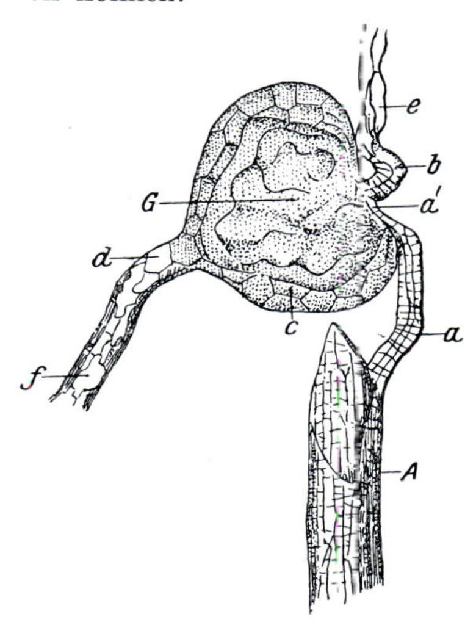

Abb. 21. Ein Glomerulussystem der *Kaninchen*niere nach Injektion mit Silbernitrat. (Nach CH. HOSTOLÈS 1881.) A Art. lobularis mit Imprägnation des Endothels und der Muskelzellen. a Vas afferens. Grenze des Endothels und der Muskelzellen. a' Eintrittsstelle des Vas afferens in den Glomerulus. b Vas efferens, das erst unmittelbar nach seinem Austritt aus dem Glomerulus Zellgruppen besitzt. c Kapselepithel mit geradlinigen Grenzen. d dessen Verlängerung auf das Hauptstück. f das unregelmäßig begrenzte Epithel des Hauptstückes. G Glomerulus freigelegt, gebräunt durch Silbernitrat, aber ohne Zellgrenzenzeichnung. Obj. 7, Ok. 1 (VÉRICK).

Wie auch VASTARINI (1909) hervorhebt, ist die Grenze, bis zu der Elastinfärbung beobachtet wird, durchaus unscharf; auch gehen die intercellularen Substanzen in die Wand der Glomeruluscapillaren ganz allmählich über; man kann dies bei MALLORY-Färbung sehr gut beobachten.

Die Zellgrenzen des Endothels lassen sich im Vas afferens ebenso wie im Vas efferens bis zum Eintritt in den Glomerulus gut darstellen (Abb. 21).

Das Vas efferens besitzt beim *Menschen* schon innerhalb der Kapsel einige, wenn auch spärliche Wandzellen, von denen man allerdings nicht sicher sagen kann, ob es bindegewebige oder muskuläre Elemente sind. Wie W. Z. GOLUBEW (1893), finde ich sehr wenige Wandkerne im Vas efferens, die man als zu Muskelzellen gehörig ansehen könnte (Abb. 22). Merkwürdig ist es bei der bekanntlich oft mehr zentralen Lage des Vas efferens, daß es verhältnismäßig reich an intercellularer Substanz in seiner Wandung ist. Die Membran der BOWMANschen Kapsel, die sich beim Vas afferens kaum bis an die erste Verzweigungsstelle verfolgen läßt, zieht am Vas efferens fast bis zum Zentrum des Glomerulus als deutlich verdickte Hülle, der nun erst die Deckzellen aufsitzen, während zwischen ihr und der Intimahülle einzelne Zellkerne erkennbar sind. Daß diese Wand nicht elastinfärbbar ist, haben wir schon oben gesehen. Im ganzen hat man den Eindruck, daß die intracapsuläre Strecke des Vas efferens eine gewisse Stabilität besitzt, wodurch vielleicht eine bessere Garantie für den

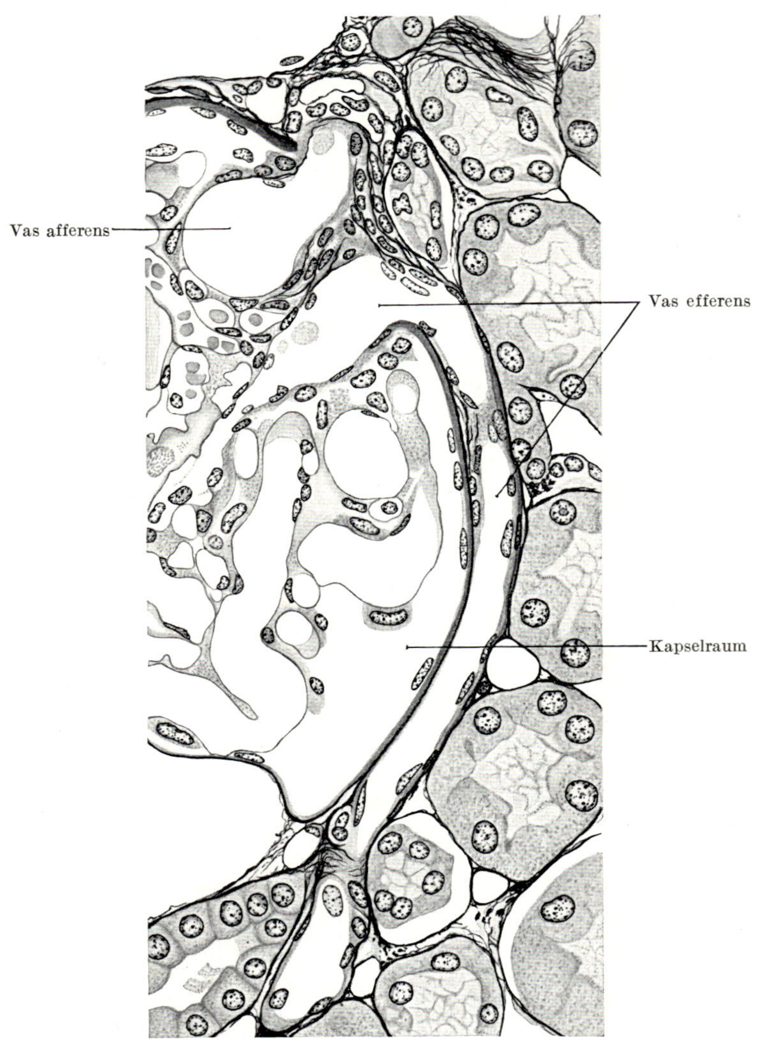

Abb. 22. Vas efferens einer menschlichen Niere (Gefäße mit Flemmingscher Lösung durchspült von Graf von Spee). Seibert Öl-Imm. 1/12, Ok. 5fach. Vergr. 500fach.

Abfluß gegeben ist. Auch auf die letzten Capillarstrecken, die in das Vas efferens einmünden, setzt sich eine etwas verstärkte Kapselstrecke fort, um dann in den typischen Capillarwandbau überzugehen.

Was die Kapazität von Vas afferens und efferens anlangt, so lassen sich hierüber meines Erachtens keine sicheren Angaben machen. R. Virchow (1857), Berres (1837), Bowman (1842), J. Henle (1873), J. Hyrtl (1881), Luschka

(1863), KÖLLIKER (1863), GOLUBEW (1893), ZONDECK (1900), sowie die meisten modernen Lehrbücher legen großes Gewicht darauf, daß das Vas efferens kleiner sei als das Vas afferens; C. LUDWIG (1871), DISSE (1902), PH. STÖHR (1901), C. GOLGI, C. BÖHM und DAVIDOFF (1895), BRANCA (1906), PETRAROJA (1903), JOHNSTON (1899) sind dagegen der Meinung, daß ein wesentlicher Kaliberunterschied zwischen beiden Gefäßen nicht bestehe. Tatsächlich stammen ja alle Angaben aus Untersuchungen von Injektionspräparaten, bei denen die Glomeruli von der Arterie aus gefüllt wurden (Veneninjektionen gelangen in der Regel nicht in die Glomeruli, in einem Falle habe ich allerdings bei venöser Injektion zentral gelegene Capillarschlingen in vielen Glomeruli gefüllt gesehen, dies kommt aber nur zustande, wenn das ganze tubuläre Capillarsystem gefüllt ist). Mit Recht machen deshalb die Autoren vielfach darauf aufmerksam, daß das kleinere Kaliber des Vas efferens eine Folge der geringeren Füllung sein könne. Angaben wie diejenigen von W. ROOST (1912), daß sich die Durchmesser wie 1:4 verhalten, sind sicher nicht richtig. Mir ist es erschienen, als ob bei

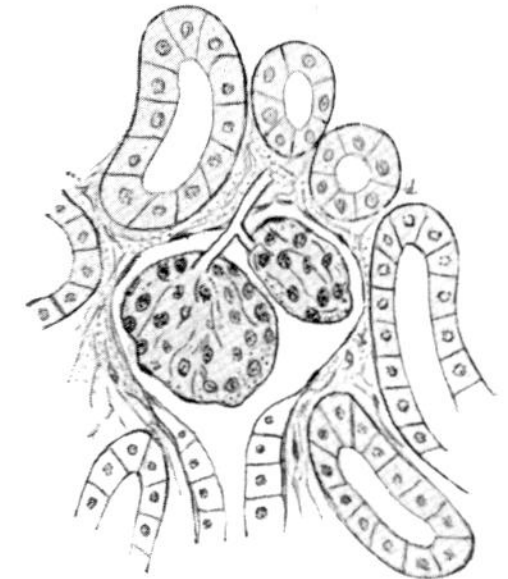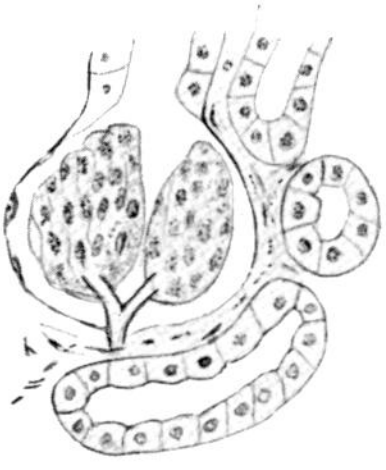

Abb. 23. Zwillingsglomeruli aus der Niere eines Thoracopagus parasiticus vom *Lamm*. (Nach SCAGLIOSI 1897.)

vollständiger Capillarinjektion der Nieren die Kaliberunterschiede wesentlich weniger deutlich hervortreten, als wenn nur die Glomeruli injiziert waren. Besonders die Lebendbeobachtungen müßten uns heute allein schon sagen, daß eine konstante Weitenbeziehung zwischen Vas afferens und efferens an sich unwahrscheinlich ist. Wie andere Arteriolen und Capillaren machen auch diese Gefäße dauernde Kaliberschwankungen durch.

Beim *Menschen* wie bei allen *Säugetieren* und der Mehrzahl aller *Wirbeltiere* liegen Vas afferens und efferens dicht beieinander und bilden so den Gefäßpol des Nierenkörperchens. Für die *Vögel (Ploceus, Anas, Corvus* und *Galleus)* beschreibt LI KOUE TSCHANG (1923) ein anderes Verhalten. Hier treten Vas afferens und efferens an getrennten Stellen mit dem Glomerulus in Verbindung, es gibt also zwei Gefäßpole. Allerdings besitzen die *Vögel* einen einfachen Glomerulus, der nur von einer ungeteilten Capillarschlinge gebildet wird. Gelegentlich werden auch für den *Menschen* zwei Gefäßpole als seltene Ausnahme erwähnt. In einem Falle von Thoracopagus parasiticus bei einem *Kalbe* fand SCAGLIOSI (1897) Zwillingsglomeruli ausgebildet (Abb. 23). E. BEER (1903) findet bei „Nierenverkalkung" in 5 von 8 untersuchten Nieren zahlreiche, teilweise geteilte Nierenkörperchen, die aber immer nur zu einem Nephron Beziehungen haben.

Die Eintrittszone der Gefäße in das Kapselinnere ist nicht gleichbedeutend mit einem plötzlichen Verluste der Muskelzellen. Vielmehr liegen einzelne Zellen, die man als Muskelzellen ansprechen könnte, in der Wand des Vas afferens bis zu der Stelle, wo sich das Gefäß verzweigt (Abb. 24). Es ist mir nicht gelungen, in der Anordnung dieser Zellen eine morphologische Grundlage für die Vorstellung

von A. N. Richards und C. F. Schmidt (1924) zu gewinnen, wonach
an der Abgangsstelle der Glomeruluscapillaren ein besonderer Regulations-
mechanismus vorhanden sein soll, der die Durchströmung der einzelnen Schlingen
wechselnd gestalten kann. Jedenfalls werden die Capillaren selbst nur mehr
von einer einzigen Zellform umhüllt, wie wir gleich sehen werden. Es ist sehr
wahrscheinlich, daß wir auch an dieser Stelle beim Übergang der Arteriole in
die Capillaren mit Übergangsformen von Zellen rechnen müssen, wie sie
A. Benninghoff (1926) beschreibt. Hier würden die Muskelzellen sich in die
Deckzellen gewissermaßen fortsetzen.

Die intercellularen Strukturen des Vas afferens vereinigen sich am Gefäßpol
mit denjenigen der Kapsel (s. u., S. 56) zu einer einzigen gemeinsamen Masse,

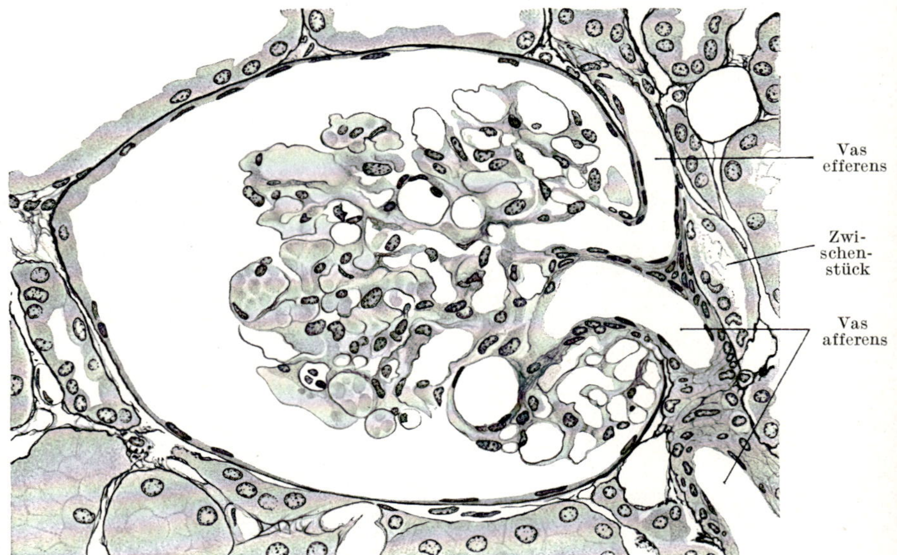

Abb. 24. Malpighisches Körperchen aus der Niere vom *Menschen;* getroffen ist der Gefäßpol und
die Nähe des Harnpoles. Nierengefäße mit Flemmingscher Lösung gefüllt. Färbung nach Mallory.
Zeiß Obj. 40, Co. Ok. 4. Vergr. 500fach.

die bis zur Verzweigungsstelle des Vas afferens zwischen Capillarepithel, Muskelzellen und Deckzellen verschiedene membranige und faserige Strukturen darbietet, im Capillarbezirk aber als eine einheitliche Membranstruktur hervortritt,
die uns noch beschäftigen soll. Die Kapsel wird also nicht eigentlich durchbohrt,
sondern die intercellularen Bestandteile vermengen sich mit denjenigen der
Gefäßwand an der Eintrittszone.

Besonders wichtig ist diese Frage in bezug auf das vielfach behauptete Vorkommen von Bindegewebe innerhalb des Glomerulus. Sicher beruhen eine
ganze Reihe von älteren Angaben auf einer unvollständigen Analyse der Präparate. Man hat den außerordentlichen Kernreichtum der Glomeruli, wie er sich
besonders in solchen Präparaten darbietet, in denen die Capillaren nicht entfaltet
sind, dadurch zu erklären gesucht, daß man einen Teil der Kerne zu Bindegewebszellen rechnete. Azanfärbungen zeigen überall dort, wo die Capillaren
nicht entfaltet sind, gröbere, blau gefärbte Strukturen.

Ich habe 1927, als ich in der Niere eines Hingerichteten, deren Gefäße mit Flemmingscher Lösung durchspült worden waren, bei der Azanfärbung nur die Capillargrundhäutchen
(s. u. S. 45) blau gefärbt fand, den Schluß gezogen, daß Bindegewebe im Glomerulus nicht

vorkommt. In diesem Punkte hat mich aber die Darstellung von K. W. ZIMMERMANN (1929), sowie die mir freundlichst von Herrn ZIMMERMANN übersandten Präparate überzeugt, daß doch etwas Bindegewebe im Glomerulus enthalten ist, wenn auch nicht soviel, wie ZIMMERMANN meint. Ich hatte damals mein Augenmerk hauptsächlich auf die Deckzellenform gerichtet.

Tatsächlich besitzt jeder Glomerulus ein feines Bindegewebsgerüst, das sich von der Gefäßwurzel aus mit den Capillaren verzweigt, und dem die

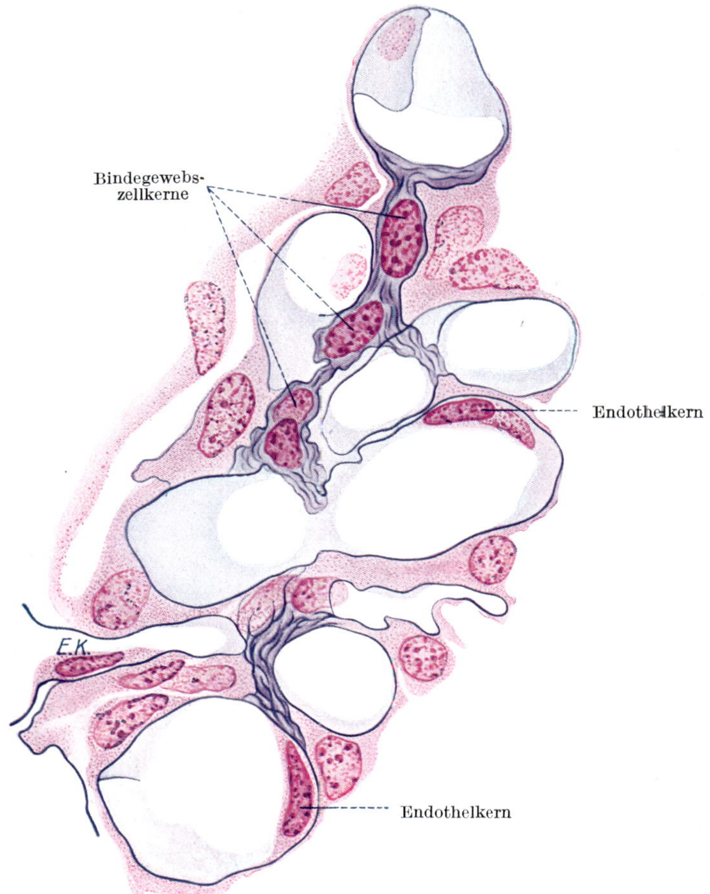

Abb. 25. Aus einem 3 μ dicken Schnitt einer *menschlichen* Niere. Färbung mit Hämatoxylin-Eosin-PMS-Methylblau. In FLEMMING fixiert. Dargestellt ist ein „Läppchen" des Glomerulus. Vergr. 1600fach. (Aus W. v. MÖLLENDORFF 1930.)

Capillaren angeschlossen sind. Es ist das Verdienst von K. W. ZIMMERMANN (1929), dieses Gerüst erstmalig überzeugend nachgewiesen zu haben. Dadurch läßt sich nunmehr auch der Aufbau des Glomerulus der *Säugetiere* und vieler anderer Formen mit demjenigen der *Vögel* besser vergleichen (s. S. 225), wo ja in den ungelappten Glomeruli ein zentraler zellreicher Bindegewebskern (vgl. Abb. 194, S. 225) sichergestellt ist. Die Darstellung von K. W. ZIMMERMANN könnte allerdings dazu beitragen, die Menge dieses Bindegewebes im menschlichen Glomerulus zu überschätzen. Dasselbe ist hier auf ein eben erträgliches Minimum zurückgebildet. Es bildet sozusagen die Achse jeder Capillarschlinge, indem die Capillaren nur mit einer schmalen Angrenzungsfläche dieser Bindegewebsachse aufsitzen.

Nach Zimmermann besitzt das Zwischengewebe undeutlich gefaserte Strukturen, die dem Capillargrundhäutchen anliegen und sowohl bei Azan- wie bei van Giesonfärbung in einem von den Grundhäutchen abweichenden Tone färbbar sind. Diese Massen verzweigen sich von dem Gefäßpol aus in alle Läppchen. Elastische Fasern hat er nicht nachweisen können. Früher hatte schon D. Hansemann (1887), K. Rühle (1897), sowie Hung-See-Lü (1923) das Vorkommen von Bindegewebsfasern im Glomerulus bestritten. W. B. Johnston (1900), C. Krauspe (1921, 1922) und R. B. Allen (1927) fanden Retikulinfasern nur an der Gefäßwurzel. Auf die Angaben von M. Volterra werden wir unten noch zurückkommen. Nach den Angaben von Zimmermann dürfte die kollagene Natur der nachgewiesenen Fasern am wahrscheinlichsten sein.

In dem Zwischengewebe liegen auch Bindegewebszellen, deren Kerne Zimmermann etwas dunkler zeichnet als die Deckzellenkerne. Ich selbst kann dies bestätigen; man kann aber nur an sehr dünnen Schnitten ($3\,\mu$) mit Sicherheit die Kernzugehörigkeit bestimmen. Ob es sich bei allen als Fibrocyten gezeichneten Kernen der Zimmermannschen Abbildungen um solche handelt, ist schwer zu entscheiden, weil es sehr gut möglich ist, daß flach getroffene Deckzellen darunter sind. Stimmen die Angaben Zimmermanns, so müßte etwa ein Viertel bis ein Drittel aller locker gebauten Kerne den Fibrocyten des Zwischengewebes angehören. Ich finde in meinem Material und an sehr dünnen Schnitten viel weniger Bindegewebskerne (vgl. Abb. 25).

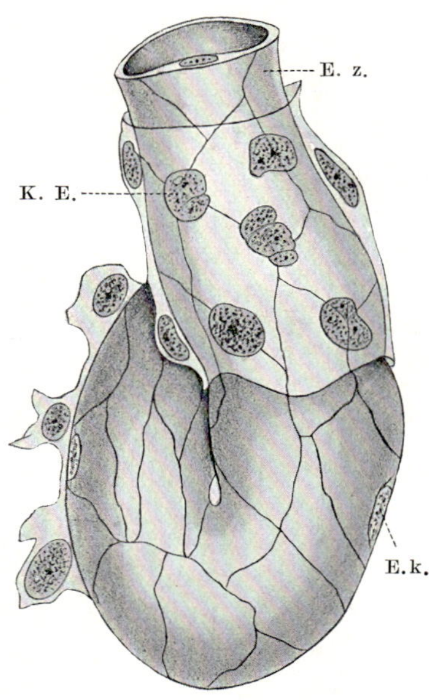

Abb. 26. Capillarschlinge aus dem Glomerulus einer mit salpetersaurem Silber injizierten Niere von *Rana esculenta hungarica*. Vergr. Zeiß, hom. Imm. $^{1}/_{18}$, Ok. 2. (Nach M. Nussbaum 1886.) K. E. Die einfachen, eingeschnürten oder multiplen Kerne des Epithels, das links unten von der Capillarwand in drei Partikeln absteht, die ganze untere Partie des Zerzupfungspräparates freiläßt und nur oben eine Strecke weit das Gefäßrohr bedeckt. E. z. Die Endothelzellen der Capillarwand. E. k. Die Kerne der Endothelzellen in das Lumen des Gefäßes hineinragend, wie an dem oberen Querschnitt deutlich zu sehen ist.

In einem mir gütigst übersandten Präparat einer *Säugetier*niere unterscheiden sich die Fibrocytenkerne in der Struktur von den Deckzellenkernen. Hier ist das Zwischengewebe besonders stark entwickelt.

Wo das Zwischengewebe an die Capillarwände angrenzt, ist das dunkle Faserwerk nicht von dem Capillarengrundhäutchen zu unterscheiden (Azan-Färbung). Zwischen den Capillarschlingen kommt das Bindegewebe in Zimmermanns Zeichnungen auch mit Deckzellen in Berührung. Auch hier sehe ich oft eine blaue membranige Struktur.

Nach diesen Befunden wird man also in jedem Glomerulusläppchen der *menschlichen* Niere eine schmale Bindegewebsachse annehmen müssen, der die Capillaren aufsitzen, und die mitsamt den Capillaren nach dem Kapselraum zu von Deckzellen überkleidet wird. Es ist wünschenswert, ein größeres Material an *Säugetieren* auf diese Verhältnisse zu untersuchen. Bei vielen *Reptilien* [Cl. Regaud und A. Policard (1902)] und bei *Vögeln* [Li Koue Tschang (1923)] ist die zentrale Bindegewebsmasse meist sehr stark entwickelt; beim *Frosch* wird eine solche von A. Policard (1910) bestritten, sie scheint also auch sehr zart zu sein.

Wenn ich also auch, wie ZIMMERMANN, Bindegewebe im Glomerulusläppchen finde, so möchte ich noch einmal ausdrücklich betonen, daß ich ZIMMERMANNS Zeichnungen teilweise für irreführend halte; ich halte einen Teil der von ihm als Bindegewebe bezeichneten Strukturen für nicht entfaltete Capillaren, zumal die Schnittdicke mindestens 7—8 μ beträgt.

In den Capillaren des Glomerulusgebietes selbst gibt es nur drei deutlich unterscheidbare Baubestandteile: 1. die endotheliale Auskleidung der Capillaren, 2. eine als Grundhaut der Capillare und der Hüllschicht erscheinende membranige Struktur, 3. die Hüllzellen, die dem Capillarverlauf streng zugeordnet erscheinen. Wir haben an Hand des Schrifttums festgestellt, daß bezüglich des Capillarendothels heute noch sehr verschiedene Auffassungen Geltung haben. Während die übergroße Mehrzahl der Untersucher keine Zellgrenzen am Endothel hat feststellen können, gelang es NUSSBAUM (1886), an

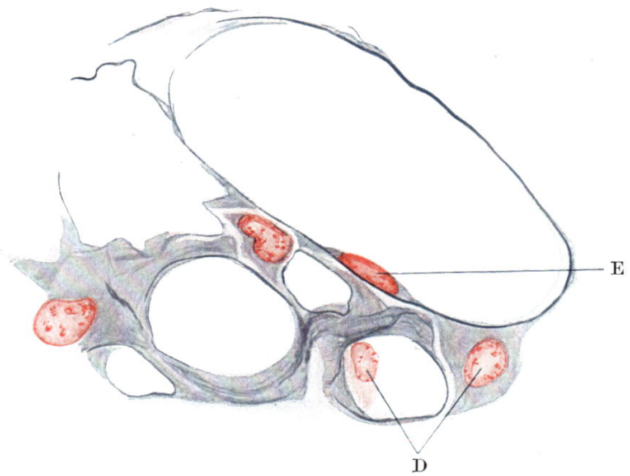

Abb. 27. Glomeruluscapillaren einer menschlichen Niere; das gleiche Objekt wie Abb. 25. Vergr. etwa 1000fach. Endothelkern (E). Deckzellen mit lockeren, unregelmäßig gestalteten Kernen (D). (Aus W. VON MÖLLENDORFF 1927.)

einem Glomerulus von *Triton* solche zu demonstrieren (Abb. 26). Es ist aber seitdem meines Wissens niemals mehr gelungen, Zellgrenzen am Endothel nachzuweisen. Für den *Frosch* bestätigt zwar A. POLICARD (1910) den Befund von NUSSBAUM. Es ist aber nicht klar, ob er selbst Präparate dieser Art angefertigt hat. POLICARD meint, es handle sich um einen prinzipiellen Gegensatz zwischen *Amphibien* und *Säugetieren*. J. TEREG (1911) erwähnt zwar ganz allgemein das Vorhandensein von Zellgrenzen, gibt aber keine nähere Beschreibung. TH. LANGHANS (1879) war wohl der erste, der darauf hinwies daß die Anzahl der Endothelkerne im Glomerulus des *Menschen* sehr viel geringer sei als diejenige der Deckzellenkerne. Während HORTOLÈS (1881) die Endothelkerne an den Glomeruli von *Petromyzon* und *Säugetieren* sehr wohl gesehen und beschrieben hat, begründet H. RIBBERT (1880, 1881) die Auffassung, daß das Endothel überhaupt keine Kerne besitze, es seien stets Deckzellenkerne, die sich durch Einfaltung der Capillarwand als Endothelkerne darstellten. Nach ihm wären also die Capillaren aus einem kernlosen Plasmamantel gebildet. Dieser Auffassung haben sich in der Folgezeit V. VON EBNER (1899) und FR. MERKEL (1915) angeschlossen. Aber schon C. FRIEDLÄNDER (1883), TH. LANGHANS (1885) und C. NAUWERCK (1886) sprachen sich gegen H. RIBBERTS Ansicht aus, und heute ist vor allem die Mehrzahl der Pathologen von dem Vorhandensein des Endothels überzeugt [s. W. GROSS (1919) und TH. FAHR (1925)].

Mit der Mehrzahl der Autoren finde ich mit Sicherheit Endothelkerne in der Wand der Capillaren. Das Vorhandensein eines Capillarendothels ist auch an stark ausgefärbten Schnitten nur an solchen Stellen als besondere Schicht zu erkennen, wo ein Zellkern eingelagert ist. Entsprechend der außerordentlichen Feinheit der Cytoplasmaschicht liegen die Zellkerne sehr weit auseinander, so daß man auf dünnen Schnitten sehr viele kernlose Strecken trifft. Die Kerne sind durchweg kleiner und dunkler färbbar als die Kerne der außenliegenden Zellen (Abb. 27). Ihre Form ist länglich abgeplattet. Die Bezeichnung Kümmelkornform trifft für diejenigen Kerne, die an Umbiegungsstellen liegen, durchaus zu. Eine irgendwie geartete Struktur im Cytoplasma dieser Zellen aufzudecken, ist mir am *menschlichen* Glomerulus nicht gelungen.

Man findet an Schnitten, die die Capillarwand genau senkrecht zur Bildebene durchtrennt haben, sehr leicht Stellen, an denen man sich davon überzeugen kann, daß das Grundhäutchen nicht identisch mit dem Cytoplasma der Endothelzellen ist. An Mallory-Präparaten sieht man zu beiden Seiten des Endothelkerns das Cytoplasma orangerötlich innerhalb des bläulichen Grundhäutchens. Das Cytoplasma verdünnt sich in kurzem Abstand vom Kern derartig, daß man nichts mehr davon wahrnehmen kann. Wenn A. Prenant (1911) von zahlreichen Endothelkernen spricht, so bezweifle ich, daß er selbst untersucht hat.

Sicher ist, daß man die so zahlreichen Kerne, die man im Glomerulus antrifft, nur zu einem ganz geringen Teile dem Endothel zurechnen darf. Ich muß diese Angabe ganz besonders Borst (1929) gegenüber betonen, der nach Untersuchungen an gekochten Nieren behauptet, daß zwei Drittel aller Kerne im *menschlichen* Glomerulus Endothelkerne seien; es kann aber keine Rede davon sein, daß die Capillaren kernlos seien.

Was die Zellgrenzenfrage an dieser Zellschicht anlangt, so möchte ich bei der außergewöhnlichen Exaktheit, mit der Nussbaum beobachtete, nicht ohne weiteres annehmen, daß bei seiner Zellgrenzendarstellung ein Irrtum vorliegt. Offenbar haben auch andere *Kaltblüter (Amphibien, afrikanische Riesenschildkröte* u. a.), wie man an durch Durchspülungen entfalteten Capillarschlingen feststellen kann, weniger ausgedehnte Endothelzellen, so daß die Zellkerne dichter beisammen liegen. Ich selbst habe Zellgrenzenuntersuchungen nicht unternommen. Man darf aber wohl annehmen, daß auch die methodischen Schwierigkeiten bei der endgültigen Klärung der Frage eine Rolle spielen werden.

Daß man in der Capillarwand des Glomerulus ein besonderes Grundhäutchen unterscheiden muß, finde ich zuerst bei B. Riemer (1875) erwähnt. Dieser sah die Deckschicht bei einem Falle von Argyrie von feinen Silberkörnchen imprägniert. Die Zellen waren von der Capillarwand durch eine Membran getrennt. Auch Ch. Hortolès (1881) beschreibt eine „Membrane propre du capillaire" als selbständige Schicht. Im Gegensatz dazu wird von Hansemann (1887), H. Ribbert (1888), Hedinger (1888), van der Stricht (1892), V. v. Ebner (1899) eine solche Membran nicht erwähnt. K. Rühle (1897) stellt dagegen fest, daß diese Membran wirklich existiert, und daß dieselbe der Verdauung widersteht und äußerst fein gestreift ist. Boehm und Davidoff (1895) hatten ebenso wie Scagliosi (1897) angegeben, daß die Capillarschlingen von Bindegewebe umhüllt seien. Das Vorkommen von Bindegewebsfäserchen bestreitet außer K. Rühle (1897) aber auch V. v. Ebner (1899). Ph. Stöhr spricht in seinem Lehrbuch von einer strukturlosen Membrana propria. A. Policard (1910) beschreibt eine Grenzhaut für den *Frosch*glomerulus als reelle Struktur. J. Schaffer (1920) nennt sie glasartig. Hung-See-Lü (1923) bestätigt das Vorkommen der Basalmembran. M. Volterra (1925) beschreibt nach Silberfärbungen eine Membran an den Glomeruluscapillaren, die er als Retikularadventitia bezeichnet, weil sie sich mit Silber schwärze. Er stellt dieselbe auch an anderen Capillaren außer durch Versilberung mit Mallory-,

GALEGO-CAJALscher trichromischer Färbung oder mit Eisenhämatoxylin dar. Er stellt sich vor, daß diese Membran von adventitiellen Zellelementen gebildet sei. In ihr kämen argentophile Fibrillen vor, die aber mit der Membran eine Einheit bilden. Also auch nach VOLTERRA eine Feinstreifigkeit der Membran, wie sie früher schon gesehen worden war. Er weist darauf hin, daß bei pathologischen Veränderungen deutliche Reticulinfasern im Glomerulus auftreten.

W. VON MÖLLENDORFF (1927) beschrieb dann das Grundhäutchen wiederum als reelle Struktur. Bei MALLORY- und Eisenhämatoxylinfärbung erscheint das Grundhäutchen homogen. Ich stellte es als wahrscheinlich hin, daß das Häutchen ein Bildungsprodukt des Endothels sei, machte aber gleichzeitig darauf aufmerksam, daß sich an der Gefäßeintrittszone die intercellularen Strukturen der Kapsel und der Gefäße miteinander vereinigen. Es ist natürlich ebensogut möglich, daß die Deckzellen an der Bildung des Grundhäutchens teilnehmen. Besondere pericytäre Elemente, wie sie VOLTERRA annimmt, sind mir aber niemals zu Gesicht gekommen. Ich selbst habe, wie unten auseinandergesetzt, meinen Standpunkt dahin präzisiert, daß die Deckzellen selbst als eine Art Pericyten aufzufassen sind.

Eigene Untersuchungen an versilberten Nieren haben mir gezeigt, daß tatsächlich ein Silberniederschlag an der Basalmembran der Capillaren zustande kommt. Ich habe aber keine faserige Struktur, sondern nur feine Körnchen in meinen Präparaten gesehen. Andererseits muß ich anerkennen, daß an stärker imprägnierten Objekten vielleicht eine Faserung erscheinen kann. Dann aber besteht die Gefahr, daß man die Faserung mit den Zellfortsätzen der Deckzellen verwechselt. Tatsächlich hat M. VOLTERRA (1928) mit aller Bestimmtheit die Behauptung aufgestellt, daß die von mir beschriebenen Zellfortsätze mit den Reticulinfasern identisch seien. Ich werde weiter unten die Zellen genau schildern. Es kann gar keine Rede davon sein, daß es sich bei diesen Fasern (Abb. 29) um intercellulare Strukturen handelt. Schon die Kantenansichten, die das deutliche Aufliegen der reifenförmigen Fortsätze auf dem Grundhäutchen naturgetreu darstellen, hätten VOLTERRA von dieser Behauptnng abhalten sollen.

Man wird nach alledem die Realität des Grundhäutchens heute für gesichert halten dürfen; ich halte es auch sehr wohl für möglich, daß dieses Häutchen eine feinstreifige Struktur besitzt, kann aber den Silbermethoden für eine so minutiöse Struktureinzelheit kein entscheidendes Gewicht zubilligen.

Andererseits können wir es weiter heute als sicher ansehen, daß Poren in den Capillarwänden des Glomerulus nicht vorkommen. Solche beschrieb zuerst O. DRASCH (1877); ihm schlossen sich V. v. EBNER (1899) und J. SCHAFFER (1920) an. Die Mehrzahl der Autoren hat aber Poren nicht gesehen. A. POLICARD (1910), M. VOLTERRA (1925, 1928), ebenso W. VON MÖLLENDORFF (1927) bestreiten das Vorkommen von Capillarporen entschieden.

Was man als Glomerulusepithel bezeichnet, ist zweifellos der merkwürdigste Bestandteil des Glomerulus und hat bekanntlich eine sehr wechselnde Deutung erfahren.

Nachdem W. BOWMAN (1842) zum ersten Male die richtige Zuordnung der MALPIGHIschen Körperchen zu den Kanälchen beschrieben hatte, war die Forschung eifrig bemüht, gerade die Frage des Epithels auf dem Glomerulus zu klären. BOWMAN selbst hatte einen Epithelüberzug nicht gesehen, schon J. GERLACH (1845) konnte ihn aber darstellen und zog daraus den Schluß, daß der Glomerulus nur insofern von den gewöhnlichen Drüsen abweiche, als keine Membrana propria zwischen Gefäßwand und Epithel eingeschaltet sei. Während F. BIDDER (1845) und A. KÖLLIKER (1845) das Epithel nur undeutlich gesehen, sein Vorhandensein aber postuliert hatten, setzt sich J. GERLACH (1848) abermals entschieden für seine früheren Befunde ein. ,,Die MALPIGHIschen Gefäßkörper liegen nicht vollkommen nackt innerhalb der Kapseln, sondern sie sind von einer Lage kernhaltiger Zellen bedeckt, welche sich von den Wänden der Kapsel aus auf sie fortsetzt. Diese Zellenlage überzieht demnach die Glomeruli in einer ähnlichen Weise wie das Peritoneum die in seinem Sacke gelegenen Organe. Übrigens haben wir hier denselben Fall wie in der Leber; es sind nämlich die Blutgefäße von der Höhle des sezernierenden Kanals nicht durch eine strukturlose Membran wie bei anderen Drüsen, sondern nur durch eine Zellenlage geschieden." Einwandfrei erscheint auch die Darstellung, die V. Carus (1850) gab, der bei *Rana, Triton* und *Bufo* das Epithel sah, auch die Tatsache sicherstellte, daß die strukturlose Kapselmembran sich im Bindegewebe der Gefäßeintrittszone verliert. Trotzdem begegnen wir wieder Zweifeln und Ablehnung der gewonnenen Erkenntnis bei Hassal (1853), von Wittich (1856), F. Donders (1856) und F. Leydig (1857), Kölliker sah noch 1863 die Frage als ungeklärt an, Henle schilderte 1862 und sogar noch 1873 den Glomerulus als nackt und rechnet die zahlreichen Kerne dem Endothel der Capillaren zu.

Nun beginnen aber schon Einzelheiten der Form und Anordnung dieser Zellen bekannt zu werden. O. Beckmann (1861) sah dem Glomerulus aufsitzende verästelte Zellen und sagt: „Man könnte sich hiernach in der Tat den Glomerulus wie von einer zarten, fast zelligen Bindegewebshülle umgeben, in der Kapsel liegend, vorstellen." Isaacs (1858), Chrzonszcewsky (1862, 1864) und J. Hyrtl (1863) haben Epithel gesehen, ohne weiter in die Einzelheiten vorzudringen.

Einen großen Fortschritt in dieser Frage brachten die Untersuchungen von F. Schweigger-Seidel (1865), der die wichtige Feststellung machte, daß bei menschlichen Feten Epithel regelmäßig vorhanden sei, und daß dessen Abflachung beobachtet werden könne. Wie in den Lungen sind meiner Meinung nach innerhalb der Bowmanschen Kapseln die Gefäße nicht nackt, sondern sie werden in einer allerdings dünnen, aber aus einem wirklichen Epithellager hervorgehenden Membran eingehüllt. Die Darstellungen der nächsten Zeit [V. Seng (1871), C. Ludwig (1871), R. Heidenhain (1874), Fr. Gross (1868)] fügten dem Erreichten in der Deckzellenfrage nichts Neues hinzu; bedeutungsvoll ist nur der Hinweis von R. Heidenhain auf die Zellen, die im Innern des Glomerulus zwischen den Capillarschlingen liegen, ihre Bedeutung sei unklar.

O. Drasch (1877) untersuchte vorzugsweise an Zupfpräparaten; er konnte Zellenlagen von den Capillarschlingen abheben. Seine Meinung, in der Art der Bedeckung einen Unterschied zwischen kleinen und großen Glomeruli der *Kaninchen*niere zu sehen, hat sich nicht bestätigt. Die Arbeiten von Th. Langhans (1879), Runeberg (1879), H. Ribbert (1881, 1888), C. Friedländer (1883), Th. Langhans (1885), Hansemann (1887), Hedinger (1888), denen sich noch zahlreiche Arbeiten der pathologischen Literatur anschließen, brachten einerseits eine deutliche Abgrenzung der Deckzellen gegen die Capillarendothelien, andererseits führten sie aber zu einer Diskussion, ob bei entzündlichen Veränderungen der Glomeruli Zellwucherungen von den Deckzellen oder von den Endothelzellen ausgehen. Wir verweisen über diese Fragen auf die pathologische Literatur. Die Mehrzahl der heutigen Pathologen leitet die Zellwucherungen von den Endothelzellen ab.

Für sehr wichtig halten wir vor allem die Arbeit von Ch. Hortolès (1881), der die Deckzellenfrage in ein neues Licht rückte. Hortolès geht von der Untersuchung des großen Glomerulus in der Kopfniere vom *Petromyzon* aus, dessen Gefäßschlingen von Bindegewebszellen umgeben werden. Die gesamte Masse wird vom Coelom durch eine Schichte platter Epithelzellen abgegrenzt. Bei *Kaninchen* (er bestätigt mit Silbernitrat die Befunde von O. Drasch u. a., daß innerhalb des Glomerulus weder am Epithel noch an den Endothelien Zellgrenzen darstellbar sind) soll das embryonal vorhandene Epithel geschwunden sein. Die Behauptung, daß die Hüllzellen des Glomerulus bindegewebiger Natur seien, hatte schon Beckmann (1861) aufgestellt. Renaut schilderte (nach Hortolès) schon 1879 in seinen Vorlesungen die Verhältnisse in der angedeuteten Weise. Hortolès findet an mit blauer Gelatine injizierten *Kaninchen*nieren, die mit Madgalarot nachgefärbt wurden, die Hüllzellenkerne vorzugsweise zwischen den durch die Capillarschlingen gebildeten Wülsten liegen. Von diesen Kernen aus verbreiten sich die Zellkörper. Die Form derselben läßt sich an Isolationspräparaten noch besser verfolgen; „on voit alors, que chaque capillaire est suivi dans tout son parcours par des cellules plates communiquantes les unes avec les autres par des expansions protoplasmiques membraniformes présentants la même disposition que celle de la couche rameuse périvasculaire du mésocolon transvers du cochon d'Inde par exemple". Jede Capillare befindet sich sozusagen in einem embryonalen Zustand. Das Endothel ist nicht in Zellen aufgeteilt, die perivasculären Bindegewebszellen sind zu einer die Kerne enthaltenden Plasmaschicht verschmolzen. Auch an versilberten Präparaten kann man an der Anordnung der Silberalbuminatkörnchen die Plasmabrücken der Epithelzellen verfolgen. Es sind also nur drei Schichten zu unterscheiden. „l'endothélium, la membrane propre du capillaire et la couche cellulaire que environne ce dernier." „Le bouquet vasculaire n'est donc pas nu dans la capsule de Bowman, mais revêtu d'une mince pellicule protoplasmique dont les éléments cellulaires représentent le tissu connectif constamment interposé entre les vaisseaux et les produits de diffusion qui en émanent soit pour la sécrétion, soit pour la nutrition, soit pour l'excrétion: c'est à dire dans tous les cas où un produit quelquonque se sépare de la masse du sang." Da der durch die Glomeruli abgepreßte Harn die Stoffe nicht in der Zusammensetzung enthält wie der definitive Harn, kann man eine Giftwirkung des Exkretes normalerweise nicht annehmen. Hortolès hält es aber für wahrscheinlich, daß die Hüllzellen dauernd erhalten bleiben. V. Cornil und Brault (1884) machten sich Hortolès Auffassung zu eigen.

Nussbaum (1886) konnte Zellgrenzen an der Deckschicht ebensowenig wie andere Untersucher darstellen, glaubt aber solche bei der Untersuchung in Wasser gesehen zu haben. Interessant ist die Darstellung V. von Ebners (1899), der in vielem auf den Beobachtungen von Drasch aufbaut. Auch in der Auffassung der Hüllschicht schließt er sich der Darstellung von Drasch an. Das Hüllsyncytium tritt bei der Entwicklung an die Stelle des anfänglich vorhandenen hohen Epithels. Diese Entwicklung sei im einzelnen nicht klar. „Jedenfalls ist das Epithel am völlig ausgebildeten Knäuel als solches nicht mehr nachzuweisen. Das Knäuelsyncytium geht aber in jenem Anteile, welcher die Zwischenräume zwischen den Gefäßschlingen ausfüllt, wohl aus den ursprünglichen, Kerne enthaltenden Gefäßwänden und aus Mesodermzellen hervor, welche die Gefäße umhüllen. Ob dies auch für den Oberflächenteil des Syncytiums gilt, muß dahingestellt bleiben. Wäre dies der Fall, so hätte das Knäuelepithel nur eine formative Bedeutung und würde sekundär von einem als reine Gefäßadventitia zu betrachtenden Syncytium verdrängt." „Das Syncytium selbst ist sehr weich und zur Vakuolenbildung geneigt."

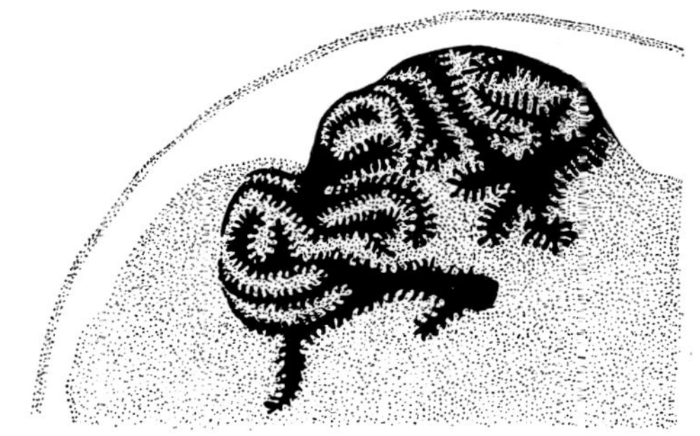

Abb. 28. Epithelzellen des Glomerulus einer *Katze.* Seibert apochr. Imm. 2 mm, Co. Ok. 8. Imprägnation nach Golgi-Kopsch. Vergr. 1360fach. (Nach. K. W. Zimmermann 1915)

Interessant ist hierbei, daß V. von Ebner bereits an eine Verwandtschaft der mesodermalen Bindegewebs- und Gefäßwandelemente mit den epithelialen Formationen der metanephrogen entstandenen Bestandteile gedacht haben muß. Die Darstellung zeigt aber zur Genüge, wie problematisch um die Jahrhundertwende die Deckzellenfrage noch war. A. Ferrata (1903, 1905) spricht sich scharf dahin aus, daß die endgültige Hüllschicht des Glomerulus gleitend aus dem embryonal nachweisbaren Epithel hervorgeht, also nicht etwa als etwas Neues entsteht. In den Darstellungen von Ph. Stöhr und J. Disse, sowie in den meisten neueren Lehrbüchern kommt die Problematik allerdings nicht zum Ausdruck, obwohl die Frage hinsichtlich der Beurteilung der Glomerulusleistungen das allergrößte Interesse beanpruchen kann.

Einen morphologischen Fortschritt brachte dann die Untersuchung von K. W. Zimmermann (1915), der die Glomerulusdeckzellen nach der Methode von Golgi-Kopsch imprägnierte (Abb. 28). Danach besitzen die Zellen Körper mit Hauptfortsätzen, an denen wie die Nadeln am Tannenzweig noch Nebenfortsätze sitzen. Zimmermann macht auf die Weite der Zwischenräume zwischen den Zellen aufmerksam und stellt die Frage, ob vielleicht der Harn zwischen den Zellen durchtrete. „Jedenfalls möchte ich doch hinweisen darauf, daß offenbar im Glomerulus sehr ähnliche Durchtrittsbedingungen bestehen wie in den kleinen Blutgefäßen. Man könnte die Glomerulusepithelzellen vergleichen mit Adventitiazellen." Ich selbst habe [W. von Möllendorff (1927) an sehr dünnen Schnitten einer durchspülten *menschlichen* Niere und an zahlreichen tierischen Nieren eingehende Untersuchungen über die Form und Lagerung der Deckzellen angestellt. Ich verwandte nicht die Imprägnationsmethode, die Zimmermann benutzt hatte, weil die Auswertung der imprägnierten Präparate nur beschränkte Schlüsse über Form und Lage der Zellen zuläßt. Zuerst an der erwähnten *menschlichen* Niere gelang mir mittels der von mir (1926) modifizierten Eisenlackmethode eine wirkliche Färbung des Cytoplasmas im Deckepithel.

Freilich ist die Imprägnation meiner Darstellungsweise insofern überlegen, als man mit ihr weite Strecken übersehen kann, während in meinen Präparaten die notwendige geringe Dicke des Schnittes nur Bruchstücke der Strukturen zur Ansicht kommen läßt. Ich muß aber gegenüber M. Volterra (1928) ganz entschieden betonen, daß die von mir dargestellten Strukturen cytoplasmatisch sind, in keinem Fall dagegen, wie Volterra behauptet, retikuläre Fasern. Die gleich zu beschreibenden cytoplasmatischen Fortsätze

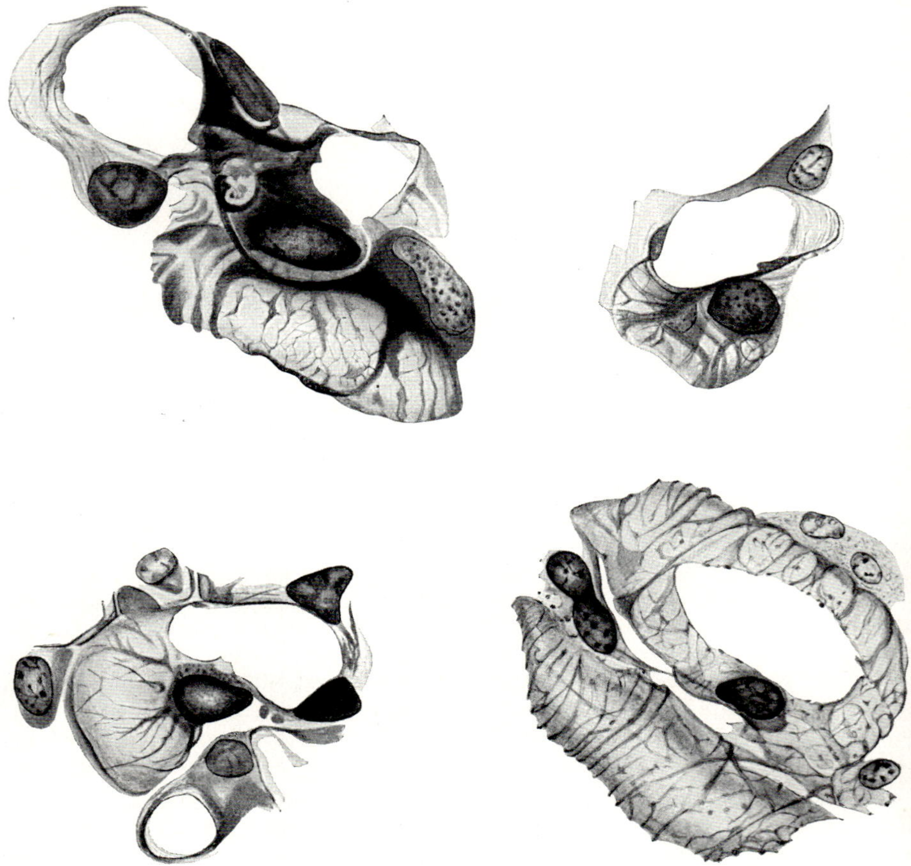

Abb. 29. Glomeruluscapillaren einer menschlichen Niere. Fixierung mittels Durchspülung mit Flemmingscher Lösung. Eisen-Hämatoxylin nach W. von Möllendorff. Schnittdicke 3 μ. Seibert apochr. Imm. 2 mm, perisk. Ok. 10fach. Vergr. etwa 1000fach. (Aus W. von Möllendorff 1927)

hängen nicht nur mit den gröberen Teilen des Zelleibes kontinuierlich zusammen und haben die allgemein plasmatische Struktur, sondern sie verhalten sich auch gegenüber Farbstoffen so wie das Cytoplasma von Bindegewebszellen. Sie lassen sich mit solchen Methoden different färben, die geeignet sind, die feineren Fortsätze der Bindegewebszellen gegen die faserigen Strukturen zu differenzieren. So habe ich neben der Eisenlackfärbung sehr gute Ergebnisse mit meiner Eosin-Phosphormolybdän-Methylblaumethode erzielt.

Der umfänglichste Teil des Zellkörpers enthält den Zellkern, den Golgischen Apparat [Brugnatelli (1908), Kolmer (1916), A. Pappenheim (1917)] und das Mikrozentrum [K. W. Zimmermann (1929)]; der Kern ist keineswegs stark abgeplattet, sondern buchtet in der Regel das Cytoplasma beträchtlich in das

Kapsellumen vor. Vielfach liegt aber der kerntragende Teil in der Konkavität der Capillarschlingen und ebnet dieselben etwas ab. Von dem kernhaltigen Teil des Zellkörpers gehen nun die Hauptfortsätze ab (Abb. 29), die das Capillarrohr in ähnlicher Weise umgreifen wie ROUGETsche Zellen (Pericyten). Zwischen den Querstraßen spannt sich nun noch ein zierliches Maschenwerk aus. Es ist sehr schwer zu sagen, ob das Ausläufersystem sich jeweils zellenweise abgrenzt; mich persönlich dünkt es wahrscheinlicher, daß wir es mit einem Zellenverbande zu tun haben. Mit Sicherheit läßt sich sagen, daß die Deckzellen keine gleichmäßig dicke Plasmaschicht haben, wie dies von den Kapselepithelzellen wohl gesagt werden kann. Ob es zwischen den als Ausläufern erscheinenden Fortsätzen noch eine metamikroskopisch feine Plasmaschicht gibt, ist zweifelhaft. Zu sehen ist davon nichts. Die Ausläufer ragen verschieden weit in den Kapselraum vor, wovon man sich an Kantenansichten überzeugen kann.

Von diesen Zellen ist auch das ganze Innere des Glomerulus erfüllt; gut ausgespülte Glomeruli zeigen aber an dünnen Schnitten, daß auch im Innern die Zellen prinzipiell die gleiche Lage haben wie an der Oberfläche: sie besitzen stets eine der Capillarwand zugekehrte und eine das Lumen der Kapsel begrenzende Fläche. Das Lumen ist allerdings dann oft auf einen capillaren Spalt reduziert. Die Oberfläche des Glomerulus ist also unendlich kompliziert, da die Spalten zwischen den einzelnen Capillarschlingen bis auf die Abzweigung vom Vas afferens durchschneiden. Auf dies Verhalten hat auch BJ. VIMTRUP (1926, 1928) mit allem Nachdruck hingewiesen.

Die Beurteilung der Deckzellen führt uns mitten in die Probleme der Zellspezifität hinein, vor allem in Hinblick auf die Frage der mesodermalen Zellformen. Wir haben hier eine mesodermale Zellform, die nachweislich eine epitheliale Lagerung durchgemacht hat und in inniger Beziehung zu den dem metanephrogenen Gewebe gleichfalls entstammenden, ihren epithelialen Charakter aber wahrenden Tubulusepithelien entstanden ist. Nach ihrem morphologischen Werte im erwachsenen oder besser im funktionierenden Zustande kann man diese Zellform kaum mehr zu den Epithelien rechnen. Vielmehr ist das morphologische Verhalten der Deckzellen durchaus ähnlich demjenigen der adventitiellen Zellen, die ihrerseits wieder, wie F. MARCHAND und neuestens wieder A. BENNINGHOFF (1927) überzeugend dargetan haben, durchaus zu dem Fibrocytenstamm zu rechnen sind. Mit diesen haben sie auch [W. VON MÖLLENDORFF (1927), W. BARGMANN (1929)] die Art ihres Verhaltens zu sauren Farbstoffen gemeinsam. Wie Fibrocyten speichern sie, allerdings nicht bei allen Tierformen, Farbstoffe außerordentlich spärlich und langsam (s. S. 152).

Biologisch und der Form nach verhalten sich die Deckzellen durchaus wie die den Capillaren des Bindegewebes anliegenden Pericyten; es ist daher begreiflich, daß K. W. ZIMMERMANN (1921) Pericytenformen mit seiner GOLGI-KOPSCH-Methode auffand. Wir möchten nur glauben, daß er die Epithelzellen selbst dargestellt hat, und daß zwischen Pericyten und Glomerulusepithelzellen ein Unterschied nicht gemacht werden kann.

Untersuchungen an den Nieren von *Meerschweinchen, Katze, Hahn,* einigen *Reptilien* und *Schweineembryonen* haben mich davon überzeugt, daß die Epithelzellen funktionierender Glomeruli dem Wesen nach alle das gleiche Verhalten der Deckzellen zeigen, so daß wir hier ein durchgehend ausgebildetes Bauprinzip, nicht einen vereinzelten Befund gegeben haben. Besonders schön sah ich diese Form der Deckzellen an den funktionierenden Glomeruli der Urniere von *Schweineembryonen.*

Durch die Analyse der Form der Deckzellen kann der alte Streit um das Wesen der Glomerulusbedeckung im wesentlichen als beendet angesehen werden, ohne daß wir damit sagen wollen, daß nun das Wesen des Glomerulus im ganzen klargestellt sei. Stellt man die Frage so: besitzt der funktionierende

Glomerulus einen Epithelüberzug?, so muß rein morphologisch diese Frage verneint werden. Tatsächlich stellt sich der Glomerulus als eine Gefäßschlingenbildung dar, die mit reichlichen adventitiellen Zellen versehen ist. Auch physiologisch ist es kaum richtig, von einer eigentlichen Epithelfunktion der Deckzellenschicht zu sprechen. Daß diese Schicht von verästelten Zellen im Sinne eines Drüsenzellenblattes tätig sei, läßt sich im histophysiologischen Sinne kaum vorstellen. Man wird am ehesten erwarten können, daß die Durchtrittsbedingungen an dieser Stelle nicht andere sind als in irgendeinem anderen Capillarbezirke des Körpers. In diesem doppelten Sinne könnte man also den Glomerulus tatsächlich als ein „nacktes" Konvolut von Gefäßschlingen bezeichnen. Von Interesse ist in diesem Zusammenhange die Äußerung des Pathologen W. Gross (1919): „Das ganze Verhalten des Glomerulusüberzuges und der Kerne zwischen den einzelnen Schlingen wäre meines Erachtens verständlicher und besser in Übereinstimmung mit den Erfahrungen bei anderen Organen, wenn man den Glomerulusüberzug als adventitielles Syncytium und nicht als Epithel betrachten könnte."

Die ganze Schwierigkeit ist meines Erachtens nicht zum geringen Teil darauf zurückzuführen, daß man sich immer auf den Begriff Epithel versteift hat. Die mesodermal entstandenen Epithelien der Niere sind aber sicher nicht in anderem Sinne den Epithelien zuzurechnen wie die anderen mesodermalen Epithelien (Deckzellen der serösen Membranen, Epithelien der Blutgefäße usw.). Wenn wir uns dieses Zusammenhanges erinnern, besteht für das Problem der Deckzellen des Glomerulus im morphologischen Sinne gar keine Schwierigkeit mehr. Vor Funktionsbeginn machen diese Zellen in dichter Lagerung ein Stadium durch, in dem sie epithelartig zusammengelagert sind. In seltenen Fällen findet man auch beim Erwachsenen Glomeruli, die diese epithelartige Anordnung beibehalten haben (E. Risak 1928). Dann ist aber der Glomerulus stets wenig oder gar nicht gelappt. Mit der Bildung der Gefäßschlingen und der Vergrößerung der Glomerulusoberfläche schmiegen sich die Deckzellen der vergrößerten Oberfläche unter Umformung ihrer Gestalt innig an. Beispiele derartiger Umformungen kennen wir aus der Lehre von den Deckzellen der serösen Membranen zur Genüge; vor allem geben uns die Gewebskulturen die Möglichkeit, die Formmannigfaltigkeit der mesodermalen Zelle zu beobachten. K. W. Zimmermann (1929) bekämpfte meine Auffassung der Deckzellen, ohne allerdings meine ausführliche Arbeit (1927) zu berücksichtigen. Er hat sich in der Tat gar nicht bemüht, meine Darstellung der Deckzellenform nachzuuntersuchen. Selbstverständlich sind auch mir Stellen vorgekommen, an denen kernhaltige Teile der Schicht näher beieinander liegen. Bis zu einem gewissen Grade ist natürlich die Deckzellenschicht „geschlossen". Das hindert aber nicht, daß die Form der Deckzellen durchbrochen ist, oder doch innerhalb des Zelleibes ein so stark verdünntes Cytoplasma besitzt, daß man dasselbe optisch nicht mehr darstellen kann. Nach meinen Beobachtungen ist das Cytoplasma an wirklich entfalteten Präparaten nicht so dick, wie es Zimmermann zeichnet.

Nachdem wir nunmehr die wichtigsten Bauelemente des Glomerulus kennen gelernt haben, müssen wir uns noch mit Fragen der Gesamtform beschäftigen. Hierbei ist von besonderer Bedeutung

Die Anordnung der Capillaren im Glomerulus.

In dieser Frage sind bis in die letzte Zeit sehr abweichende Ergebnisse mitgeteilt worden. J. Hyrtl (1863) betont die Unsicherheit der Anschauungen bezüglich der Capillarverteilung in den Glomeruli der *Säugetiere*; es müsse ein zentraler Spaltraum vorhanden sein, der das ausgepreßte Blutserum der zentralen Capillaren ableiten könne. J. Henle (1873) schreibt: „Das Vas afferens bildet den Glomerulus dadurch, daß es doldenförmig in eine Anzahl von

Ästen zerfällt, die sich wiederholt teilen, nach kurzem, geschlängeltem Verlauf schleifenförmig umbiegen und sich wieder zu einem Stämmchen, Vas efferens, sammeln, welches neben dem Vas afferens, meist merklich enger als dieses, die Kapsel wieder verläßt." „Fast regelmäßig scheidet den Glomerulus eine in der Fortsetzung der Längsachse des Harnkanälchens von der Peripherie gegen die Anheftungsstelle vordringende Spalte in zwei mit planen Flächen einander zugewandte Halbkugeln; durch Druck läßt sich jede dieser Halbkugeln in Läppchen zerlegen, die an das Arterienstämmchen wie die Lappen einer Traube an dem Stiele hängen." C. Ludwig (1872) gibt an, daß sich das Vas afferens in 4—8 Zweige teilt; jeder Zweig gibt wieder sekundäre Zweige ab, die sich dann nach dem Zentrum hin zum Vas efferens vereinigen. Sappey (1879) gibt eine ganz ähnliche Beschreibung und betont ausdrücklich, daß es Anastomosen zwischen den Ästen des Vas afferens nicht gibt. Eine ähnliche Auffassung vertreten auch Toldt (1884) und V. von Ebner (1899). Die erste

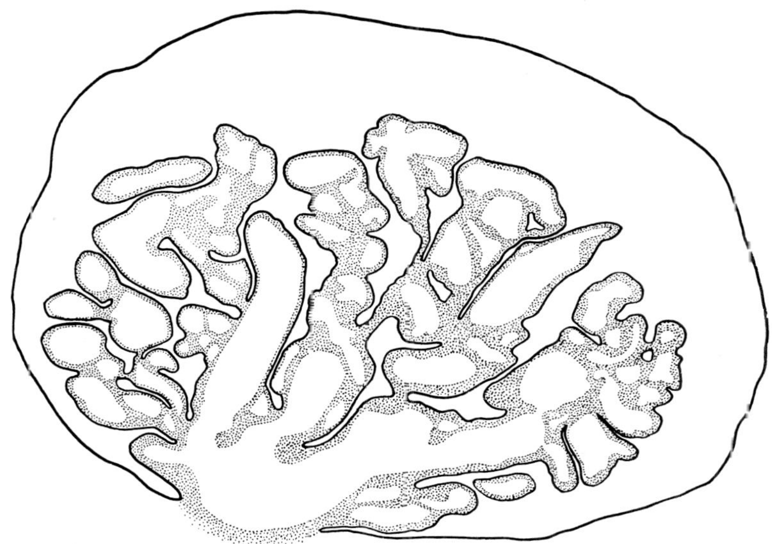

Abb. 30. Glomerulus einer *menschlichen* Niere. Schnittdicke 3 μ; bei 70facher Vergrößerung entworfen und genau auf die Ausbildung der Oberfläche durchgearbeitet. Punktiert sind die teilweise flächenhaft getroffenen Wandschichten, die aber der Deutlichkeit halber durchweg zu grob dargestellt sind. Vergr. 260fach. (Aus W. v. Möllendorff 1929.)

genaue Untersuchung des Capillarverlaufes machte mit Hilfe einer Wachsplattenrekonstruktion W. B. Johnston (1899) von einem Glomerulus aus der Niere eines dreimonatlichen Kindes. Er findet zwar einige tiefeinschneidende Lappen, beschreibt aber zahlreiche Anastomosen zwischen den Capillaren, nicht nur innerhalb der Hauptlappen, sondern auch zwischen den Gefäßschlingen der verschiedenen Lappen. Er bemerkt dabei ausdrücklich, daß dem Blute demnach kürzere und längere Wege innerhalb des Glomerulus zur Verfügung stehen. J. Disse (1901) sagt: „Die Capillaren der einzelnen Äste anastomosieren miteinander in vielen Fällen, so daß von einem jeden zutretenden Zweige das ganze Capillargebiet gefüllt werden kann; in anderen Fällen aber unterbleibt die Anastomosenbildung, und es entspricht jedem Zweige des Vas afferens ein selbständiges Capillargebiet, das sich durch eine einzige Vene entleert. Während im ersten Fall der Glomerulus einen einfachen Knäuel bildet, besteht er im zweiten Fall aus mehreren voneinander unabhängigen Abteilungen oder Läppchen." A. Prenant (1911) erwähnt Anastomosen innerhalb der Läppchen eines Glomerulus, ebenso J. Tereg (1911). W. Roost (1912) konstatiert an der Hundeniere: „Zerfall des Vas afferens in zwei Hauptlappen unter Bildung von zahlreichen Unterlappen bei reich vertretener Anastomosenbildung." Er untersuchte den Aufbau der Glomeruli der *Haussäugetiere,* fand bei *Ungulaten* sehr wenig Anastomosen, sehr viele dagegen bei *Ruminantien,* ebenso bei *Omnivoren.* Die Ergebnisse beziehen sich auf injizierte Quetschpräparate. A. N. Richards und C. F. Schmidt (1924) erwähnen bei ihren Untersuchungen der lebenden *Froschniere* von Anastomosen unter den Glomeruluscapillaren nichts. D. M. Morison (1926) fand seine Korrosionspräparate mit der Rekonstruktion von Johnston in Übereinstimmung. Im Gegensatz zu Johnston findet dagegen Allen (1926) durch Rekonstruktion von Glomeruli aus einer Schrumpfniere, daß die Lappen sehr weit bis zum Stiel getrennt sind. In dieser Niere war am häufigsten eine dreilappige Form vertreten.

Ohne neue Untersuchungen sind die Angaben der Lehrbücher meist derart gehalten, daß der Grad der Lappung bei dem menschlichen Glomerulus nicht genügend hervorgehoben wird. Entweder man glaubt die Läppchen durch Bindegewebe oder durch den Epithelüberzug mehr oder weniger zusammengehalten.

Bj. Vimtrup (1926) hat an erwachsenen Nieren des *Menschen* nach guter Injektion festgestellt, daß die Läppchenbildung viel weitgehender ist; das Vas afferens gibt eine große Reihe von Capillaren ab, die am Scheitel umbiegend

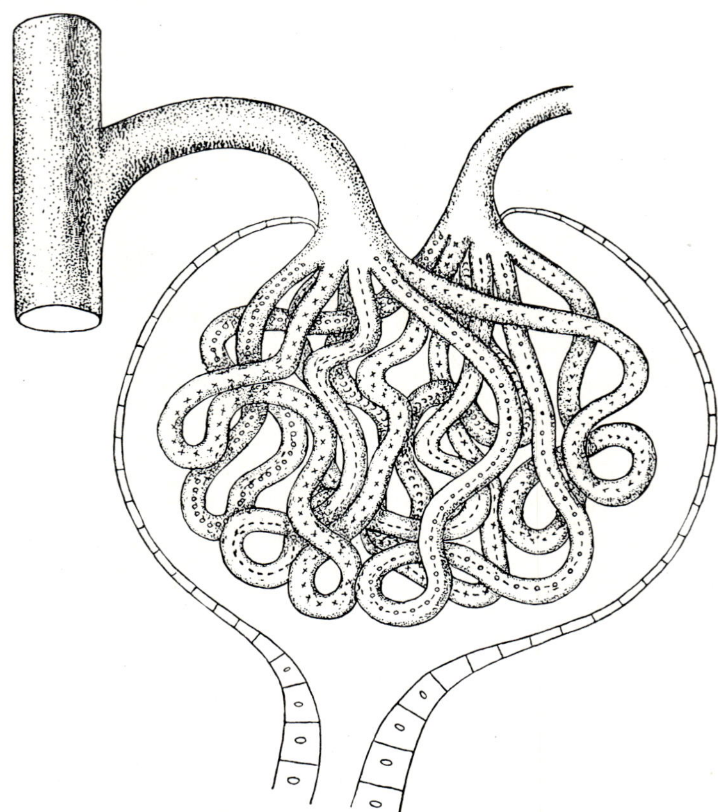

Abb. 31. Schema der Capillarenanordnung im Glomerulus. (Aus Bj. Vimtrup 1928.)

in das Vas efferens einmünden. Die Capillaren anastomosieren nicht miteinander, sondern die Gefäßschlingen sind jede für sich von Deckzellen umhüllt. Zu einer ganz ähnlichen Vorstellung führte die Untersuchung einer gut durchspülten *menschlichen* Niere durch W. von Möllendorff (1927) (vgl. Abb. 30). Die Spalten zwischen den Capillarschlingen führen fast bis an die Wurzel des Glomerulus. Moore (1927) berichtet wieder über Anastomosen innerhalb der Glomeruli; seine Angaben sind jedoch nicht zu beurteilen, da nur ein Verhandlungsbericht vorliegt.

In seiner neuesten Mitteilung macht Vimtrup (1928) erneut auf die Schwierigkeiten aufmerksam, die für die Entscheidung vorliegen, ob Anastomosen unter den Glomeruluscapillaren vorhanden sind oder nicht. In seinen Präparaten war bei unvollständiger Injektion der Glomeruli nur dann Injektionsmasse in das Vas efferens vorgedrungen, wenn wenigstens eine Capillarschlinge vollgefüllt war. Scheinbare Anastomosen waren bei genauer Untersuchung stets als Übereinanderlagerung zweier Schlingen zu erkennen. Die Rekonstruktion ergebe viele Quellen von Fehlern. Es gelang VIMTRUP, injizierte Glomeruli von der Kapsel zu befreien und mit einer feinen Glasnadel Schlinge für Schlinge aufzuheben. Oft waren die Schenkel einer Schlinge umeinandergewunden; aber Anastomosen konnten nicht festgestellt werden. Jede Schlinge bestand aus einer Capillare, die vom Vas afferens zum Vas efferens verlief. Abb. 31 gibt eine Vorstellung von dem Capillarverlauf, wie er sich aus den Forschungen VIMTRUPs ergibt.

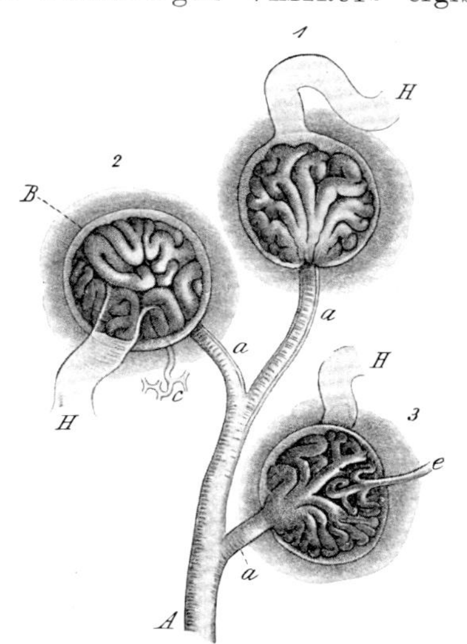

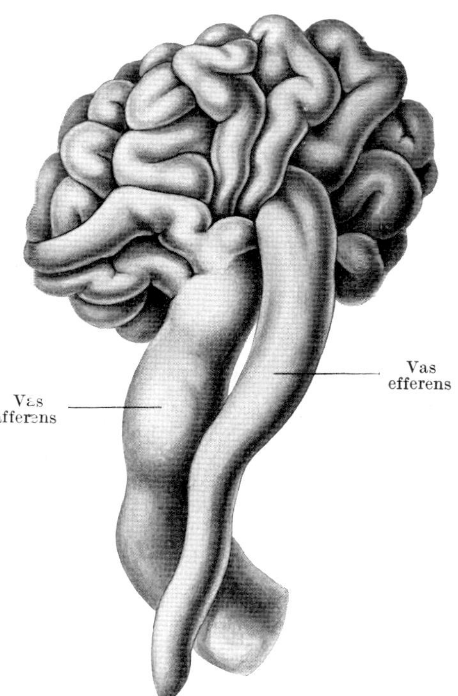

Abb. 32. BOWMANsche Kapseln mit injizierten Glomerulis, aus der Niere des *Kalbes*, bei auffallendem Lichte gezeichnet. Vergr. 200 fach. Nach A. ECKER 1851—1859.) H Harnkanälchen. B BOWMANsche Kapsel. A A. lobularis. e Vas efferens. c Capillarnetz. a Vas afferens.

Abb. 33. Glomerulus vom Gefäßpol aus gesehen, Korrosionspräparat einer Niere vom *Rind* (Präparat von SPANNER-Kiel). Vergr. 240 fach.

Eine ausgezeichnete Abbildung gibt A. ECKER (1851—1859) von injizierten Glomeruli eines *Kalbes* (Abb. 32).

Ich selbst hatte Gelegenheit, injizierte Glomeruli einer *Rinder*niere zu untersuchen, die von Herrn Prof. Dr. R. SPANNER in Kiel injiziert und korrodiert worden war. In Abb. 33 ist eine Oberflächenansicht eines Glomerulus wiedergegeben. Dieses Bild zeigt nirgends die breiten Anastomosen, die JOHNSTON in seiner Rekonstruktion auffand. Ich kann nach Untersuchungen vieler Glomeruli dieser Niere VIMTRUP darin zustimmen, daß man an der Oberfläche wenigstens sichere Anastomosen zwischen den Capillaren nicht feststellen kann. Ich bin nach meinen eigenen Beobachtungen von der Richtigkeit der VIMTRUPschen Darstellung überzeugt. Auch die Durchzeichnung der Schnittserie eines Glomerulusläppchens führt mich zu der Anschauung, daß jede Capillare, einer Bindegewebsachse angeschlossen, ein Läppchen für sich bildet. Die Capillaren sind sehr stark gewunden.

In vereinfachter Form faßt das Schema in Abb. 34 dasjenige zusammen, was wir heute über den Aufbau des Glomerulus vertreten können.

Inwieweit dieses Prinzip der Capillaranordnung in der ganzen *Tierreihe* durchgeführt ist, läßt sich mit Bestimmtheit heute noch nicht sagen. Wir können aber für die *menschliche* und wohl allgemein auch für die *Säugetier*-niere aussprechen, daß die Lappenbildung der Ausdruck für die Teilung des Vas afferens ist, und daß die Lappung, wie dies schon Henle richtig aus-gesprochen hat, nach der Wertigkeit der Äste zu Haupt- und Nebenläppchen

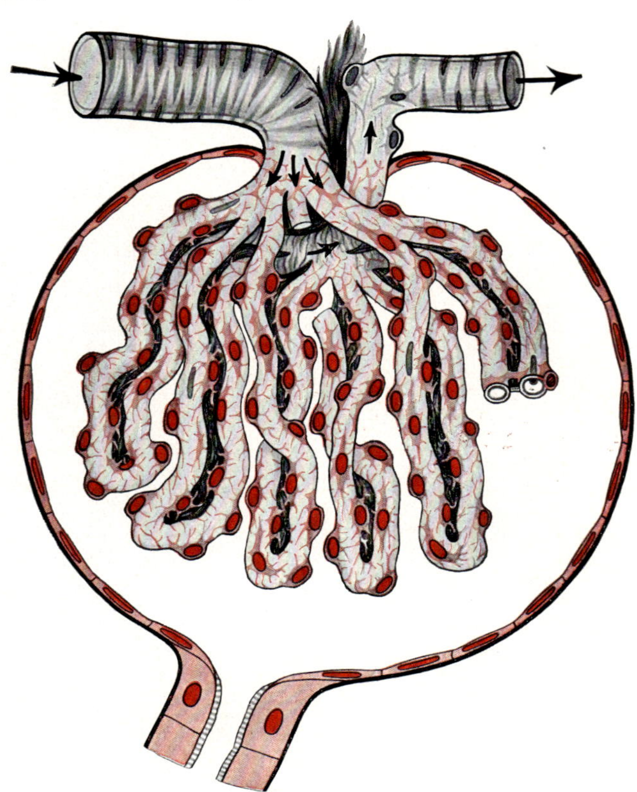

Abb. 34. Schema eines Nierenkörperchens. Die Schlingen sind viel weniger verzweigt gezeichnet als es einem *menschlichen* Glomerulus entspricht. Der Capillarenquerschnitt zeigt die einzelnen Schichten der Deutlichkeit halber viel zu dick. Nur die Deckzelle entspricht den natürlichen Maßen, das Grundhäutchen und die Endothelschicht sind aber viel feiner.

führt. Durch diese Anordnung ist auch das Hyrtlsche Postulat nach einem Abflußweg für zentral ausgeschiedene Flüssigkeit erfüllt. Durch diese An-ordnung ist aber weiterhin die Capillaren- und damit die Glomerulusoberfläche bei allen *Säugetier*glomeruli zu einer fast unübersehbaren Größe geworden (S. 20).

Betrachtet man im ganzen den Glomerulus, so wird man nicht umhin können, seine Tätigkeit in unmittelbare Verbindung mit der Harnbereitung zu bringen. Sicher mögen gewisse mechanische Aufgaben von diesem Gebilde bewältigt werden. In ihnen aber die einzige Aufgabe des Glomerulus zu sehen [A. Lam und H. Mayer (1906), G. T. Brodie (1914)], halten wir für verkehrt. Gerade die bisher oft nicht beachtete enorme Oberflächenentfaltung gibt die ausreichende morphologische Grundlage für die neueren physiologischen Ergebnisse, die den Glomerulus zu dem primären Exkretionsort für zum mindesten einen Teil der Harnsubstanzen stempeln.

b) Die Kapsel und das Nierenkanälchen.

Das gesamte Kanälchen ist ein ungleich dickes Röhrchen, das aus einem einer Basalmembran aufsitzenden einschichtigen Epithel besteht.

α) *Die Basalmembran.*

An der Basalmembran des Nephrons müssen wir drei verschiedene Bestandteile auseinanderhalten, die offenbar von den meisten Autoren nicht gleichzeitig berücksichtigt worden sind. Einmal die Membran selbst, dann eine in Verbindung

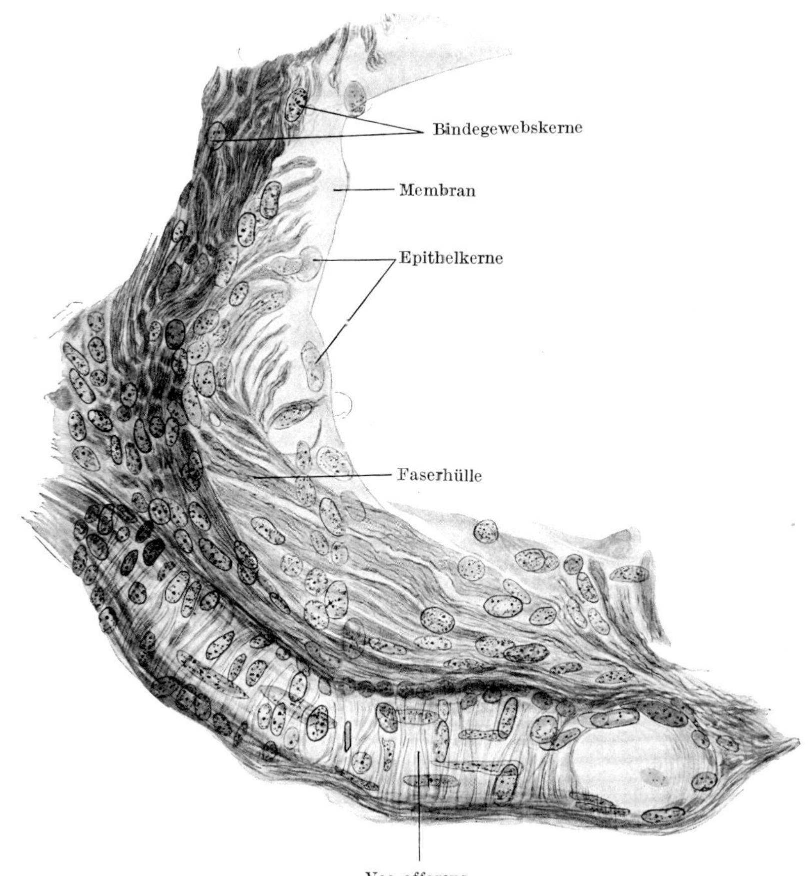

Abb. 35. Flachschnitt durch die Kapsel eines Nierenkörperchens. *Mensch.* FLEMMING, MALLORY. Vergr. 500fach.

mit dem interstitiellen Gewebe stehende Faserhülle und endlich, an manchen Teilen des Nephrons, Basalreifen, die, nach innen von der Membran liegend, die Zellen mit der Membran verbinden.

Die eigentliche Membran läßt sich in MALLORY-Präparaten besonders an der BOWMANschen Kapsel erkennen, hier tritt sowohl an Querschnitten, wie vor allem an Flachschnitten die Selbständigkeit dieser Membran von der äußeren Faserhülle hervor (Abb. 35). Ob die Membran in sich einen feinfaserigen Aufbau besitzt, ist nicht geklärt; in den üblichen Präparaten läßt sich davon nichts erkennen. F. P. Mall (1901) wies nach, daß die Membran durch Pankreatinverdauung aufgelöst wird. Mall (1891) selbst und K. Rühle (1898) war die Glashaut zuerst entgangen, weil sie zur Darstellung der Fibrillen der Faserhülle mit Pankreatin arbeiteten. Diese Haut vereinigt sich am Gefäßstiel

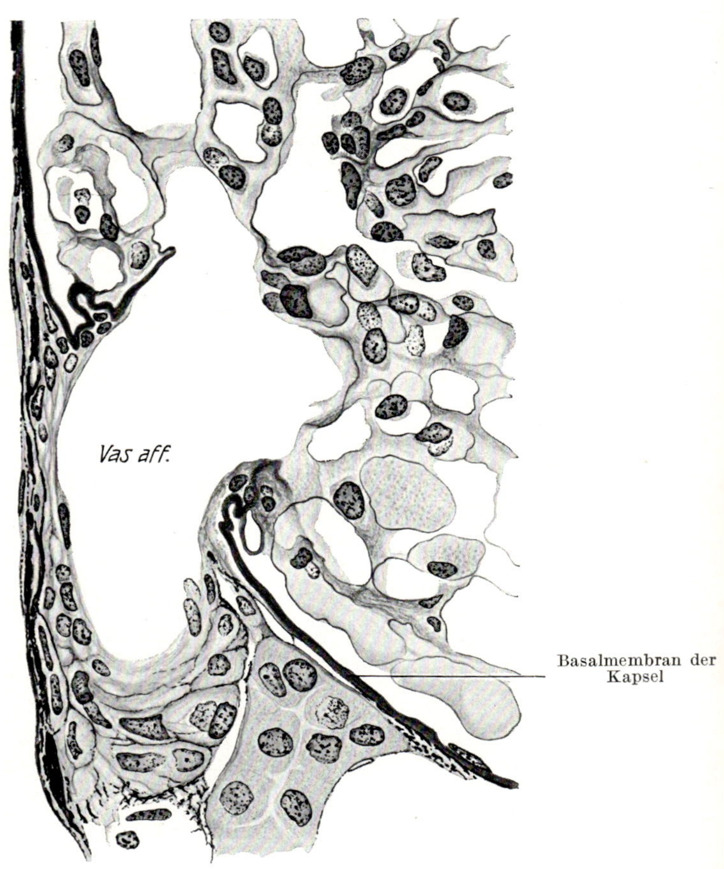

Abb. 36. Übergang der homogenen Basalmembran der Kapsel und der Stützstrukturen des Vas afferens in das Grundhäutchen der Capillaren. *Mensch.* Flemming, Mallory. Vergr. 760fach.

mit den intercellularen Substanzen der Gefäßwand und setzt sich hierbei in das Capillargrundhäutchen der Glomeruluscapillaren fort (Abb. 36). Am Harnpol des Nierenkörperchens geht die Glashaut in die entsprechende Schicht der Kanälchenbasalmembran über.

Die älteren Angaben der Autoren, die alle Steifungen der Basalmembran für Fältelungen oder anderweitige Kunstprodukte erklärten [s. die Angaben von J. Gerlach (1850), Th. von Kölliker (1852, 1867), Beer (1859), v. Hessling (1865), V. v. Ebner (1899), sowie in einigen Lehrbüchern], sind mit dieser dargestellten Erkenntnis nicht gleichzusetzen. Denn hier wurden größtenteils zweifellos die tatsächlichen Faser- und Reifenstrukturen übersehen. Fraglich ist die Beobachtung von Rühle, wonach die Basalmembran aus zirkulären und longitudinalen Fibrillen gewebt sein soll.

Wenn man die eigentliche Basalmembran allein in Betracht zieht, so hat die oft gemachte [BEER (1859), ROTH (1864), SCHWEIGGER-SEIDEL (1865), TH. V. HESSLING (1866), KÖLLIKER (1867), GROSS (1868), C. LUDWIG (1871), J. HENLE (1873), TH. ROTHSTEIN (1891), J. DISSE (1902), V. V. EBNER (1899)] Angabe ihre Berechtigung, daß die Basalmembran an den D. papillares sehr schwach ist oder ganz fehlt. Die Faserhülle allerdings ist an dieser Stelle besonders stark. Wenn J. RENAUT und G. DUBREUIL (1907) von einer

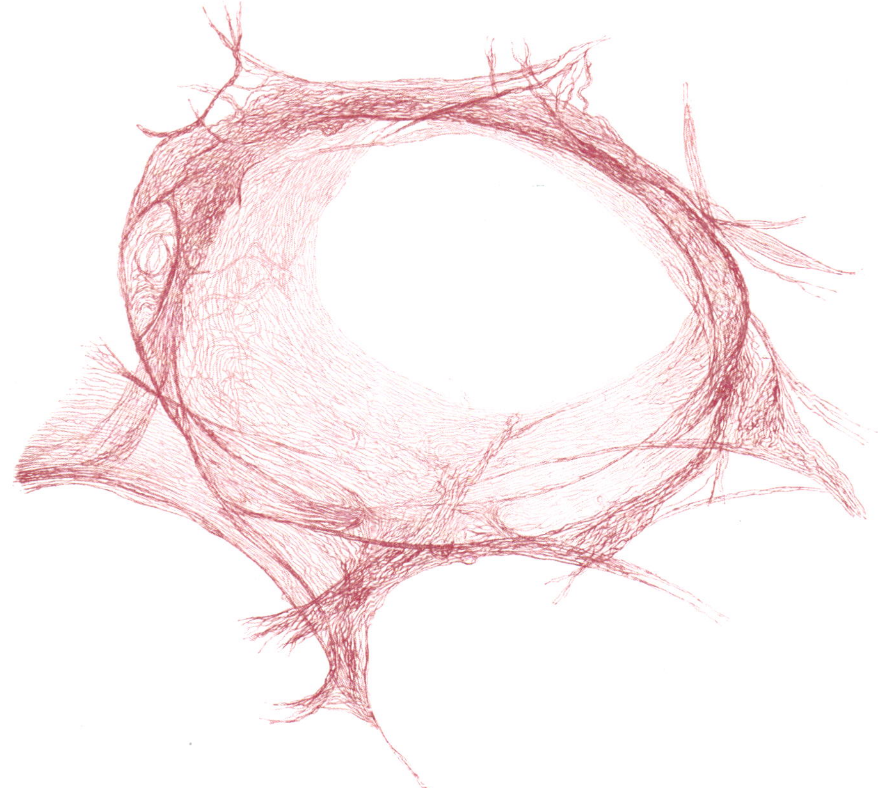

Abb. 37. Querschnitt eines gewundenen Kanälchens der *Hunde*niere. Vergr. 500. Gefrierschnitt in Pankreatin verdaut, in Wasser gründlich gewaschen, auf dem Objektträger ausgebreitet und getrocknet. Gefärbt mit Säurefuchsin, differenziert mit Pikrinsäure. (Nach MALL 1891.)

Basalmembran sprechen, so ist darauf hinzuweisen, daß sie die Membran selbst und die Faserhülle nicht voneinander unterscheiden.

Die Faserhülle ist gelegentlich, besonders von K. RÜHLE (1897), F. P. MALL (1891) für identisch mit der Basalmembran gehalten worden. MALL hat dann 1901, wie wir schon erwähnten, die besondere, homogene Glashaut von der Faserhülle unterschieden. J. DISSE (1889, 1902) meinte, die Basalmembran bestehe aus Fibrillen, die durch eine eosinfärbbare Kittsubstanz miteinander in Verbindung gesetzt seien. Nach unserer Meinung sind die Fibrillen, die alle Teile des Nephrons in dichtem Filz umgeben, von der Basalmembran sowohl wie von dem interstitiellen Bindegewebe untrennbar, zumal sie in regem Faseraustausch mit dem letzteren stehen. Das betonte schon A. BEER (1859). An der

Bowmanschen Kapsel verlaufen die Bündel bogenförmig um das Nierenkörperchen herum; ihnen liegen Zellkerne ein- und aufgelagert, die offenbar zu den Fasern in genetischer Beziehung stehen.

Diese Fasern dürften teils aus Reticulin [M. Siegfried (1892), F. P. Mall (1891), K. Rühle (1897), C. Krauspe (1921, 1922) u. A.], teils aus Kollagen

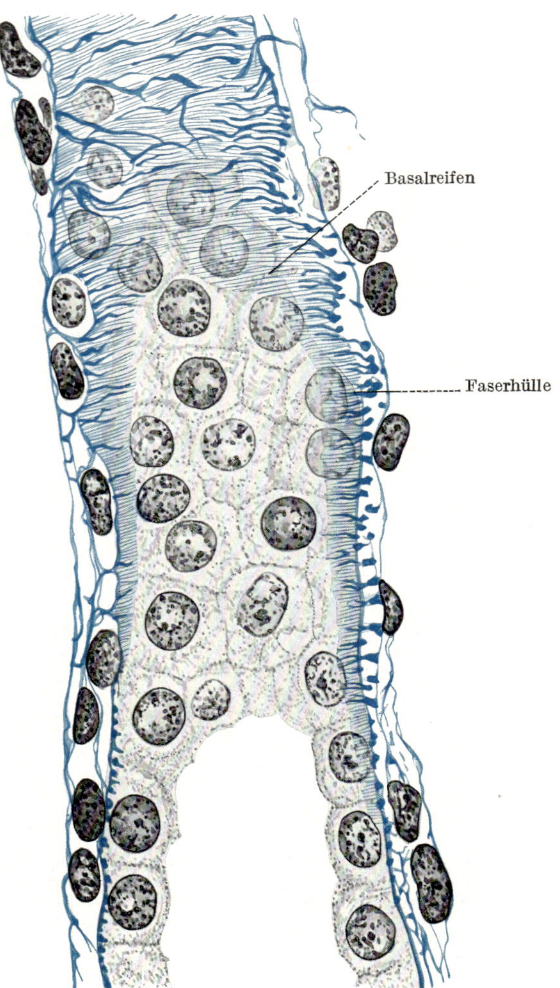

Abb. 38. Querreifen der Basalmembran am breiten Schleifenteil. *Mensch.* Susa, Azan. (Präparat von M. Heidenhain.) Vergr. 1050fach.

bestehen; eine scharfe Grenze zwischen beiden läßt sich nicht feststellen. Der Anordnung nach folgen sie am Nierenkörperchen mehr dem kollagenen Typus (Bündelung von Fibrillen); andererseits lassen sie sich mit Silbermethoden imprägnieren, färben sich allerdings sehr gut blau in Mallory-Präparaten. Elastische Elemente fehlen in der Bowmanschen Kapsel wie in der Basalmembran der anderen Abschnitte vollkommen.

Interessant wäre es, die Dehnbarkeit der Kapsel festzustellen; dem Bau nach läßt sich eine irgendwie nennenswerte Dehnbarkeit kaum erwarten. Andererseits sind nicht unbeträchtliche Vergrößerungen der BOWMANschen Kapsel beschrieben worden; allerdings handelt es sich dabei fast immer um chronische Prozesse. T. G. BRODIE und J. J. MACKENZIE (1914) finden auf Grund von

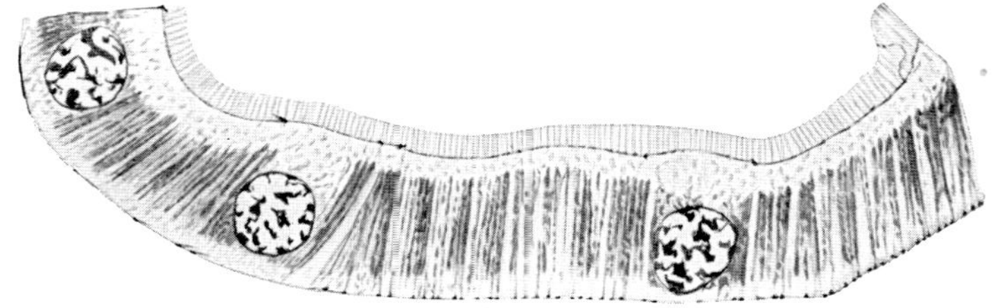

Abb. 39. Hauptstückepithel der *Maus*. Subl.-Trichloreisessig; Eisenhämatox. Vergr. 1600. Unterscheidbar sind: zu innerst der Bürstensaum, darunter die gekörnte innere Grenzkontur der Zellen (Serie der Basalkörperchen), weiterhin die supranucleäre Region, die Stäbchenregion und nach außen hin eine oftmals vorhandene infranucleäre granulaarme Zone, zu äußerst schließlich ein feiner Grenzkontur mit einer Serie von Knötchen, den Querschnitten der Basalreifen. (Aus M. HEIDENHAIN 1911.)

eingehenden Messungen, daß die Kapsel des Nierenkörperchens sich sehr stark dehnen kann, ebenso die Basalmembran distaler Kanälchenteile, während dies für das Hauptstück nicht gelten soll. Diesen Angaben stehen aber die Befunde von A. LAMY, F. MAYER und F. RATHÉRY (1906) gegenüber, die in der Diurese keine Kapselerweiterung feststellen konnten.

An den Harnkanälchen besitzt die Faserhülle eine feinfaserig gitterige Struktur, d. h. sie besteht aus sich verzweigenden feineren und gröberen Strängen, die alle miteinander in Verbindung stehen (Abb. 37). G. RÜHLE (1897) betrachtete diese Fasern *(Kaninchen, Hund* und *Katze)* ebenfalls als einen Bestandteil des interstitiellen Gewebes und fand die Faserhülle sehr fein an Kapsel und Hauptstück, dicker an Schleifen und Schaltstücken, am stärksten an Sammelrohren und D. papillares. Ich kann RÜHLE in dieser Hinsicht im wesentlichen zustimmen. Schon in den Markstrahlen treten an MALLORY-Präparaten die Sammelrohre durch ihre stärkere Faserhülle hervor, in der Papille sind die konzentrischen Faserhüllen der großen Sammelrohre sehr auffallend. Andererseits bestehen zwischen der im Azanpräparat blau gefärbten Hülle der verschiedenen Abschnitte Unterschiede. Ich finde eine sehr regelmäßig

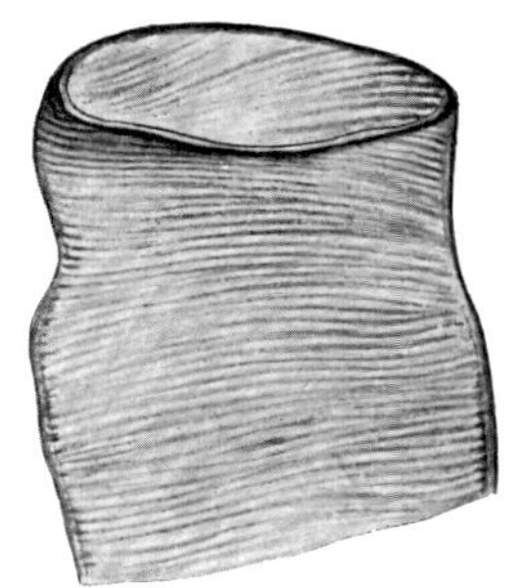

Abb. 40. Durch Zerzupfen in $^3/_4{}^0/_0$-igem NaCl isolierte Membrana propria eines Harnkanälchens des *Menschen*. Vergr. 500fach. (Aus K. v. FRISCH 1915.)

aussehende feine Streifung, die mit der Membran unmittelbar verbunden ist, im Hauptstück und im Mittelstück (Abb. 38) und nur in diesen. Die Sammelrohre haben eine undeutlich fleckig gefärbte Membran, die von Faserbalken umgeben ist, ebenso die Kapseln und Überleitungsstücke.

Wenn die Faserhülle von vielen, auch neueren Autoren bei der Basalmembran nicht erwähnt wird, so hängt dies zweifellos einmal damit zusammen, daß sich diese Autoren nicht derjenigen Methoden (MALLORY-Färbung, Silbermethoden) bedient haben, die diese Strukturen gut hervortreten lassen, ferner aber auch damit, daß die Faserhülle nicht immer zu der Basalmembran hinzugerechnet wird. Das erscheint aber angesichts der innigen Zuordnung derselben zu allen Teilen des Nephrons ganz unberechtigt. In einer unter K. W. ZIMMERMANN angefertigten Dissertation von J. TASIC (1918) wird betont, daß das Fehlen fibrillärer Strukturen in der Basalmembran in Eisenhämatoxylinpräparaten gegen deren Existenz nichts besage.

Die Basalreifen, die von C. Wedl (1850) an isolierten Kanälchen nach Ausquetschen des Epithels gesehen wurden, bedürfen ebenfalls noch weiterer Untersuchung. Wedl beschreibt sie als „Querringe", ähnlich dem Panzer von vielen niederen *Tieren*. K. W. Zimmermann (1898) hat in Eisenhämatoxylin-

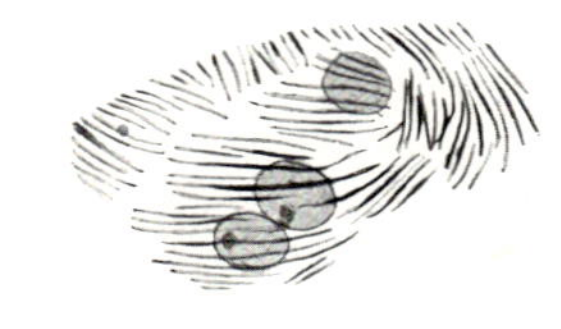

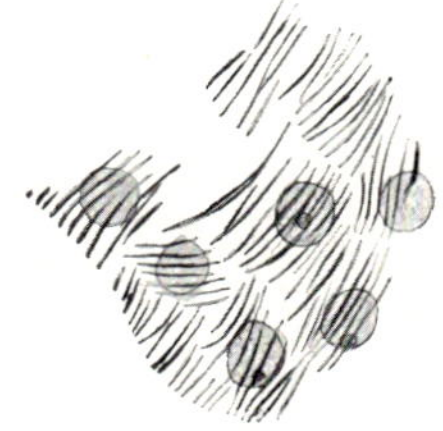

präparaten auf Schnitten zuerst die basale Streifung beschrieben und abgebildet, wonach es sich um feine, im wesentlichen quer zur Kanälchen-lichtung angeordnete Fäserchen handelt, die un-bestreitbar nach innen von der Basalmembran liegen. Er glaubte schon damals, daß diese Bildungen mit der Verbindung der Zellen an der Basalmembran zu tun hätten. Er bildet solche Strukturen vom Sammelrohr und Schalt-stück des *Kaninchens* ab und erwähnt, daß auch an anderen Epithelien (Cornea) derartige basale Kittfäden nachweisbar sind. An frischen und macerierten Präparaten fand bei *Mensch, Schwein* und *Pferd* E. Bizzozero (1901) am breiten Schenkel der Schleife und am Haupt-stück, niemals jedoch am dünnen Schleifen-schenkel, die innen wie Leistchen vorspringen-den Querstreifen der Basalmembran.

Abb. 41. Tangentialschnitte durch Hauptstücke der *menschlichen* Niere, basale Kittfäden. Obj. Zeiß $^{1}/_{12}$, Ok. 4, Tub. 152. (Orig.-Zeichnung von K. W. Zimmermann; aus Tasic 1916.)

M. Heidenhain (1911, s. Abb. 39) stellt diese Bildungen in der *Mäuse*niere dar; er betont, daß die Ausdehnung der Fäden nicht bekannt sei, macht aber die wichtige Entdeckung, daß jedes Fädchen einer Stäbchenlamelle entspricht; im Hauptstück verfestigen also die basalen Reifen die Zellenhaft dadurch, daß sie jede einzelne Stäbchenlamelle mit der Basal-membran verbinden. Ähnlich sind die Befunde von K. W. Zimmermann (1911)

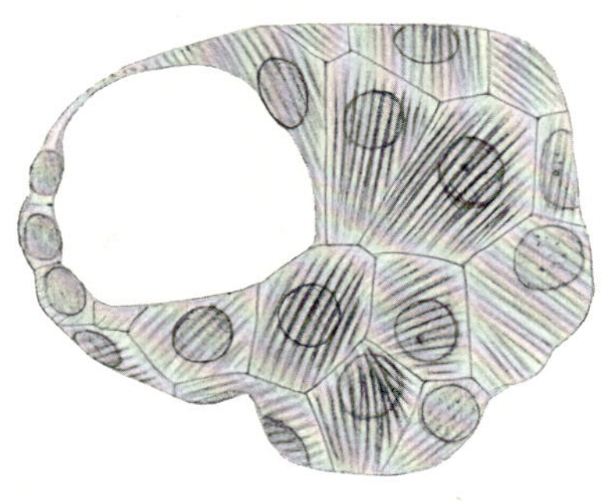

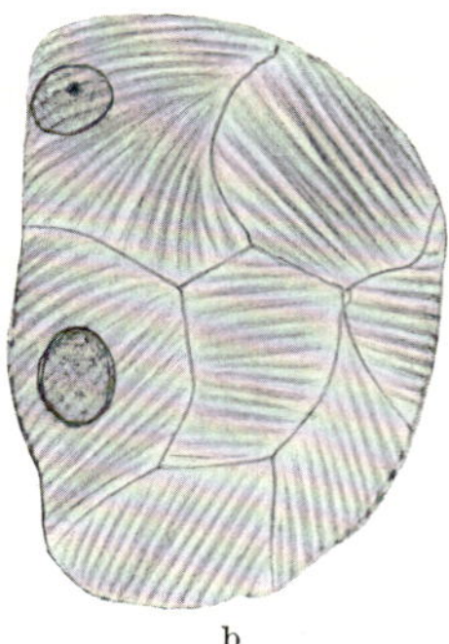

a   b

Abb. 42 a, b. Tangentialschnitt der Bowmanschen Kapsel; a der *Katze*, b des *Hundes*. Deutliche ein-fache Zellgrenzen. Der Basalkitt bildet schmale Bänder, die den Zellen angehören und ihre Konturen nicht überschreiten. Sie verlaufen in jeder Zelle meist ungefähr parallel (in der linken oberen Zelle teilweise fächerförmig); in den Nachbarzellen jedoch zeigen sie oft erhebliche Richtungsunterschiede. (Orig.-Zeichnung von K. W. Zimmermann 1918; aus Tasic.)

und J. Mawas (1912). Ich habe die basalen Kittfäden in einer *menschlichen* Niere, die mit Heidenhains Eisenhämatoxylin gefärbt war, auch gesehen.

Die Auffassung von K. v. Frisch (1915) (Abb. 40) entspricht im wesent-lichen meiner eigenen, indem er scharf zum Ausdruck bringt, daß die Faserhülle und die Basalreifen sich nicht gegenseitig ausschließen, sondern beide vor-handen sind. Er unterscheidet mithin wie wir drei Schichten.

Endlich hat K. W. Zimmermann diese Strukturen noch einmal gründlich von J. Tasic (1918) an *Hund, Katze* und *Mensch* untersuchen lassen. Die Befunde stimmen in einem wesentlichen Punkte nicht mit den Angaben von Bizzozero und Br. v. Frisch überein. Tasic entdeckte nämlich (Abb. 41), daß die Reifen nur innerhalb desselben Zellterritoriums in der gleichen Richtung verlaufen, daß die Richtung an der Zellgrenze stets in etwas wechselt. Es ist vorläufig unklar, wie die klaren Abbildungen der früheren Autoren mit diesen Beobachtungen in Einklang zu bringen sind. Vielleicht haben wir es doch nicht mit der gleichen Struktur zu tun. Die Zimmermannschen basalen Kittfäden hat Tasic auch an der Bowmanschen Kapsel nachgewiesen (Abb. 42). Wenn wirklich, wie dies Tasic bestätigt, Beziehungen dieser Basalfäden zu den Stäbchenlamellen vorhanden sind, so ist jedenfalls im Hauptstück die Anordnung, wie sie von Tasic geschildert wird, wahrscheinlicher, als daß solche Reifen ringsherum kontinuierlich angeordnet sein sollen. Andererseits fällt die Beziehung zu Stäbchenlamellen in den anderen Abschnitten des Nephrons, wo zum Teil (so in der Bowmanschen Kapsel, fraglich im dünnen Teil, sicher im dicken Teil der Henleschen Schleife, Sammelrohr) ebenfalls basale Kittlinien nachgewiesen worden sind, fort. In der Markregion haben die Sammelrohre mehr und mehr eine diffuse basale Kittmasse, lassen dagegen die Kittfäden mehr und mehr vermissen. Ähnliche Befunde machte Djokić (1919) beim *Bären* und N. Belosavitsch (1919) beim *Lama*.

Alles in allem kommen wir also zu dem Ergebnis, daß die Basalmembran aus einer wohl homogenen Glashaut besteht, die nach außen durch die Faserhülle eine Verstärkung und Verbindung mit dem Interstitium, nach innen durch verschieden in den einzelnen Nephronabschnitten angeordneten Kittstrukturen mit dem Epithel in Verbindung steht. Es muß unklar bleiben, inwieweit die mit verschiedenen Methoden dargestellten Strukturen übereinstimmen.

β) Die Epithelauskleidung des Kanälchens.

1. Das Epithel der Bowmanschen Kapsel. Daß die Kapsel von Epithel ausgekleidet wird, ist schon von W. Bowman richtig gesehen worden, ebenso von allen folgenden Beobachtern [J. Gerlach (1845), Kölliker (1845), V. Carus (1850), Isaacs (1850) u. a.]. M. Roth (1864) stellte die Zellgrenzen des Kapselepithels durch Silberinjektion von der Arterienbahn aus dar [s. a. Chrzonszczewsky (1864)]. Diese Angaben gehen weiterhin in alle Darstellungen über. Genauere Untersuchungen von O. Drasch (1877) machen auf die eigenartige Lagerung der Zellkerne in den Kapselepithelien aufmerksam. Diese liegen gern in Gruppen zu mehreren beisammen. Auch Th. Langhans (1879) macht diesen Befund, wobei er hervorhebt, daß in gewissen pathologischen Fällen die Kapselepithelien ebenso wie die Deckepithelien des Glomerulus [s. a. Mürset (1885)] lebhaft wuchern können. G. Hortolès (1881) stellt erneut die Zellgrenzen in den Kapselepithelien dar (Abb. 43) und bestätigt die oft exzentrische Lage der Kerne innerhalb des Zellterritoriums.

Die Zellgrenzen des Kapselepithels sind in der Regel geradlinig [K. W. Zimmermann (1898, 1911), Djokić (1919) in der *Bären*niere]. Die Zellkerne liegen in verschiedenen Abständen (Abb. 44), sie buckeln das sonst sehr flach ausgespannte Cytoplasma etwas gegen das Kapsellumen vor. Sie haben zumeist eine sehr feine Chromatinstruktur mit nur wenigen gröberen chromatischen Brocken. Zentralkörperchen hat Zimmermann an den Zellen nicht nachweisen können.

Paraplastische Einschlüsse gibt es in diesen Zellen normalerweise nicht. Insbesondere fehlen Fett- und Lipoideinschlüsse [Segawa (1914)], die aber in pathologischen Fällen hier auftreten können. Über die Beteiligung des Kapselepithels an der Farbstoffspeicherung s. S. 153.

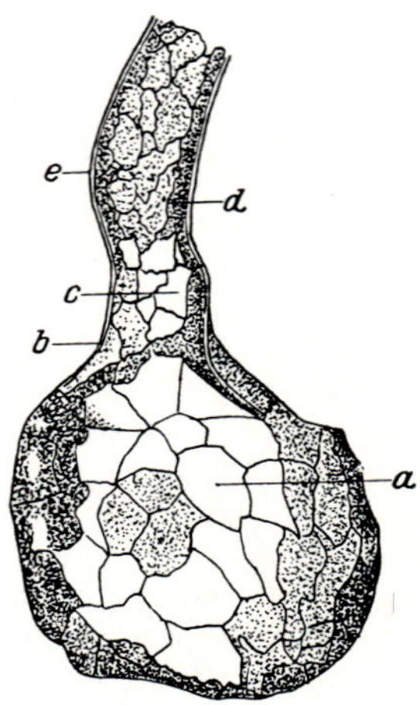

Abb. 43. Die BOWMANSche Kapsel und der Hals des Kanälchens nach Entfernung des Glomerulus. (Nach G. HORTOLÈS 1881.) a Kapselepithel; b Membrana propria; c Halsepithel; d optischer Durchschnitt des Hauptstückepithels, das bei e unregelmäßige Austrittsformen annimmt.

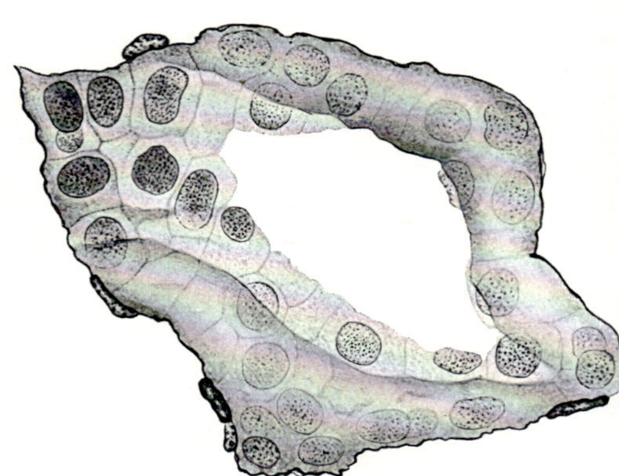

Abb. 44. Flachschnitt durch die BOWMANsche Kapsel (*Mensch*). Da die Niere vor der Fixierung durchspült wurde, ist der Kapselraum ausgedehnt, wodurch die Kapsel verhältnismäßig günstige Flachansichten liefert. FLEMMING, MALLORY. 10 μ. Vergr. 525fach.

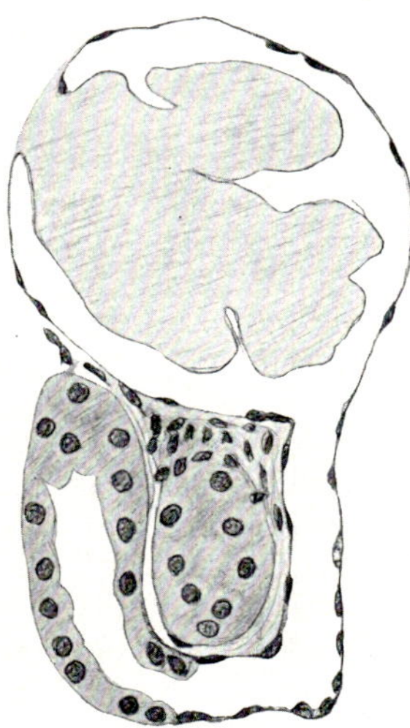

Abb. 45. Halsabschnitt aus der Niere des *Meerschweinchens*; das Kapselepithel kleidet einen ziemlich langen Abschnitt des Kanälchens aus. (Nach M. RASCHKOWITSCH 1918.)

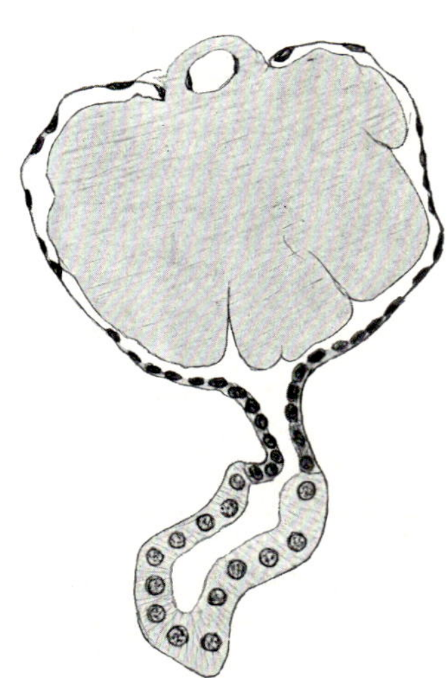

Abb. 46. Schlanker trichterartig geöffneter Halsabschnitt aus der Niere des *Schweines*. (Nach M. RASCHKOWITSCH 1918.)

2. Der Hals des Nephrons. Die Grenze des Kapselepithels gegen das Hauptstückepithel liegt bei *Säugern* nicht immer genau am Harnpol der Kapsel. Die Tatsache, daß bei fast allen *Kaltblütern* auf die Kapsel ein mit Flimmerzellen ausgestatteter Halsabschnitt folgt, hat Veranlassung gegeben, auch bei den *Säugetieren* einen Halsabschnitt zu unterscheiden. Es ist aber auf jeden Fall notwendig, völlige Klarheit darüber herzustellen, daß das entscheidende Merkmal des Halsabschnittes der *Kaltblüter*, die Flimmerung, bei der *Säuger-niere* fehlt. Spricht man also von einem Halsabschnitt bei den *Säugetieren*, so kann dies nur in dem ganz äußerlichen Sinne geschehen, daß am Anfang des Kanälchens vielfach ein kürzerer oder längerer Kanalabschnitt liegt, der einen geringeren Wanddurchmesser besitzt als das übrige Hauptstück. M. RASCHKOWITSCH (1918), der unter K. W. ZIMMERMANN die Beziehungen

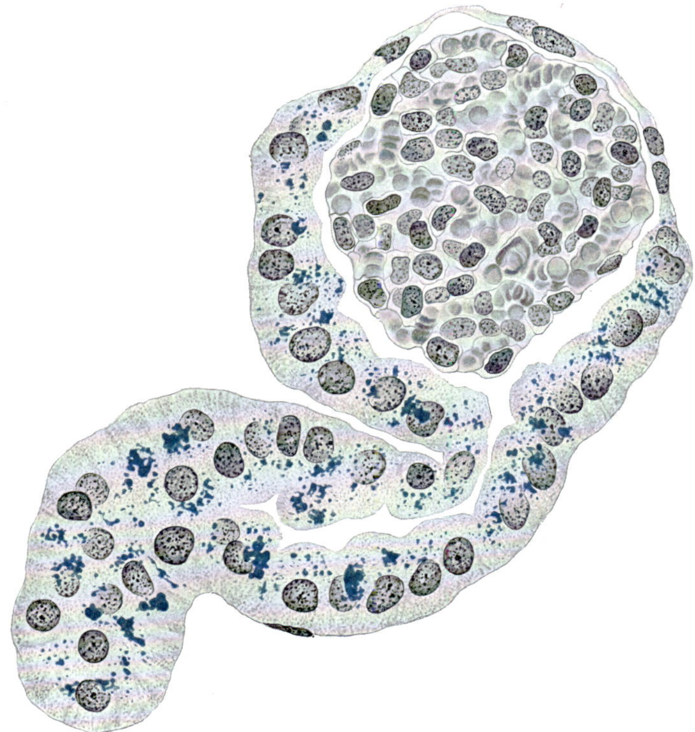

Abb. 47. Weites Übergreifen des Hauptstückepithels auf die Kapsel. *Maus*, 14 Stunden nach Trypanblaueinspritzung (1 ccm 1%ige Lösung). Formalin, Gefrierschnitt, Alauncarmin. Vergr. 760fach.

der Kapsel zu den Kanälchen bei einer großen Anzahl von *Säugetieren* unter-sucht hat, hat dann ebenfalls festgestellt, daß in vielen Fällen das Kapselepithel sich eine kürzere oder längere Strecke in das Kanälchen hinein fortsetzt, daß andererseits aber auch gelegentlich Hauptstückepithel in der Kapselwand ge-funden wird. Es besteht also eine große Variationsmöglichkeit in dem gegen-seitigen Verhalten des Hauptstück- und des Kapselepithels.

Wir unterscheiden am Harnpol einmal das Verhalten des äußeren Umfanges, dann die Epithelauskleidung. Ein äußerlich abgesetzter Hals wird regelmäßig beobachtet bei der erwachsenen *Katze* [M. ROTH (1864), J. TEREG (1911), M. RASCHKOWITSCH (1918)], bei jungen *Katzen* [K. PETER (1909), M. RASCHKO-WITSCH] fehlt dagegen die Halseinschnürung. Beträchtliche Längen erreicht der Hals oft beim *Meerschweinchen* (Abb. 45) (M. RASCHKOWITSCH). Beim *Hunde* findet sich manchmal auch ein langer, dünner Halsabschnitt, meist ist er hier aber kurz (M. Roth, K. Peter, M. Raschkowitsch). Ähnlich verhält es sich beim *Bären* (Djokic) und beim *Lama* [Belosawitsch (1919)]. Beim *Schwein* (Abb. 46) ist ebenfalls ein wechselndes Verhalten beobachtet worden [C. Ludwig und Zawarykin (1864), J. Henle (1873), K. Peter, M. Raschkowitsch]. Besonders kurz ist die Einschnürung beim *Pferd* (Raschkowitsch). Die Halseinschnürung fehlt häufig beim *Kaninchen* und *Rhesusaffen*. Bei der *Maus* ist das Hauptstück gewöhnlich gegen die Kapsel trichterförmig geöffnet (Abb. 47).

Beim *Menschen* wird oft ein Halsabschnitt erwähnt, in anderen Fällen vermißt. M. Raschkowitsch, der 5 Fälle untersucht hat, betont die wechselnde

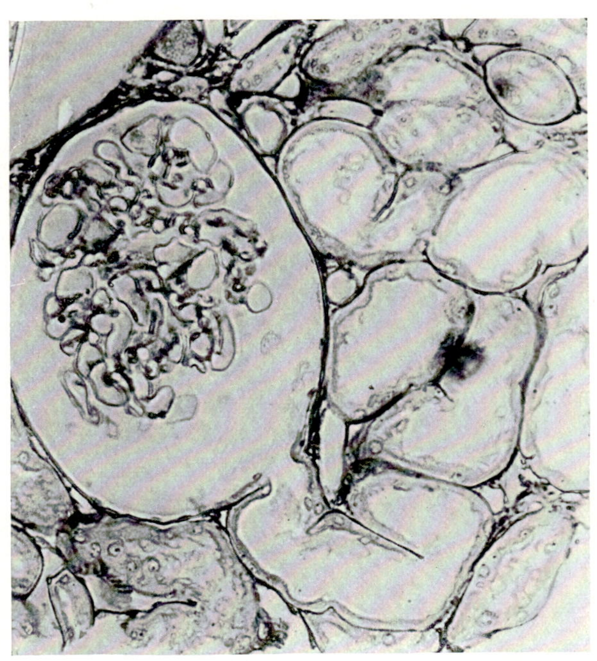

Abb. 48. Harnpol beim *Menschen*. Kapselraum und Kanälchen erweitert. In diesem Falle ist die Halseinschnürung deutlich. Flemming, Mallory. 3 μ. Vergr. 250fach.

Form des Überganges: „beim *Menschen* wurde der Hals als gewöhnlich nicht sehr tiefe Einschnürung deutlich beobachtet, in der Mehrzahl der Fälle fehlte er jedoch. Gelegentlich wurden trichterförmige Erweiterungen beobachtet." In der älteren Literatur wird der Halsabschnitt beim *Menschen* teils geleugnet [Schweigger-Seidel (1865)], teils als konstant angegeben (Th. v. Kölliker (1867), C. Ludwig (1871), J. Henle (1873), C. Toldt (1888), L. Szymonowicz (1901), V. v. Ebner (1902), J. Disse (1902) u. a.], teils ebenfalls als variable Erscheinung betrachtet [Ch. F. Gross (1868), H. Frey (1876), K. Peter (1909)]. Ich finde eine Halseinschnürung sehr deutlich bei einer Niere, deren Kapseln und Kanälchen erweitert sind. Hier (Abb. 48) widersteht das Bindegewebe der Kapsel einer Dehnung stärker als die M. propria des Kanälchens.

Die Isolationsmethode kann für die Feststellung, ob eine Halseinschnürung vorhanden ist oder nicht, wohl keine entscheidende Bedeutung haben, weil durch Quellung und Verlagerung Kunstprodukte entstehen können. In Schnitten sind Täuschungen möglich, falls man nicht Serienschnitte zur Verfügung hat.

Auffallend ist in allen Fällen die Variabilität. Was die Epithelgrenze anlangt, so kann das Kapselepithel in jedem Falle leicht vom Hauptstückepithe nterschieden werden. Falls die Grenze genau am Kanälchenbeginn liegt, ann die Höhendifferenz beider Epithelien schroff sein; oft erreicht aber auch ann das Hauptstückepithel erst in einiger Entfernung vom Harnpol seine endültige Höhe. Liegt die Grenze im Kanälchen oder innerhalb der Kapsel, so eginnt das Hauptstückepithel immer erst mit niedrigen Zellen. Nach M. RASCHOWITSCH liegt die Epithelgrenze fast ausschließlich am Kanälchenanfang bei *ferd, Kaninchen* und *Rhesusaffe*. Ein Übergreifen des Hauptstückepithels auf die .apsel fand er oft beim *Menschen*, bei ner *Katze*, selten beim *Hunde*. Die Regel t dies Verhalten bei *Ratte* und *Maus* Abb. 47) [E. KLEIN (1881), C. BENDA .887), STANDFUSS (1907), K. PETER .909)]. Auch beim *Rinde* [INOUYE (1909)] ommt dies Verhalten vor. Andererseits icht oft das Kapselepithel auf längere ler kürzere Strecken in das Kanälchen nein. So ist es regelmäßig beim *Meerhweinchen* (Abb. 45), häufig bei der erachsenen *Katze*, beim *Bären* [DJOKIĆ 919)] und *Lama* [BELOSAVITSCH (1919)], ltener bei *Hund* und *Schwein* (Abb. 46), snahmsweise bei *Rhesusaffe* und *Mensch* ЧASCHKOWITSCH).

Beim Menschen ist auch nach meinen eobachtungen die Grenze wechselnd, hält ch aber stets annähernd am Harnpol Abb. 48).

3. Das Epithel des Hauptstückes. D i e orm der Epithelzellen. Wendet man ine spezifischen Zellgrenzen- oder Kittistenfärbungen an, so erwecken Isolaons- oder Schnittpräparate beim Hauptück den Eindruck, als wenn hier überupt Zellgrenzen fehlten, als wenn also s Epithel eine einheitliche Plasmamasse

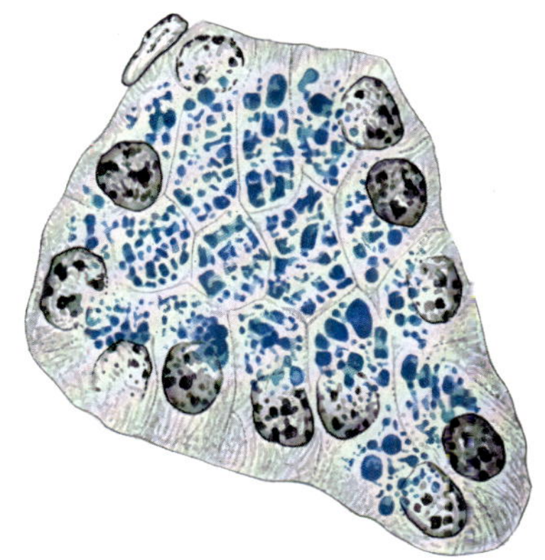

Abb. 49. Die Zellterritorien zeichnen sich bei *Amphibien* nach Farbstoffspeicherung deutlich ab. Aus der Niere von *Hyla arborea*. (Trypanblau.) Vergr. 1050fach.

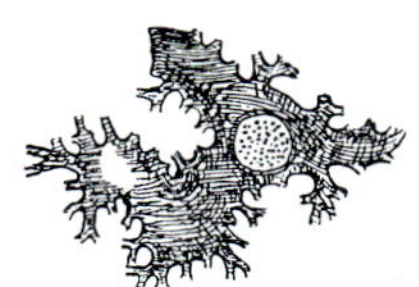

Abb. 50. Zelle aus dem Hauptstück des *Hundes*. Vergrößerte Originalabbildung R. HEIDENHAINS (1883). (Aus K. W. ZIMMERMANN 1911.)

säße, in die in gewissen Abständen Zellkerne eingelagert wären. Ist das ytoplasma reich an granulären Einlagerungen, so kommt die celluläre Einilung des Epithels oft überraschend klar zum Ausdruck (Abb. 49). Besonders hön läßt sich dies an Hauptstücken mit gespeichertem Farbstoff (Trypanblau) inn beobachten, wenn die Granula die Zellgrenzen freilassen und dadurch zu lygonalen Feldern zusammengeordnet sind, die bei Flächenansichten zentral n Kern enthalten. Bei *Säugetieren* grenzen sich auch bei dieser Methode die llen nicht immer deutlich ab.

Genaue Einblicke in die Zellform erhält man mit Zellgrenzenfärbung (Eisenmatoxylin), Silbernitrat oder der Methode nach GOLGI-KOPSCH [K. W. ZIMMERNN (1911)]. Auch die Methode von A. KOLOSSOW (1898) hat unsere Kenntnis reichert. Die ersten exakteren Angaben über die Zellformen verdanken wir SCHACHOWA (1876), die in ihren sorgfältigen Untersuchungen zum ersten Male e Pars recta des Hauptstückes ("spiraliges Kanälchen") im Markstrahl entckte. SCHACHOWA unterschied hier Säulenzellen und pilzförmige Zellen.

Die Säulenzellen haben eine gegen das Lumenende kaum verbreiterte Basis und nnelierte Seitenflächen; bei den pilzförmigen Zellen ist die Basis verbreitert und mit

Fortsätzen versehen, der übrige Zelleib ist schlank. Alle Zellen sollen mit knopfförmige
Fortsätzen in das Lumen ragen.

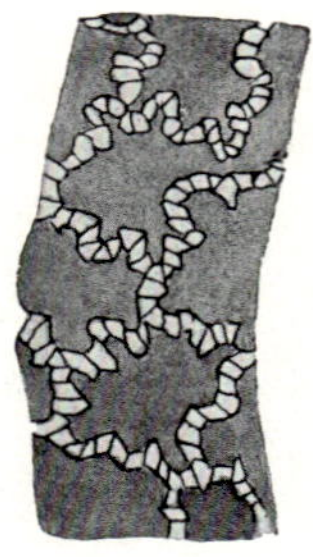

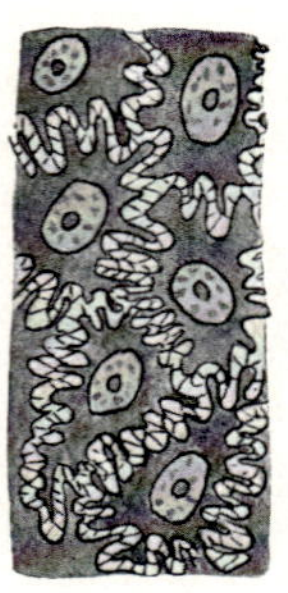

Abb. 51 a, b. Flächenansichten des Hauptstückepithels aus der Niere eines jungen *Hundes*. a in d
Nähe des Lumens; b in der Nähe der Basis. (Nach A. Kolossow 1898.)

Die Kannelierung der Seitenflächen betrachtet Schachowa als Grundla
der Erscheinungen, die R. Heidenhain als Stäbchen beschrieben hatte. Letzter
(1883) bildet aber eine isolierte Hauptstückzelle aus der Niere des *Hundes* a

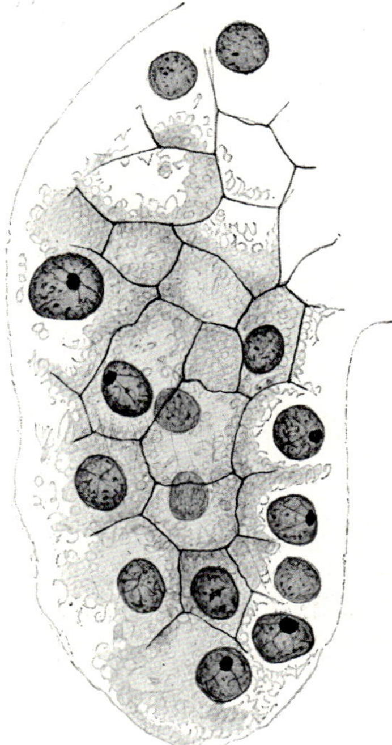

(Abb. 50), an der neben den Stä
chen die seitlichen Fortsätze d
Zellen zu sehen sind.

Mit der Chromsilbermetho
stellten A. Böhm und M. Davido
(1895) beim *Meerschweinchen* zu
ersten Male die Zellgrenzen in si
dar; hier sollen an der Basis kon
plizierte Fortsätze in ähnliche d
Nachbarzellen eingreifen, währer

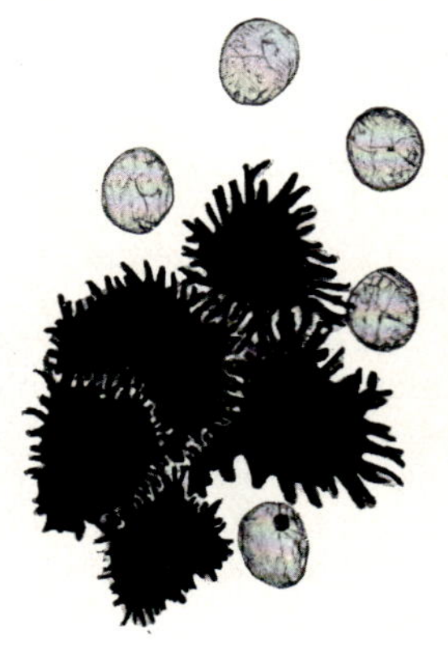

nach dem Lumen zu die Zellbegrenzung weniger kompliziert wird.

Abb. 52 a, b. Zellgrenzen des Hauptstücks (gewundener Abschnitt) aus der Niere des *Lamas*. a Ki
fäden an der luminalen Fläche; b imprägnierte Zellfelder von der basalen Fläche aus geseh
(Aus N. Belosawitsch 1919; Originalzeichnungen von K. W. Zimmermann-Bern.)

nach dem Lumen zu die Zellbegrenzung weniger kompliziert wird. A. La
dauer (1895) hat beim *Meerschweinchen* den gleichen Befund erhoben; bei
Hund erstreckt sich dagegen die komplizierte Seitenfläche bis zum Lume

Wie S. Schachowa betrachtet Landauer die Stäbchen als optischen Ausdruck der Zellgrenzen.

K. W. Zimmermann (1898) konnte die Kittleisten in allen Kanalabschnitten der *Kaninchen*niere darstellen; er findet sie überall etwas geschlängelt. Die ganze Zellform beschreibt Zimmermann später (1911) genauer. Nach interzellulärer Schrumpfung treten die Zellgrenzen besonders deutlich hervor Kolossow (1898)]. Auch hier (Abb. 51) ergibt sich, daß die Faltung der seitlichen Zelloberfläche nach dem Lumen zu weniger stark ausgeprägt ist. Kolossow hält die Stäbchen für eine optische Täuschung. Bei der *Maus* [M. Heidenhain (1911)] bilden die Kittleisten im Hauptstück weniger komplizierte Linien.

K. W. Zimmermann (1911) bildet die Zellgrenzen bei *Hund* und *Katze* ab. Im Gegensatz zu den Befunden beim *Meerschweinchen* sollen hier die Grenzen

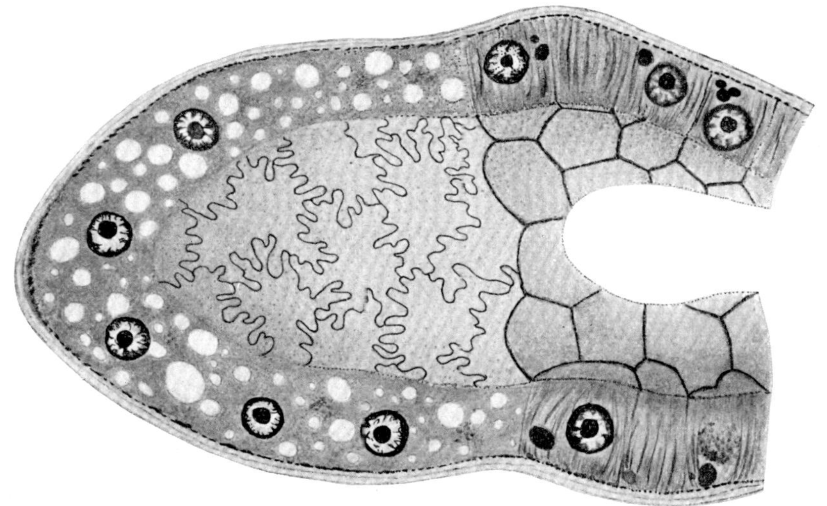

Ab. 53. Pars recta des Hauptstücks. *Katze*. Plötzlicher Epithelwechsel; die im ganzen übrigen Hauptstück geriffelten Zellgrenzen sind plötzlich glatt. Seibert apochr. Imm. 2 mm, Co. Oc. 6. Vergr. etwa 1000fach. (Aus K. W. Zimmermann 1911.)

an der Basis einfacher sein als unter dem Saum. Das Gleiche stellte Djokić (1919) für den *Bären* fest. Auch bei *Mustelus* sah H. Joseph (1918) ähnliches. Dagegen verhält sich beim *Lama* [Belosawitsch (1919)] das Epithel ähnlich demjenigen beim *Meerschweinchen* (basal verzahnt, luminal glatt begrenzt; Abb. 52).

Bei allen Angaben der Literatur fällt auf, daß die Lumenweite des Kanälchens nicht berücksichtigt ist. Man muß doch annehmen, daß die Zellform mit der Lumenweite beträchtlich schwankt. Besonders am luminalen Zellende muß bei engem Lumen eine viel stärker gefaltete Kittlinie entstehen als bei weitem Lumen. Man wird also vielleicht die schwankenden Angaben zum Teil darauf zurückführen können, daß das Relative in dem Begriff „Zellform" meist von den Untersuchern nicht berücksichtigt worden ist.

In der Pars recta (Radiärstück von Zimmermann, spiraliges Kanälchen von Schachowa) wechselt das Epithelaussehen bei *Hund* und *Katze* in verschiedener Höhe plötzlich (Abb. 53). An Stelle der geriffelten Zelloberflächen treten glatte Zellseitenwände auf. Beim *Hund* werden gleichzeitig die Zellen heller, bei der *Katze* dunkler und enthalten hier feine Fäden, die radiär eingestellt sind; gleichzeitig verschwinden bei der *Katze* die Vakuolen (Fett). Beim *Bären*

5*

[Djokić (1919)] sind ebenfalls die Zellen des Schlußstückes der Pars rec
geradlinig begrenzt.

Zellkern und Zentrum. Die Zellkerne sind im Hauptstück gut fixiert
menschlicher Nieren recht charakteristisch gebaut. Bei guter Erhaltung d
Niere ist die Kernform der Pars convoluta durchaus einheitlich. Die Kuge
form herrscht vor, die Kernmembran ist schwach färbbar; durch das Ker
innere zieht sich ein feines, wie mir scheint, wabiges Gerüst, in dessen Knote
punkten gleichmäßig verteilt, kleine Chromatinschollen liegen. Nic
immer findet man einen groß
chromatischen Körper; in ander
Fällen dagegen können 2, au
3 derartige, meist kugelrunde G
bilde, Nucleolen, vorhanden se
In anderen Nieren finde i
neben dieser vorherrschenden For

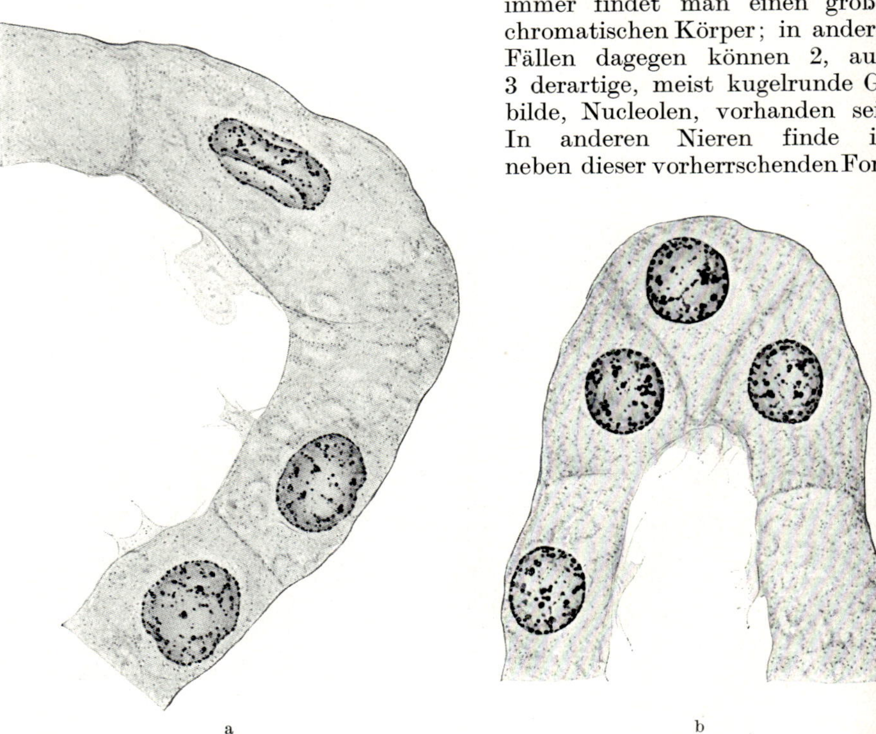

a   b

Abb. 54 a, b. Zellkerne des Hauptstückepithels. Aus einer mit Flemmingscher Lösung fixier
Niere des *Menschen*. Kresylviolett. Vergr. 2000 fach. a aus der pars convoluta, b aus der p
medullaris des Hauptstücks.

Kerne, die in verschiedenem Grade geschrumpft sind. Hierbei kann
kugelige Form beibehalten sein, so daß der ganze Kern kleiner und dunk
erscheint; es kann aber auch zu Faltungen der Kernmembran kommen, ob
daß hierbei das Bild amitotischer Einschnürungen entstände. Ich betrac
solche Kernformen als Wirkungen der Technik. Die verkleinerten und dunk
gefärbten Kerne dagegen stellen einen besonderen Kernzustand dar, der sch
oft beobachtet ist; es sind Unnas „saure Kerne". Oft finden sich sol
Kerne im Inneren von Zellen mit veränderter Cytoplasmastruktur, so daß
zu der Überzeugung gekommen bin, daß wir es mit Kernen absterbend
Zellen zu tun haben.

In dieser Ansicht wurde ich dadurch bestärkt, daß gerade in der Pars rec
solche Kerne häufiger vorkommen. Hier zeigen Pigmentanhäufungen die besond
Beanspruchung dieses Abschnittes. Hier ist auch die Grundform der Kerne

allen mir vorliegenden Nieren anders als in der Pars convoluta. Das Innere des Kernes ist aufgehellt, die Chromatinkörper häufen sich an der Kernmembran auch dann, wenn in der Kernmitte ein Nucleolus sitzt. Hier haben wir es sicher mit einer Besonderheit der Kernfunktion zu tun (vgl. Abb. 54a und b).

Dabei ist hervorzuheben, daß auf diese Kernunterschiede die Fixierungsart von geringem Einfluß zu sein scheint. Mir liegen Nieren vor, die mit FLEMMING-scher Lösung, MÜLLER-Formol, Sublimat, Trichloressigsäure, Susa fixiert sind. Überall finde ich den gleichen Unterschied in der Kerngrundform. Am schönsten bringt eine basische Kernfärbung oder eine Beizenfärbung die Kernformen heraus, aber auch die Azanfärbung zeigt die Unterschiede zur Genüge.

Inwieweit der Kern des Hauptstückes einem funktionellen Wechsel unterworfen ist, kann nicht als geklärt angesehen werden. Im allgemeinen wurde hierauf wenig geachtet. TRIBONDEAU (1902) meinte, daß der Nucleolus aus dem Kern austrete und als Ursprungsmaterial für kleinere Granula zu gelten habe. CL. RE-GAUD und A. POLICARD (1903) bestreiten aber diese Angaben. Bei verschiedenen *Säugetieren* glaubt A. FERRATA (1905) eine Entstehung von Granulationen aus dem Kern wahrscheinlich machen zu können. Dagegen sahen R. und A. MONTI (1900) keinen Unterschied im Kernbau zwischen winterschlafenden und tätigen *Murmeltieren*. Wir selbst haben niemals Beobachtungen gemacht,

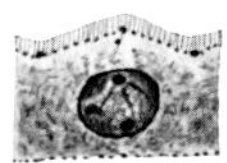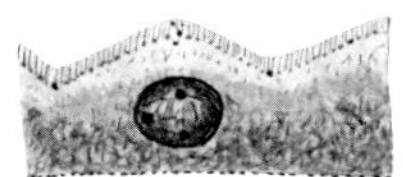

Abb. 55. Hauptstückzellen vom *Kaninchen*. Mikrozentrum (Zentralgeißel?) dicht unter dem Bürstenbesatz. (Aus K. W. ZIMMERMANN 1898.)

die typische morphologische Kernveränderungen mit typischen funktionellen Zuständen in Einklang zu bringen vermögen. Wenn wirklich gelegentlich Kernmaterial in das Cytoplasma übertritt, so ist es durchaus fraglich ob dies Material für die typische Nierenarbeit in Betracht kommt. Es kann sich ebensogut um ein allgemeines Zellstoffwechselphänomen handeln.

C. HIRSCH (1910) findet wohl in vergifteten Nieren allerlei Kernveränderungen, lehnt aber einen Zusammenhang zwischen Granulaveränderungen und Kernen ausdrücklich ab.

Nach W. P. COVELL (1926) ist in der *Ratten*niere ein ziemlich konstantes Volumenverhältnis zwischen Kern und Cytoplasma festzustellen. Es beträgt für das Hauptstück 1:9,5, Schaltstück 1:8,3, breite Schleifenstücke 1:6,0, dünne Schleifenstücke 1:4,6.

Einen Zentralapparat stellten K. W. ZIMMERMANN (1898) und F. MEVES (1899) in den Hauptstückzellen dar. Er liegt zwischen Bürstensaum und Kern und besteht in der Regel aus zwei Zentralkörperchen (Abb. 55). Bei *Kaltblütern* hat H. JOSEPH (1905) in den Hauptstückzellen teilweise geteilte Diplosomen festgestellt, die oft an Stelle eines Innenfadens einen Innenbüschel besaßen.

Der gestreifte Saum. Der gestreifte Saum (Bürstensaum) ist dasjenige Merkmal des Hauptstückes, das in allen typischen Nieren der *Wirbeltiere* (Vor-, Ur- und Nachniere aller *Wirbeltierklassen*) immer nachweisbar ist. Ohne gestreiften Saum kein Hauptstück.

Der gestreifte Saum wurde von M. NUSSBAUM (1878) bei *Frosch, Triton* und einigen *Knochenfischen* als ein feiner Besatz von beweglichen Cilien beschrieben. Beim *Menschen* sah diese Struktur zuerst V. CORNIL (1879). [S. auch die Abbildungen bei V. CORNIL und BRAULT (1884).] In der Folge erkannte man, daß der gestreifte Saum nur einem bestimmten Abschnitte der Niere zukomme und entdeckte ihn bei Vertretern aller *Wirbeltierklassen*

[*Cyclostomen*, B. Solger (1885), J. Renaut (1882), M. Nussbaum (1886) u. a., *Selachier* Möbius (1885), M. Nussbaum (1886), *Amphibien* Tornier (1886), Lorenz (1889), Th. Rothstein (1891), M. Heidenhain (1892), F. Meves (1899), Trambusti (1899) u. v. a., *Reptilien* Tornier, B. Sauer (1895), Trambusti, Cl. Regaud und A. Policard (1899), G. Tribondeau (1899) u. v. a., *Vögel* Renson (1883), Lorenz, Sauer, Trambusti u. a.].

E. Klein (1881) beschreibt an der *Mäuse*niere den gestreiften Saum und findet ihn nur am proximalen Abschnitt des Kanälchens. Lebedeff (1883) sah den Saum nach Osmiumfixierung bei *Kaninchen* und *Hund* und bildete ihn ab. Gibbes (1884) faßt den Saum als eine Schicht feiner Cilien auf; er sah ihn bei *Ratte, Maus, Meerschweinchen, Hund* und *Mensch*. F. Marchand (1885) hat die Streifung der Säume nur bei solchen *menschlichen* Nieren gesehen, die mit chlorsaurem Kali oder Phosphor vergiftet oder durch Eklampsie geschädigt waren. *Oertel* (1887) betrachtet das Auftreten des Saumes überhaupt als Folge nekrotisierender Vorgänge. Diese Auffassung wurde aber bald verlassen, als mit Zunahme der Sicherheit in der Fixierung der Niere das normale Vorkommen des gestreiften Saumes über alle Zweifel gestellt wurde.

In der Folge wird aber immer noch die Frage lebhaft erörtert, ob der gestreifte Saum konstant vorhanden ist, oder ob er an eine bestimmte Funktionsphase der Hauptstückzellen gebunden sei.

So hielt z. B. W. Kruse (1887) den gestreiften Saum für eine wechselnd auftretende Struktur, wenn er schreibt: „Die oberste Schicht der Zellen besitzt physiologischerweise die Fähigkeit, sich in einen Bürstensaum umzuwandeln. Die Ausdehnung, in welcher der Bürstensaum erscheint, ist außerordentlichen Schwankungen unterworfen; die Gründe dafür werden durch Berücksichtigung pathologischer Verhältnisse bis jetzt noch nicht hinreichend aufgeklärt. Jede wesentliche Schwellung der Zellen scheint dem Auftreten des Stäbchensaumes hinderlich zu sein; einfache Trübung und Verfettung der Zelle vertragen sich sehr wohl mit ihm.“

Auch in der Sekretionstheorie von J. Disse (1893) wird dem Bürstensaum nur eine temporäre Aufgabe zuerteilt: „Im Beginne der Sekretion nehmen die Epithelzellen in den Rindenkanälchen unter Aufhellung ein größeres Volumen an, begrenzen sich schärfer und bilden an Stelle der streifigen Kuppe, des „Bürstensaumes“, eine homogene, helle Kuppe aus. Die Zellkuppe vergrößert sich und wird zu einem voluminösen, hellen Prisma mit deutlicher Wand; das körnige Protoplasma der Zelle sammelt sich, den Kern umgebend, in der basalen Hälfte der Zelle an. Die Zellkuppe verkleinert sich durch Entleerung ihres Inhalts. Nach völliger Entleerung bleibt das körnige Protoplasma um den Kern herum zunächst kontrahiert, während die Zellkuppe wieder den Charakter eines fein gestreiften Saumes annimmt [J. Disse (1898)].“ Auch L. Bruntz (1908) spricht sich nach Erfahrungen an *Machilis (Thysanure)* dafür aus, daß der Bürstensaum zur Zeit des Sekretaustrittes aus der Zelle völlig schwinde.

Im Gegensatz zu diesen Angaben betonen die meisten Forscher seit H. Lorenz (1888) und besonders H. Sauer (1895), daß der Bürstensaum ein konstanter Bestandteil der Hauptstückzelle sei. H. Sauer hat sich unter M. Heidenhain sehr eingehend mit der Fixierbarkeit der Niere beschäftigt und vor allem festgestellt, daß bei Zusatz von Fixiermitteln zum frischen Zupfpräparat Eiweißtropfen auftreten, die die Sekretionstheorien von J. Disse (1893, 1898, 1901), van Gehuchten (1891), van der Stricht (1892) und Nicolas (1891) hervorgerufen haben.

Ungeeignet zur Fixierung sind Osmiumsäure in Dampfform und als 1%ige Lösung, sowie die Osmiumsäuregemische nach Altmann, Flemming, Hermann, Fol. Ferner sind ungeeignet: Müllers Flüssigkeit, 5%iges chromsaures Ammoniak, 1%ige Chromsäure, Chromameisensäure (Rabl), Chromessigsäure, Platinchlorid-Chromsäure, Pikrinschwefelsäure, Silbernitrat, Formalin, Aceton.

Besser fixieren schon Perenysche Flüssigkeit, wenn man kleine Stückchen einlegt, und Sublimat-Kochsalzlösung.

Gut fixiert ein Gemisch aus konzentrierter Salpetersäure, 10,0 ccm auf Alkohol 90%ig oder abs. 90,0 ccm.

Am besten ist das Gemisch nach Carnoy-van Gehuchten (Alk. abs. 60,0, Chloroform 30,0, Eisessig 10,0 ccm).

Mit diesen technischen Gesichtspunkten verknüpfte Sauer eine eingehende Berücksichtigung der Funktion; die Sekretionsstärke wurde stets durch Katheter kontrolliert. Beim *Trockenfrosch* fanden sich ein enges Lumen und hohe Zellen im II. Abschnitt, bei sezernierenden *Fröschen* war das Lumen weit; stets war der Bürstensaum tadellos erhalten (Abb. 56). Eiweißtropfen sind entweder Fixierungsprodukte oder pathologische Erscheinungen. Auch bei *Säugetieren* werden entsprechende Ergebnisse bei *Hunger-* und *Dursttieren* einerseits, nach intravenöser Kochsalzinfusion andererseits gesehen. So ist also der Bürstensaum eine konstante Bildung und besitzt stets die Streifung. Bei *Säugern* wird er durch eine basale Körnchenreihe, bei *Amphibien* durch eine zarte Linie vom Cytoplasma abgegrenzt.

Das konstante Vorkommen des Bürstensaumes ist nach diesen Untersuchungen, abgesehen von J. DISSE, von niemandem mehr ernstlich in Zweifel gezogen worden. Nur T. KOSUGI (1927) unter L. ASCHOFF bringt wieder Bilder, die denen von J. DISSE nicht unähnlich sind. Er glaubt nachweisen zu können, daß sich die Hauptstückzellen periodisch

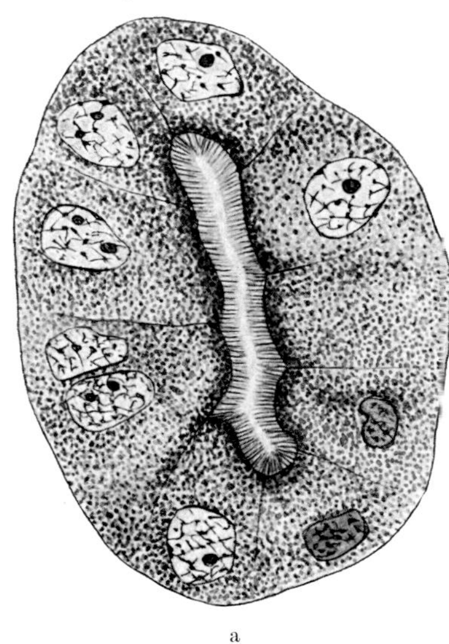

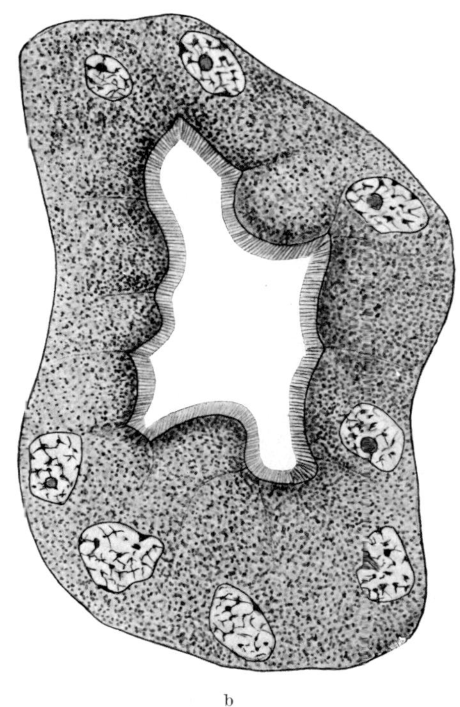

a   b

Abb. 56 a, b. Querschnitte durch das Hauptstück vom *Frosch*. a hohe Zellen, enges Lumen bei einem Minimum von Sekretion; b abgeflachte Zellen, weites Lumen bei starker Sekretion. Fixierung: Salpetersäure-Alkohol. Apochr. 2 mm (Zeiß) Ok. 4. (Nach H. SAUER 1895.)

angehäufter Substanzen, des „Granuloids", durch den Saum entledigen. Wir halten diese Bilder durchweg für Folgen mangelhafter Fixierung. Über die feinere Zusammensetzung des Saumes allerdings ist bis heute noch keine wirklich exakte Vorstellung aufgebaut worden. Ich habe deshalb selbst meine Bemühungen, über das Wesen des Saumes ins Klare zu kommen, besonders gesteigert und finde, daß weder die Bezeichnung „Bürstensaum", noch die gewöhnliche Darstellung seiner Zusammensetzung den Tatsachen gerecht werden.

Ich kann zunächst bestätigen, daß die weitaus deutlichsten Bilder in mit CARNOY-Gemisch fixierten Nieren zu bekommen sind. Die Fixierung ist dabei besonders gut, wenn man nach Durchspülung mit RINGER-Lösung vom Blutwege aus fixiert. In solchen Nieren sind die Kanälchen zumeist erweitert, die Säume fast immer tadellos erhalten und sehr deutlich gestreift.

Mir liegen Präparate vor von verschiedenen Tieren: *Amphibien,* unter den *Reptilien* von *Anguis, Lacerta, Emys, Crocodilus,* unter den *Vögeln* von *Gallus,* unter den *Säugetieren* von *Menschen, Katze, Meerschweinchen.* Gefärbt wurde teils mit Eisenhämatoxylin, teils mit Mallory-Azan, teils mit der ganz ähnliche Resultate ergebenden Eosin-Phosphor-molybdän-Methylblau-Färbung nach v. Möllendorff.

An den relativ hohen Säumen der *Amphibien, Vögel* und *Säugetiere* wie an den besonders niedrigen der *Reptilien* fand ich im Prinzip stets die gleiche Zusammensetzung; ich komme zu dem Ergebnis, daß wir es gar nicht mit einem „Bürsten"-, sondern mit einem Porensaum zu tun haben. Ähnliche Anschauungen hat Th. Rothstein (1891) und im wesentlichen auch Trambusti (1898) vertreten.

Rothstein betrachtet den gestreiften Saum als durch gegeneinander gepreßte längliche Bläschen gebildet, deren Wände sich gewöhnlich färben und dadurch das Bild von Stäbchen oder feinen Haaren erzeugen. Auch Trambusti hält die Härchen für ein Trugbild, die Streifung entstehe dadurch, daß sich durch den Saum die Sekrete als Tröpfchen hindurchpressen. Trambusti hält im übrigen — hier kann ich ihm nicht beipflichten — den ganzen von den Autoren

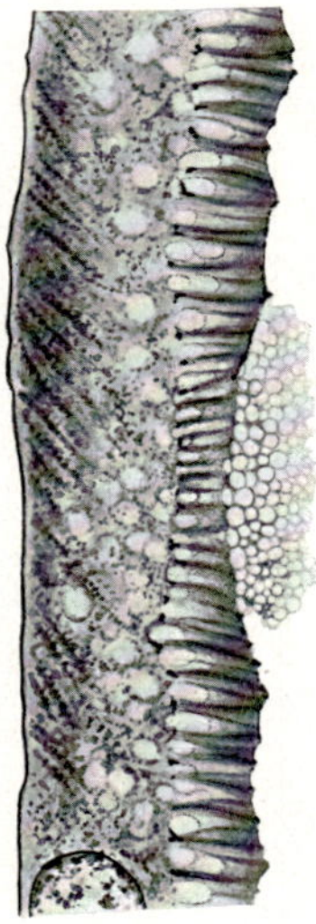

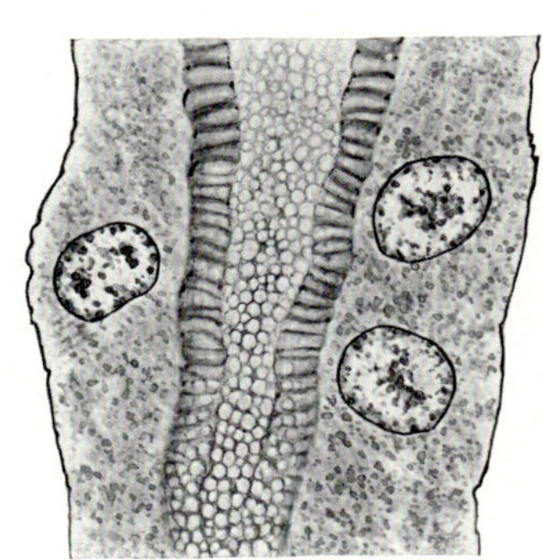

Abb. 57. Längsschnitt durch ein Hauptstück vom *Meerschweinchen.* Gestreifter Saum teilweise im Flachschnitt. Fixierung Carnoy, von der Blutbahn aus. Färbung Mallory. Vergr. 1875fach.

Abb. 58. Längsschnitt durch ein Hauptstück vom *Hahn.* Fixierung Carnoy, Färbung Hämatoxylin-Eosin, Phosphormolybdänsäure, Methylblau, Vergr. 1875fach.

als Bürstensaum bezeichneten Saum für inkonstant. Konstant sei nur ein an der Saumbasis liegender viel feinerer Saum; hier handelt es sich offenbar um die Basalkörperchenreihe, die Trambusti gesehen hat. G. Scagliosi (1907) betrachtet den ruhenden Saum als strukturlos und läßt die funktionelle Streifung durch Fällung feiner, in ihm vorgebildeter Sekretionscapillaren zustande kommen.

Es sind vor allem zwei Erscheinungen, die uns dazu zwingen, die Streifung des Saumes auf ein Nebeneinander von Waben zurückzuführen. Einmal kann man bei genauer Verfolgung der Streifen mit der Mikrometerschraube feststellen, daß die Streifen sich in der Tiefe nicht verlieren, sondern wie eine Wand weiter verfolgen lassen. Einzelne Härchen müßten beim Tieferstellen des Objektes verschwinden und neue auftauchen. Man kann demgegenüber die Umschließung einer Wabe von der gefärbten Wand geradezu verfolgen. In Abb. 57 ist dies darzustellen versucht worden.

Ferner zeigt uns ein Flachschnitt durch den Saum, wie er in Abb. 57 und 58 wiedergegeben ist, auf den ersten Blick die Realität der Wabenstruktur; gefärbt sind die Wabenwände, während das Innere schwach oder gar nicht gefärbt davon absticht. Bei der äußersten Feinheit der Waben hat man anfangs Mühe, sich von der Richtigkeit dieser Darstellung zu überzeugen. Genügend stark gefärbte Präparate, tadellose Beleuchtung und stärkste Systeme bringen aber absolute Klarheit.

Offenbar handelt es sich bei dem Saum um eine sehr quellungsbereite Struktur. In Abb. 57 sieht man schon in einem Teil der Waben helle Bläschen eingelagert. Diese Erscheinung ist der erste Anfang einer Blasenbildung im Saum, die zum Austritt und zum Vorquellen solcher Blasen in das Lumen führt. In einer *Katzen*niere habe ich derartige Bilder sehr oft beobachtet (Abb. 59).

Von *menschlichen* Nieren besitze ich nur eine, in der der Saum einigermaßen gut fixiert ist (Abb. 60); das Bild ist hier demjenigen aller untersuchten *tierischen* Nieren völlig analog.

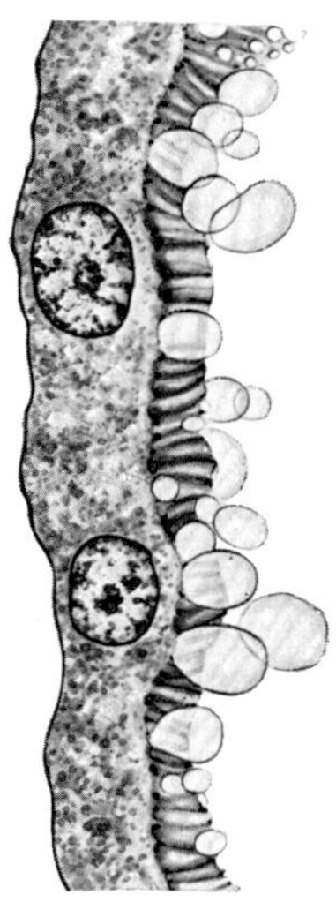

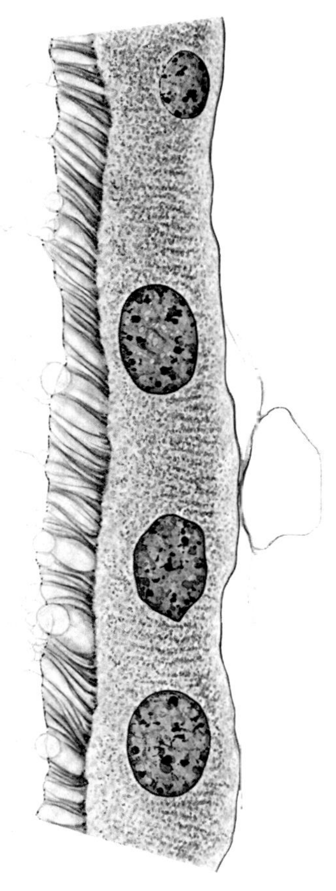

Abb. 59. Längsschnitt durch ein Hauptstück der *Katze*. Fixierung CARNOY, Färbung Hämatoxylin-Eosin, Phosphormolybdänsäure, Methylblau. Vergr. 1875fach.

Abb. 60. Saum am Hauptstückepithel vom *Menschen*. Fixierung FLEMMING. Färbung nach MALLORY. Vergr. 1875fach.

Im Gegensatz zu dieser Auffassung wird der Saum von der Mehrzahl der Forscher als eine Abart der Wimpersäume aufgefaßt.

Nach O. TORNIER (1886) ist der Saum aus vorstreckbaren Härchen gebildet (Abb. 61), woraus sich auch die verschiedenartige Höhe des Saumes erkläre. J. FRENZEL (1886), gestützt auf Untersuchungen an vielen *Wirbellosen*, vergleicht die Bürstensaumstreifung mit den Fußstäben an vielen Wimpern anderer Epithelien. W. KRUSE (1887) sagt: „Die Bürstenhärchen scheinen als Stäbchen vorgebildet zu sein, die mit den HEIDENHAINschen Stäbchen in Kontinuität stehen." Diesen Zusammenhang leugnen H. LORENZ (1888) und HANSEMANN (1889). Die sehr eingehende Untersuchung von NICOLAS (1891) erstreckt sich auf die Urniere von *Säuger*embryonen. In „Ruhezellen" (Sekretballung vor der Ausstoßung) besteht der Bürstensaum aus isolierten, kurzen Stäbchen, die gerade gestreckt sind. Die Verbindung mit dem Cytoplasma kann entweder durch eine einfache, dunkler gefärbte Schicht, oder durch basale Körnchen, oder durch eine einfach oder doppelt konturierte

Membran bewirkt sein. Bei der Sekretion treten Blasen und Cytoplasmateile durch den Saum hindurch. Diese Sekretion betrachtet Nicolas für die embryonale Niere als normal, während er die ähnlichen Erscheinungen bei der Nachniere für pathologisch hält. Deshalb sieht er auch für die letztere den Bürstensaum als konstant vorhandene Bildung an. Van der Stricht (1891, 1892) sah als Grund der Streifung auch feine Härchen an, betont aber, daß der Saum bei der Sekretion von feinen Tröpfchen durchsetzt werde, wodurch die Streifung gegenüber Ruhezellen verdeutlicht werde.

Auch H. Sauer (1895) und A. Ferrata (1905) betrachten wimperartige Stäbchen als das Hauptelement des Saumes. Beziehungen zu den Heidenhainschen Stäbchen vermutet Sauer, konnte dieselben aber nicht sicherstellen. Ganz analog sind die Anschauungen von Theohari (1899, 1900), Sjöbring (1900), V. v. Ebner (1899), W. Carlier (1899, 1900), Landsteiner (1903), Del Rio Hortega (1924), G. Levi (1927). F. Schmitter (1905) zeigt, daß die Streifung durch Behandlung einer Niere mit hypertonischer NaCl-Lösung sehr viel deutlicher wird. Bei extremen Konzentrationen sieht man deutlich einzelne Bürsten. Meiner Meinung nach handelt es sich hier aber um starke Schrumpfung und Zerreißung.

A. Policard (1909) erwähnt, daß die Zusammensetzung des Saumes an frischen Zupfpräparaten kaum zu studieren sei, nach Osmiumdampffixierung sei er teils homogen, teils gestreift, nach Carnoy-Fixierung sei die Streifung aber auch verschieden deutlich. Mit Recht betont Policard, daß von einer wirklichen Kenntnis der Zusammensetzung des Bürstensaumes keine Rede sein könne. Man könne nur sagen, daß derselbe aus zwei Substanzen bestehe, die sich durch ihre Lichtbrechung unterschieden; aber die übliche Darstellung, als bestünde der Saum aus

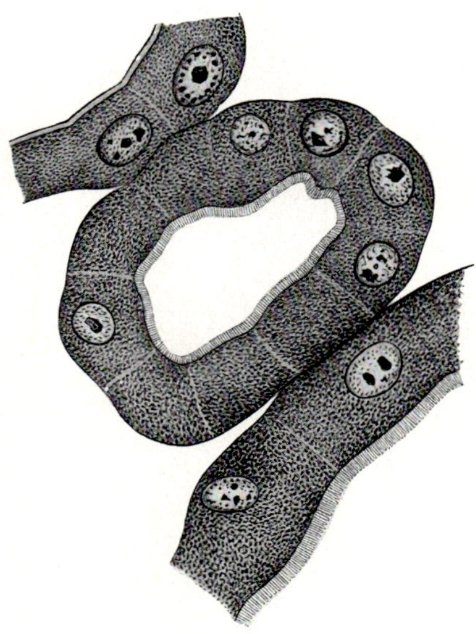

Abb. 61. Hauptstücke der *Frosch*niere. Fixierung in gesättigter, wäßriger Sublimatlösung, gefärbt in R. Heidenhains Hämatoxylin. Kal. bichromat. Vergr. 550fach.) (Nach O. Tornier 1886.)

Härchen oder Borsten, sei ebenso wie die meisten Bilder stark schematisiert. Er glaubt, daß der Saum basal durch eine undurchbrochene Membran vom Zelleib abgeschlossen sei, daß somit die Substanzen des Saumes nicht direkt mit dem Cytoplasma zusammenhängen. Ein Schüler Policards, Li Koue Tschang (1923) betrachtet schon die Streifung des Saumes als Fixierungsprodukt; er hält nur die Möglichkeit offen, daß in Fällen von Funktionssteigerung eine Streifung infolge des Durchpressens von Flüssigkeit durch den Saum zustande komme.

In der Ablehnung der üblichen Darstellung des Bürstensaumes durch Policard spielt die Frage der Basalkörperchen eine wichtige Rolle. Tatsächlich kann man an Eisenhämatoxylinpräparaten an der Grenze des Bürstensaumes gegen das Cytoplasma einen teilweise gekörnten feinen Streifen oft erkennen (vgl. Abb. 39). Ich habe mich aber niemals davon überzeugen können, daß dieser Streifen aus lauter gegeneinander abgegrenzten Körnchen besteht. Vielmehr ist alles, was man sehen kann, eine streckenweise kontinuierliche, streckenweise unterbrochene, mit Rauhigkeiten versehene Struktur. Ein deutlich gefärbter Abschlußstreifen tritt übrigens auch bei anderen Färbungen, wie Mallory, hervor. Es macht hier vielmehr den Eindruck, daß an der Basis des Saumes Umrandungen und Knotenpunkte eines feinen Wabenwerkes gefärbt hervortreten. Man kann auch an Flachschnitten diese Frage nicht ganz klären. Es soll nicht bestritten werden, daß vielleicht an ein oder dem anderen Eisenhämatoxylinpräparat wirklich nur Körnchen gefunden werden — ich selbst habe das nicht gesehen —; man wird aber auch dann im Zweifel sein müssen, ob es sich wirklich um Basalkörperchen als konstante Organellen handelt, weil es sich auch um Differenzen der Färbbarkeit zwischen Rand und Knotenpunkten der Waben handeln kann.

In einer Niere der *afrikanischen Landschildkröte* fand ich bei Eosin-Methylblau-Färbung die Kittleisten rot gefärbt, im Cytoplasma dunkle Körnchen. Hier war im Flachschnitt zwischen den Kittleisten nur ein feines Wabenwerk zu sehen, weder basale Körnchen, noch andere fädige Strukturen.

Nicolas (1891) findet, daß bei Embryonen der Bürstensaum entweder durch basale Körnchen oder durch eine Membran mit dem Cytoplasma in Verbindung stehe. H. Sauer (1895) sieht basale Körnchen nur bei *Säugern*, bei *Amphibien* eine zarte Linie als Abgrenzung gegen das Cytoplasma. Sjöbring (1900) sah die Basalkörnchen ebenfalls bei verschiedenen *Säugetieren*. Schon H. Joseph (1905) hat aber gezeigt, daß diese Körnchen keine echten Basalkörperchen sind. Nach der Lenhossek-Henneguyschen Hypothese schließen sich Basalkörperchen und Zentriole gegenseitig aus.

A. Policard und M. Garnier (1905, 1907) stellen in zahlreichen Versuchen fest, daß der Bürstensaum 4 Stunden nach dem Tode seine optimale Streifung besitzt, daß dann auch Basalkörnchen am deutlichsten hervortreten. Policard (1909) hält deshalb die Basalkörnchen für kadaveröse Bildungen. Auch wenn sie deutlich sind, ist doch die Deutung, es handle sich um Basalkörperchen der vermeintlichen Cilien oder Stäbchen des Saumes, nicht aufrecht zu erhalten, weil sie weder der Zahl, noch der Form nach den Streifen des Saumes entsprechen. Es handle sich nur teilweise um Körnchen, zum anderen Teil um längliche Gebilde, die weder mit den Streifen des Saumes, noch mit den Heidenhainschen Stäbchen in Verbindung zu bringen seien. Auch Enesko (1913) hält die Basalkörperchen für eine Leichenerscheinung.

M. Heidenhain (1911) weist auf die Analogie der Bürstensäume mit den Fußstäbchen von echten Cilien hin, setzt aber beide Bildungen nicht gleich; jedes Stäbchen habe aber ein Basalkörperchen. „Schließlich erwähnen wir, daß zwischen den Fußstäbchen mitunter eine zarte Materie auftritt, welche färbbar ist und gelegentlich eine Porencuticula vortäuscht. Verhältnisse, die sich bei dem Stäbchenorgan des Darmes (vielleicht auch der Niere) in der gleichen Weise wiederholen.“ Auch P. Metzner (1907) hält die Zusammensetzung des Saumes aus Härchen für gesichert.

Trotz der Warnungen Policards beruht die Darstellung so ziemlich aller neuen Lehr- und Handbücher auf der Annahme, daß der Saum ein echter Wimpersaum mit Basalkörperchen sei, denen nur die Beweglichkeit fehle.

Schwer zu entscheiden ist die Frage, ob die Zusammensetzung des Saumes funktionellen Schwankungen unterliegt. Während H. Sauer (1895), A. und R. Monti (1900), Ferrata (1905) und F. Rathery (1905) funktionelle Veränderungen des Saumes leugnen und das wechselnde Aussehen auf ungleiche Fixierung zurückführen, betonen A. Policard und M. Garnier (1905, 1907), daß bei jeder Fixierung in verschiedenen Kanälchen teils homogene, teils gestreifte Säume beobachtet werden können. J. Disses Meinung, der Saum sei nur temporär vorhanden, ist nicht richtig. Die einzige funktionelle Wandlung besteht nach A. Policard (1909) in einer Verminderung oder Verstärkung der Streifung. Dafür liegen übereinstimmende Angaben in größerer Zahl vor; Tornier (1886) bildet die entgegengesetzten Zustände ab, W. Kruse (1887) betont, daß die Streifung bei erweitertem Lumen der Kanälchen deutlich werde. Van der Stricht (1891) bezeichnet die Zellen mit gestricheltem Saum als Sekretionsstadien; derselbe fand in Choleranieren gestreifte Säume bei erweitertem Lumen. Sobieransky (1895) und Sjöbring (1900) finden die Säume gestreift bei niedrigen oder mittelhohen Zellen. Nach Pilocarpin wird die Streifung besonders deutlich [Theohari (1900)]; in der Phase der Sekretansammlung [A. Gurwitsch (1902), Ridadeau-Dumas (1902)] wird die Streifung undeutlich. Modrakowsky fand bei Coffeindiurese homogene Säume wie W. von Sobieransky (1903). Salzdiuresen bringen dagegen eine überaus deutliche Streifung des Saumes zustande, was v. Sobieransky auf die entquellende Wirkung des Salzes zurückführt. Policard (1909) hält trotzdem daran fest, daß die Streifung des Saumes im Zusammenhange mit dem Sekretaustritt aus der Zelle deutlich werde.

Ich möchte mich unbedingt ebenfalls dafür aussprechen, daß die Streifung des Saumes durch Funktionssteigerung deutlicher wird. Hierbei ist vor allem der Beobachtungen zu gedenken, die man an fast allen, auch gut fixierten Nieren an der Lumenoberfläche des Hauptstückes machen kann. Es ist dies der Austritt von Blasen aus dem Cytoplasma in das Lumen. Ich habe dies besonders schön untersuchen können an einer *Katzen*niere, die vor der fixierenden Injektion (Carnoy) mit Ringer durchspült worden war. So ideale Bilder gerade diese Fixierungsweise gibt, so stellt doch die Fixierung an sich einen so starken Reiz dar, daß man unbedenklich den Blasenaustritt an den Hauptstückzellen als Reizfolge ansehen kann. Hier zeigen sich nun alle Übergänge von feinen langgestreckten Waben, die die „normalen Strecken“ des Saumes bilden, zu großen Tropfen, die teils eine Wabe des Saumes erweitert haben, teils wie ein eingeschnürter Sack, teilweise im Cytoplasma, teilweise im Lumen liegen. Die gleichen Erscheinungen liegen wohl den vielen, bis in die neueste Zeit [s. u. a. L. Gianelli (1925)] hinein immer wieder als Sekretion gedeuteten Vorgängen zugrunde, die auch P. Ernst (1925) in seinen Ausführungen über die kolloide Struktur des Nierensekretes behandelt. Schon nach den eingehenden Untersuchungen von H. Sauer müssen wir annehmen, daß es sich hier um Produkte mangelhafter Fixierung handelt, auch V. Cornil und Brault (1884) betonen, daß bei gesunden Nieren das Lumen frei sei; F. Schmitter betrachtet die im Lumen abgeschiedenen Blasen als Folgen der Einwirkung hypotonischer Lösungen, in pathologischen Nieren kann ein solcher Prozeß vielleicht bei der Fixierung leichter zustande kommen. P. Ernst sieht nun in den Blasen ein Anzeichen für die Zumischung eines Kolloids zum Nierensekret, glaubt aber nicht, daß die Blasen als solche aus den Zellen stammen. Man kann dies aber an geeigneten Objekten ganz zweifelsfrei nachweisen. Auch M. Ernst (1926), der daraufhin die Urniere bei vielen *Wirbeltieren* untersucht hat, kommt zu der Auffassung, daß die Blasen identisch sind mit den Bildungen, die von älteren Autoren als blasenförmige Sekretion der Nierenepithelien aufgefaßt worden sind. Weder in der Urniere von *Fischen* noch bei *Amphibien* fand M. Ernst die Blasen; dagegen konnte er bei allen *Amnioten* in gewissen Stadien der Urnierenentwicklung Blasenbildung feststellen. Nur *Mäuse*embryonen, deren Urniere nicht weit ausgebildet wird, lassen die Erscheinung vermissen. Beobachtungen an den Epithelkernen führen M. Ernst zu dem Schlusse, daß in der Urniere das Auftreten der Blasen die Rückbildung einleitet und also als Degenerationserscheinung aufzufassen ist.

Unserer Meinung nach müssen alle Theorien über die angebliche blasenförmige Sekretion der Nierenepithelien auch in der Form der „Granuloid“-Elimination [Kosugi (1927)] als Ergebnisse der Untersuchungen mangelhaft fixierter oder pathologisch veränderter Nieren betrachtet werden.

Hierher gehören die Angaben von L. Ranvier (1886—1888), van der Stricht (1891, 1892), Nicolas (1891), J. Disse.

Wenden wir uns endlich zu der Frage, welche Bedeutung dem Wabensaum der Hauptstückzelle zugesprochen werden kann, so erinnern wir zunächst an die wohl als sicher zu bezeichnenden Tatsachen über seine Zusammensetzung. Wir sehen in dem Saum eine kontinuierliche Oberflächenschicht des Epithels (die Kittleisten an den Zellgrenzen liegen ja unter dem Saum), die aus dicht gedrängten plasmatischen Tröpfchen zusammengesetzt ist; Aufquellung der Tröpfchen macht die „Streifung“ des Saumes deutlicher. Die Streifung ist durch die Kantenansichten der Wabenwände bedingt, welche sich mit den meisten Farbstoffen stärker färben als der Inhalt der Waben. Ob es sich hier um ein Gerüst von Rohrwänden handelt, deren Inhalt nur von Flüssigkeit durchströmt wird, oder ob auch der Wabeninhalt plasmatischer Natur ist, läßt sich nicht entscheiden. Wir halten das letztere für wahrscheinlicher.

Daß dieser Saum mit der Regulierung des Stoffeintrittes in das Epithel betraut ist, liegt sehr nahe. In diesem Sinne kann sowohl eine Art Schutzfunktion [CASTAIGNE und RATHERY (1902)], wie eine Resorptionsfunktion [LEBEDEFF (1883), E. CUSHNY (1902, 1917), W. v. MÖLLENDORFF (1915)], wie endlich die Anschauung POLICARDs (1909) richtig sein, daß es sich um eine elektiv dialysierende Membran handle, die ihre Durchlässigkeit den jeweils an sie herantretenden Substanzen anpassen könne. Unserer Auffassung nach besteht zwischen dem Saum der Niere und dem Cuticularsaum des Darmes die größte Ähnlichkeit. Auch diesen halten wir für eine von Kanälchen durchsetzte Membran. Es fehlt hier aber am Platze, diese Frage eingehend zu besprechen.

Die Plastosomen und andere geformte Einschlüsse des Cytoplasmas. Die von R. HEIDENHAIN (1874) zuerst eingehend beschriebenen „Stäbchen" rechnen wir heute zu den Plastosomen; wenigstens sind es plastosomale Strukturen, die der charakteristischen Streifung zugrunde liegen. Schon R. HEIDENHAIN stellte fest, daß eine ausgesprochene Streifung nur dem Hauptstück der *Säugetiere* zukomme, dagegen bei *Vögeln, Reptilien* und *Amphibien* nicht zu bemerken sei. Dagegen fand HEIDENHAIN die Streifung im breiten Teil der HENLEschen Schleife bei *Säugetieren* und im IV. Abschnitt aller anderer untersuchter *Wirbeltier*nieren (mit Ausnahme von *Ringelnatter* und *Schildkröte*).

Gesehen hat R. HEIDENHAIN die Stäbchen in frischen Zupfpräparaten (besonders gut bei *Igel* und *Ratte*); sie reichten nicht ganz vom Lumen zur Basis, waren unabhängig vom Funktionszustand immer vorhanden. Auch wenn die herausgenommene Niere 24 Std. auf Eis gelegen hatte, und in der Winterschlafniere der *Fledermaus* war die basale Streifung vorhanden. In Schnitten fixierter Nieren und in mit chromsaurem Ammoniak isolierten Zellen fand HEIDENHAIN die Stäbchen als verschieden lange, scharf begrenzte Bildungen wieder. Nach HEIDENHAIN ist das Cytoplasma größtenteils zur Bildung von Stäbchen aufgebraucht; außer diesen findet sich nur eine Kittmasse, die in größerer Menge den Kern umgibt.

Wenngleich wir heute die Feinstruktur der Hauptstückzellen in zahlreichen Arbeiten bis in alle Einzelheiten untersucht finden, ist über das Wesen der Stäbchenstruktur noch eine große Unsicherheit verbreitet. Zwar die Ansicht, es handle sich nur um den optischen Ausdruck der geriffelten seitlichen Zellgrenzenflächen [A. BÖHM und DAVIDOFF (1895), LANDAUER (1895) A. KOLOSSOV (1898)], darf als endgültig aufgegeben gelten, seitdem es C. BENDA (1903) gelungen ist, die Stäbchen durch spezifische Färbung in dünnen Schnitten darzustellen. Aber die wirkliche Zusammensetzung und Einordnung dieser Struktur in die Hauptstücke ist noch keineswegs geklärt.

Die frische Untersuchung zeigt die homogene Beschaffenheit der Streifung am besten [HORTOLÈS (1881), E. ALBRECHT (1900), D. CESA-BIANCHI (1909), A. POLICARD (1909), M. HEIDENHAIN (1911) u. a.], besonders bei Betrachtung in isotonischer Gewebsflüssigkeit; sobald aber die Zellkerne deutlich hervortreten, wird das homogene Bild der Stäbchen in zunehmendem Maße durch ein körniges Bild ersetzt [CH. HORTOLÈS (1881), M. HEIDENHAIN (s. Abb. 62)]. Nach HORTOLÈS, A. POLICARD u. a. wird der körnige Stäbchenzerfall am besten durch Osmiumdampffixation hintangehalten. Alle anderen Fixiermittel wirken mehr oder weniger zerstörend auf das Stäbchenbild ein.

Die Schwierigkeiten einer zureichenden Fixierung der Nierenzellen, insbesondere des Epithels der Hauptstücke, sind wohl von allen Autoren, die sich mit dem Organ cytologisch beschäftigt haben, empfunden und zum Teil zum Ausdruck gebracht worden. Eingehender wurden diese Fragen von H. Sauer (1895), A. Policard (1908), D. Cesa-Bianchi (1909) u. a. behandelt. Die einzelnen Elemente lassen sich verschieden gut erhalten; vorausgesetzt, daß man ganz frisches Material bekommt, bei dem alle autolytischen Prozesse ausgeschlossen sind, ist der Bürstensaum meist weniger empfindlich gegen die Art des Fixierungsmittels. Für seine Erhaltung spielt hauptsächlich eine rasche Fällung des Gesamtepithels eine wichtige Rolle. Ich erhielt ihn deshalb immer am besten bei Zufuhr des Fixierungsmittels vom Gefäßsystem aus. Für seine Erhaltung hat ganz gewiß das von H. Sauer empfohlene Gemisch nach van Gilson und Carnoy seine großen Vorzüge. Aber — und hierin stimme ich Cesa-Bianchi zu — die feinere Struktur des Cytoplasmas ist bei dieser Fixierung stark verändert. Auch die Sublimatgemische geben durchweg kein getreues Abbild der Zellstruktur, unter den Osmiumgemischen leistet nur die Altmannsche Lösung Gutes. Diese kann man mit Erfolg abändern [R. Kolster (1911)], so daß die Osmiumsäure fortfällt. Auch die Verfahren von O. Schultze ergeben Gutes. Formol erhält die Zellstruktur ebenfalls recht gut; wenn man das Material aber einbettet, so wird infolge der Alkoholbehandlung die Zellstruktur nachträglich stark verändert. Man muß also mit Gefrierschnitten arbeiten.

J. Arnold (1914) meint zwar, daß die Beobachtungen am frischen Präparat sehr wohl eine Homogenität vortäuschen können, während die tatsächliche

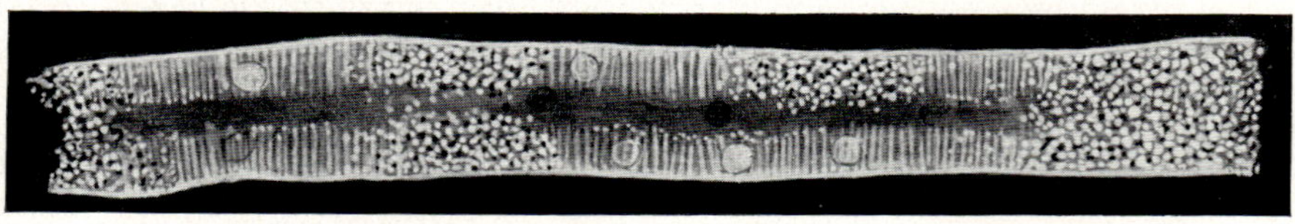

Abb. 62. Harnkanälchen aus der Rinde der Niere von der *Maus*, frisch beobachtet. Die an mehreren Stellen sichtbaren Granulationen gehen aus der sekundären Veränderung der Nierenstäbchen hervor. Die gut erhaltenen Teile zeigten im Leben nur an dem innerem Ende der Stäbchenzone einige feine Granula. (Aus M. Heidenhain 1911.)

Struktur durch die Lichtbrechung verdeckt werde. Eine solche Ansicht läßt sich nicht beweisen.

In den 90er Jahren begannen eigentlich erst die Bemühungen, auch auf feinen Schnitten die Zusammensetzung des Hauptstückcytoplasmas zu analysieren. A. Nicolas (1891) findet in der Urniere von *Säuger*embryonen nur eine feinwabige Struktur, die basal gelegentlich streifenartig zerklüftet erscheint. Ähnlich ist auch die Auffassung von C. van der Stricht (1891, 1892), Th. Rothstein (1891) betont ebenso wie J. Disse (1892) wieder mehr den körnigen Aufbau der Stäbchenstruktur, die nach ihm aus feinen radiär gespannten Fäden mit eingelagerten Körnchen besteht. Er findet auch ausgesprochene sekretorische Veränderungen. J. Disse (1891, 1892, 1902) faßt den Cytoplasmaaufbau ähnlich auf wie Th. Rothstein: „Das Protoplasma der Zellbasis besitzt eine deutliche Struktur. Wir können ein Fadengerüst aus rechtwinklig sich kreuzenden Fäden bestehend, in welches Körner eingelagert sind, von einer ungeformten Zwischensubstanz unterscheiden, welche die Maschen des Gerüstes ausfüllt. Die Fäden verlaufen senkrecht und parallel zur Membrana propria; die Maschen sind rechteckig. Die senkrecht auf die Membrana propria gerichteten Fäden sind es, welche die Körner enthalten. Die Körner also sind in parallelen Reihen nebeneinander geordnet . . . Die Körner stehen sehr dicht in der Nähe der Membrana propria; nach der Zellkuppe hin rücken sie mehr auseinander, und deshalb tritt hier die Streifung der Zelle nie so deutlich hervor [J. Disse (1902)]". Er läßt die Fäden bis zur Basis des Bürstensaumes ziehen. Auch H. Sauer (1895) stimmt mit Rothstein und Disse hinsichtlich des Baues der „Stäbchen" überein, betont aber, daß das Aussehen der Stäbchen ebensowenig wie dasjenige des Bürstensaumes den Phasen der Sekretion unterworfen sei. Ganz in den Vordergrund gerückt wurde die granuläre Struktur des Nierenepithels von R. Altmann (1893). Besonders im IV. Abschnitt der *Amphibien*niere sah Altmann diese Granula reihenförmig angeordnet. Mit der Frage, wie sich diese Granulareihen zu den Heidenhainschen Stäbchen verhalten, hat sich Altmann nicht beschäftigt.

Theohari (1899, 1900) hält die Angaben über Stäbchen und Filamente für Täuschungen an zu dicken Schnitten; nach ihm besteht das Cytoplasma aus einem feinen Wabenwerk, in dessen Knoten feine Körnchen liegen. Dieser Bau soll allerhand funktionellen Veränderungen unterworfen sein. Sjöbring (1900) hält die Stäbchen für radiär eingestellte Körnerreihen. CH. SIMON (1898) hält vollends die Stäbchen nur für eine Phase während des Sekretionsvorganges.

Eine neue Art der Beurteilung der Stäbchenstruktur beginnt mit der Arbeit von C. BENDA (1903), der diese Struktur mit den Mitochondrien in Zusammenhang brachte. Er fand in *Amphibien*nieren die Stäbchen in Bündeln dicht zusammengelagert, den Kern umgebend, von der Zellbasis bis zum Lumen reichend. In den Hauptstücken gibt es dagegen bei *Amphibien* nur Körnerfäden, die BENDA als Mitochondrien bezeichnet, und die sich mit der BENDAschen Krystallviolettfärbung darstellen lassen. BENDA begründete auch die Vorstellung, daß diese Gebilde einen motorischen Apparat darstellen, um die Zellsekrete auszupressen und die Zellgestalt aus der hohen in eine abgeplattete Form überzuführen. A. POLICARD (1905) möchte nur die Körnerfäden der Hauptstücke zu den Chondriomiten zählen, die Stäbchen dagegen nicht.

J. ARNOLD (1902, 1910, 1914) glaubt, daß das homogene Aussehen der Stäbchen in ganz frischen Präparaten von der Umhüllung durch eine parasomatische, wahrscheinlich lipoide

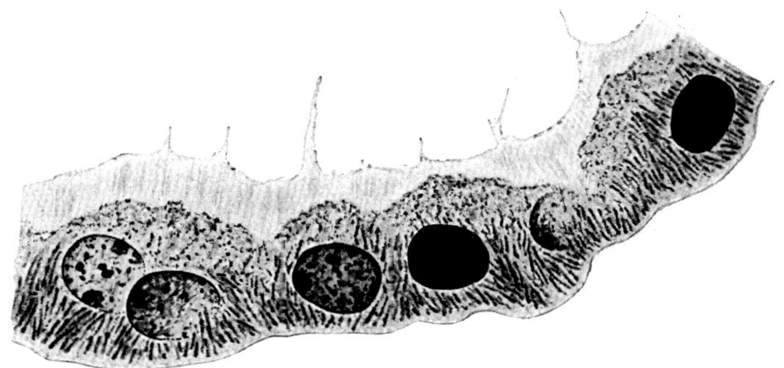

Abb. 63. Stäbchenepithel des Hauptstücks aus der Niere vom *Menschen*. Fix. MÜLLER-Formol. Färbung Eisenhämatoxylin. Vergr. 1350fach.

Substanz herrühre; isoliere man die Zellbestandteile, so enthülle sich die wahre Natur, nämlich die Zusammensetzung der Stäbchen aus Körnern (Plasmosomen), die durch Zwischenfäden untereinander verbunden seien. Er meint mit Neutralrot, Methylenblau und Lithioncarmin eine Farbstoffanreicherung in diesen Plasmosomen zu sehen, auch Glykogen [ARNOLD (1910)] lagere sich in den gleichen Gebilden ab. ARNOLD hat mit seinen Ansichten immer etwas abseits von den Vertretern der Plastosomenlehre gestanden [insbesondere F. MEWES und J. DUESBERG, s. das Referat von DUESBERG (1911)].

Am *Menschen* (Abb. 63) untersuchte LANDSTEINER (1903) die Stäbchenstruktur sowohl nach MÜLLER-Formol wie nach ALTMANN-Fixierung. Er fand die Stäbchen in den Hauptstücken plumper als in den Schleifen und um so weniger in Körner zerfallen, je frischer das Material konserviert wurde. C. HIRSCH (1910) hält die Stäbchen für Cytoplasmaverdichtungen, die von den Granulis ganz unabhängig sind. Sie seien der Ausdruck von Flüssigkeitsströmen, die mit der Sekretion der Zellen in Verbindung standen.

Bei den *Säugetieren* sind nunmehr als Plastosomen bezeichnete Gebilde in allen Abschnitten des Nierenkanälchens nachgewiesen worden. Es ist hier nicht der Ort, das Wesen der Plastosomen zu erörtern (s. Bd. 1 dieses Handbuches, Aufsatz G. HERTWIG). Da diese Gebilde im Falle der HEIDENHAINschen Stäbchen mit den früher durch andere Methoden dargestellten Bildungen identisch sind, ging auch nach ihrer Einordnung in die plastosomalen Substanzen der Streit um ihr Aussehen weiter.

Bedeutsam ist die Tatsache, daß im Hauptstück die Stäbchen um so dichter angeordnet sind, je näher sich die Zellen dem Glomerulus befinden [T. SUZUKI

(1912)]. Bei verschiedenen *Säugetieren* (*Meerschweinchen, Kaninchen, Ratte, Maus, Igel* und bei der *Taube*) ist in jedem Nephron das Hauptstück in drei Abschnitte gegliedert, deren proximaler eine sehr dichte Stäbchenstruktur besitzt; in den mittleren Schlingen wird die Stellung der Stäbchen lockerer; im distalen Ende tritt an ihre Stelle eine mehr ungeordnete granuläre Struktur. Sicher ist ein ganz großer Teil der Angaben über funktionelle Schwankungen im Aussehen der Hauptstücke darauf zurückzuführen, daß man übersehen hat, daß jedes Hauptstück an sich verschieden gebaute Abschnitte besitzt. Wir finden in den Untersuchungen eine ähnliche fehlerhafte Ausdeutung der Präparate wie bei der Ausdeutung der Farbstoffspeicherungsbilder. Die Gliederung der Hauptstücke kommt ja bei der Farbstoffspeicherung besonders deutlich zum Ausdruck, worauf ebenfalls T. Suzuki aufmerksam machte. W. v. Möllendorff (1915) konnte dies ausführlich bestätigen. Daß die Pars recta des Hauptstückes anders zusammengesetzt ist als die Pars contorta, haben schon E. W. Carlier (1900) und A. Ferrata (1905) hervorgehoben. Der letztere teilt diesen Abschnitt für sich in drei Stücke: das erste hat noch Stäbchen wie die Pars contorta, das zweite ist mit hellerem Cytoplasma ausgestattet, das dritte ist schon als Übergang zum Überleitungsstück zu betrachten.

Der Streit um das reelle Aussehen der Stäbchen kann mit unseren Mitteln nicht entschieden werden. Verschiedene Methoden bringen verschiedene Bilder hervor. Wenn von so ausgezeichneten Cytologen wie J. Arnold, M. Heidenhain und seinen Schülern, A. Policard, G. Retzius u. v. a. jeder eine andere Vorstellung von dem Intimbau und der Bedeutung der Stäbchen gewonnen hat, so liegt das neben der verschiedenartigen Methodik stets auch an dem Hinzukommen einer speziellen Grundeinstellung zum Problem Zelle und zum Problem Niere. Jedes Fixiermittel bringt ein etwas anderes Fällungsbild hervor, jede Färbung stellt das Hauptstück etwas anders zusammengesetzt dar.

D. Cesa-Bianchi (1909), der die Nierenkanälchen der *weißen Maus* untersuchte, fand wie E. Albrecht (1900), daß besonders die Stäbchen gegen osmotische Einflüsse sehr empfindlich sind. Am besten bleiben sie in der Gewebsflüssigkeit erhalten, künstliche Medien müssen sorgfältig ausprobiert werden. Jede Abweichung von der normalen osmotischen Konzentration bedingt den Stäbchenzerfall. Ähnlich wie F. Rathery und Castaigne (1908) bestimmt Cesa-Bianchi die für Nierenzellen optimale Lösung auf NaCl 1,25 : 100. Dies hatte auch schon Th. Rothstein (1890) erkannt.

Mit M. Heidenhain, A. Policard, K. Takaki (1907), Cesa-Bianchi (1909) u. a. halten wir die Stäbchen für in sich geschlossene homogene Strukturen und sind der Meinung, daß je besser fixiert das Material ist, um so häufiger die homogene Struktur dieser Gebilde hervortritt. Nicht nur schlechte Fixierung, sondern vor allem Schädigungen irgendwelcher Art vor der Fixierung bringen die Stäbchen sehr leicht zum Zerfall.

Hierher gehören die zahlreichen Angaben über Stäbchenzerfall bei gesteigerter Nierenarbeit [s. Ribadeau-Dumas (1902), Pizzini (1908), A. Lamy, A. Mayer und F. Rathery (1906), R. Kolster (1911), T. Suzuki (1912), A. Steckelmacher (1918, 1919) u. a.]. Abgesehen von der normalen, besonders schwierigen Fixierbarkeit der Nierenzellen ist auch noch in Betracht zu ziehen, daß jede abnorme Beladung, jeder abnorme Quellungszustand der Zellen das Fixierbild ändern kann. Es ist deshalb nur zu gut begreiflich, daß die Schlußfolgerungen aus den unendlich mühsamen und zahlreichen Versuchen sehr verschieden sind. [Literatur s. bei A. Noll (1921).] Auch Röntgenbestrahlung [G. Domagk (1927)] führt Stäbchenzerfall herbei.

Bei dieser Sachlage ist es jedenfalls bedenklich, ein verschiedenartiges Aussehen der Stäbchen mit Sekretionsphasen in Verbindung zu bringen; so wird denn auch von A. Policard (1909) hervorgehoben, daß stets neben homogenen

Stäbchen auch geteilte Ketten und endlich typische zu Reihen angeordnete Granula vorkommen.

Die Anordnung der Stäbchen hat besonders durch die Untersuchungen von R. KOLSTER (1911), M. HEIDENHAIN (1911) und MISLAWSKY (1913) eine wesentliche Klärung erfahren. Nach KOLSTER bestehen die Stäbchen aus feinen

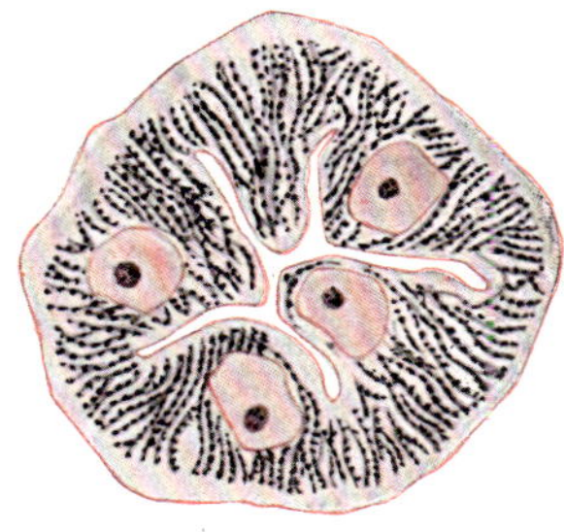
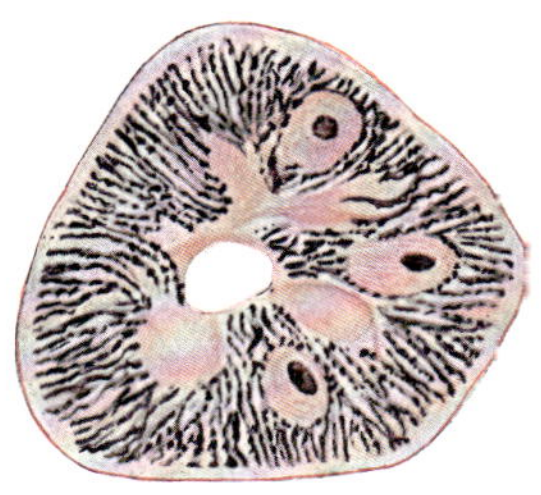

a   b

Abb. 64 a, b. Querschnitte durch Hauptstücke einer *Kaninchen*niere a nach 3 tägigem Hungern, b nach 3 tägiger Trockenfütterung. (Aus R. KOLSTER 1911.)

radiären Fasern, die an die Basalmembran angeschlossen sind, und auf denen feine Körnchen aufgereiht sind (Abb. 64). Nach M. HEIDENHAIN (1911) sollen die Stäbchen zu Lamellen zusammengeschlossen sein, die quer zur Kanälchenachse stehen. Deshalb treten die Stäbchen auf Längsschnitten viel regelmäßiger angeordnet hervor als auf Querschnitten. An die Basalmembran sollen die Stäbchenlamellen durch die Basalreifen angeschlossen sein. Bis an den Saum heran werden sie durch ein feines Fadenwerk fortgesetzt, das aber nur bei weniger weit getriebener Differenzierung hervortritt. Große Stäbchen bestehen aus vielen feinen Fibrillen.

A. N. MISLAWSKY (1913) hält die von M. HEIDENHAIN [1911 (vgl. Abb. 39)] dargestellten Bildungen für ein Plasmafadennetz, das sich von den Basalreifen bis zum Bürstensaum ziehe, während die Stäbchen selbst als plastosomale Elemente in die Maschen dieses Netzes eingelagert seien. Abb. 65 gibt schematisch die Vorstellungen von MISLAWSKY wieder, die allerdings auf den IV. Abschnitt der *Frosch*niere bezogen sind, vom Autor selbst aber auch für das Stäbchenepithel im Hauptstück als gültig angesehen wurden.

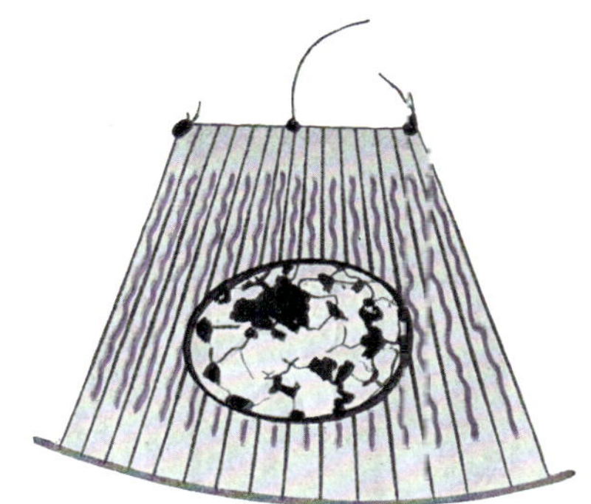

Abb. 65. Schema des Baues der Nierenepithelzelle aus dem IV. Abschnitt des Nierenkanälchens vom *Frosch*, um die interfilare Anordnung der Chondriokonten zu zeigen. (Nach A. MISLAWSKY 1913.)

A. POLICARD (1915) hält die Plasmafibrillen MISLAWSKYs für Fixierungsprodukte, man könne diese Gebilde in der lebenden Zelle nicht erkennen.

Wir haben oben (s. S. 60 unter Basalmembran) über die basalen Reifen das Nähere mitgeteilt. Die Verbindungen der Stäbchen nach der Basis und nach dem Saum der Zelle sind ebenfalls sehr verschieden dargestellt worden. Man erkennt bei bestimmten Differenzierungsgraden ein die Stäbchen umgebendes und mit ihnen in Verbindung stehendes feines Maschenwerk. Dies tritt natürlich nur an fixierten Präparaten hervor und ist in seiner Realität durchaus zweifelhaft. Wir halten es für ein Gerinnungsprodukt, wobei wir natürlich zugeben, daß hier irgendeine reelle Struktur zugrunde liegen kann. In der älteren Literatur ist das Maschenwerk oft besonders hervorgehoben worden [A. NICOLAS (1891), TH. ROTHSTEIN (1891), G. RETZIUS (1912)]. K. BRUNTZ (1908) spricht den Stäbchen eben wegen ihrer Verankerung an der Basalmembran die mechanische Bedeutung von Tonofibrillen zu.

Die sehr bedeutende Ausdehnung der Stäbchen innerhalb der Zellen ergibt sich aus den Berechnungen von W. P. Covell (1926) und E. V. Cowdry (1927); sie bestimmten an der *Ratten*niere den Index Oberfläche der $\dfrac{\text{Mitochondrien}}{\text{Zellvolum}} \times 100$. Es ergab sich als Mittel im Hauptstück 192,62, im Schaltstück 144,44, im breiten Abschnitt der Schleife 118,14, im dünnen Abschnitt 60,11.

Über die Bedeutung der Stäbchenstruktur kann heute weniger als je Sicheres ausgesagt werden. Die Beziehung zu Sekretionsvorgängen soll zuerst kurz erörtert werden. Zumal da sich viele im supranucleären Cytoplasma in wechselnder Menge liegende Körnchen und Vakuolen mit den meisten Methoden sehr ähnlich färben wie die Stäbchen, lag es nahe, beide Formationen in genetische Beziehungen zueinander zu bringen. An solchen Bemühungen hat es nicht

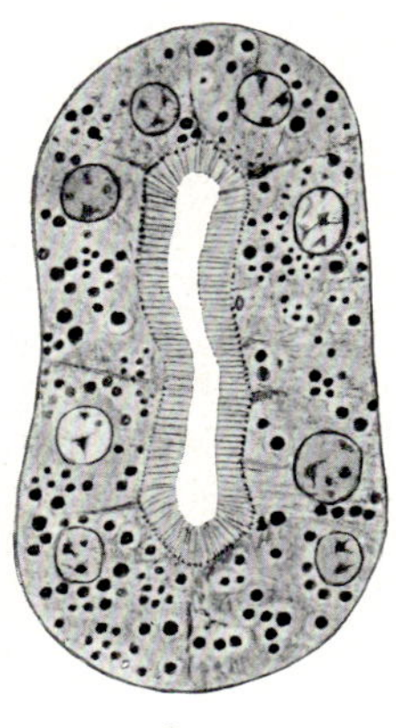
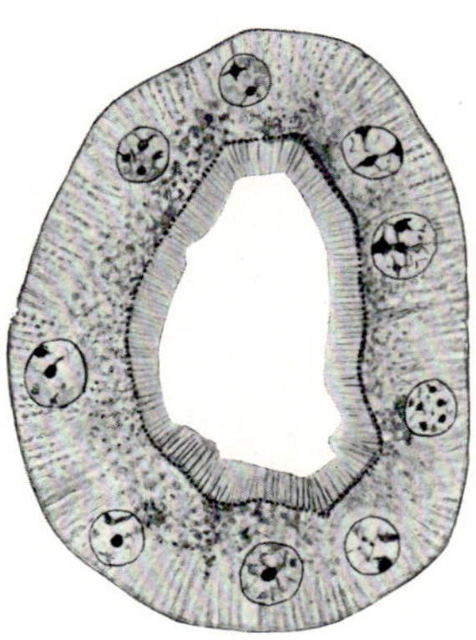

a   b

Abb. 66a, b. Gewundene Harnkanälchen des *Murmeltieres*; a während des Winterschlafes, b nach Wiederbeginn der Tätigkeit. (Aus R. und A. Monti 1900.)

gefehlt, eine sehr große Anzahl von Arbeiten ist dieser Frage gewidmet. Das Ergebnis ist sehr unbefriedigend. Wir selbst sind zu der Überzeugung gekommen, daß eine Verwendung der Stäbchen zur Bildung von Sekretionsgranulis jedenfalls nicht in Frage kommt. Die Frage der Anteilnahme der Stäbchen an einer Granulabildung steht und fällt mit der Auffassung der Nierentätigkeit im ganzen. Wir werden diese Frage in dem Abschnitt über die Ausscheidung von Fremdsubstanzen dahin beantworten, daß höchstwahrscheinlich die normale Tätigkeit der Hauptstückepithelien in einer Resorption besteht. Alle sog. Veränderungen der Stäbchen lassen sich ebensogut mit resorptiven Vorgängen in Verbindung bringen. Wir haben also die Frage der Anteilnahme der Stäbchen an den Tätigkeitsphasen der Nierenzellen dahin zu erweitern, ob entweder bei einer Sekretsammlung oder bei resorptiver Aufspeicherung von Substanzen Stäbchenmaterial verwendet wird. Wir haben schon früher [W. v. Möllendorff (1915, 1920, 1922)] eine solche Beteiligung der Stäbchen an der Bildung von Speichergranulis abgelehnt, indem gerade bei mäßiger Fremdstoffablagerung in den Zellen die Unabhängigkeit von Stäbchen und gespeicherten Granulis sehr wohl zu erkennen ist. Andererseits zerstört eine übermäßige Fremdstoffspeicherung wesentliche Teile der Zelle und damit auch Teile der Stäbchenformation. Es liegen dann gespeicherte Massen auch an Stellen, die bei unversehrten Zellen Stäbchen enthalten. Solche Bilder glaubte S. Steckelmacher (1917, 1918) für eine Anteilnahme des Chondrioms an der Speicherung auswerten zu können. Wir haben hier aber einen typischen Fall vor uns, wie experimentelle Eingriffe zu Fehlschlüssen führen können. Überbelastungen der Niere, wie sie auch zumeist in den Hunger-, Diurese-, Wasser-, Salzausscheidungsversuchen erzielt werden, fördern Bilder zutage, die sicher nicht für das physiologische Verhalten ausgewertet werden können. In den wenigsten Fällen ist das weitere Schicksal eines so mißhandelten Epithels festgestellt worden.

Meistens sind schwere Schädigungen mit langdauernden Regenerationen die Folge solcher experimenteller Eingriffe.

Um eine klare Einstellung zur Frage der gegebenenfalls auftretenden Veränderungen an den Stäbchen zu bekommen, ist zunächst eine Übersicht über sonst nachgewiesene Einschlüsse des Hauptstückcytoplasmas notwendig.

Granuläre Einschlüsse sind im allgemeinen bei *Säugetieren* nur in spärlicher Anzahl aufzufinden. Die meisten Angaben hierüber sind entweder in einer granulären Auffassung der Stäbchenstruktur begründet, oder beruhen auf mangelhafter Fixierung der Stäbchen. Für granulafrei erklärten das Cytoplasma B. SAUER (1895), J. DISSE (1902), F. RATHERY (1905). Auch POLICARD (1909) fand keine Granula bei *Meerschweinchen, Kaninchen, Hund, Ratte, Maus* und *Mensch*. Hingegen legt D. CESA-BIANCHI (1909) besonderes Gewicht auf die von ihm als Liposome bezeichneten Granula in der circum- und supra-nucleären Zone. Diese Gebilde sind bei bester Erhaltung in den frischen Präparaten der *Mäuseniere* erkennbar und färben sich mit Neutralrot. POLICARD bezeichnet diese Bildungen als Vakuolen. Ich sehe in D. CESA-BIANCHIs Ausführungen keinen Zwang, Granula für fetthaltig zu erklären.

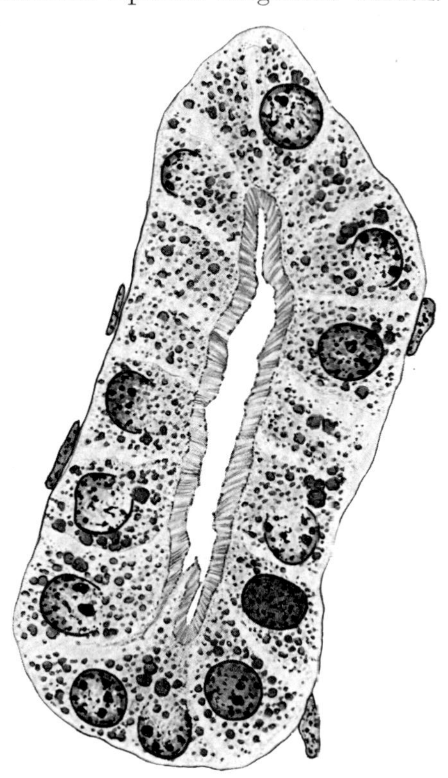

Abb. 67. Granuläre Einschlüsse im Epithel des Hauptstückes in der Niere eines 18 Wochen alten *menschlichen* Fetus. (Präparat von M. HEIDENHAIN.) SUSA, AZAN. Vergr. 1050 fach.

Auch C. HIRSCH (1910) hält Granula für reelle Gebilde und sieht ihre Vermehrung bei Funktionssteigerung, ihre Verminderung bei Zellschädigung. TRAMBUSTI (1898) beschrieb circumnucleäre Granula, die mit den ALTMANNschen nicht identisch sein sollen. THEOHARIS (1900) Angaben beruhen nach A. POLICARD auf mangelhafter Technik. FERRATA (1905) beschrieb in der Nähe des Kerns Granula, die nach seiner Meinung dem Kern entstammen sollen. Der Einschlußarmut der tätigen Niere steht gegenüber ein auffallender Reichtum an granulären Einschlüssen bei winterschlafenden *Tieren* [*Murmeltier* nach R. und A. MONTI (1900, Abb. 66) und *Igel* nach A. FERRATA (1905)]. In beiden Fällen füllt sich während der Periode geringer Ausscheidung das Cytoplasma mit Einschlüssen von einer Substanz, die ein Gemisch aus fettartigen und Eiweißkörperchen zu sein scheint. Ähnliche Granula fand A. NICOLAS (1891) in der Urniere von *Kaninchen* und VAN DER STRICHT (1892) in der Niere fast reifer *Hundefeten*. Auffallend ist auch von der frühesten Nierenentwicklung her der

Granulareichtum in den zentralen Nephronen, die mit bereits funktionstüchtigen Glomeruli versehen sind [A. Policard (1912, Abb. 67)].

Bei *Kaltblütern* finden sich granuläre Einschlüsse viel häufiger. Gering ist deren Anzahl bei *Petromyzon* [J. Renaut, Regaud und Policard (1902)], zahlreicher sind Granula in den *Teleostier*nieren [A. Policard und Mawas (1906)]. Zahlreiche Granula beherbergt oft die *Frosch*niere [Bouillot (1883), M. Nussbaum (1886), O. Schultze (1887),

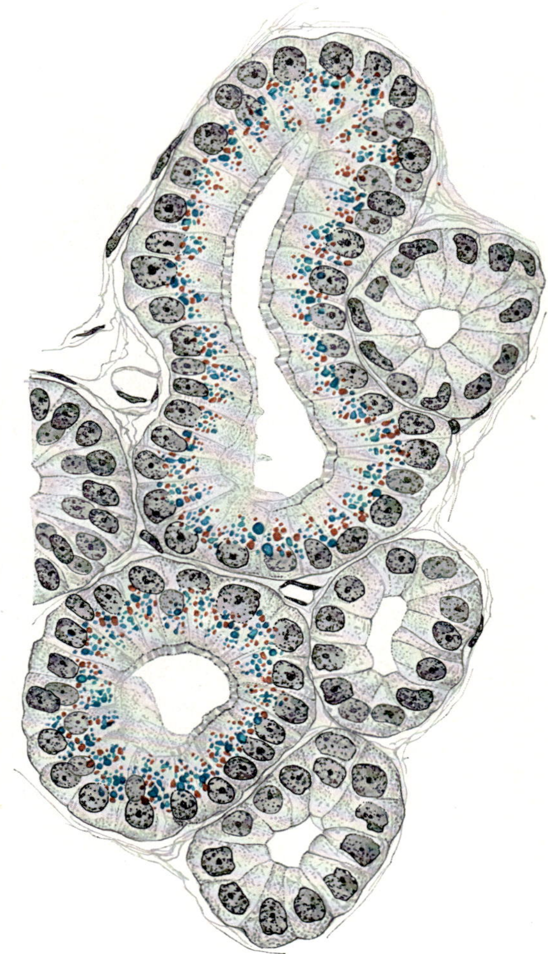

Abb. 68. Pigment- und Trypanblaugranula im Hauptstückepithel der *Blindschleiche*. Zeiß 2 mm, Co. Ok. 4. Vergr. 800fach.

G. Galeotti (1895), F. Mewes (1899), A. Gurwitsch (1902), V. Wigert (1903), Mercier (1904), A. Policard (1905, 1909, 1910), G. Retzius (1911)]. Sehr oft findet man hier besonders bei *Sommerfröschen* die Aufspeicherung von goldgelb gefärbten Granulis, die in ihrer Verteilung und Anordnung durchaus dem Bilde entsprechen, das nach längerer Ausscheidung von sauren Farbstoffen entsteht.

Sehr zahlreich können granuläre Einschlüsse auch bei *Reptilien* sein [Tribondeau, Regaud und Policard (1906), Ferrata (1905), eigene Beobachtung s. Abb. 68].

Die *Vögel* verhalten sich in der Armut an granulären Einschlüssen wieder mehr wie die *Säugetiere*.

Diese Form der Einschlüsse möchte ich unbedingt den Speichergranulis an die Seite stellen, die man bei Farbstoffexperimenten erzeugen kann. An anderer Stelle habe ich ausgeführt, daß man diese Granula nicht in eine genetische Beziehung zu den Stäbchen bringen kann. Ich halte es auch nicht für angängig, die Einschlüsse als Sekretionsgranula zu bezeichnen, da ein Übergang dieser Granula in den Harn überhaupt nicht nachgewiesen ist, und nach den Erfahrungen an Farbstoffbildern auch nicht vorkommt. Es handelt sich wohl sicher um die Ansammlung irgendwelcher Kolloide, die unter gegebenen Umständen einmal aufgespeichert werden.

Hierher ist auch das „physiologische" Pigment zu rechnen, das man mit dem Alter zunehmend besonders in geraden Teilen des Hauptstückes und in den Überleitungsstücken (dünner Schleifenteil) findet. Es handelt sich um ein dauernd in geringsten Konzentrationen durch die Niere abgeschiedenes Pigment [s. H. Schreyer (1914) dort ältere Literatur].

Was wir unter dem „Granuloid" [Kosugi (1924)] verstehen sollen, ist nicht klar. In den Hauptstücken der Niere sollen bei jeder Fixierungsart zwei Arten von Zellen vorhanden sein, deren eine Zellkuppen weit in das Lumen vorstreckt, in denen Vakuolen enthalten sind, während die andere Zellart flach ist. Es soll sich hierbei um Quellungs- und Entquellungsvorgänge handeln, die in phasenmäßigem Ablauf miteinander abwechseln. Im supranucleären Abschnitt findet Kosugi eine Substanz, die am besten bei Fixierung mit Müller-Formol oder Kalibichromat-Formol erhalten bleibt; diese Substanz ist bei der *Ratte* am meisten in der P. recta des Hauptstückes vorhanden, nimmt an Ausdehnung in der Richtung nach den Glomerulis hin ab, in anderen Abschnitten des Nephrons ist Entsprechendes nicht nachweisbar. Bei Färbung mit Eisen-Hämatoxylin bleibt das Granuloid länger gefärbt als die Plastosomen. Häuft sich diese Substanz stark an, so verdünnt sich der Bürstensaum, reißt ein, und das Granuloid strömt ins Lumen. Dann soll sich der Bürstensaum regenerieren. Nach der Ansicht von Kosugi soll sich das Granuloid mit den harnfähigen Substanzen beladen und so als Träger von Sekretionsvorgängen dienen. Daß das Granuloid vorwiegend in den distalen Teilen des Hauptstückes gefunden wird, soll von der stärkeren Konzentration des Harnes an diesen Stellen herrühren. Während einer Diurese wird das Granuloid vermindert. Der flutende dünnflüssige Harn verläßt die Kanälchen in aller Eile und läßt den Kondensationsvorgang nicht vollziehen. Vergiftungen (Sublimat, Chromsäure, Uran) hemmen zuerst die Ausscheidung des Granuloids und zerstören dann dasselbe. Auch die Ureterenunterbindung läßt das Granuloid schwinden.

In der Lehre vom Granuloid scheinen mir Befunde mit Deutungen so weitgehend verknüpft zu sein, daß man zunächst wohl nur schließen kann, daß in den an Plastosomen ärmeren Abschnitten des Hauptstücks eine stärkere „Basophilie" des supranucleären Cytoplasmas häufiger beobachtet wird. Der Umstand, daß die verwandten Fixierungsmittel für die Niere als keineswegs gut gelten können, macht gegen die Deutung der Bürstensaumbefunde äußerst skeptisch. Ob harnfähige Substanzen irgendwelcher Art an dem Granuloid kondensiert werden, ist überhaupt nicht zu sagen. Mit der Ausscheidung künstlicher Farbstoffe, Pigmente usw. ist die Granuloidmasse bestimmt nicht in Verbindung zu bringen.

Fett- und fettartige Einschlüsse sind in mannigfacher Verteilung und Menge in den Epithelzellen der Niere beschrieben worden. Am auffallendsten ist der Fettgehalt der *Carnivoren*nieren. Das war schon Gluge (1843), Förster (1862) aufgefallen. Schweigger-Seidel (1865) erwähnt das Fett der *Katzen*niere, das nunmehr von vielen Autoren untersucht wurde [Beale (1869), Parrot (1870), S. Schachowa (1867), V. Coenil (1879), Rosenstein (1886), Israel (1893), K. Peter (1909), P. Mulon (1909), K. W. Zimmermann (1911) u. a.]. Sehr eigenartig ist der Unterschied zwischen *Katze* und *Hund*. Bei der *Katze* ist in der Regel das Fett auf die Pars convoluta des Hauptstückes beschränkt, während das Spiralstück (Schachowa) vollständig frei von Fett ist, beim *Hunde* beschränkt sich dagegen meist das Fett auf das Spiralstück [V. Hansemann (1897), Schachowa, Peter, Zimmermann]. Der Übergang im Fettgehalt ist ebenso schroff wie derjenige der Zellgestalt [K. W. Zimmermann (s. Abb. 53)]. Die Fettverteilung in der *Katzen*niere unterliegt individuellen Schwankungen und scheint nicht immer dem Fettgehalt des übrigen Körpers parallel zu gehen

(K. Peter), — Traina allerdings erklärt den Fettgehalt des Nierenepithels für abhängig von der Ernährung —, ist aber in allen Nephronen gleichmäßig (Schachowa).

Die Angaben von S. Schachowa, wonach kleine Mengen Fett und Cantharidin zuerst im Spiralstück zur Abscheidung gelangen, dann erst bei stärkerem Angebot auch in den angrenzenden Teilen der Pars convoluta, sind nicht bestätigt worden. Für die *Katze* ist die Fettablagerung gerade in der P. convoluta am stärksten, bzw. fehlt im Spiralstück ganz.

Jedenfalls wird man aber wohl annehmen müssen, daß dieser zumal bei der *Katze* zum Teil außerordentlich starke Fettgehalt des Hauptstückepithels physiologisch ist. So konnte R. Traina (1904) nachweisen, daß das Epithelfett des *Hundes* sehr lange festgehalten wird; auch nach einer einmonatigen Hungerperiode bei hochgradigem Marasmus fand sich noch Fett in den Hauptstückepithelien. Brugnatelli (1908) konnte bei jungen *Hunden,* deren Nieren normalerweise wenig Fett enthalten, den Nachweis erbringen, daß stark fetthaltige Nahrung die Fettablagerung stark fördert.

Nach L. Baroncini und A. Beretta (1900) ist der Fettgehalt in den Nieren von *Winter*tieren stärker als während der sommerlichen Aktivität.

Das Fett ist in diesen Fällen in ungleich großen Tropfen angeordnet, die in allen Höhen der Zellen liegen können.

Ob es sich hier um reine Neutralfettspeicherung handelt, ist nicht sicher zu sagen; in der Regel dürfte jedenfalls Neutralfett die Hauptmasse ausmachen, aber gewisse Reaktionsunterschiede lassen den Gedanken aufkommen, daß nicht immer die gleiche Zusammensetzung vorliegt [V. H. Mottram (1916)].

Mulon (1909) meint, daß das Fett der *Carnivoren*niere für die Bindung von Stoffen (Toxinen) notwendig sei, ohne allerdings nähere Ausführungen darüber zu machen. E. T. Bell (1910, 1914) hält Liposome für physiologische Gebilde im Hauptstück, sie lassen sich frisch mit Neutralrot färben und sind gegen Fixierung sehr empfindlich.

Auch beim *Schwein* findet sich in individuell verschiedener Ausdehnung Fett im Hauptstück; hier ist es das Spiralstück, das manchmal allein Fett enthält, in anderen Fällen ist auch der distale Teil des Konvolutes noch mit Fett beladen (Peter). Die Fetttropfen erreichen aber beim *Schwein* nicht die Größe wie in der *Katzen*niere. Nach J. Arnold (1914) ist bei geringen Graden der Mästung das Fett in Schleifen und Sammelröhren lokalisiert und lagert sich erst bei starker Mästung auch in den gewundenen Kanälchen ab.

Bezüglich anderer *Tiere* und vor allem des *Menschen* lauten die Angaben widersprechend. Während ein Teil der Autoren, so W. Fischer (1910), L. Aschoff, (1928), A. Policard (1909) u. a. einen gewissen Fettgehalt in der *menschlichen* Niere für physiologisch halten, bestreitet O. Lubarsch (1925) dies. Im Hauptstück fehlt nach W. Fischer (1910) normalerweise jede Fettablagerung; eine solche ist aber physiologisch für die Schleifen und Schaltstücke, in gewissem Grade auch für einzelne Zellen in den Sammelrohren.

Nach Untersuchungen von Schmidtmann unter O. Lubarsch waren unter 731 *Säuglings*nieren 498, d. h. 67% frei von Fett und Lipoiden. Ähnliches hatte P. Prym (1910) festgestellt. Dabei zeigte sich eine deutliche Abhängigkeit von der Ernährung, indem von den totgeborenen *Kindern* fast alle Nieren fettfrei waren, während bei *Säuglingen* der Prozentgehalt von fetthaltigen Nieren größer war. L. Aschoff (1909, 1913), M. Löhlein (1910) und W. Fischer (1910) haben dagegen die *Säuglings*niere fast immer fetthaltig gefunden. Jedenfalls ist auch beim *Menschen* Fett häufiger im Schaltstück, Schleifen und Sammelrohr zu finden als im Hauptstück. E. T. Bell (1914) unterscheidet mit besonderer Methode Triolein und Lipoide in den Fetteinschlüssen der Nierenkanälchen. In völlig gesunden Nieren von Personen, die durch Unglücksfälle plötzlich verstorben waren, wurde von de Biasi [zitiert nach O. Lubarsch (1925)] nur zweimal Fett oder Lipoid in den Nieren nachgewiesen. Auch Segawa (1914) fand, wenigstens in Hauptstücken, nur Fett, wenn Entzündungserscheinungen oder Ernährungsstörungen vorgelegen hatten (s. Genaueres die Handbücher der Pathologie). Beim *Kaninchen* fand R. Elbe (1899) nur ausnahmsweise Fett in Kanälchen der Außenzone des Markes; vermutlich handelt es sich um die Pars recta des Hauptstücks. Hier tritt nach Jodoform — besonders aber nach Arsenvergiftung — eine starke Verfettung ein. Die untersten Abschnitte des Hauptstücks sind ja bei vielen Vergiftungen besonders betroffen [s. besonders T. Suzuki (1912)].

A. Policard (1909) unterscheidet von den eigentlichen, wohl als Neutralfett anzusehenden, durch Osmiumsäure sich schwärzenden Fetteinschlüssen lipoide Gebilde, die sich mit Myelinmethoden färben. Solche Einschlüsse fanden Cl. Regaud und A. Policard (1901) bei *Cyclostomen* und *Ophidiern*, unter den *Säugetieren* sind sie nachgewiesen bei *Mensch, Katze, Maulwurf* und *Hund*. Besonders die Einschlüsse der *Katze* rechnet Policard zu dieser lipoiden Form. Er fand sie auch ebenso wie A. Gurwitsch (1901) besonders im supranucleären Cytoplasma beim *Frosch*. Wahrscheinlich handelt es sich um ein Lecithalbumin, Stoerck (1916) hält diese Substanzen für Protagone. Durch die Untersuchungen von Ciaccio (1909, 1911, 1912) hat die Untersuchung der mikroskopischen Lokalisation der Lipoide und ihr Vorkommen in der Niere einen mächtigen Impuls erfahren, ohne daß es bisher zu einer endgültigen Lösung der Fragen gekommen wäre (s. d. Handb. der Pathologie). In der Urniere von *Schweine*embryonen fand Froboese Lipoide abgelagert auch zu einer Zeit, wo von einer Rückbildung sicher noch nicht gesprochen werden kann.

Auch bei künstlicher Zufuhr von Fett oder Fettbestandteilen kommt es zu einer sichtbaren Ablagerung von Fett in gewissen Abschnitten des Kanalsystems der Niere. Beneke (1899) konnte bei einer Injektion von Seifenlösung keine Zunahme des Nierenfettes nachweisen: Fischer dagegen fand (1903) bei Durchströmung überlebender Nieren mit Seifenlösung eine Fetttröpfchenablagerung in den Hauptstücken; feinere Tröpfchen unter dem Saum, größere an der Zellenbasis. In den Schleifen war eine Fettablagerung weniger deutlich, dagegen in Gefäßwandzellen und in den Glomerulis. Olivenölinjektion bewirkt nach R. Beneke (1899) eine Fettspeicherung vorzugsweise in Schleifen und Sammelröhren.

J. Arnold (1903) fand in der *Frosch*niere, beginnend 48 Stunden nach der Injektion von ölsaurem Natron, eine granuläre Fettablagerung im Hauptstück und in den geraden Kanälchen (Arnold spricht von Schleifen, es ist nicht ersichtlich, welcher Abschnitt damit gemeint ist). Auch die eosinophilen Zellen des Interstitiums enthalten Fettgranula. Bei der *Maus* sind es vorwiegend die Sammelröhren und Schleifen, in deren Wand sich nach Seifeninjektionen Fetttröpfchen ablagern; erst nach längerer Ausscheidung nimmt auch das Fett in den gewundenen Kanälchen zu, dagegen beteiligt sich die Wand des Nierenbeckens schon frühzeitig an der Fettaufnahme. Auf welchem Wege die Fettspeicherung an diesen Stellen zustande kommt, ist nicht sichergestellt. Ähnliche Ergebnisse hatte Arnold bei Injektion von Ölsäure, Olivenöl und Sahne.

Jedenfalls glaubt J. Arnold, ähnlich wie auch Prym (1910), daß teilweise wenigstens mit der Fettspeicherung Fetttransporte durch die Niere parallel gehen; in welcher Beziehung beide zueinander stehen, läßt sich allerdings vorerst nicht sagen.

Arnold bringt die Fettspeicherung mit seinen Plasmosomen in Zusammenhang, welche er teilweise mit den Plastosomen identifiziert. Ähnlich wie R. Altmann meint auch W. Ophüls (1917), daß das bei der fettigen Degeneration auftretende Fett in den Stäbchen sichtbar werde.

Auch das Glykogen soll nach J. Arnold (1910) granulär an die Plastosomen gebunden sein, falls es zur Ablagerung kommt. Während die Nieren der *Säugetiere* normalerweise kein Glykogen führen sollen, ist dies bei *Winterfröschen* der Fall. Auch die embryonale Niere der *Säuger* enthält wie viele embryonale Organe Glykogen. Während man früher [Literatur s. bei Arnold (1914), Th. Fahr (1925), O. Lubarsch (1925)] allgemein beim Vorkommen von Glykogen in der Diabetesniere dasselbe in die Schleifen und Sammelrohre verlegte, fand zunächst Löschke [zitiert nach O. Lubarsch (1925)] in vielen Fällen auch Glykogen in den Zellen des Glomerulus, woraus er schloß, daß beim Diabetes Glykogen ausgeschieden werde. Baehr (1913) wies dann nach, daß in der Lokalisation des gespeicherten Glykogens früher stets die Pars recta der Hauptstücke mit den Schleifen verwechselt worden sei. Nach Baehr findet sich beim Diabetes das Glykogen in den Endteilen der Hauptstücke. Fahr (1925) glaubt, daß das Glykogen sowohl in den Deckzellen wie in den Epithelzellen des Hauptstückes aus dem vermehrten Zuckerangebot gebildet werde, daß es sich aber nicht um eine Glykogenausscheidung aus dem Blute handle. O. Lubarsch (1925) ist der gleichen Ansicht, betont aber, daß er auch in Schleifen Glykogen gefunden habe. Auch ist darauf hinzuweisen, daß, wie besonders Arnold nachgewiesen hat, auch in den Epithelzellen der Sammelröhren wie im Epithel des Nierenbeckens Glykogen gespeichert werden kann. Das Glykogen tritt in der Form feiner Tröpfchen auf. E. v. Gierke (1925) findet auch in den Randzonen von Infarkten und in der Niere eines an perniziöser Anämie Verstorbenen Glykogen, er glaubt deshalb nicht, daß das Nierenglykogen an eine Glykosurie gebunden sei. Tatsächlich kann es ja als erwiesen gelten, daß eine Zuckerausscheidung und Rückresorption normalerweise stattfindet. Bei Stoffwechselstörungen kann dann wohl gelegentlich eine Glykogenablagerung vorkommen.

Ob funktionelle Veränderungen der genuinen Zellstruktur vorkommen, ist durchaus unklar, jedenfalls läßt sich ungemein schwierig abgrenzen, was wir von den beschriebenen Veränderungen als Kunstprodukte und was wir als Folgen zu starker experimenteller Eingriffe von den tatsächlich beschriebenen Veränderungen abziehen müssen. Auch die Angabe von W. Ophüls (1907), daß Stäbchenveränderungen meist Folgen, aber nicht Ursachen funktioneller Arbeitssteigerung oder Arbeitsänderungen sind, ist meines Erachtens durchaus richtig. Aus diesem Grunde ist es keineswegs eine fruchtbare Aufgabe, das heute Bekannte in diesem Punkte zusammenzufassen, zumal die Literatur unverhältnismäßig groß ist. Auch A. Noll (1921) kommt zu dem Ergebnis, daß das auf diesem Gebiete Erreichte im umgekehrten Verhältnis zur aufgewandten Mühe stehe.

Schon im Absatz „Cuticularsaum" haben wir gesehen, daß die Bemühungen, eine Art von blasenförmiger Sekretion der Niere festzustellen, sowohl in den älteren wie in den neuesten Modifikationen als gescheitert zu betrachten sind [s. a. A. Policard (1909)]. Auch die Vorstellungen, die sich Kosugi (1924) über die Rolle des sog. Granuloids für die Arbeit der Hauptstückzelle gemacht hat, können wir nicht annehmen, da zumal bezüglich der Anforderungen an eine tadellose Fixierung keineswegs alle Wünsche erfüllt sind (s. S. 85). Auch die Theorie von E. Retterer (1906), wonach die Nierenzelle sich mit Substanzen belädt und als Ganzes, also in einer Art holokriner Sekretion in das Lumen übertritt, dürfte nur noch historisches Interesse besitzen. Die gleiche Stellung nehmen wir bezüglich der Anschauung von B. Pizzini (1908) ein, der alle im Harn ausgeschiedenen Substanzen in granulärer Form durch den Bürstensaum in das Lumen übertreten läßt. Es bleibt nunmehr die Frage zu erörtern, mit welcher Berechtigung man bestimmte Strukturveränderungen der

Hauptstückzelle als Folge einer scharf charakterisierbaren Funktionsbeanspruchung deuten kann.

A. RIBADEAU-DUMAS (1902) konstruierte aus seinen Präparaten eine Reihe von Funktionsphasen, wonach die Ruhezelle bei weitem Kanallumen niedrig sei und basalständige Kerne sowie ergastoplasmatische Fäden enthalte; mit der Sekretsammlung schwelle die Zelle an, die Fäden gäben lumenwärts Granula ab, bis schließlich alle Fäden in Granula umgewandelt seien. Schließlich soll das Sekret ins Lumen übertreten. Demgegenüber ist auf die Befunde von G. MODRAKOWSKY (1903) hinzuweisen. Dieser fand in Diureseversuchen am Kanälchen in ALTMANNpräparaten sehr wohl für die einzelnen Diuretica charakteristische Bilder; von Sekretausstoßung war aber nichts zu beobachten. Verschiedene Lumenweite, verschieden starke Zellbegrenzung, abweichende Färbbarkeit und Verteilung der Plastosomen ließen sich feststellen; MODRAKOWSKY lehnt es ab, diese Befunde in Hinsicht auf Sekretionsvorgänge auszuwerten. A. MAYER und F. RATHERY (1907, 1909) fanden bei Versuchen mit Diureticis (Pilocarpin, Kochsalz, Zucker) ebenfalls eine granuläre Auflösung der Stäbchenstruktur und eine Vakuolisierung des supranucleären Cytoplasmas. Mit Recht hebt A. POLICARD (1909) hervor, daß der Stäbchenzerfall auf jeden Eingriff an der Nierenzelle folge; schon E. ALBRECHT (1901), LANDSTEINER (1903),

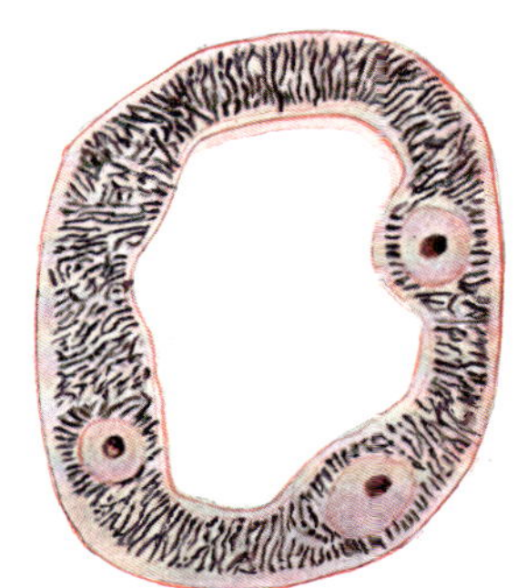

Abb. 69. Querschnitt eines Hauptstücks aus einer *Kaninchen*niere nach lange dauernder NaCl-Diurese. (Aus R. KOLSTER 1911.)

A. POLICARD und M. GARNIER (1905) und C. CHAMPY (1909) faßten diese Erscheinung als „trübe Schwellung" und als pathologisch auf. Die Eingriffe bei derartigen Versuchen sind gewöhnlich viel zu stark, als daß man sich noch in physiologischen Grenzen bewegte. R. KOLSTER (1911) betrachtet wie H. SAUER (1895) und E. RETTERER (1906) Kanälchen mit hohen Zellen und spaltförmigem Lumen als ruhend, weil nach ausgiebiger Diurese nur sehr selten solche Kanälchen auffindbar sind. Nach Diurese ist das Lumen weit, die Zellen sind mehr abgeplattet. Die Chondriomiten sind in den Nieren von *Kaninchen,* die drei Tage gehungert hatten oder mit Trockenkost gefüttert worden waren, regelmäßig angeordnet, im supranucleären Cytoplasma liegen freie, die Plastosomenfärbung annehmende Körnchen. Wird nun bei solchen *Tieren* eine mäßige Diurese in Gang gesetzt, so schwellen gleich zu Beginn in der ganzen Niere die Kanälchen an, wobei gleichzeitig die Chondriomiten größtenteils in Körner zerfallen sollen, nur basal bleibt eine Reihenordnung derselben erhalten. KOLSTER stellt sich vor, daß die zerfallenen Teile des Chondrioms zu Sekret verbraucht werden. Bei stärkerer Salzzufuhr wird das Chondriom fast vollständig aufgelöst, soll aber einen Tag später schon wieder regeneriert sein. Bei mäßiger Salzzufuhr erweitern sich die Kanälchen sehr bald wieder und — was besonders auffallend ist — zeigen dann wieder bis fast ans Lumen reichende Chondriomiten (Abb. 69). KOLSTER erklärt dies mit einer sehr rasch einsetzenden Regeneration des Plastosomenapparates. Auffallend bleibt, daß KOLSTER gar nicht den sehr großen Unterschieden Rechnung getragen hat, die in der Dichte der Anordnung der Stäbchenstruktur in den verschiedenen Teilen des Hauptstückes vorkommen. Somit hat er sich nicht mit der Frage auseinandergesetzt, ob die zum Vergleich verschiedener Funktionsstadien herangezogenen Kanälchenquerschnitte wirklich homologe Abschnitte waren.

Viel zurückhaltender spricht sich T. Suzuki (1912) aus, der besonders auf
den Wechsel im Aussehen der distalen und proximalen Hauptstückschlingen
hinweist. Jedenfalls lehnte er eine unmittelbare Beteiligung der Granula an
der Sekretion ab. Während G. Levi (1911), Ciaccio (1911) und A. Vivanti
(1923) die Plastosomen an Sekretionsvorgängen unbeteiligt glauben, kommt
O. Schultze (1911) wieder zu einer Auffassung, die derjenigen von R. Kolster
ähnelt. J. Arnold (1914) ist der Ansicht, daß alle Speichergranula letzten
Endes aus den Fadenkörnern stammen, daß auch die Vakuolen aus den Granula

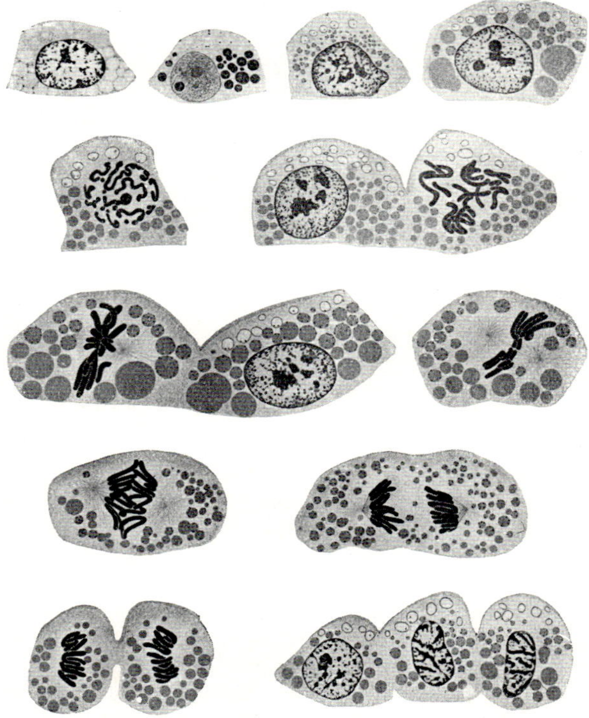

Abb. 70. Einschlüsse in Hauptstückzellen der Niere einer *Salamander*larve, mit ruhenden und sich
teilenden Zellkernen. (Nach F. Meves 1899, aus K. Peter 1924.)

entstehen. Bei ihm finden wir keine scharfe Scheidung zwischen Plastosomen,
Granula und Vakuolen.

Alles in allem können wir nicht anerkennen, daß diuretische Eingriffe an
den Stäbchen typische Veränderungen hervorbringen, sofern nicht schwerere
Schädigungen im Spiel sind. Für gewöhnlich fehlt es an Erfahrungen, was
später aus den Nierenepithelien geworden ist. Wenn z. B. Bouillot (1882
bis 1886) an *Amphibien*nieren durch Pilocarpin schwere Veränderungen bis
zur Ausstoßung des Kernes eintreten sah, so handelt es sich hier bestimmt
nicht um physiologisch auswertbare Befunde.

Man kann heute zusammenfassend aus den Befunden der Literatur folgendes Bild entwerfen: Das Cytoplasma der Hauptstückzellen enthält einen basal
verankerten Apparat, der vielfach eine radiäre Orientierung besitzt. In ihm
treten vielerorts Fäden auf, die mit komplizierten Substanzen versehen sind
(Plastosomen). Das dem Lumen zugewandte Cytoplasma zeichnet sich durch
eine außerordentlich starke Quellungsempfindlichkeit aus. Dieses supranucleäre

Cytoplasma enthält schon normalerweise Einschlüsse, bei denen Granula und Vakuolen unterschieden werden [G. GALEOTTI (1895), F. MEWES (1899), CREVATIN (1904), J. ARNOLD (1914), D. CESA-BIANCHI (1909) u. a.]. Das Vorhandensein von Vakuolen wird teilweise bestritten, solche werden z. B. von CESA-BIANCHI, G. SCHMITTER (1905), B. SAUER (1895) als durch die Fixierung entstandene Kunstprodukte betrachtet. A. GURWITSCH (1902) stellte sich aber unter seinen Kondensatoren vakuoläre Gebilde vor, unter denen er Sammelorte für Salze, lipoide Stoffe und Harnstoff unterschied. F. MEWES (1899) beobachtete an Zellen der *Salamanderlarven*niere verschiedentlich Vakuolen in supranucleärem Cytoplasma (Abb. 70), ganz ähnliche Befunde hatte neuerdings K. PETER (1925).

Die ungewöhnliche Quellbarkeit des supranucleären Gebietes macht uns einmal den Zusammenhang zwischen der Epithelgestalt und dem Wassergehalt des Organismus verständlich; hierin sind die oft erhobenen Befunde eines engen Lumens bei trocken gehaltenen, eines weiten Lumens bei flüssigkeitsdurchströmten Nieren typisch und entsprechen sicher den tatsächlichen Verhältnissen. Die feinere Morphologie der supranucleären Zone wird aber im fixierten Präparat um so schwieriger exakt faßbar sein, je aufgequollener die „Zellkuppen" sind, da sich stark wasserreiche Zellen bekanntlich viel schwieriger erhalten lassen. Die Schwankungen des Wassergehaltes und deren Beziehungen zur Fixierbarkeit möchten wir deshalb in erster Linie für die so verschiedenen Anschauungen der Autoren verantwortlich machen. Wenn demnach B. SAUER (1895), A. POLICARD (1909), T. SUZUKI (1912) u. a. keine grundsätzliche Veränderung der Feinstruktur bei einer physiologischen Steigerung der Nierentätigkeit gefunden haben, so möchten wir glauben, daß es ihnen am besten gelungen ist, der Fixierungsschwierigkeiten Herr zu werden.

Damit soll aber nicht gesagt werden, daß jedes Auftreten von funktionellen Bildänderungen in der Nierenzelle als pathologisch zu deuten sei. Nur glauben wir, daß sich diese Bildänderung im wesentlichen auf das allgemeine, nicht auf das plastosomal differenzierte Cytoplasma beschränkt. Dieses Cytoplasma ist am reichlichsten in der supranucleären Zone angehäuft, reicht aber natürlich allenthalben zwischen die Stäbchenlamellen hinein und umgibt den Kern. Sehr schön kann man in Farbstoffexperimenten die Bildung von Tröpfchen in diesem Zellteil feststellen (s. S. 153 f.). Wir sind nun der Meinung, daß diese Tropfen- und Granulabildung keineswegs zu jeder Zeit aufzutreten braucht; sie kommt nur zustande bei einer Überschwemmung der Nierenzellen — je mehr Substanz in der Zeiteinheit die Nierenzellen erreicht, um so eher wird die Neigung zu speichern hervortreten. Wir glauben also, daß das Auftreten von Vakuolen, das in so vielen Versuchen bei plötzlicher Steigerung der Nierentätigkeit beschrieben worden ist [G. GALEOTTI (1895), A. GURWITSCH (1900), F. MEVES (1899), K. PETER (1925) Farbstoffexperimente usw.], darauf zurückgeführt werden muß, daß die Nierenzelle nicht mehr befähigt ist, alles Aufgenommene zu verarbeiten und deshalb zur Abkapselung von Stoffen in Vakuolen schreitet, um das arbeitende Cytoplasma zu entlasten.

Vakuolen und Granula sind sowohl für die Sekretionsform wie für eine Resorptionsform der Substanzen angesehen worden. Speziell die Vakuolen haben in dieser Richtung als Sekretüberträger in den Anschauungen von F.MEVES (1899), von TRAMBUSTI (1898—1899) und vor allem von A. GURWITSCH (1900) eine wichtige Rolle gespielt. Während F. MEVES und GURWITSCH glaubten, die Bildung der Vakuolen im basalen Teil, ihre Verschiebung nach dem Saum und deren Entleerung durch den Saum nachgewiesen zu haben, hat schon W. v. MÖLLENDORFF (1915) gezeigt, daß die Vakuolen sich zuerst im

supranucleären Cytoplasma bilden. Auch in Abb. 71 sieht man unter dem
Saum einer Niere, die in Farbstoffdiurese fixiert ist, feine Bläschen gelagert, die von den Plastosomen ganz unabhängig sind. K. Peter (1925),
der die Trypanblauausscheidung an *Triton*larven untersuchte, unterscheidet
am inneren Zellende eine Vakuolenschicht, der dann basalwärts eine Granula-
zone folgt, am basalen Zellende liegen in wechselnder Anzahl große basale
Kugeln. Auf Grund der Beobachtungen mit Trypanblau ist anzunehmen,
daß sich resorbierte Stoffe dicht unter dem Bürstensaum in Vakuolen sammeln,
daß dieselben basalwärts verschoben werden, wobei sie den Charakter von
Granulis annehmen, um endlich ganz basal zu großen Kugeln verdichtet zu

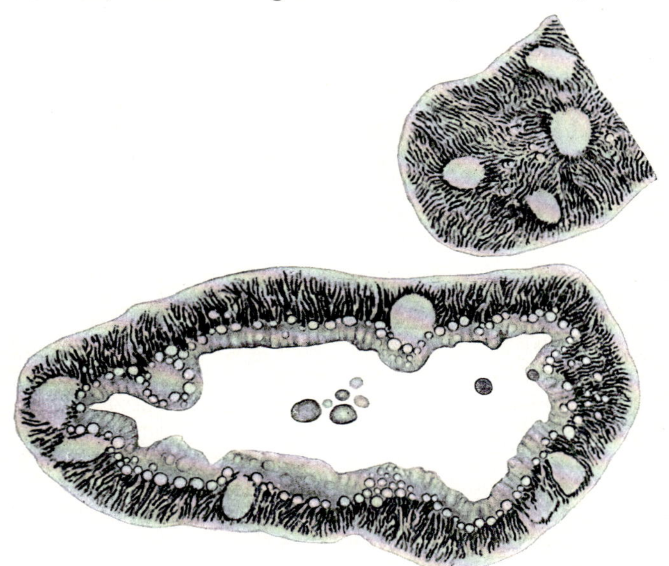

Abb. 71. Aus einer Niere der weißen *Maus*. $8^1/_2$ Stunden nach der subcutanen Einspritzung einer
1%igen Lösung von indigschwefelsaurem Natron. Fixierung und Färbung nach Altmann. Vergr.
1050 fach.

werden. Ich stimme K. Peter in seiner Deutung dieser Bilder vollkommen
zu. Eine Anteilnahme der Substanz plastosomaler Elemente an diesen Prozessen
hat Peter nicht erörtert, kommt wohl aber auch nicht in Frage.

Interessant sind für die hier behandelten Fragen auch die Feststellungen
von F. Meves (1899) und K. Peter (1925), daß die Arbeit der Hauptstückzellen während der mitotischen Teilung des Zellkernes ruht (Abb. 70, S. 90).
Sobald das Spirem anfängt, sich zum Mutterstern zu ordnen, hört die Bildung
neuer Vakuolen auf, diese setzt erst wieder ein, wenn sich der Kern zur Bildung
des Tochterknäuels anschickt.

Unter den zahlreichen Beobachtungen hebe ich weiter hervor, daß bei winterschlafenden *Tieren (Fledermäusen)* Untersuchungen gemacht wurden, die gut
zu dem bisher Berichteten passen [J. Disse (1892, 1900), R. und A. Monti (1903),
Ferrata (1905)]. Auch in solchen Nieren findet sich ein enges Lumen und eine
Anhäufung vieler körniger Substanzen, also starke Aufspeicherung. H. Okomoto (1924) fand in der Niere von *Februarfröschen* im Hauptstückepithel verstreut kleinere und größere Körper, die sich wie Erythrocyten färben und von
ihm auch für solche gehalten wurden. Auf die Anhäufung von Fett machten
in Nieren *winterschlafender Tiere* L. Baroncini und A. Beretta (1900) auf-

merksam. Auch bei *Schildkröten* ist das Epithel *winterschlafender Tiere* reicher an Speichergranula als im Sommer [M. TRIBONDEAU (1904)]. Läßt man solche Tiere vorübergehend in einem warmen Raume erwachen, so kommt es zu einer leichten Aufquellung der Epithelzellen bei gleichzeitiger mäßiger Lumenerweiterung und Granulaverminderung. Daß auch der Zellkern bei verschiedenen Funktionsbeanspruchungen verändert werden kann, zeigen die Beobachtungen von S. M. LUKJANOW (1898). Bei einem Körpergewichtsverlust von etwa 25% verlieren die Kerne der Nierenepithelien etwa 22% ihres Volums.

Das Binnennetz (GOLGIscher Apparat) der Hauptstückzellen. Diese Struktur, über deren allgemeine Bedeutung in diesem Handbuch von G. HERTWIG (Bd. I, 1) und J. SCHAFFER (Bd. II, 1, S. 30—32) genauere Angaben gemacht worden sind, wurde von BRUGNATELLI (1908) in geraden und gewundenen Kanälchen des *Meerschweinchens* dargestellt. Er fand den Apparat als ein aus Balken bestehendes Netz zwischen Kern und Oberfläche liegen; SAN-GIORGI (1909) beschreibt den Zerfall dieses Netzes bei experimentellen Eingriffen. In kompensatorisch hypertrophischen Nieren nach einseitiger Nephrektomie liegt vom 10. Tage an der G.-A. sowohl in gewundenen wie in geraden Kanälchen basal [G. BASILE (1914)]. Auch die Centrosomen sollen in diesen Zellen basal verlagert sein. Während BARINETTI (1912) und W. KOLMER (1916) diese Angaben im wesentlichen bestätigen, weist A. PAPPENHEIMER (1912) darauf hin, daß bei der *Ratte* und beim *Frosch* das Binnennetz vielfach in der Äquatorialzone um den Kern herum und weiter basal reiche. M. AVEL (1924) fand charakteristische Unterschiede beim *Frosch* und bei *Triton,* bei letzterem liege der Apparat meist basal vom Kern in den Hauptstückzellen. G. JASSWOIN (1925) glaubt ebenso wie AVEL, daß die ungewöhnliche Lage des GOLGI-Apparates in vielen Nierenzellen mit der resorptiven Funktion derselben zu tun habe. Er beschränkte seine Untersuchungen auf *Amphibien,* machte aber die wichtige Feststellung, daß im Beginne der Trypanblauausscheidung die Farbstoffkörnchen in der Gegend des GOLGI-Apparates abgelagert werden. D. NASSONOV (1926) konnte diese Angaben bestätigen und erweitern. So konnte er zeigen, daß die Lage des Apparates mit dem Speicherungstypus gleichsinnig wechselt. Wir behandeln diese Dinge S. 165 eingehender. Im großen und ganzen schließe ich mich der Auffassung von NASSONOV an, daß der GOLGI-Apparat eine Sekretionssammelstelle ist, wenn man den Begriff Sekret lediglich in dem Sinne auffaßt, daß alle Stoffe, die das Cytoplasma in Vakuolen oder Körnerform im Bereiche des Zelleibes „absondert", darunter fallen. Auch darin muß ich NASSONOV beistimmen, daß dieses Vakuolensystem bei äquatorialer Lage zwischen den Stäbchen liegt.

Schließlich geben wir noch eine kurze Übersicht über die wichtigsten theoretischen Vorstellungen, die über die behandelte Frage aufgebaut worden sind. M. SAUER (1885) erkannte nur Volumänderungen der Hauptstückepithelien als funktionelle Schwankungen an, worin ihm R. und A. MONTI (1905), F. MEVES (1899), FERRATA (1903—1905), CASTAIGNE und RATHERY (1905) folgten, eine Ansicht, der auch wir im wesentlichen beipflichten. Ähnlich stellten sich den Exkretionsvorgang als Flüssigkeitswechsel vor: REGAUD und POLICARD (1901, 1902, 1903 usw.), TRIBONDEAU (1903), RENAUT, COURMONT und ANDRÉ (1905). Die Stoffe werden von granulären oder vakuolären Organellen aufgesammelt und in flüssiger Form durch den Saum in das Lumen dialysiert, wobei aber die Zellen intakt bleiben.

Dieser Theorie tritt die von L. RANVIER (1887), F. BOUILLOT (1883, 1887), A. NICOLAS (1891), VAN DER STRICHT (1881—1892), J. DISSE (1892, 1902), TRAMBUSTI (1898, 1899), SIMON (1898), PRENANT und BOUIN (1904), DALOUS und Serr (1906), Audigé (1910), ähnlich von Kosugi (1924) u. a. verfochtene Anschauung entgegen, die eine Abgabe geformter Zellenabschnitte annimmt.

Endlich haben Retterer (1906) und Lelièvre (1907) angenommen, daß auch eine holokrine Sekretion in der Niere vorkomme.

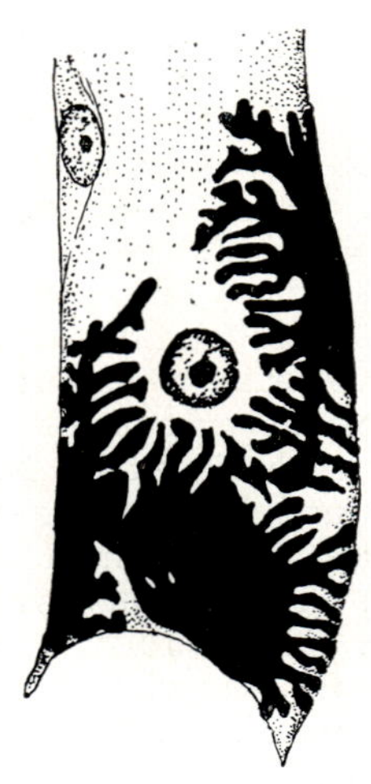

Abb. 72. Epithelzellen aus dem dünnen Schleifenteil der *Katzen*niere. Golgi-Kopsch-Methode. Adurolfixation. Vergr. 1000fach. Geschwärzte Zellen sind so gelagert, daß sie eine ungeschwärzte (Kern nachgefärbt) fast vollständig einschließen. (Aus K. W. Zimmermann 1911.)

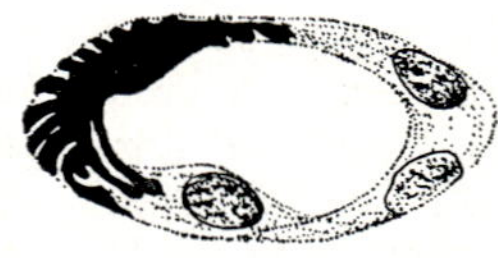

Abb. 73. Querschnitt des dünnen Schleifenteils der *Igel*niere. Er liefert den Beweis, daß die geschwärzten Zellen im Verbande der Epithelzellen liegen, also wirklich echte Epithelzellen sind. Golgi-Kopsch-Methode, Adurolfixation. Alauncochenille. (Aus K. W. Zimmermann 1911.)

Wir selbst haben genügend klar hervorgehoben, daß die Arbeit des Hauptstückes ganz oder wenigstens hauptsächlich eine resorptive ist, wobei Speicherorte eine große Rolle spielen. Alle sichtbaren „sekretorischen" Prozesse halten wir deshalb mit den Autoren der 1. Gruppe für Kunstprodukte.

4. Das Überleitungsstück (dünner Abschnitt der Schleife, Isthmus, Pars conducens). An das Hauptstück schließt sich in fast allen Nieren der *Amphibien* und der *Amnioten* ein Abschnitt an, der deutlich an Umfang und Struktur von den beiden angrenzenden Abschnitten abweicht. Es ist dies der III. Abschnitt der Nierenkanälchen bei *Amphibien* und *Sauropsiden,* der dünne Teil der Schleife [Isthmus nach J. Henle (1882), K. W. Zimmermann (1911)] der *Säugetiere.* Bei *Amphibien* und *Reptilien* finden wir hier zumeist Flimmerzellen wie im Halsabschnitt (s. S. 203); bei *Vögeln* und *Säugetieren* wird dieser Abschnitt von einem indifferenten flachen Epithel ausgekleidet. Dieses Epithel sitzt der Basalmembran durch Vermittlung einer undeutlich strukturierten „Kittmasse" [Tasic (1918)] auf.

Die niedrige Form der Epithelzellen fiel schon den älteren Untersuchern dieses Abschnittes stets auf; oft lesen wir von der Möglichkeit, Blutgefäße und dünne Schleifenteile könnten miteinander verwechselt werden. In einigermaßen gut fixierten Nieren kann davon aber keine Rede sein. Zunächst ist darauf hinzuweisen, daß in der Außenzone des Markes die Vasa recta aus kleinen Arterien und Venen bestehen. Diese sind aber fast vollständig auf die „Gefäßbüschel" beschränkt. Zwischen diesen Gefäßen laufen überhaupt keine Harnkanälchen. Diese sind vielmehr an der Peripherie der Gefäßbüschel angeordnet. Verlaufen einzelne Arterien außerhalb der Gefäßbüschel, so erkennt man diese leicht an der Ringmuskelschicht, die das Epithel umgibt. Die Capillaren und die kleinen Venen haben so ausgedehnte Epithelzellen, daß auf Quer- wie Längsschnitten die Zahl der Zellkerne bei weitem geringer ist als in den dünnen Schleifenabschnitten. Hierdurch ist es auch möglich, in der Innenzone die Schleifen von den Gefäßen jederzeit zu unterscheiden.

Der dünne Schleifenteil besitzt ein weites Lumen, das dem des Hauptstückes zum mindesten gleichkommt, ja dasselbe manchmal noch zu übertreffen scheint. Dies ist auch der Grund, weswegen ich mich nicht mit dem von Zimmermann und seinen Schülern empfohlenen Namen Isthmus für diesen Abschnitt befreunden kann; so prägnant derselbe zur Kennzeichnung der äußeren Form erscheint, so irreführend ist dieser Name in bezug auf den Kanalinhalt. Es wurde sowieso gelegentlich von einer Harnstauung in diesem Abschnitte gesprochen [s. a. R. Ellinger und Hirt (1929)], was aber bei der Weite des Lumens kaum richtig sein kann.

Die Form der Epithelzellen mit ihren leicht in das Lumen vorspringenden Kernorten wechselt sehr nach der *Tierart* und nach ihrer Lage in der Schleife. Die Zellform ist uns vor allem durch die Untersuchungen von K. W. Zimmermann (1911) und seinen Schülern bekannt geworden. Während noch Landauer (1895) nach Untersuchungen am *Menschen* und zahlreichen *Säugetieren* die Zellgrenzen konstant glatt findet, K. W. Zimmermann (1898) noch schreibt: „Das Kittleistennetz ist überall vollständig vorhanden. Es besitzt hier die größten Maschen in der ganzen Niere. Die einzelnen Leisten verlaufen nicht gerade, sondern etwas wellig", findet K. W. Zimmermann (1911) bei *Hund, Katze, Igel, Kaninchen, Meerschweinchen, Ratte* Epithelzellen von sehr kompliziertem Umriß, sie greifen mit zahlreichen Fortsätzen ineinander. Die Epithelzellformen sind nach dem Hauptstücke zu komplizierter, nach dem breiten Teil der Schleife zu nähern sie sich mehr der normalen Form (Abb. 72, 73). Für die *menschliche* Niere fehlt es an Angaben, was um so bedauerlicher ist, als nicht alle untersuchten *Säugetier*formen Gleiches zeigen. Während durch Belosavitsch (1919) bei der *Lama*niere Zimmermanns Befunde an anderen *Säugetieren* bestätigt wurden, fand Djokić (1919) beim *Bären* zwei Arten von dünnen Teilen; eine enge Form schließt sich an pigmentierte Hauptstücke an und besitzt einfache polygonale Zellgrenzen, eine zweite Form geht aus unpigmentierten Hauptstücken hervor und besitzt die gleiche Epithelzellenform, wie sie Zimmermann bei anderen *Säugetieren* dargestellt hat. Bei *Pferd* und *Schaf* [J. Valtchitsch (1921)] beginnt der dünne Abschnitt mit glatten polygonalen Zellgrenzen, und die Komplikation steigert sich nach dem Übergang in den breiten Teil der Schleife. Man kann vorläufig noch nicht sagen, welche Bedeutung diesen eigenartigen Verhältnissen zukommt. Beim *Menschen* zeichnen sich die Zellgrenzen nicht sehr scharf ab (Abb. 74).

Während das Cytoplasma an Einschlüssen sehr arm ist, auch plastosomale Elemente bis auf wenige körnige Gebilde [Sjöbring (1900), Renant und Dubreuil (1907)] fehlen, besitzen die Epithelzellen einen wohl ausgeprägten Zentralapparat (Abb. 75). Die Zentralkörperchen liegen meist etwas seitlich vom Kern nahe der Zelloberfläche. Das dem Lumen zugewandte Korn ist zweigeteilt und trägt eine feine Geißel, die in das Lumen ragt [K. W. Zimmermann (1898)].

Der Zellkern färbt sich ziemlich dunkel, hat meist die Form einer Linse und wölbt sich ins Lumen vor.

Bei *Winterschläfern* soll im Epithel des dünnen Schleifenteils reichlich Fett abgelagert werden [Baroncini und Beretta (1900)]. A. Policard (1908) konnte solches nicht finden. In der *menschlichen* Niere findet man in fast allen

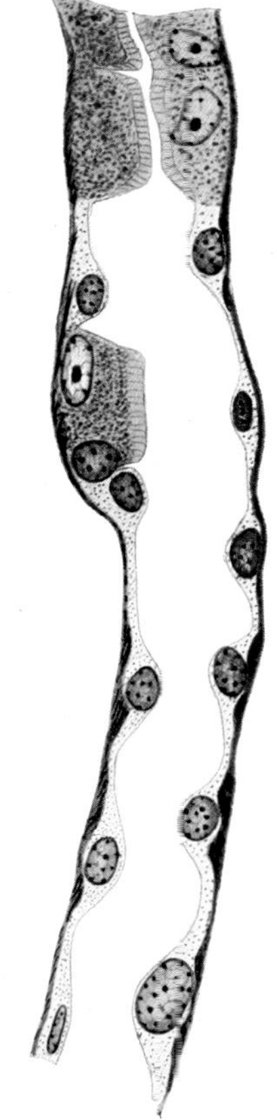

Abb. 74. Längsschnitt durch ein Überleitungsstück (Außenzone des Markes) vom *Menschen*. Beachte den Anschluß an das Hauptstück. (Präparat von Prof. M. Heidenhain, Susa, Azan.) Vergr. 750fach.

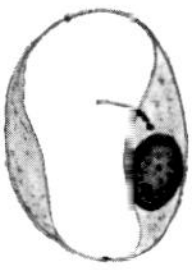

Abb. 75. Zentralapparat aus dem dünnen Abschnitt der Schleife. *Kaninchen*. (Aus K. W. Zimmermann 1898.)

Übergangsstücken, mit dem Alter zunehmend, zahlreiche Epithelzellen, die zum Teil reichlich Pigment enthalten (Abb. 76). Hier haben die Kerne zumeist sehr unregelmäßige Formen, häufig scheinen auch Zellen in das Lumen abgestoßen zu werden. Das Pigment ist demjenigen in der Pars recta des Hauptstücks analog; es handelt sich nach E. Sehrt (1904) und Segawa (1914) um ein lipoides braunes Pigment, das keine Eisenreaktion gibt.

Bemerkenswert ist das Verhalten des dünnen Abschnitts an den beiden Übergangsstellen. Niemals gibt es hier Zwischenformen unter den Epithelzellen, sondern Hauptstückzelle und Zelle des dünnen Abschnittes stehen hart

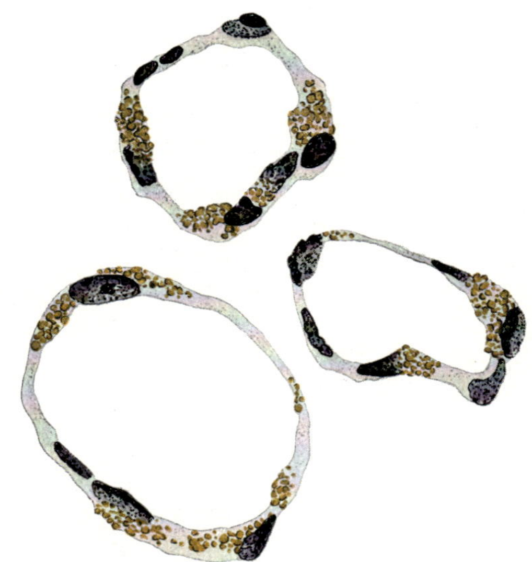

Abb. 76. Überleitungsstücke (dünne Schleifenteile) im Querschnitt, mit Pigmentkörnern; aus der Niere eines Hingerichteten. Müller-Formol. Eisenhämatoxylin. Vergr. 1050fach.

nebeneinander. Um so auffälliger ist es, daß bei vielen Tierformen eine Übergangszone aufgefunden worden ist, die beide Zellarten mehrfach untermischt zeigt (s. S. 10 und Abb. 77).

Nach dem breiten Schleifenteile hin pflegen solche durchmischte Übergangsteile weniger deutlich zu sein. Doch ist auch für diese Stelle Ähnliches beobachtet (s. S. 13). Auch hier gibt es dabei keinerlei Zwischenformen bei den Zellen [Peter (1909), K. W. Zimmermann und Schüler]. Wenngleich der Umstand, daß keine Zwischenformen bei den Zellarten gefunden sind, auffällig erscheint, so spricht doch die oft unbestimmte Grenze der Epithelstrecken dafür, daß wir es beim dünnen Schleifenteile mit einer indifferenten Epithelstrecke zu tun haben, die zwischen funktionell bedeutsameren Teilen eingespannt ist.

5. Das Mittelstück (breiter Teil der Schleife, Zwischenstück und Schaltstück). Wir haben oben die Notwendigkeit, breiten Schleifenteil und Schaltstück zu einer Einheit zusammenzufassen, begründet, auch die allgemeine morphologische Charakteristik läßt diese Zusammenfassung zu. Der Hauptunterschied gegen das Hauptstück ist das Fehlen des Saumes, der Unterschied gegen das Überleitungsstück und das Verbindungsstück der größere Reichtum an plastosomalen Einlagerungen (Abb. 78, 79). Wenn wir auch die genannten Abschnitte zu dem Begriff des Mittelstückes zusammenfassen, so müssen wir doch versuchen, der reichen Gliederung dieses Abschnittes gerecht zu werden.

Das Epithel der breiten Schleifenteile ist in der älteren Literatur oft demjenigen der Hauptstücke sehr nahe gestellt worden [C. LUDWIG und TH. ZAWARYKIN (1863)]. Die Besonderheiten der breiten Schleifenteile und des Schaltstückes wurden aber mehr und mehr erkannt. F. SCHWEIGGER-SEIDEL (1865) betonte den Wechsel im Aussehen dieses Abschnittes beim Übertritt von der Mark- in die Rindenregion [s. a. W. PYE (1875), P. ARGUTINSKY u. a.]. Die allgemeine Charakterisierung des Epithels als „dunkel", „körnig" oder „heller" wurde zum ersten Male durch die Beobachtung der HEIDEN-HAINschen Stäbchen (1874) vertieft, indem HEIDENHAIN hervorhob, daß bei den *Säugern* der breite Schleifenteil ebenso wie das Hauptstück Stäbchen enthalte, daß bei anderen *Wirbeltieren* sogar der IV. Abschnitt allein typische Stäbchen führe. Daneben suchte man die Zellform zu bestimmen; während S. SCHA-CHOWA im breiten Schleifenteil zylindrisch-kegelförmige Zellen findet, von deren Mitte zur Basis herab nach allen Seiten Ausläufer abgegeben werden, kann P. ARGUTINSKY (1877) für die *Hundeniere* nicht die geringste Andeutung eines zelligen Aufbaues in diesem Abschnitte finden. C. TOLDT (1877) bezeichnet die Zellen wieder als kegelförmig oder polyedrisch.

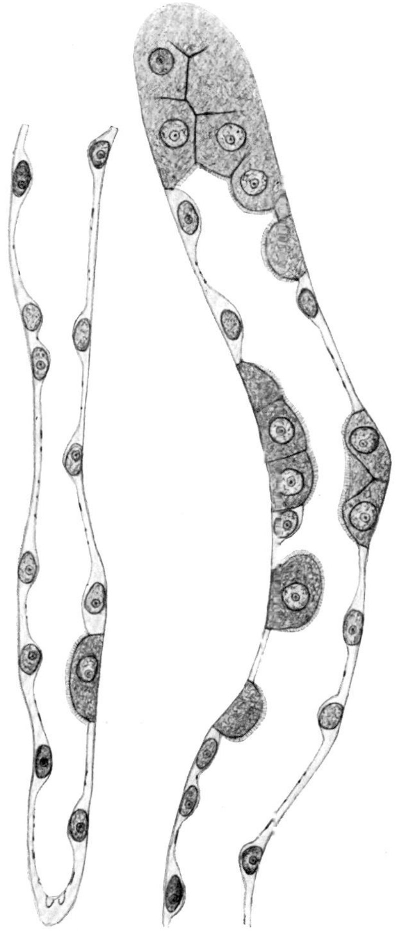

Während J. DISSE (1902) sagt, „Zellgrenzen sind nicht wahrzunehmen, man bekommt den Eindruck, es handle sich um eine zusammenhängende Masse von Protoplasma mit eingestreuten Kernen", „bei etwas macerierten Nieren, wie z. B. an *menschlichen*, treten Zellgrenzen auf" und P. METZNER (1907) den gleichen Standpunkt einnimmt, haben doch, wie S. SCHACHOWA, auch spätere Autoren die Zellgrenzen unzweifelhaft dargestellt. So LANDAUER (1905), der auch die Längsleisten gesehen hat, mit denen die Zellen ineinandergreifen. K. W. ZIM-MERMANN (1898) betont, daß er beim *Kaninchen* überall Kittleisten gesehen habe. Auch KOLOSSOW (1898) beschreibt deutliche Zellgrenzen (Abb. 80), die aber entgegen LANDAUER gerade verlaufen sollen. Eine dachziegelartige Anordnung findet im breiten Schleifenteil L. SZYMONOWICZ(1901). Eine endgültige Klärung der Zellformen im Mittelstück verdanken wir K. W. ZIMMERMANN und seinen Schülern.

Während, wie wir sahen, A. POLICARD (1909) das Mittelstück als einheitlich gebaut ansah, hat man schon sehr früh innerhalb desselben Strukturdifferenzen festgestellt. Wie schon u. a. M. ROTH (1864), F. SCHWEIGGER-SEIDEL (1865), W. PYE (1875), so haben besonders K. PETER (1907, 1908), K. W. ZIMMER-

Abb. 77 a, b. Übergang vom Hauptstück in den dünnen Teil der HENLEschen Schleife aus der Niere einer 20jährigen Bärin. (Zeichnung von K. W. ZIMMERMANN, unveröffentlicht aus der Dissertation DJOKIĆ.) $^1/_{12}$ hom. Imm. Zeiß, Ok. 4, Tub. 150. Das Kanalstück a setzt sich in b fort. Die beiden obersten Kerne von b sind die gleichen wie die beiden untersten von a. Die dunklen Bürstenzellen und die hellen Isthmuszellen stark durcheinander gemischt, der Übergang spielt sich deshalb in einem längeren Kanalstück ab

MANN (1911), DJOKIĆ (1919), BELOSAWITSCH (1919), MICHAILOVITSCH (1919) und VALTCHITSCH (1921) genauere Angaben über die Strukturdifferenzen innerhalb des Mittelstückes gemacht.

Das Epithel sitzt im ganzen Mittelstück einer Basalmembran auf, die derjenigen des Hauptstückes recht ähnlich ist. Auch hier läßt sich eine homogene

Haut unterscheiden, der nach außen ein quermaschiges Gitterfasergerüst aufsitzt. Nach innen liegen ähnliche Basalreifen [E. Bizzozero (1901), Rühle
(1897)] wie beim Hauptstück. Die
Zellkerne liegen dem Lumen näher
als der Zellbasis, bei starker Erweiterung des Lumens kommt dies besonders deutlich zum Ausdruck. Hierbei

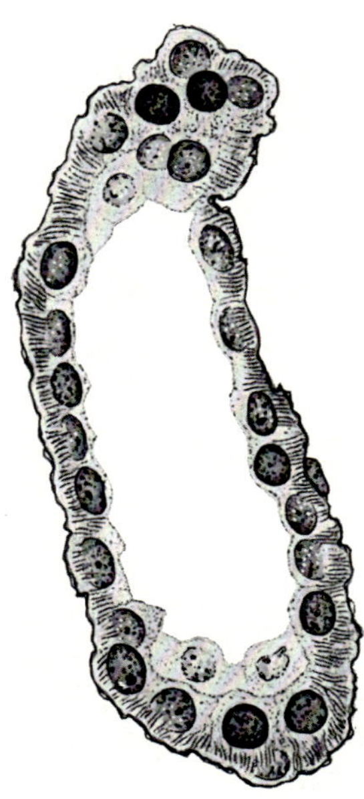

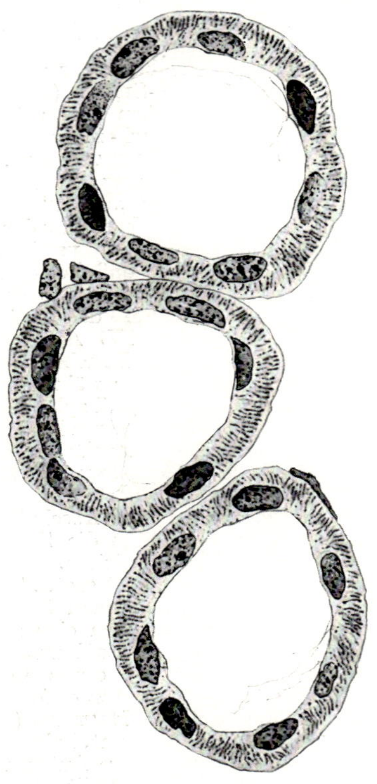

Abb. 78. Mittelstück (breiter Teil der Schleife)
aus der Niere vom *Menschen*. Außenzone des
Markes. Fix. Susa, Färbung Azan. (Präparat
von Prof. Heidenhain.) Vergr. 1050fach.

Abb. 79. Mittelstück (breiter Teil der Schleife)
aus der *menschlichen* Niere, Außenzone des
Markes. Fix. Müller Formol, Färbung
Eisenhämatoxylin. Vergr. 1050fach.

findet man auch oft abgeflachte Zellkerne, die dann der inneren Zelloberfläche dicht, bis zur Berührung, anliegen.

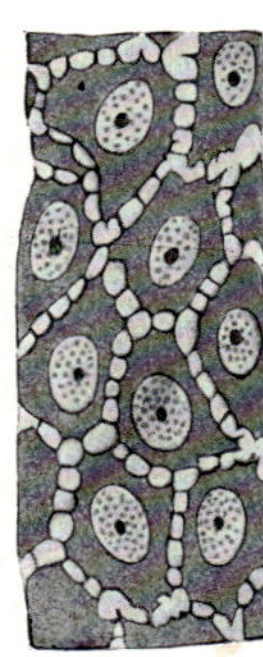

Abb. 80. Epithel des breiten
Teiles der Henleschen
Schleife von der Oberfläche
gesehen.
(Aus A. Kolossow 1898.)

Das Epithel ist in dem Teil des Mittelstückes,
der in der Außenzone des Markes und in den Markstrahlen verläuft (breiter Teil der Schleife), mit dicht-
stehender Stäbchenstruktur versehen (Policard,
T. Suzuki u. a.). Ich kann in der Lagerung und
Menge der Stäbchen, sowie in irgendeiner anderen
Beziehung keinen deutlichen Unterschied zwischen
einem breiten trüben und hellen Teil im Sinne
Peters entdecken (Abb. 81, 82). Wohl finde ich das
„Zwischenstück" etwas weniger mit Stäbchen besetzt,
aber im Markstrahl selbst bleiben die Zellformen
durchaus denen in der Außenzone des Markes gleich.
Die Stäbchen reichen nicht ganz bis zur luminalen
Zelloberfläche hin. Chr. Schmidt (1920) betont für
die *Katzen*niere die lipoide Natur der Stäbchen. Öfters,
so auch von K. W. Zimmermann, sind hier an den

Zellen in das Lumen ragende Kuppen beschrieben worden, die als Sekretionserscheinungen gedeutet wurden, die wir aber für Fixierungsprodukte halten,
ebenso wie wir dies für das Hauptstück hervorgehoben haben. Die Zellgrenzen sind in diesem Teil des Mittelstückes, wenn auch sicher nachgewiesen,
so doch am schwierigsten feststellbar. Im allgemeinen scheinen sie der von
LANDAUER angegebenen Zellform zu entsprechen, d. h. sie sind an der Lumen-
fläche am einfachsten angeordnet, während nach der Basis zu seitliche Zell-
wülstchen ineinandergreifen.

Auch nahe dem Lumen liegende Zentralkörper mit Zentralgeißeln hat K. W.
ZIMMERMANN an diesem Abschnitt bei *Kaninchen* und *Mensch* nachgewiesen.

Beim Übergang aus der Markregion in den Markstrahl wird die Zellstruktur
des Mittelstückes nicht wesentlich verändert. Das ganze Kanälchen wird zwar

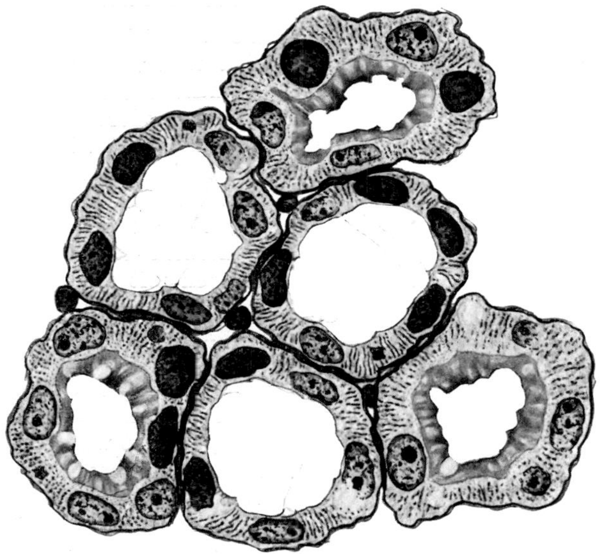

Abb. 81. Epithel des Mittelstücks und des Hauptstücks im Markstrahl der *menschlichen* Niere.
Fixierung MÜLLER-Formol. Färbung MALLORY. Vergr. 1050fach.

im Isolationspräparat etwas schmaler und heller (K. PETER), die Dichtigkeit
der Plastosomenstruktur nimmt aber nicht wesentlich ab, die Zellgrenzen
werden im allgemeinen einfacher. So verläuft das Kanälchen im Markstrahl
aufwärts, bis es in das Labyrinth eintritt und hier als Zwischenstück an den
Gefäßpol der Nierenkörperchen tritt.

In der Struktur erscheint der Granulagehalt des Zwischenstückes gegenüber dem breiten Schleifenabschnitt verringert. Das Zwischenstück ist aber
durch seine Beziehungen zum Gefäßpol besonders charakterisiert, was in der
Bildung der von ZIMMERMANN so genannten Macula densa zum Ausdruck kommt.

Die Anlagerungsstelle des Mittelstückes am Nierenkörperchen entspricht,
wie wir mit MICHAILOWITSCH gesehen haben, dem Vas afferens des Glomerulus.
Hier zeigt sich eine sehr auffällige Häufung von Zellkernen an der Wand des
Zwischenstückes, welche dem Gefäß anliegt [K. PETER (1908)]. MICHAILO-
WITSCH hat diese Verhältnisse bei zahlreichen *Säugetieren* untersucht. Beim
Menschen fand er die Macula in ovaler Ausdehnung von maximal 66 μ (Abb. 83).
Die Kerne liegen an dieser Stelle außerordentlich dicht; trotzdem sind allent-
halben Kittlinien als Zellgrenzen ausgebildet. Der cytologische Charakter der

Zellen unterscheidet dieselben nicht wesentlich von dem aufsteigenden Schenkel, weshalb wir mit Zimmermann das Zwischenstück Peters nicht als funktionell zu unterscheidenden Abschnitt betrachten. Es ist sehr wohl denkbar, daß wir in der Kernhäufung an der „Macula" eine Folge der pulsatorischen Einflüsse seitens des Vas afferens zu sehen haben.

Wie Peter an allen von ihm untersuchten Formen die kernreiche Stelle am Gefäßpol feststellen konnte, so fand Michailowitsch die Macula densa ebenfalls bei allen von ihm untersuchten Arten *(Mensch, Pavian, Rhesusaffe, Pferd, Katze, Hund, Rind)*. Bei der *Katze* war die Macula am wenigsten auffällig ausgebildet, bei allen anderen Formen war sie deutlich.

Eine deutliche Strukturveränderung läßt sich nun wieder beim Übergang in das eigentliche Schaltstück erkennen, über dessen äußere Gestaltung wir ebenfalls schon oben (S. 13) berichtet haben. Die histologischen Merkmale des Schaltstückes sind sehr verschieden dargestellt worden; noch mehr wie beim breiten Schleifenschenkel scheinen mir hier Verwechslungen mit anderen Kanalabschnitten vorgekommen zu sein. So, wenn Heidenhain (1874) die Möglichkeit erörtert, daß die Schaltstückschlingen in einer dünnen Lage den Cortex corticis bilden, eine Annahme, die in zahlreichen Arbeiten gemacht worden ist. Das eigentliche Schaltstück beginnt bei den einzelnen *Tierarten* ziemlich verschieden weit jenseits der Macula densa, meist seinem Zellcharakter nach schroff von dem niedrigen plastosomenarmen Epithel des breiten Schleifenschenkels abgesetzt.

Beim *Menschen* scheint mir hier durchaus nicht immer ein beträchtliches „Zwischenstück" (Peter) eingeschaltet zu sein. Wenn dies auch als die Regel gilt. Während er für den *Menschen* keine sicheren Angaben macht, findet Michailowitsch (1918) den Schaltstückbeginn vom Nierenkörperchen entweder sehr weit entfernt, z. B. beim *Rinde*, wechselnd nahe, manchmal unmittelbar an der Macula bei der *Katze*, unmittelbar gegenüber der Macula beim *Meerschweinchen*. Ich selbst bilde in Abb. 84 ein Schaltstück aus der Niere eines Hingerichteten ab. Bei Azanfärbung tritt das Schaltstück durch seine etwas dunklere Cytoplasmafärbung gegen den vorhergehenden Abschnitt hervor. Eine deutliche Zellhöhenzunahme ist hier allerdings nicht zu bemerken.

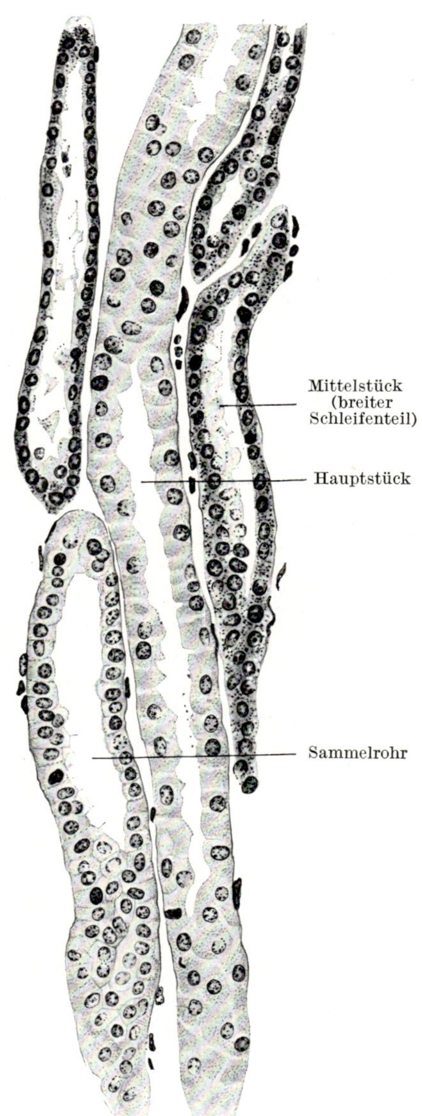

Abb. 82. Aus dem Markstrahl der Niere eines Hingerichteten. Eisenhämatoxylin nach Heidenhain. Vergr. 320 fach.

Die Angaben über die wechselnde Zellhöhe der einzelnen Abschnitte sind wohl nicht als unbedingt zu nehmen. Ich finde bei verschiedenem Material durchaus verschiedene Verhältnisse. Im allgemeinen kann man das Epithel des eigentlichen Schaltstückes mit K. Peter, K. W. Zimmermann und seinen

Schülern als höher bezeichnen als im vorangehenden Abschnitte. Zellgrenzen lassen sich bei günstiger Färbung sehr wohl nachweisen [s. bes. BELOSAVITSCH (1919)] an der *Lam*aniere. Sie sind einfach und ohne komplizierende Seitenwülste.

Bei Eisenhämatoxylinfärbung (Abb. 85), sowie bei ALTMANNscher Plastosomenfärbung hebt sich das Schaltstück durch seine besondere Färbung vor den anderen benachbarten Kanälchen ab.

SUZUKI hebt hervor, daß das Schaltstück bei ALTMANN-Färbung gegenüber dem Rot der anderen Plastosomen mehr violett gefärbte Plastosomen zeige. Von Eisenhämatoxylin erwähnt schon R. POLICARD (1908), daß es die Plastosomen des Mittelstückes stärker färbe als alle anderen cytoplasmatischen Einschlüsse der Niere, das Gleiche finde ich bei einer *menschlichen* Niere, wo die Schaltstücke streckenweise geradezu isoliert hervortreten (s. Abb. 86). Auch in

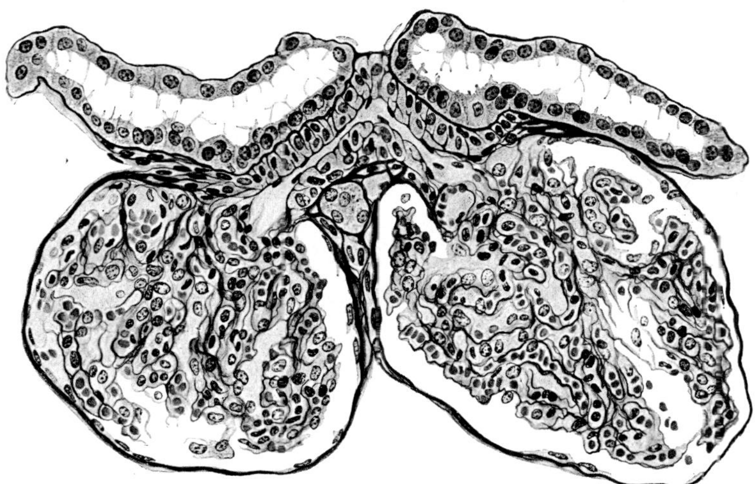

Abb. 83. Zwischenstück und seine Beziehungen zum Vas afferens, Macula densa. Niere *Mensch.* (Präparat von Prof. HEIDENHAIN.) Fix. SUSA, Färbung AZAN. Vergr. 300fach.

Azan-Präparaten, wo die Hauptstücke oft mehr orangegefärbte Cytoplasmen zeigen, ist das Cytoplasma der Schaltstücke und der breiten Schleifen mehr blauviolett gefärbt. Auch PETER hebt die differente Färbbarkeit des Schaltstückcytoplasmas in Hämatoxylin-Eosinpräparaten hervor.

Aus allem muß man wohl schließen, daß speziell die Plastosomen eine andersartige chemische oder physiko-chemische Zusammensetzung besitzen als im Hauptstück. Auch morphologisch stellen sie sich etwas anders dar, sie nehmen noch ausgesprochener das basale Ende ein als im Hauptstück, auch bieten sie der Fixierung besseren Widerstand.

Auch die Kerne sind im Schaltstück stärker färbbar als im Hauptstück, sie scheinen viel mehr scholliges Inhaltsmaterial zu besitzen. Centrosome und Zentralgeißeln wurden auch hier von J. DISSE und von K. W. ZIMMERMANN (Abb. 87) dargestellt.

Wenig überzeugend scheint mir, was von sog. Sekretionserscheinungen im Schaltstück geschrieben worden ist. Für sie gilt das Gleiche wie beim Hauptstück. Man findet besonders in *menschlichen* Nieren sehr oft Gerinnsel im Lumen, ja ganze Zellteile. Aber man findet auch Strecken, wo solche fehlen. Besonders K. W. ZIMMERMANN und seine Schule beschreiben einen Sekretionsvorgang, wonach sich zu gewissen Zeiten eine Zellkuppe vorwölben soll, die ihren Inhalt in das Kanälchen abgibt. Im ganzen Mittelstück findet SEGAWA (1914) reichlich

Lipoide, die sich mit Nilblau tief bläulich violett färben, keine Doppelbrechung zeigen, dagegen sich positiv verhalten in den Methoden von Dietrich-Smith und Ciaccio. Unter pathologischen Umständen kann Neutralfett gefunden werden.

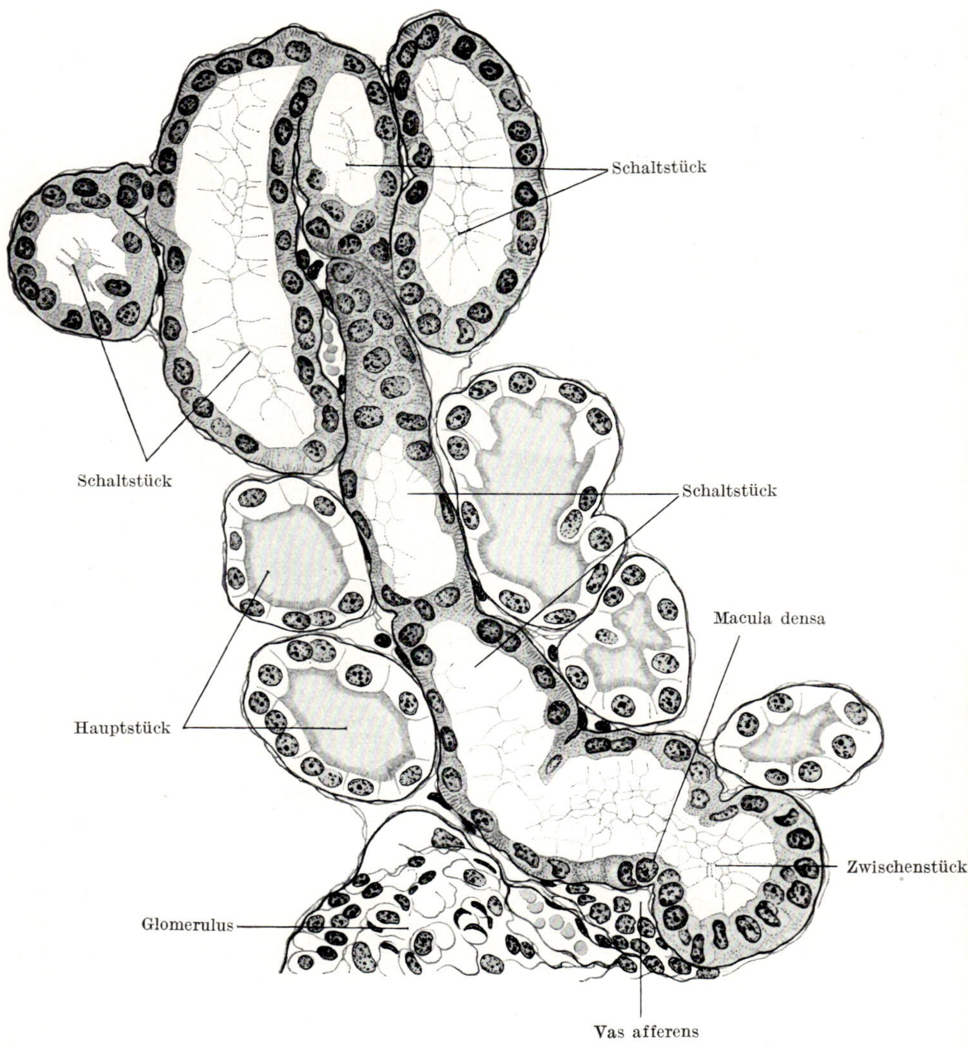

Abb. 84. Schaltstück aus der Niere eines Hingerichteten. Fix. Susa, Färbung Azan. (Präparat von Prof. Heidenhain.) Vergr. 450fach.

Sehr auffallend treten oft die an Isolationspräparaten sichtbaren Auswüchse im Schnittbild hervor. Man erkennt, daß hier die ganze Wand einschließlich der Basalmembran stellenweise wie gestaucht erscheint (Abb. 86). Die Zellhöhe wechselt an solchen Stellen oft beträchtlich.

6. Das Sammelrohrsystem. Das Schaltstück ist vom Sammelrohrsystem nicht scharf abgesetzt; das zeigen sowohl Isolationspräparate wie auch Schnittuntersuchungen der Niere; das kommt auch darin zum Ausdruck, daß K. Peter neuerdings als Verbindungsstück den gleichen Abschnitt bezeichnet, den er (1907—1908) initiales Sammelrohr nannte. Es hat sich nämlich herausgestellt, daß sich dieser Abschnitt noch aus dem metanephrogenen Gewebe entwickelt und nicht aus der Sammelrohranlage.

Es ist besonders bemerkenswert, daß einer doch recht auffälligen entwicklungsgeschichtlichen Grenze durchaus keine scharfe histologische Grenze entspricht, sondern daß wir gerade an dieser Stelle recht undeutliche gleitende Strukturveränderungen im Epithel finden. Dies ist wieder ein Zeichen dafür, daß Strukturen in viel stärkerem Maße funktionell bedingt sind als histogenetisch.

Das allgemeine Epithel der Sammelrohre ist sehr arm an plastosomalen Einschlüssen, die Zellgrenzen treten besonders deutlich hervor. W. KOLMER (1916) fand im Epithel der Sammelrohre den „Netzapparat" (GOLGI) dicht unter der Oberfläche oberhalb des Kernes gelegen. „Dieses ist aber offenbar auch von BRUGNATELLI (1908) und BASILE (1914) abgebildet worden." Im gesamten Sammelrohrsystem finden wir in verschiedener Verteilung zweierlei Zellformen. Die häufigere Form ist in den üblichen Präparaten hell, offenbar sehr wasserhaltig, der Kern liegt inmitten der Zelle von wenig geronnenem Cytoplasma umhüllt, oft geschrumpft.

Offenbar ist dies eine Wirkung der meist hypertonischen Fixiermittel, die sich an den sehr wasserreichen Zellen besonders stark geltend machen muß. Nahe der Oberfläche besitzen die durch ein sehr regelmäßiges Kittleistennetz begrenzten Zellen ein Diplosoma, das in den Markstrahlröhren deutlich mit einer Zentralgeißel versehen ist [K. W. ZIMMERMANN (1898)]. An der Basis der Zellen sah ZIMMERMANN feine Fädchen im Cytoplasma (Abb. 88, 89). Das Gleiche sahen TH. ROTHSTEIN (1891), SJÖBRING (1899), C. BENDA (1903), RENAUT und G. DUBREUIL (1907), letztere halten diese Elemente für Plastosomen.

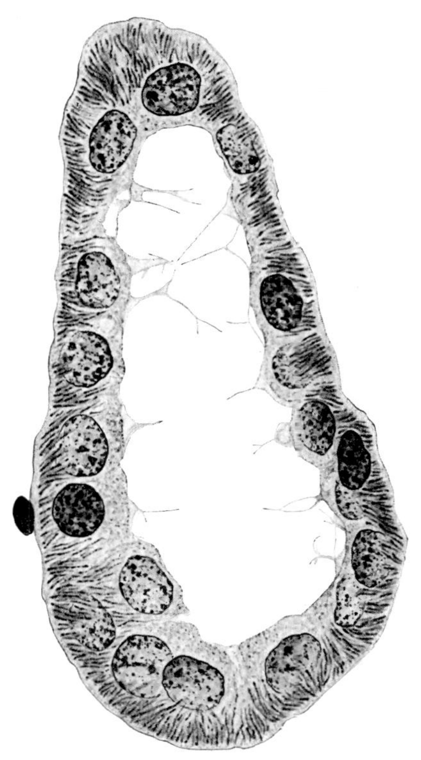

Abb. 85. Schaltstück aus der Niere eines Hingerichteten. Fix. MÜLLER-Formol. Färbung Eisenhämatoxylin. Vergr. 350fach.

Von den kleineren zu den größeren Rohren des Systems werden die Formen der hellen Epithelzellen immer höher, meist liegen allerdings im gleichen Kanalabschnitt verschieden hohe Zellen nebeneinander (Abb. 90—93).

Neben diesen Zellen finden sich die sog. Schaltzellen, die nur selten in den D. papillares, in der Außenzone häufiger sind, zumeist in den Markstrahlen bis zum Übergang in die Schaltstücke an Menge zunehmen. Diese Schaltzellen besitzen eine verbreiterte Basis, die oft mit zahlreichen Fortsätzen unter die Basis benachbarter Zellen untergeschoben ist. ANDREJEWITSCH gelang es, solche Zellen mit Chromsilber zu imprägnieren (Abb. 94). Die Seitenflächen der Schaltzellen sind oft konkav eingedrückt von den offenbar stärker gequollenen hellen Nachbarzellen. Das obere Zellende buchtet sich oft in das Lumen vor, ANDREJEWITSCH meint aus verschiedenen vorkommenden Formen von Schaltzellen einen Sekretionsvorgang herauslesen zu können.

Das Cytoplasma der Schaltzellen färbt sich bei den üblichen Färbungen mit Plasmafarbstoffen stärker als die hellen Zellen; die Autoren sprechen von

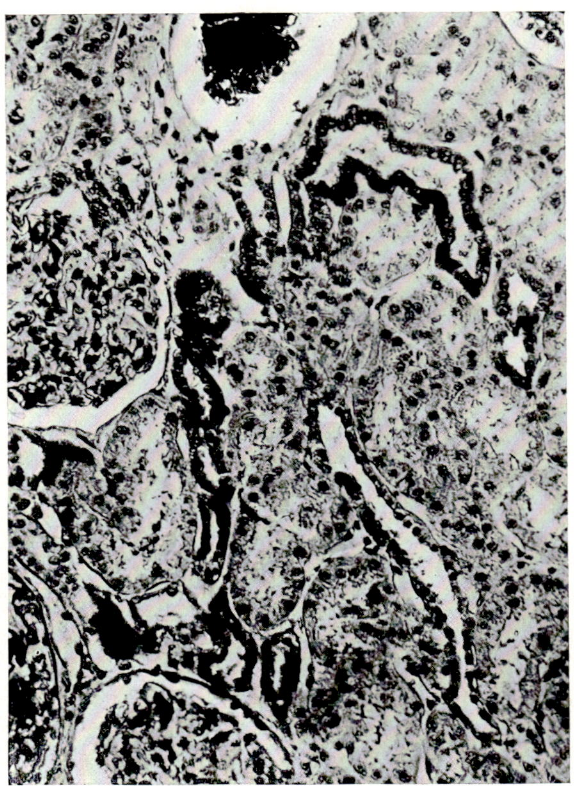

Abb. 86. Schaltstück aus der Niere eines Hingerichteten, beachte die Dunkelfärbung der Schaltstücke
Phot. Vergr. 180fach.

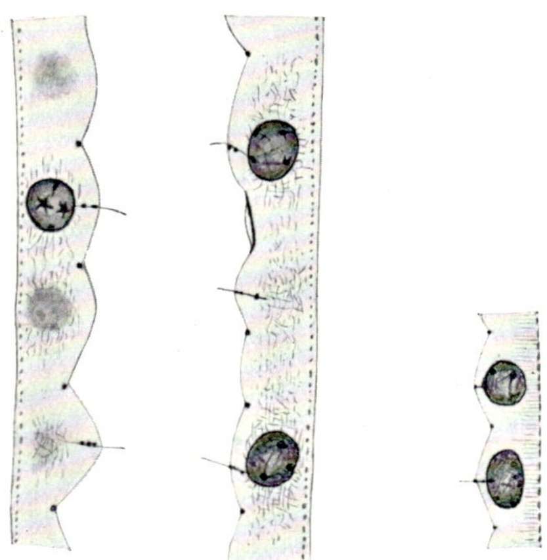

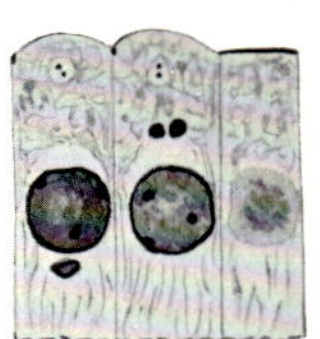

Abb. 88. Sammelröhrchen aus der *Kaninchen-
niere.* Diplosomen, Kittleisten, chromatoide
Körper in Kernnähe.
(Aus K. W. Zimmermann 1898.)

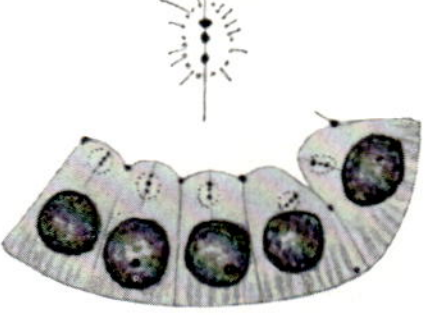

Abb. 87. Centrosoma und Zentralgeißeln im
Schaltstück aus der Niere eines *Kaninchens.*
Kittleisten Basalreifen.
(Aus K. W. Zimmermann 1898.)

Abb. 89. Sammelröhrchen aus einer Niere un-
bekannter Herkunft. Das Mikrozentrum besteht aus drei gleichsam auf einen Faden aufge-
reihten Zentralkörpern verschiedener Form.
(Aus K. W. Zimmermann 1898.)

einem feinkörnigen, feinwabigen Zellenbau. Der Kern liegt in der Mitte. Mit Überosmiumsäure behandelt, werden diese Zellen dunkel (R. STEIGER hält es allerdings für möglich, daß die SCHACHOWA-MÜRSETschen Zellen gerade die osmiophoben Zellen seien).

Obwohl in den meisten neueren Hand- und Lehrbuchdarstellungen von den Schaltzellen nichts erwähnt wird, sind dieselben doch von einer Reihe von Autoren durchaus zutreffend geschildert worden. R. HEIDENHAIN (1874) hat diese Zellen wohl zuerst gesehen. Genau und zutreffend beschrieben wurden sie zuerst von S. SCHACHOWA (1876); es folgten dann die Beschreibungen von ARGUTINSKI (1877), V. CORNIL und L. RANVIER (1884), J. ELIASCHOFF (1883), P. MÜLLER (1883), R. WERNER (1888), MÜRSET (1885), ROB. STEIGER (1886),

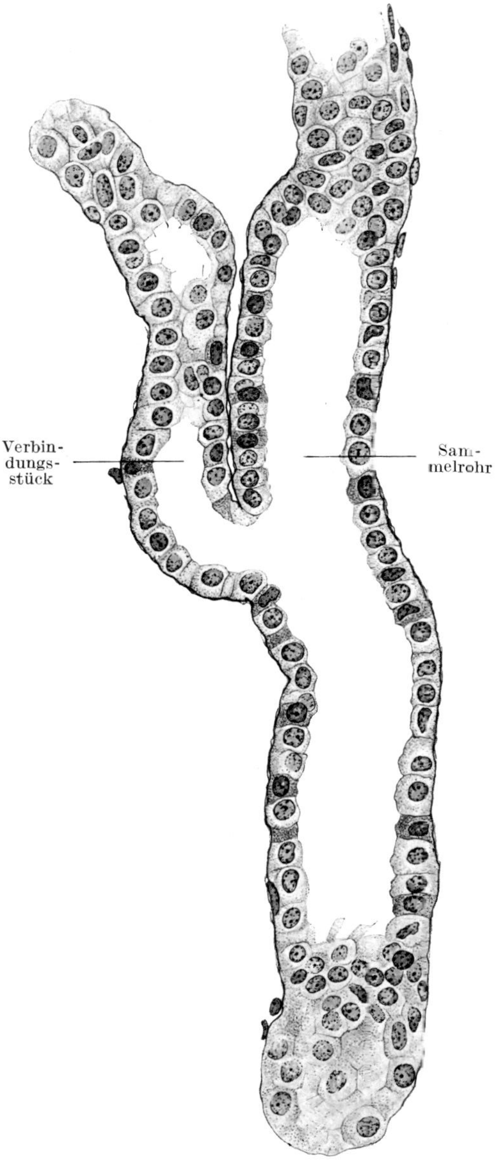

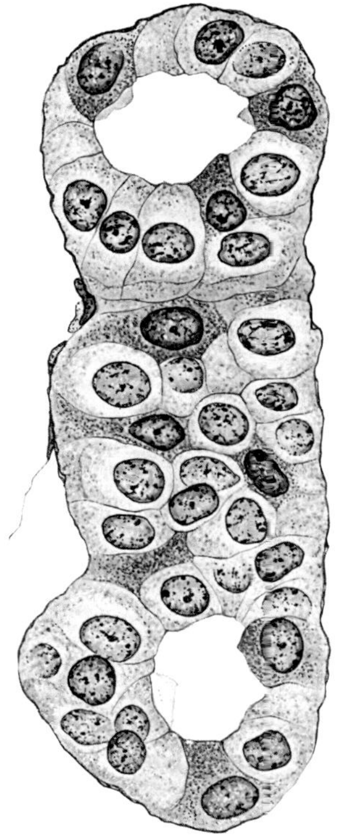

Verbindungsstück — — — Sammelrohr

Abb. 90. Einmündung eines Verbindungsstückes in ein Markstrahlrohr. *Mensch.* Einzelne Schaltzellen. FLEMMING, Hämatoxylin-Eosin. Vergr. 400 fach.

Abb. 91. Flachschnitt durch ein Verbindungsstück; Schaltzellen. *Mensch.* FLEMMING. Hämatoxylin-Eosin. Vergr. 840 fach.

C. TOLDT (1888), V. v. EBNER (1901), K. W. ZIMMERMANN (1911), TEREG (1911). Endlich hat A. F. ANDREJEWITSCH (1918) unter Leitung von K. W. ZIMMERMANN den Gegenstand noch einmal an zahlreichen *Säugetieren* und beim *Menschen* bearbeitet.

Bei verschiedenen *Tierarten* kommen Unterschiede in der Form und Verteilung der Schaltzellen vor. So beobachtete ANDREJEWITSCH beim *Igel* die Schaltzellen besonders deutlich in

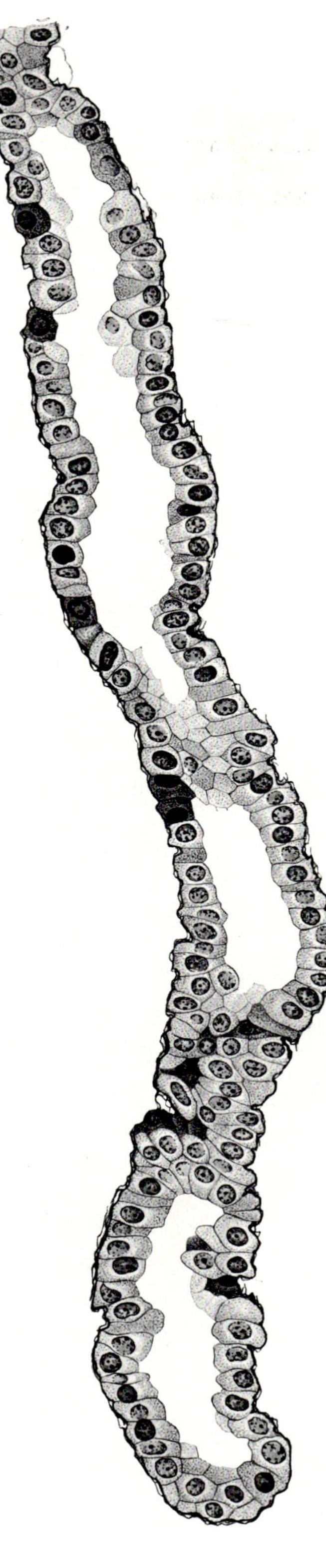

der Außenzone und in den Verbindungsstücken, weniger deutlich in den Markstrahlen. Bei verschiedenen *Affen* näherten sich die Verhältnisse den für den *Menschen* beschriebenen. Beim *Rinde* haben die Schaltzellen häufig eine Pilzform.

Daß wir es, wie ANDREJEWITSCH offenbar meint, mit Sekretionszellen zu tun haben, möchte ich nicht ohne weiteres annehmen. Interessant sind die älteren Angaben über eine Vermehrung der Schaltzellen nach Cantharidinvergiftung (S. SCHACHOWA, ELIASCHOFF u. a.). Ich selbst glaube eher, daß es sich um eine besondere Form der gewöhnlichen Epithelzellen handelt; über die Ursachen ihres Auftretens allerdings läßt sich nichts Bestimmtes aussagen, vielleicht handelt es sich um eine Vermehrungsform, zumal ANDREJEWITSCH berichtet, daß er öfters zwei- bis dreikernige Zellen dieser Art angetroffen habe. Auch der Umstand, daß Nachbarzellen aufquellen, kann an sich einen Teil der morphologischen Charaktere dieser Zellen erklären.

In neuester Zeit beschreiben E. LAUDA und TH. REZEK (1928) und H. OKKELS (1929) an Präparaten mit der DA FANOschen Kobalt-Silbermethode Befunde, die offenbar den gleichen Formen entsprechen. Bei *Säugern* ist das ganze Mittelstück isoliert geschwärzt; im breiten Schleifenteil sind es sämtliche Zellen, im Schaltstück wechseln imprägnierte und helle Zellen miteinander ab, und dieser Zustand setzt sich bei dauernder Abnahme der imprägnierten Zellen auf das Sammelrohrsystem fort. Merkwürdigerweise erwähnt OKKELS die reiche Literatur über diesen Gegenstand gar nicht. LAUDA und REZEK haben die Markstrahlsammelrohre nicht beachtet. Sie stellen aber fest, daß eine Schwankung in der Ausscheidung auf den Ausfall der Reaktion keinen Einfluß ausübt.

Anscheinend hängt ein Teil der Eigenschaften der Schaltzellen zusammen mit einem geringen oder größeren Gehalt an Plastosomen. SUZUKI (1912) erwähnt für das *Kaninchen,* daß in den Markstrahlröhren granulareiche und granulaarme Zellen wechseln.

Abb. 92. Sammelrohr aus der Außenzone des Markes. *Mensch.* SUSA, AZAN. (Präparat von Prof. HEIDENHAIN.) Vergr. 440 fach.

J. Renaut und G. Dubreuil (1907) bringen diese Zellen mit regeneratorischen Erscheinungen des Epithels in Zusammenhang.

Nach Segawa (1914) kommt es im Epithel der Sammelröhren zur Fettaufnahme, und zwar durch Aufnahme vom Lumen her.

B. Die Blutgefäße und das Bindegewebe der Niere.

Die Architektur der Niere, worunter ich die Zusammenordnung der unzähligen Nephrone zu einem Gesamtorgan verstehe, wird nicht nur von der Zusammenmündung in das System der Sammelröhren, der Calyces und des Nierenbeckens bestimmt, sondern sehr wesentlich auch durch den Anteil der Blutgefäße und des Bindegewebes. Dabei ist in der *menschlichen* Niere jede schärfere Sonderung des

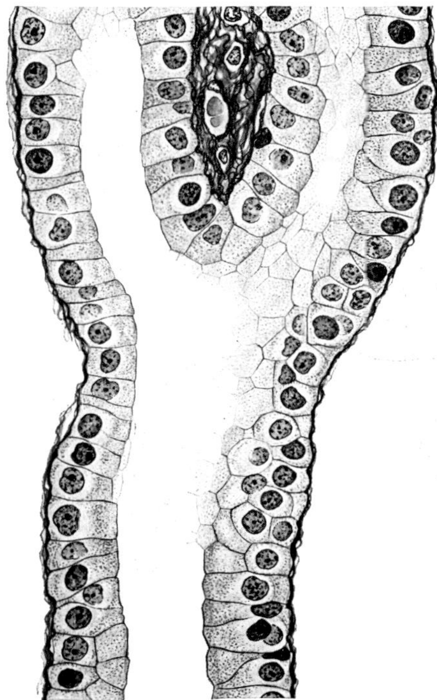

Abb. 93. Sammelrohr aus der Innenzone des Markes. *Mensch.* Susa, Azan. (Präparat von Prof. Heidenhain.) Vergr. 450fach.

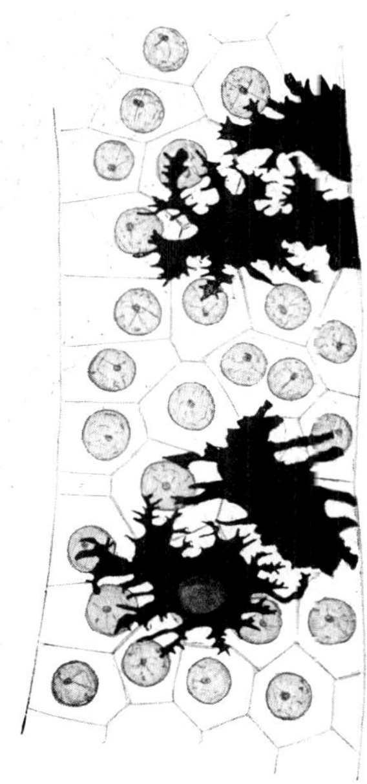

Abb. 94. Sammelrohr aus dem Mark einer *menschlichen* Niere. Schaltzellen nach Golgi-Kopsch imprägniert. Seibert Obj. 2 mm, Co. Oc. 4. (Aus Andrejewitsch; Zeichnung von K. W. Zimmermann-Bern.)

Gesamtorgans in einzelne Lappen oder Läppchen in einem Grade vermieden, daß die Einteilbarkeit in Lobi und Lobuli im erwachsenen Organ sehr schwer erkannt werden kann. Stärker ausgeprägte Bindegewebssepten fehlen allenthalben; gröbere Lagen von Bindegewebe finden sich eigentlich nur in der Begleitung der größeren Blutgefäße und in der Kapsel. Das Areal der Rinde ist äußerst bindegewebsarm, während im Marke sehr charakteristische Bindegewebsregionen unterschieden werden können, auf die wir unten zurückkommen.

1. Die Arterien und Capillaren.

An der arteriellen Blutbahn der Niere werden gewöhnlich in der heutigen Lehrbüchern drei Abschnitte unterschieden: A. interlobaris, A. arcuata und Art. interlobularis.

In den älteren Lehrbüchern, besonders in französischen, finde ich diese Nomenklatur keineswegs benutzt. So unterscheiden Poirier und Charpy Glantenay und Gosset (1901) nach dem Verlaufe Aa. lobaires und interlobaires, wobei sie sich auf Schemata von Schmerber stützen. In neuerer Zeit wendet man sich besonders oft gegen den Begriff A. arcuata und seine Verwendung [s. besonders Elze und Dehoff (1919)].

Meiner Meinung nach sollte man die Namen interlobaris und arcuata durch den Namen A. terminalis ersetzen. Der Name „interlobaris" gibt sowohl von dem Verlaufe wie von der Bedeutung der damit bezeichneten Arterienäste eine ganz falsche Vorstellung. Man kann an der Nierenarterienverzweigung der *Säugetiere* — dies gilt sowohl für die ungelappten, schwach gelappten wie

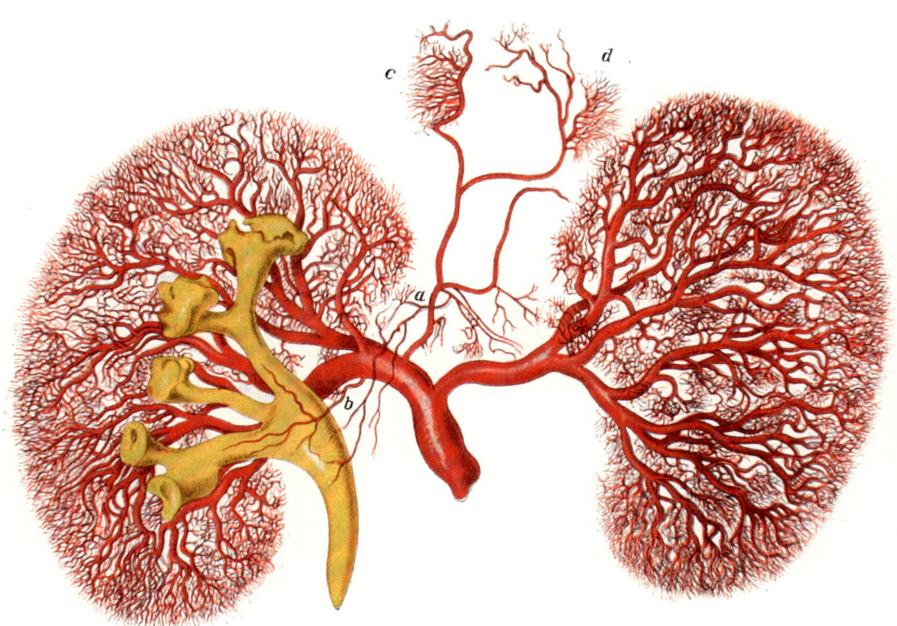

Abb. 95. Linke Menschenniere, in ihre beiden Schalen auseinandergelegt. Becken und Calyces (gelb) an der ventralen Schale belassen. Hintere Ansicht. Eine stattliche Art. capsularis entspringt aus dem ventralen Spaltungsast der Nierenarterie. Sie sendet eine Art. nutriens pelvis (a) zum Becken. Eine zweite (b) entspringt aus dem ventralen Ast der Nierenarterie selbst. c u. d sind keilförmige Stücke Corticalsubstanz, welche von der Kapselarterie versorgt werden und durch Wegbiegen dieser Schlagader von der Rindensubstanz aus letzterer herausgehoben wurden. (Nach J. Hyrtl 1872.)

die stark gelappten Nieren — zunächst ein erstes Verzweigungsgebiet unterscheiden, das sich außerhalb des Parenchyms vorfindet. Hier gibt es bekanntlich sehr große Unterschiede, die ich hier nur kurz berühre, weil diese Fragen wesentlich zur makroskopischen Anatomie gehören.

Ich möchte besonders auf die Arbeit von Kuprijanoff (1924) hinweisen, der diese Verhältnisse an 219 *menschlichen* Nieren untersucht hat. Seit der für die Chirurgen so wichtig gewordenen Feststellung J. Hyrtls (1872, Abb. 95), daß in den meisten Nieren der *Säugetiere* eine Trennung der ventralen und der dorsalen Gefäßversorgung durchgeführt ist, sind über den Verzweigungsmodus der Arterien in der *menschlichen* Niere eine ganze Reihe von Untersuchungen angestellt worden [Zondek, A. Wolff (1910), die Handb. d. Chirurgie). Es stellte sich bald heraus, daß eine sehr erhebliche Variabilität der Verzweigung es mit sich bringt, daß man nur sehr schwer eine Schnittrichtung feststellen kann, in der man voraussichtlich auf keinen größeren Ast trifft. Es sind denn auch eine Reihe verschiedener Vorschläge für das Vorgehen bei der Nierenspaltung gemacht worden. KUPRIJANOFF fand nun, daß in 93% seiner Fälle das ventrale Gefäßgebiet kräftiger entwickelt ist; meist ist die craniale Kuppe der Nieren auch dorsal noch von den ventralen Arterien versorgt. In der Verzweigungsweise unterscheidet der Autor 1. den magistralen Typus (65%); man kann bei ihm einen Hauptstamm in caudocranialer Richtung oder in transversaler Richtung verlaufen sehen, von dem dann die Äste abgegeben werden. Im ersten Falle gehen die Äste in transversaler Richtung ab (70% des magistralen Typus). Im zweiten Falle (30% des magistralen Typus) gehen die Äste in cranio-caudaler Richtung wie die Äste eines Tannenzweiges vom

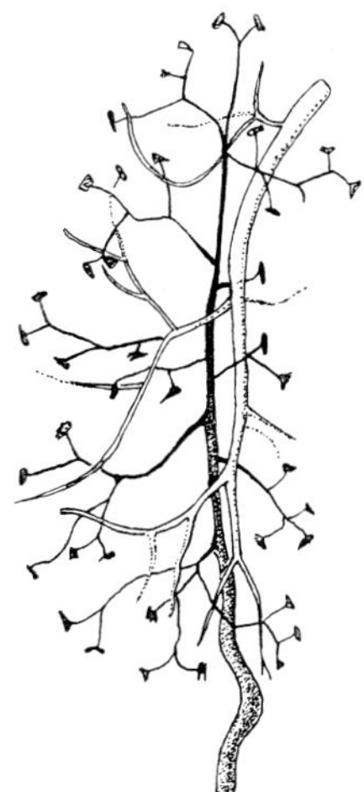

Abb. 96. Phocaena communis, linke Niere von hinten, Ureter (grau) und Arterie (hell). Eine Anzahl namentlich senkrecht auf den Bildplan gehende Ureteräste sind der Übersicht wegen fortgelassen. (Nach CHIEVITZ 1897.)

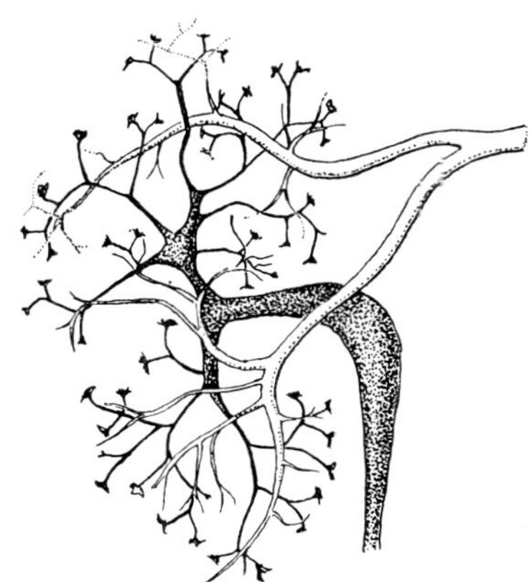

Abb. 97. Phoca vitulina, linke Niere von hinten, Ureter und Arterie. (Nach CHIEVITZ 1897.)

Hauptstamm ab. Der 2. Haupttyp ist der zerstreute Typ, bei dem die Nierenarterie sich unmittelbar in eine größere Anzahl gleichwertiger Äste auflöst.

KUPRIJANOFF meint nun feststellen zu können, daß der zerstreute Typ meist mit einer extrarenalen Lage der Aufteilungsstelle und auch mit einem extrarenal gelegenen Nierenbecken verbunden sei. Er betrachtet ihn als den weniger vollkommenen Typ. Man könnte also durch eine Untersuchung des Hilus schon feststellen, ob der magistrale oder der zerstreute Typ vorliegt und danach die Schnittrichtung einrichten. Beim magistralen Typ empfiehlt sich eine frontale Schnittebene, beim zerstreuten Typ dagegen ein schräger Querschnitt.

Die Untersuchungen von F. FUCHS (1925) kommen zu einem ähnlichen Ergebnis bezüglich der Aufteilung. Er macht besonders darauf aufmerksam, daß man streng genommen eine Trennung des ventralen und dorsalen Gebietes nicht behaupten könne. Stets kommen Zweige vor, die vom ventralen nach dem dorsalen Gebiete zwischen zwei Calyces, bei zweigeteiltem Nierenbecken auch zwischen beiden Hälften desselben hindurchtreten.

Die Äste der Nierenarterie verlaufen nun eine beträchtliche Strecke im Nierensinus, ehe sie in das Parenchym selbst eintreten. In dieser Verlaufsstrecke sind sie von meist stark fetthaltigem Bindegewebe eingehüllt.

Wenn eine weitgehende Lappenaufteilung vorliegt, wie in den Nieren vieler *Cetaceen* (Abb. 96, 97), so kann ebenso wie der Ureter auch diese Arterienstrecke eine beträchtliche Länge aufweisen, weil ja Ureterzweige und Arterienzweige auch bis zu den entferntesten der fast 200 Lappen einer solchen Niere hingelangen müssen. In solchen Fällen kann man mit Recht diese Arterienstrecken „zwischen" den Läppchen finden. Tatsächlich aber liegen sie auch bei diesen Nieren in dem dem Sinus der *menschlichen* Niere entsprechenden Bindegewebe und keineswegs in dem Nierenparenchym selbst.

Ehe die Arterienäste — wir wollen sie Aa. terminales nennen — in das Parenchym eintreten, teilen sie sich oft nochmals und liegen der Wandung des Nierenbeckens und seiner Calyces an. Sie umziehen diese Wandung mehr oder weniger schraubenförmig, bis sie an die Parenchymgrenze der Niere gelangen.

Der Eintritt der Arterienäste in das Parenchym erfolgt beim *Menschen* stets dicht der Malpighischen Pyramide angeschlossen. Da bei der *menschlichen* Niere alle Grenzflächen der Nierensubstanz gegen den Sinus mit Ausnahme der Pyramiden durch Rinde (Columnae Bertini) gebildet werden, steht für den Eintritt der Aa. terminales die ganze Grenzfläche der Rindensubstanz gegen den Sinus renis zur Verfügung. Stets treten nun die Aa. terminales zwischen Rindensubstanz und Calyxrand in das Parenchym ein.

So finde ich es ausnahmslos bei allen Nieren mit ausgesprochen ausgebildeten Columnae (erwachsener *Mensch, Kind, Rind, Schwein* u. a.). Auch die *Seehunds*niere macht davon keine Ausnahme. Wo, wie beim *Schaf*, die Kelche so dicht beisammensitzen, daß Columnae nicht deutlich ausgebildet sind, liegen die Arterien und Venen mit Bindegewebe zwischen den Calyces und treten dann an der Mark-Rindengrenze erst in das Parenchym, wo sie sich genau so verhalten wie bei den anderen Nieren.

Mit dem Eintritt in das Parenchym beginnt die Abgabe der AA. lobulares, die sich fast immer noch in eine größere Anzahl von glomerulitragenden Ästen weiter verzweigen.

Durch den geschilderten Verlauf begeben sich also die Arterien niemals an eine Lappengrenze, sondern sind sofort einem Nierenlappen zugeordnet. Wenn sie interlobär verliefen, müßten sie mitten in die Columna Bertini eintreten, oder es müßten wenigstens an irgendeiner Stelle großkalibrige Arterien mitten in der Rindensubstanz zu finden sein. Dies habe ich aber nirgends feststellen können. Aus diesem Grunde betrachte ich die Bezeichnung dieser Gefäße als Aa. interlobares geradezu als falsch.

Darin ändern auch nichts Beobachtungen, nach denen von einer Terminalarterie nach Eintritt in das Nierenparenchym ein größerer Ast schräg durch die Columna aufsteigend in ein benachbartes Papillengebiet übertreten kann [M. Gérard (1911), Abb. 5, S. 205]. G. Gérard und P. Castiaux (1904) hielten es ebenfalls für wahrscheinlich, daß diese Äste einzelnen Lappenterritorien zugeteilt seien. Aus den Angaben dieser Autoren läßt sich allerdings eine unmittelbare Beziehung der Hauptstücke zum Lappen nicht erkennen.

Kann man nun statt dessen von Aa. lobares sprechen? Johnson (1852) hatte jedes zu einer Papille zugehörige Gebiet einer Niere als ein völlig in sich abgeschlossenes Zirkulationsgebiet betrachtet. Doch schon Beer (1859) hat darauf hingewiesen, daß man bei Injektion einzelner Äste zwar begrenzte Gebiete gefüllt bekommt, daß man aber schwer sagen könne, ob tatsächlich diese Gefäßgebiete mit den Lappengrenzen übereinstimmen. Leichter ist dies zweifellos an den stark gelappten Nieren festzustellen, an denen die bindegewebige Aufteilung sehr weit geht. Außerdem muß auf die Variabilität der Lappenverschmelzung hingewiesen werden. Schon die obenerwähnte Versorgung zweier Lappengebiete durch eine Terminalarterie zeigt, daß eine Übereinstimmung des Lappengebietes mit dem Versorgungsgebiet einer Terminalarterie in Nieren mit Lappenverschmelzung nicht zu bestehen braucht. Man umgeht alle diese Schwierigkeiten, wenn man die gesamte Gefäßstrecke, sowie sie im Sinus renis und an der Grenze von Mark und Rinde verläuft, als A. terminalis bezeichnet, wobei man einmal den Typus dieser Gefäße als Endarterien, ferner aber auch ihren Verlauf an der Grenze von Mark und Rinde als Grundlage für die Namenbildung betrachten kann.

Daß es sich bei diesen Arterienästen um Endarterien handelt, kann heute als sichergestellt gelten.

In der älteren Literatur hat diese Frage lange als unentschieden gelten müssen. Eine sorgfältige Zusammenstellung dieser Angaben verdanken wir M. Gérard (1911). Besonders in den französischen Darstellungen findet man bis in unser Jahrhundert hinein die suprapyramidalen Arterienbögen als Tatsache angeführt, nicht immer allerdings scheint mit der Bezeichnung Arkade eine Anastomosenbildung gemeint zu sein. Immerhin betonen einige dieser Autoren die Seltenheit von Anastomosenbildung im Arteriensystem [so Petraroja (1903)]. Aber schon sehr weit zurückliegende Arbeiten bestreiten den Bogenverlauf, vor allem aber die Anastomosenbildung unter den Arterienästen. Schon Bertini (1744) spricht nur von der Bildung von Halbarkaden, die ihm nirgends zu anastomosieren schienen. Schumlansky (1781) sah nach Füllung kleinerer Äste die isolierte Injektion kleiner Nierenbezirke und schloß hieraus auf das Fehlen von Anastomosen. Cloquet (1821) bildet in seinem Atlas ein Korrosionspräparat ohne Anastomosen ab. Blantin (1838) betont scharf den Endcharakter der Nierenarterienzweige. Weiter wurden Anastomosen bestritten von Bourgery (1854), W. Krause (1869). J. Hyrtl (1863, 1872) betont das Fehlen jeglicher Anastomosen zwischen den Ästen auch kleineren Kalibers. C. Toldt (1884) dagegen führt wieder Arterienanastomosen an, während er venöse bestreitet. Der Hyrtlschen Auffassung schließen sich weiter an: J. Henle (1872), W. Frey (1877), Krause (1879), Quain (1882), Destot und Berard (1895) zum ersten Male nach Untersuchung mit Röntgenstrahlen Zondek (1899, 1901), Stöhr (1901), M. Brödel (1901), G. Gérard (1902 bis 1903), Castiaux (1908), Dieulafé (1902), Testut (1905), Albarran (1910), Ph. Bellocq (1912), Hauch (1913), P. Huard und M. Montagné (1924) und alle neueren Autoren, die sich mit der Frage beschäftigt haben. Besonders sind hier eine Reihe von Arbeiten von Chirurgen ausgeführt worden im Interesse von Nierenoperationen.

Was den in vielen Lehrbüchern eingebürgerten Begriff der A. arciformis oder arcuata anlangt, so glaube ich, wie oben dargelegt, ihn ebenfalls entbehren zu können. Tatsächlich ist aber die damit charakterisierte Gefäßstrecke nicht so falsch bezeichnet wie etwa die vorausgehende durch die Bezeichnung A. interlobaris. Der Verlauf dieses Gefäßstückes richtet sich vollständig nach der Ausdehnung der gegen die Papillenbasis gerichteten Rindenunterfläche. In keinem Fall darf man die Anordnung in irgendeiner Form schematisieren; denn der Möglichkeiten sind viele. Schon der Typus der Verzweigung wechselt.

Leicht geschwungene Bögen werden von den Terminalarterien in jedem Fall gebildet. Diese Bögen scheinen mir stärker zu sein, wenn keine Kolumnen ausgebildet sind, weil dann die Arterien plötzlicher aus radiärem in tangentialen Verlauf umbiegen müssen *(Schaf)*; in der *menschlichen* Niere dagegen, wo die Papille über einen großen Teil der Seitenflächen von Rindensubstanz umgeben ist, laufen die Terminalarterien schraubenförmig um die Papillenseitenflächen unter steter Abgabe kleinerer und größerer Äste.

Gegen den Begriff der A. arciformis nahm für die *menschliche* Niere schon R. Virchow (1857) Stellung. Er fehlt auch tatsächlich in vielen Schilderungen, so z. B. bei J. Disse (1901). G. C. Huber (1906, 1907) betont den schraubenförmigen Verlauf. O. Störk (1912) hebt hervor, daß sich diese Gefäßstrecken nicht bogenförmig anordnen, sondern pinselartig verzweigen [das gleiche findet L. Gross (1917, 1919)]. Dehoff (1919) hat den lehrbuchmäßigen Bogenverlauf ganz ausnahmsweise angetroffen, sie sagt: ,,Die in den Columnae Bertini gerade aufsteigenden Arterien fangen, wenn sie die Grenze zwischen Rinde und Mark erreicht haben, an, sich einfach in mehrere Äste zu teilen, die sich ihrerseits wieder nach allen Seiten des Raumes baumförmig verzweigen." D. M. Morison (1926) findet, daß der gebogene Verlauf in höherem Alter und bei der Arteriosklerose deutlicher zutage tritt.

Vergleicht man den Arterienverlauf verschiedener *Säugetiere* untereinander, so ergibt sich noch stärker das Erfordernis, die bisher üblichen Namen für die größeren Zweige der Nierenarterie fallen zu lassen. Eine unmittelbare Beziehung der Arterienäste zur Lappeneinteilung der Niere wird nämlich um so undeutlicher, je weniger ausgesprochen die Lappen zu einer zentralen Stelle zentriert sind, d. h. je weniger deutlich ein Nierenbecken ausgebildet ist. Schon J. H. Chievitz (1897) wies darauf hin. An Korrosionspräparaten ist stets eine gewisse Divergenz zwischen dem Verlauf der Ureterverzweigung und dem Verlauf der Arterienäste zu erkennen.

Am stärksten ist dieselbe beim *Delphin* (Abb. 96), wo die Arterie von cranial her an die Niere herantritt, während der Ureter in caudaler Richtung das Organ verläßt, auch bei *Phoca vitulina* (Abb. 97) ist es ähnlich. Hier kreuzen die Arterienzweige die Ureteräste vielfach in senkrechter Richtung.

Die stärkste Zentrierung der Lappenanordnung zwingt auch die Arterienäste teilweise in einen Parallelverlauf mit den Ureterverzweigungen, so sehen wir die Beziehungen bei *Ursus arctos* (Abb. 98), wenngleich auch hier die craniale Richtung der Arterie noch deutlich ist.

Einen Sonderfall stellen die Nieren dar, bei denen ein Tubus maximus ausgebildet ist, wovon das *Pferd* (Abb. 99) das bekannteste Beispiel ist, hier kommt der selbständige Verlauf der Arterienäste am besten zum Ausdruck.

In allen Nieren, die ein deutliches Nierenbecken besitzen, zwängen sich die Arterienäste durch die Zweige desselben hindurch; hierbei kommt also zuerst überhaupt der Gedanke auf, eine Beziehung zur Lappenbildung zu vermerken. Je dichter die Pyramiden liegen, um so regelmäßiger wird das Bild, daß Arterienäste zwischen den Pyramiden aufsteigen. Aber auch hier ergibt die genauere Betrachtung des inneren Verlaufes die Unabhängigkeit der Nierenbeckenäste und der Arterienzweige [*Kalb* (Abb. 100)].

Abb. 98. *Ursus arctos.* Ureter und Arterie. [Nach Chievitz (1897).]

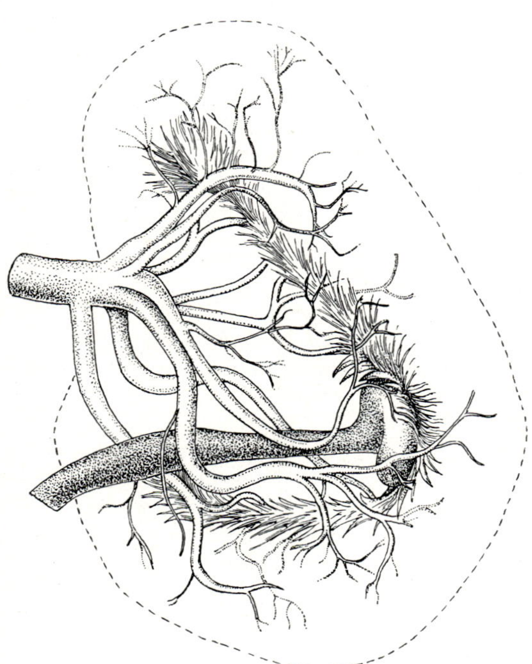

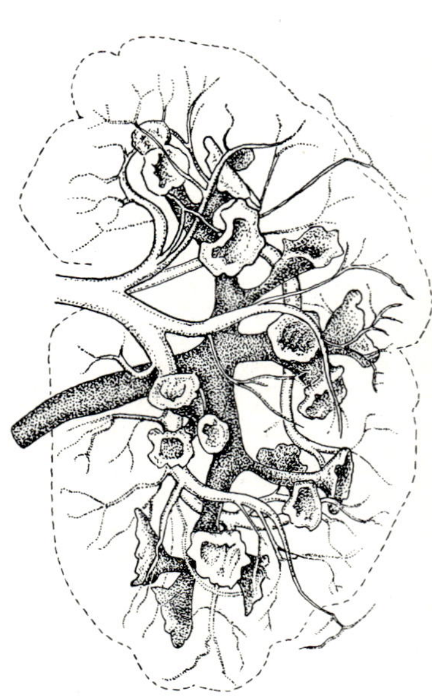

Abb. 99. *Equus caballus.* Linke Niere von vorn, Ureter und Arterie. [Nach Chievitz (1897).]

Abb. 100. *Kalb.* Rechte Niere von hinten, Ureter und Arterie. [Nach Chievitz (1897).]

Wir werden bei der Betrachtung des Nierenkreislaufes in den anderen *Wirbeltierklassen* festzustellen haben, daß es in der Architektur der Harnorgane von ihren primitivsten Stufen her begründet ist, daß die Sammelgänge des Harnes einen anderen Weg wählen wie die Arterien. Mit Recht weist CHIEVITZ darauf hin, daß in dieser Hinsicht die Arterien der Niere sich prinzipiell anders verhalten wie diejenigen der Lunge oder der Leber.

Die Arteriae terminales haben beim *Menschen* schon bei jugendlichen Individuen meist eine doppelte oder dreifache Elastica interna. Sehr charakteristisch ist auch eine starke elastische Grenzschichte an der äußeren Grenze der Media (Abb. 101). In den kleineren Rindenästen tritt die Spaltung der

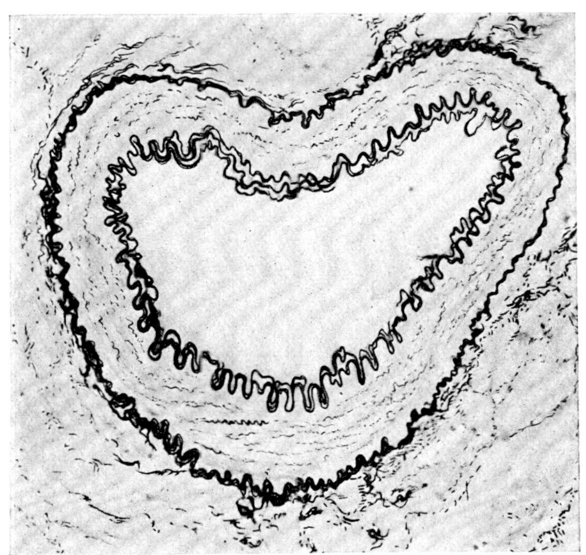

Abb. 101. Art. terminalis aus der Niere eines etwa 27jährigen *Menschen* Spaltung der Elastica interna. Photo überzeichnet. 105fach vergrößert.

Elastica später auf und kommt nicht so regelmäßig zustande [FE. OPPENHEIMER (1918)]. E. ZUCKERKANDL (1903) beschreibt an den Verzweigungsstellen der Arterien innerhalb des Sinus renis verdickte Polster, an denen das Endothel verdickt, die Elastica interna gespalten ist, und als neues Element Längsmuskelzüge auftreten. Nach A. WALLGREN (1922) kommen schon im Kindesalter Intimaverdickungen vor. T. G. BRODIE (1914) weist mit Recht darauf hin, daß die an der Mark-Rindengrenze verlaufende Gefäßschicht eine Art von Gerüst bildet, das die hier hindurchgesteckten Papillen vor Druck schützt.

Die arterielle Blutgefäßversorgung der Rinde. Die wichtigsten Äste der Aa. terminales sind die Rindenäste, welche gewöhnlich als Aa. interlobulares bezeichnet werden. Die Bezeichnung dieser Äste hängt natürlich davon ab, ob und wie sich in der Niere Läppchen, Lobuli, abgrenzen lassen. Ich werde unten S. 236 ff. begründen, daß der für die *Säugetier*niere geprägte Läppchenbegriff sehr unzweckmäßig ist, da er wichtige anatomische Tatsachen außer acht läßt; ich bezeichne diesen falschen Läppchenbegriff als Markstrahlläppchen, da er als Achse den Markstrahl führt. An seiner Stelle schlage ich das Gefäßläppchen vor, dessen Achse durch die Gefäße gebildet wird. In diesem Sinne bezeichne ich die überwiegende Art der Arterienäste als Läppchenarterien oder Arteriae lobulares. Ich bringe damit auch zum Ausdruck, daß diese Äste in architektonischem und in funktionellem Sinne den die Glomeruli versorgenden Arterien aller *Wirbeltier*nieren homolog sind.

Außerdem sind an Ästen der Aa. terminales beschrieben worden: Aa. rectae verae, Aa. capsulares, arteriovenöse Anastomosen. Wir wenden uns nacheinander der Besprechung der einzelnen Vorkommnisse zu. Die Aa. lobulares werden von den Aa. terminales in die Rindensubstanz hinein abgegeben.

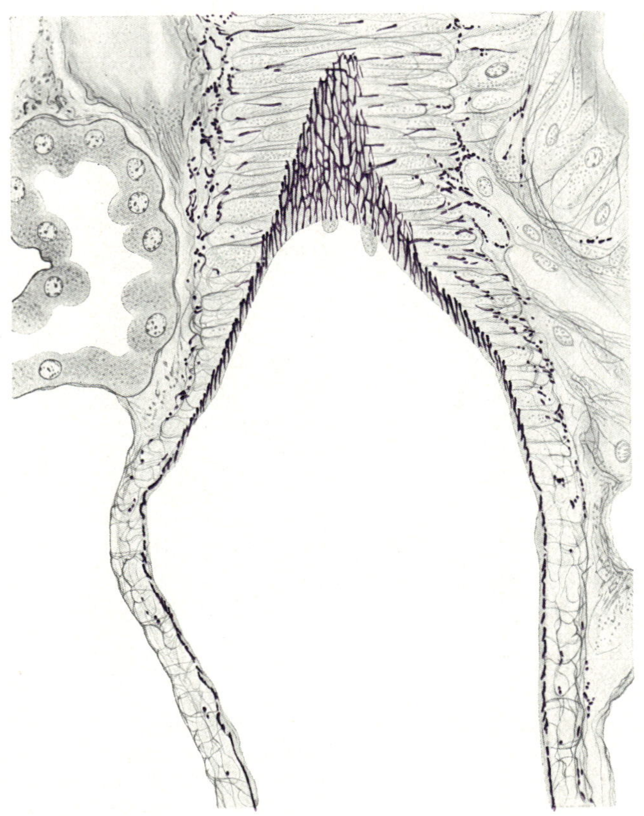

Abb. 102. Art. lobularis, gedehnt, Färbung der elastischen Elemente nach Flemming-Fixierung.

Ein großer Teil derselben strebt der Nierenoberfläche zu, wobei meist noch eine spitzwinklige Aufteilung in mehrere Äste erfolgt. Bei Ausprägung von Columnae renales, wie in der *menschlichen* Niere, erreichen aber die für die tiefgelegenen Teile der Columnae bestimmten Zweige die Nierenoberfläche natürlich nicht.

Die Aa. lobulares bestimmen durch die Zahl der an ihnen sitzenden Vasa afferentia die Größe der Läppchen, durch ihre Verzweigung auch die Form der Läppchen. Ich kann in der Verzweigung dieser Gefäße kein Hindernis sehen, dieselben als Läppchenachse aufzufassen. Das gleiche Formproblem bietet gewissermaßen die Leber dar, wo die Läppchenform und -größe durch die axial verlaufende Vena centralis bestimmt wird. Auch hier gibt es verzweigte Läppchen.

Besonders auffallend an der Abgabe der Aa. lobulares ist der plötzliche Kaliberwechsel, die Aa. terminales brechen sozusagen in unzählige kleine Äste auseinander. Hierdurch wird der Druck und die Umlaufgeschwindigkeit in den Aa. lobulares besonders gesteigert [L. Gross (1917)].

Das elastische Gewebe ist in den Rindenarterien sehr charakteristisch angeordnet, sowohl in den größeren wie in den kleineren Lobulararterien ist eine aus Längsstreifen gewebte Elastica interna sehr deutlich; dieser liegt eine der Innenfläche der Ringmuskelschicht zugehörige Querfaserlage dicht auf. Die je nach dem Kaliber verschieden dicke Ringmuskellage ist nur von wenigen geschlängelten elastischen Fasern durchsetzt. Die äußere Muskelgrenze ist dagegen wieder durch ein Querfasernetz betont, das aus dicht gestellten ver-

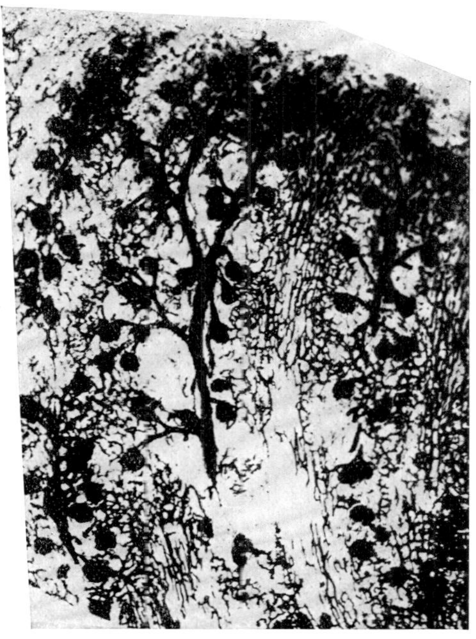

Abb. 103. Niere vom *Neugeborenen*. Tusche-Injektion. Photo. A. lobularis, Vasa afferentia, Glomeruli, Vasa efferentia, Markstrahlcapillaren.

hältnismäßig groben Fasern besteht; nach außen folgt das in Längsmaschen angeordnete feinfaserige adventitielle Netz (Abb. 102).

Die übergroße Mehrzahl der Äste der Lobulararterien sind Vv. afferentia. Die Richtung, in der diese Äste abgehen, wechselt ungemein. R. Virchow (1857) betont, daß die Vv. afferentia nur in der Kapselnähe in aufsteigender Richtung verlaufen, daß sie aber, je näher dem Mark gelegene Glomeruli sie versorgen, um so mehr rückläufig angeordnet sind, ein Befund, den Elbe (1905) bestätigt. M. Zondek (1900) weist besonders darauf hin, daß auch die periphersten Vasa afferentia gewöhnlich einen nach der Kapsel konvexen Bogen machen, so daß der Gefäßpol gewöhnlich von der Kapselfläche aus erreicht wird. Man findet nicht nur in den zentralen Teilen solche rückläufige Vv. afferentia, sondern auch in den oberflächlichen Rindenlagen (Abb. 103). Teilweise scheinen aber in den oberflächlichen Lagen vereinzelt Glomeruli an eindringende Kapselarterien zu hängen. [Aa. capsulares glomeruliferae; E. Liek (1903, 1915).] E. Dehoff macht darauf aufmerksam, daß solches in verstärktem Maße vorkommt, wenn akzessorische Nierenarterien von der Kapsel aus eindringen.

Da alle Glomeruli eines Gefäßläppchens von einer A. lobularis versorgt werden, gehen die Vv. afferentia nach allen Richtungen von dem Stamm ab. Sehr oft trägt ein abgehendes Gefäß mehrere Glomeruli; auch teilen sich die Aa. lobulares meist in mehrere kapselwärts divergierende Äste. Über den Bau der Vv. afferentia s. S. 35.

Sehr umstritten sind bis heute noch Art, Anordnung, Zahl und Bedeutung solcher Arterienäste, die nicht Glomeruli tragen. Wie wir bei der Frage der Markversorgung sehen werden, ist bis in die neueste Zeit immer wieder das Vorkommen von Aa. rectae verae behauptet worden. Die neueren Autoren [G. C. Huber (1906/1907), Traut (1921), D. M. Morison (1926), R. A. Moore (1927)] bestreiten entweder das Vorkommen dieser Äste gänzlich, oder sie haben

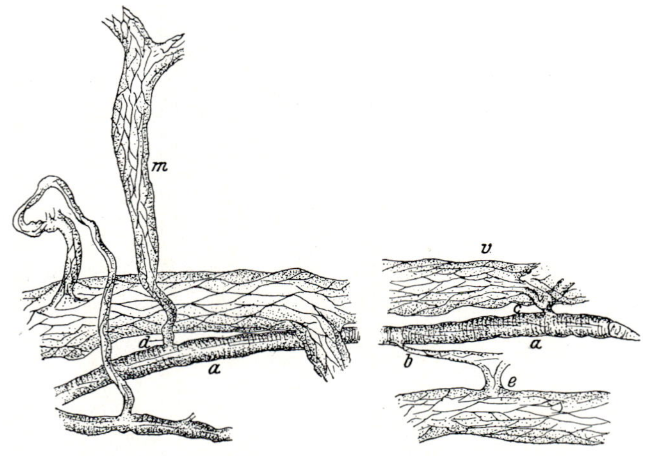

Abb. 104. Direkte Anastomosen zwischen den Arterien (a) und den Venen (v, e, m); aus der Columna Bertini eines 3jährigen *Kindes*. Die Arterien (a) stellen Stücke eines einzigen Stämmchens dar, welches nur, um Raum zu sparen, getrennt abgebildet ist, da seine Länge in Wirklichkeit eine bedeutend größere gewesen ist; b u. c direkte Übergänge der Arterien in die Venae concomitantes (v und e); d direkter Übergang in eine senkrecht zu ihr verlaufende Vene m, die sich rasch erweitert. Der Durchmesser des anastomotischen Gefäßzweiges bei d ist 0,01 mm. Injektion einer $\frac{1}{4}$%igen Lösung (ohne Ammoniak) durch die A. renalis. (Nach Golubew 1893.)

sie nur ganz ausnahmsweise gefunden. In diesem Falle glauben sie mit G. C. Huber, daß solche Äste Überreste der Gefäßversorgung untergegangener Nephrone seien. Dafür spricht der Nachweis eigentümlicher Bildungen, die vor allem W. Z. Golubew (1893) für *Hund* und *Katze* beschrieben und G. C. Huber für die *Hund*eniere bestätigt hat. Es sind dies eigenartige Gefäßnetze, die in Äste der Lobulararterien oder der Aa. terminales an der Mark-Rindengrenze eingeschaltet sind. Ein solches Gefäß teilt sich in mehrere Ästchen, die sich wieder vereinigen und in einem Stämmchen in Vasa recta des Markes übergehen. Es handelt sich um außerordentlich seltene Bildungen. Golubew hält diese Gebilde für Regulationseinrichtungen, die Erklärung von G. C. Huber erscheint mir aber wahrscheinlicher. Der Umstand, daß diese Wundernetze nur in wenigen Fällen nachgewiesen sind, ferner ihre geringe Anzahl gegenüber den Unmengen von Vv. afferentia zeigt, daß diese Äste für das Bowmansche Prinzip, daß alles Arterienblut primär die Glomeruli durchfluten muß, keine Schwierigkeit errichten.

In gleicher Weise beurteile ich die ebenfalls von Golubew (1893) beschriebenen und seitdem immer wieder zitierten arteriovenösen Anastomosen, die ebenfalls an der Mark-Rindengrenze vorkommen sollen. E. Steinach (1884) hatte auf Grund von Injektionsergebnissen grobe Anastomosen zwischen den Arterien und Venen angenommen; Golubew weist aber die Beweisführung von Steinach zurück und betont die ungenügende Technik dieser Versuche. Er selbst glaubt nun an Silberinjektionspräparaten in einigen Fällen feine, ein präcapillares Kaliber besitzende Anastomosen nachweisen zu können (Abb. 104). Auch hier handelt es sich um ganz vereinzelte Befunde, die auch E. Dehoff (1919) an *menschlichen* Nieren erwähnt, ohne sie näher zu beschreiben, sie aber für völlig gesichert hält. Wenn man dieselben als richtig zugeben will, so deutet ihr Vorkommen an der Mark-Rindengrenze als der Zone größten Umbaues in der Niere wiederum daraufhin, daß es sich um Anomalien oder vielleicht auch um Abirrungen im Nierenaufbau handelt, denen wohl ebenfalls eine grundsätzliche Bedeutung nicht zuzusprechen ist. Die außerordentliche Schwierigkeit, gerade in dieser Zone exakt den Gefäßverlauf zu bestimmen, wird von fast allen Autoren hervorgehoben. Daß diese Verbindungen keine wesentliche Bedeutung haben, geht aus der durch unzählige Beobachtungen erhärteten Tatsache hervor, daß in die Venen bei arterieller Injektion erst dann Injektionsmasse übertritt, wenn der größte Teil des Capillarsystems gefüllt ist. Man beobachtet allerdings gelegentlich — auch R. Spanner teilte mir dies freundlicherweise mit —, daß auch vor Färbung aller Glomeruli Injektionsmasse in der Vene abfließt. Doch ist dies durchaus nicht die Regel. J. N. Langley (1925), der Injektionen mit Reisstärkekörnern ausführte, wodurch in Capillaren Injektion ausgeschlossen ist, konnte beim *Kaninchen* arteriovenöse Anastomosen nicht finden.

Es bleiben uns nunmehr noch zwei Arten von Ästen zur Besprechung übrig: direkte Rindenäste und Kapseläste. Schon W. Bowman (1842) hat das Vorkommen solcher Äste, die an Glomeruli vorbei Blut in das Rindencapillarsystem bringen, nicht bestritten. Er hielt solche Äste aber für verschwindende Ausnahmen. Gerlach (1848) glaubte dagegen, daß es zahlreiche direkte Rindenäste aus den Aa. arcuatae und lobulares gäbe. Hassal (1853), R. Virchow (1857), Kölliker (1863), Steudener (1864), J. Hyrtl (1863), Stein (1865) lehnen entweder direkte Rindenäste ganz ab, oder sie halten dieselben für sehr selten und unbedeutend. R. Heidenhain (1883) betont das Vorkommen direkter Capilläräste in der Rinde.

In der Folge, besonders seit Kölliker (1863), werden zwei Möglichkeiten ins Auge gefaßt. Einmal soll ein Teil der Aa. lobulares sich unter der Kapsel in ein den Hyrtlschen Cortex corticis versorgendes Capillarsystem auflösen, ferner soll vorwiegend in den tieferen Rindenteilen der sog. Ludwigsche Ast vorkommen, d. h. ein feines vom V. afferens abgehendes direktes Ästchen zum Capillarsystem. C. Ludwig selbst spricht von einem gelegentlichen Vorkommen solcher Äste. Diese Äste haben bei den meisten Autoren wenig Beachtung gefunden, so werden sie beispielsweise von V. v. Ebner (1910) gar nicht erörtert. Elbe (1905) will direkte tiefe Rindenäste selten, aber sicher gesehen haben, für die oberflächlichen Rindenschichten lehnt er sie dagegen ab. M. Zondek (1900), G. C. Huber (1906/1907), O. Störk (1912), auch die neueren amerikanischen Autoren bestreiten das Vorkommen dieser Äste, oder halten sie doch für äußerst selten. J. N. Langley (1925) fand keine direkten Rindenäste. R. K. Lee-Brown (1924) erwähnt dieselben als seltene Vorkommnisse.

Im Gegensatz zu diesen Angaben stehen die Befunde von C. Elze und E. Dehoff (1919) an *menschlichen* Nieren. Diese wurden möglichst frisch nach dem Tode zumeist mit Tusche so weit injiziert, daß das Capillarsystem vollständig gefüllt war, und an Serienschnitten untersucht. Besonders geeignet waren Nieren mit trüber Schwellung, bei denen die Gefäße erschlafft sind. Die Ludwigschen Äste sollen danach recht häufig sein, besonders an den tiefer gelegenen Vv. afferentia. Am auffallendsten aber ist die Angabe, daß jede A. lobularis sich an ihrem kapsularen Ende mit 2 oder 3 Endästen in das Capillarsystem ergießen soll, ohne mit Glomerulis in Verbindung zu treten. Danach würde also der gesamte Cortex corticis eine direkte arterielle Gefäßversorgung besitzen. R. K. Lee Brown (1924) bildet eine wenig überzeugende Stelle ab, sagt aber nichts über die Häufigkeit solcher Vorkommnisse. T. Kosugi (1927 unter L. Aschoff) will an Berlinerblauinjektionen von *Kaninchen*nieren „ohne weiteres" diese Äste gesehen haben. Ich habe mich an meinen Präparaten von vollständig injizierten *Tier-* und *Menschen*nieren von diesem Verhalten der Endzweige der Lobulararterien nicht überzeugen können. Es ist auch sehr auffallend, daß man bei nicht vollständig injizierten Nieren, bei denen aber die Glomeruli und die periglomerulären Capillaren überall injiziert sind, nach den direkten Arterienästen vergeblich sucht. Man müßte hier die Annahme machen, daß die direkten Äste zugunsten der Vv. afferentia bei unvollständigen Injektionen zurückstehen, also etwa tonisch geschlossen sind. Ich kann mir aber etwas Derartiges nicht recht vorstellen. Andererseits sind die Untersuchungen Dehoffs mit großer Sorgfalt gemacht worden; 15 Aa. lobulares sind graphisch nach Serien rekonstruiert worden. Gewisser Bedenken gegen die Auswertung von Tusche- und Berlinerblau-Injektionen kann ich mich allerdings nicht erwehren. Bei dieser schwarzen Capillarfüllung ist es besonders schwierig, direkte Zusammenhänge von Überschneidungen zu unterscheiden. Eine Nachprüfung dieser Angaben, die meines Wissens nicht erfolgt ist, wäre dringend wünschenswert. Ich selbst habe schließlich nur noch Carminleiminjektionen gemacht, weil diese allein eine Entscheidung zulassen, ob Zusammenhang oder Überschneidung vorliegt. An solchen Präparaten habe ich in keinem einzigen Fall einen das Rindencapillarnetz der Oberfläche direkt versorgenden Arterienast gefunden.

Gegenüber dem Elzeschen Schema, das Dehoff abbildet, muß aber noch ein Einwand hier betont werden; es ist da eine Kurzschlußschlinge auch innerhalb des Glomerulus angenommen. Diese findet in dem Aufbau des Glomerulus selbst keine Begründung. Auch die Abb. 1 bei T. Kosugi (1927), die eine feincapilläre Anastomose zwischen Vas afferens und efferens darstellt, vermag mich nicht zu überzeugen. Auch an Elze-Dehoffs Originalpräparaten, die ich durch die Freundlichkeit von Herrn Elze durchzusehen Gelegenheit hatte, habe ich keine einwandfreie Stelle gefunden, die solche Anastomosen bewiese.

Wir müssen also die Frage, ob der Cortex corticis von zahlreichen direkten Arterienästen versorgt wird, heute als noch offen betrachten, wenngleich die größere Wahrscheinlichkeit dafür spricht, daß eine ausgiebige direkte Versorgung nicht vorkommt.

Daß übrigens in pathologischen Fällen eingreifende Änderungen in den Kreislaufbedingungen eintreten können, soll gar nicht bestritten werden. Hier mögen unter Verhältnissen, wo größere Teile des Glomerulussystems undurchlässig werden, zum Teil neue Bahnen zum Capillarsystem eröffnet werden. Wir können aber hierüber nichts Bestimmtes aussagen.

Sichereren Boden betreten wir wieder in der Frage der Kapseläste. Solche sind seit den ältesten Zeiten der Nierengefäßforschung gesehen und beschrieben worden. Man muß dabei die Gefäße der fibrösen und der Fettkapsel unterscheiden. Das Capillarnetz der fibrösen Kapsel wird aus drei Quellen gespeist; einmal sind es Äste der A. renalis, die schon am Hilus abgegeben werden, 2. Kapseläste der Lobulararterien, 3. Äste, die durch Vermittlung der Fettkapsel aus umliegenden Gefäßen (Aa. lumbales, suprarenales, phrenicae) hinzutreten. Die Äste der inneren Nierengefäße sind teilweise Endzweige der Lobulararterien, teilweise kommen aber auch glomerulusfreie Äste der Aa. terminales zur

Beobachtung, die von der Mark-Rindengrenze bis zur Kapsel aufsteigen [J. N. LANGLEY (1925), D. M. MORISON (1926)].

Besonders wichtig ist die Frage, inwieweit durch die Verbindung des renalen mit dem extrarenalen Kreislauf bei Verstopfung der Nierenarterie eine Ernährung oder gar Funktion des Nierenparenchyms vorkommen kann. Die Füllung einzelner Nierengefäßgebiete nach Unterbindung der A. renalis

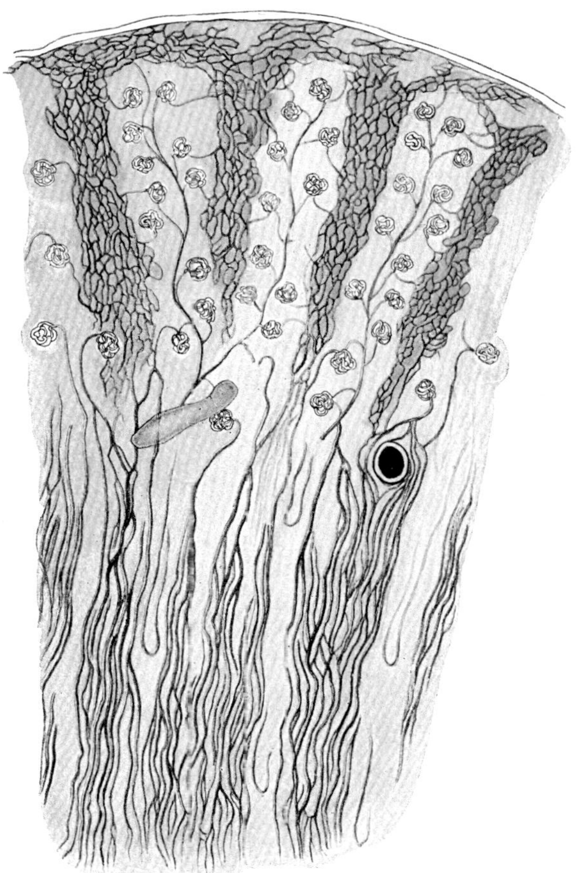

Abb. 105. Arterielle Injektion einer *Karinchenniere*. (Nach STEIN 1864.) Gesamtbild der arteriellen Gefäßversorgung in Rinde und Mark; an der Peripherie die queren Maschen der Anastomosennetze, auf den Markstrahlen die langen Maschen der Vv. efferentia der Glomeruli; im Mark die von den Vv. efferentia der untersten Glomeruli stammenden quastenartigen Vv. recta. Vergr. 20.

haben LUDWIG und ZAWARYKIN (1863) beschrieben. LIEK (1908) kam durch Versuche am *Kaninchen* zu dem Ergebnis, daß die sog. Hiluskollateralen, d. h. Gefäße, die vom Ureter aus rückläufig in die Kapsel eintreten, wichtiger für die Erhaltung kleiner Bezirke der Niere nach Unterbindung der A. renalis sind als die Kapselkollateralen, die aus der Fettkapsel an die Niere herantreten. In jedem Falle spielt aber praktisch dieser Kollateralkreislauf für die Nierenfunktion eine um so geringere Rolle, als nur in sehr geringem Umfang Glomeruli mit den Kollateralgefäßen in Verbindung stehen. Auch J. HYRTL (1877) konnte nur in wenigen Fällen beobachten, daß Kapselgefäße sich an der

Versorgung keilförmiger Bezirke der Rindensubstanz beteiligen (vgl. Abb. 95 auf S. 108).

Das Capillarsystem der Rinde läßt drei Regionen unterscheiden, das Gebiet des Cortex corticis, das Labyrinth und die Markstrahlen. Aus den vorangegangenen Abschnitten ergibt sich, daß dieses Capillarsystem im wesentlichen sein Blut aus den Vv. efferentia erhält. Dabei scheint jedes V. efferens hauptsächlich die zu demselben Glomerulus gehörigen Schlingen zu versorgen.

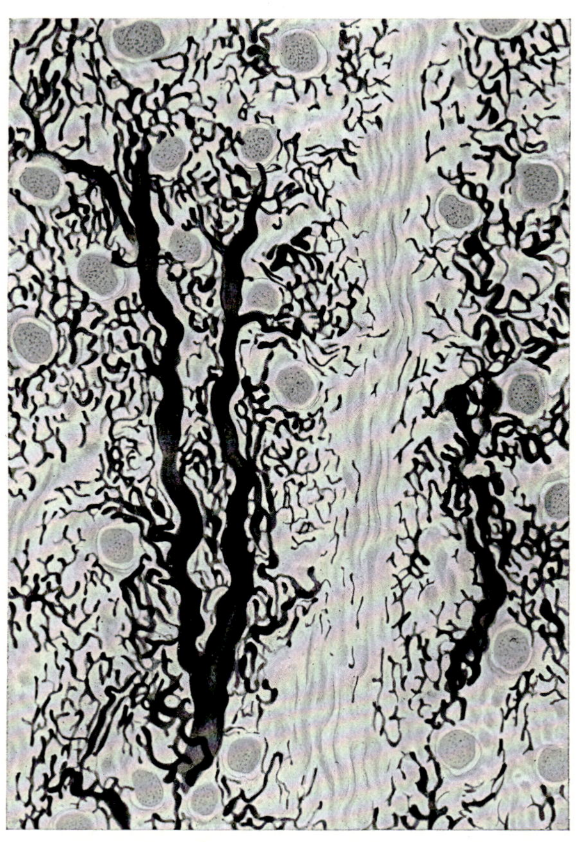

Abb. 106. Capillarsystem der Rinde der *menschlichen* Niere, von den Venen aus gefüllt. Injiziert ist das System der Labyrinthcapillaren, während die Markstrahlcapillaren fast frei sind. Glomeruli ohne Injektionsmasse. Vergr. 30fach.

Man darf aber hierbei wohl auch nicht zu stark schematisieren. Die Unabhängigkeit der Capillarversorgung jedes Nephrons haben vor allem seit O. Störk (1912), in neuester Zeit D. M. Morison (1926), R. Moore (1927) hervorgehoben. Traut (1921) behauptet, daß das Capillarsystem markstrahlläppchenweise in sich ziemlich abgeschlossen sei. Hier kann es sich aber höchstens um eine funktionelle Abgeschlossenheit, nicht um anatomische Grenzen handeln. Man kann an keiner Stelle der Nierenrinde Grenzen von Capillargebieten feststellen. Überall hängen die Capillarnetze zusammen.

Besonders in älteren Darstellungen [Stein (1865), C. Ludwig (1871), P. Argutinsky (1877) u. a.] wird angegeben, daß die Vv. efferentia zuerst in die

Markstrahlen übergehen und die langmaschigen Capillarnetze dieses Gebietes versorgen, daß dagegen die Labyrinthcapillaren erst sekundär aus den Markstrahlnetzen gespeist werden (Abb. 105). Auch D. M. MORISON (1926) macht ähnliche Angaben. An unvollständigen Injektionen, bei denen alle Glomeruli, aber nur Teile des Capillarnetzes gefüllt waren, habe ich derartige Bilder ebenfalls sehen können (vgl. Abb. 103); an anderen Präparaten finde ich dagegen gerade

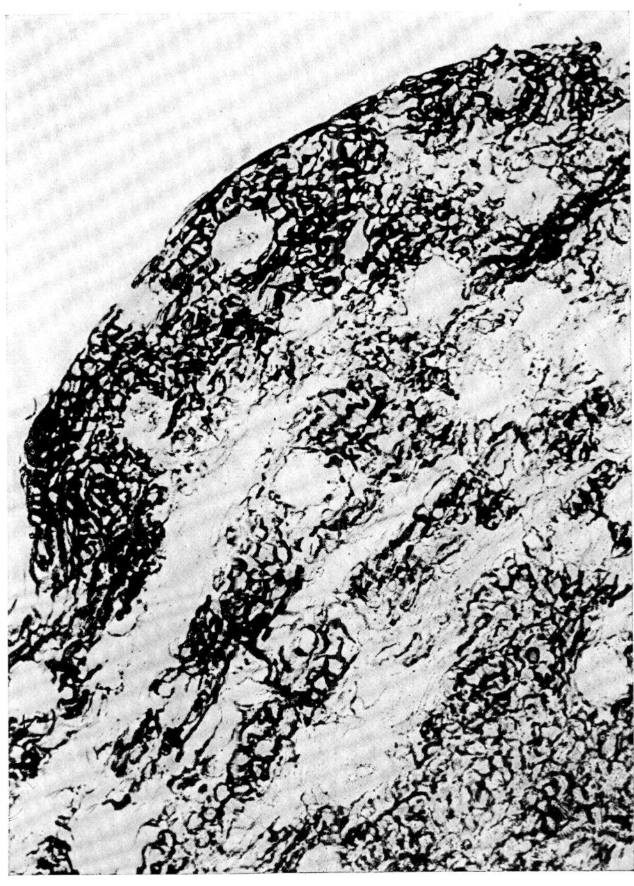

Abb. 107. Capillarsystem der Rinde (*Mensch*), von den Venen aus gefüllt. Injiziert ist das gesamte Capillarsystem; nunmehr ist auch etwas Injektionsmasse vom Vas efferens aus in die Glomeruli gedrungen. Vergr. 30fach.

die Markstrahlcapillaren leer, und in der Umgebung der Glomeruli sind rundmaschige Netze injiziert. Allerdings sind dann auch die Venae lobulares prall gefüllt. Wie dieses Injektionsergebnis zustande kommt, ist nicht ganz leicht zu sagen. Hier muß noch eine nicht aufgeklärte Besonderheit vorliegen. In solchen Präparaten ist auch der Cortex corticis meistens gut gefüllt; hier gibt es eben noch keine Markstrahlen, das ganze Gebiet ist dem Labyrinth an die Seite zu stellen. Jedenfalls halten wir Schlüsse, wie sie ELBE (1905) in Versuchen über die Sublimatvergiftung auf die STEINsche Ansicht der Capillardurchströmung gründet, mit KOSUGI (1926) für nicht ganz zureichend gestützt.

Abb. 9, S. 11 nach C. Golgi (1889) zeigt ebenfalls, daß die Vv. efferentia jedenfalls zum Teil unmittelbar in die Labyrinthmaschen übergehen.

W. Bowman (1842) faßte die Vv. efferentia als kleine Pfortadern auf und stellte sich vor, daß das Kanalsystem der Niere ähnlich in ein Venencapillarsystem eingeschlossen sei wie bei den typischen Pfortadernieren. So interessant dieser Vergleich an sich ist, so wenig ist er zutreffend. Tatsächlich haben ja die Pfortadernieren außer den besonderen Nierenpfortadern noch die Vv. efferentia.

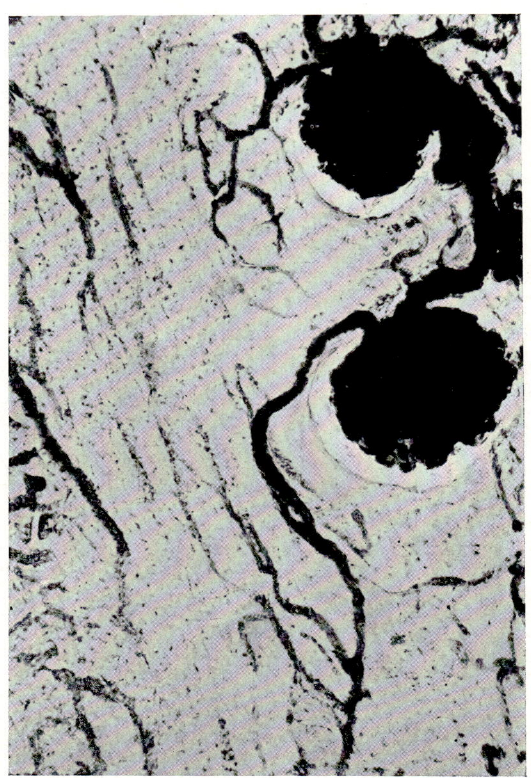

Abb. 108. *Menschliche* Nierenrinde. Das Vas efferens eines Glomerulus begibt sich zum Capillargebiet des Markstrahls. Vergr. etwa 120fach.

Nimmt man die Ergebnisse von Injektionen des Capillarsystems von der venösen Bahn aus hinzu, so wird die Annahme, daß die Markstrahlcapillaren der arteriellen Bahn näher liegen, gut gestützt. An unvollständigen Injektionen füllt sich ausnahmslos von der Vene her das System der Labyrinthcapillaren zuerst (Abb. 106). Erst wenn die Markstrahlcapillaren auch gefüllt sind, gelangt die Injektionsmasse rückläufig auch in das Vas efferens und füllt nunmehr auch den anschließenden Schenkel der Glomeruluscapillaren (Abb. 107). In Abb. 108 zeige ich zudem ein leicht zu bekommendes Bild von dem Verlaufe eines Vas efferens an den Markstrahl.

Jedenfalls müssen wir daran festhalten, daß so gut wie alles Blut erst nach dem Durchtritt durch die Glomeruli in die Rindencapillaren übertritt. Dies haben auch die Versuche von Mac Callum (1926) wieder bestätigt.

Die arterielle Blutgefäßversorgung des Markes. Für das Verständnis der Nierenfunktion ist seit der grundlegenden Arbeit von W. BOWMAN (1842), die zuerst die Glomeruli in den Nierenaufbau richtig einordnete, kaum eine Frage der Gefäßversorgung von solcher Bedeutung erschienen wie die Gefäßversorgung des Markes und der Rindenkanälchen. Muß alles Blut durch die Glomeruli, ehe es an die Kanälchenwandung kommt? Gibt es neben den Vasa efferentia andere Zuflußröhren für die Tubuluscapillaren? Wir werden unten zu zeigen haben, daß bei einer Reihe von *Wirbeltier*klassen abgesehen von dem Pfortaderkreislauf auch glomerulusfreie Arterienäste bestimmt nachgewiesen sind. In der *Säugetier*niere stößt der Nachweis solcher Äste auf sehr große technische Schwierigkeiten. So sehen wir neben unzähligen Einzeluntersuchern die Meister der Injektionstechnik bis in die neueste Zeit uneinig über eine Reihe von Fragen der Blutversorgung der Niere. Zu diesen Fragen gehört in erster Linie der Ursprung der Arteriolae rectae.

Die Untersuchungsverfahren, die zur Lösung dieser schwierigen Frage benutzt wurden, sind durchweg Injektionsverfahren. Vorsichtige Korrosionen haben vor allem den neueren Untersuchungen amerikanischer Autoren nach dem Vorgang von G. C. HUBER (1906) zur Grundlage ihrer Anschauungen gedient, nachdem besonders HYRTL früher einen großen Teil seiner Ergebnisse dieser Methode verdankte. Untersuchungen aufgehellter Schnitte mit durchsichtigen Massen geben leicht zu Täuschungen Veranlassung. Sehr gut sind dagegen Gelatineinjektionen unter Zusatz von Carmin, Berlinerblau oder Tusche. Sehr gerühmt wird auch von manchen Untersuchern (besonders GOLUBEW, GERARD) die Injektion von Silbersalzen. In jedem Falle gibt aber ein Präparat zu Täuschungen reichliche Gelegenheit, und nicht immer mag es die Technik, sehr oft ungenügende Kritik an der Methode gewesen sein, die zur Aufstellung so mancher Behauptung geführt hat.

Die Untersuchungen der neuesten Zeit leiten die Arteriolae rectae zum überwiegenden Teile von den Vasa efferentia der dem Marke benachbarten Glomeruli ab. In der Tat kann man an guten Injektionspräparaten ohne Schwierigkeit die bezeichneten Vasa efferentia markwärts ziehen sehen; sie teilen sich in mehrere mit den Venulae rectae zu ganzen Bündeln zusammengelagerte Äste und ziehen weiter papillenwärts.

BOWMAN betonte zum ersten Male scharf, daß alles Arterienblut zuerst durch die Glomeruluscapillaren strömen müsse, so daß in der *Säuger*niere sowohl die Rinden- wie die Markcapillaren nur aus Vv. efferentia gespeist werden. Vor ihm hatten CRUVEILHIER (1843) und BERRES (1837) die Art. rectae aus den Rindencapillaren, BERTIN (1744), ARNOLD (1850) dieselben aus den Aa. arcuatae direkt entspringen lassen. Diese drei Möglichkeiten werden bis in die neueste Zeit hinein diskutiert und gegeneinander abgewogen. Aus den Rindencapillaren allein leiten das Papillenblut folgende Autoren ab: HUSCHKE (1844), J. HYRTL (1863, 1872, 1873), J. KOLLMANN (1864), J. HENLE (1873), HEITZMANN (1887).

Lediglich den direkten Ursprung aus den Aa. arcuatae erkennen neben einer Reihe älterer vorwiegend französischer Lehrbücher auch FR. LEYDIG (1857) und C. GEGENBAUR (1899).

Den ausschließlichen Ursprung von den Vv. efferentia vertreten dagegen: J. GERLACH (1845), HASSAL (1852), DONDERS (1856), KÖLLIKER (1863), STEIN (1865), LUDWIG und ZAWARYKIN (1863), O. DRASCH (1877), POUCHET (1878).

Die meisten neueren Darstellungen nehmen einen vermittelnden Standpunkt ein, der sich auf die Arbeit von R. VIRCHOW (1857) zurückführen läßt. Dieser fand, daß alle Arterienäste der mittleren und der peripherischen Rindenschicht in Glomeruli übergehen; in den zentraleren Teilen werden dagegen von den Aa. lobulares sowohl Glomerulusäste wie die Arteriolae rectae abgegeben. Für die letzteren soll es drei Quellen geben: 1. Die Aa. arcuatae und lobulares, 2. die Vv. efferentia der tieferen Glomeruli, 3. capillare Ausläufer der corticalen Capillarmaschen. Besonders in einer Amyloidniere gelang es gut, die Aa. rectae zu injizieren, ohne daß die Glomeruli gefüllt waren. VIRCHOW legt besonderes Gewicht auf diesen Befund: es gibt für das Nierenblut zweierlei Verlaufsmöglichkeiten; in das Mark strömt größtenteils, weil es dort geringeren Widerstand findet, das arterielle Blut, während sich das Blut aus den Vv. efferentia diesem Strome nur sekundär hinzumischt. Es besteht kein Zweifel darüber, daß R. VIRCHOW der direkten Blutzufuhr in die Aa. rectae eine entscheidende Bedeutung zugemessen hat. Dieser Auffassung schlossen sich bald L. S. BEALE (1859), CHRZONSZCZEWSKY (1864), STEUDENER (1864) u. a. an.

Im Gegensatz zu der Virchowschen Angabe konnten aber in normalen Nieren spätere Untersucher die Art. rectae nur dann füllen, wenn die Glomeruli auch durchströmt waren. Zuerst finde ich dies von C. Ludwig und Zawarykin (1863), sowie von J. Hyrtl (1863) betont. Stein (1865), der unter Kölliker arbeitete, injizierte zuerst mit roter und kurz

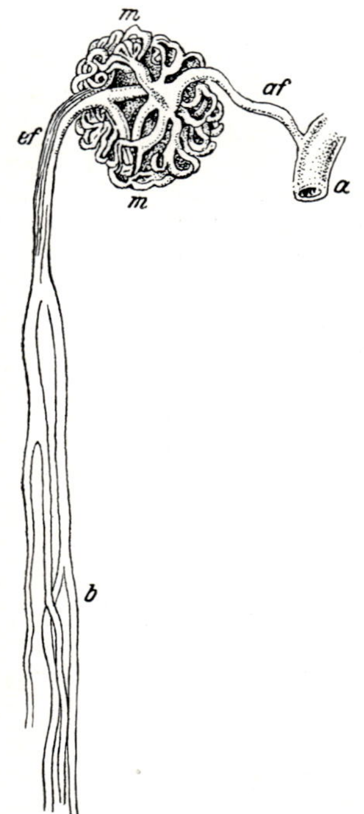

Abb. 109. Ein tief gelegener Glomerulus der *Pferde*niere. a Arterienstämmchen, af Vas afferens, m Gefäßknäuel, ef Vas efferens, bei b Aufteilung in ein Gefäßbüschel der Außenzone des Markes. Nach H. Frey (1870).

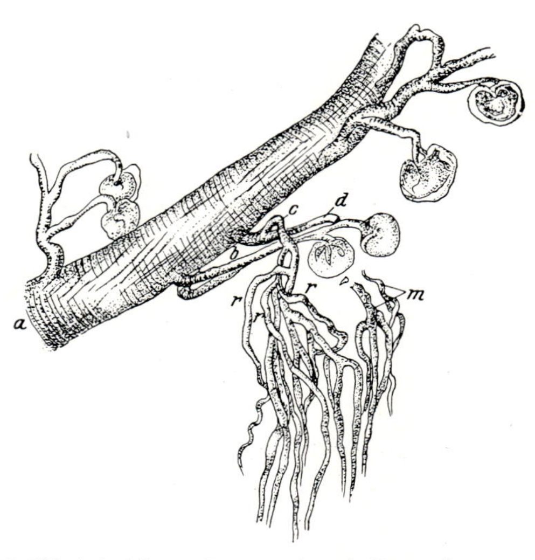

Abb. 110. Arteriolae rectae verae (r, r, r), die aus einem gemeinsamen Stämmchen (c) hervorgehen, welches letztere seinerseits aus einer wahrscheinlich knäueltragenden Arterie (b) seinen Anfang nimmt. Diese letztere entstammt der Lobulararterie (a) und trägt einen Zweig (d), welcher noch vor seinem Eintritt in den Knäuel abgeschnitten ist; m aller Wahrscheinlichkeit nach Arteriolae rectae verae; daß es nicht Vasa efferentia sind, läßt sich aus dem Umstande schließen, daß an den (mit abgebildeten) Malpighischen Knäueln keine Vasa efferentia injiziert sind. Präparat aus einer *Hunde*niere. Injektion einer $^1/_8 \%$igen Lösung von salpetersaurem Silberammoniak von Hoyer durch die A. renalis. (Nach Golubew 1893.)

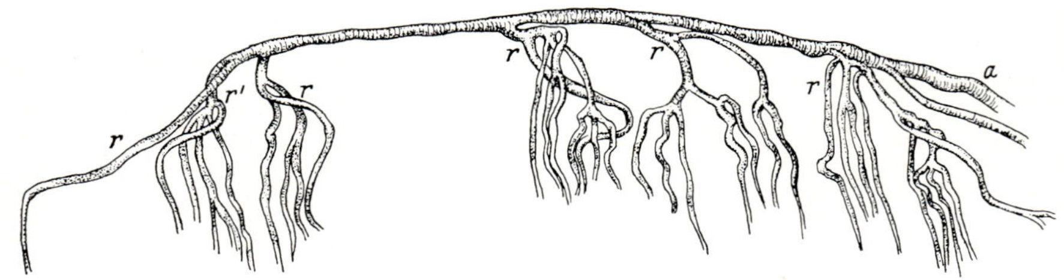

Abb. 111. Arterielles Stämmchen, welches ausschließlich in die Aa. rectae aufgeht; nachdem es eine Reihe solcher Seitenäste (r, r, r) abgegeben hat, geht es an seinem Ende in ein gleichnamiges Gefäßchen über. Aus der Pyramidenbasis einer *Hunde*niere. Injektion einer $^1/_4 \%$igen Silberlösung ohne Ammoniak. (Nach Golubew 1893.)

darauf mit blauer Masse; er fand dann in den Markgefäßen keine blaue Masse wieder. „Nirgends konnte ich einen anderen Abgang der Aa. rectae als aus den untersten Glomerulis und nicht unhäufig Anastomosen mit dem langmaschigen Capillarnetz der Rinde vorfinden." Stein hat ein sehr großes Material untersucht (Präparate von Thiersch und Hyrtl, 127 *menschliche* Nieren, *Schwein, Schaf, Hund, Kaninchen, Katze, Wanderratte, Maus, Embryonen*). Von ihm stammt das in Abb. 105 wiedergegebene Schema. Stein bestätigt also den alten Satz, daß „alles Blut der Nierenarterie unbedingt vorher die Knäuel passiert haben muß.“

Schweigger-Seidel (1865) betrachtet direkte Gefäßzweige nur als eine Ergänzung der Markversorgung aus den Vv. efferentia. Ähnlich äußert sich W. Frey (1870), der eine sehr gute Abbildung von einem aus einem Vas efferens hervorgehenden Gefäßbüschel gibt (Abb. 109).

In seiner Darstellung in Strickers Handbuch schließt sich C. Ludwig (1871) im wesentlichen der Virchowschen Darstellung an; er unterscheidet nun die Aa. rectae verae und

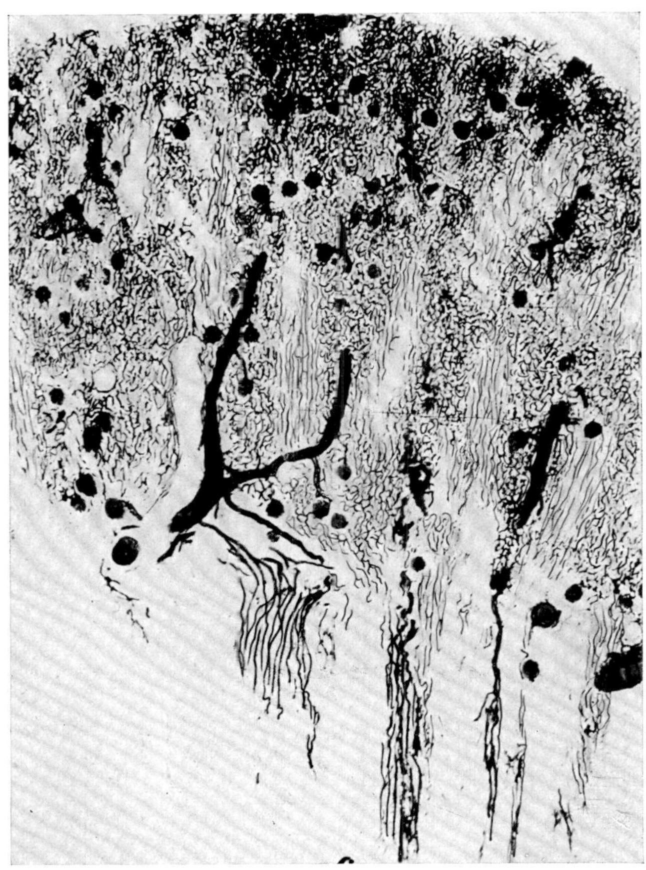

Abb. 112. *Menschliche* Niere von der Arterie und von der Vene injiziert. Gefäßbüschel größtenteils aus Vasa efferentia; in der Abbildung ist daneben eine Arteriola recta vera aus der Arteria terminalis direkt entspringend dargestellt. Vergr. 14fach.

spuriae auch dem Wandbaue nach. Nur die Verae verdienen nach ihm als Arterien angesprochen zu werden. Sie gehen aus den Aa. arciformes hervor und besitzen auch den Bau von Arterien, die aus den Vv. efferentia entspringenden Äste dagegen haben nur den Wandbau von Capillaren. Alle Aa. rectae begeben sich in schlitzförmige Räume, die an der Grenze des Markes zwischen den Kanälchen liegen. „Wo die Gefäße dieses Büschels an die konvergierenden Bündel der Harnkanäle stoßen, lösen sie sich in Capillaren auf.“ „Dieser soeben geschilderten Einrichtung gemäß ist der Blutstrom, der zum Marke hingeht, teilweise unabhängig von demjenigen der Rinde.“ Ähnlich äußert sich R. Heidenhain (1883).

C. Toldt (1874) wieder hält die Herkunft der Aa. rectae aus den zentralen Vv. efferentia für die regelmäßige; er bezweifelt aber nicht das Vorkommen aglomerulärer Markäste, wovon man sich an unvollständig injizierten Nieren am besten überzeugen könne.

Dagegen hat er einen Ursprung aus den Capillarnetzen der Markstrahlen nie gesehen. Die direkten Äste seien aber durchaus selten. Mit dieser Darstellung gibt Toldt diejenige Sachlage wieder, die auch die neuesten Untersucher für richtig halten.

E. Steinach (1884) glaubte den von allen späteren Untersuchern schon widerlegten Nachweis führen zu können, daß die Vasa recta nur Venen seien.

W. Z. Golubew (1893) tritt mit besonderem Nachdruck für das Vorhandensein der Aa. rectae verae ein; er bedient sich vorwiegend der Füllung mit Silbernitrat und hebt hervor, daß die Silberschwärzung den Vorteil vor anderen Injektionsarten habe, daß man auch die Struktur der Gefäße beurteilen könne. Er fand nun, daß die Zahl der Aa. rectae

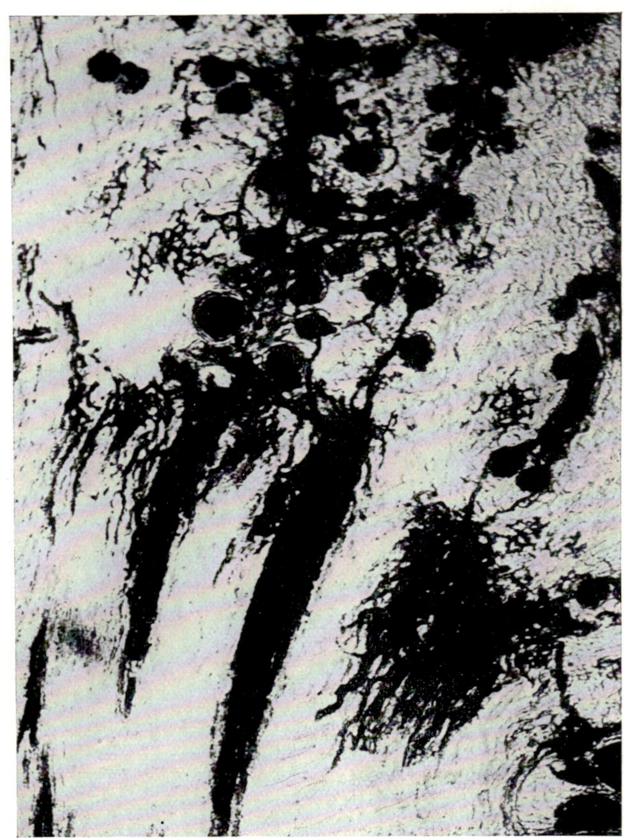

Abb. 113. Niere eines *Neugeborenen*, arterielle Tuscheinjektion. Vasa efferentia einiger tiefliegender Glomeruli gehen in Gefäßbüschel über.

verae nicht unbeträchtlich ist, sie entspringen teilweise von knäueltragenden Ästen der Lobulararterien (vgl. Abb. 110) und werden dann leicht für Vv. efferentia gehalten. Teilweise aber stammen sie aus besonderen parallel zur Markrindengrenze verlaufenden Ästen der Aa. arcuatae (vgl. Abb. 111). Daneben kommen auch die Aa. rectae spuriae vor, deren Zahl im allgemeinen beträchtlich größer ist als diejenige der verae. Einen Ursprung vom Capillarnetz der Markstrahlen hat Golubew nie beobachtet. In dem Gefäßbündel der Vasa recta ist der größere Teil venös, die Venulae rectae sind weiter und fließen zu kurzen Stämmchen zusammen, die in die Vv. arcuatae einmünden.

Dieser Auffassung schließen sich im wesentlichen Böhm und Davidoff (1895), V. v. Ebner (1899), Ph. Stöhr (1901) an. Renaut (1899) erkennt nur den Abgang von Aa. rectae verae von Aa. arcuatae an. Zondek (1900, 1901) hat an dicken Schnitten injizierter *menschlicher* Nieren nur sehr wenige Aa. rectae verae gefunden, häufig dagegen den Ursprung aus den Vv. efferentia. Petraroja (1903) bestreitet wieder vollkommen das Vorhandensein von Aa. rectae verae.

G. C. Huber (1906, 1907), der vorwiegend mit Korrosionspräparaten arbeitete, erklärt, daß bei *Ratte, Meerschweinchen, Kaninchen* und mit sehr seltenen Ausnahmen auch bei der *Katze* alle Aa. rectae den Vv. efferentia der tiefliegenden Glomeruli entstammen. Beim *Hund* hat er ebenfalls sehr selten Aa. rectae direkt entspringen sehen. Golubew hatte in der Grenzzone beim *Hunde* eigenartige Bildungen beschrieben, die er als Rete mirabile bezeichnete, und die nicht mit Harnkanälchen in Verbindung stehen. Diese findet Huber ebenfalls und hält sie für kleine in Rückbildung begriffene Glomeruli. Er glaubt, daß die wenigen Aa. rectae verae beim *Hunde* auf diese Weise entstanden seien. Daß diese Auffassung sehr wahrscheinlich ist, dafür sprechen auch die Befunde von J. Tereg (1911) am *Pferd,* wo markwärts von den großen Gefäßen noch Nephrone liegen können; deren Vasa afferentia verlaufen dann den Art. rectae verae ganz analog (s. Abb. 187 bei Tereg).

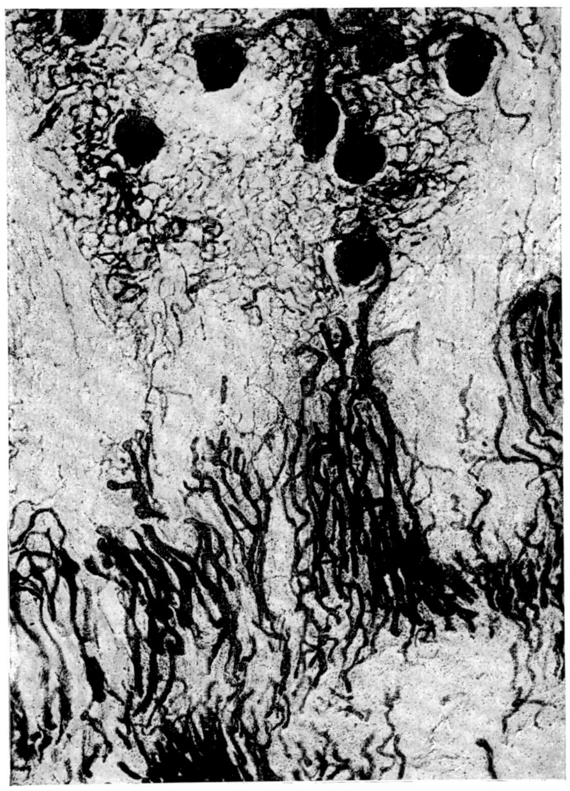

Abb. 114. *Menschliche* Niere; ein Vas efferens, das in das Gefäßbüschel einmündet. Vergr. 38fach.

Daß Aa. rectae von Vv. afferentia entspringen sollen (Golubew), hält Huber für einen Beobachtungsfehler, der auf die Methodik und auf eine Verwechslung mit Venen zurückzuführen sein soll. So kommt Huber wieder zu dem Schluß, daß Bowmans Auffassung richtig war, und daß praktisch alles Blut durch die Glomeruli passieren muß.

An Serienschnitten arbeitete M. Gérard (1911); er widerlegte in diesen Untersuchungen gleichzeitig die Angaben, die G. Gérard nach Röntgenuntersuchungen gemacht hatte und über die P. Castiaux (1908) berichtet hatte. M. Gérard fertigte von der *Rattenniere* ein Wachsplattenmodell an; er konnte an ihm nur zwei ganz unbedeutende Arterienäste finden, die gegenüber den zahlreichen Aa. rectae, die den Vv. efferentia entsprangen, gar nicht ins Gewicht fallen. Beim *Kaninchen* und beim *Menschen* konnte er überhaupt keine Aa. rectae nachweisen. Er betont besonders, wie leicht man Täuschungen anheimfallen kann, wenn man nicht an Serienschnitten untersucht. Nach J. Tereg gibt es beim *Pferde* zahlreiche Art. rectae verae. Umgekehrt schließt L. Toraca (1912) aus dem Umstande, daß im Mark kein einziges mit elastischen Elementen versehenes Gefäß nachzuweisen ist, daß es keine Aa. rectae verae gibt.

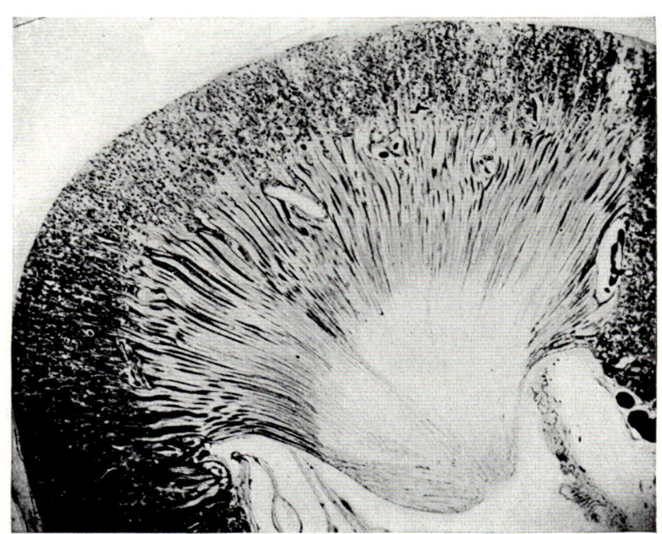

Abb. 115. Querschnitt durch den mittleren Teil einer Niere vom *Pferd*; arterielle Tuscheinjektion. Übersicht. Vergr. 1½fach.

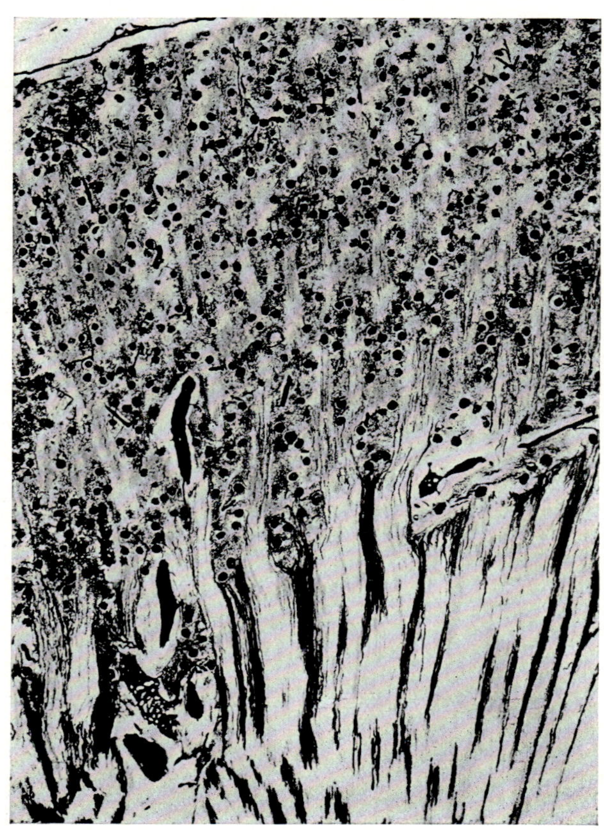

Abb. 116. Aus dem Querschnitt (Abb. 115) der *Pferd*eniere. Rinde und Teil der Außenzone des Marks. Jedes Gefäßbüschel entspricht einem Rindengefäßläppchen. Vergr. 5fach.

O. Störk (1912) tritt mit aller Schärfe dafür ein, daß alles Arterienblut erst nach Passage durch die Glomeruli an die Tubuli herankommt. Den gleichen Standpunkt vertritt L. Gross (1917).

In neuester Zeit hat D. M. Morison (1926) wieder umfangreiche Untersuchungen über die Gefäßverteilung in der Niere gemacht (Korrosionen nach Hubers Methode an 42 *menschlichen* Nieren aller Lebensalter, 38 *Hunde-,* 24 *Katzen-,* 19 *Kaninchen-,* 16 *Meerschweinchen-,* 15 *Ratten*nieren, außerdem an *Affe, Hirsch, Känguruh, Schaf, Seehund, Schwein.*) Die Untersuchung dieses großen Materials führte wieder zu der Vorstellung, daß aglomeruläre Äste sehr selten sind. Die Aa. rectae sind mit ganz vereinzelten Ausnahmen Äste der

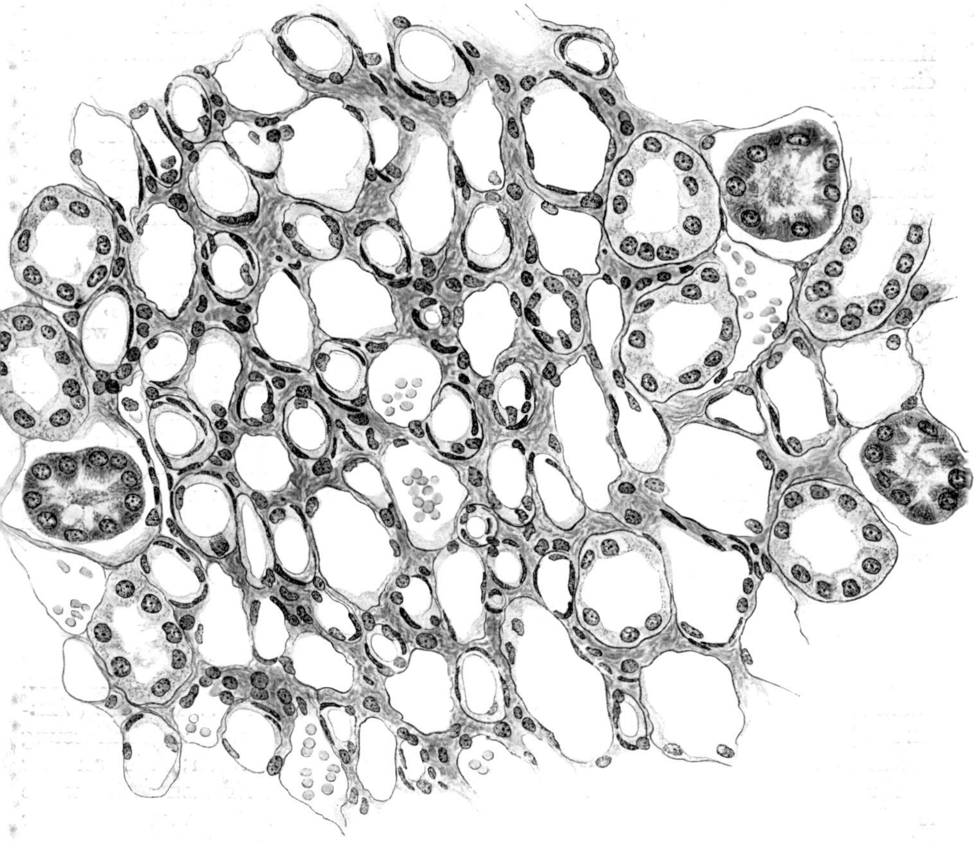

Abb. 117. Querschnitt durch einen Gefäßbüschel der Außenzone einer menschlichen Niere. Arterien, Venen; an die Peripherie einige Querschnitte von Hauptstück und Mittelstück. Zeiß 40, Ok. 7. Vergr. 400fach.

tiefgelegenen Vv. efferentia. J. N. Langley (1925) fand beim *Kaninchen* ebenfalls so wenige Aa. rectae verae, daß er sie funktionell für bedeutungslos hält. Er meint, es handle sich wohl meist um Gefäße, die aus den Vasa vasorum der großen Gefäße abgehen. R. K. Lee-Brown (1924) leugnet das Vorkommen direkter Markäste beim *Menschen*. Rob. A. Moore (1927) lehnt den Begriff der Aa. rectae verae ab. Die Vasa recta sind entweder Fortsetzungen der Vv. efferentia oder des Capillarenplexus der Rinde.

Nach eigenen Untersuchungen zahlreicher Injektionspräparate von *Mensch, Schwein, Rind, Pferd, Katze* u. a. habe ich mich davon überzeugt, daß Arteriolae rectae verae im Sinne der Autoren sehr selten sind (Abb. 112). Dagegen kann man sich von dem Übertritt der Vv. efferentia tiefliegender Glomeruli sehr leicht überzeugen (Abb. 113, 114). Capilläre Verbindungen der Markcapillaren mit dem

Capillarenwerk der Markstrahlen sind sicherlich vorhanden; man kann aber nicht sagen, daß die Aa. rectae aus dem Markstrahl ihren Ursprung finden. Im Gegenteil sind die Gefäßbüschel geradezu als die Fortsetzung der Labyrinthabschnitte in die Markregion zu betrachten (Abb. 115, 116). Nachdem an der Markrindengrenze die Stämme der A. lobularis, die Glomeruli, die gewundenen Kanälchenanteile fortgefallen sind, bleiben als Läppchenachse nur mehr die Vasa efferentia und die Abflußröhren des Capillarsystems, die Venulae rectae übrig.

In den Gefäßbüscheln laufen beim Menschen tatsächlich nur Gefäße. In Abb. 117 gebe ich ein Querschnittbild aus einer Niere, in der durch Injektionsfixierung die Gefäße stärker erweitert sind. Die Arteriolae rectae haben wieder eine viel gleichmäßigere dichtere Lage von Muskelzellen als die Vasa efferentia. Diese Muskelzellen umgeben in einer Schicht dicht gelagert das Endothelrohr. Man kann diesen Charakter der Arteriolae rectae durch die ganze Dicke der Außenzone, ja selbst bis in die Innenzone hinein verfolgen. Das ganze Gefäßbüschel ist von einem dichten Filz faserigen und zellreichen Bindegewebes umschlossen, so daß diese Gefäßbüschel auch in Mallory-Präparaten besonders auffallend gefärbt sind.

Innerhalb der Gefäßbüschel unterscheide ich deutlich zwei Arten von Gefäßen, die arteriellen haben stets Muskelzellen [s. a. Golubew (1893)], die in Querschnitten wie in Längsschnitten als Ringmuskelzellen sichtbar werden. Die zweite Art von Gefäßen ist nur aus einem Endothelrohr gebildet und dürfte als Rückflußbahn zu gelten haben. Ringmuskelzellen habe ich an denselben nicht nachweisen können. Eine Elasticafärbung läßt sich an diesen Gefäßen ebensowenig darstellen wie an den Vasa efferentia. Dieser Umstand spricht zweifellos dafür, daß diese Gefäße nicht unter der direkten Wirkung des arteriellen Blutdruckes stehen, d. h. daß sie ihr Blut erst jenseits von Glomerulis aufnehmen. Nach der Stärke der Muskulatur sind Aa. rectae durchaus den Vasa afferentia an die Seite zu stellen.

2. Die Venen.

Am Venensystem der Niere werden in der Regel ähnliche Abschnitte unterschieden wie am Arteriensystem: Vv. interlobulares, arcuata, interlobares. Dazu kommen noch die in der *Säugetier*reihe sehr variablen Vv. stellatae (Verheynii). Da die Bezeichnung Vena interlobularis nach unserer Auffassung ebenfalls ihren Sinn verloren hat, muß dieser Name fallen; die an der Markrindengrenze sich sammelnden und einen Plexus bildenden Äste nenne ich Venae terminales, obgleich sie keine Endäste sind. Sie verlaufen aber wie die Arterien an der Mark-Rindengrenze. Die grundsätzlichen Unterschiede des Venensystems gegenüber dem Arteriensystem sind vor allem in zwei Punkten gegeben, einmal in der reichen Anastomosenbildung auch der groben Äste, zweitens in dem Umstande, daß wir bei verschiedenen *Wirbeltieren* zahlreiche Abweichungen in der venösen Versorgung feststellen können. Unsere vergleichende Übersicht wird diesem Umstande besonders Rechnung tragen und die Variabilität des Venensystems der *Säugetiere* dem Verständnis näher zu rücken versuchen.

Die großen Äste der V. renalis verteilen sich zunächst ähnlich wie die Hauptarterienäste, d. h. sie verlaufen mit denselben der Wand der Calyces eng angeschlossen im Sinus renis, hier bilden sie ein erstes Anastomosennetz, das auch die Nierenbeckenvenen aufnimmt [J. Hyrtl (1863), J. v. Lenhossek (1876), E. Hauch (1904)]. Dann erreichen sie zwischen Papille und Columna renalis die Markrindengrenze. Die Begleitvene des dorsalen Arterienastes ist

gewöhnlich schwächer als die ventrale Vene und steht durch reiche Anastomosen
mit der ventralen Vene in Verbindung [G. GÉRARD (1906, 1909), PAPIN und
JUNGANO (1908, 1911), s. jedoch R. GRÉGOIRE (1909)]. Die Venen halten
sich meist mehr hiluswärts, während die Arterien, wie beschrieben, infolge
ihrer Verzweigung keine ausgesprochenen Bogen bilden. Die Venen verdienen
dagegen den Namen „arcuata" in diesem Verlaufsabschnitt durchaus, und von
den Anfängen der Gefäßanatomie her weiß man, daß die Venen echte Arkaden,
ja ringförmige Verbindungen an den Papillenbasen bilden können. Allerdings

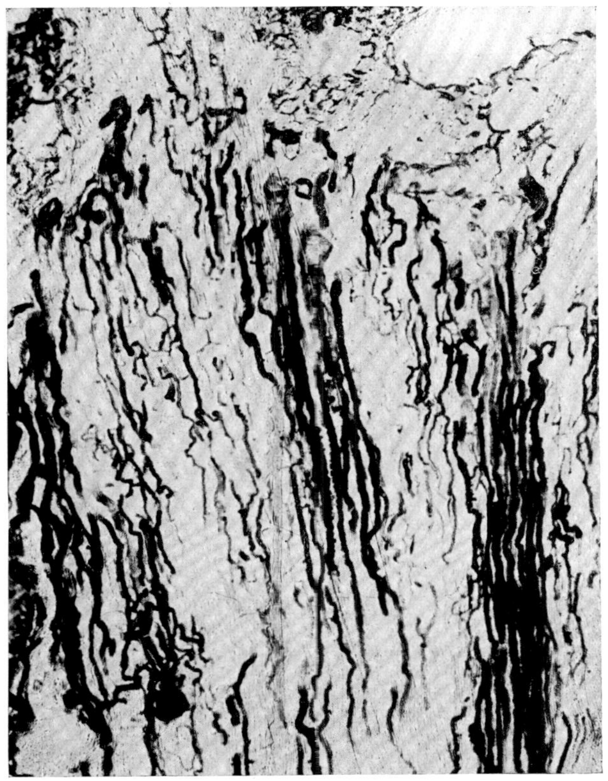

Abb. 118. Venulae rectae aus der Außenschicht des Markes einer *menschlichen* Niere. Vergr. 28fach.

bestehen hier große Unterschiede der *Tier*arten, über die noch sehr wenig bekannt ist. GÉRARD und CASTIAUX (1904) fanden besonders beim *Hammel* ein
gut ausgesprochenes Arkadensystem. A. HERPIN (1904) findet in einer *menschlichen* Niere nur 2 Anastomosen, ähnlich sei deren Vorkommen bei *Schwein*
und *Rind*.

Die Bogenvenen nehmen im wesentlichen zweierlei Äste auf: die Vv. rectae
aus dem Marke und die Vv. lobulares aus der Rinde. Diese Äste besitzen im
Gegensatz zu den großen Zweigen fast niemals Anastomosen [E. HAUCH (1904)].

Die Vv. rectae münden zumeist an der konvexen Fläche der Venenbogen
ein [C. LUDWIG und ZAWARYKIN (1863), STEIN (1865)]. Die Venen entstehen
in der Gegend der Papille aus dem Capillarnetz und verlaufen rindenwärts;
in der Grenzschicht sammeln sie sich zu größeren Gruppen (Abb. 118) und
bilden zusammen mit den Aa. rectae die Gefäßbündel.

Nach Kölliker (1863) steht das Venennetz an der Papillenoberfläche in Verbindung mit den Nierenbeckenvenen.

Wie besonders C. Ludwig (1871) betont, lassen sich die Venulae rectae an ihren besonders lang ausgezogenen Endothelzellen erkennen.

Die großen Venen an der Grenzschicht von Mark und Rinde (Venae arcuatae) sind in einen Mantel von dichtem Stützgewebe eingelassen. In diesem finden sich ganz ungleich verteilt glatte Muskelbündel; soviel ich sehe, sind dieselben nach der Markregion hin häufiger als dort, wo die an sich sehr dünne Venenwand nach der Rinde hin angrenzt. Welche Bedeutung diese sehr charakteristische Anordnung der Muskelbündel (Abb. 119) hat, vermag ich nicht zu

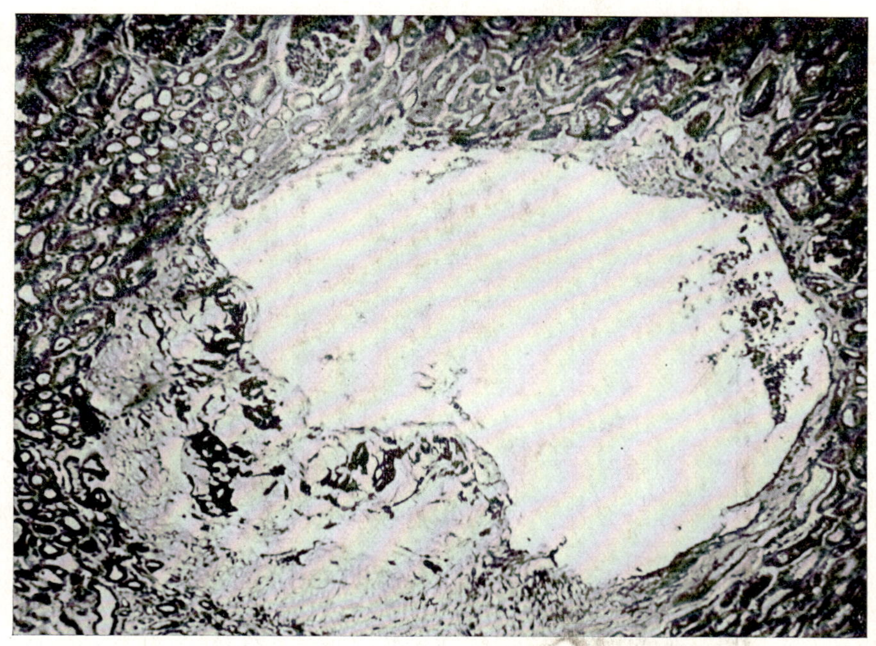

Abb. 119. Querschnitt einer Vena arcuata vom *Menschen*; beachte die ungleichmäßige Verteilung von Muskelbündeln. Vergr. 72fach.

erkennen. Sie können wohl einen allgemeinen Einfluß auf das Stützgewebe ausüben. Im Stützgewebe findet sich eine grobe Bündelung der Fasern; in den Gewebsspalten ist ein Zellnetz ausgespannt.

Das Verhalten der Rindenvenen ist nun sehr eigentümlich. Schon J. Henle (1873) fand, daß zweierlei Rindenvenen vorkommen; die eigentlichen Vv. „interlobulares", die ihren Anfang in den Venae stellatae nehmen und die Vv. corticales profundae, die aus den tiefen Anteilen der Nierenrinde das Blut in die Vv. arcuatae ableiten. E. Steinach (1885), W. Z. Golubew (1893) und J. Disse (1902) verdanken wir weitere Aufklärung über diese doppelte venöse Ableitung. Die Venae stellatae (1705 von Verheyen entdeckt) sind Zusammenflüsse mehrerer unter der Kapsel verlaufender Venen (Abb. 120), die je mit mehreren Wurzeln in die oberflächlichen Rindenbezirke eintauchen und damit das Capillarsystem der oberflächlichen Rindenhälfte ableiten. Die Stellulae Verheynii sind viel weniger zahlreich als die überhaupt vorhandenen Rindenvenen [G. Gérard und P. Castiaux (1904)]. Nach C. Sappey (1889) sammelt ein Venenstern

Blut aus etwa 50 Läppchen der Rinde. Im Zentrum des Sternes sammelt sich ein radiär die Rinde bis zu den Vv. arcuatae verlaufendes Gefäß, das auf dem Wege noch zahlreiche kleine Stämmchen aufnimmt (Abb. 121). Diese Venen „interlobulares“ zu nennen, ist man nicht berechtigt. Am besten bezeichnet man sie als Vv. stellulares. In Flachschnitten durch die oberen Rindenteile (Abb. 122) erkennt man die Abflußrohre der Stellulae an ihrer besonderen Größe. Aus den tieferen Rindenteilen kommen nun noch zahlreiche Vv. corticales profundae hinzu (Abb. 106, 107, S. 120). Disse vergleicht diese nach Korrosionspräparaten treffend mit dem Unterholz, während die Vv. stellulares in dem Vergleich hochstämmige Bäumchen wären. Disse sieht den Vorteil dieser Venenanordnung in der besseren Ableitung für das Venenblut. Es kommt noch hinzu,

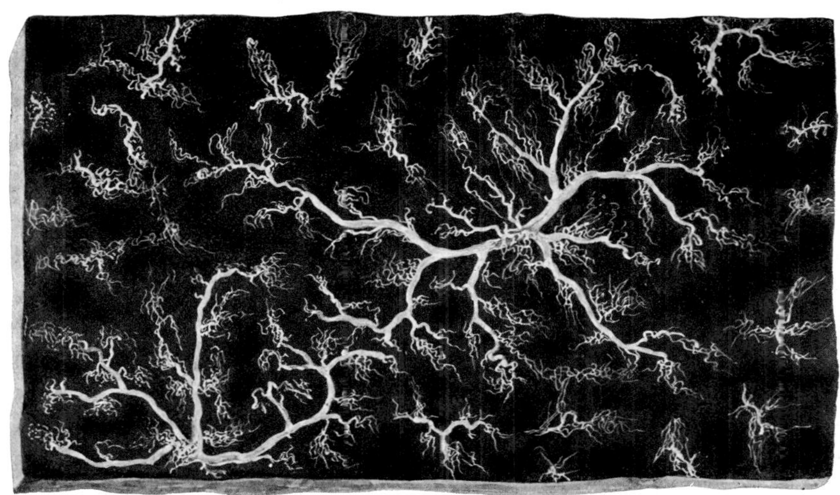

Abb. 120. Venae stellatae der *menschlichen* Niere. Injektionspräparat von Spanner-Kiel. Vergr. 10fach.

daß ebenso wie bei der Marksubstanz Anastomosen mit extrarenalen Venen noch eine weitere Abflußrichtung ermöglichen (Venen der Fettkapsel).

Die funktionelle Bedeutung der Venenanordnung kann hier nicht erörtert werden, zumal wir darüber nur ganz ungenaue Vermutungen anstellen könnten. Zumstein (1891) meint, daß wohl die Hälfte des Rindenblutes sich zuerst in den Sternvenen sammelt. Die morphologische Bedeutung aber scheint mir noch wenig erfaßt zu sein. Sie würde wohl über den Wert von Vermutungen hinausgestellt werden können, wenn wir schon über umfassendere Untersuchungen des Nierenvenensystems der *Säugetiere* verfügten.

W. Z. Golubew (1893) teilt Befunde an einigen verschiedenen *Tierformen* mit. So hat die *Ratte* überhaupt keine Rindenvenen, die mit Stellulae beginnen; dagegen sind dieselben beim *Hund* sehr deutlich ausgebildet. Auch J. Disse bildet gerade vom *Hund* ein Korrosionspräparat ab, an dem man besonders gut die beiden Arten von Rindenvenen erkennen kann. Etwas anders wieder verhalten sich diese Venen bei der *Katze*. Hier lassen sich zwei horizontale Venensysteme unterscheiden. Das eine entspricht vollauf den Vv. arciformes (begleitet die Arterien). Das andere liegt dicht unterhalb der Kapsel (Abb. 123); die Stämme des kapsulären Netzes stehen mit den tiefen Venen nach Disse nur an der ventralen und dorsalen Nierenlippe in Verbindung.

Jedes der Netze leitet etwa die Hälfte der Rindensubstanz ab, vom Kapsel-
venensystem senken sich senkrechte Stämmchen in die oberflächlichen Rindenteile hinein, vom Venengeflecht der Grenzschicht steigen die Äste radiär in die
Rinde hinauf. Beide Systeme hängen nach Disse nur capillar miteinander
zusammen. Ich selbst sehe öfters gröbere Anastomosen.

Nach E. Hauch (1904) gibt es Venae stellatae bei *Mensch, Phoca vitulina,
Bos taurus, Felix catus, Equus caballus.* Besondere Anastomosen und Abflüsse

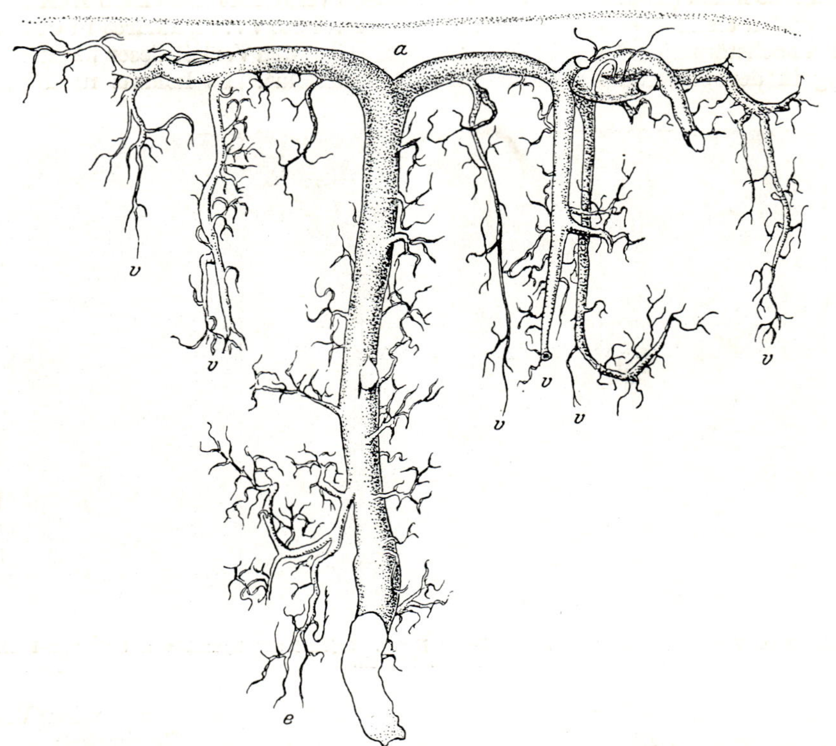

Abb. 121. Chromgelbinjektion von der Vene aus. *Mensch.* 25fach vergrößert. Ursprung und
Ursprungsgebiet einer Rindenvene. v Venulae rectae corticales (0,14—0,17 mm breit) münden
auf allen Seiten in die oberflächlichsten Wurzeln. Mitten aus dem herabhängenden Gefäßbüschel
geht unter der Kapsel bei a die Rindenvene (V. stellularis) hervor. e Venula, die aus der Grenzschicht
heraufsteigt. (Nach E. Steinach 1884.)

finden diese Sternvenen an der Oberfläche aber nur bei *Katze, Löwe* und *Seehund* [nach J. Hyrtl (1863), auch bei der *Fischotter* und dem *Eisbären*]. Weder
die Klassenzugehörigkeit, noch die Nierenform sollen für diesen Venenverlauf
entscheidend sein.

Ich selbst habe mich davon überzeugen können, daß auch bei der *Delphin-
niere* ein doppeltes Venensystem vorhanden ist. Auch hier verläuft das eine
Geflecht mit den Arterien, während das andere isoliert an der Grenze der Lappen
verteilt ist.

Nach dieser Lage haben wir also drei verschiedene Möglichkeiten. Bei der
Ratte gibt es anscheinend nur ein einziges Venensystem, das gesamte Capillaren-
blut wird unmittelbar zentralwärts in die Arcuatae geleitet, bei *Mensch* und
Hund gibt es zwei Arten der Ableitung, durch die Vv. stellatae und durch die
tiefen Rindenvenen. Beide Äste führen das Blut aber durch Vermittlung der

Arcuatae ab. Bei der *Katze,* wahrscheinlich auch beim *Seehund,* tritt an die Stelle der Stellatae ein kontinuierliches Abflußsystem der oberflächlichen Rindenschichten auf, das erst extrarenal im Sinusgebiet mit dem tiefen Rindenvenennetz

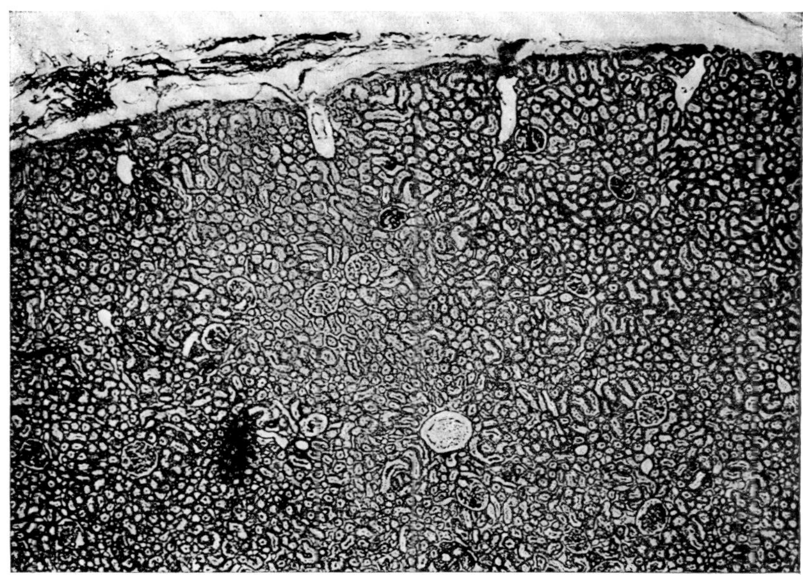

Abb. 122. Flachschnitt durch die Niere vom *Mensch.* Dicht unter der Kapsel sind mehrere Äste eines Venensterns, in der Tiefe der Rinde die Sammelvene des Sterns (v. stellularis) getroffen. Vergr. 25 fach.

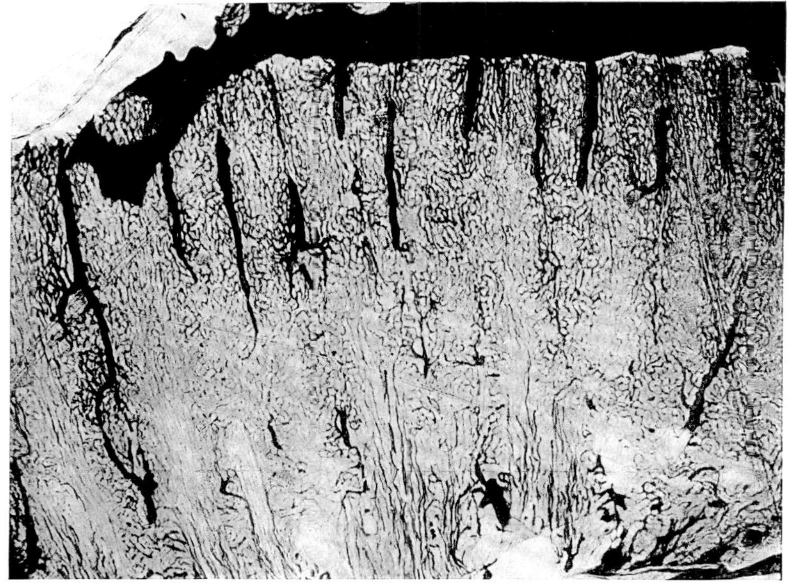

Abb. 123. Vena capsularis der *Katze,* die Äste aus der oberen Hälfte der Rinde aufnimmt; ein Ast anastomosiert mit einer Vena corticalis profunda. Vergr. 22 fach.

in Verbindung kommt (Abb. 123). Wir sehen in diesen drei Möglichkeiten verschiedene Stufen eines Prozesses, der zum Schwunde eines Systems von Venenstämmen führt, die aus oberflächlichen Teilen der Rinde isoliert nach außen ziehen. Durch Ausbildung von anastomotischen Zweigen gewinnt das oberflächliche System Anschluß an das tiefe System *(Mensch, Hund)*; schließlich geht das oberflächliche System vollkommen verloren *(Ratte)*.

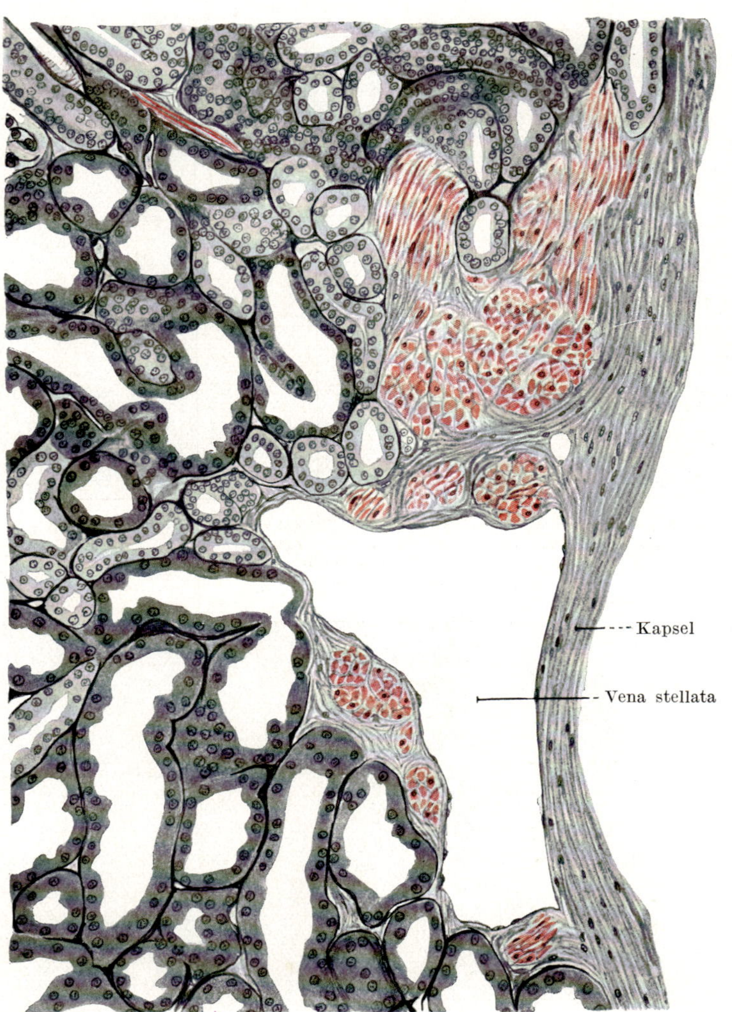

Abb. 124. Vena stellata aus einer *menschlichen* Niere. Man beachte den Muskelreichtum der Wandung; Muskelbündel rot. Vergr. 150fach.

Das doppelte Venensystem ist nun, wie uns die vergleichende Übersicht lehrt, eine uralte Einrichtung der Nierensysteme. Wir stehen nicht an, das kapsuläre Venensystem als einen Überrest der Nierenpfortaderzweige anzusehen. Charakteristisch dafür ist einmal der isolierte Verlauf (ohne Arterienbegleitung), ferner die sternförmigen Verzweigungspunkte; ferner bei der *Katze* das Fehlen von direkten Verbindungsästen im Niereninnern mit dem tiefen Venensystem.

Wir gewinnen hierbei schon einen tiefen Einblick in offenbar wesentliche Teile der Nierenmorphologie. Die Architektur der *Säugetier*niere muß in einem gewissen Verhältnis zu der Umformung des Venensystems stehen. Wir werden diese schwierige Frage aber an anderer Stelle behandeln. Es ist sehr zu bedauern, daß wir noch keine größere Vollständigkeit in unseren Kenntnissen vom Venensystem bei zahlreichen *Säuger*arten besitzen.

An den Rindenvenen fehlt eine Adventitia bei den kleinen Zweigen so gut wie vollständig, nur in größeren Abständen sieht man, dem Endothel dicht angelagert, einzelne unregelmäßig angeordnete elastische Fasernetze, über genauere Wandbeziehungen konnte ich nichts feststellen. Ich halte es für wahrscheinlich, daß diese Stellen mit elastischer Imprägnation den spärlichen, stets vereinzelt auftretenden Muskelzügen entsprechen, die den Rindenvenen zugeteilt sind. Diese sind, wie gesagt, sehr spärlich. So verhält es sich bis zu der Einmündung in die Bogenvenen an der Rindenmarkgrenze.

Diese enthalten reichliche Muskelzellen in ihrer von reichem Kollagengewebe gebildeten Wandung, auch hier ist aber eine durchaus ungleiche Muskelverteilung die Regel (vgl. Abb. 119).

Eigenartig ist das Verhalten der Wurzeln der Venae stellatae. In einigen Nieren finde ich hier zum Teil sehr kräftige Muskelzüge (Abb. 124), die in einer losen, aber charakteristischen Beziehung zu den Zusammenflußstellen der Venae stellatae zu stehen scheinen. In den beiden Fällen, in denen ich diese Züge fand, scheint auch die innerste Kapsellage viele Muskelzellen zu enthalten. Während in denjenigen Kapsellagen, die aus geschichteten kollagenen Lagen bestehen, ganz platte Bindegewebszellen mit stark abgeplatteten Kernen liegen, sind die 2—3 kanälchennahen Zellschichten mit langen, zum Teil abenteuerlich geformten Kernen und mit einem länglichen volleren Zelleib versehen [vgl. auch C. J. EBERTH (1872)]. Nirgends sind diese Zellen aber zu Bündeln geordnet außer dort, wo die Venae stellatae liegen. Hier liegt eine Venenstrecke vor, die dann eine gewisse Ähnlichkeit mit den Wurzelvenen des Nebennierenmarkes beim *Menschen* bekommt.

Man erinnert sich des Umstandes, daß die Injektion der Stellulae sehr oft nicht gelingt; möglicherweise spielt eine Kontraktion dieser Muskelbündel, die durchaus variabel auftreten, eine Rolle. Bei einer größeren Anzahl von Nieren konnte ich diese Bündel nicht sehen.

3. Die Lymphbahnen der Niere.

C. LUDWIG und TH. ZAWARYKIN (1863) stellten zum ersten Male beim *Hunde* Lymphbahnen im Innern der Niere fest; danach sind die Harnkanälchen in der Rinde reichlich von Lymphcapillaren umgeben, während solche im Marke hauptsächlich zwischen den Gefäßbüscheln angeordnet sind. Auch in den Markstrahlen waren nur wenig Lymphbahnen zu finden. RINDOWSKY (1867) fand bei *Pferd* und *Hund* sogar im Innern der Glomeruli Lymphgefäße auf. H. STAHR (1900) bestritt das Vorkommen von Lymphgefäßen im Glomerulus und fand auch im Marke nur wenige Lymphgefäße.

Die Arbeit von KUMITA (1909) ergibt zunächst eine Übersicht über die Lymphbahnen am Hilus. Es ziehen 4—8 Stämme teils vor, teils hinter den Gefäßen, die vorderen gehen entweder zuerst in Schaltknoten, oder unmittelbar in Lymphknoten über, die zu beiden Seiten der Aorta liegen (Abb. 125). Innerhalb der Niere bilden die Lymphgefäße Geflechte, die um die gröberen Arterienzweige angeordnet sind. Durch sorgfältige Einstiche und Injektionen unter schwachem Druck wurden Lymphcapillarnetze sichtbar gemacht, die in allen Teilen der Niere im Bindegewebe zwischen den Gefäßen liegen. Die

Maschenform ähnelt stark derjenigen der Blutcapillaren, auffallend ist vor allem der Umstand, daß ein besonders starkes Lymphcapillarnetz die Bowmansche Kapsel umgibt. Abb. 126 gibt schematisch die Anordnung der Lymphcapillaren.

Nur an den oberflächlichen Rindenteilen münden dieselben in Kapsellymphgefäße, die übergroße Menge sammelt sich nach dem Hilus zu.

Die außerordentliche Schwierigkeit der Beurteilung von Lymphgefäßinjektionen macht es erklärlich, daß alle Untersucher in der Einzelschilderung

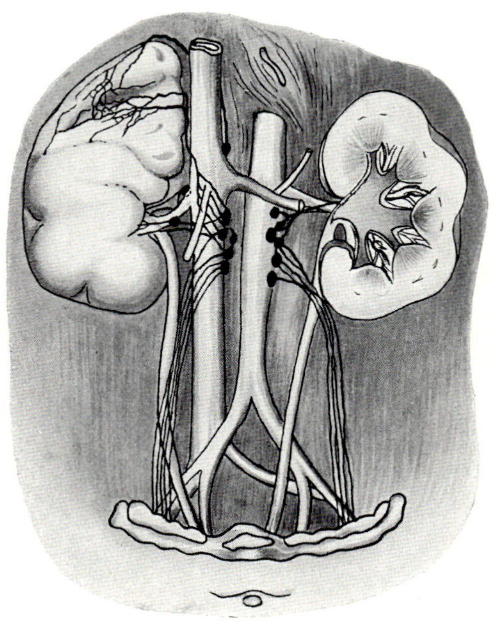

Abb. 125. Die abführenden Lymphgefäße der Niere beim *Neugeborenen*. (Aus Kumita 1909.)

erheblich voneinander abweichen. Wenn Rindowsky (1867) z. B. angibt, daß alle Lymphcapillaren geschlossene Endothelröhren seien, so fragt man sich, ob das, was er darstellte, wirklich Lymphbahnen waren. Denn die geringe Menge von Bindegewebskernen, besonders im Rindenlabyrinth, macht es schwierig, sich vorzustellen, daß hier auch noch zu Lymphcapillaren gehörige Endothelkerne vorhanden seien. Aus neuerer Zeit sind mir Angaben über den Wandbau und die feinere Anordnung der Lymphbahnen in der Niere nicht bekannt geworden. Auch die Kapsel der Niere hat einen Lymphabfluß [Stahr (1900), Kumita (1909)]. Die genauesten Angaben stammen von Kumita, der an einer großen Reihe von Neugeborenen in der Capsula adiposa ein subperitoneales Capillarnetz fand, das rechts in einen an der Mündung der V. renalis dextra liegenden, links in einen oberhalb der linken V. renalis liegenden Lymphknoten gesammelt wird. Außerdem gibt es tiefere Gebiete der Fettkapsel, die in Lymphknoten abfließen, die caudal von den genannten liegen (Abb. 127).

In der Capsula fibrosa hat Kumita beim *Menschen* Lymphgefäße nicht mit Sicherheit feststellen können. Beim *Hunde* hat schon A. Dogiel (1883) im äußeren Blatte zahlreiche Blut- und Lymphgefäße festgestellt, die sich am

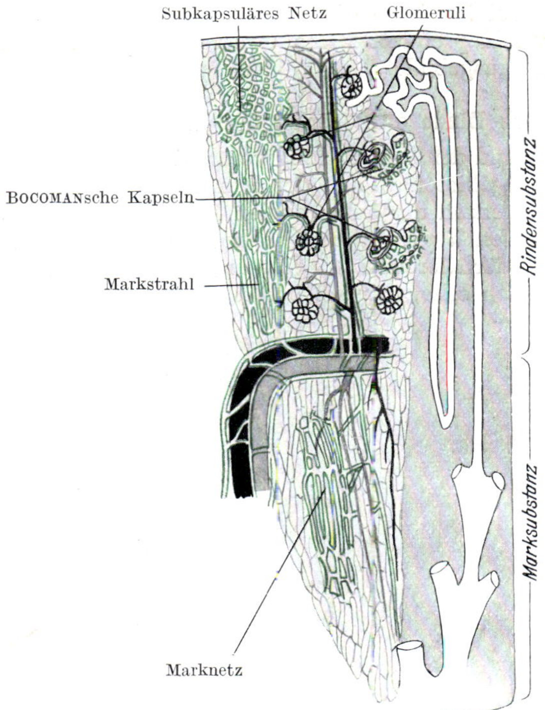

Abb. 126. Schematische Darstellung des Verlaufes der Harnkanälchen (rechts) und der Nierengefäße (links). Die Arterien sind schwarz, die Venen und die Blutcapillaren grau, die Lymphgefäße grün dargestellt. (Nach KUMITA 1909.)

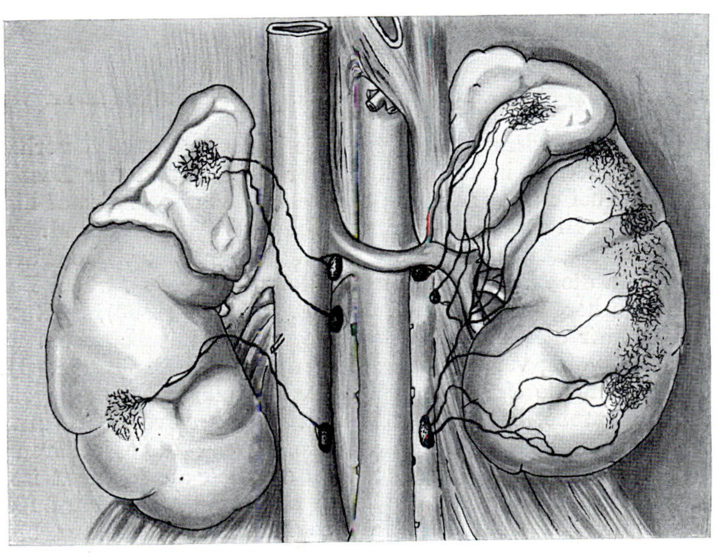

Abb. 127. Die tiefer liegenden Lymphgefäße der Capsula adiposa beim *Neugeborenen.* (Aus KUMITA 1909.)

oberen wie am unteren Pol in einige dicke Stämmchen sammeln. Während aber Dogiel am inneren Kapselblatt keine Gefäße feststellen konnte, fand Kumita auch hier solche ausgebildet.

4. Das Bindegewebsgerüst der Niere.

Von dem anfangs während der Entwicklung vorhandenen Mesenchymgerüst, das sowohl in den Rindengebieten wie in der Markregion reichlich vertreten ist, das auch die Lappengrenzen der embryonalen Niere deutlich hervortreten läßt, bleibt in der erwachsenen *menschlichen* Niere nur wenig übrig. Muskelgewebe habe ich im Innern der Niere niemals gesehen, die Angaben von D. Kostjurin (1888) sind, soviel ich sehe, niemals bestätigt worden.

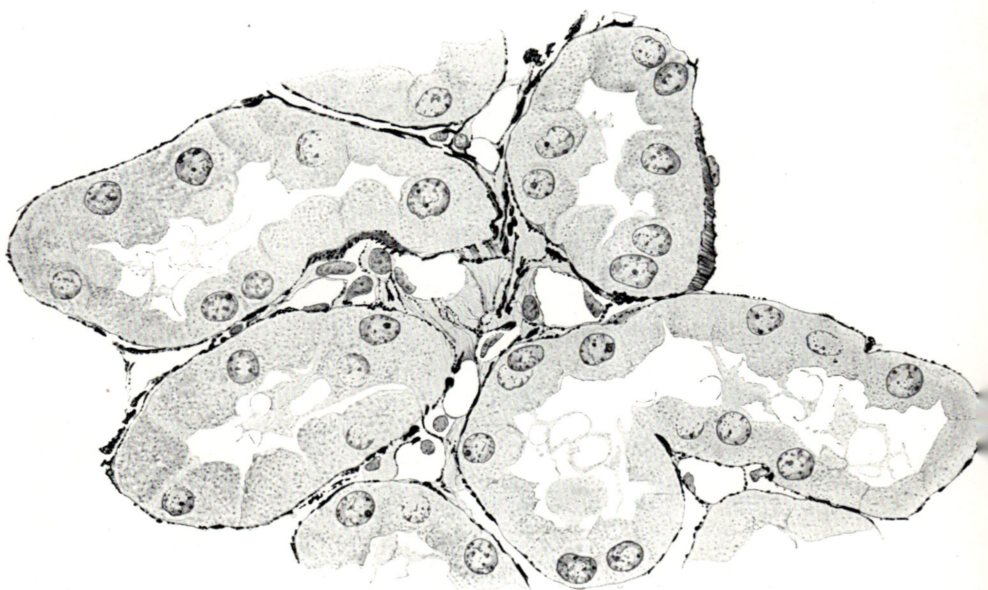

Abb. 128. Stützgewebe aus der Nierenrinde des *Menschen*. Flemming, 3 μ, Mallory. Vergr. 560 fach.

In der Rinde besonders ist Bindegewebe nur sehr spärlich vorhanden. Es erschöpft sich eigentlich in der Bildung der Gefäße und der Basalmembran. Wir haben schon bei der Darstellung der Basalmembranen darauf hingewiesen, daß dieselben überall außen von einem Faserfilz umgeben sind. Aus dieser Faserschicht der Basalmembran lösen sich allenthalben feine Fäserchen ab und durchkreuzen die Kanälchenzwischenräume (Abb. 128), wobei Beziehungen zu den Capillaren hergestellt werden. Seit F. P. Mall (1890), F. Rühle (1897) u. v. a. rechnen wir dieses Faserwerk zu den Retikulinsubstanzen. Es ist also in der Rinde fast völlig verwandt zur Begrenzung der Kanälchen. H. Löwenstadt (1924) betont die Unabhängigkeit der retikulären und kollagenen Strukturen im Nierengewebe, besonders bei pathologischen Prozessen. An einer mit Flemming durchspülten *menschlichen* Niere, in der die Capillaren streckenweise gut klaffen und das Zwischengewebe deutlich ausgespannt ist, sehe ich außer gröberen Fasern, die den Kanälchen zugeordnet sind, ein äußerst feines Netz ausgespannt, das wohl teilweise aus Intercellularsubstanz besteht, das aber auch die plasmatischen Ausläufer der Zellen enthält. Versilberungsmethoden geben davon keine Vorstellung.

Die Zellen des Bindegewebes sind schlanke, ausgedehnt verzweigte Fibrocyten. In der Regel begegnet man keinerlei Wanderzellen im Interstitium der
Nierenrinde. Die Bindegewebszellen hat entgegen älteren Anschauungen
[v. Hessling (1851), aber auch v. Wittich (1875), C. Ludwig (1871)] zuerst
E. Beer (1859) völlig zutreffend beschrieben. Schon R. Virchow (1851) hielt
sie entgegen J. Henle für Bestandteile der gesunden Niere. Auch Beckmann
(1861) hat diese Zellen geschildert.

Nur in der Umgebung der Wandung größerer Blutgefäße kann sich reichlicher Bindegewebe vorfinden. In diesem bilden sich gelegentlich (besonders

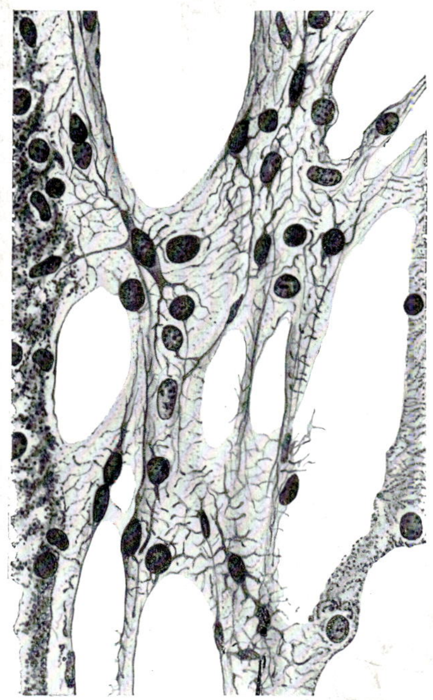

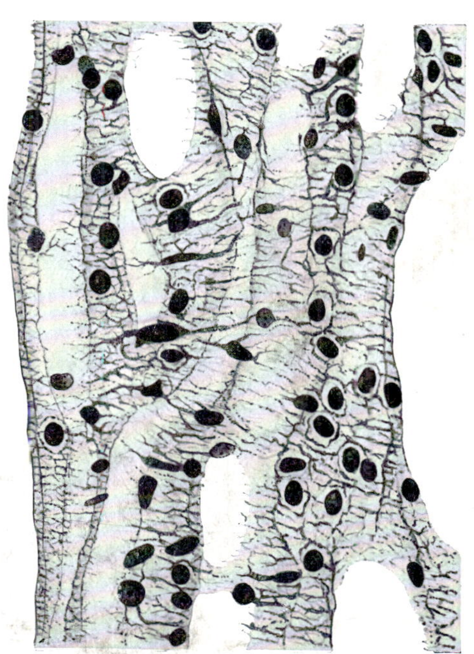

Abb. 129. Bindegewebszellen aus den Gefäßbüscheln der Außenzone des Markes.
Katze. Gefäße ausgespült, Carnoy. Eisen-
hämatoxylin-Lack (v. Möllendorff).
Vergr. 600fach.

Abb. 130. Querverspannte Bindegewebszellen aus
der Außenzone des Markes. *Katze*. Material und
Färbung wie Abb. 129. Vergr. 600fach.

bei *Ratten* und *Mäusen*), wahrscheinlich als Folge chronischer Reizungen, adventitielle Zellmäntel aus. In der *menschlichen* Niere ist die Adventitia der größeren
Rindengefäße stets dicht gefasert.

In der Wand der großen Gefäße an der Mark-Rinden-Grenze erreicht die
Bindegewebslage einen größeren Umfang und enthält ihrerseits Vasa vasorum
und reichliche Bündel markloser Nerven. Wenn E. Retterer (1906) nach
Versuchen an diuretischen *Meerschweinchen* eine Vermehrung des Stützgewebes
aus der Basis der Epithelzellen annimmt, so fehlen für diese sonderbare Ansicht alle Anhaltspunkte.

Nach L. Schwarz (1928) kommen im Zwischengewebe der *Säuglings*niere
in verschiedener Anzahl Rundzellen vor, diese verschwinden aber in den ersten
Lebenswochen vollkommen.

Im Nierenmark tritt das Bindegewebe viel stärker hervor und bekommt
nach der Papille zu in zunehmendem Maße die Eigenschaften kollagener

Strukturen. Mit Silbermethoden nimmt die Imprägnierbarkeit des Faserfilzes nach der Papillenspitze zu ab, während die Färbbarkeit mit Säurefuchsin bei van Gieson-Färbung zunimmt.

Besonders auffallend ist das Verhalten in der Außenzone des Markes. In Mallory-Präparaten treten die Gefäßbündel sehr deutlich hervor, weil hier die die Gefäße umgebenden Bindegewebslagen tief blau gefärbt sind. Der Bindegewebsreichtum dieser Gefäßbüschel (Abb. 117, S. 129) ist mit der Bildung eines reichlichen Faserfilzes verknüpft. Zwischen den Gefäßbüscheln

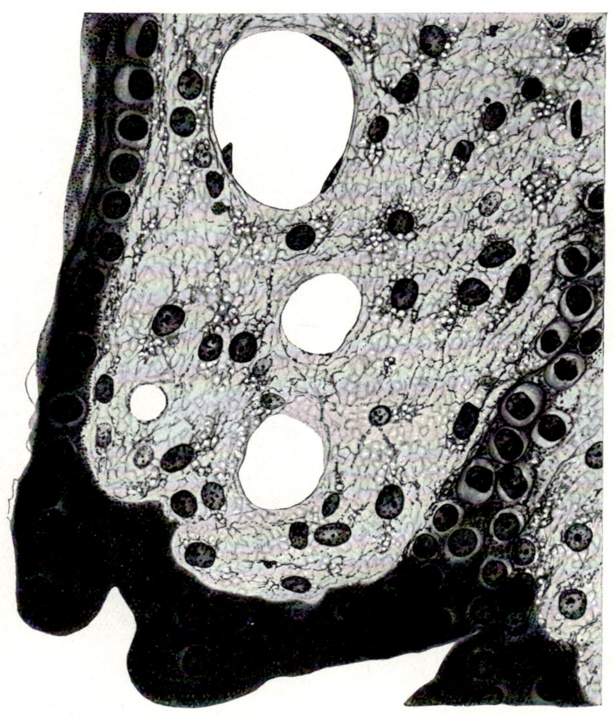

Abb. 131. Bindegewebe an der Papillenspitze. *Katze.* Material wie Abb. 129. Vergr. 600 fach.

spannt sich in der Umgebung der gestreckt oder wellig verlaufenden Harnkanälchen ein Faserflechtwerk aus, dessen Maschen wie in der Rinde, vorwiegend quer zu den Kanälchen angeordnet sind, hier sich aber infolge des parallelen Verlaufes aller Kanälchen zu einem insgesamt der Mark-Rindengrenze parallel gespannten Flechtwerk anordnen, in das die Epithelröhren eingesteckt sind. Auch die Zellen ordnen sich diesem Verlauf unter und geben dadurch in geeigneten Präparaten dieser Zone ein charakteristisches Aussehen. Eine ähnliche Schilderung geben J. Renaut und G. Dubreuil (1907) vom Markbindegewebe der Niere bei *Meerschweinchen.*

Am schönsten konnte ich die Bindegewebszellen mit meiner Eisenlack-Hämatoxylin-Methode und mit der Eosin-Phosphormolybdän-Methylblau-Färbung darstellen (Abb. 129 bis 131).

In der Innenzone des Markes verwischt sich die prägnante Anordnung des Bindegewebes; hier verläuft das Fasergerüst zwischen den Kanälchen, wie auch das Zellennetz, in alle Raumrichtungen verspannt, ein Zustand, der nach der Papillenspitze zu immer deutlicher wird. Sehr groß ist der Raum, den das Bindegewebe in der Papillenspitze einnimmt. Hier haben auch die Bindegewebszellen eine viel mehr ausgebreitete Form, während in den übrigen Teilen der Niere schlanke Bindegewebszellen die Regel sind.

Im höheren Alter lagern sich im Stützgewebe der Marksubstanz Neutralfett und Phosphatide ab; so soll dies bei über 60 Jahre alten Individuen die Regel sein. [BABES (1908), PRYM (1909), M. SEGAWA (1914), J. IWANTSCHEFF (1925).] RENAUT und DUBREUIL (1907) rechnen alle Bindegewebszellen der Niere, auf Grund der Neutralrotfärbbarkeit, zu der Gruppe der rhagiokrinen Zellen.

Die eigenartige Anordnung des Markbindegewebes, die auch in *embryonalen* Nieren schon erkennbar ist, gab O. HAMBURGER (1890) die Veranlassung, dieses Bindegewebe für eine Art Filter zu halten, das wohl die dünneren Schleifenteile, aber nicht die dicken gewundenen Kanalabschnitte durchlasse. Das Bindegewebe soll damit die Ursache zur Anordnung von Mark und Rinde sein. Abgesehen davon, daß in den entscheidenden Entwicklungsphasen die Kaliberunterschiede noch kaum vorhanden sind [A. POLICARD (1910)], dürfte umgekehrt gerade diese präformierte Bindegewebsstruktur für den gestreckten Verlauf der Schleifen verantwortlich gemacht werden können. POLICARD (1910) meint, dieses lockere Bindegewebe an der unteren Rindengrenze sei die Stelle des geringsten Wachstumswiderstandes und deshalb der Ausbreitungsort der Schleifen.

5. Die Capsula fibrosa.

Die Tunica fibrosa hat beim *Menschen* zwei Schichten, die sich verschieden deutlich abgrenzen lassen. Die innere Schichte, die ich recht gefäßarm finde, schmiegt sich dem Parenchym dicht an; die Fasern dieser Schichte stehen mit dem Nierenstroma allenthalben in Verbindung. Sehr auffallend ist der Zellreichtum dieser Lage. Die Zellkerne sind groß und meist langgestreckt, schraubenförmig eingeschnürt, sehr blaß färbbar, sie schmiegen sich den Fasern dicht an; hier mögen oftmals richtige glatte Muskelelemente vorliegen, wie sie J. EBERTH (1872), J. HENLE (1873), W. KRAUSE (1876) und V. V. EBNER (1902) erwähnen. Oft hatte ich den Eindruck, daß die mit den Venae stellatae verbundenen Muskelbündel mit dieser Lage in Zusammenhang stehen. A. PETIT (1907) erwähnt in der *Elefanten*niere reichliche Muskulatur in der Kapsel und in den Lappensepten. Bei *Schaf* und *Rind* beschreibt J. TEREG (1911) glatte Muskulatur in der Nierenkapsel.

Die stärkere äußere Schichte der Nierenkapsel ist ein gefäßführendes lamelläres straffes Bindegewebe, in dem auch eine oder mehrere Lagen elastischer Netze angeordnet sind. Hier gibt es viel weniger Zellen, die wohl durchweg den Typ der Fibrocyten besitzen. Auf Durchschnitten sieht man die deutliche Schichtung der kollagenen Lagen, deren Faserbündel sich schichtenweise kreuzen. Beim *Hunde* fanden DE GAETANI (1900) und G. VASTARINI-CRESI (1909) mehrere sich kreuzende elastische Fasernetze.

Die Gefäße stammen größtenteils aus der reich vascularisierten Fettkapsel, zum Teil aus den Kapselästen der Aa. lobulares (s. S. 115). Über die Nerven s. PH. STÖHR, dieses Handbuch, Bd. 4, 1. Hälfte.

C. Regeneration und Hypertrophie.

Bei einem dauernd und so stark in Anspruch genommenen Organ, wie es die Niere darstellt, muß die Frage Bedeutung erlangen, ob und in welchem Maße die Elemente ersetzt, bzw. regeneriert werden können. Es ist bekannt, daß

Mitosen unter gewöhnlichen Bedingungen in erwachsenen Nieren äußerst selten sind [Bizzozero und Vasale (1887), Podwyssodski (1887), E. Ziegler, H. Ribbert (1896)]; nur unter besonderen Umständen findet man häufiger Mitosen. So kommen Mitosen bei *Winterschläfern* dann vor, wenn die Niere wieder verstärkt in Gebrauch genommen ist [R. Monti (1905)]. Im Anschluß an eine ausgiebige Höhensonnenbestrahlung fanden E. Eckstein und W. v. Möllendorff (1922) in der *Ratten*niere häufiger Mitosen. Es kann wohl kein Zweifel bestehen, daß das Epithel der Niere imstande ist, für geschädigte und durch die Arbeit übermäßig in Anspruch genommene Teile Ersatz zu schaffen. Regenerierende Zellen pflegen bei Speicherversuchen wenig Farbstoff zu enthalten [H. Ribbert (1904), W. v. Möllendorff (1915)]. Bei hypertrophierenden Nieren sah Martinotti (1890), bei wachsenden Nieren F. Meves (1899), K. Peter (1929) mitotische Zellen in Arbeitsruhe. Die Arbeitsruhe der Zellen wurde aus der Menge und der Anordnung der paraplastischen Einlagerungen erschlossen. Es ist aber auch möglich, daß ein erhöhter Zellstoffwechsel die Speicherung verhindert. Überladung der Hauptstückzellen mit Farbstoffen führt zur Abstoßung von Zellteilen oder ganzen Hauptstückzellen. Das Epithel kann dann eine zeitlang ganz niedrig sein, ergänzt sich aber mit der Zeit. Inwieweit Amitosen der Kerne hierbei mitspielen, ist nicht sicher zu sagen. A. Lelièvre (1907) findet bei *Ratte, Maus,* besonders aber beim *Meerschweinchen* ausgiebige Zellabstoßung mit Regenerationserscheinungen bei Trockenkost, geringer bei Fleischkost. Er hält Amitosen für die Art der Kernvermehrung, die hierbei in Betracht kommt. Von der Frage dieser Regeneration innerhalb des Nephrons ist aber die andere nach der regenerativen Neuentstehung ganzer Nephrone scharf zu sondern. Hierbei würde es sich um ein höchst kompliziertes Geschehen handeln, das zur Voraussetzung hätte, daß entweder nephrogenes Gewebe beim Erwachsenen verfügbar ist, oder daß das funktionierende Nephron die Fähigkeit sich zu teilen besitzt. Beides ist unserer Ansicht nach nicht nachgewiesen. Nur Ansätze von Kanälchenwucherung kommen am Rande von nekrotischen Zonen vor [s. d. pathol. Literatur u. a. E. Peters (1928)].

Besonders H. Ribbert (1904) weist darauf hin, daß das Regenerationsvermögen offenkundig besser zum Ausdruck kommt, wenn der Anlaß zu einer Regeneration in einer möglichst isolierten Epithelschädigung besteht, weil dann das regenerierende Epithel in das gewohnte Milieu hineinwächst (Blutgefäßbindegewebsgerüst, Membranae propriae). Er erreichte bis zu einem gewissen Grade dieses Postulat dadurch, daß er bei *Kaninchen* eine freigelegte Niere nach Entfernung der Fettkapsel mit einem Ätherspray gefror. Dann kam es in einigen Tagen zum Einwachsen lebensfähiger Epithelzellen in die nekrotischen Schläuche. Allerdings wurde eine spezifische Differenzierung der Hauptstücke nicht erreicht. Ribbert sah vorzugsweise die geraden Kanälchen, die auch widerstandsfähiger sein sollen, als Quelle der Regenerationsvorgänge an.

E. Rautenbergs (1906) Beobachtungen einer ausgiebigen Regeneration beziehen sich auf Versuche mit Ureterenverschluß. Unterbindet man einen Ureter 2—3 Wochen und pflanzt ihn dann in die Harnblase ein, so erholt sich die beeinflußte Niere wieder, so daß man 4 Wochen nach Wiedereröffnung des Ureters die gesunde Niere exstirpieren kann, ohne daß das Tier eingeht. Längerer Ureterenverschluß führt zu umfangreicher Atrophie, der nach Wiedereröffnung des Ureters eine ausgiebige Regeneration folgt, die auch funktionsfähige Kanälchen entstehen lassen soll. Die Glomeruli seien relativ wenig geschädigt, und vermutlich wachsen die Kanälchen in den Bahnen der Membranae propriae. Wenn Rautenberg vermutet, daß das Bindegewebe selbst zur Regeneration beiträgt, so möchten wir dies mit O. LUBARSCH (1925) als sehr unwahrscheinlich betrachten. SUZUKI (1912) macht ferner geltend, daß auch 4 Wochen nach Unterbindung des Ureters noch zahlreiche ungeschädigte Teile in der Nierenrinde vorhanden sind, die dann eine lebhafte Regeneration vortäuschen können.

Auch über das Maß und den Mechanismus der Regeneration des Nierengewebes nach Infarkten und Verletzungen lauten die Angaben durchaus verschieden. Einige Untersucher [DE PAOLI (1891), H. KÜMMELL (1890), PETRONE (1884) u. a.] behaupten auch für erwachsene Nieren die Möglichkeit einer umfangreichen Hyperplasie, wobei auch neue Nephrone gebildet werden sollen. Die neueren Erfahrungen sprechen aber durchweg gegen eine Neuentstehung von Nephronen [M. WOLFF (1900)]. TEOREL (1896) findet in Infarktnieren ebenso wie einige ältere Untersucher zum Teil reichlich Mitosen in der an den Infarkt angrenzenden Gebieten und gewisse Zellwucherungen, niemals aber [ebenso wie FOA (1889)] eine richtige Neubildung von Nephronen.

Durchweg wird die regeneratorische Neubildung von Glomerulis für unmöglich gehalten [THOREL (1907), H. RIBBERT (1895, 1896), STOERK (1908, 1912), L. JORES (1916) u. a.], Zellvermehrungen finden sich nach einigen Autoren vorzugsweise bei den „geraden" Kanälchen in den Markstrahlen. Cystenartige Zerfallsräume können auf diese Weise mit Epithel ausgekleidet werden [RIBBERT und PEIPERS (1895), THOREL (1907)]. Es können aber auch kanälchenartige Sprossen in das Narbengewebe hinein vorgetrieben werden. MARTINOTTI (1890) sah solche Kanälchensprossen bei Indigcarminausscheidung farblos bleiben und spricht denselben deshalb einen Funktionswert ab. Ebenso verhält sich das Gewebe nach Stichverletzungen [RIBBERT und PEIPERS (1895)], und nach Brandstichverletzungen [THOREL (1907)]. Im letzten Falle kommt es auch in gewundenen Kanälchen zu Zellumbildungen, wobei häufig Riesenzellen entstehen. Ansätze zur Regeneration werden in den gewundenen Kanälchen seltener beobachtet; umgekehrt finden allerdings W. PODWYSSODSKI (1888) und F. OVERBECK (1891), daß die geraden Harnkanälchen sich nicht an der regeneratorischen Zellvermehrung nach Nierenzerreißungen beteiligen, daß vielmehr die gewundenen Kanälchen durch wuchernde Epithelien regenerieren. PODWYSSODSKI betont als Ergebnis seiner Versuche bei Stichverletzungen an *Kaninchen* und *Meerschweinchen* ausdrücklich, daß in Schleifen und Sammelrohren sehr selten Mitosen auftreten. Ähnlich lauten die Angaben von DI MATTEI (1885). STOERK (1908) unterscheidet zwei Möglichkeiten regeneratorischer Vorgänge: Einmal soll es zu einer Verlängerung und stärkeren Schlängelung der Kanälchen kommen, ferner wird eine neoforme Ramifikation beobachtet. STOERK weist darauf hin, daß Verzweigungen bei den Schaltstücken [s. K. PETER (1909)] normalerweise vorkommen und findet eine solche am häufigsten in diesen Abschnitten. Was die Verlängerung der Kanälchen anlangt, so muß wohl O. LUBARSCH (1925) zugestimmt werden, wenn er darauf hinweist, daß eine Kanälchenverlängerung in Schnitten sehr schwer nachweisbar ist. Immerhin müßte bei gleichzeitiger Vergrößerung der Glomeruli eine Verlängerung der Kanälchen möglich sein, wie eine solche auch von H. RIBBERT (1896) angenommen worden ist (s. unter). Von Interesse ist auch die Seitensprossenbildung, zumal auch L. JORES (1916) eine solche an Serienschnitten festgestellt hat. Wenn auch zugegeben werden muß, daß die Verfolgung einzelner Nierenkanälchen auf Schnitten außerordentlich mühsam ist, so machen doch die Abbildungen und Angaben von L. JORES den Eindruck, daß die Befunde stimmen. Auch im Gefolge langdauernder nephritischer Prozesse, die zum Ausfall zahlreicher Nephrone führen, kommt es zu einer regenerativen Zellvermehrung in den funktionierenden Nephronen, die zu einer Verlängerung der Kanälchen führt [O. Stoerk (1912)].

Soviel können wir also wohl als sicher annehmen, daß es im Anschluß an lokalisierte Erkrankungen und Verwundungen zu einer Ausbildung neuer Nephrone nicht kommt. Wenn auch funktionell ausgeschaltete Kanälchenepithelien in Wucherung geraten können, so kommt es doch nur zu Ansätzen einer Neubildung, und es wäre höchstens denkbar, daß bei völliger Erhaltung des Glomerulus partiell geschädigte Kanälchen regenerieren können. Die weitgehende Möglichkeit einer Reparation geschädigter Nephrone wird immer wieder hervorgehoben [s. besonders A. Tilp (1912)].

Daß in dieser Richtung erhebliche Potenzen in den Epithelien der Niere schlummern, erkennen wir an dem Auftreten von Mitosen im Gefolge von Nierenreizungen. Es ist eine bekannte Tatsache, daß bei sehr vielen Prozessen in der Niere mit einer Schädigung regeneratorische Prozesse verbunden sind. O. Lubarsch (1925) sagt S. 583: „Ganz allgemein kann man wohl die Regel aufstellen, daß alle Arten von regeneratorischen Vorgängen sowohl bei herdförmigen wie gleichmäßig ausgebreiteten (diffusen) Erkrankungen der Niere vorkommen, daher also sowohl bei Infarkten wie bei Entzündungsherden, kleinen verdrängenden Gewächsen usw. gefunden werden, daß sie aber um so mehr zurücktreten und daß vor allem um so weniger Mitosen gefunden werden, je stärker und je schneller fortschreitend die Zerstörungsvorgänge sind. So habe ich in der Umgebung größerer und kleinerer Abscesse (in chirurgisch entfernten Nieren) fast nie Mitosen, mitunter wohl mehrkernige Zellen gefunden.“ Von Tierversuchen führe ich vor allem die zahlreichen Beobachtungen von T. Suzuki (1912) an. Im Gefolge ausgiebiger Ausscheidungen von Lithioncarmin kommt es in den proximalen Anteilen der Hauptstücke zu mehr oder weniger starkem Zellverfall [so auch bei Trypanblau nach v. Möllendorff (1915)] und im Zusammenhang mit einer Epithelabstoßung zu Mitosen, Kernhypertrophie und Regeneration. Mitosen werden ferner beobachtet in späteren Stadien von Hydronephroseversuchen, besonders in den distalen Abschnitten der Hauptstücke. An der gleichen Stelle finden sich Mitosen bei Uranvergiftung, und zwar in den an die hauptsächlich geschädigten Teile angrenzenden Epithelabschnitten. Ähnlich liegen die Verhältnisse bei anderen Giftwirkungen (Cantharidin, Chrom). Auch durch längere Hunger- und Durstwirkung kommt es zu Schädigung, Kernpolymorphie, Teilungen und Regeneration. In diesem Zusammenhange ist es auch zu verstehen, daß A. Eckstein und W. v. Möllendorff (1922) in Nieren von *Ratten,* die mit künstlicher Höhensonne bestrahlt waren, ebenso wie in deren Leber reichlich Mitosen auffanden. Auch hier waren erhebliche Störungen im Epithelbau (hydropische Schwellung, Riesenkerne) mit dem Auftreten von Mitosen kombiniert. Die letzteren kamen fast ausschließlich in den Hauptstückepithelien (proximal und distal) vor, niemals in den übrigen Kanälchenteilen, ganz selten im Bindegewebe, stark gehäuft in der Zeit von $1^{1}/_{2}$—8 Std. nach Bestrahlungsbeginn; Trypanblau allein ruft ebenso wie gelegentlich Lithioncarmin [Suzuki (1912)] Mitosen hervor. In allen Fällen dürfte ein Reiz die Zellvermehrung veranlassen, sei es eine erhöhte Inanspruchnahme durch Vermehrung der auszuscheidenden Stoffe, sei es, daß ein Ersatz geliefert werden muß für geschädigte Teile.

Die Vermehrung der auszuscheidenden Stoffe ist nun zweifellos der Reiz, der nach der Exstirpation der einen Niere zur kompensatorischen Hypertrophie der übrig gebliebenen Niere führt. Bei *Hühnern* soll die Fleischfütterung eine Vermehrung der Nierensubstanz von fast $^{1}/_{3}$ herbeiführen [F. Houssay (1901)]. Eine Reihe von Beobachtungen lehrt, daß es sich dabei um eine Arbeitshypertrophie der einzelnen Nephrone handelt, und daß es keineswegs zu einer Neubildung von Nephronen kommt. Schon L. PERL (1872) hatte an der *menschlichen* Niere eine Hypertrophie des Hauptstückepithels festgestellt, eine Neubildung von Nephronen aber nicht für unmöglich gehalten. Besonders SACERDOTTI (1896) zeigte, daß es das vermehrte Angebot von Harnsubstanzen ist, das den Anreiz zum Auftreten von Mitosen bildet. Er injizierte einem normalen Tiere das Blut eines doppelseitig nephrektomierten Tieres und sah dabei zahlreiche Mitosen auftreten. Wichtig ist ferner, daß nach der Angabe SACERDOTTIS die eine zurückbleibende Niere in den ersten Tagen schon das gleiche Quantum Harnstoff ausscheidet wie sonst beide Nieren. Selbst die Fortnahme von $1^1/_3$—$1^1/_2$ Nieren [H. RIBBERT (1895)] wird von *Ratten* und *Kaninchen* ertragen. Eine gleichzeitige Überschwemmung des Organismus mit Farbstoff [RIBBERT (1896)] vermag allerdings erst einige Tage nach der Nephrektomie in der gewohnten Weise bewältigt zu werden. Aus allen Angaben darf man den Schluß ziehen, daß die Niere des normalen *Tieres* nicht voll beansprucht ist und über eine erhebliche Reservearbeitskraft verfügt.

Wir hoben oben hervor, daß eine Entstehung neuer Nephrone bei der kompensatorischen Hypertrophie nicht in Frage kommt. Dies gilt unbestritten für die erwachsene Niere. ECKHARDT [(1888) hier ältere Literatur] betont die Notwendigkeit zu unterscheiden, ob Hypertrophie infolge angeborenen einseitigen Nierenmangels eingetreten ist, oder ob sie die Folge einer Nierenentfernung oder -ausschaltung (Hydronephrose) aus dem erwachsenen Organismus ist. Bei angeborenem Nierenmangel soll die Zahl der Glomeruli neben einer Vergrößerung derselben und einer Dickenzunahme der Harnkanälchen in der hypertrophierten Niere sehr deutlich vermehrt sein; bei Rückbildung einer Niere während der Entwicklungszeit soll eine Glomeruluszunahme weniger deutlich erkennbar sein. Untersucht man die gesunde Niere bei einseitiger Hydronephrose eines erwachsenen Individuums, so fehlt eine Neubildung von Nephronen völlig [s. a. A. DE GIACOMO (1910)].

Nach zahlreichen, sehr sorgfältigen Tierversuchen stellt M. WOLFF (1900) eine Neubildung von Glomerulis und Kanälchen sowohl bei wachsenden wie erwachsenen *Tieren* ganz in Abrede. Die erhebliche Vergrößerung der zurückbleibenden Niere ist lediglich die Folge einer gewaltigen Hypertrophie. Das gleiche Ergebnis hatte schon v. GUDDEN (1876) mit sehr sorgfältiger Massenbestimmung und Zählung der Glomeruli an einer *Kaninchen*niere festgestellt, die nach einseitiger Nephrektomie kurz nach der Geburt hypertrophiert war. GALEOTTI und VILLA SANTA (1902) sahen dagegen bei wachsenden *Tieren* ebenso wie H. LORENZ (1886) eine Neubildung von Nephronen als Haupterscheinung bei der Hypertrophie. Bei erwachsenen Tieren wurde eine solche dagegen von diesen Autoren nicht festgestellt. Sie legen dar, daß in jedem Falle nach einseitiger Nephrektomie die notwendige Verdoppelung der Glomerulusoberfläche erfolgt, bei sehr jungen *Tieren* vorwiegend durch Glomerulusvermehrung, bei erwachsenen nur durch Oberflächenvergrößerung in den einzelnen Glomerulis. Ähnlich äußert sich G. ZANETTI (1911). Das gleiche Verhältnis ergibt sich für die Hauptstücke bei Bestimmung der Querschnittflächen und der in denselben enthaltenen Kernzahl. Interessant, aber nicht klar sind die Messungsergebnisse für die „Tubuli recti", bei denen die 4 in Betracht kommenden Abschnitte nicht unterschieden werden. Die Autoren behaupten, eine Vergrößerung derselben nur in den Fällen gesehen zu haben, in denen eine Nephronenvermehrung zustande gekommen sei. Doch soll auch in diesem Falle nur eine Ausdehnung, im Gegensatz aber zu den Hauptstücken keine wahre Zellvermehrung stattgefunden haben. Es wäre wichtig, festzustellen, ob sich die einzelnen Schleifenabschnitte nicht sehr verschieden verhalten.

H. Ribbert (1882) leugnet auch für junge *Tiere* eine Vermehrung der Nephrone. Er opeiierte bei *Kaninchen* und *Hunden* in einem Alter, wo die Tiere eben anfangen zu fressen und verglich die hypertrophierte Niere mit der entsprechenden eines Geschwistertieres. Er fand nun die mittlere Glomerulusoberfläche in der hypertrophierten Niere etwas mehr als verdoppelt. Fortlage (1884) stellt in partiell erkrankten Nieren eine kompensatorische Vergrößerung des Glomerulusdurchmessers von 185 μ auf 305 μ fest. Später betont H. Ribbert (1896), gestützt auf die Untersuchungen von Fortlage (1884) und Mauchle (1894), daß bei der Hypertrophie eine Nephronenneubildung nicht in Frage kommt. Die Glomerulusvergrößerung könne eine gewisse Grenze nicht überschreiten, die bereits erreicht wäre bei Verminderung der Nierensubstanz auf die Hälfte. Es komme daher wahrscheinlich nur zu einer stärkeren Capillarenausdehnung in den Glomerulis. Da die Zunahme der Kanälchendurchmesser beschränkt sei, auch das Bindegewebe nicht vermehrt sei, müsse angenommen werden, daß die Kanälchen sich wesentlich verlängern. Ähnlich lauten auch die Angaben von van der Stricht (1892), der Mitosen vorwiegend in den Verbindungsstücken gesehen haben will. A. E. Boykott (1911) stellte bei einem *Kaninchen* fest, daß bei einseitigem Nierenmangel in der kompensatorisch vergrößerten Niere ebensoviele Nephrone enthalten sind wie in einer normalen Niere; das Gleiche fanden auch R. J. Gladstone (1915, 1924) und Debenedetti (1911).

Auch die neuesten Untersucher dieser Fragen, Arataki (1926) und C. M. Jackson und M. Shiels (1927), der die Hypertrophie nach einseitiger Nephrektomie bei *Ratten* verschiedenen Alters untersuchte, lehnen eine Nephronneubildung als Ursache der Hypertrophie bei *Tieren* zwischen 20 und 50 Tagen ab. Im Anfange wächst die Rinde stärker als das Mark (Volumbestimmung), später von 30 Tagen nach der Operation an nimmt das Mark stärker zu als die Rinde. An der Volumvermehrung der Rinde sind in erster Linie eine Vergrößerung der Glomeruli um 25—40% Volumprozent und der gewundenen Kanälchen schuld. Aber auch das Bindegewebe ist um etwa 8% vermehrt. E. Peters (1927) wies an Hand von Isolationspräparaten nach, daß in der kompensatorisch hypertrophierten Niere die Hauptstücke nicht nur verbreitert, sondern erheblich verlängert werden. Eine Neuentstehung von Nephronen kommt nicht in Frage.

Im ganzen bestehen also sehr wesentliche Unstimmigkeiten zwischen den verschiedenen Angaben, die zum Teil auf das gleiche Material Bezug nehmen. Zu einem großen Teil ist an der Unsicherheit der Beurteilung die schwierige technische Erfassung des Problems schuld; da das Problem der kompensatorischen Hypertrophie zunächst ein quantitatives ist, müßte die Frage auch mit möglichst exakten quantitativen Methoden bearbeitet werden. Das ist aber, wie auch verschiedene Bearbeiter hervorheben, gerade an der Niere schwierig, weil z. B. schon bei normalen *Tieren* die Zahl der Nephrone erheblichen Schwankungen unterworfen zu sein scheint, weil ferner die Zählung der Nephrone eine sehr unsichere Arbeit ist. Endlich muß darauf hingewiesen werden, daß man sogar für die Volumvermehrung der Kanälchen auf Schätzungen und indirekte Schlüsse angewiesen ist. Hier können direkte Messungen der Kanälchenlängen mit Hilfe der Isolationsmethoden ganz einwandsfreie Ergebnisse zutage fördern [E. Peters (1927)]. F. Rosensteins (1871) Angaben sind allerdings ganz unzuverlässig. Er bestritt eine Größenzunahme der Kanälchen und Glomeruli bei der Hypertrophie gerade auf Grund von Isolierungen, hatte aber 1. ungenügende Vorstellungen von der starken normalen Variabilität der Kanälchenlänge, 2. hat er offenbar nur Bruchstücke isoliert, konnte also über die Länge gar nichts aussagen. Für die Beurteilung der Nierenbiologie müßte es weiter von größtem Interesse sein, zu erfahren, wie sich die einzelnen Abschnitte der Nierenkanälchen bei der Hypertrophie verhalten, was bis jetzt überhaupt kaum diskutiert worden ist. Die Frage nach der Bedeutung der einzelnen Kanälchenabschnitte und ihres quantitativen Verhaltens zueinander müßte in einer systematischen Untersuchung der kompensatorischen Hypertrophie nach dieser Richtung erhebliche Aufschlüsse erzielen.

Besondere Verhältnisse müssen in denjenigen Fällen erblickt werden, wo es sich um einseitigen, angeborenen Nierenmangel handelt. F. G. Moore (1904) behauptet, daß in diesem Falle die Zahl der Nephrone in der ausgebildeten Niere verdoppelt sei, während die Anzahl der Papillen und der Ductus papillares der Norm entspreche. Die Unterlagen für diese Angaben erscheinen allerdings nicht genügend.

D. Explantation.

Die Prüfung der Elementarbestandteile der Niere im Explantat hat noch nicht viele klare Ergebnisse geliefert. Es wäre aber wünschenswert, daß einmal systematisch die Potenzen der Nierenelemente in vitro festgestellt würden. Manche Charakterisierung der Vorgänge würde sicherer, die Beurteilung vieler pathologischer Prozesse würde auf sicheren Grund gestellt werden. Vor einer Übertragung der Kulturergebnisse müßte klar erkannt werden, welche Unterschiede zwischen den Kultur- und den Organismusbedingungen herrschen.

Die Mehrzahl der Untersucher hat nur die Schicksale explantierter Nierenstückchen in den ersten Tagen verfolgt; hierbei spielt die Frage, cb die auswachsenden Elemente ihren Differenzierungszustand bewahren, eine wesentliche Rolle.

Zuerst haben A. Carrel und M. F. Burrows (1910) Nierenstückchen von neugeborenen *Katzen* explantiert. Sie sahen außer Spindelzellen auch tubuläre Formationen. Diese besaßen ein Lumen und waren mit Epithel ausgekleidet. Während Ch. Champy (1913) aus fast ausgetragenen *Kaninchen*feten und *Hühner*keimen ebenfalls Wachstum erzielte, konnte er von erwachsenen Nieren Teile zwar am Leben erhalten, aber nicht zum Wachstum bringen. Aus den fetalen Nieren wachsen aus den verschiedensten Nephronabschnitten kanalartige Bildungen mit zahlreichen Mitosen aus, die Basalmembran wird aber bald aufgelöst, die Epithelzellen sollen sich dann mit den wachsenden Bindegewebszellen vermischen. In der Wachstumszone breitet sich ein indifferentes Epithel aus, das sowohl epithelialen wie bindegewebigen Ursprungs ist. Schon nach 4—5 Tagen soll nur noch dieses indifferente Epithel übrig sein, das nun umgepflanzt werden kann. Nach Champy kommt es also zu einer weitgehenden Dedifferenzierung, und Wachstum ist nur bei einer Aufgabe des differenzierten Zustandes möglich. An ähnlichem Material *(Hühnerkeim)* hatte W. Rienhoff (1922) ganz andere Ergebnisse; aus ausgeschnittenen Tubuli wächst Epithel ebenso intensiv aus wie Mesenchym; es verliert aber seinen Charakter nicht. Ist Mesenchym vorher ausgewachsen, so wächst das Epithel in Kanälchenform und zeigt sogar noch Ansätze zur Differenzierung. A. H. Drew (1923) behauptet sogar, daß sich vom indifferenten Nierenepithel *(Maus)* in einer Kultur Nierenkanälchen entwickeln können, sofern man eine Bindegewebskultur hinzufügt. N. Chlopin (1922) findet an Kulturen von Nieren aus Embryonen und 5 Tage alten *Kaninchen,* die er allerdings nur 5 Tage lang beobachtet, daß die einzelnen Elemente ihren Charakter wahren; Chlopin spricht sich gegen die Ansicht Champys aus, wonach es zu weitgehender Entdifferenzierung kommen soll. Allerdings glaube ich, daß diese Frage erst in länger fortgeführten Kulturen entschieden werden kann. In Chlopins Kulturen zeigt hauptsächlich das Epithel embryonaler Nieren und das Mesenchym expansives Wachstum, das metanephrogene Gewebe dagegen bleibt im Stück, soll sich hier allerdings teilweise weiter differenzieren.

A. Policard (1925), der mit Embryonen oder Neugeborenen von *Ratten* arbeitete, schließt sich theoretisch mehr an Champy an; die tubulären und glomerulusähnlichen Bildungen der Wachstumszone hat er genauer untersucht und findet wohl epithelähnliche Röhren. Deren Achse wird aber nicht durch einen primären Hohlraum gebildet, sondern durch eine Verflüssigungszone, so daß wohl eine gewisse Tendenz zu epithelialem Wachstum, aber nicht eine typische Differenzierung aufzufinden ist. Durch Fragmentation solcher Stränge kann eine Glomerulusbildung vorgetäuscht werden. *Kaltblüter*nierengewebe wurde von G. H. Drew (1913) und M. Nishibe (1928) gezüchtet. Drew züchtete *Frosch*nieren im Plasma bei Zimmertemperatur, Nishibe *Kröten*nieren (erwachsen) in Peritonealflüssigkeit und Lymphe. In solchen Kulturen konnte Nishibe kein wirkliches Epithelwachstum finden. Das hauptsächliche Wachstum wird vom Endothel der Sinuosoide (Gefäßräume) und vom Peritonealepithel bestritten; auch weiße Blutzellen wandern aus. Fibroblasten sollen dagegen nicht auswachsen. Die Kanälchenepithelzellen können aber wochenlang am Leben bleiben.

Von besonderer Bedeutung wären Untersuchungen, die streng auf die Herkunft der auswachsenden Zellen aus den verschiedenen Bestandteilen der Niere achteten; hier liegen aber erst allererste Ansätze zu einer Erkenntnis vor.

In neuester Zeit hat M. Nordmann (1929) die Veränderungen in explantierten Stückchen erwachsener Nieren von *Kaninchen* und *Meerschweinchen* nach den Züchtungsmethoden von A. Maximow untersucht. Er beschreibt Aufschwellen, Vakuolisierung und Kernteilung in den Deckzellen; dagegen speichern diese Zellen kein Lithioncarmin. Er bekämpft deshalb die Meinung v. Möllendorffs, daß diese Zellen den „Pericyten" nahe stünden. Erstens muß ich dazu erklären, daß ich nicht vorgeschlagen habe, diese Zellen Pericyten zu nennen, sondern den Namen „Deckzellen" gewählt habe. Zweitens ist es keineswegs eine hervorstechende Eigenschaft aller Pericyten, stark (also nach dem histiocytären Typus) zu speichern. Für die zarte, auch in Fibrocyten sichtbare Speicherung hat aber Nordmann in seinen Versuchen keine Bedingungen erfüllt; offensichtlich dringt bei geschlossener Bowmanscher Kapsel nur so wenig Farbstoff in das Nierenkörperchen ein, daß es zu keiner Speicherung kommen konnte. Dies mag auch ein Grund gewesen sein, warum es zu keinem Auswachsen von Zellen aus dem Glomerulus kam. Sehr interessant ist das andere Ergebnis von Nordmanns Arbeit: „Das Hauptstückepithel geht zugrunde, aber aus dem Epithel der Sammelröhren wachsen Zellen aus, die anfangs ihr epitheliales Aussehen bewahren, nach 10 Tagen stark Carmin zu speichern anfangen und schließlich nach 18 Tagen nicht mehr scharf von Fibrocyten zu unterscheiden sind." Es ist sehr zu bedauern, daß der Autor nicht schärfer begründet hat, daß es sich bei dem Ausgangsmaterial für diese Zellen wirklich um Sammelrohre gehandelt hat. Bei der mesodermalen Herkunft der Nephrone wäre die Umwandlung der geraden Epithelien dieser Abschnitte in Fibrocyten leichter verständlich als gerade bei den Sammelrohren. Die Potenzfrage mancher Nierenzellformen ist jedenfalls gestellt; sie weiter zu klären, wird sicherlich mit Explantationsmethoden möglich sein.

E. Speicherung und Ausscheidung von Stoffen durch die Niere.

Es liegt an der Beschaffenheit des Durchtrittsortes, daß man keinen Stoff bei dem Durchtritt aus dem Blute in den Harn unmittelbar beobachten kann.

Stoffe, deren Korpuskeln mikroskopisch wahrnehmbar sind, werden in der
Niere nicht ausgeschieden. Alle ausscheidbaren Substanzen werden in den
Nierenepithelien erst sichtbar, wenn sie entweder bis zu wahrnehmbarer Form
angereichert oder durch chemische Reaktionen am Orte ihrer Ablagerung einwandsfrei niedergeschlagen werden können. Aus diesem Grunde darf aus der
Art der Ablagerung nur mit großer Vorsicht auf den Ort der Ausscheidung
und auf deren Mechanismus geschlossen werden. Trotzdem diese Verhältnisse
seit T. Suzuki (1912) und W. v. Möllendorff (1915) vielfach zur Genüge
geklärt worden sind, kommen bis in die neueste Zeit grobe Verstöße bei der
Auswertung von Ausscheidungsversuchen vor.

Die Substanzen, die zu Ausscheidungsversuchen verwandt worden sind,
können in zwei Gruppen eingeteilt werden: gefärbte und ungefärbte Körper.
Unter den Farbstoffen können wiederum verschiedene Gruppen unterschieden
werden; vor allem muß das verschiedenartige Verhalten der basischen und der
sauren Farbstoffe beachtet werden, worauf wir unten noch eingehen werden.
Die Zahl der Arbeiten, die sich mit der Farbstoffausscheidung befaßt haben,
ist sehr groß. Man findet die ältere Literatur ausführlich verwertet bei W. v. Möllendorff (1919), A. Noll (1919).

Die Ablagerung der Substanzen, die mit dem Harnbereitungsvorgang in
der Niere verarbeitet werden, folgt bestimmten Gesetzen. Um dieselben zu
erkennen, müssen wir vorerst die einzelnen Abschnitte des Kanalsystems und
des Stromas untersuchen und feststellen, ob und unter welchen Bedingungen
darin Substanzen sichtbar werden.

1. Die Orte der Farbstoffablagerung.

In den Malpighischen Körperchen erkennt man nur in besonderen
Fällen Ablagerungen von Substanzen; man muß dabei unterscheiden: Lokalisation im Lumen der Capillaren, im Kapsellumen, in der Wand der Glomerulusschlingen und im Kapselepithel.

Im Gefäßlumen kann man manchmal bei starker Konzentration eines
Stoffes im Blutplasma solche Substanzen leicht nachweisen; so erwähnen
R. Hoeber und Königsberg (1905), daß beim *Frosch* Diamingrün (ein hoch-
kolloider Farbstoff) zwar im Lumen der Glomeruluscapillaren, nicht aber
im Harn nachweisbar sei; auch Tusche verhält sich ähnlich. Es kommt
hierbei naturgemäß auf viele Bedingungen an: wichtig ist der Zeitpunkt
der Untersuchung, die Konzentration der Substanz im Blute, bei Farbstoffen
ist es von besonderer Bedeutung, ob der Farbstoff als Leukostufe im Blute
kreist [s. P. Ehrlich (1886), W. v. Möllendorff (1916), Karczag und Schüler
(1923) u. a.]. Auch bei mikroskopisch fällbaren Substanzen [Kochsalz Leschke
(1915), Eisensalze Firket (1920, 1921) u. a., Harnstoff H. Stübel (1921),
Oliver (1921) u. a.] kann man bei Untersuchung im geeigneten Augenblick
die Substanz im Glomerulusblut nachweisen.

Was den Nachweis der Substanzen im Kapsellumen anlangt, so ist bei
der Beurteilung der hier erhobenen Befunde große Vorsicht notwendig. Es
ist z. B. mit Recht von den Gegnern der Lehre, daß alle Substanzen im Glomerulus austreten, gegen den Befund von Kochsalz- und Harnstoffnieder-
schlägen im Kapsellumen eingewandt worden, daß es sich um verschleppte
Krystalle handeln könne (s. u. S. 170). Bei Farbstoffen liegen die Dinge wieder
anders. Von solchen Substanzen ist im Kapsellumen gewöhnlich nur dann
etwas sichtbar, wenn gleichzeitig Eiweiß ausgeschieden wird, wenn also eine
erhebliche Nierenschädigung vorliegt. So machte schon M. Nussbaum (1877/78)
die Erfahrung, daß beim *Frosch* nach 6stündiger Abklemmung der Nierenarterie

bei Aufhebung der Blutsperre Indigcarmin in den Kapselräumen sichtbar wird, gleichzeitig wird aber Eiweiß ausgeschieden. Sicherlich wird hier ein Eiweißsekret durch Adsorption angefärbt. Man kann aber den Einwand nicht leicht entkräften, daß in solchen Fällen auch der Farbstoff abnormerweise im Glomerulus ausgetreten sei. Man kann deshalb auch den diesbezüglichen Ergebnissen von K. Peter (1925) keine unmittelbare Beweiskraft zusprechen. Dieser injizierte mittels Glascapillaren Trypanblaulösung in *Salamander*larven und fand schon vor Beginn einer stärkeren Speicherung in den Hauptstücken die

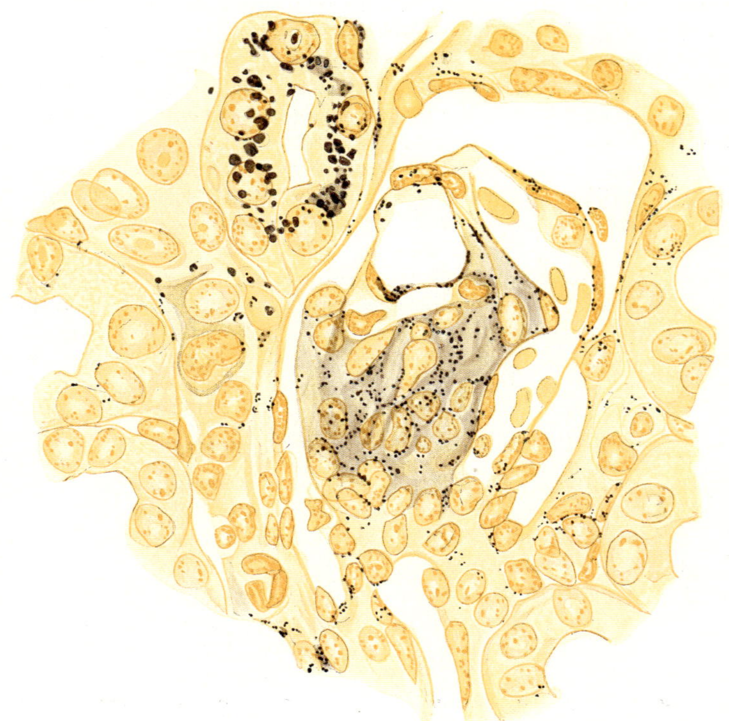

Abb. 132. Aus der Niere von *Hyla arborea* nach ausgiebiger Trypanblauausscheidung; Speicherung in Endothel und Deckzellen des Glomerulus.

Kapselhohlräume gefärbt. Da hierbei aber geronnene Massen das Substrat der Färbung darstellen, ist es wahrscheinlich auch zu einem Eiweißaustritt gekommen. Immerhin pflichte ich Peter darin bei, daß es sich um die pathologische Steigerung eines normalen Prozesses handelt.

Bündiger sind zweifellos für den Umstand, daß Substanzen im Glomerulus abgesondert werden, andere Beweise. Ich verweise in dieser Beziehung auf die spätere Darstellung über die Ausscheidungsorte der Substanzen.

Sehr wichtig erscheint mir nun der neuerdings von mir erhobene und (1927) mitgeteilte Befund, wonach bei einer Anzahl von *Kaltblüter*nieren eine sehr deutliche Farbstoffspeicherung in der Wand der Glomerulusschlingen auftritt (Abb. 132), wenn gleichzeitig in den Hauptstückepithelien eine kräftige Speicherung zustande gekommen ist. Lokalisiert ist der Farbstoff anscheinend sowohl in den Deckzellen wie im Endothel der Capillaren. Dieser Befund wurde mit Trypanblau in den Nieren von *Rana, Bufo, Triton, Salamandra, Hyla,*

Bombinator unter den *Amphibien,* ferner bei *Blindschleiche, Schildkröte, Eidechse* unter den *Reptilien* erhoben. Auch in den Nieren junger *Mäuse* speichern die Deckzellen bei der Ausscheidung. Nach M. GLASUNOW (1928) kommt dies auch bei erwachsenen *Meerschweinchen* und *Kaninchen* vor, wenn man lange genug täglich kleine Dosen des Farbstoffes injiziert. In Anbetracht des Umstandes, daß früher stets das Farblosbleiben der Glomeruli in der Ausscheidungsexperimenten betont und als Gegenbeweis gegen den Farbstoffdurchtritt an dieser Stelle benutzt worden ist, erfordert dieser Befund erhöhte Beachtung; speziell daß Speicherung in den Deckzellen erzielt werden kann, beweist, daß nicht nur der im Blute zirkulierende Farbstoff für die Speicherung verantwortlich zu machen ist, sondern daß ein kontinuierlicher Farbstrom die Capillarwände des Glomerulus durchsetzt. Es mag noch betont werden, daß diese Befunde nichts mit körnigen, im Capillarlumen gelegenen Ausfällungen zu tun haben, wie sie wohl v. WITTICH (1875) und CHRONSZCZEWSKY (1864) vorgelegen haben. Übrigens erwähnt J. W. MILLER (1911), daß bei Hämoglobinurie eine schwache Hämoglobinspeicherung im Glomerulus vorkommt. Er schließt aber trotzdem aus den übrigen Befunden auf eine Sekretion in den Hauptstücken.

Daß die Speicherung nicht zu Beginn, sondern erst später auftritt, ist nach unseren heutigen Vorstellungen über das Zustandekommen der Farbstoffspeicherung begreiflich. Die Glomeruluscapillarwand ist als Exkretionsort bestrebt, möglichst wenig zu speichern; in der Speicherung müssen wir ein Erlahmen derjenigen Zellkräfte erblicken, die eine Belastung des Cytoplasmas mit Stoffwechselprodukten zu verhindern suchen [vgl. darüber W. v. MÖLLENDORFF (1926)].

Was das Kapselepithel anlangt, so kommt es hier in der Regel zu keiner sichtbaren Ablagerung, sofern nicht, wie bei den *Nagern* ein Teil des Kapselhohlraumes durch Epithel vom Charakter des Hauptstückes ausgekleidet ist (vgl. Abb. 47, S. 63). GLASUNOW (1928) hat allerdings auch an dieser Stelle bei seinen chronisch farbbehandelten Tieren Speicherung festgestellt.

Fassen wir die Erscheinungen am MALPIGHISchen Körperchen zusammen, so kommen wir zu folgendem Bilde. In der Regel läßt sich von auszuscheidenden Substanzen lange Zeit nichts Auffälliges bemerken. Nur bei Überlastungen des Exkretionsortes werden Veränderungen sichtbar. Offenbar spielen auch die Lösungseigenschaften der auszuscheidenden Substanzen eine Rolle. Grobe Schädigungen, die mit Eiweißausscheidung verbunden sind, können gefärbten Kapselinhalt erzeugen (Indigcarmin, Carmin, Trypanblau, Hämoglobin); fehlt eine gröbere Schädigung, so kann bei langdauernder Ausscheidung von Trypanblau (bezüglich anderer Substanzen fehlen Erfahrungen) eine äußerst feinkörnige Speicherung im Endothel und in den Deckzellen auftreten.

Die Hauptstücke sind diejenigen Teile des Nephrons, an denen die Haupterscheinungen bei der Verarbeitung mikroskopisch nachweisbarer Substanzen auftreten. Die Aufspeicherung solcher Substanzen ist geradezu eines der Hauptmerkmale für die Charakterisierung der Hauptstücke geworden. Wenn in einem Versuche überhaupt eine bestimmte Substanz während ihrer Ausscheidung in der Niere sichtbar wird, so ist es im Hauptstück der Fall.

Absehen muß ich hierbei von pathologischen Einlagerungen, deren Zustandekommen vielfach ungeklärt ist, und die wohl oft infolge von Schädigungen an Ort und Stelle gebildet werden (Pigmente, Glykogen, Fett u. a.).

Wenn das Hauptstück der erste erkennbare Ablagerungsort ist, so heißt das nicht, daß in vielen Fällen nicht auch andere Teile des Kanälchenapparates mit Fremdsubstanzen beladen werden können (s. u.).

Die Hauptstückspeicherung ist sowohl in ihrem Zustandekommen wie auch in ihrem morphologischen Bilde bestimmten Gesetzen unterworfen, die weitgehend aufgeklärt sind und heute eine einheitliche Schilderung zulassen. Für die Ablagerung sind demnach wichtig: 1. die physiko-chemischen Konstanten der Exkretstoffe, 2. der Bau der Hauptstücke.

Über die physiko-chemischen Konstanten der Exkretstoffe und ihre Bedeutung für die Exkretion sind wir noch nicht so vollständig unterrichtet, wie dies zu wünschen wäre. Die ersten Ansätze zu einer Erkenntnis des Wesentlichen verdanken wir R. Höber und seiner Schule (Literatur s. Physik. Chemie d. Zelle u. Gewebe, 7. Aufl. 1928), weitere Förderung den Arbeiten von W. Schulemann (1912, 1913, 1914), W. v. Möllendorff (1915). Hiernach hat sich ergeben, daß nur solche Substanzen im Hauptstück gespeichert werden, die auch im Harn erscheinen. Absehen muß man dabei von pathologischen Zuständen in den Nieren, in denen sogar Bakterien ausgeschieden werden. Die Teilchengröße der Substanzen, mit der sich die Ausscheidbarkeit in der Niere verträgt, läßt sich mit Hilfe von Farbstoffen verhältnismäßig scharf begrenzen. So wird z. B. Tuschesuspension nicht mehr ausgeschieden, obwohl deren Teilchen weit unter der Größe von Bakterien liegen. A. Grollmann (1926) konnte ebenfalls nachweisen, daß nur solche Farbstoffe in den *Frosch*harn übertreten, die durch eine Kollodiummembran passieren. Über die Bedingungen der Bakterienausscheidung s. d. Handb. d. Pathologie. R. Höber und S. Chassin (1911) zeigten zuerst, daß der Lösungszustand von Farbstoffen für deren Ausscheidbarkeit eine sehr große Rolle spielt, indem mit steigender Diffusionsfähigkeit Geschwindigkeit und Konzentration im Harne zunehmen. W. v. Möllendorff (1915) wies dann nach, daß in gewissem Sinne Diffusionsgeschwindigkeit und Speicherung umgekehrt proportional sind, daß also bei gleicher Harnkonzentration derjenige Farbstoff stärker gespeichert wird, der schwerer diffusionsfähig ist. Natürlich läßt sich dies nur bis zu einem gewissen Grade behaupten. Hochkolloide Farbstoffe, wie Diamingrün B, werden z. B. in ganz geringer Konzentration ausgeschieden, aber im Verhältnis dazu gut gespeichert; hochdisperse Farbstoffe werden in starker Konzentration ausgeschieden, aber nicht oder ganz schwach und rasch vorübergehend gespeichert. Auf Dispersitätseinflüsse sind vielleicht auch die Einflüsse von pH-Schwankungen zurückzuführen, die in den Versuchen von E. Schwarz (1913) und E. Pohle (1919) die Farbstoffausscheidungskurve veränderten. Schwarz sah die Ausscheidung von Phenolsulphophthalein durch Säure gehemmt, diejenige von Indigcarmin gesteigert. E. Pohle und A. Bethe (1916) meinen, daß allgemein saure Farbstoffe mit sinkender pH, basische Farbstoffe mit steigender pH rascher ausgeschieden werden. H. Schulten (1925) konnte dies nicht bestätigen. Auch Reduktionsvorgänge greifen in den Ausscheidungsvorgang der Farbstoffe ein [L. Németh (1925), E. L. Paunz (1925, 1926)].

Wenn in neuerer Zeit von manchen Seiten diesen Erkenntnissen nicht voll Rechnung getragen wird, so liegt dies zum Teil daran, daß sich scheinbar nicht alle Farbstoffe in solchen Versuchen einheitlich verhalten. v. Möllendorff hat aber stets darauf hingewiesen, daß andere Eigenschaften der Farbstoffe solche Versuche stören können. So ist vor allem zu verlangen, daß ein Farbstoff nicht nennenswert reduziert wird. Sehr wichtig ist bei Farbstoffen weiterhin, ob es sich um anodische oder kathodische Farbstoffe handelt. Basische Farbstoffe verhalten sich wesentlich anders als saure [E. Herzfeld (1916)]. Auch die Lipoidlöslichkeit mag eine gewisse Rolle spielen, doch ist darüber speziell bei der Niere wenig Sicheres bekannt [s. R. Hoeber (1929)]. Diese Fragen sind in anderen Zusammenfassungen der neueren Literatur öfters dargestellt und sollen aus diesem Grunde hier nur angedeutet werden. Sehr wichtig ist auch der Zustand des *Versuchstieres*. So konnten J. de Haan und Bakker (1923) zeigen, daß Trypanblau von *Frühsommerfröschen* viel schneller ausgeschieden wird als von *Winterfröschen*. Aber immer steht die Ausscheidungskonzentration in einer charakteristischen Beziehung zu der Stärke der entstehenden Farbspeicherung.

Auch die unter pathologischen Bedingungen zustande kommenden Ausscheidungen von Gallefarbstoffen und Hämoglobin folgen im großen und ganzen

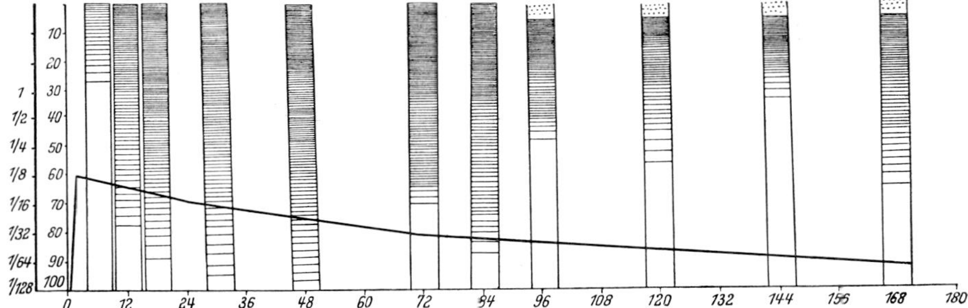

Abb. 133. Urinkonzentration und Speicherung in der *Mäuse*niere nach einmaliger Injektion von 1 ccm 1⁰/₀iger Trypanblaulösung. Die schraffierten Säulen bezeichnen die Hauptstücke in ihrer ganzen Ausdehnung, oben Glomerulusende, unten Grenze gegen das Überleitungsstück. Gefärbte Teile sind ihrer Stärke nach schraffiert. (Aus W. v. MÖLLENDORFF 1915)

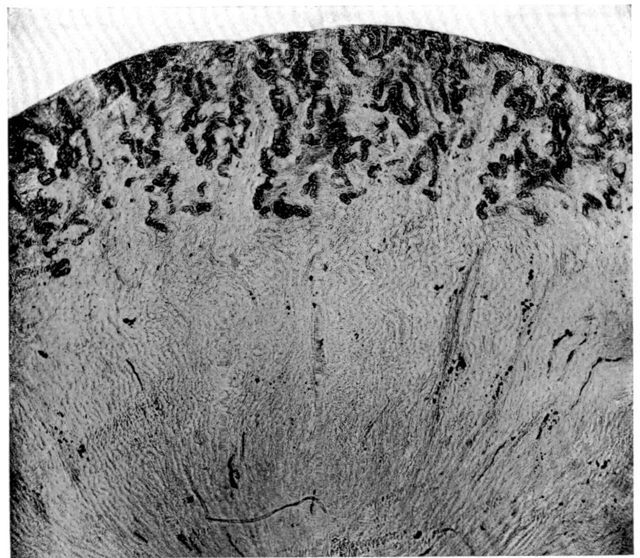

Abb. 134. Nierenrinde einer *Mäuse*niere. 32 Stunden nach einer einmaligen Injektion von 0,5 ccm einer 2⁰/₀igen Lösung von Lithioncarmin. Dicker Gefrierschnitt ohne Nachfärbung. Vergr. 35 fach. Beachte die verschieden stark beladenen Hauptstückteile.

den Gesetzen der Farbstoffausscheidung (s. Handb. d. Pathol.). G. BAEHR (1913) hat im besonderen die Parallele der Ausscheidung von Hämoglobin mit Carmin herzustellen versucht, während J. W. MILLER (1911, 1912) auf Sekretion des Hämoglobins in den Hauptstücken zu schließen sich berechtigt glaubt.

Was den zweiten von uns als bedeutsam dargestellten Faktor anlangt, so gibt uns der Bau der Hauptstücke Aufschluß über die nicht unbeträchtlichen Unterschiede in der Lokalisation abgelagerter Substanzen, sowohl in den einzelnen Abschnitten des gleichen Hauptstückes [T. SUZUKI (1912)], wie bei verschiedenen *Tierarten*. Vor allem beziehen sich die genannten Unterschiede auf die feinere Lokalisation der Substanzen innerhalb der Zellen. Wir werden darauf gleich zu sprechen kommen.

Wird eine Substanz während der Ausscheidung in den Hauptstücken abgelagert, so geschieht dies in allen Nephronen einer Niere gleichmäßig [W. v. Möllendorff (1915)]. Diese Regel wurde erst erkannt, als mit Farbstoff beladene Nieren mittels der Isolationsmethode untersucht wurden [s. E. Brugnatelli (1907) und W. v. Möllendorff (1915)]. Hierbei stellte sich heraus, daß zu jeder Zeit des Ausscheidungsvorganges der Farbstoff in allen Nephronen jeweils gleich weit in distaler Richtung, beginnend vom Glomerulus, vorgerückt war (Abb. 133).

Im Nierenschnitt sieht man dann, solange nicht im ganzen Hauptstück gespeichert ist, nebeneinander stark, schwach und gar nicht beladene Kanälchendurchschnitte (Abb. 134). Die gleichen Bilder deuteten R. Heidenhain (1874) und nach ihm sehr viele Untersucher als Beweis für eine alternierende Funktion der Nephrone. Im Gegenteil hat also die Analyse aller solcher Versuche, in denen es zu einer Ablagerung der auszuscheidenden Substanz gekommen ist, ergeben, daß gerade das gleichmäßige Funktionieren aller Nephrone charakteristisch ist. Dies Verhalten ist neuerdings von J. de Haan (1923), K. Peter (1925) u. a. völlig bestätigt worden. Auffallend sind demgegenüber die Angaben, die bezüglich der Glomeruli betonen, daß normalerweise nicht alle Glomeruli gleichzeitig funktionieren.

A. N. Richards und Carl F. Schmidt (1924) beobachteten an der lebenden Niere von *Rana catesbiana*, daß die Anzahl der durchströmten Glomeruli sehr variiert; sie kann durch Harnstoff, Coffein, Glucose, Na_2SO_4, Pituitrin, Durchschneidung der Sympathicusfasern sehr gesteigert werden. Durch Adrenalin, große Dosen von Pituitrin, Sympathicusreizung kann die Zahl der durchströmten Glomeruli vermindert werden. Auch innerhalb desselben Glomerulus schwankt die Anzahl der durchbluteten Capillaren. Während nun aber Richards und Schmidt auch in der unbeeinflußten Niere ein zeitliches Wechseln von Durchströmung und Stillstand derselben beschreiben, betonen Tamura und seine Schüler (1927), keine spontanen Änderungen der Zirkulationsweise gesehen zu haben. Auch H. Brühl [unter Höber (1928)] konnte an der künstlich durchströmten *Frosch*niere beobachten, daß zwar stets nur ein Teil der Glomeruli vollständig, andere teilweise, andere endlich gar nicht durchströmt waren, aber ein spontaner Wechsel in diesem Verhalten kam nicht zur Beobachtung. Sonst stimmen die genannten Autoren mit Richards und Schmidt überein.

Mit Hilfe von Bensleys Janusgrünmethode hat dann Nelson (1922) versucht, auch für *Säugetiere* die alternierende Funktion der Glomeruli festzustellen. Tatsächlich konnte die Janusgrünfärbung nur an einem Teil der Glomeruli gefunden werden. Die Zahl der gefärbten Glomeruli ließ sich durch Diuretica steigern.

Da nun, wie wir unten sehen werden, die Ausscheidung wenigstens der Farbstoffe durch die Glomeruli heute als feststehende Tatsache betrachtet werden kann, stimmen die Erfahrungen über eine alternierende Funktion der Glomeruli schlecht zu der Tatsache, daß am Speicherprozeß alle Nephrone gleich schnell und gleich stark teilnehmen. Man wird vielleicht annehmen können, daß Farbstoffe eine starke Diurese in Gang setzen und damit alle Nephrone zur Funktion bringen. Jedenfalls liegen hier noch Schwierigkeiten, die einer weiteren Aufklärung bedürfen.

Wie wir oben schon andeuteten, besitzt nun in jedem Nephron die darin während der Ausscheidung abgelagerte Substanz eine ganz typische Anordnung. Dies wurde zuerst von T. Suzuki (1912) betont. Dieser unterschied in *Säuge*tiernieren drei Zonen des Hauptstückes: nahe am Glomerulus mit sehr dichter Stäbchenstruktur, in der Mitte mit lockerer Stäbchenstruktur und am distalen Ende mit einer Plastosomenanordnung, die die Bezeichnung einer Stäbchenanordnung nicht mehr verdient. Entsprechend den drei Zonen war auch die

Farbstoffablagerung proximal am stärksten, distal am schwächsten. W. v. MÖL-
LENDORFF (1915) konnte diese Dinge durch Isolation farbstoffbeladener Nieren
mittels HCl weiter aufklären und fand, daß vom Glo-
merulus in distaler Richtung die Speicherungsstärke
ganz allmählich abnimmt (Abb. 135). Auch durch
Rekonstruktion einer wachsenden Urnierenanlage der
Kaulquappe ist dieser Nachweis geglückt (Abb. 136).
Hierbei zeigte sich, daß in jedem Moment des Ausscheidungsvorganges ein zur Gesamtlänge des Hauptstückes bei allen Nephronen im gleichen Verhältnis
stehender Teil mit Farbstoff beladen war. Sicherlich
gehen Farbstoffspeicherung und Dichtigkeit der
Stäbchenstruktur in gewissem Sinne parallel, doch
sind sie nicht unmittelbar voneinander abhängig. Die
bezeichneten Unterschiede in der Speicherungsstärke
zeigen sich nämlich nicht bei allen untersuchten
Farbstoffen so deutlich. Wenn es überhaupt zu
sehr starker Ablagerung kommt, dann ist auch der
Unterschied vorhanden (so ist es bei Lithioncarmin,
Trypanblau, Bayrischblau u. a. Fst.); wenn aber sehr
wenig ausgeschieden wird, wie z. B. bei Isaminblau
(Pyrrholblau), kann man eine viel gleichmäßigere
Ablagerung im Hauptstück erzielen. Es wäre wichtig,
diese Dinge einmal systematisch zu untersuchen.
Die bezeichnete Anordnung wurde von v. MÖLLEN-
DORFF als eines der Momente angesehen, die für eine

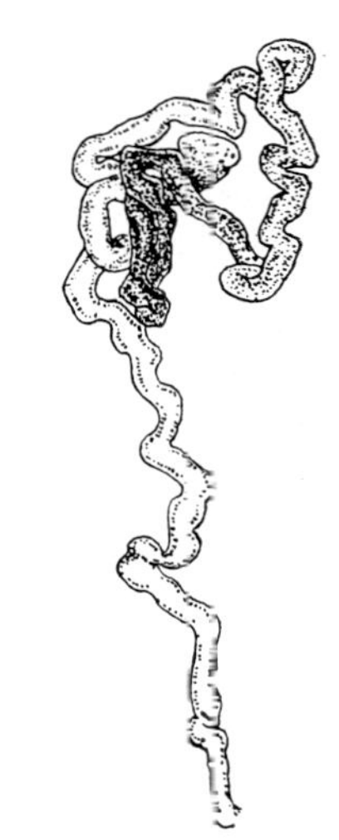

Abb. 135. Isoliertes Haupt-
stück aus der Niere einer
Maus. 51 Stunden nach der
Injektion von 1 ccm 1%iger
Trypanblaulösung. (Nach W.
v. MÖLLENDORFF 1915.)

Speicherung des Farbstoffes auf dem Wege der Rückresorption sprechen, weil
die Speicherung eine deutliche räumliche Abhängigkeit vom Glomerulus erkennen läßt. Es wäre nun sehr wohl möglich — dies ist auch schon von H. DRESER

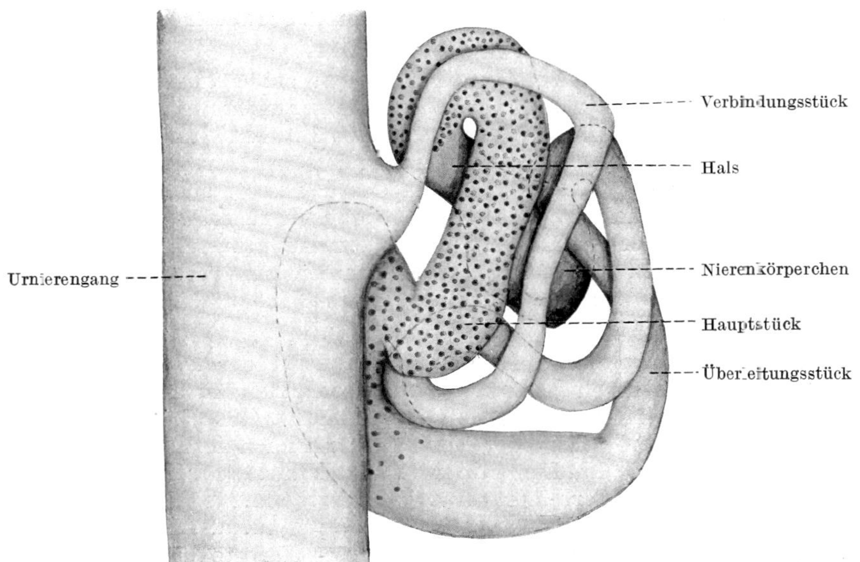

Abb. 136. Urnierenkanälchen einer *Kaulquappe*; vitale Trypanblauspeicherung. Aus Querschnitten
rekonstruiert. Vergr. 600 fach. (Aus W. v. MÖLLENDORFF 1919.)

(1885) ausgesprochen worden —, daß die Speicherung ein Anzeichen des Erlahmens der Zellkräfte darstellt. Auch für die Speichervorgänge in anderen Geweben hat W. v. Möllendorff (1924, 1926) diese Theorie ausgesprochen und begründet. Gerade in der Niere liegen nun Verhältnisse vor, die man sehr wohl in diesem Sinne deuten könnte. Wenn z. B. Trypanblau im Glomerulus ausgeschieden wird — und dies ist heute so gut wie sicher —, so bespült ein wohl gleichmäßiger Farbstoffstrom die Zellen des Hauptstückes. Hierbei kommen zuerst die proximalen Hauptstückanteile mit Farbstoff in Berührung und werden infolgedessen stets am meisten funktionell beansprucht. Es ist dann begreiflich, daß diese Abschnitte zuerst in ihrer Tätigkeit erlahmen und nun nicht mehr das ganze Quantum resorbierten Farbstoffes wieder abgeben können.

Jedenfalls ist daran festzuhalten, daß die Speicherung direkt topisch abhängig ist von der Lage zum Malpighischen Körperchen; dazu kommt, daß auch auf andere Weise die Abhängigkeit des Hauptstückes vom Glomerulus aufgezeigt werden kann. In der wachsenden Urniere von *Kaulquappen* speichern nur diejenigen Kanälchen, bei denen der zugehörige Glomerulus die Funktionsstruktur besitzt [Erweiterung der Gefäßschlingen, Auseinanderrücken der Deckzellenkerne, W. v. Möllendorff (1919)].

A. Policard (1912) führte allerdings gerade die Erscheinungen beim Funktionsbeginn der Nierenorgane als Argumente für die funktionelle Unabhängigkeit von Glomerulus und Hauptstück an; er findet bei *Ratte* und *Maus* um die Geburtswende auf den Glomeruli vielfach noch hochzylindrisches Epithel. Dagegen ist mit Eisensalzen von J. Firket (1920) an embryonalen *Katzen*nieren ebenfalls festgestellt worden, daß der Ausscheidungsbeginn von der Glomerulusreife abhängig ist. Ausdrücklich bestätigt wird dies nach Trypanblauversuchen an neugeborenen *Katzen* von J. de Haan und Bakker (1923).

Die Ablagerung innerhalb der Epithelzellen der Hauptstücke erzeugt bei den verschiedenen *Tierarten* etwas abweichende Bilder. Wir beschränken uns hier auf die *Wirbeltiere,* da die Verhältnisse bei den *Wirbellosen* nur vereinzelt gründlich analysiert sind.

Indigcarmin und Carmin werden vom Epithel der Kanälchen bei *Amphioxus lanceolatus* gespeichert, wenn die Tiere in gefärbtem Seewasser leben [Th. Boveri (1895), F. E. Weiss (1890).

Über eigentliche Exkretion von Farbstoffen bei *Cyclostomen, Selachiern, Ganoiden* und *Teleostiern* wissen wir so gut wie gar nichts [s. A. Noll (1920)]. Die unten zu erwähnenden Versuche von J. G. Edwards und L. Condorelli (1928) an glomeruluslosen *Fisch*nieren wurden mit Tetrachlorphenolsulfophthalein durchgeführt; sämtliche Nieren schieden den Farbstoff aus, zu einer granulären Speicherung scheint es aber nicht gekommen zu sein. Die Farbe ist in den proximalen $^2/_3$ der Kanälchen während der Hauptausscheidungszeit sichtbar. Auch hier sollen Flimmern bzw. ein Bürstensaum vorhanden sein. Eine feinere Analyse des Zustandekommens dieses Färbungsbildes wurde nicht durchgeführt.

Amphibien. Indigcarmin hinterläßt im Epithel der *Frosch*niere oft gar keine Spuren, gelegentlich tritt eine zarte Speicherung in den Hauptstücken auf [M. Nussbaum (1886), Kabrhel (1886), Basler (1906)]. Sobald die Ausscheidung verlangsamt wird, oder wenn sehr reichlich injiziert wird, kommt es zu einer Anhäufung im Lumen der IV. Abschnitte [M. Nussbaum (1886), A. Gurwitsch (1901)]. Carminpräparate wurden von M. Nussbaum, A. Schmidt (1889, 1890), A. Basler (1906), A. Vivanti (1918) u. a. am *Frosch* studiert. Infolge der geringeren Diffusionsfähigkeit dieses Farbstoffes kommt es langsam zu einer granulären Speicherung. A. Schmidt sah im Anfang der Ausscheidung je eine Körnchenreihe innen und außen am Bürstensaum. Später

liegen Carmingranula para- und infranucleär [T. MITAMURA (1924)]. Wie NUSS-
BAUM hält auch MITAMURA den Glomerulus für den Exkretionsort des Carmins.
Mit Säurefuchsin arbeitete H. DRESER (1887); dieser Farbstoff wird rasch abgeschieden und erst später im Hauptstück gespeichert. Mit zahlreichen verschiedenen Farbstoffen arbeiteten am *Frosch* R. HÖBER (1909), S. CHASSIN
(1911) und GERZOWITSCH (1916); sie sahen verschiedene Speicherbilder, wobei
vor allem die Größe der Tropfen
schwankte. Erinnert sei an die zahlreichen Experimentaluntersuchungen
am *Frosch* (s. u.).

Trypanblau diente zu weiteren
morphologischen Feststellungen. Bei
Kaulquappen zeigte W. v. MÖLLEN-
DORFF (1919) die Exkretion in Vor-
und Urniere; nach tagelangem Aufenthalt in Farbstofflösungen erzielt
man eine prachtvolle Speicherung
im Hauptstück der Vornierenkanäl-
chen (Abb. 137); die Granula erfüllen die ganze Zelle und sind am
Bürstensaum meist kleiner. In der
Urniere kann man den Funktionsbeginn der einzelnen Nephrone an
solchen *Tieren* feststellen; die Farbspeicherung im Hauptstück beginnt
mit der Abflachung des Glomerulus-
epithels. K. PETER (1924) hat an
der Urniere von *Salamanderlarven*
sehr schön die Trypanblauspeicherung
verfolgt; die ersten Granula liegen
am Bürstensaum. Je mehr Granula
sich ansammeln, um so mehr wird
die Masse nach der Zellbasis zu ver-

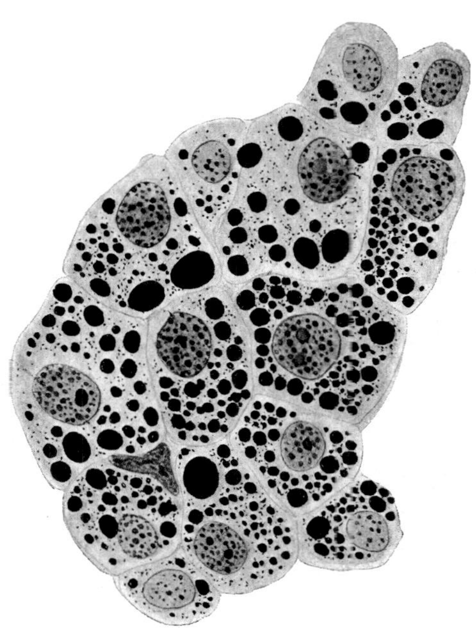

Abb. 137. Flachschnitt durch das Hauptstückepithel der Vorniere einer *Kaulquappe* vitale Trypanblauspeicherung. Vergr. 920 fach. (Aus W. v.
MÖLLENDORFF 1919.)

schoben. Wie FR. MEVES (1899) fand dabei K. PETER, daß Zellteilungen mit
einer Verminderung der Funktion einhergehen.

Die Trypanblauspeicherung habe ich an einer größeren Reihe von *Amphibien*
untersucht. *Rana esculenta* und *temporaria, Bufo vulgaris, Bombinator pachypus,
Hyla arborea, Salamandra maculosa, Triton cristatus.* Zahlreiche Isolationspräparate, die zu den Messungen von O. KRAYER und G. STEINBACH (1927)
dienten, haben uns immer wieder davon überzeugt, daß alle Nephrone gleichmäßig speichern. Die Speicherung nimmt vom Halsteil an im Anfange des
Hauptstückes etwas zu, um dann ihr Maximum zu erreichen, nach dem III. Abschnitt zu nimmt die Speicherung wieder ab und hört in demselben vollständig
auf. Wir haben nur Spätstadien untersucht. Hier sind die Epithelzellen mit
Speichergranula vollgestopft, die je nach dem Weitenzustand der Kanälchen
verschieden angeordnet sind (vgl. Abb. 138, 139). In weiten Kanälchen ordnen
sich die Granula zu unregelmäßig radiär eingestellten Reihen, in engen Kanälchen sind sie zu Haufen gelagert. Auf die Lage zum GOLGI-Apparat
(s. u. S. 165) haben wir gar nicht geachtet. In einer Niere von *Bufo vulgaris,*
die eine sehr intensive Speicherung besaß, waren die Granula gruppenweise
in der ganzen Zelle verteilt (Abb. 140). Bei allen *Amphibien* ist eine gewisse
Beziehung zur Umgebung des Zellkernes unverkennbar, abgesehen von der

Schwankung in der Anordnung, die sich mit der Lumenweite ergibt. Bei *Fröschen* kommt es sehr auf die Jahreszeit an, in der untersucht wird [J. DE HAAN und A. BAKKER (1923)]. Im Herbst scheidet der *Frosch* nur wenig aus, der Harn ist blaßviolett, im Frühjahr soll er dagegen einen dunkelblauen Trypanblauharn ausscheiden. Im Beginn der Ausscheidung sind die im Hauptstück gespeicherten Granula größer und rotviolett; sie liegen im proximalen Hauptstückanteil. Mit der Zeit werden die roten Granula hier verdrängt durch kleine blaue Tröpfchen. Man kann dann Hauptstücke finden, die proximal blau, in distaler Richtung zunehmend rotviolett gespeichert haben [A. WALDEYER (1928)]. DE HAAN und BAKKER glauben, daß ähnlich wie dies W. GROSS (1911)

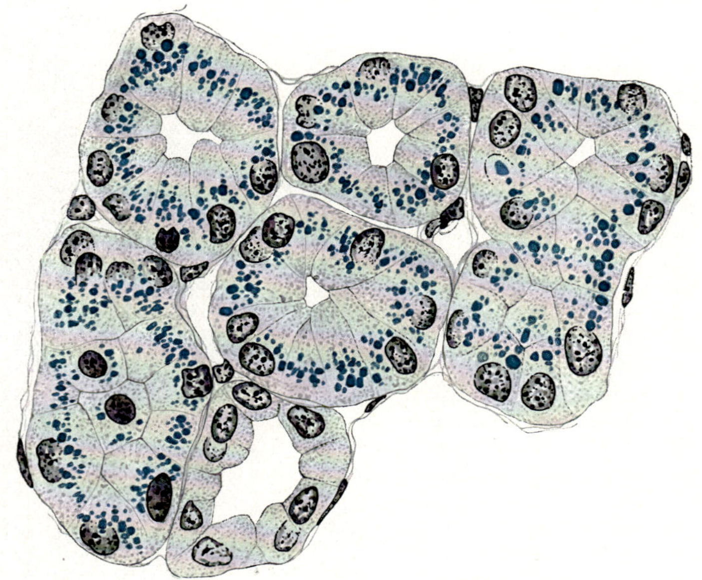

Abb. 138. Hauptstückschlinge mit verschieden starker Trypanblauspeicherung bei weitem Lumen; Reihenanordnung der Granula. *Hyla arborea.* Vergr. 800 fach.

angenommen hatte, die rotviolette Speicherung durch eine intrarenale Veränderung des Farbstoffes zustande komme, weil sie beobachtet haben wollen, daß die Harnfarbe tageweise wechseln könne. Nach den Erfahrungen an *Säugetieren* bin ich aber der Meinung, daß es sich auch bei *Fröschen* um das Vorauseilen der dem Trypanblau beigemengten roten Komponente handelt. Nie habe ich in Spätstadien der Ausscheidung rotviolette Granula bei *Amphibien* oder *Säugetieren* gefunden. Es handelt sich um einen Fall von Doppelspeicherung, wie man dies auch durch gleichzeitige oder aufeinanderfolgende Eingabe zweier Farbstoffe erzielen kann [T. SUZUKI (1912), W. v. MÖLLENDORFF (1915), S. STEKKELMACHER (1918)]. Die beiden Farbstoffe bilden dann teilweise getrennte, teilweise gemeinsame Granula. Enthält, wie dies häufig der Fall ist, die *Froschniere* reichlich Pigment in den Hauptstücken, so läßt sich nur sehr wenig Farbstoff in den Hauptstücken anreichern, dieser beschränkt sich auf eine Zumischung zu einem Teil der Pigmenttropfen und auf wenige reine Farbstoffgranula. Auch hier handelt es sich um einen Fall der Speicherung zweier Substanzen.

Reptilien. Bei *Zamenis viridiflavus* wurde von TRIBONDEAU und BONGRAND (1903) Indigcarmin nach hoher Rückenmarkdurchschneidung intravenös gegeben; sie fanden den Farbstoff nur im Lumen distaler Abschnitte wieder.

Cl. Regaud und A. Policard (1902) färbten mit Neutralrot. Trypanblauausscheidung habe ich selbst an *Anguis fragilis* (s. Abb. 68, S. 84) und *Lacerta agilis* untersucht. Das Speicherbild in den hohen Hauptstückepithelzellen ist eigenartig. Man sieht verhältnismäßig große Granula, die die Zelle ziemlich gleichmäßig durchsetzen. Der Kern liegt basal, bei schwächerer Beladung ist die supranucleäre Lage der Granula vorherrschend.

Vögel. Indigcarmin wird bei *Tauben, Hühnern* und *Enten* im Hauptstück abgelagert und findet sich auch im Lumen der Schleifen und Sammelröhren

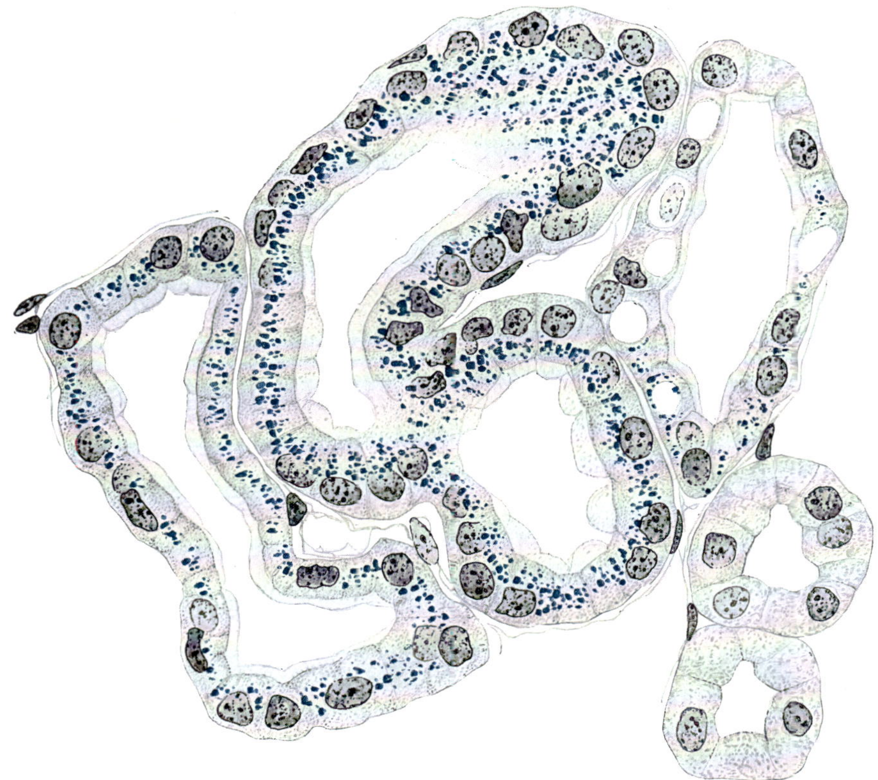

Abb. 139. Hauptstückschlingen mit Trypanblauspeicherung bei engem Lumen. Haufenbildung der Granula. *Hyla arborea.* Vergr. 800 fach.

[Marès (1885)]. Lithioncarmin verursacht bei der *Taube* [T. Suzuki (1912)] im Anfang Zylinder in Sammelrohr, Schleife und Schaltstück; erst nach 18 Stunden beginnt die Speicherung im Hauptstück deutlich zu werden. Die erste Ablagerung liegt wiederum proximal in allen Hauptstücken gleichmäßig. Trypanblau gab mir bei *Tauben* ganz analoge Speicherbilder.

Säugetiere. Mit der feineren Anordnung der Farbstoffgranula haben sich in neuerer Zeit hauptsächlich T. Suzuki (1912), W. v. Möllendorff (1915), W. Gross (1911, 1914) beschäftigt. Auch hier besteht wohl heute kein Zweifel mehr, daß in der Regel die ersten gespeicherten Farbstofftropfen im supranucleären Gebiete angetroffen werden. Allerdings werden wir gleich noch zu sehen haben, daß gewisse Unterschiede nach den *Tierarten* vorhanden sind. Bei *Maus, Meerschweinchen, Ratte* und *Kaninchen* ist die mehr supranucleäre

Lage anfangs typisch, bei der *Katze* dagegen soll eine infranucleäre Lage vorkommen. Man muß dabei allerdings berücksichtigen, daß bei *Katzen* oft sehr stark Fett abgelagert ist, was auf die Lage der Farbstofftropfen natürlich erheblichen Einfluß gewinnen muß. Wir werden im weiteren auf die Verhältnisse bei *Säugetieren* vornehmlich Rücksicht zu nehmen haben; ich sehe deshalb an dieser Stelle davon ab, alle Einzelangaben zusammenzustellen.

Auch bei *Säugetieren* kommt es bei übermäßiger Speicherung zu Verschmelzungen von Granula, partieller Nekrose und Verklumpung des Cytoplasmas,

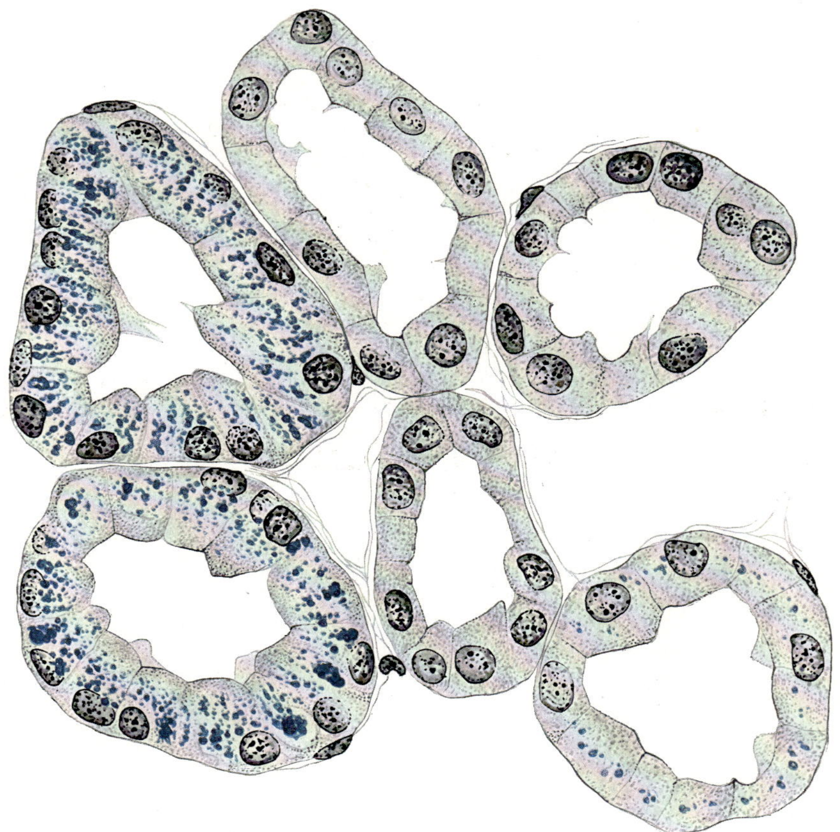

Abb. 140. Starke Farbstoffspeicherung bei *Bufo vulgaris*. Die Granula füllen fast das ganze Cytoplasma aus.

besonders in den proximalen Teilen der Hauptstücke. Das Epithel stößt solche Teile dann ab und regeneriert aus den kernhaltigen Zellresten [T. Suzuki, W. v. Möllendorff (1915, 1922)].

Die cytologische Analyse der Farbablagerung im Hauptstück begegnet angesichts des komplizierten Baues der Epithelzellen (s. o. S. 65 f.) nicht unerheblichen Schwierigkeiten; am meisten diskutiert ist die Beziehung der Farbstoffablagerung zu präexistenten Strukturen des Zelleibes, wobei hauptsächlich 3 Möglichkeiten erwogen wurden: 1. Einlagerung der Farbstoffe in Granula oder Tropfen, 2. Einlagerung in die Substanz der „Stäbchen", 3. Einlagerung in die Substanz des Golgi-Apparates. Als 4. Möglichkeit steht diesen Annahmen eine Neubildung von Granula unter dem Einfluß und durch die Ablagerung von Substanzen gegenüber.

Am meisten durchgedrungen war lange Zeit die Ansicht von A. Gurwitsch (1901), wonach die Farbstoffe in besonderen Vakuolen kondensiert werden sollten, die dann von der Basis nach dem Lumen zu bewegt würden, um hier ihren Inhalt zu entleeren. Gurwitsch unterschied 3 Arten von Kollektoren: 1. solche mit fettigem Inhalt, 2. solche mit durch Salze koagulierbarem Inhalt, denen er Eiweißnatur zuschreibt, 3. solche, die vermutlich eine Salzlösung enthalten. Daß sowohl lipoidlösliche wie -unlösliche Farbstoffe in die Hauptstückzellen eindringen, erklärt Gurwitsch mit der Annahme, daß der basalen Zelloberfläche eine lipoide Plasmahaut fehle. Policard, der in zahlreichen Nierenuntersuchungen die Farbstoffablagerung benützte, verwandte vorwiegend Neutralrot. Seiner Schilderung nach färbt dieser Farbstoff verschiedenartige Sekretionsvakuolen. R. Höber und Königsberg (1905) machen die wichtige Feststellung, daß lipoidlösliche und -unlösliche Farbstoffe in den Nierenzellen an den gleichen Orten lokalisiert werden [bestätigt und weiter ausgeführt durch E. Herzfeld (1916) und W. v. Möllendorff (1918)], wodurch die Frage zur Diskussion gestellt werden muß, ob die Lipoidlöslichkeit der Farbstoffe für deren Lokalisation irgendeine Rolle spielt.

Für die Frage der Farbstofflokalisation und deren Bedeutung sind besonders die Untersuchungen mit Carminpräparaten wichtig gewesen. Man findet im Anfang von Ausscheidungsversuchen zahlreiche körnige Carminniederschläge, besonders im Lumen der Schleifen und Sammelrohre. Früher wurden diese Niederschläge den durch Speicherung in den Hauptstückzellen auftretenden Bildungen gleichgestellt [A. Schmidt (1890), Schlecht (1907) u. v. a.]. A. Schmidt beobachtete in Anfangsstadien der Carminausscheidung eine doppelte Körnchenreihe, die den Bürstensaum zwischen sich faßte und hielt dies für ein typisches Sekretionsbild. H. Ribbert erhielt aber das gleiche Bild, wenn er Carmin in Harn gelöst *Kaninchen* in die Marksubstanz der Niere injizierte. Erst T. Suzuki (1912) und W. v. Möllendorff (1915) betonen, daß die intracellulären Granula in vielfacher Beziehung von den im Lumen gefundenen abweichen. Letztere dürften im wesentlichen ausgefällter Farbstoff sein. In der Zeit, wo solche dunkle Carminkörner im Lumen liegen, gibt es derartige Bildungen in den Hauptstückzellen nicht.

Die intracellulären Carmingranula hinterlassen nach Behandlung mit Ammoniak eine ungefärbte Substanz [A. Schmidt (1890), J. Arnold (1902, 1910)]; von den im Lumen liegenden Körnchen ist dies nicht nachgewiesen worden. Die Farbe der letzteren ist stets trüb und dunkel, während sich die intracellulären Granula ihre helle Durchsichtigkeit lange Zeit hindurch bewahren. Der gleiche Gegensatz trifft sich auch bei anderen leicht fällbaren Farbstoffen; bei Bayrischblau ist die ausgefällte Farbstoffsubstanz körnig dunkelviolett, während die intracellulär gespeicherten Granula hellblau sind [W. v. Möllendorff (1915)]. Seine erste (1911) Angabe, daß bei Trypanblau Granula auch im Harnsediment gefunden werden, berichtigt W. Gross (1914) dahin, daß es sich nicht nachweisen lasse, ob die Sedimentgranula mit den intracellulären identisch sind.

Im ganzen kann es also heute als sicher gelten, daß von einem Übertritt intracellulär gebildeter Granula in das Lumen keine Rede sein kann. Treten im Lumen gefärbte Körner auf, so handelt es sich um Bildungen, die im provisorischen Harn neu entstehen.

Bei der sehr großen Schwierigkeit, den Begriff „Vakuole", „Granulum" exakt zu fassen, wollen wir die Möglichkeit, daß solche Gebilde für die Lokalisation von Exkretstoffen präformiert sind, erst besprechen, nachdem die Bedeutung der Plastosomen und des Golgi-Apparates für diese Fragen erörtert ist.

Die Plastosomen, seit den Beobachtungen von C. Benda (1903) in zahlreichen Arbeiten untersucht, sind für die Hauptstücke der *Säugetier*niere außerordentlich charakteristisch. Seit J. Arnold (1902) werden die Gebilde sehr oft für die Ablagerung der Farbstoffe in Anspruch genommen. Die Beweisführung beschränkt sich allerdings zumeist darauf [A. Schmidt (1891), J. Arnold (1902, 1910), T. Suzuki (1912), E. Goldmann (1909), W. Gross (1911), Wieszenienski (1912), M. Türk (1913), S. Steckelmacher (1919) u. a.], daß man oft eine ausgesprochen reihenförmige Anordnung der Granula feststellen könne. Dabei schwanken aber im einzelnen die Angaben sehr. So fand J. Arnold (1902, 1914) vorwiegend supranucleäre, T. Suzuki (1912) dagegen meist circumnucleär angeordnete Granula. A. Schmidt (1890) sah die ersten Carmingranula an beiden Flächen des Bürstensaumes auftreten. T. Mitamura (1924) fand dagegen auch bei *Ratten* und *Kaninchen* vorwiegend supranucleär gelagerte Granula. W. v. Möllendorff (1915) färbte in Altmann-Präparaten die Plastosomen neben den Farbstoffeinschlüssen und betonte die Unabhängigkeit beider Bildungen von einander. Er zeigte auch eingehend, daß die Anordnung der Granula durchaus von der Zeit und der Stärke der Ablagerung abhängig ist; anfangs liegen bei *Mäusen* alle Granula supranucleär dicht unter dem Saum, später

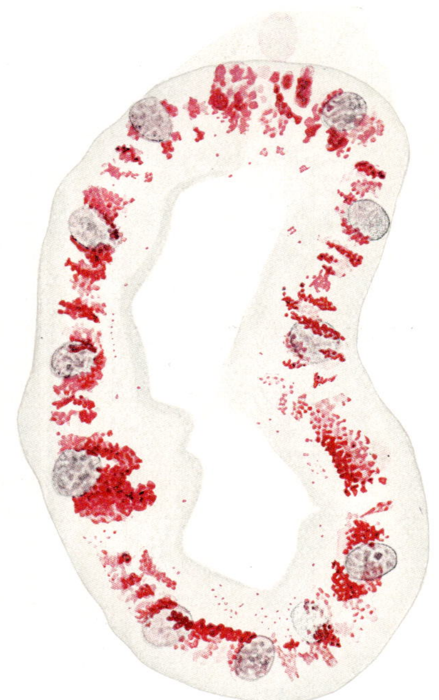

Abb. 141. Hauptstück aus der Niere der *Maus.* 48 Stunden nach der Einspritzung von 0,5 ccm 2%iger Lösung von Lithioncarmin. Reihenanordnung der Granula bei weitem Lumen. (Nach W. v. Möllendorff 1915.)

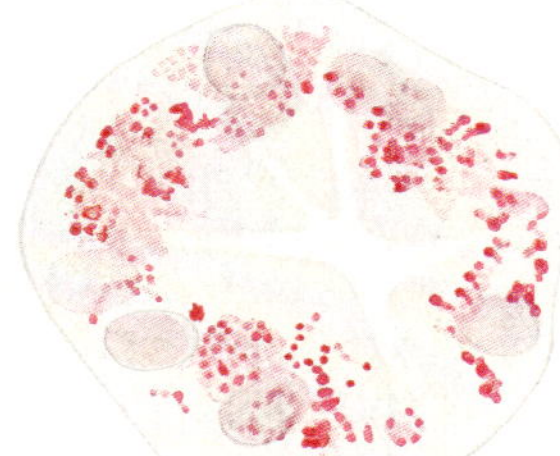

Abb. 142. Hauptstück aus der Niere der *Maus.* 32 Stunden nach der Einspritzung von 0,5 ccm 2%iger Lösung von Lithioncarmin. Häufchenstellung der Granula bei engem Lumen. (Nach W. v. Möllendorff 1915.)

rücken sie unter steter Zunahme der Granulazahl weiter basal in eine zirkumnucleäre Region. Bei weitem Lumen ist die reihenförmige (Abb. 141, 142), bei engem Lumen die supranucleäre Haufenanordnung vorwiegend. Dies spricht dafür, daß die Farbgranula zwischen den Stäbchen liegen. S. Steckelmacher (1919) bestreitet die Beweiskraft der gleichzeitigen Darstellung von Plastosomen und Farbgranula und hält daran fest, daß die Farbstoffe in Teilen der Stäbchen abgelagert würden. Für eine Entstehung der Granula aus der Stäbchensubstanz und nachfolgender Absonderung aus denselben gibt es aber für die Farbstoffgranula ebensowenig bündige Beweise wie für die Entstehung ungefärbter Granula aus den Stäbchen.

Die Angabe von A. B. Dawson (1924), daß bei *Necturus* Farbstoff in den Stäbchen des IV. Abschnittes gespeichert werde, bedarf dringend der Aufklärung; sie würde für das Nierenproblem ein völliges Novum sein. Besonders scharf lehnen D. Nassonov (1926) und G. Jasswoin (1925) eine Beteiligung der Plastosomen an der Farbstoffspeicherung ab (s. u.).

Auch die oben erwähnte Tatsache, daß basische und saure Farbstoffe in den Hauptstückzellen in gleicher Verteilung abgelagert werden, spricht nicht zugunsten einer Beteiligung der Plastosomen an diesen Vorgängen, da dieselben in anderen Zellen des Körpers von basischen Farbstoffen (mit Ausnahme von Janusgrün und Janusschwarz) nicht gefärbt werden. So kommt auch M. Avel (1925) gegen J. Turchini (1920) zu der Auffassung, daß Plastosomen mit der Speicherung nichts zu tun haben.

Seit den Untersuchungen von G. Jasswoin (1925) und D. Nassonov (1926) ist nun der Golgi-Apparat für die Farbstofflokalisation in den Mittelpunkt der Diskussion gerückt. M. Avel (1924) hatte den Golgi-Apparat bei *Rana* paranucleär, bei *Triton* infranucleär gefunden und aus dieser Lage des Apparates den Schluß gezogen, daß die Hauptstückepithelien Resorptionsarbeit verrichten. Nach G. Jasswoin liegt aber im Ruhezustand der Golgi-Apparat auch bei

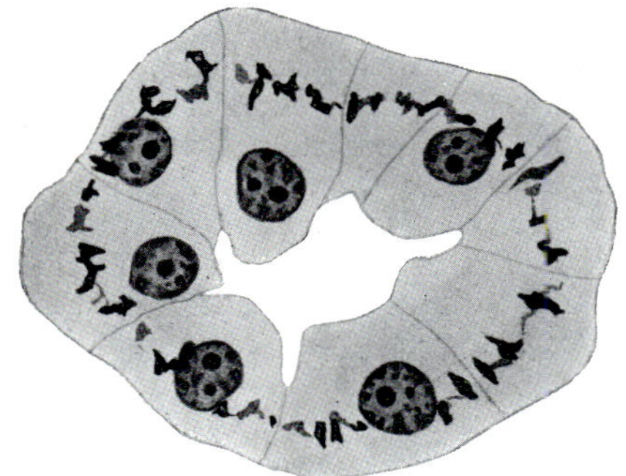

Abb. 143. Querschnitt durch ein Hauptstück der *Maus*. Äquatorialer Typus des Golgi-Apparates. Golgi-Veratti-Silbermethode. (Aus D. Nassonow 1926.)

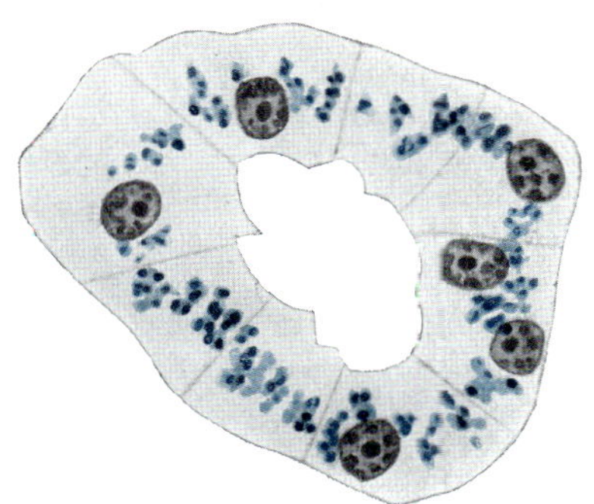

Abb. 144. Querschnitt durch ein Hauptstück der *Maus*; Trypanblauspeicherung nach 2 Injektionen einer 1%igen Trypanblaulösung. (Aus D. Nassonow 1926.)

Triton supranucleär; er kann aber wandern, indem er im Verlaufe einer Diurese allmählich para- und infranucleär verschoben wird. Dabei ändert der Golgi-Apparat die Form: aus einem Netz mit senkrecht gestellten Maschen wandelt er sich zu einem solchen mit flach gelegten Maschen um. Das Trypanblauspeicherbild stimmt nach Jasswoin in allen Phasen mit demjenigen des Golgi-Apparates der Lage nach überein. Die gefärbten Elemente sind nicht mit der Substanz des Golgi-Apparates identisch, sondern sind von der letzteren umschlossen. D. Nassonov (1926) konnte den Golgi-Apparat, bei *Triton* im II. Abschnitt niemals supranucleär finden. Er dehnte seine Untersuchungen auch auf *Säugetiere* aus. Bei *Maus* und *Ratte* ist der Golgi-Apparat para- oder mehr infranucleär angeordnet. Offenbar ist eine Verschieblichkeit der Kerne an der Lagevariabilität des Golgi-Apparates schuld. Der Apparat besteht aus einzelnen länglichen Elementen, die aber nicht mit den Plastosomen identisch sind. Bei der *Katze* liegt der Apparat meist in Klümpchen oder Knäueln supranucleär; nur selten liegt hier der Apparat infranucleär. Die Lage des Apparates stimmt mit der Lokalisation der Farbstoffgranula, wie sie T. Suzuki (1912) für verschiedene *Säugetiere* angegeben hat, gut überein. Nassonov selbst vergleicht die Lokalisation des Trypanblau bei der *Maus* mit der Lage des Golgi-Apparates. Nach 24 Stunden findet er Übereinstimmung (Abb. 143, 144); später dehnt sich die Zone der Farbgranula stärker aus als diejenige des Apparates.

Bei maximaler Speicherung bleibt der Apparat an seiner Stelle, während die Farbgranula sich auf die ganze Zelle verteilen.

Es ist gewiß zuzugeben, daß die Bilder von Jasswoin und Nassonov eine große Überzeugungskraft besitzen. Doch muß betont werden, daß diese Lokalisation noch viele Fragen offen läßt. Einmal besteht in den Angaben der Autoren keine völlige Übereinstimmung, Nassonov tritt mehr für eine konstante Lage des Apparates ein und nimmt deshalb nur eine vorübergehende Beziehung des Farbstoffes zur Apparatsubstanz an. Jasswoin dagegen findet eine gesetzmäßige Verschiebung des Apparates. Die Beobachtungen Jasswoins finden jedenfalls in den Angaben früherer Autoren insofern eine gewisse Bestätigung, als tatsächlich eine Verschiebung der Granula in der Richtung vom Lumen zu der Basis beschrieben ist [M. Ghiron (1912, 1913, 1915, 1923) am lebenden Objekt, W. v. Möllendorff (1915)]. Auch K. Peter (1925) beschreibt an der Niere von *Salamander*larven eine solche Granulaverschiebung eingehend. Andererseits legen es die Beobachtungen von Nassonov doch nahe anzunehmen, daß bei stärkerer Farbablagerung die „fertigen" Granula aus der Apparatgegend verlagert werden.

Solange aber das Wesen des Golgi-Apparates so wenig geklärt ist, wie dies bis jetzt der Fall ist, kann auch die Frage, was eigentlich ein Farbgranulum ist, oder durch welchen Mechanismus der Farbstoff in der Zelle deponiert wird, allein durch die Erkenntnis, daß die Farbstoffe in der Gegend des Apparates deponiert werden, nicht als gelöst betrachtet werden. Meines Erachtens ist die Frage der Speicherung im Hauptstückepithel nicht ein Problem dieses Epithels allein, sondern nur ein Sonderfall des allgemeinen Speicherungsproblems. Es würde hier viel zu weit führen, die ganze Frage der Speicherung aufzurollen. Aber die Beurteilung des Wesens der Nierenspeicherung ist untrennbar vom ganzen Problem der Vitalfärbung. Es darf hier daran erinnert werden, daß besonders bei der Verarbeitung saurer Farbstoffe das Mesenchym weitaus an erster Stelle beteiligt ist — das Hauptstückepithel kann aber als mesodermales Epithel den mesenchymatischen Einrichtungen im weiteren Sinne zugezählt werden. Seit den Arbeiten von W. Schulemann (1912, 1914, 1915, 1918), W. v. Möllendorff (1915, 1920), H. M. Evans und K. Scott (1920) hat sich die Anschauung weithin Geltung verschafft, daß die Aufspeicherung anodischer Substanzen mit der Bildung neuer Vakuolen einhergeht, in denen die Substanzpartikel angereichert werden und allmählich durch Ausflockung an Konzentration zunehmen. W. Schulemann (1913) hat im besonderen nachgewiesen, daß bei metachromatischen Farbstoffen diese Ausflockung mit einem Farbwechsel verbunden ist. Daneben kommt in besonderen Fällen noch eine Anfärbung phagocytierten oder granulär gespeicherten Materials zustande. So können z. B. Gallepigmenteinschlüsse überfärbt werden [W. v. Möllendorff (1915, 1917)]. Dies sind aber Ausnahmefälle; die übliche Speicherung saurer Farbstoffe erfolgt in der Regel nach dem erstgenannten Typus.

Mit dieser Auffassung lassen sich am besten die Erscheinungen bei der Speicherung im Hauptstück in Einklang bringen. Es kann dabei sehr wohl eine primäre Bevorzugung der Gegend des Golgi-Apparates vorkommen; vielleicht ist ja überhaupt der Golgi-Apparat nichts anderes als eben die Region der Zelle, in der sich aus dem Cytoplasma entmischte Stoffe bevorzugt ansammeln, eine Anschauung, die auch Nassonov (1926) im wesentlichen vertritt. Gerade diese Anschauung verträgt sich auch am besten mit dem Umstand, daß eine Speicherung am leichtesten zustande kommt, wenn Farbstoffe flockbar sind, vorausgesetzt, daß sie in genügender Konzentration in der Zeiteinheit an die Zelle herankommen. Auch die weitere, oft gemachte Beobachtung, daß stark diffusible Farbstoffe in der Zelle diffus verteilt werden, ohne granulär zu erscheinen, spricht für die Anschauung, daß die granuläre Aufspeicherung mit der Neubildung von Speicherorten Hand in Hand geht. Erst von einer gewissen Teilchengröße ab ist die Adsorption an den Feinbau des Cytoplasmas so stark, daß die Stoffe haften bleiben und die Zelle zu einer Lokalisierung der Partikel zwingen. Die Ansicht von J. DE HAAN (1923), daß kolloide Farbstoffe stets an Eiweiß adsorbiert kreisen und deshalb zusammen mit Eiweiß gespeichert werden, ist für die Niere, so viel ich sehe, gegenstandslos geworden, da nach den Punktionsergebnissen feststeht, daß wenigstens beim *Frosch* das Glomerulusfiltrat eiweißfrei ist. Kommt also die Trypanblauspeicherung auf resorptivem Wege zustande, so muß dieselbe im Nierenhauptstück ohne Eiweiß vor sich gehen.

Von der Speicherung der sauren Farbstoffe in den Hauptstückepithelien trenne ich scharf die Färbung der Epithelien mit basischen Farbstoffen. Bei diesen Versuchen stand stets die Analyse der Zellstruktur im Vordergrund. Schon O. SCHULTZE (1887) deutete die mit Methylenblau vital und supravital färbbaren Körnchen in den Nierenzellen als Bioblasten im Sinne P. ALTMANNS; J. ARNOLD (1899, 1902) betrachtete die mit Neutralrot und Methylenblau dargestellten Körnchen als Plastosomen, D. CESA-BIANCHI (1909) nennt sie Liposomen. Die Färbung beginnt am Saum und schreitet in basaler Richtung fort. Außer den Granula färben sich auch Zwischenglieder, so daß vielfach stäbchenartige Zeichnungen auftreten. A. GURWITSCH (1901) baute auf Beobachtungen mit dem basischen Toluidinblau seine Kondensatorentheorie auf. Nach seiner Ansicht liegen die zuerst gefärbten Vakuolen in der *Frosch*niere basal und rücken im Laufe der Ausscheidung weiter nach dem Lumen, um schließlich durch den Saum hindurch ihren Inhalt in das Lumen zu entleeren. Die Unrichtigkeit dieser Vorstellung wurde (1915) durch W. v. MÖLLENDORFF ausführlich dargetan.

Eingehende Untersuchungen mit Hilfe der supravitalen Neutralrotfärbung wurden an verschiedenen *Wirbeltier*formen durch REGAUD, REGAUD und POLICARD und A. POLICARD vorgenommen. Die wichtigsten Befunde sind mit ausführlicher Berücksichtigung der französischen Literatur bei A. POLICARD (1907) dargestellt. Mit Neutralrot färben sich weder albuminoide noch lipoide Granula, sondern eigenartige, sonst nicht färbbare Vakuolen, die z. B. in Osmiumpräparaten hell ausgespart werden. D. CESA-BIANCHI (1909) dagegen glaubte, aus seinen Beobachtungen den Schluß ziehen zu müssen, daß die Neutralrotkörnchen Lipoide seien und nannte dieselben Liposome.

Basische Farbstoffe wie Neutralrot, Methylenblau, Bismarckbraun, Toluidinblau färben während der Ausscheidung durch die Niere paraplastische Einschlüsse der Hauptstückepithelzellen an; unter anderen Einschlüssen können dies auch vorher eingelagerte saure Farbstoffgranula sein [E. HERZFELD (1916)]. So erklärt es sich, wenn, wie dies schon R. HÖBER und KÖNIGSBERG (1905) betonten, saure und basische Farbstoffe im gleichen Granulum angetroffen werden. Daß die basischen Farbstoffe in ihrer Verteilung im Innern der Zelle von den sauren nur wenig abweichen, erklärt sich daraus, daß die von basischen Farbstoffen angefärbten Einschlüsse analog entstehen wie die sauren Farbstoffgranula. Schon R. HÖBER (1909) fand an der *Frosch*niere, daß 24 Std. nach der Injektion Toluidinblau und Neutralrot in kleinen Tröpfchen, Methylenblau in feinen staubförmigen Granula, Bismarckbraun in großen Tropfen gespeichert werden. E. HERZFELD (1916) bestätigt diese Befunde, betont aber, daß man mit allen Farbstoffen durch geeignete Dosierung alle Bilder bekommen könne. Diese Vielgestaltigkeit des Farbbildes zeichnet die basischen Farbstoffe vor den Säurefarbstoffen in gewisser Weise aus. W. v. Möllendorff (1918) zeigte an der Vorniere von *Kaulquappen* die Einzelheiten der Ausflockung für mehrere sauerbasische Farbstoffpaare. Für die reiche Literatur, die über das Wesen der Vitalfärbung mit basischen Farbstoffen heute vorliegt, muß auf die Spezialdarstellungen verwiesen werden.

Einen Sonderfall stellt die supravitale Färbung der Stäbchen mit Janusgrün dar [E. Laguesse (1912)], die einmal die plastosomale Natur dieser Gebilde erweist, andererseits auch wieder erkennen läßt, daß die mit Neutralrot färbbaren Granula keine plastosomalen Gebilde sind.

2. Verhalten der distalen Epithelien des Nephrons zu ausgeschiedenen Substanzen.

In der Niere der *Säugetiere* kommt es in den distalen Abschnitten des Nephrons zu weniger ausgeprägten Erscheinungen; wir unterscheiden die Bildung von Zylindern und die Speicherung innerhalb der Zellen.

Die Zylinderbildung ist für eine Reihe von Farbstoffen die Regel, wenn eine genügende Menge von Farbstoff in kurzer Zeit zur Ausscheidung gebracht wird. Bekannt ist dieses Verhalten seit R. Heidenhain (1874) für Indigcarmin und aus den zahlreichen Versuchen mit Lithion- und Natroncarmin (Abb. 145), daran schließt sich Bayrisch-Blau, dessen Farbstoffniederschläge metachromatisch violett sind [W. v. Möllendorff (1915)]. Die Zylinder bilden sich während der Zeit maximaler Farbstoffkonzentration im Harne und entstehen offenbar infolge einer Rückresorption von Wasser [H. Ribbert (1896)] aus Niederschlägen des Farbstoffes. Solche findet man zuerst in Sammelröhren, Schleifen und Schaltstücken, später auch im Hauptstück. Die Niederschläge bestehen wohl sicher aus reinem Farbstoff in Substanz ohne Beimengung einer organischen Grundlage. Jedenfalls sind diese Niederschläge scharf von den intracellulären Speichergranula zu unterscheiden (s. o. S. 163 und Abb. 142). Manchmal lagern Farbstoffkörnchen sehr dicht an der Epitheloberfläche und können auch an den Zellgrenzen weiter basalwärts vorrücken. Hier handelt es sich aber stets um Niederschläge, die dem Lumen angehören. Verwendet man zu Experimenten solche Farbstoffe, die Niederschläge bilden und dabei leicht diffundieren, so kann man leicht irregeführt werden. So fanden Tribondeau und Bongrand (1903) Indigcarmin bei *Schlangen* nur im Mittelstück und zogen daraus den ganz unzulässigen Schluß auf eine Ausscheidung an diesem Orte.

Daß auch echte Speicherung in den distalen Abschnitten des Nephrons vorkommt, ist verhältnismäßig spät beachtet worden. Ich sehe dabei von den Angaben älterer Autoren ab, die von einer Speicherung im Schaltstück und in den breiten Schleifenschenkeln sprechen [H. Ribbert (1896), E. Goldman (1909) u. a.]. Hier handelt es sich, wie vor allem T. Suzuki (1912) dargetan hat, um Verwechselungen; tatsächlich betrafen diese Angaben immer Teile des Hauptstückes und kamen dadurch zustande, daß man die Anordnung der Speicherung im Hauptstück nicht beachtet hatte.

Die echte Speicherung in distalen Abschnitten tritt stets viel später auf als im Hauptstück; am frühesten zeigt sich eine feingranuläre Speicherung in den D. papillares [T. Suzuki für Lithioncarmin, M. Glasunow (1928) für Trypanblau beim *Meerschweinchen*). Diese Speicherung ist bei täglicher Eingabe von 1 ccm 1% Trypanblaulösung bei *Meerschweinchen* nach 7 Tagen feingranulär und supranucleär gelagert (Abb. 146), nach 14 Tagen besitzen die wesentlich dunkleren Farbstoffmassen eine fädige Form und umlagern den Kern von allen Seiten (Abb. 147). Auch im Epithel der *Calyces minores* kommt eine derartige Speicherung zustande.

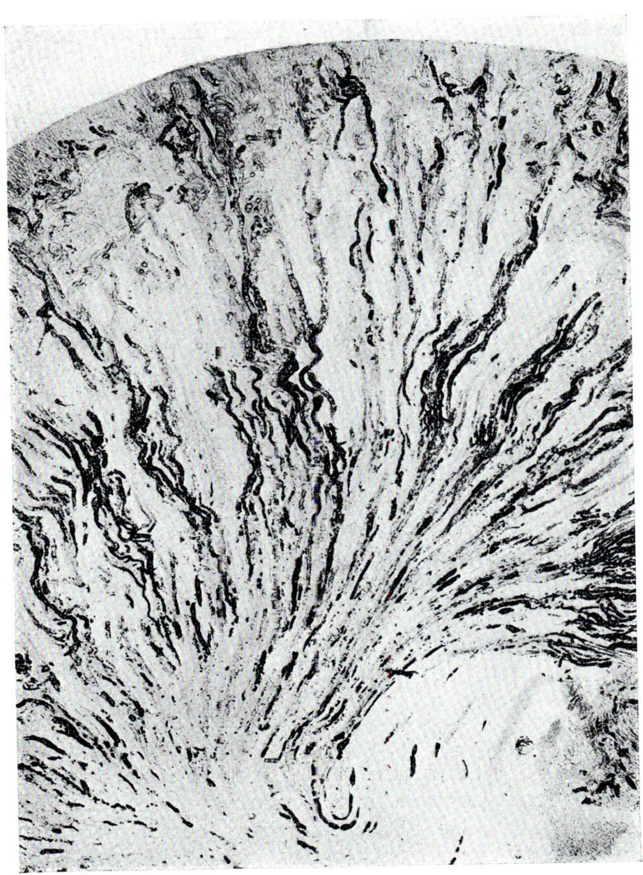

Abb. 145. Dicker Schnitt durch eine *Mäuseniere*. 9 Stunden nach der Injektion von Lithioncarmin. Zylinderbildung in Sammelrohren und Schleifen, Beginn einer Speicherung im Hauptstück. Vergr. 27 fach.

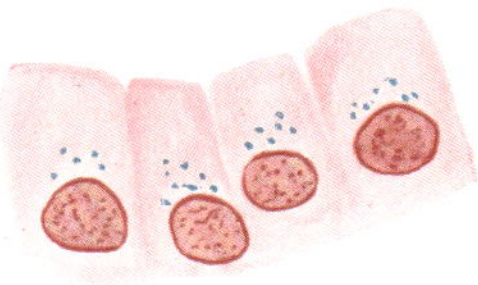

Abb. 146. Epithel des Sammelrohrs (*Meerschweinchen*, nach 7 tägiger Behandlung mit Trypanblau). Feingranuläre Speicherung. (Aus M. GLASUNOW 1928.)

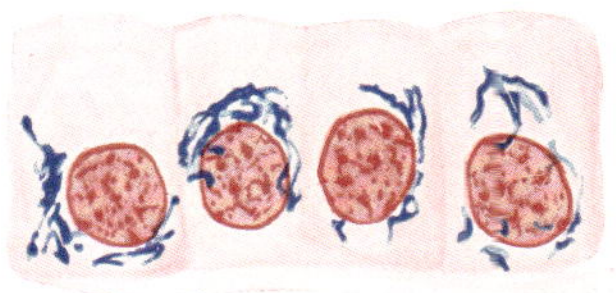

Abb. 147. Epithel des Sammelrohres (*Meerschweinchen*, nach 14tägiger Behandlung mit Trypanblau). Farbstoffablagerung in Form von anastomosierenden Bälkchen. (Aus M. GLASUNOW 1928.)

Sehr schwach ist in GLASUNOWs Versuchen am *Meerschweinchen* auch nach 14—30 tägiger Farbstoffbehandlung die Speicherung im Epithel der Schaltstücke und der HENLEschen Schleifen. Sie besteht hier stets nur aus wenigen winzigen Körnchen, die fast immer supranucleär liegen.

Mit basischen Farbstoffen werden in verschiedenem Umfange in den geraden Harnkanälchen Granulafärbungen erzielt. Doch sind die Angaben hierüber [J. Arnold (1902), E. Herzfeld (1916)] sehr ungenau, was mit der Schwierigkeit der Diagnostik im frischen Zupfpräparat zusammenhängt und damit, daß die Fixierung basischer Farbstoffe sehr unzuverlässig ist. Anscheinend ist es besonders das Sammelrohrepithel, in dem mit einiger Konstanz granuläre Einlagerungen anzutreffen sind. Im Gegensatz aber zu dem Verhalten saurer Farbstoffe erzielt man Färbungen in den Sammelrohren schon während der Hauptausscheidungszeit.

3. Die Lokalisation von Harnstoff während der Ausscheidung.

E. Leschke (1914) suchte Harnstoff durch salpetersaures Quecksilberoxyd zu fällen und in Quecksilbersulfid überzuführen; diese Methode ist aber von fast allen Bearbeitern verlassen worden, weil ihre Spezifität nicht einwandsfrei ist. Nur A. Piras (1922/1923) hat mit dieser Reaktion, die er für empfindlicher als die Xanthyldrolreaktion hält, gearbeitet. A. Policard (1915) führte die Xanthyldrolreaktion zum Nachweise des Harnstoffes ein und fand bei einem normalen *Kaninchen* Dixanthylharnstoffkrystalle nur im Marke, woraus er den Schluß zog, daß der Harnstoff die Rinde in gebundener Form passiere und sich deshalb an dieser Stelle dem Nachweis entziehe. Chevallier und Chabanier (1915) erfaßten dank einer Verbesserung der Reaktion den Harnstoff auch in der Rinde (einschließlich der Glomeruli). H. Stübel (1921) fand Harnstoff bei *Ratten* in den Zellen der Hauptstücke, auch im Glomerulus intra- und extracapillar liegend; bei der *Taube* ist die Niere harnstofffrei. Nach J. Oliver (1921) kommen die Harnstoffkrystalle auch im Zwischengewebe vor, in den Hauptstücken nimmt die Dichtigkeit der Lagerung in distaler Richtung ab, im Lumen verstärkt sich dagegen die Konzentration in distaler Richtung. K. Walther (1923) bestätigt die Ergebnisse Olivers in vollem Umfange und spricht sich dafür aus, daß Harnstoff sowohl im Glomerulus wie im Hauptstück sezerniert werde. Daß die Dixanthylharnstoffkrystalle auch im Hauptstückepithel gefunden werden, spreche gegen eine Resorption, weil es unwahrscheinlich sei, daß ein typischer Exkretstoff rückresorbiert werde. J. L. H. A. Hollmann (1923) findet dagegen in den mikroskopischen Befunden der Harnstoffausscheidung eine völlige Bestätigung der Theorie von Cushny.

Andererseits betonen E. K. Marschall jr. und M. M. Crane (1924), daß Harnstoff beim *Frosch* besonders stark konzentriert werden könne — dies ist ja auch bei *Säugern* der Fall —, beim *Trockenfrosch* könne die Harnstoffkonzentration das 65fache der Blutkonzentration betragen, was man nur durch eine aktive Sekretion in den Hauptstücken erklären könne. R. Höber (1929) hat sich neuestens für diese Auffassung ausgesprochen und stellt den Harnstoff in Parallele zu gewissen Säurefarbstoffen, die beim *Frosch* einem ähnlichen Ausscheidungsverfahren unterliegen sollen; man muß wohl vorläufig abwarten, wohin uns neue Erkenntnisse führen werden.

Die Dixanthylharnstoffkrystalle haben eine längliche Form und liegen oft zu Drusen vereinigt. Selbstverständlich sind sie ein Reaktionsprodukt und geben uns wohl den Ort, nicht aber die natürliche Form der Harnstoffspeicherung wieder. Über diese selbst wissen wir nichts.

4. Die Lokalisation der Harnsäure während der Ausscheidung.

Nach den zahlreichen Untersuchungen, die über die Harnsäure und deren Salze vorliegen, muß man zweierlei scharf trennen: einmal den Nachweis der Konkremente, die sich natürlicherweise im Verlaufe des Ausscheidungsvorganges nachweisen lassen, ferner die Niederschläge, die man durch die Reaktion erzielen kann.

Die natürlichen Konkremente wies in der *Reptilien*niere zuerst PH. SCHOPPE (1887) nach; während sowohl M. BIAL (1890) wie A. POLICARD und LACASSAGNE (1910) solche Einschlüsse in der *Vogel*niere vermißten, konnte W. v WITTICH (1856) und PH. SCHOPPE auch hier die winzigen und spärlichen Konkremente im Hauptstückepithel nachweisen. In den Nierenkörperchen sind solche Harnsäurekonkremente niemals nachgewiesen worden. Auch vermehren sich dieselben nicht nach Ureterenunterbindung [ZALESKY (1865)].

Andererseits kann man bei *Reptilien* und *Vögeln* leicht im Lumen der Nierenkanälchen, an Menge und Größe in distaler Richtung zunehmend, die Harnsäurekonkremente nachweisen, wie sie auch den Kloakenharn zusammensetzen. Die Mehrzahl der Untersucher ist der Ansicht, daß diese Konkremente unabhängig von den intracellulären Einschlüssen sich im Harn selber bilden [s. a. A. NOLL (1920), wo eine eingehende kritische Darstellung dieser Frage zu finden ist]. Es ist ganz offenbar, daß es sich hier um eine Konkrementbildung handelt, die ähnlich wie bei manchen Farbstoffen durch die Konzentrationszunahme des Harnes infolge Wasserresorption zustande kommt.

W. EBSTEIN und A. NIKOLAIER (1896) untersuchten das Verhalten der *Säugetier*nieren (*Hunde* und *Kaninchen*) gegen die ihnen fremde Harnsäure, die sie in Piperazin gelöst injizierten. Sie kamen zu der Meinung, daß die Harnsäure ganze Zellen imprägniere, die dann als große und kleine Uratzellen in das Lumen abgestoßen würden. Diese Ansicht widerlegte H. SAUER (1898); die Uratzellen sind nur geschädigte Zellen, in denen u. a. auch Harnsäuresalze angehäuft sind. Es bilden sich aber auch in diesen Versuchen Konkremente in den Hauptstückepithelzellen aus [H. RIBBERT (1896), H. SAUER (1898), L. ASCHOFF (1899), T. SUZUKI (1912)].

Man erkennt in diesen Versuchen wie in den normalen Befunden an *Sauropsiden* nichts, was auf ein andersartiges Verhalten der Harnsäure schließen ließe, als wir es von den Farbstoffen her kennen. Die Konkremente im Harne entstammen wohl sicher nicht den Zellen, ebensowenig kann man die in Zellen befindlichen spärlichen Granula als Sekretvorstufen auffassen. Vielmehr stimme ich A. NOLL durchaus zu, daß die Ausscheidung in gelöster Form vor sich gehen muß. Diese gelöste Harnsäure hat man nun durch verschiedene Reaktionen zu fassen gesucht [H. ANTEN (1901), J. COURMONT und CH. ANDRÉ (1905), E. LESCHKE (1914)]. Mit Hilfe ihres Verfahrens konnten COURMONT und ANDRÉ auch in den Nieren von *Cyprinus*, *Frosch* und *Kröte* Harnsäure nachweisen, was sehr auffallend ist, weil deren Harn kaum Urate enthält. A. POLICARD (1909) hat deshalb das Verfahren dieser Autoren mit Recht angezweifelt, zumal $AgNO_3$ auch andere Substanzen schwärzt, vor allem Eiweißkörper. In E. LESCHKEs Versuchen fand sich Harnsäure bei *Säugetieren* nur gewisse Zeit nach intravenöser Harnsäureinjektion in den Hauptstückepithelien — die Glomeruli blieben stets frei.

5. Die Lokalisation ausgeschiedener Salze.

Auch die Salzversuche sagen uns nur in wenigen Fällen mehr aus als die Farbstoffversuche, vor allem muß bedacht werden, daß es sich entweder um unphysiologische Substanzen handelt, oder doch um Mengen, die das Physiologische weit übersteigen müssen, falls ein histologischer Nachweis gelingen soll. Im einzelnen haben diese Versuche eine Bereicherung unseres morphologischen Wissens nur in wenigen Fällen gebracht. Die meisten Salze erscheinen in der Form, in der sie die Reaktion niedergeschlagen hat, wobei kein Urteil über ihre natürliche Anordnung möglich ist [Kochsalz — E. Leschke (1914), W. v. Möllendorff (1922), — Jodsalze Leschke, Phosphate Sehrwald (1887), Leschke]. Nur für die Eisensalze und für die kolloiden Metalle kann man von einer charakteristischen Speicherform sprechen, da die kolloiden Metalle ohne reaktive Behandlung, die Eisensalze wenigstens teilweise wohl in submikronischer Form durch die Berlinerblau-Reaktion innerhalb von Granulis, bzw. Vakuolen niedergeschlagen werden.

Die Eisensalze sind denn auch sehr oft zu Ausscheidungsexperimenten benutzt worden. Zuerst machte V. Cornil (1881) Versuche mit intravenöser Eingabe von gelbem Blutlaugensalz, das er bei der Fixierung mit Ferrichlorid fällte. Er schloß aus den Bildern auf eine Ausscheidung des Salzes in Tubulis und Glomerulis. Glaevecke (1883) fand dann bei *Kaninchen,* daß Ferrum citr. oxyd. in einer halben Stunde im Harn nachweisbar wird und den Höhepunkt der Harnkonzentration in 2—4 Std. erreicht. Die Niere enthält im Mark eisenhaltige Zylinder und in den Hauptstücken eine diffuse, teilweise körnige Eisenablagerung in den ersten 9 Stunden. Später ist nur wenig Eisen in der Nierensubstanz nachweisbar. J. Biberfeld (1904) und A. Basler (1906) haben nur die Anfangsstadien untersucht und kamen optisch zu dem gleichen Ergebnis: Anfärbung des Bindegewebes zwischen den Kanälchen. Waschetko (1910) konnte Natriumferrocyanid bei *Hunden* nur im Kanälchenlumen wiederfinden, vermißte es dagegen im Zellinnern. E. J. Stieglitz (1921) behandelte *Kaninchen* teils mit Ferriammoniumcitrat, teils mit Natriumferrocyanid, teils mit einem Gemisch aus beiden. Er fand besonders bei dem Ferrisalz eine mit der Zahl der Injektionen zunehmende Schollenfärbung des Cytoplasmas der Hauptstücke; die Mischung von Ferro- und Ferrisalz ergibt dagegen eine der Farbstoffspeicherung ähnliche Anordnung des Eisens. Die Schollenfärbung charakterisierte W. v. Möllendorff (1922) als Giftwirkung des Ferrisalzes, derselbe wies auch daraufhin, daß das Gemisch aus Ferro- und Ferrisalz infolge seiner geringen Diffusionsfähigkeit sich in seinem Verhalten demjenigen halbkolloider Farbstoffe sehr nähere. Die Schlüsse von Stieglitz auf eine sekretorische Tätigkeit der Hauptstücke wies v. Möllendorff zurück. In dem gleichen Jahre widerlegt auch J. Firket (1921) die Schlußfolgerungen von Stieglitz, allerdings bekam Firket bei Behandlung mit Ferro- und Ferrisalzmischungen niemals Eisen in den Epithelien der Hauptstücke zu sehen, wies dasselbe aber im Kapsellumen nach. Er hält deshalb den Glomerulus für den Exkretionsort. Firket (1920) hatte schon nachgewiesen, daß bei embryonalen *Katzen*nieren nur diejenigen Nephrone Eisen ausscheiden, deren Glomeruli funktionsreif sind. Es sei hier an die oben erwähnten Versuche von A. B. Dawson (1924) an *Necturus* erinnert, wo er ebenfalls mit Hilfe eines Eisengemisches die resorptive Funktion der Hauptstücke nachwies (s. a. S. 175).

Die Ausscheidung der kolloiden Metalle ist besonders von J. Voigt und M. Fritz (1921) und J. Voigt (1925) untersucht worden. C. Frommann (1859) hat gelegentlich eines Falles von Argyrie die Lokalisation der Silberniederschläge im Bindegewebe gesehen (sehr stark in den Pyramiden, in der Rinde hauptsächlich in den Glomerulis). Ähnliche Beobachtungen sind seitdem oft gemacht worden. Die erste systematische Untersuchung über die Ausscheidung kolloider Metalle stammt dann von A. Mayer und G. Stodel (1905), die nach intravenöser Injektion kolloidalen Silbers eine starke Ablagerung in den Hauptstückepithelien und den aufsteigenden Schleifenschenkeln (Verwechslung mit der P. recta der Hauptstücke) fanden. J. Voigt und M. Fritz arbeiteten mit verschiedenen kolloidalen Metallösungen und verfeinerten das

Untersuchungsverfahren erheblich durch die Anwendung der Dunkelfeldbeleuchtung. Es kommt in den verschiedenen Versuchen teils zu einer Imprägnation der Basalmembranen, teils zu Speicherung im Epithel offenbar vorwiegend der Hauptstücke. Auffallend ist in vielen Versuchen, daß die Metallablagerung offenbar mit scharfer Grenze im Gebiet der Außenzone des Markes abschneidet. Über den Ausscheidungsmechanismus geben die Versuche kein klares Bild, weil Zeitserienversuche mit den einzelnen Metallen nicht vorliegen. In vielen Fällen kommt es zu groben Schädigungen.

6. Einfluß histophysiologischer Versuche auf das Problem der Harnbereitung.

Bekanntlich war es R. HEIDENHAIN (1874), der zuerst die große Bedeutung der Farbstoffexperimente für das Problem der Harnbereitung erkannte. Er leitete zum Teil aus seinen Indigcarminversuchen seine Drüsentheorie der Harnbereitung ab. An dieser Theorie interessiert uns hier zweierlei: einmal die Rolle des Glomerulus, dann diejenige der Hauptstücke. In beiden sieht HEIDENHAIN spezifische Drüsen; im Glomerulus eine Drüse für Wasser und die dasselbe in allen Gewebssäften begleitenden Salze, im Hauptstück die Drüse für die spezifischen Harnbestandteile (Harnstoff z. B.); in der letztgenannten Stelle soll es auch zur Sekretion der Farbstoffe kommen. Die Indigcarminversuche sind technisch überholt; die sehr große Dosis (50—75 ccm kaltgesättigter Lösung bei *Hunden* intravenös) bewirkt eine starke Nierenschädigung mit Kernfärbung in den Hauptstücken. Die intensive Färbung derselben besagt nach unserer heutigen Erfahrung für die Tätigkeit derselben gar nichts. Das Farblosbleiben der Glomeruli, um welchen Punkt sich in der Folgezeit eine besonders ausgedehnte Diskussion drehte [HENSCHEN (1878), PAUTINSKY (1880), GRÜTZNER (1880—1881) u. a.], ist kein Beweis gegen einen Farbstoffdurchtritt an dieser Stelle; da es in den Wandschichten des Glomerulus anfangs zu keiner Farbkonzentrierung kommt, bekommen wir von dem Durchtritt der Substanzen an dieser Stelle nichts zu sehen, tritt Eiweiß mit durch den Glomerulus, so färbt sich der Kapselinhalt mit gleichzeitig durchgetretenem Farbstoff an [M. NUSSBAUM (1877) für Carmin, H. RIBBERT (1896) für Hämoglobin, K. PETER (1924) für Trypanblau u. a.]. Nach längerer Farbstoffabscheidung können die Glomeruluswandzellen Farbstoff speichern [W. v. MÖLLENDORFF (1927), M. GLASUNOW (1928), W. BARGMANN (1929)]. SOBIERANSKY (1895) wies ferner darauf hin, daß bei der Alkalinität des Glomerulusfiltrats [DRESER (1887)] sehr wohl die Farbe in Leukoform durchtreten könne. Auch G. D. SHAFER (1908), der im übrigen HEIDENHAINS Schlüsse unterstützt, hält diesen Einwand für berechtigt. Auch die unmittelbare Beobachtung, die A. D. HIRSCHFELDER und R. BIETER (1922) nach Injektion von Phenolsulfophthalein in die BOWMANsche Kapsel der lebenden *Frosch*niere machten, lehrte, daß die Reaktion im Kapsellumen mehr alkalisch ist und im Kanälchen stärker sauer wird.

Die Färbung der Rindenkanäle nach Halsmarkdurchschneidung kann heute auch nicht mehr als Argument für eine Drüsentätigkeit der Rindenkanäle gelten, weil die Halsmarkdurchschneidung keineswegs die Arbeit der Glomeruli völlig lahmlegt.

Die lokale Farbverstärkung unter geätzten Rindenpartien, die R. HEIDENHAIN ebenfalls als einen Beweis für die sekretorische Funktion der Hauptstücke anführte, hat eine interessante Beleuchtung erfahren durch die neueren Versuche von N. ANIKIN [(1926) unter A. GURWITSCH] und A. WALDEYER (1928). ANIKIN glaubte die sekretorische Bedeutung der Hauptstücke dadurch erweisen zu können, daß er nach der VOGTschen Agarmethode auf der Oberfläche der Nieren Farbmarken anbrachte, wozu er einmal Toluidinblau (basisch) und dann auch

Trypanblau (sauer) verwandte. Er beschreibt eine bevorzugte Farbspeicherung unter dem lokal beeinflußten Kapselbezirk und hält es durchaus für erwiesen, daß die Hauptstückepithelien von der Basis aus für den Farbstoff zugänglich seien. A. Waldeyer prüfte auf meine Veranlassung diese Versuche und fand, daß der Prozeß viel komplizierter ist, als es zuerst schien. Er konnte zeigen, daß von der Farbmarke aus sehr rasch Farbstoff in die Blutbahn eintritt, so daß nicht nur alle Nephrone der operierten, sondern auch diejenigen der anderen Niere Farbstoff ausscheiden und speichern. In einem Teil der Versuche läßt sich aber eine bevorzugte Speicherung der unter der Operationsstelle liegenden Nephrone zweifelsfrei nachweisen. Dabei bleibt aber stets der normale Speichertypus (Abhängigkeit vom Harnstrom in proximo-distaler Richtung) erhalten. Keineswegs ist dagegen die Speicherung von der Entfernung vom Farbstoffdepot abhängig. Waldeyer zieht deshalb berechtigterweise den Schluß, daß nur eine Ausscheidung im Glomerulus in Frage kommt; die stärkere Speicherung in dem entsprechenden Hauptstück muß dann in einer Funktionsänderung (lokale Schädigung der von der Operation betroffenen Nephrone) gesucht werden. Ganz ähnlich liegen meiner Meinung nach die Verhältnisse in dem Heidenhainschen Experiment.

Die spätere Forschung suchte die Analyse des Problems in verschiedenen Richtungen zu fördern. Morphologie und Physiologie haben sich auf diesem Gebiete auf das Fruchtbarste ergänzt, weshalb es ganz unberechtigt ist, den Wert eines Teiles dieser Ergebnisse, speziell der Farbstoffversuche, so gering zu veranschlagen, wie dies gelegentlich, z. B. durch A. Pütter (1926), geschehen ist. Sehr nachhaltig gefördert wurde die Frage nach dem Ausscheidungsort durch den Versuch von M. Nussbaum (1877, 1878). Dieser nutzte als erster die doppelte Blutversorgung der *Frosch*niere experimentell aus. Die Nierenpfortader wird zur alleinigen Blutquelle nach Unterbindung der Nierenarterien. Nussbaum fand unter solchen Umständen trotz Versiegens der Wasserabscheidung Ausscheidung von Harnstoff und Indigcarmin, auch Diurese nach Coffeinzufuhr, dagegen werden Eiweiß, Zucker und Carmin bei unterbundenen Arterien nicht ausgeschieden. Die Versuche von Nussbaum kranken, wie wir heute wissen, daran, daß die physiologischen Bedingungen nicht genügend eingehalten wurden. Das gleiche dürfte für die Versuche von J. Bouillot (1887) gelten, der mit Purpurin das gleiche Ergebnis hatte wie Nussbaum mit Indigcarmin. Der Farbstoff erscheint sowohl nach Arterien- wie nach Pfortaderunterbindung in den II. Abschnitten. W. Lindemann und seine Schüler Weber, Gawriloff u. a. [s. W. Lindemann (1914)] glauben aus Versuchen mit Indigcarmin, Methaemoglobin, Gelatine jede Exkretion in die Tubuli verlegen zu sollen. Die Glomeruli sind nur Wasserregulatoren. Wie J. G. Adami (1886) zeigte, kommt nach Arterienunterbindung doch noch ein beschränkter Kreislauf in den Glomeruli zustande, der für die Ausscheidung hochdiffusibler Stoffe wie Indigcarmin und Harnstoff ausreicht. Es bestünden Anastomosen zwischen den Capillaren der Tubuli und den Vv. afferentia. Beddard (1902) zeigte zudem, daß ein Teil der Glomeruli auch von den Ästen der Genital- und Intestinalarterien gespeist wird; sind diese alle ausgeschaltet, so wird kein Harnstoff mehr sezerniert. Beddard wies auch nach, daß die Epithelzellen der Kanälchen in solchen Versuchen nicht unerheblich geschädigt werden. T. Mitamura (1924) fand die Plastosomen nach 20—40 Stunden körnig zerfallen, nach kürzerer Versuchsdauer fehlen sichtbare Veränderungen der Epithelzellen.

Aus ähnlichen Erwägungen heraus sind auch die Versuche von A. Gurwitsch (1901), Unterbindung der Nierenpfortader, Verengerung der Harnwege, Verminderung der Farbausscheidung, nicht mehr als beweiskräftig anzusehen.

In neuerer Zeit sind unter diesem Gesichtspunkt einmal *Tierformen* untersucht worden, bei denen eine getrennte Beobachtung der einzelnen Systeme von Natur aus möglich ist; ferner ist durch die ausgezeichnete Durchströmungsmethodik von BAINBRIDGE, COLLINS und MENZIES (1914) eine einwandfreie Analyse in der *Frosch*niere ermöglicht worden.

Bei *Necturus maculosus* ist ein Naturexperiment über die Rolle der Kanälchen bei der Harnbereitung dadurch ermöglicht, daß im Sekretionsabschnitt der Niere nur die ventralen Kanälchen Peritonealtrichter haben, die dorsalen dagegen solcher entbehren. A. B. DAWSON (1924, 1926) verglich nun das Ergebnis intravenöser und intraperitonealer Injektion von Eisensalz; intraperitoneal injiziert läßt sich Eisen anfangs nur in den ventralen, erst nach mehrfachen Injektionen auch in den dorsalen Kanälchen nachweisen. Nach intravenöser Injektion finden wir dagegen in allen Kanälchen in gleicher Weise Eisen gespeichert. Nun sind auch Endothel- und Deckzellen der Glomeruli eisenhaltig. Ganz analoge Ergebnisse förderten auch Trypanblauversuche und brachten mit Recht den Verfasser zu der Überzeugung, daß der Hauptstückspeicherung lediglich eine Resorption zugrunde liegt. J. GR. EDWARDS (1927) konnte in analogen Untersuchungen, wobei er die lebende Niere beobachtete, keine Farbaufnahme in den Epithelien feststellen, wenn er intraperitoneal injizierte. Wir glauben aber, daß hieran die Experimentalbedingungen die Hauptschuld tragen. Die Versuche von EDWARDS wurden hauptsächlich mit hochdiffusiblen Farben angestellt, die an sich nicht stark in den Epithelien angespeichert werden. Da zudem bei intraperitonealer Injektion das Blut nur sehr geringe Mengen an Farbstoff enthält, wird das starke Konzentrationsgefälle nach der Blutseite hin einer Anreicherung in den Epithelzellen noch entgegenwirken. Mit Trypanblau wurden nur wenige Versuche angestellt.

Scheint so die resorptive Funktion der Kanälchen klar bewiesen, so müssen andererseits die Befunde an glomeruluslosen Nieren, wie sie bei manchen *Knochenfischen* vorkommen, sorgfältig beachtet werden. Die ersten physiologischen Untersuchungen an diesen anatomisch S. 195 charakterisierten Formen stammen von J. G. EDWARDS und L. CONDORELLI (1928). Sie untersuchten bei vollständig glomerulusfreien Formen *Syngnathus*, *Siphonostoma* und *Hippocampus*, ferner bei den nur wenige Glomeruli besitzenden *Lophius piscatorius* und *bodegassa*, bei *Muraena helena*, deren Kanälchen zu $60^0/_0$ mit Glomeruli ausgestattet sind, die Harnzusammensetzung und die Ausscheidung von Tetrachlorphenolsulfophthalein. Dieser Farbstoff wird in allen untersuchten Arten leicht ausgeschieden, wobei eine Bevorzugung solcher Formen, die Glomeruli besitzen, nicht festzustellen ist. Die beste Exkretion leisten im Verhältnis zum Körpergewicht diejenigen Formen, die eine reichliche venöse Blutzuuhr zur Niere haben. Die Untersuchung des Harns zeigt, daß diese Nieren ebenso wie vollständig mit Glomerulis ausgestattete Nieren einen Teil der Blutsubstanzen konzentrieren, einen anderen Teil verdünnen. Wenn EDWARDS aus seinen Untersuchungen den Schluß zieht, daß in den aglomerulären Nieren die Kanälchen einzig und allein als Ausscheidungsorte in Betracht kommen, so ist es sehr gut, daß er nicht unbedingt seine Ergebnisse verallgemeinern will. Denn einmal stehen heute doch über die Funktion der Hauptstücke und der Glomeruli ganz anders gesicherte Resultate zur Verfügung als früher, ferner scheint mir dem proximalen Ende der blind endigenden Kanälchen nicht ganz die Beachtung geschenkt zu sein, die das Problem der aglomerulären Nieren wohl verdient hätte. Jedenfalls wird man mit größtem Interesse weitere Untersuchungen an diesen, offenbar vom Grundtypus der Harnorgane weit abweichenden Nierenformen abwarten müssen, ehe man übersehen kann, welche Schlüsse auf das gesamte Nierenproblem daraus gezogen werden müssen.

F. A. Bainbridge, S. H. Collins und J. A. Menzies (1914) erzielten für die weitere Entwicklung des Ausscheidungsproblems sehr wichtige Ergebnisse mit künstlicher Ringerdurchströmung der *Frosch*niere; bei Anwendung normaler Drucke (20—24 cm Wasser) bleiben die Glomeruli bei Pfortaderinjektion völlig frei; steigert man den Druck, so kommt es manchmal zur Füllung der Glomeruli, durchströmt man (1914) mit sauerstoffgesättigter Ringerlösung unter physiologischen Drucken (20—24 cm Wasser für die arterielle, 10—12 cm für die venöse Durchströmung), so erhält man nur bei arterieller, nicht aber bei venöser Durchströmung Harn. Da der Harn hypotonisch ist, muß NaCl resorbiert worden sein. Bei venöser Durchströmung kommt erst unter einem Druck von 25—40 cm Wasser Harnbildung zustande. Vergiftet man von der Vene aus die Tubuli mit einer schwachen 1 : 10000 Sublimatlösung, so schlägt sich Sublimat in den Tubuli nieder (erst nach längerer Durchströmung auch in den Glomerulis); durchströmt man dann wieder mit Ringer beide Kreisläufe, so ist der Harn in der vergifteten Niere konzentrierter als normal. Coffein, von der Pfortader aus durchströmt, scheint für kurze Zeit die NaCl-Resorption zu hemmen. Sie prüfen dann die Angaben von Miß Cullis (1906), wonach bei Pfortaderdurchströmung Diuretica eine Harnsekretion in Gang bringen sollen. Am Schlusse jedes Experimentes werden die Glomeruli durch Zusatz von etwas Berlinerblau zu der venösen Durchströmungsflüssigkeit geprüft. In allen Experimenten, in denen meßbare Harnmengen gewonnen wurden, war etwas Berlinerblau in die Glomeruli eingedrungen. Nussbaum und Beddard hatten bestritten, daß die Glomeruli von der Pfortader aus gefüllt werden könnten. Die Autoren weisen aber mit Recht darauf hin, daß in jenen Versuchen die Arterien unterbunden waren, daß also ein Gegendruck vorhanden war. Auch unter normalen Verhältnissen dürfte infolge der herrschenden Druckverhältnisse ein Eindringen vom Pfortaderblut in die Glomeruli als ausgeschlossen gelten. Mit der gleichen Methodik finden M. Atkinson, G. A. Clark und J. A. Menzies (1921), daß Traubenzucker nur durch die Glomeruli, Harnstoff und Natriumsulfat dagegen sowohl durch die Glomeruli wie durch die Tubuli ausgeschieden wird. Clark (1922) stellt weiterhin fest, daß beim *Frosch* keine Konzentrierung des Glomerulusharns in den Hauptstücken stattfindet.

R. Höber und seine Schule (1924—1928) haben diese Methodik weiter ausgebaut und in besonders exakten Untersuchungen unsere Kenntnisse wesentlich vertieft; aus den reichen Ergebnissen sei hier nur das Folgende angeführt. Bei Durchströmung mit glucosehaltiger Ringerlösung produziert die *Frosch*niere einen zuckerfreien hypotonischen Harn, narkotisiert man von der Pfortader aus durch Phenylurethan die Kanälchenfunktion, so steigt meist die Harnmenge, die Chloridkonzentration steigt, Glucose wird im Harn nachweisbar [David (1924)]; diese Harnänderung ist reversibel. Cyanol, Guineagrün, Diaminreinblau, die fast regelmäßig konzentriert, Trisulfonblau, Trypanblau, Bayrischblau, die verdünnt werden, scheidet die *Frosch*niere bei isolierter Durchströmung nur dann aus, wenn die Farbstoffe von der Arterienseite zugeführt werden, nicht dagegen von der Pfortader aus (Druck 14 cm Wasser). Auch dieser Befund spricht für eine Resorptionsfunktion in den Hauptstücken [H. Schulten (1925) gegen Gerzowitsch (1916)]. Bei Narkose (Phenylurethan, KCn) gleicht sich die Konzentration des Harns derjenigen der Durchspülungsflüssigkeit an, nur bei Bayrischblau steigt die Konzentration an (vielleicht verminderte Reduktion?). Niederes pH 6,5—6,0 wirkt wie Narkose, steigert aber nicht wie bei A. Pohle und H. Rohde (1920) die Säurefarbstoffausscheidung im Harn. Narkotica ändern die Undurchlässigkeit der Tubulusepithelien im sekretorischen Sinne nicht. Eiweiß (1%ig) geht weder normalerweise noch während einer Narkose durch die Niere. In Gegenwart von Eiweiß

dialysiert Guineagrün schlechter und wird demgemäß auch schlechter ausgeschieden [H. SCHULTEN (1925)].

Nach allem ergibt sich, daß im Glomerulus ein Ultrafiltrat abgeschieden
wird, daß im Hauptstück Kochsalz, Glucose und Wasser resorbiert werden.
Durch die Wasserresorption werden auch manche Stoffe, wie Sulfate, Ferro-
cyanid und leicht diffusible Säurefarbstoffe konzentriert. Ich selbst möchte
glauben, daß ein Teil von allen im Glomerulus ausgeschiedenen Substanzen
zum mindesten vom Epithel der Hauptstückzellen aufgenommen wird, wodurch sich einzig und allein das Vorhandensein solcher Stoffe im Hauptstückepithel erklären läßt. SCHULTEN konnte übrigens in seinen Versuchen eine
Farbstoffspeicherung im Hauptstück nicht beobachten; das erklärt sich daraus,
daß Durchströmungsversuche nicht so lange durchführbar sind, als Zeit zur
granulären Speicherung notwendig ist. Auch SSYSSOJEW (1924) konnte bei
künstlich durchströmten Kaninchennieren keine Farbspeicherung erzielen,
hier zeigten aber Diffusfärbungen die Organschädigung an.

Die Abscheidung des Ultrafiltrats im Glomerulus faßt HÖBER als aktive
Sekretion auf, weil diese Funktion narkotisierbar ist [DETERING (1926), R. HÖBER
und MACKUTH (1927)]. Ich selbst möchte bezweifeln, ob man die Narkotisier-
barkeit als Beweis für Sekretionsvorgänge ansehen darf. In diesem Sinne
müßten wohl alle Stoffaustauschvorgänge, soweit sie sich an lebenden Membranen abspielen, als Sekretion aufgefaßt werden. Dann ist aber der Begriff
Sekretion derartig weit gefaßt, daß er gar nichts mehr besagt. Es würde den
Vorgang wohl besser charakterisieren, wenn man von einer Ultrafiltration
spricht, die durch den Funktionszustand der Membran beeinflußbar ist. Man
muß doch auch in der Namengebung scharf zum Ausdruck bringen, daß die
Vorgänge im Glomerulus weit und prinzipiell verschieden sind von dem Geschehen in typischen Drüsen.

Hochinteressant ist die neueste Mitteilung von R. HÖBER (1929), wonach
gewisse lipoidlösliche Säurefarbstoffe Tropaeolin 0000/1 und 0000/2, Orangerot
u. a. bei isolierter Durchströmung von der Vene her ausgeschieden werden;
dabei ist es zu 30—40facher Konzentration der Farbstoffe gekommen. HÖBER
meint, daß die Harnstoffsekretion wahrscheinlich in gleicher Weise abläuft.
Unklar ist nach der kurzen Mitteilung, wie sich die morphologischen Vorgänge
bei dieser Abscheidung verhalten. Fände eine so starke Konzentration der bezeichneten Stoffe in den Hauptstückepithelien als charakteristische Drüsen-
leistung statt, so müßte dies morphologisch faßbar sein. Die Bilder der Harnstoffspeicherung, die oben besprochen wurden, lassen aber eine solche Deutung
kaum zu.

Schon früher hat sich E. K. MARSHALL jr. (1926) für eine Sekretion des
Phenolrots in den Tubuli ausgesprochen, weil die erreichte Endkonzentration
desselben diejenige der Sulfate übersteigt; dies könne durch Filtration und
Rückresorption nicht erreicht werden [s. a. F. SCHEMINSKY (1929) und TYAN
JING LIANG (1929)]. Durch die unten zu besprechenden Ergebnisse von PH. EL-
LINGER und A. HIRT (1929) werden allerdings diese Angaben für das Funktio-
nieren der unberührten Niere widerlegt.

Weniger eindeutige Ergebnisse als die Durchströmungsmethode brachte
bisher die unmittelbare Beobachtung der Farbstoffausscheidung in der lebenden Niere. O. COHNHEIM (1913) kam durch Versuche an lebenden *Schnecken*,
denen er Neutralrot und Alizarin injizierte, zu der Überzeugung, daß die Farbstoffe in den Kanälchen sezerniert würden. Vor der Ausstoßung kommt es
in dem Epithel zu einer salzartigen Bindung der Stoffe (Neutralrot in roter
Alizarin in blauer Farbe). M. GHIRON (1913—1923) kommt aus seinen Beobachtungen an *Ratten* und *Mäusen*, deren Nieren er lebend unter auffallendem

Lichte untersuchte, zu dem Schluß, daß nur Abscheidung im Glomerulus und Resorption im Hauptstück die Erscheinungen zu erklären vermöchte. Bismarckbraun, Nigrosin, Anilinblau, werden wenige Sekunden nach intravenöser Injektion zuerst im Bürstensaum sichtbar, später werden auch in den äußeren $^2/_3$ der Zellen Farbkörnchen gesehen. Methylenblau und Indigcarmin werden infolge von Reduktion unsichtbar. Kongorot erscheint im Bürstensaum bräunlich, im äußeren Zelldrittel deutlich braun. Diese Erscheinungen sprechen dafür, daß in den Epithelzellen eine saure Reaktion herrscht. In den Kapseln herrscht übrigens eine schwach alkalische Reaktion [A. D. Hirschfelder und R. Bieter (1922)], während in den Tubuli die Reaktion um 7,2 schwankt. V. R. Khanolkar (1922) konnte Ghirons Beobachtungen nicht bestätigen. An der *Frosch*niere sprechen die Befunde von R. N. Bieter und A. D. Hirschfelder (1924) für dieselbe Auffassung, die Ghiron an der *Säuger*niere gewonnen hat. Diese Autoren beobachteten die Phenolrotausscheidung an der lebenden *Frosch*niere. Es färbten sich zuerst die Glomeruli, kurz darauf sammelte sich der Farbstoff im Lumen der IV. Abschnitte, die von der Ventralseite aus der Betrachtung leicht zugängig sind. Die Epithelzellen bleiben ungefärbt. Nach Nierenarterienunterbindung wird Phenolrot nicht ausgeschieden. J. G. Edwards und E. K. Marshall jr. (1924) stellten ihre Beobachtungen an der Dorsalfläche der *Frosch*niere und an der *Ratten*niere ebenfalls mit Phenolrot an. Sie sahen die Farbe stets gleichzeitig in den Epithelzellen und in den Lumina der II. Abschnitte der *Frosch*niere und der Hauptstücke der *Ratten*niere auftreten, ohne entscheiden zu können, wo die Farbe zuerst erscheint.

Dies Ergebnis widerspricht dem Befunde von Ghiron keineswegs, da Phenolrot offenbar hochdiffusibel ist, so daß es zu einer Granulabildung gar nicht kommt.

Edwards und Marshall neigen aber im ganzen mehr dazu, die Vorgänge der Farbstoffausscheidung als Tubulussekretion aufzufassen. Zu einer gleichen Schlußfolgerung gelangt K. Tamura mit zahlreichen Mitarbeitern (1927). J. G. Edwards (1926) hat dann diese Untersuchungen auf eine größere Reihe von Farbstoffen ausgedehnt. Er unterscheidet ohne Berücksichtigung, ob sauer oder basisch, drei Gruppen von Farbstoffen, leicht ausscheidbare ohne granuläre Speicherung, schwer ausscheidbare mit granulärer Speicherung und gar nicht ausscheidbare. In der letzten Gruppe befinden sich merkwürdigerweise Farbstoffe wie Vitalrot, Gentianaviolett, Krystallviolett, Neutralrot; besonders von dem letzteren ist diese Angabe nicht zu verstehen (zumal, wenn man die zahlreichen früheren Literaturangaben berücksichtigt). Edwards glaubt aus seinen Beobachtungen mit aller Vorsicht zu dem Schlusse berechtigt zu sein, daß Sekretion vorliege. Im einzelnen geben seine Befunde nicht viel Neues. Die großen technischen Schwierigkeiten dieser Methodik sind wohl zum Teil an den noch widersprechenden Schlußfolgerungen schuld. R. R. Bensley und W. Brooks Steen (1928) betrachten Glomerulus und Hauptstück als die Sekretionsstätten, die IV. Abschnitte als Resorptionsorte für den Harn.

Der Höhepunkt der Vervollkommnung physiologischer Methodik ist nun wohl in den hochinteressanten Versuchen erreicht, die uns die Beschaffenheit des provisorischen Harns in den einzelnen Abschnitten des Nephrons unmittelbar aufdecken. Wearn und A. N. Richards (1922, 1924, 1925) gelang es, mit Hilfe von Quarzpipetten beim *Frosch* die Glomeruli zu punktieren und das Punktat zu analysieren; diese Versuche wurden von White und F. O. Schmitt (1926) an *Necturus* fortgesetzt. Wir wissen daher, daß das Glomeruluspunktat tatsächlich eiweißfrei ist, dagegen Zucker enthält und annähernd soviel Kochsalz wie das Blut, und daß diese Substanzen schon in der Mitte des Hauptstückes fast aus dem Harn wieder verschwunden sind. *Hunde*blutkörperchen, die vorher mit Methylenblau gefärbt waren, wurden in den Kapselraum injiziert; sobald diese in das Hauptstück geschwemmt werden, hämolysieren sie und verlieren ihre Farbe. Im Reagensglas kommt dieser Farbverlust zustande, sobald eine NaCl-Konzentration auf die Blutkörperchen einwirkt, die geringer ist als $0,5\%$. Hier bleibt nur die Rückresorption als Erklärung für diese Tatsachen.

J. M. J. HAYMAN jr. (1925) injizierte Indigcarmin, Natroncarmin, Methylenblau, Trypanblau, Phenolsulfophthalein und Eisensalze in die Kapsel des Nierenkörperchens; er erzielte die gleichen Speicherbilder wie nach intravenöser Injektion. Ausführlich berichten mit dem gleichen Ergebnis darüber J. M. HAYMAN und A. N. RICHARDS (1925). Neuestens machte für Trypanblau auch TANNENBERG (1929) eine ähnliche Beobachtung. Diese Versuche sind nur im Zusammenhang mit allen anderen Tatsachen für eine resorptive Funktion der Hauptstücke beweisend. Die schwere Schädigung der Epithelien, besonders in TANNENBERGS Versuchen, zeigt das Pathologische des Experimentes an sich.

Daß in den Markanteilen der Niere, zu denen wir auch das Gebiet der Abschnitte IV und V der *Kaltblüter*nieren rechnen dürfen, Wasser resorbiert wird, nehmen fast alle Untersucher der Farbstoffausscheidung an; nicht anders lassen sich die an diesen Orten vorkommenden Farbstoffzylinder erklären, die bei der Exkretion vieler Farbstoffe (Indigcarmin, Carminverbindungen, Bayrischblau u. a.) vorkommen. Bekanntlich hat H. RIBBERT (1883) experimentelle Beweise dafür zu liefern gesucht, indem er bei der *Kaninchen*niere die Marksubstanz exstirpierte und aus der operierten Niere einen verdünnten Harn in dreifacher Menge erhielt. Nach H. MEYER (1902) sinkt das spezifische Gewicht des Harnes nach der Markexstirpation von 1040—1050 auf 1009—1011. Auch die Ausscheidung von Ferrocyankali, das in den Ureter der einen Seite injiziert wurde, in der Niere der anderen Seite beweist schlagend Resorptionsvorgänge in den tiefergelegenen Teilen des Kanalsystems der Niere. Der letztere Versuch deutet darauf hin, daß außer Wasser auch gewisse Substanzen in der Markregion resorbiert werden können, zumal das interstitielle Gewebe der Markregion die Berlinerblau-Reaktion gab. Allerdings können hier auch Schädigungen vorgekommen sein. In ähnlicher Weise wies später A. HUBER (1895, 1896) u. v. a. die Resorption mancher Substanzen (Kaliumjodid, Natriumferrocyanid) seitens der Niere nach.

Schließlich sei noch auf die bedeutsamen Befunde von TH. ELLINGER und A. HIRT (1929) hingewiesen, die, wie mir scheint, eine glänzende Bestätigung für unsere Grundanschauung von dem Arbeitsweg des Harnsystems ergeben. ELLINGER und HIRT beobachten an der lebenden *Amphibien*niere die Ausscheidung von Fluorescein, also gerade eines Farbstoffes, der zu der Gruppe von lipoidlöslichen Farbstoffen gehört, für die HÖBER am durchströmten Präparat eine Ausscheidung durch die Hauptstückepithelien sicher gestellt zu haben glaubt. Durch ihre Beleuchtungsmethode mit ultraviolettem Licht, die ein Aufleuchten des Fluoresceins auch bei geringsten Konzentrationen hervorruft, kann ungleich genauer beobachtet werden als bei allen bisherigen Lebendbeobachtungen. Hiernach besteht kein Zweifel, daß bei normaler Zirkulation aller Farbstoff von den Glomeruli ausgeschieden und durch Resorption in den Tubuli konzentriert wird. Fluorescein wird dabei von den Epithelzellen aller Kanalabschnitte nach und nach in der Richtung des Harnstromes zeitlich aufeinanderfolgend aufgenommen. Im 4. Abschnitt und im Sammelrohr wird offenbar gleichzeitig Alkali resorbiert. ELLINGER und HIRT führen die gegenteiligen Ergebnisse mit Phenolrot, die andere Untersucher hatten, auf

12*

Zirkulationsveränderungen zurück und konnten dies durch entsprechende Abwandlung ihrer Versuchsbedingungen beweisen.

Nach allem kann man heute wohl als feststehend ansehen, daß der Glomerulus ein wichtiger, wenn nicht der einzige Ausscheidungsort in der Niere ist [C. Ludwig, E. H. Starling (1896, 1899), E. Cushny (1917) u. v. a.]. Theorien, die dem Glomerulus nur mechanische Aufgaben zusprechen wollen [Lamy und Mayer (1906), T. G. Brodie (1914)], werden dem Geschehen nicht gerecht.

Wir stehen hier mitten in der Forschung darin. Aber wichtige Erkenntnisse sind doch gewonnen; es darf als gesichert gelten, daß diejenigen Farbstoffe, die durch Speicherung im Hauptstück in der Niere für längere Zeit sichtbar werden, dorthin durch Resorption aus dem Lumen gelangen. Zwar sind die erwähnten experimentellen Ergebnisse im wesentlichen an *Amphibien* gewonnen, aber die grundsätzliche Gleichheit des Speicherbildes bei allen untersuchten Tierarten, der Umstand, daß auch morphologische Charaktere des Hauptstückes (Bürstensaum) hier ebenfalls gefunden werden, bringt uns die Sicherheit, daß bei allen untersuchten *Wirbeltieren* das Speicherbild resorptiv zustande kommt.

Es mag sein, daß nicht alle Farbstoffe sich gleich verhalten, es mag auch sein, daß Harnstoff ein anderes Verhalten zeigt — man kann füglich abwarten, ob die neuesten Angaben über die Sekretion dieses Stoffes sich bewahrheiten, was wir nach den erwähnten Ergebnissen von Ellinger und Hirt nicht für wahrscheinlich halten — für die sulfosauren Farbstoffe und Carmin, sowie für Fluorescein wird man die resorptive Speicherung im Hauptstück als sicher annehmen können.

Auf die zahllosen Experimente, die sich mit der Erzielung pathologischer Zustände in der Niere befaßt haben, und dabei Vitalfarbstoffe zur Anwendung brachten, gehe ich nicht ein.

F. Übersicht über den Aufbau funktionierender Harnsysteme der Wirbeltiere.

Bekanntlich werden bei den kranioten *Wirbeltieren* drei Harnorgane mehr oder weniger scharf unterschieden, die man als Vorniere, Urniere und Nachniere (Pro-, Meso- und Metanephros) bezeichnet. Diese Unterscheidung hat sich aber nicht für alle Formen wirklich scharf durchführen lassen; z. B. wird von vielen Forschern [vgl. W. Felix (1906)] von einem Metanephros bei *Fischen* gesprochen. Auch die bleibende Niere der *Reptilien* und *Vögel* wird ebenso wie diejenige der *Säugetiere* als Metanephros bezeichnet. Hierzu gibt die Entwicklung bei den *Amnioten* Veranlassung, während dies bei den *Knochenfischen* schon sehr fraglich erscheint. Innerhalb der *Amnioten* muß es aber als sehr zweifelhaft bezeichnet werden, ob die ontogenetischen Tatsachen allein dazu ausreichen, eine brauchbare Charakterisierung der Nierenorgane für die Zwecke der Vergleichung zu geben. Denn wenn man den Aufbau der bleibenden Nieren der *Amnioten* untereinander vergleicht, so gehören zwar die Nieren der *Vögel* mit denjenigen gewisser *Reptilien* nahe zusammen [R. Spanner (1924)]; beide aber sind von derjenigen der *Säugetiere* besonders hinsichtlich des Kreislaufes, damit aber auch hinsichtlich des architektonischen Aufbaues so sehr verschieden, daß mit der Bezeichnung aller Formen als Nachnieren nicht viel gewonnen ist.

Das ontogenetische Prinzip hat für die Homologienforschung eine sehr große Bedeutung erlangt und auch zur Erkennung der Harnsysteme in erheblichem Maße beigetragen. Für die funktionelle Betrachtung kann dies Prinzip weniger ausgewertet werden, da die Harnorgane mit ihrer unmittelbaren Abhängigkeit vom Körperhaushalt vielfach Sonderwege der Ausbildung beschritten haben. Die funktionelle Betrachtung kann aber heute nur in ganz bescheidenem

Ausmaße für die vergleichende Morphologie der Harnsysteme erfolgreich angewandt werden, weil wir über die Funktion der meisten Harnsysteme nur

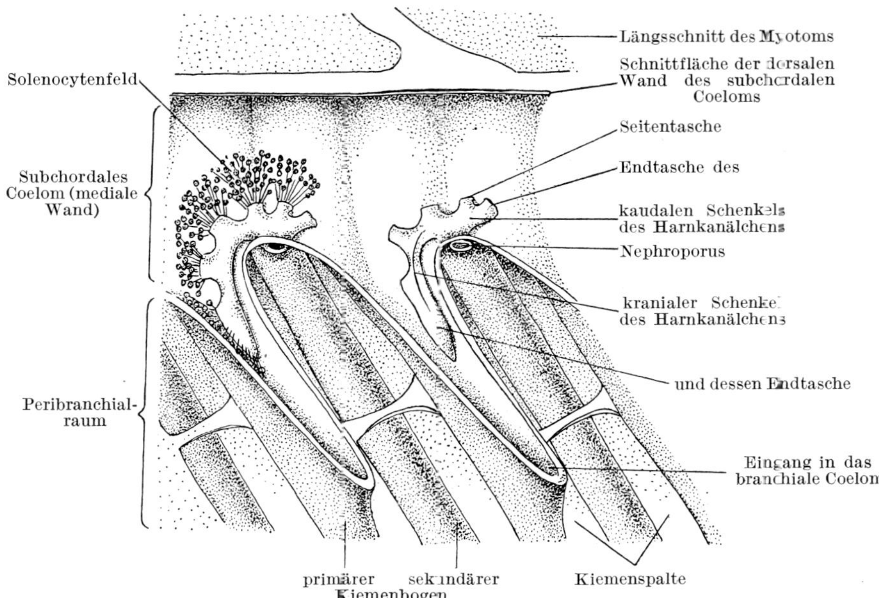

Abb. 148. *Amphioxus lanceolatus.* Flächenbild der medialen Wand des subchordalen Cöloms mit
2 Harnkanälchen. Blick auf die mediale Wand des Peribranchialraumes mit den Kiemenspalten.
(Nach Th. Boveri 1892, aus W. Felix 1906.)

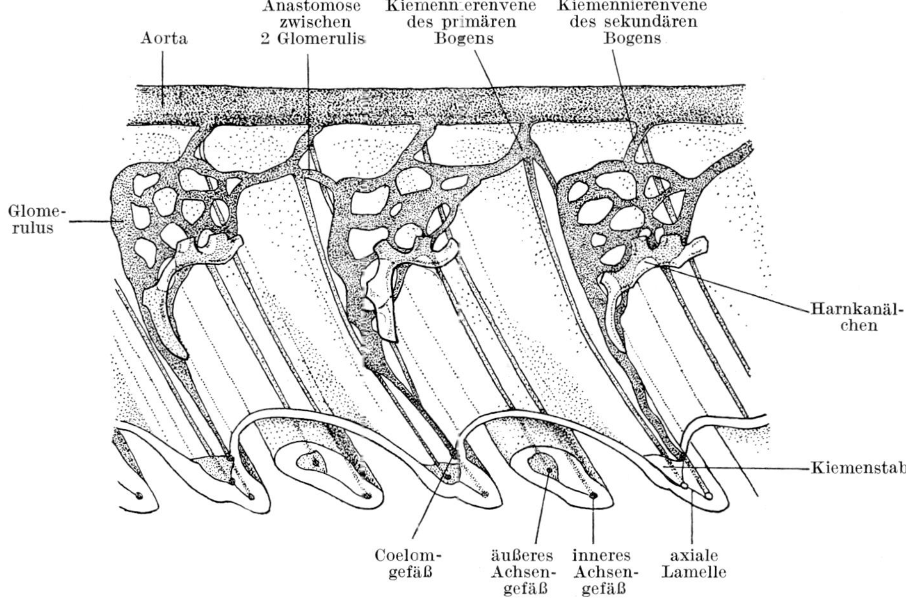

Abb. 149. *Amphioxus lanceolatus.* Flächenbild der medialen Wand des subchordalen Cöloms zur
Darstellung der Beziehungen zwischen Nieren- und Gefäßsystem des *Amphioxus.*
(Nach Th. Boveri 1892, aus W. Felix 1906.)

sehr wenig Sicheres wissen. Uns hat bei der Zusammenstellung in erster Linie interessiert, inwieweit dynamische Prinzipien den architektonischen Aufbau der Harnsysteme erkennbar beherrschen — auch hier konnte infolge der großen Lücken in unserer Kenntnis der Einzeltatsachen ein abgerundetes Bild nicht gewonnen werden. So beschränkt sich unsere vergleichende Übersicht im wesentlichen auf eine Nebeneinanderstellung unserer Kenntnisse über die Harnorgane der *Wirbeltiere,* ohne spekulative Verknüpfungen zu versuchen.

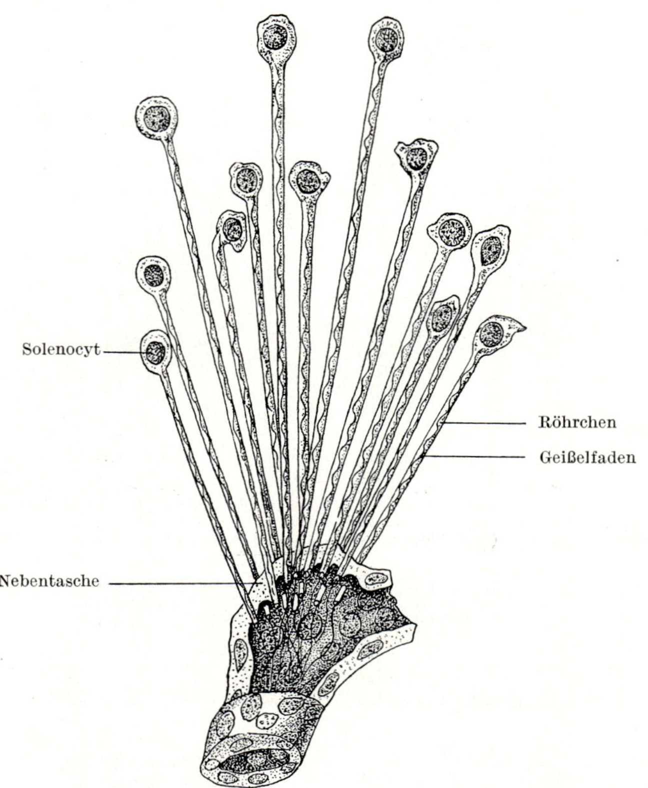

Abb. 150. *Amphioxus lanceolatus.* Stück eines Harnkanälchens mit einer Seitentasche. Die einzelnen Solenocyten laufen in Röhrchen aus, welche die Kuppe der Seitentasche durchsetzen und innerhalb der Lichtung des Kanälchens enden. In dem Röhrchen je ein Geißelfaden, welcher aus dem Röhrchen austritt und sich weit hinein in das Harnkanälchen verfolgen läßt. (Nach Goodrich 1902, aus W. Felix 1906.)

Den Plan dieses Handbuches würde eine eingehende vergleichende Darstellung weit überschreiten. Daß überhaupt hier eine solche mit eingeflochten wird, bedarf wohl kaum der Rechtfertigung. Dem Verfasser schwebte es vor, daß eine Vergleichung des Bauplanes fertiger funktionierender Harnorgane den charakteristischen Aufbau der *Säugetier*nieren klarer hervorheben müßte. An allen Stellen der Darstellung klaffen aber so viele Lücken, daß eine in allen Teilen befriedigende Übersicht nicht gewonnen wurde. Immerhin erscheint als wichtiges Ergebnis die Bestimmung des Gefäßläppchens als eines wichtigen Formelements in dem Aufbau komplizierterer Harnorgane. Auch ergibt das Bild reiche Anregung, und im Verein mit physiologischer Forschung wird hier noch viel zu gewinnen bleiben. Die vergleichende Entwicklungslehre der

Harnorgane wurde (1906) von W. Felix ausführlich dargestellt. Einige Daten über den Aufbau verschiedener *Wirbeltier*nieren faßt A. Noll (1922) zusammen. R. Krause (1922—1925) beschreibt den Aufbau von Nieren der wichtigsten *Wirbeltiere*. Eine eigentlich vergleichende Darstellung des feineren Aufbaues der *Wirbeltier*nieren fehlt dagegen bis heute.

Außerhalb des Rahmens dieser Darstellung fällt die äußere Morphologie, über die in den Lehr- und Handbüchern der vergleichenden Anatomie das Wichtigste zu finden ist. Da über manche *Wirbeltier*klassen eigene Erfahrungen fehlen, mußte für diese wesentlich referierend berichtet werden. Die notwendige Kürze verbietet eine vollständige Berücksichtigung aller Angaben.

1. Amphioxus lanceolatus.

Das Harnsystem des *Amphioxus* besteht aus jederseits etwa 90 Einzelorganen [F. Boveri (1890)], die den primären Kiemenbogen zugeordnet sind (Abb. 148). Dieselben bestehen aus einem der medialen Cölomwand zugehörigen, von den im Kiemenbogen verlaufenden Cölomgefäßen gebildeten Gefäßnetz (Abb. 149), das durch die Kiemenvenen (Vasa efferentia) mit den dorsalen Aorten in Verbindung steht (Glomerulus), und aus einem der lateralen Cölomwand zugehörigen Kanälchen, das gegen das Cölom blind geschlossen ist. Gegen die Darstellung von E. S. Goodrich hatte F. Boveri (1904) seine frühere Darstellung verteidigt. Goodrich (1909) legt aber überzeugend dar, daß Boveri sich getäuscht hat. Er hatte nur Präparate mit Kernfärbung und hatte deshalb das verschließende Cytoplasma übersehen. Die Kanälchen sind am vollkommensten in den mittleren Kiemenbogen ausgebildet, während sowohl in kranialer wie in caudaler Richtung eine gewisse Vereinfachung Platz greift. Die Kanälchen münden senkrecht in ventraler Richtung in den ektodermal ausgekleideten Epibranchialraum aus und haben ein längeres kraniales und ein kürzeres caudales Querstück. Diese Teile sind mit mehreren Seitentaschen versehen, in die die Solenocyten mit langen wimpernden Geißeln hineinragen. Die Solenocyten (Abb. 150) sind eigenartig modifizierte Cölomzellen, die durch ein verschieden lang ausgebildetes

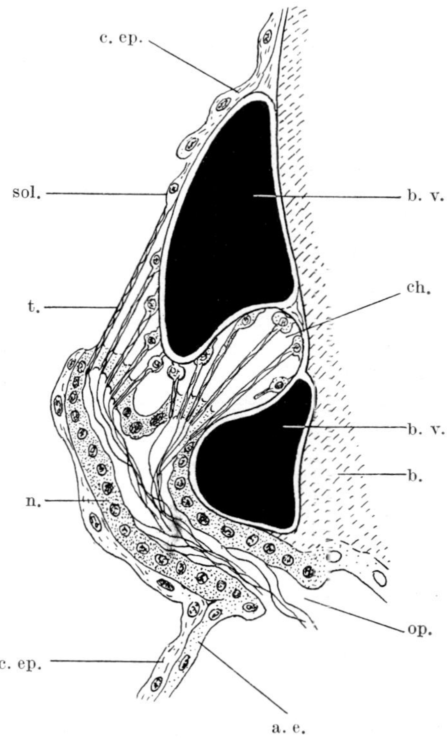

Abb. 151. Schema eines Schnittes durch ein Nierenorgan vom *Amphioxus*, rechtwinklig zur Längsachse des Tieres, parallel zum Kiemenbogen. a. e. Epithel des Peribranchialraums; b sekundärer Kiemenbogen; b. v. Blutgefäß; c. ep. Cölomepithel; ch. Solenocytenkammer; n Wand des Kanälchens; op. Kanälchenöffnung; sol Solenocyt; t dessen Fortsatz, der die Geißel enthält. (Aus E. S. Goodrich 1909.)

Röhrchen, das eine Wimper enthält, in das Kanälchen hineinragen. Diese Zellen sind es, die die notwendige Beziehung zum Cölom herstellen, also wohl durch Vermittlung des Cöloms Stoffe aufnehmen und in die kurzen Kanälchenteile befördern. Das Solenocytenfeld ist eine Spezialeinrichtung, die man funktionell mit den Vornierentrichtern der *Wirbeltier*vornieren vergleichen kann, zumal es sich genau in der Projektion des als Glomerulus vorhin erwähnten Gefäßnetzes auf der medialen Cölomwandung ausdehnt. Abb. 151 gibt den Lageplan im Querschnittschema wieder.

Das Kanälchen ist funktionell vergleichbar dem Hauptstück der *Wirbeltiere,* mit dem es die Eigenschaft, Harnstoffe zu speichern, gemein hat [Ammoniakcarmin, Indigcarmin nach Boveri (1892), E. Weiss (1891), G. Schneider (1899)]. Diese Farbstoffe lassen dagegen die Solenocyten frei, wenn man lebende *Tiere* in entsprechend gefärbtem Seewasser hält.

Im Prinzip entspricht also jedes Harnorgan des *Amphioxus* einem Vornierennephron, wenn man von der durch die Solenocytenausbildung gegebenen Modifikation der Peritonealbeziehungen absieht.

2. Craniota.

Unter den *Cranioten* spielt für die Ausgestaltung der Harnsysteme hinsichtlich ihrer Architektur der Blutkreislauf eine sehr große Rolle. In der Niere fast aller Klassen finden wir eine doppelte Blutzufuhr. Die Arterien versorgen die Glomeruli, bei einigen Formen geben sie auch aglomeruläre Äste an das Organ ab. Die Nierenpfortadern, in verschiedener Weise aus den Rumpfwandvenen zusammengesetzt, umspülen in erster Linie das Hauptstücksystem. Eine Ausnahme von diesem Schema machen anscheinend nur gewisse Harnorgane der *Teleostier* [aglomeruläre Nieren und die nach Audigé (1910) pfortaderlose Beckenniere] und die Nachniere der *Säugetiere,* die nur arterielles Blut bekommt. Während alle mit Pfortadern versehenen Nieren mit selbständiger Ausmündung zahlreicher Äste des Kanalsystems in einen Harnleiter versehen sind, kommt eine Konzentration des Kanalsystems anscheinend mit dem Fortfall der Pfortader zustande. Dies führt bei der Beckenniere der *Teleostier* zur Bildung des Ureters der Beckenniere, bei den *Säugetieren* zu mehr oder weniger deutlicher Ausbildung eines Nierenbeckens. Bei größerer Ausgestaltung der Harnorgane kommt es fast immer zu einer Gruppierung der Substanz in einzelne Abteilungen, Läppchen und Lappen. Bei Pfortadernieren ist die Läppchenbildung fast rein vom Gefäßsystem beherrscht, beim Fortfall der Nierenpfortader wird die Lobulierung sehr undeutlich, das Sammelrohrsystem gewinnt für die Architektur (in der *Säuger*niere) eine überragende Bedeutung.

Innerhalb der Pfortadernieren spielt die Beziehung der Kanälchensysteme zum Cölom eine wichtige Rolle (Peritonealtrichter). Die Ausschaltung des Cöloms aus dem unmittelbaren Exkretionsweg vollzieht sich innerhalb der Ausbildungsstufe der Urnieren.

In den Pfortadernieren gibt es gewöhnlich eine Anastomosenleitung zwischen den Venae renales afferentes und efferentes, die zum zirkulatorischen Ausgleich notwendig erscheint [R. Spanner (1925), Chr. van Gelderen (1926)]. Über die Entwicklung der Venensysteme s. besonders F. Hochstetter (1894).

a) Cyclostomen.

α) *Petromyzonten.*

Unter den *Cyclostomen* bieten die Nierenorgane der *Petromyzonten* und der *Myxinoiden* extrem verschiedene Bauformen. Auch das Schicksal der Vornieren ist bei beiden verschieden.

Von sechs anfänglich angelegten Kanälchen bilden sich bei *Petromyzon* drei Kanälchen zum larvalen Harnorgan aus, das lange Zeit als einziges funktioniert

[W. MÜLLER (1875), W. B. SCOTT (1880)]. Der Glomerulus liegt in einer von dem Cölom fast abgeschlossenen Kammer. Die Kanälchen beginnen mit flimmernden Nephrostomen, sind stark geschlängelt und gehen in den ebenfalls stark gewundenen Anfangsteil des primären Harnleiters über [S. HATTA (1900),

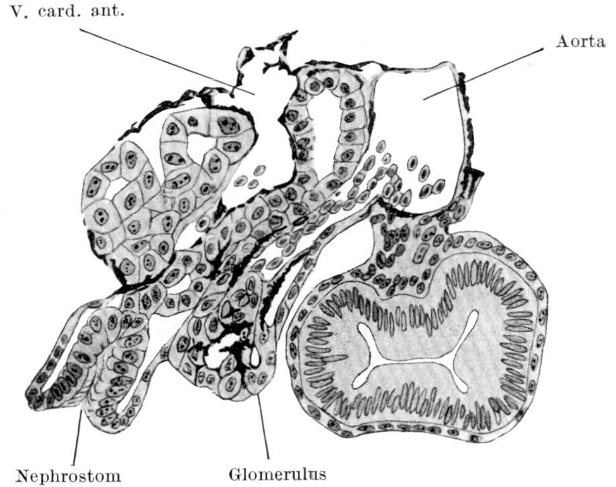

Abb. 152. Querschnitt einer Vorniere eines Embryos von *Petromyzon Planeri*. Das Nephrostom des Vornierenkanälchens ist mit Flimmerepithel ausgekleidet, das Kanälchen ist stark gewunden und infolgedessen mehrmals vom Schnitt getroffen. Der Glomerulus liegt dem Nephrostom dicht an und ist von erhöhtem Cölomepithel überkleidet. (Nach W. M. WHEELER 1899 aus W. FELIX 1906.)

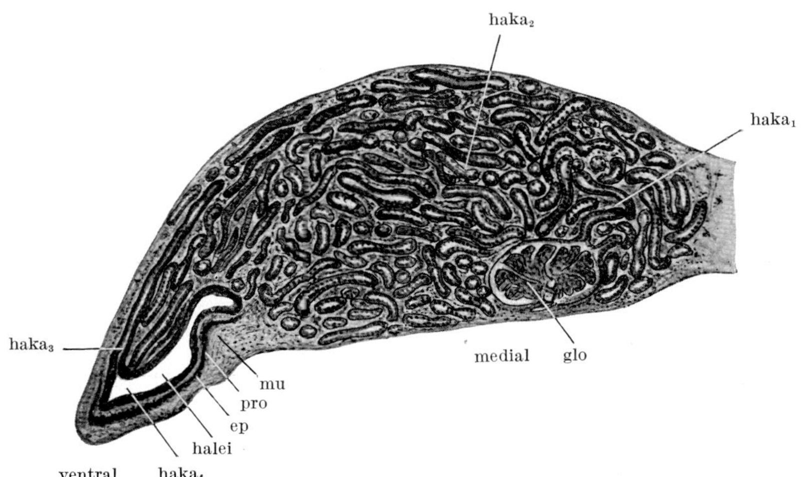

Abb. 153. Querschnitt durch die Niere von *Petromyzon*. (Aus R. KRAUSE 1923.) glo Glomus; haka₁ Anfangsstück; haka₂ Mittelstück; haka₃ Endstück des Harnkanälchens; haka₄ seine Einmündung in den Harnleiter (halei), ep Epithel; pro Propria; mu Muskulatur des Harnleiters.

W. M. WHEELER (1899) u. a.]. Der auf das Nephrostom folgende Abschnitt des Kanälchens ebenso wie der Sammelgang soll mit einem Bürstensaum ausgestattet sein (W. M. WHEELER). Sehr innig sind die Beziehungen der Kanälchen zu der V. cardinalis anterior (Abb. 152), in deren Lumen sie geradezu hineinhängen, so daß sie also von dem Venenblut, in das sich auch die Vasa efferentia ergießen, denkbar vollständig umspült werden [A. E. SHIPLEY (1887),

Wheeler u. a.]. Die Beteiligung des ganzen Organs an der Harnbildung ist an einer bei jungen *Ammocoeten* andauernd zunehmenden Pigmentablagerung in dem Kanälchenepithel zu erkennen.

Im Verlaufe der Metamorphose des *Ammocoetes* zum *Petromyzon* wird die Vorniere rückgebildet; für *P. marinus* fand Wheeler die ersten Rückbildungserscheinungen bei einem 17 cm langen *Ammocoetes*. W. Müller (1875) fand selbst bei einem erwachsenen Exemplar noch Teile der Vorniere erhalten. Am längsten widerstehen der Rückbildung der Glomerulus und die Nephrostome

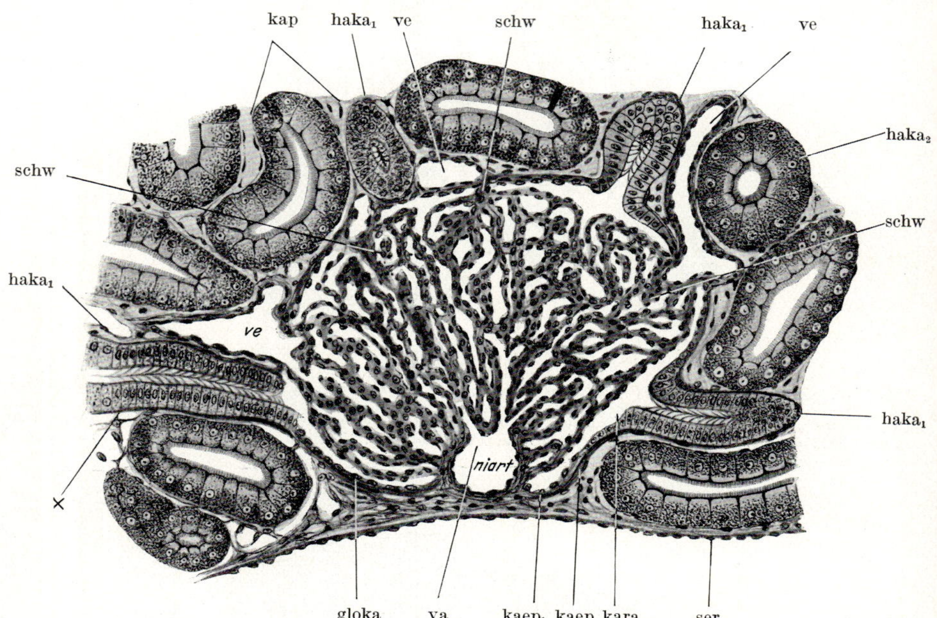

Abb. 154. Glomus mit umgebenden Kanälchen aus einem Querschnitt durch die Niere von *Petromyzon*. (Aus R. Krause 1923.) gloka Glomeruluskapsel; schw radiäre, bindegewebige Scheidewände des Glomus; kaep Kapselepithel; kaep₁ dessen Übergang auf den Glomerulus; kara Binnenraum der Kapsel; × Übergang des Epithels des Anfangstückes des Harnkanälchens (haka₁) in das Mittelstück des Harnkanälchens (haka₂); niart Nierenarterie; va Vas afferens; ve Vas efferens; kap die Harnkanälchen umspinnende Blutcapillaren; ser Epithel der Bauchhöhle.

[Bujor (1891)], während die Kanälchen und der mit ihnen in Verbindung stehende Gang zuerst verschwinden.

Die Urniere (Abb. 153) ist nach W. M. Wheeler (1899) zuerst bei 12 mm langen Larven erkennbar. Von da an wächst die Urniere durch caudalen Anbau bei gleichzeitigem kranialen Abbau, so daß die Urniere beim 17 ccm langen *Ammocoetes* 25 Segmente hinter der Vornierenregion liegt. Das Organ unterliegt also während der Entwicklung einer andauernden Erneuerung.

Das Glomus entsteht durch Verschmelzung ursprünglich getrennter Glomeruli, ist bei *Petromyzon fluviatilis* 9 cm lang und 0,25 mm breit [Fritz Meyer (1876)] und wird durch zahlreiche Äste eines Längsgefäßes, das mit der Aorta in Verbindung steht, versorgt. Das Glomus wurde schon von Ch. Hortolès (1881) sehr genau beschrieben. Es besteht aus zahlreichen Lappen, deren Capillaren untereinander anastomosieren. Die Capillaren sind reichlich von Bindegewebe umgeben; an der Oberfläche des Glomus liegt Epithel. Nach R. Krause (1923) ist das Glomus in so viele einzelne Abteilungen geteilt, als Nephrone vorhanden sind. Jede Abteilung hat ein Vas efferens, das durch den Kapselraum hindurch seinen Weg zu den Kanälchencapillaren findet (Abbildung 154).

Aus der Kapsel des Glomus entspringen alle Nephrone mit einem Hals [REGAUD und A. POLICARD (1902)]. Auf einen Querschnitt durch das Organ trifft man 2—6 solche Ursprünge, die radiär von der Kapsel nach lateral, dorsal und ventral abgehen. Mit leicht verengter Mündung entspringt der etwa 200 μ lange Halsabschnitt. Das vierseitige Lumen dieses Abschnittes ist bedingt dadurch, daß das hochzylindrische, die Wimperflammen tragende Epithel nur an zwei gegenüberliegenden Seiten der Kanalwand ausgebildet ist, während sich dazwischen 2 Streifen flachkubischen Epithels entlang ziehen (Abb. 155).

Die fein längsgestreiften Wimperzellen tragen eine Wimperfahne, die an den ersten Zellen in das Kapsellumen hineinragt, innerhalb des Kanals aber blasenwärts derart gestellt ist, daß die peripherischen Wimperenden ein gemeinsames distal gerichtetes Büschel bilden.

An den Hals schließt sich der Bürstensaumabschnitt an, der alle morphologischen und histophysiologischen Charaktere des Hauptstückes besitzt. CH. HORTOLÈS fand in ihm Gallepigment gespeichert, G. SCHNEIDER (1903) beobachtete die Aufnahme von Uran und Eisensalzen, die intraperitoneal einverleibt wurden, während Tusche und Carminkörnchen nicht aufgenommen wurden. CL. REGAUD und A. POLICARD (1902) sahen basal gelegen zu Reihen angeordnete Cytoplasmakörner, chromatoide in Kernnähe liegende Gebilde und dem Bürstensaum benachbarte „Sekretionsgranula".

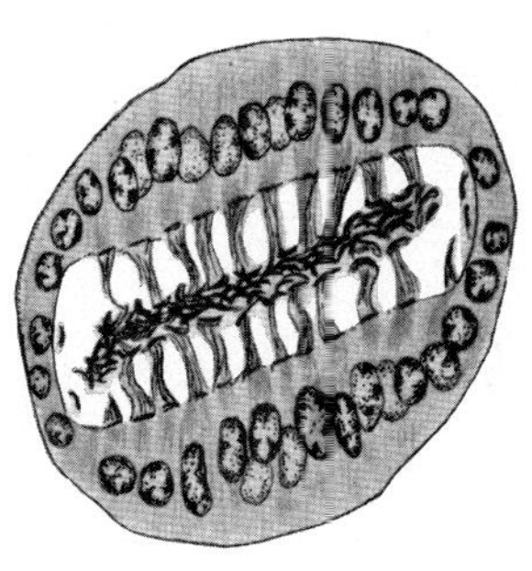

Abb. 155. Epithel des Halsabschnittes aus der Niere von *Petromyzon*. Querschnitt. (Aus CL. REGAUD und A. POLICARD 1902.)

Eigenartig sind zahlreich vorkommende blinde Anhänge an dem Hauptstückabschnitt.

An das Hauptstück schließt sich ein indifferent ausgekleideter Abschnitt an, der in den Harnleiter überführt.

Nach C. VOGT und E. YOUNG (1889—1894) hat *Petromyzon* keine Nierenpfortader.

β) *Myxinoiden.*

Die Kopfnieren der *Myxinoiden* von A. RETZIUS (1826) entdeckt, von J. MÜLLER (1845) als Nebennieren betrachtet, von W. MÜLLER (1875) genauer beschrieben und als Nierenorgan erkannt, wurden endgültig und genau beschrieben für *Myxine* von KIRKALDY (1894), R. SEMON (1897), J. W. SPENGEL (1897), und O. MAAS (1897), *Bdellostoma Forsteri* von WELDON (1884) und für *Bdellostoma stouti* von G. C. PRICE (1896, 1897, 1904). Letzterer klärte auch die Entwicklung des Organs auf.

In einer zusammenfassenden Arbeit weist G. C. PRICE (1910) nach, daß bei jungen Embryonen zunächst kein Unterschied zwischen einer Kopfniere und dem hinteren Harnorgan bestehe (*Bd. stouti*), daß hier vielmehr zwischen dem 11.—13. und dem 79.—82. Segmente aus dem Cölom entspringende Segmentkanälchen vorhanden sind. Später schnüren sich alle Segmentkanälchen, die hinter dem 30.—33. Segment liegen, vom Cölom ab und bilden sich nach Entstehung innerer Glomeruli zu den Urnierenkanälchen um. Die vorderen Kanälchen behalten dagegen die cölomale Verbindung bei und anfänglich auch die segmentale Anordnung.

Dann rücken aber die segmentalen Kanälchen so dicht zusammen, daß sie nur mehr den Raum von 1—2 Segmenten einnehmen. Mit diesen vereinigen sich noch 2—3 hintere Kanälchenanlagen, in deren Bereich sich das einzige in der Vorniere ausgebildete Glomus findet (Abb. 156). Wenn das Organ diese Bildungsstufe erreicht hat, verliert sich mehr oder weniger vollständig die Verbindung mit der Außenwelt, so daß das Organ für den Körper die Bedeutung einer Niere einbüßt. Es entwickelt sich aber ein großes eigenartiges Organ daraus, das nun bei den verschiedenen Formen der *Myxinoiden* anscheinend etwas verschiedene Formen annimmt.

Bei *Bdellostoma stouti* besteht das Organ aus etwa 20 primären Kanälchen, die mit einem zentral gelegeneren Gang in Verbindung stehen. Durch sekundäre Verzweigung nimmt die Zahl dieser Kanälchen enorm zu. Die Kanälchen bestehen aus kurzen Röhrchen, die mit Trichtern in die Perikardialhöhle ausmünden. Bei 29,2—34,2 cm langen Tieren zählte Price 265—791 Nephrostome, bei einem 49,5 cm langen 6084, bei einem 56,5 cm langen Tiere dagegen 2300 Nephrostome. Die Kanälchen haben einen ziemlich konstanten Durchmesser von 55 μ, wovon nur besondere, auf das Vierfache erweiterte Kanälchen

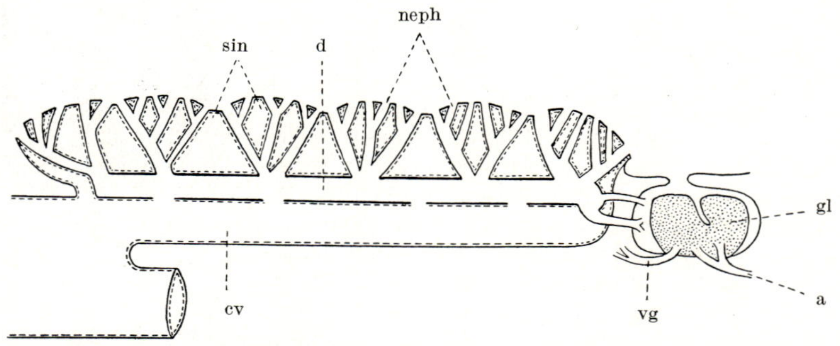

Abb. 156. Schematischer Längsschnitt durch die Kopfniere von *Bdellostoma stouti*. (Aus G. C. Price 1910.) cv Cardialvene; sin Venensinus; d zentraler Gang mit Öffnungen in das Venendivertikel; neph Nephrostome; gl Glomerulus; a Arterie des Glomerulus; vg Vas efferens. Die Höhle, in der der Glomerulus liegt, öffnet sich unmittelbar in die Perikardialhöhle und ist mit dem zentralen Gang durch 2 Kanälchen verbunden, von denen eines ein Nephrostom besitzt.

eine Ausnahme machen. Das kubische Epithel ist mit Wimpern versehen, die im Leben flimmern (W. Müller konnte dies bei *Myxine* nicht, O. Maas dagegen bei jungen Tieren nachweisen, Weldon vermißte sie bei *Bd. Forsteri*). Die Kanälchen sind von Venenlakunen umgeben, in die sich auch die Vasa efferentia des am hinteren Ende des Organs befindlichen Glomerulus ergießen.

Die Nephrostomalkanälchen, die vielfach büschelförmig angeordnet sind, münden sämtlich in einen in der Längsrichtung des Körpers angeordneten zentralen Gang; dieser kann auch in mehrere hintereinander gelegene Stücke verteilt sein. Grundsätzlich wichtig ist, daß dieser Gang an 2—12 Stellen unmittelbar mit dem Lumen der Venenlakunen kommuniziert, von denen er umgeben ist. Hierdurch ist also bei *Bdellostoma stouti* eine unmittelbare Verbindung der Perikardialhöhle mit dem Venensystem hergestellt. Carminkörnchen werden tatsächlich aus der Perikardialhöhle in die Blutbahn aufgenommen. Price glaubt, daß der Transport von Flüssigkeit aus der Perikardialhöhle in die Blutbahn jedenfalls eine der Funktionen dieses merkwürdigen Organes sei.

Das Vorkommen eines zentralen Ganges wurde von W. Müller auch für *Myxine* angegeben. Alle späteren Untersucher haben dagegen einen solchen Gang in der Kopfniere von *Myxine* vermißt.

Bei *Myxine* (vgl. O. Maas) endigen die Nephrostomalkanälchen, die auch hier in der Kopfniere büschelförmig in großer Anzahl ausgebildet sind, blind, indem sich die Wand in ein Gewebe von retikulärem Charakter auflöst, das aber innigste Beziehungen zur Wand der auch hier stark entfalteten Venensinus besitzt. Dieses lange Zeit strittige Gewebe wurde von Semon für glomerulusartig erklärt. Sicher ist Spengel und Maas recht zu geben, die es vielmehr für eine Art lymphatischen Gewebes erklärten. Auffallend ist der Zusammenhang zwischen dem Auftreten dieses Gewebes am blinden Ende der Nephrostomalkanälchen mit dem Schwunde des zentralen Ganges und dessen offener Kommunikation mit dem Venensystem. Es ist nicht beschrieben worden, daß eine solche Verbindung in den Jugendstadien von *Myxine* vorübergehend existiert. Man muß demnach die Entwicklung, die die Kopfniere bei *Myxine* einerseits, bei *Bd. stouti* andererseits genommen hat, als zwei divergente Entwicklungsstufen auffassen.

Funktionell ließe sich denken, daß die sog. Kopfniere bei *Myxine* das zellreiche retikuläre Gewebe deshalb ausbildet, weil die mit allerhand Reizstoffen versehene Perikardialflüssigkeit nicht wie bei *Bdellostoma* an dem Stützgewebe vorbei unmittelbar in das Venensystem transportiert wird. Vielmehr ergießt sie sich in das Stützgewebe. Bei *Bdellostoma* haben wir aber ein Organ vor uns, das etwa einer Niere nach Unterbindung des Harnleiters zu vergleichen ist, bei der dann einmal die Serosa die Funktion des Glomerulus übernommen hat und der Harnleiter sich in Kommunikation mit dem Venensystem gesetzt hat. Wir werden ähnlichen Einrichtungen auch bei anderen Formen wieder begegnen.

Die Urnieren sind bei *Myxine* wie bei *Bdellostoma* schmächtige Organe, die durch die Kürze der Kanälchen auffallen [vgl. Joh. Müller (1830), A. Ecker (1851—1859)]. Die Kanälchen bilden eine Verbindung zwischen der Kapsel und dem Harnleiter. Die Glomeruli sind 200—300 μ groß, während die Länge der Kanälchen nur 200 μ beträgt (Abb. 157). Die Glomeruli werden von segmentalen Arterien gespeist, die Vasa efferentia münden

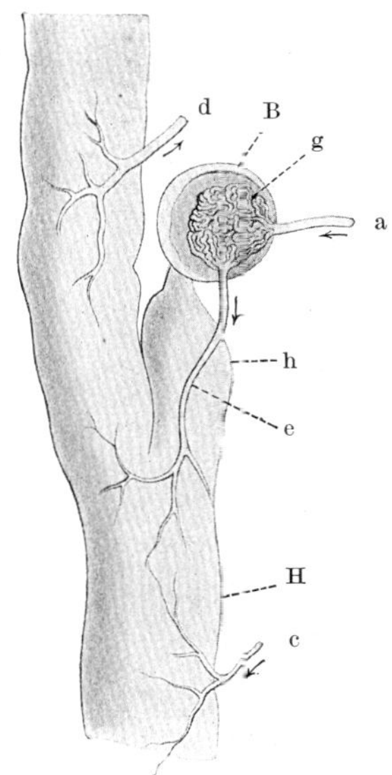

Abb. 157. Gefäßanordnung der Niere von *Bdellostoma Forsteri*. (Nach Al. Ecker 1851—1859.) H Harnleiter; h davon ausgehender kurzer Harnkanal; B Bowmansche Kapsel; g Glomerulus, injiziert; a Vas afferens; e Vas efferens; c glomeruluslose Arterie, von den intercostalen Gefäßen abstammend; d Vena renalis. Die Richtung der Pfeile deutet den Lauf des Blutes an.

in venöse Capillaren, die sich in die Kardinalvenen fortsetzen. Schon S. Jourdain (1859) betont, daß die *Cyclostomen* keine Nierenpfortader besitzen. W. Müller (1875) berichtet ebenfalls nichts von einer Nierenpfortader. C. Vogt und E. Young (1889—1894) bestreiten das Vorkommen einer solchen. Das sehr kurze Kanälchen beginnt mit einem Trichter und besitzt zylindrisches Epithel [J. W. Spengel (1897)], das mit einem Bürstensaum versehen ist. Dieser Hauptstückcharakter setzt sich auch auf den Harnleiter fort, der letztere besitzt ein streifiges Epithel und einen Bürstensaum, auch hinsichtlich der Gefäßversorgung soll dieser Kanal nicht nur als Harnleiter, sondern gleichzeitig als Hauptstückanteil dienen [O. Maas (1897)].

b) Selachier.

In dieser Gruppe wird die Vorniere nur andeutungsweise angelegt und erlangt niemals eine funktionierende Ausbildung. Wir betrachten demnach gleich das funktionierende Organ, das für manche Formen gut untersucht ist.

Nach J. Borcea (1906), der zahlreiche Formen untersucht hat, richtet sich die Gestalt der Niere sehr weitgehend nach der Leibesform und der Beschaffenheit der umliegenden Organe. Während in den vordersten Abschnitten fast immer ein lymphatisch verwandelter Abschnitt (Leydigsches Organ) vorhanden ist [dieser besitzt bei *Squatina* nach G. Schneider (1897) Leibeshöhlenkanäle, die blind endigen und Material in das lymphatische Gewebe einstrudeln], zeigt der mittlere Teil der Urniere ein deutlich segmentales Verhalten. Nach Haller (1901) hat jedes dieser Segmente (Abb. 158) bei *Acanthias vulgaris* durchschnittlich 6 Nephrone. Nur die letzten 4 Segmente („Metanephros") sind vergrößert und besitzen jedes 47—60 Glomeruli. Auch Borcea findet im Caudalabschnitt der Niere die Segmentierung äußerlich geschwunden. Die Sammelrohre der vorderen Segmente münden getrennt, diejenigen der Caudalniere teilweise zu einem besonderen Rohr vereinigt in den primären Harnleiter ein. Wir haben hier ein Verhalten, das etwa an die *Knochenfische* erinnert.

Jedes Nierenkanälchen beginnt mit einem langen Halsabschnitt, der seinen Anfang aus der Kapsel nimmt und mit Wimperflammen ausgestattet ist [F. Leydig (1851), B. Haller (1901), J. Borcea (1906), R. Krause (1923)].

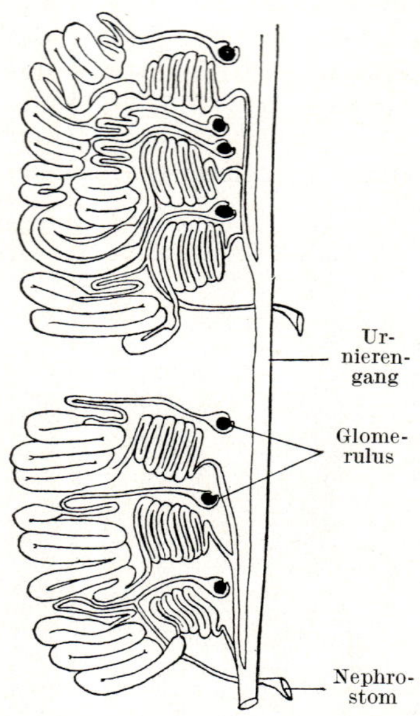

Abb. 158. Schema des Aufbaues der Urniere von *Acanthias vulgaris*. (Aus B. Haller 1902.)

Das Hauptstück entwickelt sich aus dem Halse allmählich, indem zwischen den Hauptstückzellen immer noch einzelne Wimperzellen eingelagert sind.

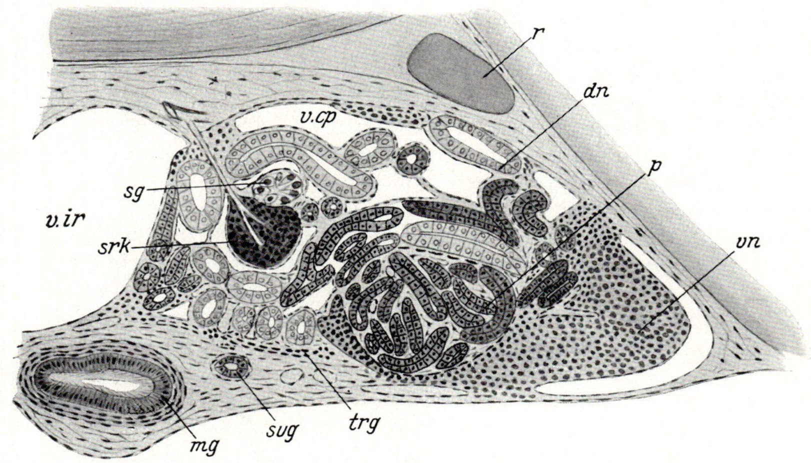

Ab. 159. Querschnitt durch das vordere Drittel der rechten Urniere von einem 9 cm langen Embryo von *Acanthias*. (Aus B. Haller 1902.) sg Sympathicusganglion; v.ir Interrenalvene; srk Suprarenalkörper; mg Müllerscher Gang; sug sekundärer Urnierengang; trg Trichtergang; vn ventraler, dn dorsaler Abschnitt des Urnierensegments; p Knäuel des 3. Segmentalschlauchabschnittes; r Rippe.

Das Hauptstück bildet zahlreiche Schlingen (Abb. 159), die vorwiegend im dorsalen Nierenabschnitte liegen; daran schließt sich ein mehr indifferent gebauter Teil an, dessen Schlingen mehr ventral gelagert sind. Aus diesem führen initiale Sammelrohre in die ventral verlaufenden Sammelkanäle, die ihrerseits eine größere Zahl von Nephronen zur Überleitung in den Harnleiter sammeln.

Zwischen den Kanälchen sind retikuläre Bindegewebszellen angeordnet, in deren Maschen Blutgefäße und vielerorts Lymphzellen liegen. Diese Erscheinung steigert sich in kranialer Richtung.

Der vordere Teil der Urniere dient beim männlichen Geschlecht als Nebenhoden.

Abgesehen von der arteriellen Gefäßversorgung (Glomeruli) wird die *Selachier*-niere von einem typischen Pfortaderkreislauf durchströmt. Bei *Raja clavata* [S. JOURDAIN (1859)] verzweigt sich die Pfortader auf der Ventralfläche und wird erzeugt durch Genital- und Körperwandvenen. Bei *Squatina* und *Squalus* sind ebenfalls typische Pfortadern ausgebildet.

c) Ganoiden.

Soweit unsere unvollständigen Kenntnisse bei den *Ganoiden* reichen, scheint die Kopfniere bei den meisten erwachsenen Formen als Nierenorgan zu verschwinden. F. M. BALFOUR (1882a u. b) findet an ihrer Stelle bei *Acipenser* nur lymphatisches Gewebe, aber keine Nierenelemente. Auch bei *Lepidosteus* bildet sich die Vorniere zurück. Eine vollentwickelte Vorniere zeigen 11 mm lange Larven von *Acipenser sturio* [H. JUNGERSEN (1893)]; ein über 5—6 Segmente reichendes Glomus ist allseitig durch eine Kapsel vom Cölom abgeschlossen und steht durch 5 lange Trichter mit einem erst kranialwärts laufenden, eine Schlinge bildenden und in den primitiven Harnleiter mündenden Kanal in Verbindung. Die Trichterepithelzellen tragen je eine Wimperfahne. Der Kanal steht durch einen Trichter auch mit der freien Bauchhöhle in Verbindung. Ganz ähnlich liegen die Dinge bei *Acipenser stellatus* [E. MASCHKOWZEFF (1927)]. Diese Form hat in der Vorniere außer dem inneren Glomus auch äußere Glomeruli, das arterielle Blut versorgt das Glomus, das Vasa efferentia in die Kardinalvenensinus entsendet. Diese Venenlakunen umgeben den Kanälchenapparat.

Bei *Amia calva* [H. JUNGERSEN (1894)] haben 10 cm lange Larven ein nur über 3 Segmente reichenden Glomus mit nur einem Innen- und einem Außentrichter, sonst die typischen Verhältnisse. Bei *Lepidosteus* hat die Vorniere [W. FELIX (1906)] maximal 5 Trichter. Nach J. BEARD (1894) bilden sich von anfänglich drei Außentrichtern und drei Innentrichtern je einer zurück (bei 14 mm langen Larven).

Die Urniere beginnt bei *Acipenser sturio* (11 mm lange Larve) 3—4 Segmente hinter der Vorniere und ist streng segmental angeordnet [H. JUNGERSEN (1893)]; etwas später entstehen in der Urniere Peritonealtrichter. Bei *Amia calva* ist die Urniere durch etwa 16 Segmente von der Vorniere getrennt; 15 mm lange Larven besitzen auch hier Peritonealtrichter [H. JUNGERSEN (1894)]. Bei erwachsenen *Ganoiden* [H. JUNGERSEN (1900)] ist das vordere Ende des Nierenorgans stets lymphatisch umgewandelt. Eine genauere Untersuchung dieses Gewebes durch H. DOWNEY (1909) bei *Polyodon spatula* hat ergeben, daß dieses Gewebe das hauptsächliche hämatopoetische Organ des Tieres ist.

Während bei *Polypterus* die Niere bis kurz vor das Hinterende nahezu gleichförmig dick ist, und nur in den Intercostalräumen etwas angeschwollen erscheint, ist die Niere von *Amia* zu einer Hauptmasse, die an dem Hinterende liegt, konzentriert. *Amia* besitzt auch beim erwachsenen *Tiere*, ähnlich wie der *Frosch*, viele an der Ventralfläche ausmündenden Peritonealtrichter. Solche fehlen anscheinend den übrigen *Ganoiden* im erwachsenen Zustand, während dieselben (*Lepidosteus* und *Acipenser* nach Balfour, Parker und Beard, Jungersen) dort im larvalen Zustand ebenfalls vorkommen. Nach hinten zu werden bei jungen *Tieren* die Nephrone, die immer je einen Glomerulus besitzen, kleiner [*Lepidosteus* nach Balfour (1882), Parker (1882), *Calamoichthys* nach Lebedinsky (1895)].

Die Verzweigungen des Ureters liegen ventral, von den büschelförmigen Verzweigungen gehen die Sammelröhren in dorsaler Richtung ab [J. Hyrtl (1863)]. Über die Gefäße der Nieren bei den *Ganoiden* habe ich nur bei S. Jourdain (1859) und bei J. Hyrtl Angaben finden können; dieser findet dorsal glomerulitragende Arterien, außerdem feinere aglomuläre Äste, die sich mit den Sammelrohren verzweigen. Außerdem haben die *Ganoiden* einen Pfortaderkreislauf [S. Jourdain (1859)].

d) Dipnoer.

Die Nieren von *Ceratodus* sind zwei längliche, in 8—10 Lappen geteilte Organe, deren Harnleiter sich caudal vereinigen [A. Günther (1871)]. Sie werden arteriell von einem schwachen Aste der A. coeliaca, venös durch eine Anzahl von Nierenpfortadern versorgt; diese stammen aus der V. caudalis und aus den benachbarten Intercostalvenen. Am kranialen Ende sammelt sich die V. renalis efferens zum Eintritt in die V. cava. J. Gr. Kerr (1901, 1902) macht nähere Angaben über die Beziehungen der Nieren zu den Genitalorganen. Über den Feinbau habe ich Angaben nicht finden können.

e) Teleostier.

Die so überaus formenreiche Gruppe der *Knochenfische* bietet auch hinsichtlich der Nieren sehr viele Möglichkeiten. Von neueren Untersuchungen sind die Arbeiten von B. Haller (1908), J. Audigé (1910), F. Guitel (1906), A. Policard und Mawas (1906), sowie J. G. Edwards (1928) zu nennen. Wir lehnen mangels eigener Erfahrungen unsere Darstellung an die Ergebnisse dieser Autoren an. Audigé gruppiert sein Material in vier Typen.

Der erste Typ besitzt eine funktionierende Kopfniere und eine mehr oder weniger gut entwickelte Bauchniere, während die Beckenniere entweder fehlt oder doch kaum angedeutet ist. Audigé hat diesen Typ ausnahmslos nur bei *Tieren* gefunden, die vor der ersten Geschlechtsreife standen. J. Émery (1880, 1883, 1885) fand funktionsfähige Kopfnieren bei *Fierasfer, Atherina, Mugil, Zoarces* [F. Guitel (1906), dort ältere Literatur], bei vielen *Gobiesociden*. Zumeist ist die Kopfniere nur noch der Form nach vorhanden und in zum Teil sehr merkwürdig gebaute lymphoide Organe umgewandelt.

J. Hyrtl (1850, 1851), M. Balfour (1881, 1882), Parker (1882), S. Grosglik (1885), Vincent (1898), sowie B. Haller (1908) hatten alle Vornieren erwachsener *Fische* für rückgebildete, in lymphoides Gewebe umgewandelte Formen erklärt. Die Befunde von Emery an *Fierasfer* erklärte Grosglik mit dem Umstande, daß es sich hier um eine parasitierende Form handle, die zudem eine sehr mangelhaft entwickelte Bauchniere besitze.

Die Exkretionsorgane des ersten Typs finden sich also bei sehr vielen *Knochenfischen* vor der ersten Geschlechtsreife und bei manchen Formen wahrscheinlich auch in völlig ausgereiftem Zustand.

Der zweite Typ ist bei *Barbus fluviatilis* ausgebildet; hier ist die Kopfniere rein lymphoid, und es gibt nur eine Bauchniere, die durch den Pfortaderkreislauf charakterisiert ist. Daß die lymphoiden Körper bei dieser und bei vielen anderen Formen als Reste einer Kopfniere zu betrachten sind, hatten schon Balfour (1881, 1882), Parker (1882, 1883), Calderwood (1891), V. Swale (1898), B. Haller (1908), F. Guitel (1906) angenommen; J. Audigé (1910) betont, daß die Ontogenese, vor allem aber die Gefäßversorgung dieses Organs die Herkunft aus einer Kopfniere beweisen. Es wird nämlich, wie der Glomus der Vorniere, von Ästen der A. mesenterica versorgt. Daß die Bauchniere dem Mesonephros und nicht, wie B. HALLER meinte, einem Metanephros entspricht, schließt AUDIGÉ ebenfalls aus der Gefäßversorgung. Es beteiligen sich zahlreiche intercostale Arterien und Nierenpfortadern an der Blutzufuhr zu dem Organ.

Zu dem dritten Typ rechnet AUDIGÉ Formen, deren einzige Niere eine Bauchniere ist. Hierzu zählen *Lophius piscatorius (Plectognathen)*, wahrscheinlich auch die von F. HUOT (1902) untersuchten *Lophobranchier* und *Diodon, Tetrodon* [J. HYRTL (1850)]. Diese Formen wurden neuestens auch morphologisch und physiologisch von J. G. EDWARDS (1928) behandelt. Der Niere fehlt anscheinend jede arterielle Gefäßzufuhr. Das Blut kommt von der V. caudalis accessoria, von der Subclavia und einer Vena peribranchialis; es strömt

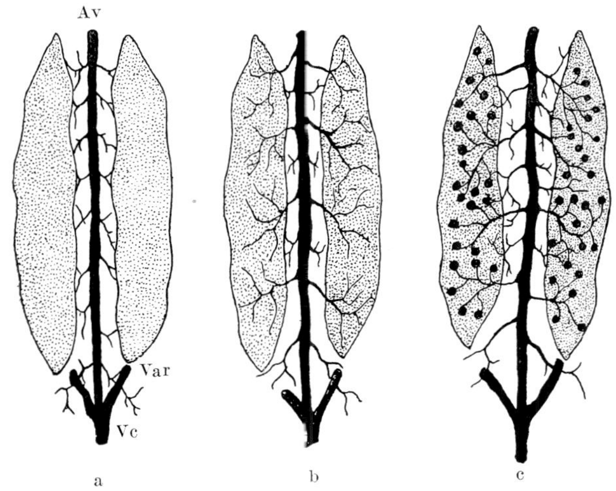

Abb. 160 a—c. Die arterielle Versorgung einiger *Teleostier*nieren. (Aus J. AUDIGÉ 1910.) a *Lophius piscatorius*; b *Cypriniden* und *Perciden* (Jungformen), *Lepadogaster Gonanii, L. bimaculatus*; c *Barbus fluviatilis*. Av Aorta; Vc Vena caudalis; Var Vena renalis afferens (durchschnitten).

durch die Vena renalis efferens aus der Niere heraus. Die Diagramme der Abb. 160 zeigen schematisch die Beziehungen der Nieren einiger Formen zum Arteriensystem.

Der vierte Typ umfaßt die Mehrzahl der untersuchten *Teleostier*. Das Besondere ist die Möglichkeit, drei Nieren zu unterscheiden; eine beim Erwachsenen stets lymphoid verwandelte Kopfniere, eine den Bauplan des Mesonephros besitzende Bauchniere (Pfortaderniere) und als Besonderheit eine Beckenniere; die letztere ist schon von zahlreichen Forschern als etwas Besonderes betrachtet worden [JAKOBSON (1817), CUVIER (1828), J. HYRTL (1850), JOURDAIN (1859), ÉMERY (1880), MOREAU (1881)]. Schon W. FELIX (1906) und SWAEN und BRACHET (1899) hatten vermutet, daß die Beckenniere der *Knochenfische* der Nachniere der *Amnioten* entspreche. BORCEA (1907) und AUDIGÉ (1910) sprechen dies mit Bestimmtheit aus. Diese Auffassung wird einmal durch den Umstand nahegelegt, daß ein besonderer Ureter vorhanden ist, der meist von hinten her in die Blase selbständig oder durch Vermittlung des primären Harnleiters einmündet. Außerdem hat die Beckenniere keine Nierenpfortader, sondern eine sehr ausgiebige arterielle Blutversorgung, die den sehr zahlreichen Glomerulis zuströmt. J. HYRTL fand hier auch bei einer ganzen

Reihe von Formen knäuellose Arterien. Die Glomeruli sollen bei *Pflanzen-fressern* kleiner sein als bei *Raubfischen*. Audigé untersuchte viele hierher-gehörige Formen: *Cepola rubescens, Anguilla vulgaris, Conger niger, Orphidium*

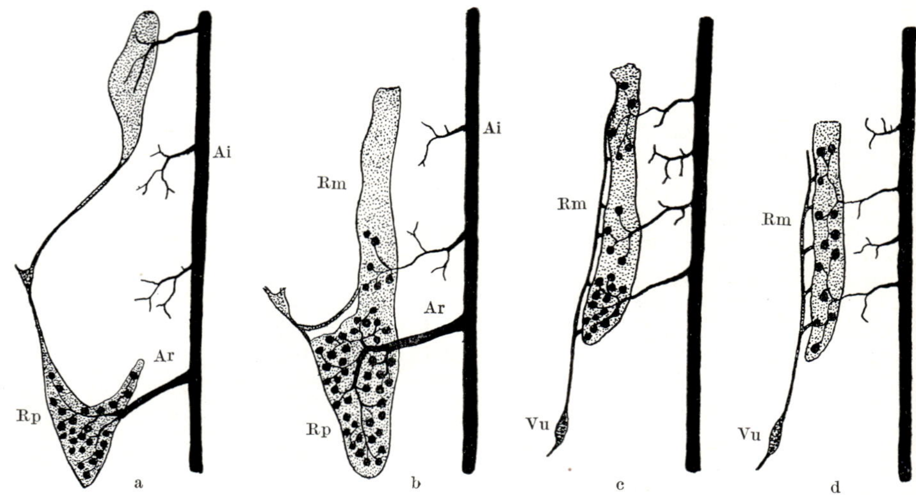

Abb. 161 a—d. Die verschiedene Form der arteriellen Versorgung der hinteren Niere bei *Teleostiern.*
(Aus J. Audigé 1910.) a *Barbus fluviatilis,* b *Squalius cephalus,* c *Anguilla vulgaris,* d *Cepola rubescens.*
Ai Art. intercostales; Vu Harnblase; Rm Bauchniere; Rp hintere Niere; Ar Nierenarterie.

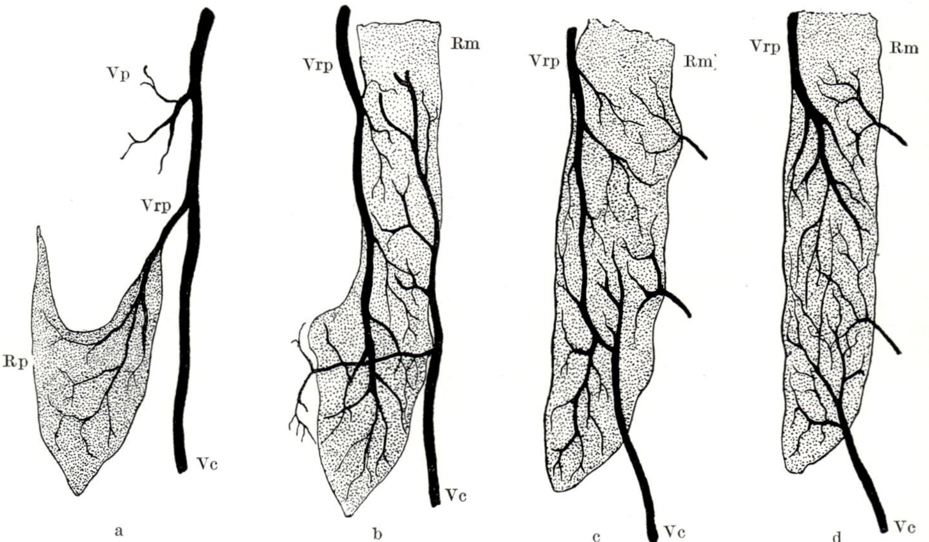

Abb. 162 a—d. Die verschiedene Form der venösen Versorgung der hinteren Niere bei *Teleostiern.*
(Aus J. Audigé 1910.) a *Barbus fluviatilis,* b *Squalius cephalus,* c *Anguilla vulgaris,* d *Cepola
rubescens.* Vc Vena caudalis; Vp Parietalvenen; Vrp Nierenvene; Rm Bauchniere; Rp hintere Niere.

barbatum, Trutta fario, Salvelinus fontinalis, Salmo irideus, Bothus rhomboideus, Pleuronectes conspersus, Solea vulgaris, Squalius cephalus, Scardinius erythroph-thalmus, Chrysophrys aurata, Mallus barbatus, Mugil cephalus, Perca fluviatilis, Gasterosteus aculeatus. Während z. B. bei *Cepola* Bauch- und Beckenniere getrennt sind, sind sie bei der Mehrzahl der Formen zu einem Organ zusammengeschlossen und nur durch die besonderen Charaktere der Ureterverzweigung — die Beckenniere ist stets unpaar und hat nur einen Ureter — und der Gefäßversorgung zu erkennen. In Abb. 161 sind vier Formen mit ihrer Arterienversorgung, in Abb. 162 mit ihrem Venenkreislauf dargestellt.

Die Kopfniere junger *Knochenfische* besitzt jederseits einen Glomerulus und eine verschiedene Anzahl von mit Nephrostomen beginnenden Kanälchen, die sich in den primären Harnleiter ergießen [s. W. FELIX (1906) und B. HALLER (1908)]. Sehr eigenartig sind die als lymphoide Organe bezeichneten Umwandlungsformen der Kopfnieren bei den meisten *Knochenfischen* gebaut. Das lymphoide Gewebe leitet W. FELIX (1895, 1897, 1906) von der Wand der Venenplexus, B. HALLER (1908) aus rudimentären Kanälchen- und Glomerulusanlagen ab. Es ist hier nicht der Ort, den mannigfachen Formen der Umwandlung nachzugehen, die dem Organ mehr und mehr den Stempel eines lymphoiden Organes aufdrückt [s. besonders F. GUITEL (1906, 1912, 1913)]. Auch die Reaktionsfähigkeit auf Fremdsubstanzen [G. SCHNEIDER (1903), J. AUDIGÉ (1910)] ist für dies Gewebe festgestellt. In den mittleren Teilen stellen sich einige Beziehungen zu der Nebennierenbildung her, in den hinteren Abschnitten findet man in allen Stadien der Degeneration befindliche Nierenkanälchen. Diese Region leitet ganz allmählich in das Gebiet der mittleren Niere (Bauchniere) über.

Unter den Bauchnieren unterscheidet J. AUDIGÉ solche, die keine Glomeruli besitzen, von solchen, denen Glomeruli zukommen. In vielen Fällen erleidet der vordere Teil der Bauchniere eine der Kopfniere analoge lymphoide Umwandlung [S. K. DUTTA (1924)].

Glomerulusfreie Nieren kommen einmal bei jungen Exemplaren von *Knochenfischen* vor, solange noch die Kopfniere in Funktion ist. Es handelt sich dabei um etwa 1—2 cm lange Exemplare von *Squalius, Barbus, Perca Salvelinus,* die AUDIGÉ untersucht hat. Er betont die streng metamere Anlage der Bauchniere. Wenn er sagt, das Organ sei primär glomerulusfrei, so soll dies heißen, die Glomeruli entstünden erst, wenn ein Funktionsbeginn erzwungen wird. Die glomerulusfreie Anlage der Urniere scheint also nach AUDIGÉ nicht zu arbeiten.

Nur wenige erwachsene Formen haben glomerulusfreie Nieren. Es handelt sich da um die von HUOT (1902) beschriebenen *Lophobranchier,* und die von F. GUITEL (1906) untersuchten *Gobiesociden.* Da diese Formen neuerdings von A. PÜTTER (1926) und J. G. EDWARDS (1928) besonders diskutiert worden sind, muß ich an dieser Stelle etwas ausführlicher werden.

Nach F. GUITEL (1900, 1906) besitzt *Lepadogaster Gouanii* ♂ am gleichen Gange sitzend eine Vorniere und den Mesonephros. Der Pronephros beginnt mit dem Glomerulus (320 : 200 μ), die Kapsel kann 500 μ Durchmesser besitzen. Von ihm leitet ein anfangs enges, gewundenes Kanalstück, das durch lymphoides Gewebe zieht, zu einem weiteren Rohr, dessen Lumen bis auf 150—200 μ ansteigen kann, und das sich in leichten Windungen caudalwärts erstreckt, um nach scharfer kranialwärts gerichteter Biegung in den primären Harnleiter zu münden. Der ganze Gang ist anschließend mit verzweigten Kanälchen besetzt. Die Mesonephroskanälchen bilden je eine Anschwellung der Niere (jederseits 12). Vom Harnleiter aus entspringen lange oder kurze verzweigte Kanälchen, die in einen langen, unverzweigten proximalen Abschnitt übergehen, dieser bildet die Hauptmasse des Segmentes; wie er proximal endigt, ist nicht festgestellt; weder durch Totalfärbung, noch an Schnitten hat GUITEL in der Urniere von *L. Gouanii* Glomeruli finden können (Glomeruli besitzen dagegen *Lep. Wildenowii, Caularchus maeandricus, Gobiesox cephalus* und *Syciases sanguineus*). Innerhalb eines Urnierenknäuels liegt in der Regel nur ein Kanälchen. Ebensowenig wie die proximale Endigungsweise der Kanälchen hat GUITEL die Endigung der Arterien in der Niere feststellen können. Eine Caudalniere fehlt allen untersuchten *Gobiesociden.*

Bei *Lepadogaster bimaculatus* ist die Ausdehnung der Urnierensegmente sehr variabel, was zum Geschlechtscyclus in Beziehung steht. Dabei variiert hauptsächlich der Kanälchendurchmesser, der von 150 auf 300 μ anschwellen kann. Diese Hypertrophie ist zur Laichzeit am stärksten, dann nimmt die Stärke des Durchmessers allmählich ab. Glomeruli und die Endigungsweise der segmentalen Kanälchen hat GUITEL auch bei dieser Art nicht feststellen können. Die Saisonunterschiede finden sich nur beim ♂. Bei *Lepadogaster Wildenowii* sind die Glomeruli der Segmentkanälchen aufgefunden, sie sind durch einen engen Hals mit dem Mittelteil verbunden. Der Hals ist an das Auftreten der Glomeruli gebunden und soll bei aglomerulären Formen fehlen. Bei *Lepadogaster Candollii* fehlen die Segmentkanälchen; es gibt nur die verzweigten Anhänge an dem primären Harnleiter. Ähnlich verhalten sich *Lep. microcephalus* und *Chorisochismus deutex.*

J. G. Edwards (1928) bestätigt diese Angaben im wesentlichen; er betrachtet die Nieren der *Gobiesociden* ebenfalls als aglomulär.

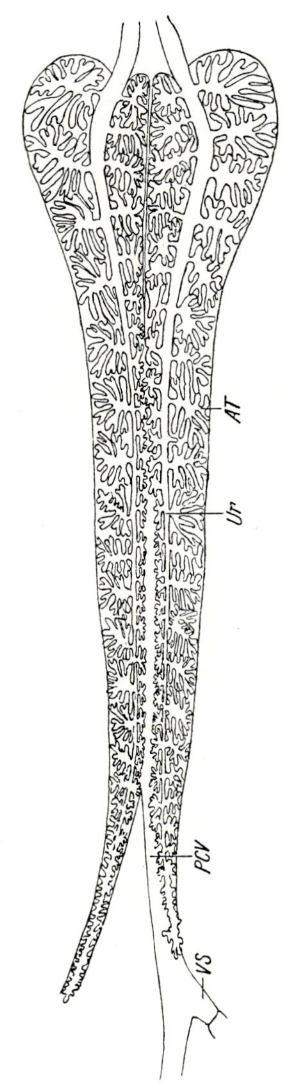

Abb. 163. Halbschematische Darstellung der Ventralansicht beider Nieren von *Syngnathus* oder *Siphonostoma.* (Aus J. G. Edwards 1928.) DA dorsale Aorta; GA Art. gastro-intestinalis; Bl Blase; Ad Nebenniere; Ur Ureter; Od Ovidukt; Pcv Vena card. post.; RK rechte Niere; CT Kanälchen; CD Sammelgang; LK linke Niere; ACV Vena card. ant.; HV Vena hepatica.

Abb. 164. Ventralansicht beider Nieren von *Hippocampus guttulatus.* (Aus J. G. Edwards 1928.) VS Sinus venosus; PCV Vena cardinalis posterior; Ur Ureter; AT verzweigtes Kanälchen.

Lophius besitzt eine Niere, bei der man zwei ineinander übergehende Abschnitte unterscheiden kann [BALFOUR (1882), CALDERWOD (1891)]. AUDIGÉ betrachtet sie beide als Urniere. Der vordere Abschnitt ist fast ganz in lymphoides Gewebe umgewandelt und enthält nur in seinen caudalen Teilchen Kanälchenreste. Der caudale Abschnitt der Niere besitzt Kanälchen, aber keine Glomeruli. Die Kanälchen sind von weiten Eluträumen umgeben, in deren Wandung ziemlich viele lymphoide Zellen eingelagert sind. Sehr merkwürdige Körper bilden sich an den proximalen Enden der Kanälchen aus, die BALFOUR vielleicht für Glomeruli angesehen hat. Es hängen Körperchen in große Venenräume hinein, das Innere der Körperchen besteht aus einem Konvolut von Kanälchen, die als das proximale Ende der Harnkanälchen anzusehen sind. AUDIGÉ hält es für möglich, daß es sich um eine funktionelle Analogie zum Glomerulus handelt. Die Epithelien der Harnkanälchen scheinen wenig differenziert zu sein. J. G. EDWARDS betont den merkwürdig zickzackförmigen Verlauf des Ureters, an dem viele verzweigte und unverzweigte Kanälchen sitzen, die größtenteils blind endigen; doch findet er bei etwa $1^0/_0$ der Kanälchen Glomeruli. Auch hat er die von AUDIGÉ geleugnete, sehr reichliche arterielle Versorgung der Niere gefunden; außerdem besteht ein Pfortaderkreislauf.

Nach EDWARDS sind völlig aglomerulär die Nieren der *Syngnathiden: Syngnathus, Siphonostoma, Nerophis, Euteleurus, Hippocampus.* Wenige Glomeruli haben die *Lophiiden: Lophius piscatorius* und *bodegassa.* In der Urniere sind glomerulusfrei bei erhaltenem Vornierenglomus die *Gobiesociden, Levadogaster Gouanii* und *Candollii,* vorwiegend glomerulär waren Exemplare folgender Familien: *Atheriniden, Scorpoeniden, Trachiniden, Muraeniden, Gadiden.* Die Niere von *Syngnathus* zeigt Abb. 163. Eine Reihe von blind endigenden Kanälchen von reichlich lymphoidem Gewebe umgeben hüllen die Postkardinalvene ein. Glomeruli fehlen, das blinde Ende soll flimmern, ein weiterer Abschnitt des Kanals einen Bürstensaum tragen [J. VERNE (1922)].

Hippocampus hat eigenartig verzweigte Kanälchen, die ebenfalls blind endigen (Abb. 164) und in der Epithelauskleidung den anderen *Syngnathiden* vergleichbar sind (J. VERNE). Es besteht ein typischer Pfortaderkreislauf, dem kein arterielles Blut zugeführt wird.

In allen aglomerulären Nieren fehlen Abschnitte, die der Kapsel, dem Hals und dem Überleitungsstück glomerulärer Nephrone vergleichbar wären; dagegen scheint im proximalen Kanälchenstück etwas dem Saum der Hauptstücke Vergleichbares vorzukommen.

Wir stehen also vor der merkwürdigen Tatsache, daß in einer beschränkten Anzahl von *Knochenfisch*formen die einzigen aufgefundenen Harnorgane keine Glomeruli besitzen. Der sehr abweichende Bau des Kanalsystems muß zu der Frage veranlassen, ob wir überhaupt Vergleiche zu den Harnorganen der übrigen *Wirbeltiere* anstellen können. Wie wir S. 175 gesehen haben, ist J. G. EDWARDS zu der Überzeugung gekommen, daß ein prinzipieller Unterschied in der Arbeitsweise glomerulärer und aglomerulärer Nieren nicht besteht.

Die Mehrzahl der *Knochenfische* hat nun aber Bauchnieren, die Glomeruli besitzen, und damit durchaus auf die gleiche Stufe mit den Harnorganen anderer *Wirbeltiere* zu stellen sind. Aber auch hier findet man Formen, bei denen nur ein Teil der Nephrone mit Glomerulis versehen sind (J. AUDIGÉ, J. G. EDWARDS). AUDIGÉ bemerkt, daß glomerulusarme Bauchnieren reich an lymphoidem Gewebe sind und daß die Kanälchenepithelien in solchen vielfach von freien Zellen infiltriert sind. Als Beispiele führt AUDIGÉ an: *Barbus, Chondrostoma, Scardinius, Squalius, Alosa, Chrysophrys, Mallus, Trutta, Mugil, Scorpoena* und *Anguilla.* Bei *Barbus* sind mit Kanälchen versehen die primären Kanälchen, an denen die aglomerulären, blind endigenden als Abzweigungen daran sitzen. Nur die letzteren sind von den reichlichen lymphoiden Geweben umgeben.

Die Glomeruli solcher Nieren bestehen gewöhnlich aus einer ungeteilten Gefäßschlinge; der Halsteil besitzt ein hohes Cylinderepithel mit Wimperflammen. Im Hauptstück ist der Cuticularsaum nachweisbar; AUDIGÉ findet Bilder, die ihn eine aktive Sekretion unter

Abstoßung von Zellbestandteilen annehmen lassen. Ohne Einschaltung weiterer Abschnitte setzt sich das Hauptstück in die Sammelrohre fort, in die auch die aglomerulären Kanälchen einmünden. Letztere kommen in den verschiedensten Größen und Differenzierungsgraden vor. Nach B. Haller besitzt das Kanälchen den gleichen Bau wie das Sammelrohr, abgesehen vom Halsabschnitt.

Reichlicher sind andere *Knochenfische* in ihrer Bauchniere mit Glomerulis versehen; so *Gasterosteus aculeatus*. Hier haben auch die sekundären Kanälchen fast durchweg Glomeruli. In Abb. 165 ist ein Nierenquerschnitt einer verwandten Form dargestellt.

Die Beckennieren sind das caudale Ende des Gesamtorgans und werden mit einem oder mehreren besonderen Ausführungskanälchen mit der Blase

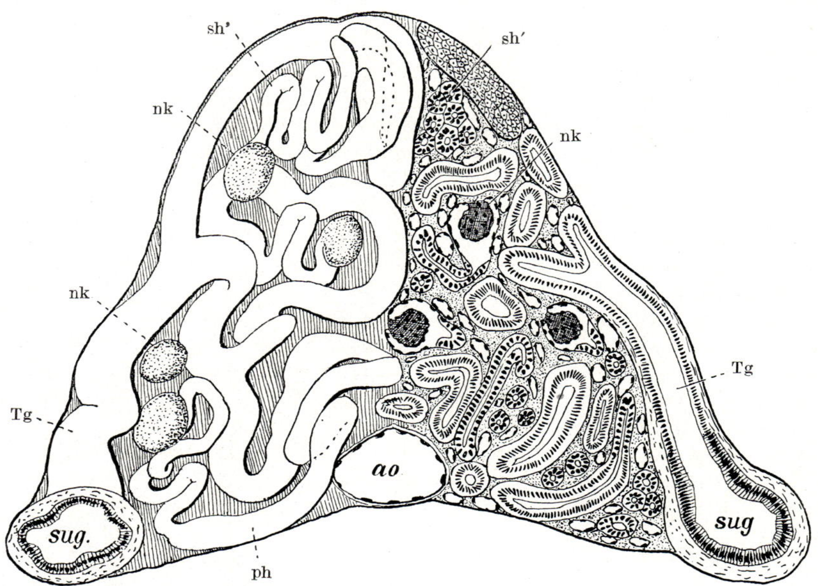

Abb. 165. *Gasterosteus pungitus*. Querschnitt durch den dritten Nierenabschnitt. Links ein Sammelgang mit den Sekundärgängen. Nach mehreren aufeinanderfolgenden Querschnitten kombiniert. Tg Endgang; nk Nierenkörperchen; ph Primarkanälchen; sug Nierengang; ao Aorta; sh' Sekundärkanälchen. (Aus B. Haller.)

verbunden. In ihnen sind die Arterien reichlich und versorgen die sehr zahlreichen Glomeruli. Wenn wir tatsächlich hier keine Nierenpfortader besitzen, was seit S. Jourdain und J. Hyrtl besonders von Audigé hervorgehoben wird, so erklärt sich vor allem die Tatsache, daß hier anscheinend alle Regeln der Nierenarchitektur aufgehoben sind. Die Nephrone sind an die Nierenarterien durch die Glomeruli, an den Harnleiterästen durch die Sammelrohre aufgehängt. Jede typische Orientierung anderer Art ist nicht bekannt.

Das Nephron der *Hechtniere* wurde in neuerer Zeit von A. Policard und J. Mawas (1910) und von R. Krause (1923) untersucht. Die französischen Autoren teilen dasselbe ein in: Glomerulus, Hauptstück, Mittelstück und Sammelrohr. Ein Hals fehlt, an seiner Stelle sind Zellen mit Wimperflammen sowohl im Haupt- wie im Mittelstück eingestreut. Mittelstück und Sammelrohr gehen ineinander über. Das Hauptstück hat einen Bürstensaum, zwischen den granula- und vakuolenreichen Hauptzellen finden sich schmale Nebenzellen im Epithel, die zuerst F. Crevatin (1903, 1904) beschrieben hat. Das Mittelstück hat eine sehr deutliche pastosomale Stäbchenstruktur. Sowohl das Haupt- wie das Mittelstück haben zum Teil sehr lange blinde Anhänge. Ganz anders ist die Darstellung von R. KRAUSE, nach ihm hat das Hauptstück Bürstensaum und Stäbchen, während das von ihm Schaltstück genannte Mittelstück keine Stäbchen hat; von blinden Anhängen weiß er nichts zu berichten.

Abschließend müssen wir feststellen, daß Untersuchungen, die Gefäßversorgung, feinere Cytologie, Histophysiologie und Architektonik der *Telostier*nieren weiter aufklären, dringend erwünscht sind.

f) Amphibien.

Die *Amphibien* besitzen, bevor die Urniere entsteht, eine funktionierende Vorniere, die als bestbekanntes Beispiel dieses Typs von Harnorganen gelten kann.

Sie wurde von JOH. MÜLLER (1829) entdeckt; nachdem dieser auch den zugehörigen Glomerulus gesehen hatte, war es BIDDER (1896), der diese Gebilde zuerst richtig deutete. Den Kanälchenanteil untersucht F. LEYDIG (1856) genauer und stellt fest, daß die Kanälchen dieses Organs umfänglicher sind als die Urnierenkanälchen. Unter Beiseitelassung der zahlreichen Arbeiten, die sich in der Folge mit der ersten Anlage des Organes befaßten [s. a. W. FELIX im Handb. der Entwicklungsgeschichte, herausgegeben von O. HERTWIG (1906)], nennen wir hier nur diejenigen, die sich auch mit dem Aufbau des funktionierenden Organs beschäftigen. Insbesondere ist hier das grundlegende Werk von A. GOETTE (1869) zu nennen; W. MÜLLER (1869) bezeichnete dieses Organ zum ersten Male richtig als Vorniere, M. FÜRBRINGER (1875) untersuchte eingehend die weitere Ausbildung der Vorniere bei *Rana temporaria* und *Triton alpestris*. Beim *Frosch* haben schon 5—6 mm lange Larven Vornieren von endgültiger Größe, bei *Triton* und *Salamandra* wächst die Vorniere auch noch nach Beginn der Urnierenentwicklung. Bei *Rana* gibt es 3 Peritonealtrichter, bei *Salamandra* und *Triton* zwei, in dem Kanälchenteil lassen sich mehr dorsal gelegene umfangreichere und mehr ventral liegende engere Schlingen unterscheiden. Die Rückbildung ergreift zuerst den vorderen Peritonealtrichter, schließlich (zur Zeit des Kiemenverlustes bei *Urodelen*) auch die übrigen Anteile, deren Epithelien sich unter Verquellung zu allmählich zerfallenden Epithelsträngen umwandeln. C. K. HOFFMANN (1886) beschäftigt sich eingehender mit dem Vornierenglomerulus, dessen Bedeutung er allerdings nicht richtig erkannte. Sehr genaue Angaben machte dann H. H. FIELD (1891). LEVI (1902) beschäftigte sich mit der Histologie der Vorniere, wobei er die Wimpern der Nephrostomalkanälchen, den Bürstensaum des Hauptstückabschnittes, sowie die Stäbchen des ventralen Gangabschnittes erwähnt.

Eine genauere Bearbeitung der Vornieren bei den *Coecilien* verdanken wir R. SEMON (1892) und A. BRAUER (1902), bei *Salamandra maculosa* vor allem H. RABL (1904). Einige Angaben über die Funktion dieser Organe machte W. v. MÖLLENDORFF (1919) für *Rana*.

An der *Amphibien*vorniere ist eine scharfe Trennung zwischen dem rechts und links vom Mesenterium dorsale frei in die Bauchhöhle hängenden Glomus und dem Kanälchenteil durchgeführt, der in der Seitenwand des Rumpfes angebracht ist. Das Glomus ist eine plurisegmentale Anlage, die dem Peritonealepithel entstammt und im ausgebildeten Zustand Blut aus der Aorta bezieht; durch ein Vas efferens wird dieses Blut dem die Kanälchen umspinnenden Capillarnetz zugeleitet. Im Aufbau des Glomus kann man zumeist nur Capillarschlingen erkennen, die von dem Peritonealepithel überkleidet sind. Bei *Urodelen* (H. RABL, C. K. HOFFMANN, FIELD) und bei *Gymnophionen* (A. BRAUER) sind eigenartig epitheloide Zellkomplexe im Innern des Glomus beschrieben worden, deren Natur nicht geklärt ist. Vielleicht hängen diese Gebilde mit der Rückbildung zusammen, da sie vorwiegend bei älteren Larven vorkommen. Auch Pigmentzellen stellen sich mit der Alterszunahme vermehrt ein.

Der Kanälchenteil der Vorniere beginnt mit einer nach der *Tierart* wechselnden Zahl von Peritonealtrichtern. Bei *Anuren* sind es gewöhnlich 3 (Abb. 166), bei *Urodelen* 2 Trichter. Diese haben ein flaches, mit hohen Wimperfahnen ausgestattetes Epithel, das demjenigen in den entsprechenden Abschnitten der erwachsenen Niere völlig gleicht, und strudeln die Bauchhöhlenflüssigkeit in die Kanälchen hinein. Nur der anfängliche Trichtergang besitzt Flimmern. Er setzt sich sehr bald in einen als Hauptstück zu bezeichnenden Abschnitt

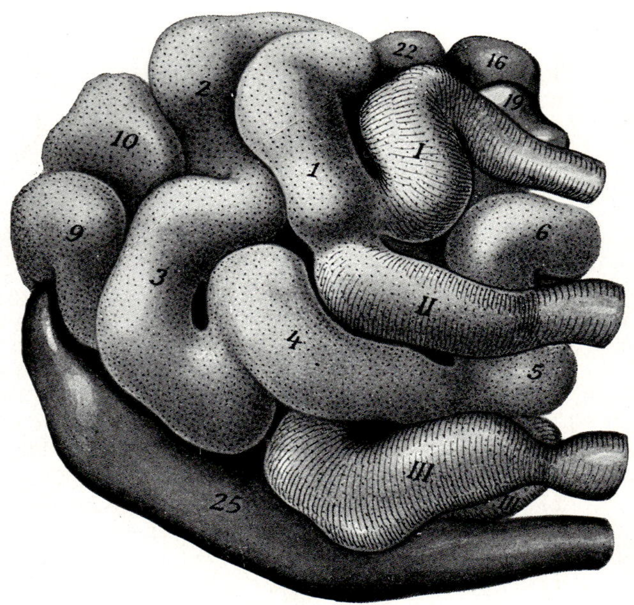

Abb. 166. Linke Vorniere einer *Kaulquappe* von *Rana fusca* nach Trypanblauspeicherung; Wachsplattenmodell in 300 facher Vergrößerung ausgeführt. Ansicht von dorsal und etwas lateral. Kanälchen I, II, III sind die Nephrostomalkanälchen, Schlinge 1—10 gehören zum Hauptstück. Der Endabschnitt (Schlinge 11—25), von dem man hier nur Schlinge 16, 19, 22, 25 sieht, ist dunkler gehalten. (Aus W. v. Möllendorff 1919.)

fort; in diesem Teil vereinigen sich die Kanälchen zu einem gemeinsamen Gang, der innerhalb des Organs zu zahlreichen Windungen gelegt, endlich sich in den primären Harnleiter fortsetzt. Innerhalb dieses gemeinsamen Ganges unterscheidet H. Rabl für *Salamandra:* 1. Das Drüsenstück (gehört zum Hauptstück), 2. das Schaltstück (besser Überleitungsstück), 3. das Endstück (Mittelstück und Verbindungsstück). Blinde Anhänge, die von älteren Autoren erwähnt wurden, hat Rabl nicht nachweisen können. Im großen und ganzen stimmen seine Befunde zu den älteren von H. H. Field (1891), R. Wichmann (1884) und M. Nussbaum (1886).

Das Hauptstück der *Amphibien*vorniere zeigt durchaus den Charakter funktionierender Hauptstücke bei anderen Nieren. Wir finden ein sehr vielgestaltiges Cytoplasma, das dem Lumen zu mit einem Bürstensaum ausgestattet ist [H. Rabl (1904)]. Die Zellkerne sind oft flach und eingekerbt. Das Cytoplasma enthält wie beim erwachsenen *Frosch* feine fädige Plastosomen, Vakuolen und Granula. Farbstoffe, wie Trypanblau, werden von der Vorniere ausgeschieden und im Hauptstück gespeichert [W. v. Möllendorff (1919, Abb. 137, S. 159)].

Bei *Salamandra* folgt auf das Hauptstück ein mit Flimmern ausgestattetes Überleitungsstück, das kurz ist und in seinem Bau dem Halsteil entspricht, für *Anuren* hat dasselbe R. Wichmann (1884) nachgewiesen.

Das darauffolgende Mittelstück ist mit einer deutlichen Stäbchenstruktur ausgestattet wie der entsprechende Abschnitt der Niere erwachsener *Amphibien* [H. Rabl (1904)].

Die verschiedenen Stadien der Ingebrauchnahme der Vorniere kennen wir ziemlich genau aus der Schilderung von G. E. Coghill und F. L. Soper (1925) bei *Amblystoma*. Im unbeweglichen Stadium bestehen zwei Nephrostome, aber die Tubuli und der Gang sind solid und von mit Dotterkörnern erfüllten Zellen ausgekleidet. Wenn die Larve zuerst auf Berührungsreize reagiert, ist der Vornierengang mit einem Lumen versehen, die Kanälchen aber nicht vollständig, die Cilien des Nephrostoms sind nach dem Cölom zu entwickelt. In Krümmungsstadien (tetanische einseitige Kontraktion) ragen die Cilien in das Nephrostom hinein, die Kerne sind mehr gekrümmt, die Sinusoide sind mit Blutkörperchen gefüllt, der Glomerulus ist wohl entwickelt. Beim Beginn des Schwimmens ist die Vorniere gut ausgebildet, die letzten Dotterkörner sind basalwärts verdrängt. Im dritten Stadium beginnt die Funktion, in diesem Stadium ist auch erst eine vollständige Zirkulation hergestellt. Die ersten starken Muskelkontraktionen schaffen die Notwendigkeit, Stoffwechselschlacken zu entfernen.

Die funktionelle Wertigkeit der Vorniere ergibt sich auch aus den Experimenten von R. B. Howland (1925), wonach die Entfernung einer Vorniere bei *Amblystoma*, sowie die Exzision des primären Harnleiters am hinteren Vornierenende die Urnierenentwicklung beschleunigt.

Das funktionierende Dauerharnorgan der *Amphibien* ist eine typische Pfortaderniere und geht unmittelbar aus der sich im Anschluß an die Vorniere entwickelnden Urniere hervor. In manchen Einzelheiten des Aufbaues bestehen große Unterschiede; das betrifft sogar nahe verwandte Formen, ja zum Teil Standortsvarietäten der gleichen Spezies [s. M. Nussbaum (1886, 1887)].

Die primitivsten Harnorgane zeigen die *Gymnophionen*, bei denen entsprechend der schlanken Körperform die Nieren bandförmig vom Magen bis zur Kloake reichen [E. Leydig (1857), J. W. Spengel (1876), R. Wiedersheim (1879)]. In der embryonalen Anlage [A. Brauer (1902)] entsteht das Organ metamer. Jedes Nephron besitzt ein Nephrostom, deren Zahl J. W. Spengel bei *Epicrium glutinosum* auf 1000 schätzt.

Wir beschäftigen uns im folgenden hauptsächlich mit den Harnorganen der *urodelen* und *anuren Amphibien*.

Unter den Elementen des Nephrons sind die Malpighischen Körperchen auffallend verschieden groß, und zwar ganz unabhängig von der Körpergröße. Die größten Formen haben die *Urodelen* (*Salamandra Triton*). Die *Anuren*

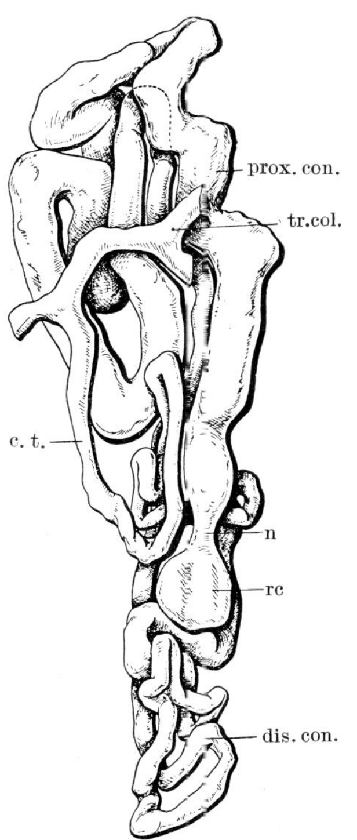

Abb. 167. Rekonstruktion eines Nierenkanälchens vom *Frosch* ♀. *Rana catesbiana*. 80 mal vergrößert. rc Nierenkörperchen; n Hals; prox. con. 2. Abschnitt; dis. con. 4. Abschnitt; c. t. Sammelröhrchen; tr. co. Querkanal.

haben mittelgroße Formen (s. S. 28). Der Aufbau der Malpighischen Körperchen entspricht im ganzen dem allgemeinen Schema. Was die Gefäßschlingen-
verteilung anlangt, so lauten die Angaben darüber verschieden. Kölliker
(1852) und O. Drasch (1877) finden bei *Rana* ein unverzweigtes V. afferens,
das sich in mehrere Schlingen legt und als V. efferens wieder aus dem Gefäßpol austritt. M. Nussbaum (1876) beschreibt dagegen eine Teilung des V. afferens in mehrere Schlingen, ebenso für *Necturus* S. W. Chase (1923). Auch

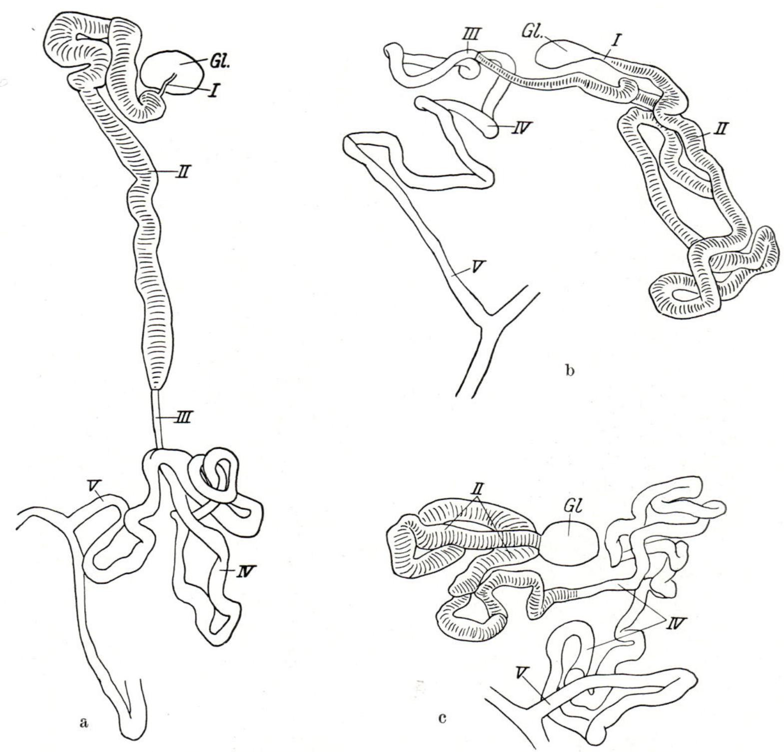

Abb. 168 a—c. Isolierte Harnkanälchen aus Nieren von *Triton alpestris* (a), *Rana esculenta* (b) und
Bufo vulgaris (c). I Hals; II Hauptstück; III Überleitungsstück; IV Mittelstück; V Verbindungsstück.
Bei *Bufo* ist die Trennung von I und II unmöglich. (Aus W. v. Möllendorff 1929.)

nach den neuesten Angaben von Richards und Schmidt u. a., die den Glomerulus-
kreislauf beim *Frosch* in der lebenden Niere beobachteten, muß man an eine Aufteilung des V. afferens in mehrere Schlingen denken; rein morphologisch ist
aber die Frage für die *Amphibien* nicht einwandfrei gelöst.

Zum Unterschied von der *Säuger*niere gelang es M. Nussbaum (1876) und
A. Policard (1910), mit Silbernitrat Zellgrenzen im Endothel bei *Triton* und
Rana temporaria nachzuweisen. Die Endothelkerne sind hier viel reichlicher als
bei *Säugetieren*. Die Deckzellen scheinen sich denjenigen der *Säugetiere* ähnlich zu verhalten [Bargmann (1929)]. Die Membr. propria der Capillarwand
wurde besonders von A. Policard (1910) als reale Struktur hervorgehoben
[s. a. S. W. Chase (1923), Bargmann (1929)].

Über die Membr. propria und das Epithel der Kapsel ist Besonderes nicht
hervorzuheben. Ein Überblick über die Lage und Einteilung des Nephrons
gibt Abb. 167.

Das Kanälchensystem der *Amphibien*niere beginnt mit dem wimpernden Halsabschnitt. An Isolationspräparaten tritt derselbe (Abb. 168) bei
manchen Formen sehr klar zutage, während er anderwärts zu fehlen scheint.
Regelmäßig vorhanden ist er bei den *Urodelen (Salamandra, Triton, Necturus)*,
weniger lang als bei diesen Formen ist er bei *Rana* und *Bombinator*. Auch *Hyla
arborea* hat einen schwach entwickelten Hals. Der Hals fehlt bei *Bufo vulgaris*.
Die Flimmerbewegung im Hals wurde schon sehr früh bemerkt [W. Bowman

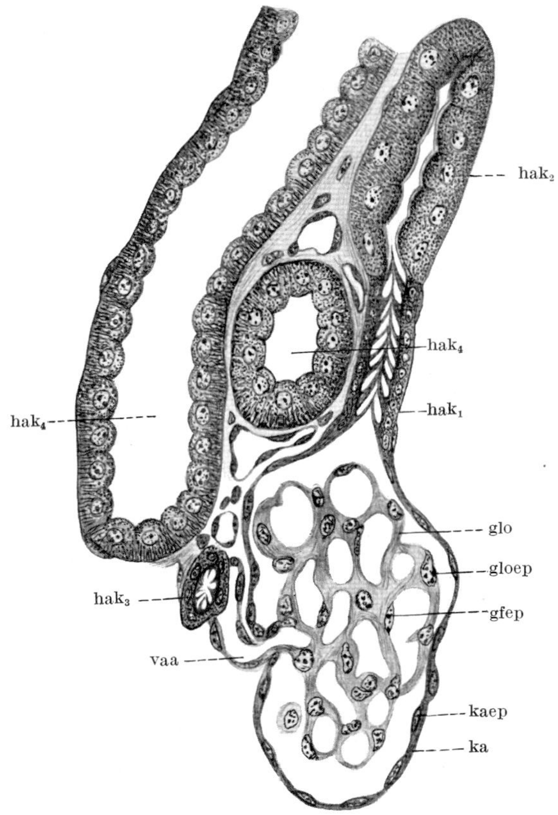

Abb. 169. *Frosch.* Schnitt durch Nierenkörperchen, Hals und Anfang des Hauptstücks. (Aus
R. Krause 1923.) ka Kapsel des Nierenkörperchens; kaep Kapselepithel; glo Glomerulus; gloep dessen
Epithel; vaa Vas afferens; gfep Gefäßepithel; hak₁ Hals; hak₂ Hauptstück; hak₃ Überleitungsstück;
hak₄ Mittelstück.

(1842), J. Gerlach (1845), W. Bidder (1845), V. Carus (1850) u. a.]. Die
Wimpern schlagen im Halsabschnitt selbst stets in der Richtung des Harnstromes (Abb. 169), beim *Frosch* tragen aber auch diejenigen Epithelzellen
der Bowmanschen Kapsel, die den Harnpol umgeben, Wimperflammen. Die
letzteren schlagen ungeordnet in den Kapselraum hinein [W. Bowman, M. Roth
(1864), A. Policard (1910)]. Bei *Hyla* finde ich den Wimperbesatz im Halsteil häufig gar nicht ausgebildet, höchstens (Abb. 170) im Halsteil nur an wenigen
vom Harnpol entfernten Zellen, der Anfangstrichter ist wimperfrei. Bei *Salamandra* [Cl. Regaud (1908)] sind die cilientragenden Zellen sehr flach und
haben einen unregelmäßig gestalteten Kern; Plastosomen sind nur als ein Häufchen lumenwärts vom Kern gelegener Granula zu finden. In reiner NaCl-Lösung

hört die Wimperbewegung auf, kehrt aber in ungereinigter Meersalzlösung wieder [A. Policard (1910)]. Im isotonischen Serum läßt sich die Flimmerung stundenlang beobachten. Der geringe Durchmesser des Halsabschnittes ist hauptsächlich durch die flache Gestalt der Epithelzellen bedingt; das Lumen ist geräumig. Das Cytoplasma der Epithelzellen ist hell und sehr arm an paraplasmatischen Einschlüssen. Plastosomale Elemente treten in Form spärlicher Körnchen auf.

Die Wimperflammen sitzen einem Teil der Epithelzellen breitbasig auf. An der Basis sieht man in der Wimperflamme eine feine Streifung; jedes Fädchen sitzt einem Basalkörperchen auf. Die einzelnen Cilien sind zu einer Masse zusammengeklebt. Kern und Cytoplasma der die Wimperflammen tragenden Zellen unterscheiden sich von den übrigen Epithelzellen des Halsabschnittes nicht [A. Policard (1910), S. W. Chase (1923)].

Im vorderen, dem Genitalabschnitte der Niere, kommt es zu einer Modifikation durch die Verbindung der Samenwege mit den Nierenkanälchen. Bei *Urodelen* bleibt im allgemeinen der typische Nephronaufbau auch den samenableitenden Kanälchen erhalten; doch schwindet bei *Triton* hier der Halsabschnitt [M. Nussbaum (1880)]. Bei *Rana esculenta* bleibt der Glomerulus erhalten [J. Hyrtl, M. Nussbaum (1877, 1880)], während bei *Rana temporaria* die Glomeruli schwinden, wodurch die Kanälchen den Nephroncharakter verlieren [R. Heidenhain (1874), J. W. Spengel].

Der II. Abschnitt oder das Hauptstück liegt in mehreren Schlingen stets der Dorsalfläche der Niere an (Abb. 171). Sein Wandbau ist charakterisiert durch das einer Membrana propria aufsitzende Epithel, das mit dem Cuticularsaum versehen ist; dieses Epithel ist ebenso wie in anderen *Wirbeltier*klassen ein Speicherorgan für excernierte Substanzen. Die Kerne sind beim *Frosch* oft sehr unregelmäßig gestaltet [A. Policard (1910)], sie nehmen durch mannigfache Faltungen der Kernmembran zum Teil abenteuerliche Formen an; besonders bei gesteigerter Funktion tritt die Polymorphie deutlich zutage. Das Cytoplasma wird gegen das Lumen

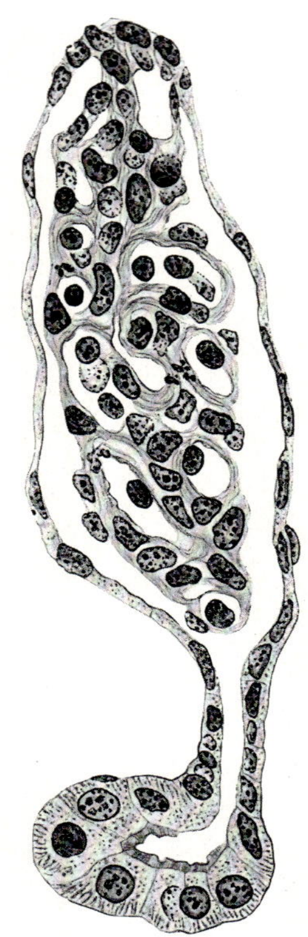

Abb. 170. Hals des Kanälchens von *Hyla arborea*. Die Wimperfahnen sind hier nicht ausgebildet. Vergr. 600 fach.

durch den Saum abgegrenzt, der deutlich ausgeprägt zu sein pflegt [M. Nussbaum (1878)]. In der gesamten Diskussion über das Wesen des Saumes hat die *Frosch*niere eine bedeutende Rolle gespielt. In gut fixierten Nieren ist der Saum ununterbrochen nachweisbar [H. Sauer (1895)]. Wenn Retzius (1912) saumfreie Stäbchenepithelien als Funktionsstadien behandelt, so hat er hier wohl sicher Hauptstückquerschnitte mit solchen des IV. Abschnittes verwechselt. Auch die von Retzius wieder beschriebenen Bilder von Blasenausstoßung durch den Saum sind als Fixierungsfehler zu deuten.

Ein Zentralapparat wurde in den Hauptstückzellen von F. Meves (1899) bei *Salamander*larven, von M. Heidenhain (1899) bei *Proteus*, von Joseph (1905) bei *Rana*, *Proteus* und *Siredon*, Mislaswsky (1913) beim *Frosch* nachgewiesen.

Das Cytoplasma des II. Abschnittes enthält fadenförmige Plastosomen, die zweifellos den Stäbchen im *Säuger*hauptstück an die Seite zu stellen sind.

Hier sind die Bildungen (Abb. 172) beim *Frosch* längst nicht so dicht gestellt, woraus sich wohl die Angabe von R. Heidenhain (1874) u. a. erklärt, daß der *Frosch* im Hauptstück keine Stäbchen besitze. C. Benda (1903) beschrieb

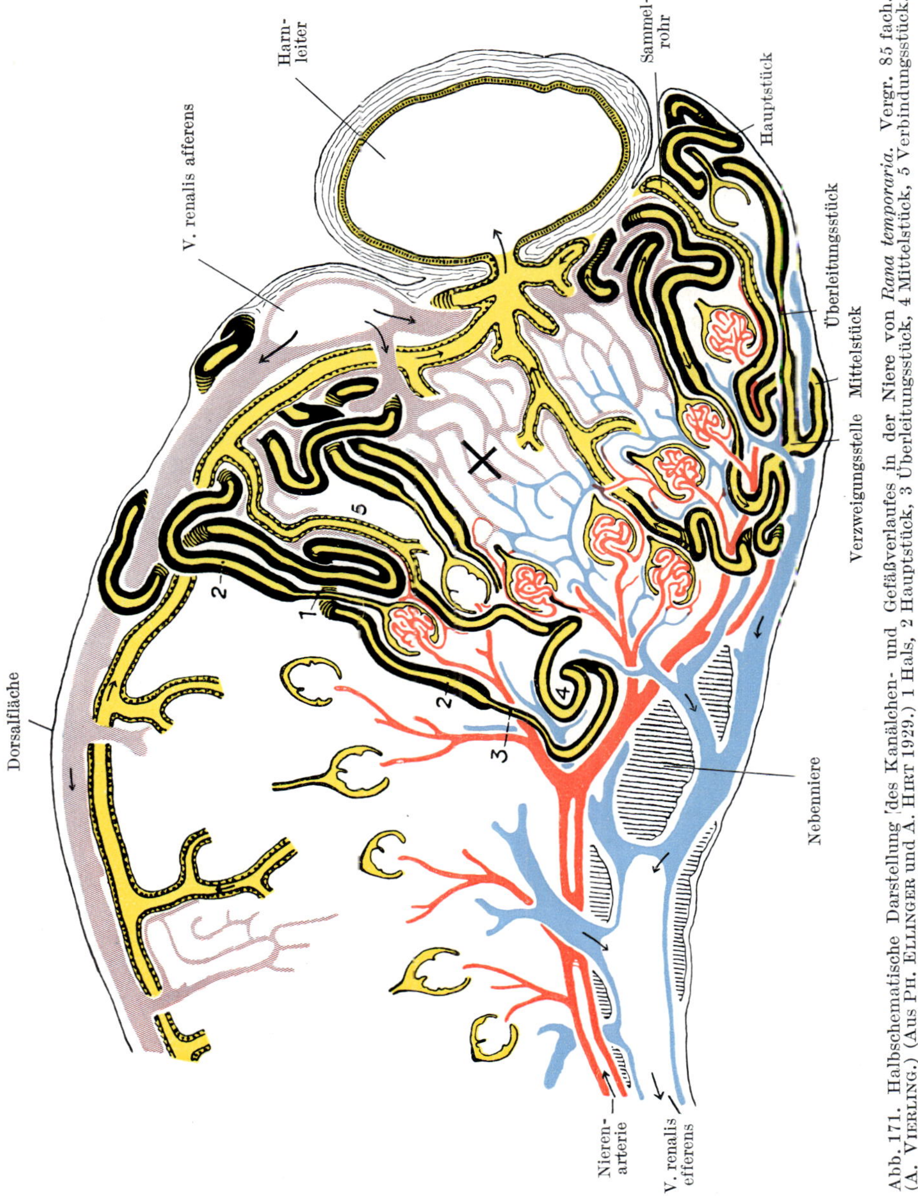

Abb. 171. Halbschematische Darstellung ʼdes Kanälchen- und Gefäßverlaufes in der Niere von *Rana temporaria*. Vergr. 85 fach. (A. Vierling.) (Aus Ph. Ellinger und A. Hirt 1929.) 1 Hals, 2 Hauptstück, 3 Überleitungsstück, 4 Mittelstück, 5 Verbindungsstück.

zuerst diese Gebilde für *Bombinator, Salamandra* und *Triton* als Mitochondrien. C. Champy (1909) stimmt Bendas Befunden bei. Ich folge hier ganz den Angaben von A. Policard (1905 und 1910), wonach die Plastosomen aus Büscheln von Fäden bestehen, die den Kern dicht umgeben und von der Zellbasis, sowie von den Seitenflächen der Zellen einen gewissen Abstand wahren. Die geringste autolytische Veränderung bewirkt einen Zerfall der Fäden in Körner. Cl. Regaud (1908) sah beim *Frosch* und beim *Salamander,* daß der Gehalt an Plastosomen um so geringer ist, je reichlicher Granula angehäuft sind und schloß aus diesen Befunden auf funktionelle Schwankungen im Sinne eines Sekretionsprozesses. G. Retzius (1912) faßt die Plastosomen ebenso wie Th. Rothstein (1890) als mit Körnern besetzte Fäden auf.

Im Cytoplasma lassen sich außer den Plastosomen nachweisen: 1. subcuticular gelegene feine Vakuolen, die sich supravital mit Neutralrot färben lassen (A. Policard); diese sind verschieden groß und besitzen kein Inhaltskorn. Interessant ist die Angabe Policards, daß beim Zusatz von destilliertem Wasser gerade die subcuticulare Schicht stark aufquillt und sich lumenwärts vorbuchtet. Diese leicht zu machende Beobachtung erklärt vielleicht die immer wieder, in neuer Gestalt von T. Kosugi (1927), gemachten Angaben über das Vorquellen von Cytoplasmateilen in das Lumen. Unseres Erachtens handelt es sich hier um während der Fixierung eintretende künstliche Veränderungen, die sich mit isotonischer Fixierung vielleicht vermeiden lassen.

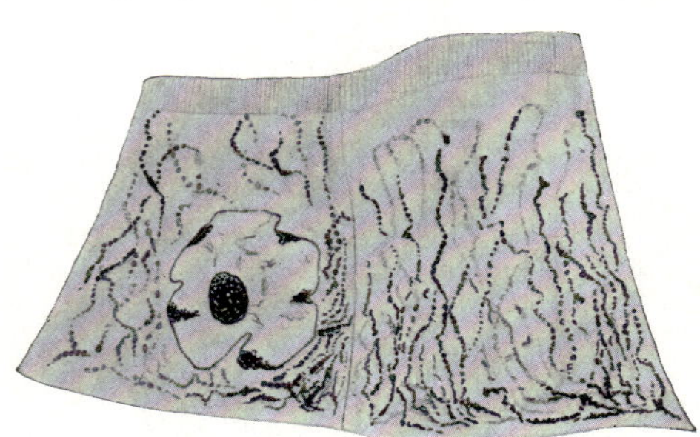

Abb. 172. Plastosomen im Hauptstück vom *Frosch.* (Aus A. Policard 1910.)

2. Ein Teil der Vakuolen färbt sich mit Kupfer-Hämatoxylin nach Weigert und wird von A. Policard als lipoid betrachtet. A. Gurwitsch (1901) unterscheidet im supranucleären Abschnitt drei Arten von Vakuolen, die er für die Kondensierung verschiedener Substanzen verantwortlich macht. a) Vakuolen mit fettigem Inhalt, c) solche mit durch Salze koagulierbarem Inhalt, denen er Eiweißnatur zuschreibt, c) solche, die bei allen Fixierungsmethoden als helle Lücken auftreten und vermutlich eine Salzlösung enthalten. Unseres Erachtens ist das Auftreten aller dieser Inhaltsgebilde der Hauptstückzelle sehr starken Schwankungen unterworfen, die großenteils mit Speichervorgängen in Verbindung zu bringen sind.

Als solche inkonstante Gebilde haben 3. die mannigfachen „Granula" zu gelten, die gelegentlich bei frisch gefangenen *Tieren* oder nach experimentellen Eingriffen auftreten. Goldgelbe bis braune Körner wurden eingehend zuerst von B. Solger (1882) beschrieben; sie besitzen genau dieselbe Anordnung im Hauptstück wie Trypanblaugranula, d. h. am stärksten beladen ist der proximale Abschnitt, distalwärts nimmt die Dichte der Granulierung ab [W. v. Möllendorff (1915)]. Trypanblau zeigt in der *Amphibien*niere durchaus analoge Effekte wie beim *Säugetier* (Abb. 138—140). Anfangs wird die rote, später die blaue Komponente gespeichert. Die Granula bevorzugen anfangs durchaus die supranucleäre Region und dringen erst bei stärkster Beladung tiefer vor. Dann kommt es auch zu partiellem Zelltod und zur Abstoßung von Cytoplasmateilen. Über die zahlreichen, die Physiologie betreffenden Versuche an *Amphibien* haben wir S. 158 berichtet. Sehr interessant sind die der Pigment- und Farbstoffablagerung völlig entsprechenden Bilder, die A. Policard (1910) durch Fleischfütterung und durch teilweise Entfernung der Leber erzielte. Hier lagert sich ein stark färbbarer Körper granulär ab (Abb. 173), der wahrscheinlich aus einem Lipoid-Eiweißgemisch besteht und öfters grünlich gefärbt ist.

Diese Mannigfaltigkeit vergrößert sich noch, wenn wir endlich den GOLGI-Apparat erwähnen, der in neuerer Zeit auch bei *Amphibien* eingehend untersucht worden ist. M. AVEL (1924) fand den GOLGI-Apparat beim *Frosch* paranucleär, bei *Triton* infranucleär und zog aus dieser Lage des GOLGI-Apparates

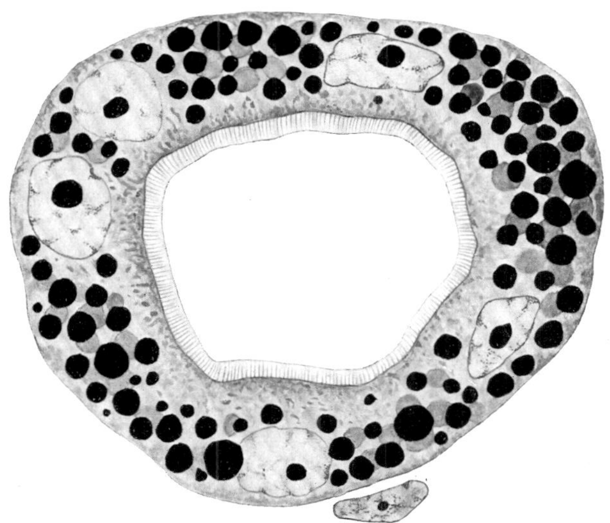

Abb. 173. Speichergranula im Hauptstückepithel der *Frosch*niere nach Abtragung der Leber. (Aus A. POLICARD 1910.)

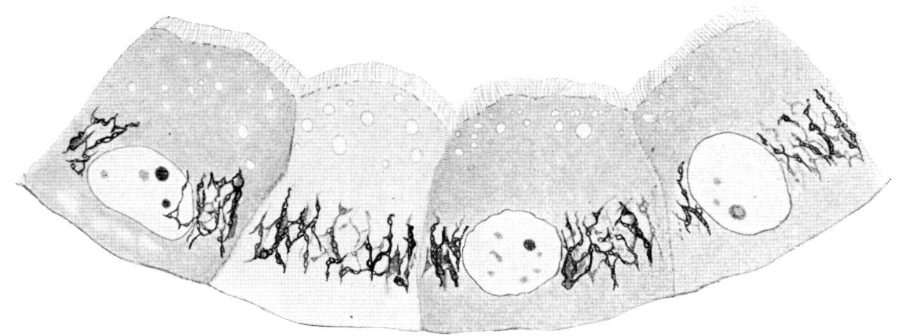

Abb. 174. GOLGIscher Apparat in den Zellen des Hauptstückes. Niere *Triton*. In der Balkensubstanz des Apparates sind Tropfen von verschiedener Größe — in Entstehung begriffene Einschlüsse — zu sehen. (Aus G. JASSWOIN 1925.)

den Schluß, daß das Hauptstück Resorptionsarbeit leistet. Nach G. JASSWOIN (1926) wandert der GOLGI-Apparat bei *Triton,* indem er in der Arbeitsruhe supranucleär liegt. Auch die Form des GOLGI-Apparates ist veränderlich, teils bildet er hochgestellte (Abb. 174), teils flache Maschen. NASSONOV (1926) konnte den GOLGI-Apparat bei *Triton* niemals supranucleär finden. In der Substanz des GOLGI-Apparates sollen stets die ersten Ablagerungen von Speichersubstanzen zu finden sein (s. darüber S. 165).

Unbekannt ist, ob im *Amphibien*hauptstück eine ähnliche Strukturdifferenz zwischen proximalen und distalen Teilen vorhanden ist wie beim *Säugetier.* Diese Frage ist nicht müßig, weil die Ablagerung gespeicherter Substanzen derjenigen bei *Säugern* durchaus gleicht, worauf auch H. Okomoto (1924) hinweist.

Auf die einzelnen *Amphibien*arten hier einzugehen, würde den Rahmen dieses Aufsatzes sprengen. Sowohl in den Maßen wie in manchen Struktureinzelheiten bestehen Unterschiede — eingehende Untersuchungen vergleichender Art über die Cytologie bei verschiedenen *Amphibien*arten fehlen.

Der III. Abschnitt, der als enger Kanalteil die dorsal liegenden Hauptstückschlingen mit den ventral liegenden Schlingen des IV. Abschnittes verbindet, ist bei den verschiedenen *Amphibien*arten verschieden ausgeprägt. Am deutlichsten von den Nachbarabschnitten abgesetzt und am längsten ist der III. Abschnitt bei *Salamandra* und *Triton*; bei *Bufo vulgaris* haben wir in Isolationspräparaten den III. Abschnitt ebensowenig abgrenzen können wie den Hals, während der III. Abschnitt bei *Rana, Bombinator* und *Hyla* eine mittlere Länge besitzt. Ob dieser Teil des Nephrons überall Wimperepithel, ähnlich dem Halsabschnitt besitzt, wie dies auf Grund der älteren Literatur Ecker-Gaupp (1904) angeben, ist unsicher. Cl. Regaud (1908) beschreibt die Bildung bei *Salamandra*. A. Policard (1910) bestreitet für *Rana* das Vorkommen von Wimpern, bei *Hyla* fand ich die Wimperfahnen im III. Abschnitt viel besser ausgebildet als im Hals. *Necturus* hat im III. Abschnitt die gleichen Wimpern wie im Hals [S. W. Chase (1923)]. Bei dem nahen Aneinanderliegen von Hals und III. Abschnitt sind Verwechslungen beider Abschnitte auf Schnitten gewiß möglich. Von Einschlüssen ist im III. Abschnitt nichts zu bemerken, Plastosomen sind äußerst spärlich.

Sehr deutlich tritt dagegen der IV. Abschnitt hervor, in dem schon R. Heidenhain (1874) beim *Frosch* das Stäbchenepithel beschrieb. Die Schlingen dieses Kanälchenteiles liegen der ventral den vorderen Nierenteilen eingelagerten Nebenniere untrennbar an. Das Epithel sitzt einer feinen Basalmembran auf, die Zellgrenzen sind undeutlich; auch das Kittleistennetz konnte A. Policard (1910) nicht deutlich darstellen. Das Cytoplasma enthält außer den Stäbchen nur selten basal liegende osmiophile Einschlüsse, keine supravital färbbaren Strukturen. An der Speicherung von Exkretstoffen ist dieser Abschnitt ausnahmslos unbeteiligt. Die Stäbchen bestehen aus gruppenweise zusammengelagerten, aber nicht verschmolzenen Fädchen (Abb. 175), die sich nie in Körner auflösen, also viel resistenter sind als im Hauptstück, sich im übrigen färberisch den Plastosomen gleich verhalten [S. W. Chase (1923)]. Sie sind durch den ganzen IV. Abschnitt hindurch gleich gut entwickelt. Der Zellkern ist immer kugelig und liegt normalerweise basal. Bei Wasserdiurese werden die Kerne von einer Vakuole umgeben und werden lumenwärts verschoben. A. Policard (1910) schließt aus diesem Befunde auf Wasserausscheidung an dieser Stelle; nach unserer Ansicht kann es sich auch um den Ausdruck einer Wasserresorption handeln, was nach anderen Ergebnissen hier wahrscheinlicher ist.

Der V. Abschnitt führt das Nephron wieder nach der Dorsalfläche der Niere, wo die sog. Querkanäle die Nephrone aufnehmen und in den an der Lateralkante

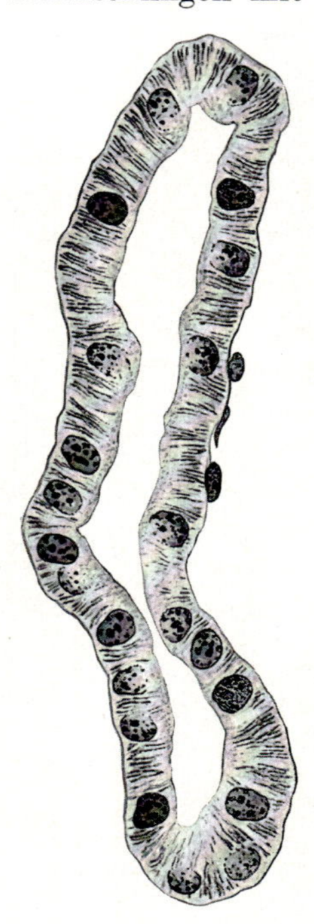

Abb. 175. Mittelstück des Kanälchens aus einer Niere vom *Laubfrosch (Hyla arborea)*. Vergr. 600 fach.

entlang laufenden Harnleiter vereinigen. Alle bisherigen Besonderheiten des Epithels sind geschwunden, ein kubisches, aus scharf voneinander abgesetzten Zellen bestehendes Epithel kleidet V. Abschnitt, Querkanäle und Harnleiter aus. In dem Epithel des V. Abschnittes findet Okkels (1929) abwechselnd hell und dunkel gefärbte Zellen bei Anwendung der Kobalt-Silbermethode von Da Fano. Anscheinend handelt es sich um dieselben Zellformunterschiede, wie sie schon V. Wigert und H. Ekberg (1903) beschrieben haben. Diese Autoren vergleichen das Bild mit den Haupt- und Belegzellen des Magens.

Die *Amphibien*niere ist, abgesehen von den erwähnten Beziehungen zum Nebennierensystem, noch ausgezeichnet durch Epithelverbindungen nach zwei Seiten: nach der männlichen Keimdrüse und nach der Leibeshöhle.

Die Beziehungen zum Genitalsystem werden bei der männlichen Form durch die Genitalkanäle vermittelt, die in den sog. Bidderschen Längskanal einmünden [E. Bidder, G. Spengel (1875)]. Dieser Längskanal steht mit einer Anzahl von Nephronen in Verbindung und liegt am medialen Nierenrande. Bei *Triton* und *Rana esculenta* (wohl auch bei anderen, sog. *niederen Amphibien*arten) bleibt der Nephroncharakter der mit dem Längskanal verbundenen Kanälchen erhalten [M. Nussbaum (1877, 1880), Beissner (1898)]. Hier werden also eine Anzahl von Nephronen zur Zeit der Geschlechtsreife vom Samen durchwandert, um in den übrigen Zeiten des Jahres wieder als Nephron zu arbeiten. Der Biddersche Kanal bildet ventral gelegene Querkanäle, die durch kurze Röhrchen mit einer Reihe von Glomeruluskapseln in Verbindung treten. Nach Beissner (1898) sind zur Brunstzeit fast alle medial gelegenen Glomeruluskapseln mit Sperma injiziert. Ähnlich verhalten sich *Bufo* und einige australische *Anuren*arten [G. Sweet (1907)].

Bei *Rana fusca* dagegen münden aus dem Bidderschen Kanal kurze dorsalwärts verlaufende, indifferente, nur mit einer ampullären Erweiterung versehene Kanälchen unmittelbar in die dorsalen Querkanäle ein. Hier ist es also zu einer Trennung der harnbereitenden und der samenleitenden Kanälchen gekommen. Nur das Sammelrohrsystem leitet sowohl Harn wie Samen ältere Literatur s. b. E. Gaupp (1904)].

Nach M. Nussbaum (1877, 1880) verhält sich der orale, der Geschlechtsfunktion dienende Nierenabschnitt als Harnorgan bei den verschiedenen Arten sehr wechselnd. Während indigschwefelsaures Natron bei *Triton cristatus* an dieser Stelle ausgeschieden wird, geschieht dies bei *Salamandra maculosa* nicht. Hier soll dem Hauptstückepithel in den samenleitenden Nephronen die typische Ausbildung fehlen.

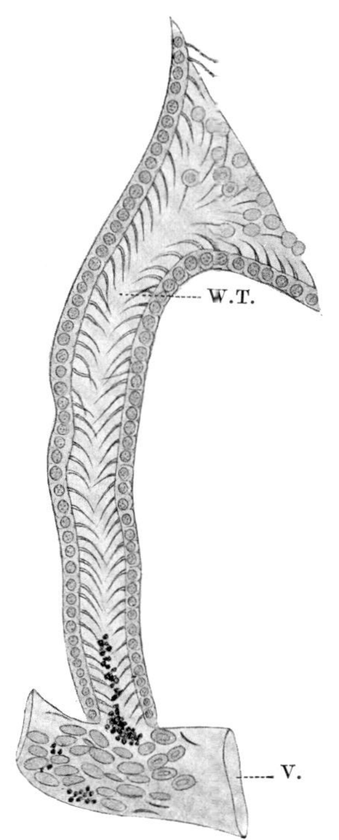

Abb. 176. Die Endigung eines Wimpertrichters in eine Vene bei *Rana fusca*. Zeiß F, Ok. 1. W.T. Wimpertrichter; V. Vene. (Nach M. Nussbaum 1886.)

Die Beziehungen zur Leibeshöhle sind bei *Amphibien* mannigfacher Natur. Unter den *Gymnophionen* besitzt *Epicrium glutinosum* über 1000 Nephrostome [J. W. Spengel (1875)]. Auch die *Urodelen* besitzen viele Leibeshöhlentrichter [Fr. Meyer (1876), J. W. Spengel (1876)]. Bei *Necturus maculosus* haben nur die ventral liegenden Kanälchen I. und II. Ordnung Nephrostome [S. W. Chase (1923)], während die dorsaler liegenden Nephrone keine Verbindung mit der Leibeshöhle besitzen. Ähnlich verhält es sich in den hinteren Abschnitten der Niere von *Salamandra*. Es ist anzunehmen daß alle *Urodelen* und *Gymnophionen* Nephrostome besitzen, die die Leibeshöhlenflüssigkeit in die Nephrone überleiten. Bringt man Carminkörnchen in die Leibeshöhle, so werden dieselben mit großer Kraft in die Kanälchen hineingestrudelt [M. Nussbaum (1880)].

Bei den *Anuren* (bei allen?) gibt es ebenfalls reichliche Nephrostome [J. W. Spengel (1876), M. Nussbaum (1880), G. Sweet (1907)]. Doch verlieren dieselben während ihrer Entwicklung die Verbindung mit den Harnkanälchen und öffnen sich in die abführenden Nierenvenen [M. Nussbaum (1880), R. Wichmann (1884), E. J. Bles (1896)]. Hierdurch wird die Leibeshöhlenflüssigkeit unmittelbar dem Blute zugeleitet [Tusche- und Carminversuche (Abb. 176) von M. Nussbaum (1880)]. Bei *Hyla arborea* finde ich das gleiche Verhalten der ausgezeichnet ausgebildeten Nephrostome wie bei *Rana*.

Das cytologische Verhalten der Nephrostome gleicht demjenigen der Halsabschnitte vollkommen.

Gefäßversorgung der *Amphibien*niere. Der *Amphibien*niere wird einmal zur Versorgung der Glomeruli Blut aus der Aorta zugeführt; hierzu dienen beim *Frosch* jederseits 5—7 Aa. renales, die außerdem die verschiedenen Teile des Genitalsystems versorgen. Von den Aa. renales gehen ventrale Queräste über die Niere hinweg und geben senkrecht in das Parenchym hinein die Vv. afferentia der Glomeruli ab. Einige wenige Ästchen versorgen das Parenchym direkt und insbesondere den Harnleiter. Bei *Necturus* entspricht in der Beckenniere [Chase (1923)] die Anzahl der Nierenarterien (50) der Anzahl der Sammelrohre, da, wie dies A. Brauer (1902) zuerst für *Hypogeophis* nachwies, für jedes primäre Kanälchen eine Arterie abgegeben wird. Alle später entstehenden Kanälchen bekommen Zweige aus dieser Arterie und münden in das Sammelrohr des primären Kanälchens ein.

Nach Nussbaum (1886) geht bei *Triton* der arterielle Blutstrom 1. durch die Glomeruli in das Capillarnetz der Pfortadercapillaren, 2. durch Glomeruli in die V. cava inferior und durch Aa. rectae in Pfortaderzweige. Außerdem kommt arterielles Blut durch Anastomosen der Ovarialarterien und durch die A. haemorrhoidalis inf. in die Niere. Unterbindet man dieselben nicht [J. G. Adami (1886)], so kann sich bei unterbundenen Nierenarterien eine geringe Füllung einiger Glomeruli herausstellen. Direkte arterielle Parenchymäste, von J. Hyrtl (1863) gar nicht erwähnt, sind selten. Die Vv. efferentia haben in der Regel nur Beziehungen zur Ventralfläche und zu dem hier gelegenen, die Schlingen des IV. Abschnittes umschließenden Capillarsystem: Wurzelgebiet der V. renalis efferens [A. Gurwitsch (1901), A. Policard (1910)]. Bei *Necturus* [S. W. Chase (1923)] liegen die Verhältnisse ähnlich wie bei *Triton*.

Die Glomeruli sind bei einzelnen Arten verschieden verteilt [M. Nussbaum (1886)]. Bei *Rana* nehmen sie meist eine Mittelebene zwischen dorsaler und ventraler Oberfläche der Niere ein, wobei sie in zwei Schichten verteilt sein können [J. Hyrtl (1863)]; bei anderen Formen sind die Körperchen mehr diffus angeordnet. Hyrtl meinte, daß die Variabilität der Größe parallel gehe mit der Entfernung der Körperchen von der Aorta, da hierbei die Vv. afferentia an Kaliber abnehmen; eine allgemeine Gültigkeit kann man aber dieser Angabe nicht zusprechen.

Eine Füllung der Glomeruli von den Venen aus gelingt bei der *Amphibien*niere nicht [J. Hyrtl (1863), M. Nussbaum (1886) u. v. a.]. Brodie (1913) fand, daß hierbei die Drucke, unter denen die Flüssigkeit strömt, sehr zu beachten sind. 2 cm Wasserdruck auf die herausgelagerte Niere bringt den Blutstrom in den Pfortadercapillaren zum Stocken, 30—40 cm Wasserdruck sind notwendig, um die arterielle Zirkulation zu unterbinden [L. Hill (1921)]. Nach F. A. Bainbridge, J. A. Menzies und S. H. Collins (1913, 1914) muß man bei künstlicher Durchströmung der *Frosch*niere die arterielle Bahn unter 20 bis 24 cm Wasserdruck, die Pfortaderbahn unter 10—12 cm Druck halten. Unter diesen physiologischen Drucken ist ein Übertritt von Flüssigkeit aus den

Capillaren in die Glomeruli ausgeschlossen. Bei höheren Drucken im Venensystem kommt es vielleicht manchmal zu teilweiser Füllung der Glomeruli auf rückläufigem Wege (s. a. die zahlreichen Arbeiten aus dem HÖBERschen Laboratorium).

Sehr genaue Beobachtungen über die Zirkulation im *Amphibienglomerulus*, teilweise mit widersprechenden Ergebnissen, verdanken wir M. NUSSBAUM (1886) und neuerdings A. N. RICHARDS und C. F. SCHMIDT (1924), sowie O. TAMURA (1927) und seiner Schule. Auch P. VONWILLER teilte Beobachtungen mit seiner Methodik mit. In den meisten Fällen wird die Zirkulation nur an dem Verhalten der Erythrocyten beurteilt, was vielleicht zu Fehlschlüssen führen kann. S. W. CHASE (1924) bemerkt ausdrücklich, daß der Glomerulus bei *Necturus* durch eine mehrfache dichotome Verzweigung aus dem Vas afferens gebildet wird, nicht dagegen aus einer einfachen aufgewundenen Schlinge besteht, wie dies A. POLICARD (1910) für *Rana* angibt.

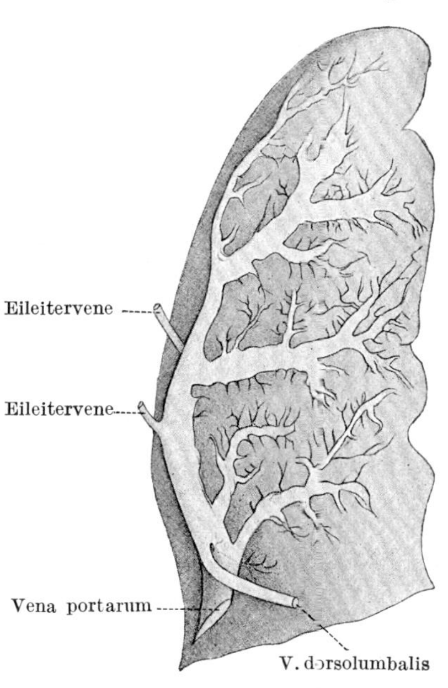

Abb. 177. Die Verzweigung der Nierenpfortader auf der Dorsalfläche der *Frosch*niere. (Nach M. NUSSBAUM.)

Während in der älteren Literatur über die venöse Versorgung der *Amphibien*niere sehr wechselnde Ansichten geäußert wurden [J. HYRTL (1863)], ja auch WOODLAND (1906, 1907, 1922, 1923) noch die Bedeutung der Nierenpfortader als zuführenden Gefäßes anzweifelte, kann heute über das Bestehen eines Pfortaderkreislaufes in der *Amphibien*niere kein Zweifel mehr bestehen. JAKOBSON (1816) ist der Entdecker der Nierenpfortader, während SWAMMERDAM (1738) zwar die Vene gesehen, ihre Natur aber offenbar nicht erkannt hat. JOH. MÜLLER (1834) hat den Zusammenhang dieses Systems mit den Lymphwegen in der Regio ischiadica nachgewiesen. GRUBY (1842) entdeckte die Einmündung der 8 Eileitervenen in die Nierenpfortader und die Anastomosen mit dem Cavasystem. W. BOWMAN (1842) fügte dem dadurch bekannten Bilde den Anteil des Arteriensystems zu, wobei er die Strömung des arteriellen Blutes durch die Glomeruli und auf direkten Bahnen berücksichtigte. A. DE MARTINO (1841) beobachtete bei *Fröschen*, G. HÜFNER (1866) und M. NUSSBAUM (1886) bei *Triton* den Kreislauf auch im Leben.

Die V. portarum renis (Abb. 177) ist die Fortsetzung der V. iliaca, nachdem die Wurzel der V. abdominalis abgegeben ist; die Nierenpfortader nimmt, am lateralen Ende laufend, 2—4 Rumpfwandvenen auf, besonders die V. dorsolumbalis und 7—8 Äste vom Eileiter. Die Vene verzweigt sich an der Dorsalfläche der Niere, der Hauptstamm läuft mit dem Harnleiter. Die Capillaren gehen unvermittelt aus den größeren Venenzweigen hervor und senken sich zwischen die Kanälchen ein. Die V. cava inf. entsteht aus den Nierencapillaren und liegt ventral (Abb. 171); ihre Wurzeln sind weiter als diejenigen der Pfortader; beide Venensysteme sind nur durch Capillaren verbunden [KONASCHKO (1913)]. Die V. cava nimmt auch Venen der Geschlechtsdrüsen auf, die ihrerseits mit den Eileitervenen anastomosieren, so daß zwischen Pfortader und Hohlvene

14*

Verbindungen vorhanden sind, die wohl zur Druckregulation zu dienen haben. Alle Venen der *Amphibien*nieren sind, mit Ausnahme der großen Stämme, capillarenähnliche, dünnwandige Spalträume. Nur die größten Stämme haben eine schwache Muskelwand. Mit der Entwicklung des Pfortaderkreislaufs bei *Triton* und *Bombinator* beschäftigte sich Ch. van Gelderen (1925, 1926). Es

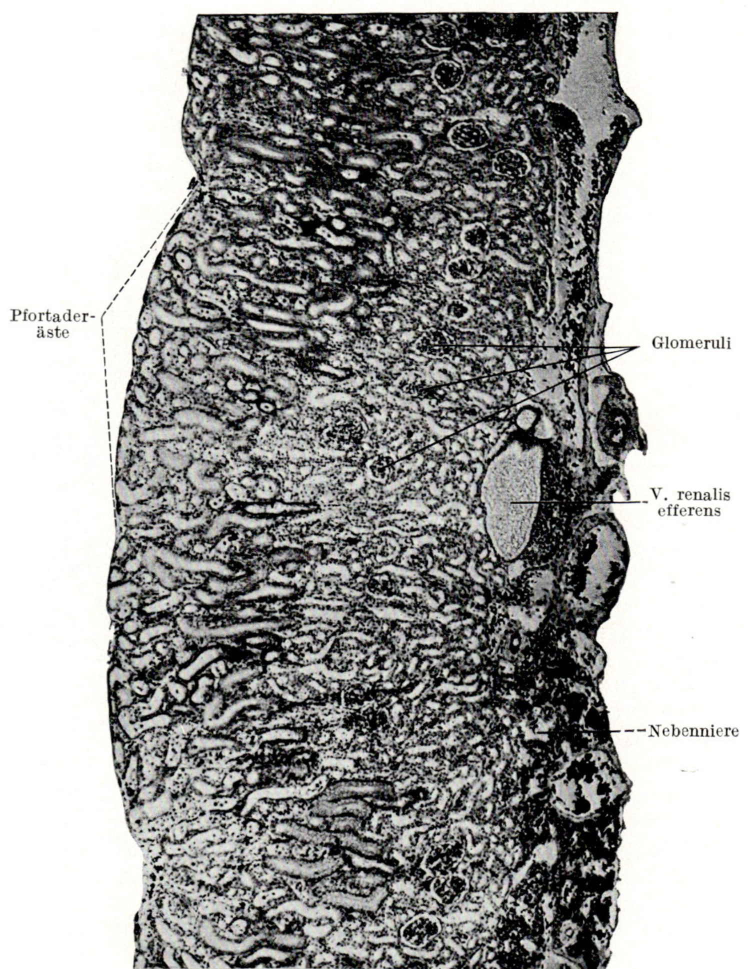

Abb. 178. Sagittaler Durchschnitt durch die Niere vom *Frosch*. Vergr. 60fach.

kommt im Laufe der Entwicklung zu einem komplizierten Umbau des Venensystems, wobei aber funktionell das Pfortadersystem dauernd erhalten bleibt.

Die Bedeutung der Gefäße für die topographische Anordnung der Nephronabschnitte kam schon in der Darstellung dieser Abschnitte zum Ausdruck. Die Glomeruli samt dem Halsteil und dem III. Abschnitt nehmen stets ein mittleres Gebiet ein; der Vena afferens und ihrer capillaren Aufteilung anliegend finden wir die Schlingen des II. Abschnittes (Hauptstück) und die Verbindungsstücke, die dem Sammelrohr zustreben. Im Bereich der Vena efferens liegen

die Schlingen des IV. Abschnittes (Mittelstück). Neuerdings beschreibt H. G. STE-
WART (1927) die Topographie des Nephrons
in der *Frosch*niere, ohne wesentlich Neues
zu bringen. Sehr gut übersieht man die
Topographie besonders auf sagittalen Durchschnitten (Abb. 178). Die Queräste der
Nierenpfortader laufen derart wechselnd mit
den Querästen der Vena efferens, daß eine
gewisse Lappeneinteilung zustande kommt.

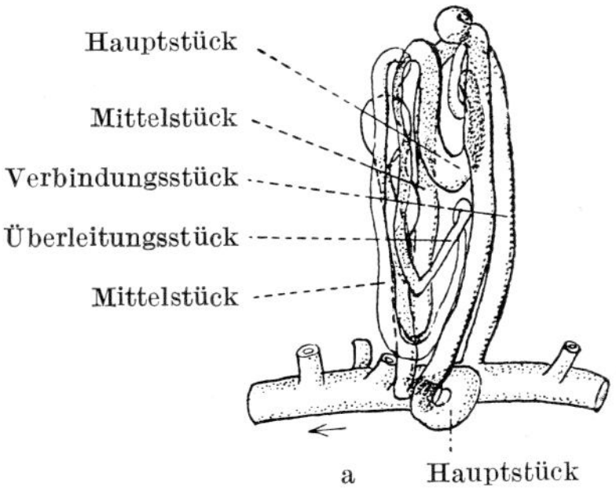

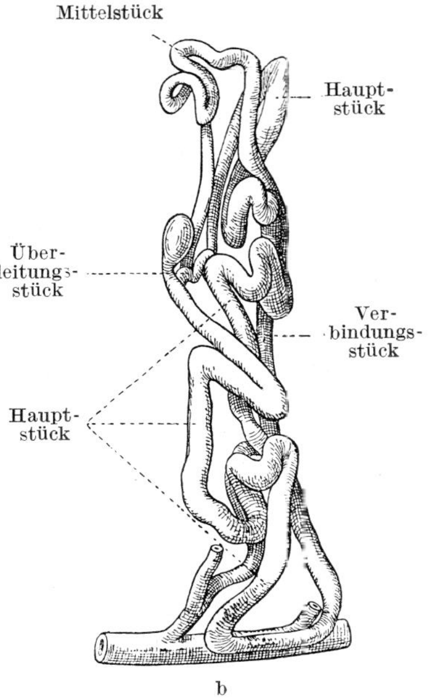

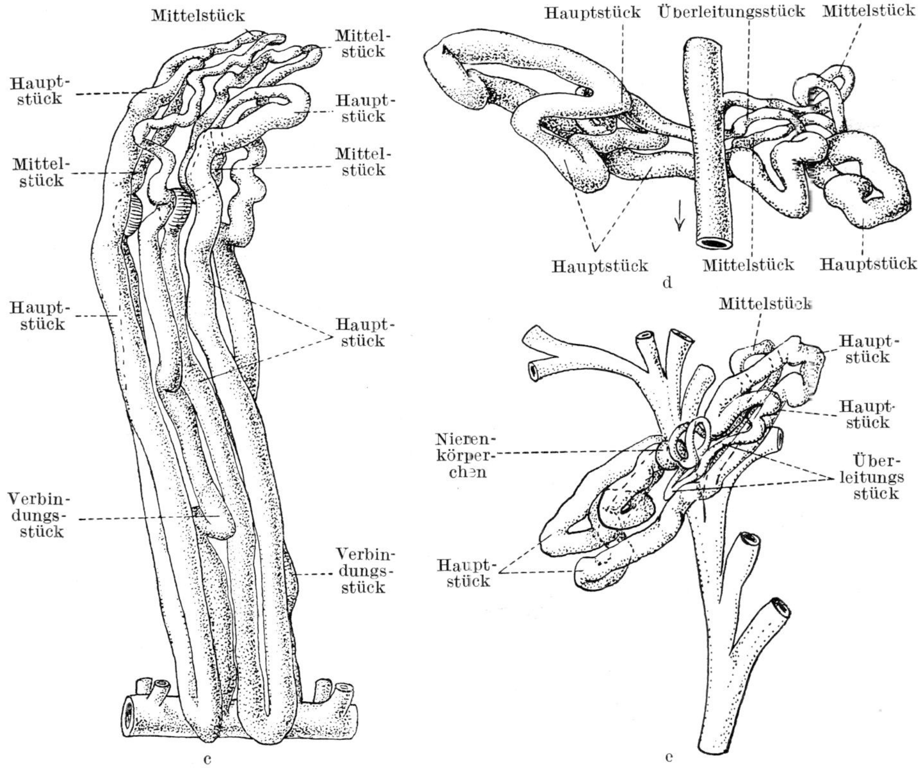

Abb. 179a—e. Isolierte Nephrone aus *Reptilien*nieren. [Nach B. ZARNIK (1909).] a *Anguis fragilis*,
Vergr. 48, b *Coronella austriaca*, Vergr. 36, c *Crocodilus vulgaris*, Vergr. 48, d *Testudo graeca*, Vergr. 48,
e *Platydactylus mauritanicus*, Vergr. 48.

An der Lappengrenze verlaufen dorsal die Pfortaderäste, während ventral der Lappenmitte die Vena efferens und die Arterie entlang ziehen. Zwischen dorsaler und ventraler Nierenfläche sind die Nephrone eingespannt. Ausgezeichnet stellt das Wichtigste das neue Schema von Ph. Ellinger und A. Hirt (1929) dar (s. Abb. 171).

Viel reichlicher als in der *Säugetier*niere findet man bei *Amphibien* das interstitielle Gewebe ausgebildet. Schon J. Arnold (1899) macht auf eosinophile Zellen dortselbst aufmerksam, die man besonders in der *Frosch*niere in wechselnder Menge antrifft. Drzewina (1903) fand bei *Proteus*, S. W. Chase (1923) bei *Necturus* (beides *Perennibranchiaten*) das interstitielle Gewebe geradezu als hämatopoetisches Organ ausgebildet, in dessen Reticulum große Mengen von weißen Blutzellen aller Formen vorkommen. Besonders treten auch hier wieder zahlreiche Eosinophile hervor.

g) Reptilien.

In der äußeren Form und in der inneren architektonischen Gestaltung ist die Niere der *Reptilien* viel wechselvoller als diejenige der *Amphibien*. Die umfassendsten Untersuchungen verdanken wir B. Zarnik (1909). Die *Reptilien*nieren werden als Nachnieren bezeichnet und entwickeln sich [K. E. Schreiner (1902), Gregory (1900)] ähnlich wie die Nachniere der *Säuger* aus einer Ureterenknospe und dem metanephrogenen Gewebe. Trotzdem ist die bleibende Niere der *Reptilien* in vielem der *Amphibien*niere eng verwandt und scharf zu trennen von der *Säuger*niere. Die *Reptilien*niere besitzt kein Nierenbecken, sie ist eine echte Pfortaderniere. Schärfer als in der *Amphibien*niere tritt vielfach die Tendenz zur Läppchenbildung hervor und ist bei manchen Gruppen *(Schlangen)* extrem stark durchgeführt. Aber ein Läppchen der *Reptilien*niere ist eine ganz andere Einheit als das Läppchen, das man bei der *Säugetier*niere gewöhnlich abgrenzt. Von den *Amphibien* trennt die *Reptilien*niere der Umstand, daß ihr alle Nephrostomalverbindungen zur Leibeshöhle fehlen.

Das Nephron schließt sich in seiner Zusammensetzung dem *Amphibien*nephron an (Abb. 179). Für die durchschnittlichen Maße gibt die folgende Tabelle 12 (nach B. Zarnik) Aufschluß.

Tabelle 12. Länge und Dicke

	Lacerta		Anguis ♀		Coronella ♀	
	Länge mm	Dicke μ	Länge mm	Dicke μ	Länge mm	Dicke μ
Malpighische Körperchen . .		54×77		92×108		144×166
Gesamtlänge	5,28		7,79		16,66	
Hals		38		15		33
Hauptstück + Übergangsstück .	3,13	62—92	2,62	77—107	10,00	88—130
Schleifenstück	0,77		1,70		2,00	
Bewimperter Teil	0,23	23	1,07	15—31	1,33	44
Dicker, heller Teil	0,54	38	0,63	38—46	0,67	66
Schaltstück	0,92	38	0,77	31—46	2,22	66
Init. Sammelrohr	0,46	80	1,70	62—100	2,44	88

Zarnik berechnete auch die relative Länge der einzelnen Abschnitte innerhalb des Nephrons und bekam für jede *Tierart* verschiedene, aber innerhalb der *Tierart* einigermaßen konstante Werte. So ergab sich für die relative Länge des Hauptstückes bei *Lacerta* 0,57, bei *Anguis* 0,40, bei *Testudo* 0,70 usw.

Die Gesamtzahl der Nephrone beträgt für die *Kreuzotter* pro Niere etwa 15000, für die *Blindschleiche* etwa 6000, für *Platydactylus* etwa 1600. Leider fehlen bei allen Angaben ZARNIKs Daten über Größe und Gewicht der untersuchten *Tiere*.

Die MALPIGHIschen Körperchen sind teils ellipsoidisch, teils kugelig, die Glomeruli in der Regel ungeteilt. Abb. 180 gibt ein Körperchen aus einer *Schlangen*niere [nach A. ECKER (1851—1859)]. Bei fast allen *Reptilien*ordnungen ist ein wimpernder Halsteil von verschiedener Länge festgestellt. Bei *Lacerta* sitzen die Wimperzellen noch innerhalb der Kapsel um den

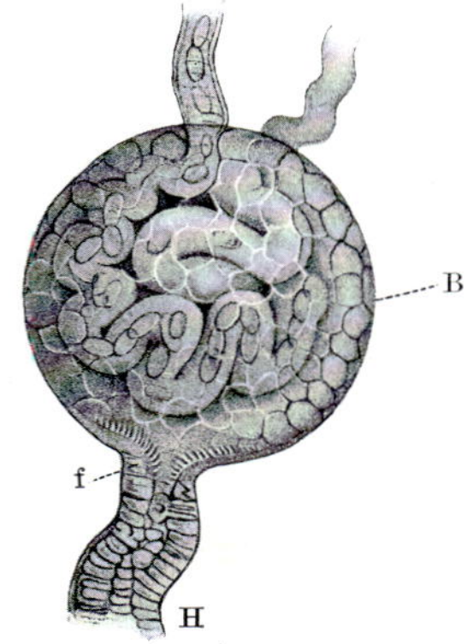

Abb. 180. BOWMANSCHE Kapsel aus der Niere der *Ringelnatter (Tropidonotus natrix)*. Vergr. 270 fach. B BOWMANSCHE Kapsel; f Flimmerepithel; H Harnkanälchen. (Aus AL. ECKER: Icones physiologicae. 1851—1859. Tafel VIII.)

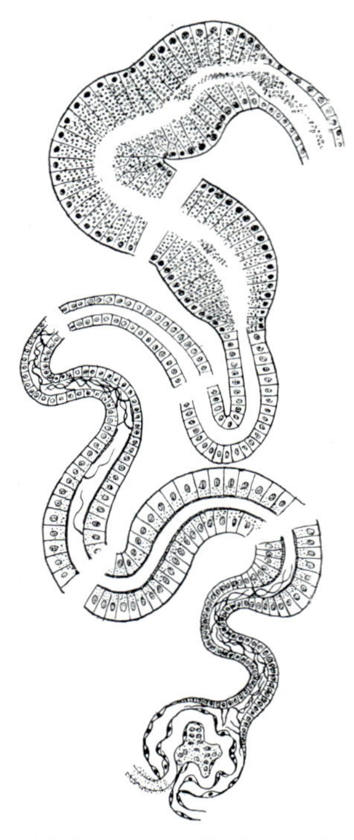

Abb. 181. Schema eines Nephrons einer männlichen *Schlange*; hergestellt von CL. REGAUD nach einem frischen Präparat aus der Niere einer *Vipera aspis* im Juni. [Aus CL. REGAUD und A. POLICARD (1904).]

der Harnkanälchen der *Reptilien*.

Pelias ♀		Crocodilus		Testudo		Emys		Platydactylus	
Länge mm	Dicke μ	Länge mm	Dicke μ	Länge mm	Dicke μ	Länge mm	Dicke μ	Länge mm	Dicke μ
	70×113		77×108		216×140		70×77		109×100
9,86		7,39		14,47		4,15		8,47	
	15		31		54		15		23
5,08	38—76	3,85	70—100	9,85	108—140	2,46	46—70	5,85	62—100
1,24		0,62		1,38		0,62		1,54	
0,62	23	0,31	23	0,46	31	0,15	15		30
0,62	38	0,31	31	0,92	54—77	0,47	38		46
2,00	38	1,38	38—46	2,62	38—62	0,85	31—46	0,77	30—38
1,54	46	1,54	62—77	0,62	92	0,23	31	0,31	123

Harnpol herum, bei *Anguis* [CL. REGAUD (1908, 1909)] ist ein besonderer Halsabschnitt ausgebildet, ähnlich bei *Schlangen* [REGAUD und POLICARD (1904), B. ZARNIK (1909)] und *Schildkröten*, während ZARNIK in der *Krokodil*niere keinen wimpernden Halsabschnitt auffinden konnte. Daß die Wimpern vom

Glomerulus fortschlagen, betonte zuerst J. Spengel (1876) gegen R. Heidenhain (1874).

Das Hauptstück (Abb. 181) teilt Zarnik in das eigentliche Hauptstück und ein Übergangsstück ein. Im letzteren sind zwischen die Bürstensaumzellen auch solche eingestreut, die wie die angrenzenden Teile des III. Abschnittes Wimperfahnen tragen. Wie auch die Untersuchungen von Regaud und Policard, sowie diejenigen von Tribondeau (1902, 1903, 1904) gezeigt haben, ist der Bürstensaum überall deutlich ausgeprägt. An Einschlüssen zeigt das Epithel außer basal liegenden Stäbchen wechselnde Mengen von durch Neutralrot färbbaren, teilweise natürlich gefärbten Körnchen (Abb. 182), ferner Vakuolen und Fetttröpfchen [Tribondeau (1903)]. Eine Farbstoffspeicherung läßt sich wie bei anderen *Wirbeltieren* gut erzielen. Natürliche Pigmente sind

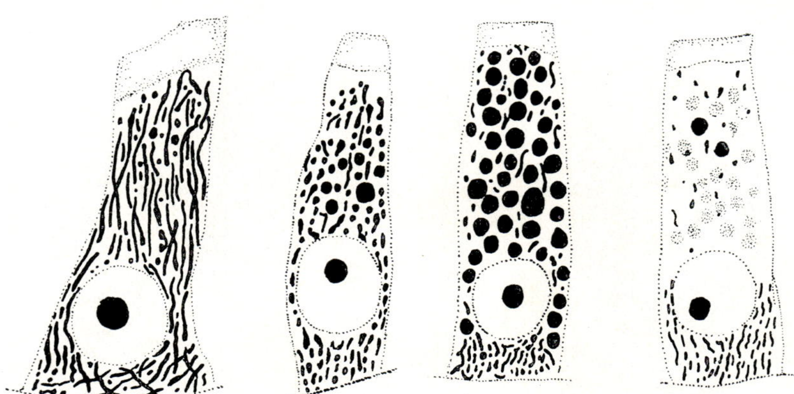

Abb. 182. Aus der Niere einer *Natter*. 4 Epithelzellen der Hauptstücke, die nach Cl. Regaud Stadien der Sekretion darstellen. (Nach Cl. Regaud 1909.)

von B. Solger (1885) in der *Krokodil*niere nur im Übergangsstück beobachtet worden. Alkoholunlösliches Pigment fand Solger bei den schwarzen *Äskulapschlangen*, bei *Pseudopus Pallasii*, *Anguis fragilis*, in der Urniere von *Lacerta*, bei *Testudo graeca* und *Alligator sclerops*. Alkohollöslich ist dagegen das Pigment bei *Coluber Aesculapii*. In der gleichen Verteilung fand Zarnik das Pigment in der Niere von *Testudo*; *Emys* zeigte viel weniger Pigment [Tribondeau, Zarnik). Bei *Anguis* ist das Hauptstück oft stark pigmentiert; es kommen in seinem Verlauf hellere pigmentfreie Stellen vor, denen auch ein Bürstensaum fehlen soll (Zarnik). So wertvoll viele dieser Angaben sind, so geht aus denselben doch nicht sicher hervor, ob es sich um ein stationäres Pigment handelt, oder ob nicht vielmehr hier Ausscheidungspigmente vorliegen. Diese Frage und die Bedeutung der Lokalisationsart ließen sich erst beurteilen, wenn die Vorgeschichte der untersuchten Tiere berücksichtigt würde. A. Mayer und F. Rathéry (1905) stellen fest, daß die Folgen einer Hypersekretion bei *Tupinambis* ähnlich wie bei *Säugetieren* in einer Erweiterung der Kanälchen und in einem vermehrten Auftreten von Vakuolen bestehen.

Auffallend sind bei manchen *Schlangenarten* vorkommende Divertikel (Regaud und Policard, Zarnik), die sowohl am Hauptstück wie an den anderen Teilen des Nephrons in größerem und kleinerem Umfang ausgebildet sein können (Abb. 183). Regaud und Policard wollten in diesen Bildungen Beweise für eine sekretorische Funktion der Hauptstücke erkennen; es ist aber nicht einzusehen, warum nicht auch in diese Divertikel Glomerulussekret durch capillare Aufsaugung gelangen soll. ZARNIK beobachtete einen Fall, in dem das zugehörige Hauptstück zugunsten eines Divertikels verkleinert war. Wenn dies für alle Fälle zutreffen sollte, so kann man die Divertikel wohl als eine Formabweichung auffassen, bei der aber das Verhältnis zwischen Glomerulusausscheidungsfläche und Hauptstückumfangsfläche einigermaßen gewahrt geblieben ist.

Der III. Abschnitt (Überleitungsstück), von ZARNIK als Schleifenstück bezeichnet, gliedert sich in einen bewimperten schmalen und in einen unbewimperten hellen Teil, der am Glomerulus vorbei in den dunkleren IV. Abschnitt (Schaltstück) übergeht, den wir mit dem unbewimperten Teil als Mittelstück zusammenfassen. Nur beim *Krokodil* scheint der unbewimperte Teil der „Schleife" zu fehlen. Der schleifenartig angeordnete III. Abschnitt hat zwei Schenkel, deren Vereinigungsstelle nach der von den Sammelrohren und den Pfortaderästen eingenommenen Oberfläche schaut. Hieraus ergibt sich auch die Berechtigung, diesen Abschnitt des *Reptilien*nephrons als „Schleife" zu bezeichnen [B. ZARNIK, G. C. HUBER (1917)]. Niemals erreicht aber bei *Reptilien* die Schleife das Sammelrohrgebiet oder reicht gar über den Verteilungsbezirk der gewundenen Kanälchenteile hinaus (vgl. S. 224).

Der IV. Abschnitt, von ZARNIK als Schaltstück bezeichnet, scheint innerhalb der *Reptilien* sehr wechselnd ausgebildet zu sein. Jedenfalls liegen seine Schlingen ebenso wie bei *Amphibien* in der Zone der Efferensvenen. Stäbchen sollen in den Epithelzellen nur bei *Sauriern* und *Krokodilen* zu finden sein [C. K. HOFFMANN (1869)], bei *Schildkröten* und *Schlangen* dagegen fehlen [R. HEIDENHAIN (1874)].

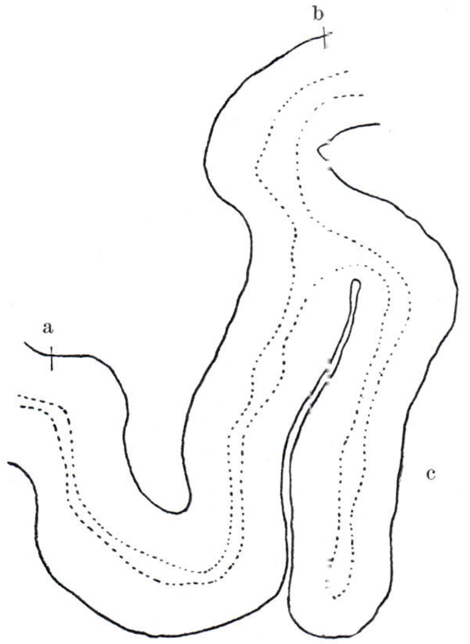

Abb. 183. Teil eines Hauptstückes aus der Niere von *Vipera aspis* mit Divertikel. Die Zeichnung wurde nach einer frisch zerteilten Niere bei Neutralrotfärbung angefertigt. Die punktierte Linie deutet das Lumen an. a, b Hauptkanal; c Divertikel. [Aus CL. REGAUD und A. POLICARD (1904).]

Bei *Schlangen* besitzt das Weibchen an dieser Stelle Schleimzellen, das Männchen dagegen hohes Drüsenepithel [R. HEIDENHAIN (1874), C. K. HOFFMANN (1890)], das (REGAUD und POLICARD, ZARNIK) für die Spermien von Bedeutung sein soll. Ähnliche Verhältnisse sollen bei *Schildkröten* zu finden sein.

Der V. Abschnitt (Verbindungsstück) ist verschieden lang und gewöhnlich mit Schleimzellen versehen, zwischen denen indifferente Zellen ihren Platz haben. Der Verzweigungstypus der Sammelrohre (Abb. 184) wechselt nach der *Tierart* sehr und steht in engem Zusammenhang mit der Architektur der Niere.

Sehr wichtig ist der Hinweis von ZARNIK, daß in allen *Reptilien*nieren neogene Zonen vorkommen, die an den Endverzweigungsstellen des Sammelrohrsystems ihren Sitz haben. Hier finden sich Zwergkanälchen, die teilweise die Form der Pseudoglomeruli (J. HYRTL) besitzen.

Die Gefäßversorgung der *Reptilien*niere schildere ich an Hand der neuen Untersuchungen von R. SPANNER (1925) über die Niere der *Blindschleiche*; im Prinzip bestehen für die anderen Formen gleiche Kreislaufbedingungen die nur je nach der Architektur räumlich verschieden angeordnet sind.

Entgegen den Ausführungen J. Hyrtls (1863) und A. Nolls (1922) schließt sich R. Spanner den Angaben von S. Jourdain (1859), O. Gampert (1866), F. Hochstetter (1893), B. Zarnik (1909) an, wonach auch die *Reptilien*niere eine typische Pfortaderniere ist. Auch hat Spanner wie A. de Martino (1841) die Strömungsrichtung des Blutes an der lebenden *Blindschleichen*niere unmittelbar beobachtet. Bei Wahrung des physiologischen Blutdruckes strömt das Blut aus der Pfortader in die Nierencapillaren, gelangt aber nicht von hier aus in die Glomeruli. Die *Blindschleichen*niere ist also wie alle kreislaufverwandten Nieren hauptsächlich venös durchströmt. Die Vena renalis efferens (Abb. 185) bildet sich an der platt langgestreckten Niere aus dorsal verlaufenden Querästen und liegt als kranialwärts anwachsender Stamm an der medialen Nierenkante. In der Nähe des caudalen Pols ist sie durch eine mächtige, schon von F. Hochstetter (1893) beschriebene Queranastomose mit der andersseitigen V. renalis efferens verbunden. Oberhalb der Ovarien vereinigen sich die beiden Venen zur Vena cava inferior.

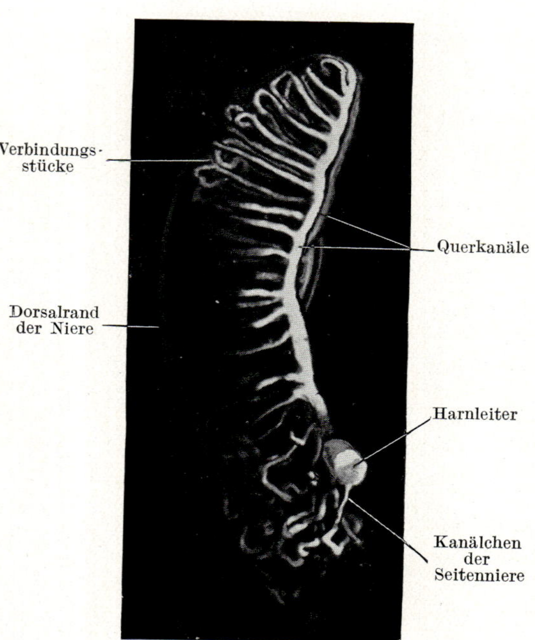

Abb. 184. Querschnitt der Niere von *Anguis fragilis* mit injizierten Sammelrohren. Vergr. 22 fach. (Aus R. Spanner 1925.)

Parallel dieser Vene läuft nun auf der Ventralfläche der Niere die Vena afferens (Abb. 186). Über das Wurzelgebiet gibt Abb. 187 Aufschluß. Die hier angebrachten Pfeile geben die am lebenden *Tier* beobachtete Richtung des Blutstroms an. Das Blut stammt aus der Vena caudalis, die sich zunächst teilt, dann auf zwei Wegen der V. renalis afferens Blut zuführt, während ein anderer Teilast zur Bildung der V. abdominalis verwandt wird. Der Stamm der V. renalis afferens läuft dicht lateral neben dem Harnleiter an der Ventralfläche, gibt mediale, den Ureter umgreifende und laterale Seitenzweige ab und steht mit einigen Intercostospinalvenen am kranialen Nierenpol in Verbindung. Auch diese Zweige sieht man sich in das venöse Capillarnetz der Niere auflösen. Bezüglich der *Schildkröten* kamen D. Lewis (1916) und L. B. Robinson (1918) zu widersprechenden Ergebnissen hinsichtlich des Pfortaderkreislaufes. W. de Ryke (1926) fand, daß ein typischer Pfortaderkreislauf auch bei diesen Formen ausgebildet ist; während aber *Chrysemis marginata* keine Anastomosen zwischen Vena afferens und efferens besitzt, sind solche in weitem Umfange bei *Chelydra serpentina* ausgebildet. Wir werden sehen, daß derartige Anastomosen bei *Vögeln* allgemein ausgebildet sind.

Die Aa. renales treten aus der Aorta dorsal von der Vena efferens, jederseits fünf an der Zahl, an die Niere heran. Sie sind durch Längsanastomosen jederseits untereinander verbunden, durch eine Queranastomose außerdem

von links nach rechts. Die an der Dorsalfläche im innigen Anschluß an die
Äste der Vena efferens sich verzweigenden Arterien lösen sich ausschließlich
in Vasa afferentia auf. Es bestehen aber auch, wie SPANNER gegen ZARNIK
und mit HYRTL feststellt, ventrale Arterienzweige, die nur mit wenigen Ästen
Glomeruli bilden, in der Hauptsache zur Versorgung der Harnleiterwandung
und der Sammelrohre verwandt werden, aber auch mit zahlreichen Zweigen
in das Capillarsystem übergehen. Dieses letztere enthält also Blut: 1. aus den
Ästen der V. renalis afferens, 2. aus den sehr feinen ventralen Arterienästen,

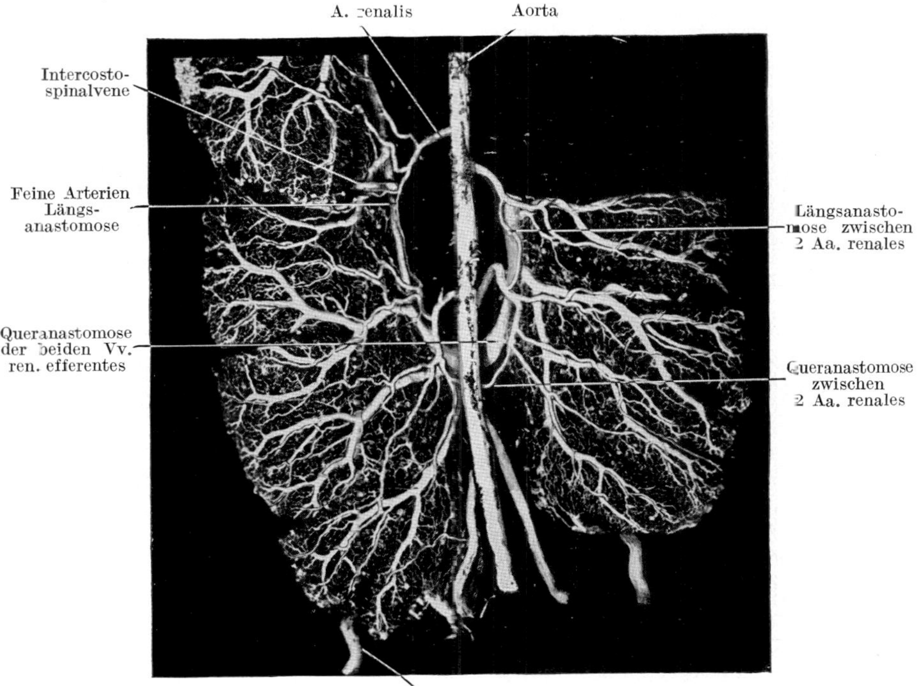

Abb. 185. Verzweigung der Arterien und Venen an den unteren Lappen der rechten und linken
Niere von *Anguis fragilis*. Dorsalansicht, Vergr. 6,7 fach. (Aus R. SPANNER 1925.)

3. aus den Vasa efferentia der Glomeruli. Das gesamte Blut fließt durch die
V. renalis efferens ab.

Inwieweit bei anderen *Reptilien*formen aglomeruläre Arterienäste vorhanden sind, kann heute noch nicht als sichergestellt gelten.

Die Architektur der Niere ist bei den *Sauriern* am einfachsten ausgebildet.
Schon die äußere Form dieser Nieren ist entweder bandförmig glatt oder nur
schwach gelappt. Bei *Anguis* trifft man auf den ersten Blick eine der *Amphibien*-
niere sehr ähnliche Anordnung der Nephrone, indem ebenfalls eine eigentliche
Lobulierung fehlt (Abb. 186). Alle Sammelrohrzweige liegen ventral und nehmen
nun aus dorsaler Richtung die Nephrone auf. Jeder Ureterzweig teilt sich gewöhnlich in mehrere Äste, die der Lateralkante der Niere zustrebend, jeder
zwei Reihen von Nephronen aufnimmt. Während aber in der *Frosch*niere diese
Queräste dorsal verlaufen, liegen sie bei der *Blindschleiche* ventral; ebenso
sind alle übrigen Lagebeziehungen gegenüber der *Amphibien*niere ventro-
dorsal vertauscht.

Medial vom Ureter liegt bei *Anguis* noch ein schmaler Nierensubstanzstreifen (Seitenniere von Zarnik), in dem nebeneinander etwa 5 Nephrone Platz finden.

Etwas komplizierter ist der architektonische Aufbau bei *Lacerta agilis*; der Ureter liegt ventral. Die Niere ist in hintereinander gelegene, caudalwärts kleiner werdende Lappen geteilt. Vom Ureter steigen die einzelnen Sammelrohrbüschel an den **Grenzen der Lappen** von ventral nach dorsal; die neogenen Zonen liegen am Scheitel der Lappen dorsal. Am caudalen Ende sind die beiderseitigen Nieren miteinander verschmolzen [Braun (1877), Leydig (1853)], die Sammelrohrbüschel sind aber für links und rechts getrennt. Die A. renalis tritt dorsal vom Ureter in die Läppchenachse, wo sie mit der 20—30mal stärkeren V. renalis revehens gemeinsam verläuft und die Vasa afferentia und wenige knäuelfreie Ästchen abgibt (Zarnik). Die V. renalis advehens läuft ventral vom Ureter und verzweigt sich an den Läppchengrenzen gemeinsam mit dem Sammelrohrbüschel. Aus dem Schema (Abb. 188) ergibt sich die Einordnung der Nephrone in das Läppchen; sämtliche Gefäßhauptstämme und der Ureter liegen an der medialen Nierenkante; die Läppchenachse liegt horizontal. Der Läppchengrenze, also den Sammelrohrstämmen und der V. advehens zugekehrt, liegen die Schlingen der Hauptstücke;

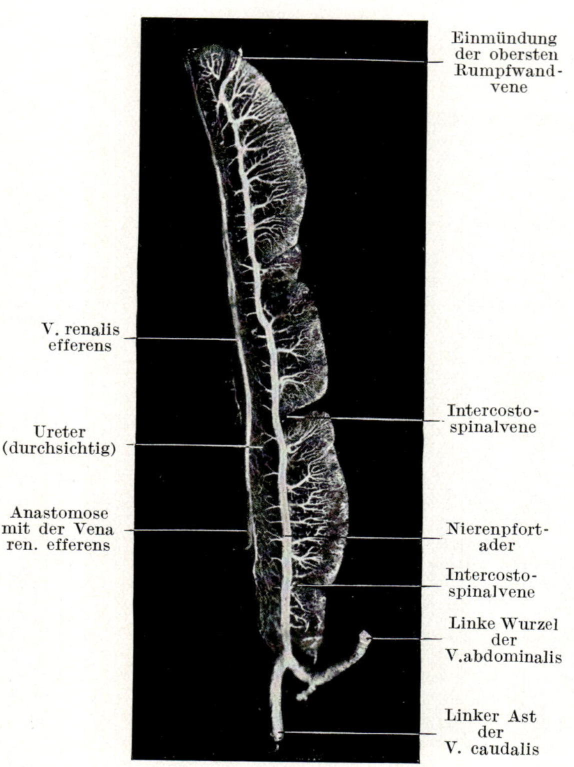

Abb. 186. Verästelung der V. renalis afferens auf der Ventralfläche der Niere von *Anguis fragilis*. Vergr. 45 fach. (Aus R. Spanner 1925.)

der Scheitel der kurzen Schleife ist diesem Gebiet zugekehrt, ohne es in der Regel zu erreichen. Die Glomeruli liegen der Läppchenachse genähert; in Berührung mit der Achse kommen die Schlingen des IV. Abschnittes (Mittelstück).

Die *Schlangen*nieren sind im Vergleich mit der *Blindschleiche* um 90° gedreht, so daß die Ureteren nicht medial, sondern ventral liegen. Bei manchen *Schlangen* ist die Nierenlappung so weit getrieben, daß die einzelnen Lappen wie Feigen an einer Schnur aufgereiht erscheinen. Die Architektur wird ebenfalls von der Gefäßversorgung bestimmt (s. Abb. 189); den *Sauriern* am ähnlichsten ist die hintere Partie der Niere von *Coronella*; komplizierter ist die in Querwülste eingeteilte Niere bei der *Kreuzotter*. In den Furchen (Abb. 190) verlaufen die Sammelrohrzweige mit der V. advehens, in der Achse der Wülste laufen die Arterien mit der V. revehens. Bei *Boa*, deren Wülste voneinander völlig getrennt sind, liegen an der Grenze der Lappen ebenfalls die Ureter- und Pfortaderzweige. Hiernach muß man sagen, daß bei diesen Nieren die Lappenbildung stets so zustande kommt, daß in der Lappenachse die Arterie und die V. revehens verläuft, während die Sammelrohre den Harn aus der Läppchenperipherie ableiten. Künstlich erscheint mir dagegen die Deutung ZARNIKs, daß die sichtbaren Lappen eigentlich aus zwei benachbarten Lappenhälften zusammengesetzt seien.

Während bei *Sauriern* und *Ophidiern* die Bandform, mehr

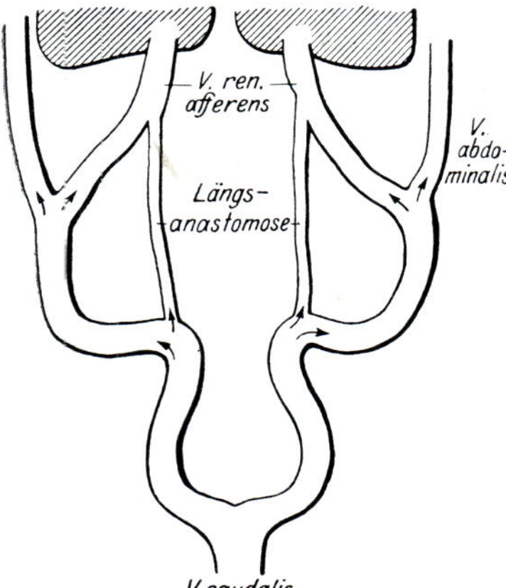

Abb. 187. Aufteilung der V. caudalis bei *Anguis fragilis*. Die Pfeile geben die beim lebenden *Tier* beobachtete Blutstromrichtung an. (Aus R. SPANNER 1925.)

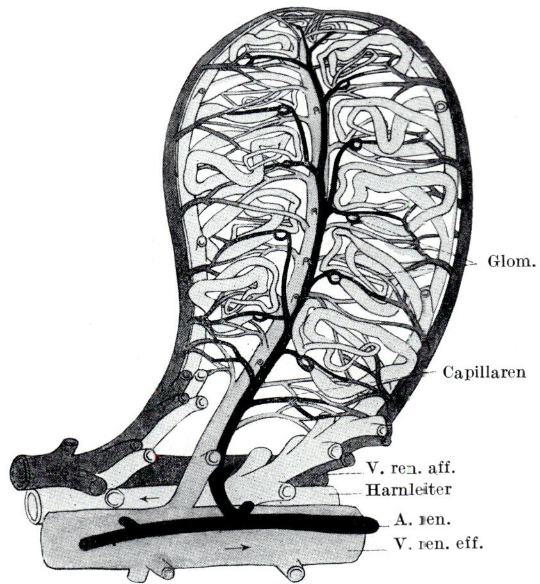

Abb. 188. Schema der Anordnung der Kanälchen und Gefäße in einem Läppchen der *Eidechsen*niere. Das Schema stellt eine durch zwei Frontalschnitte aus einem Lappen der Niere herausgeschnittene Scheibe des Nierenparenchyms dar, und zwar in der Ansicht von der Dorsalseite. (Nach B. ZARNIK 1910.)

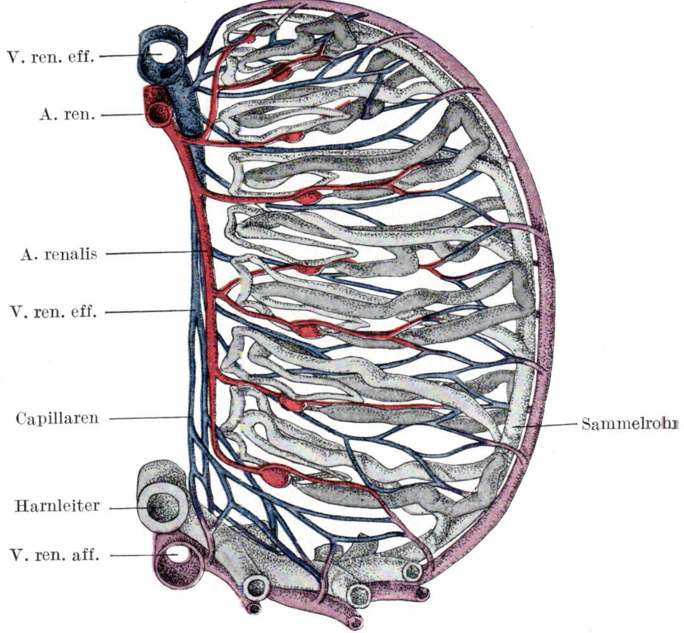

Abb. 189. Schematischer Querschnitt der Niere einer *Schlange*. (Nach B. ZARNIK 1909.)

oder weniger in hintereinander gelagerte Lappen zerteilt, vorherrscht, haben *Crocodilier* und *Chelonier* gedrungene Nierenformen. Die Niere des *Krokodils* von J. Müller zuerst, dann von H. Rathke (1866), B. Solger, J. Szakáli (1899), R. Standfuss (1907) und B. Zarnik untersucht, ist ein kompakter Körper, an

Abb. 190. Schematischer Frontalschnitt durch eine *Kreuzotter*niere. Nierenkanälchen schwarz, Arterien schraffiert, Venen punktiert. Die Lappenmitte ist durch punktierte Linien angedeutet. (Nach B. Zarnik 1909.)

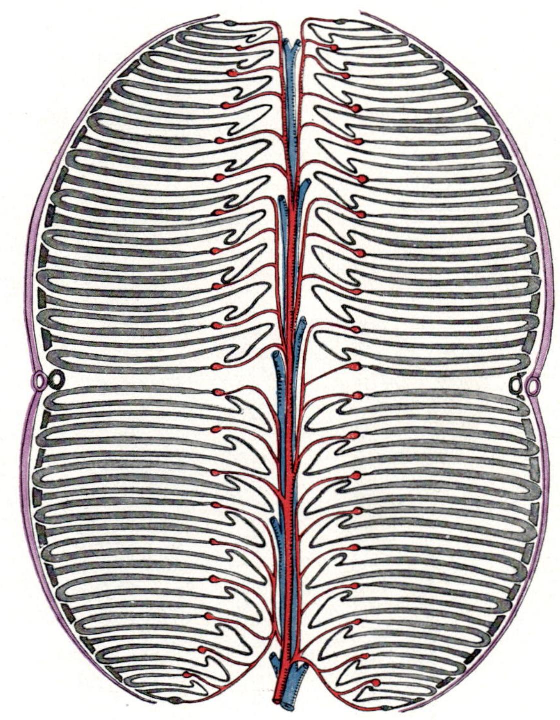

Abb. 191. Schematischer Schnitt durch die Niere eines jungen *Krokodils*. (Nach B. Zarnik 1909.)

dessen ventraler und dorsaler Fläche sich je ein Hauptast des Ureters, begleitet von Ästen der Nierenpfortader entlang zieht. In das Zentrum treten Arterie und V. revehens ein. Die äußere Nierenoberfläche ist in der Jugend glatt, wird aber im Alter wulstig [H. Rathke (1866)]. Die Architektur der jungen *Krokodil*niere ist sehr klar übersichtlich (Abb. 191); im Zentrum verlaufen V. revehens und Arterie. Die Glomeruli sind in zwei Ebenen angeordnet. Zwischen

Glomerulis und zentralen Gefäßen findet man nur die Übergangsstücke, die
III. Abschnitte und die Schaltstücke. An der ventralen und an der dorsalen Oberfläche der Niere verzweigen sich mit den Pfortaderästen die Sammelrohrsysteme.
Zwischen ihnen und den Glomerulis finden wir nur Hauptstücke und Verbindungsstücke. Mit der weiteren Ausgestaltung wulstet sich die Oberfläche;
stets findet man dann in den Furchen die Sammelrohrverzweigungen, im Zentrum der Wülste dagegen die Arterien und die Vv. revehentes (B. ZARNIK).

Auch die Niere der *Schildkröten* ist ein gedrungener Körper, der ähnlich
wie bei den *Vögeln* tief im Becken liegt. Ihre Oberfläche ist uneben und durch

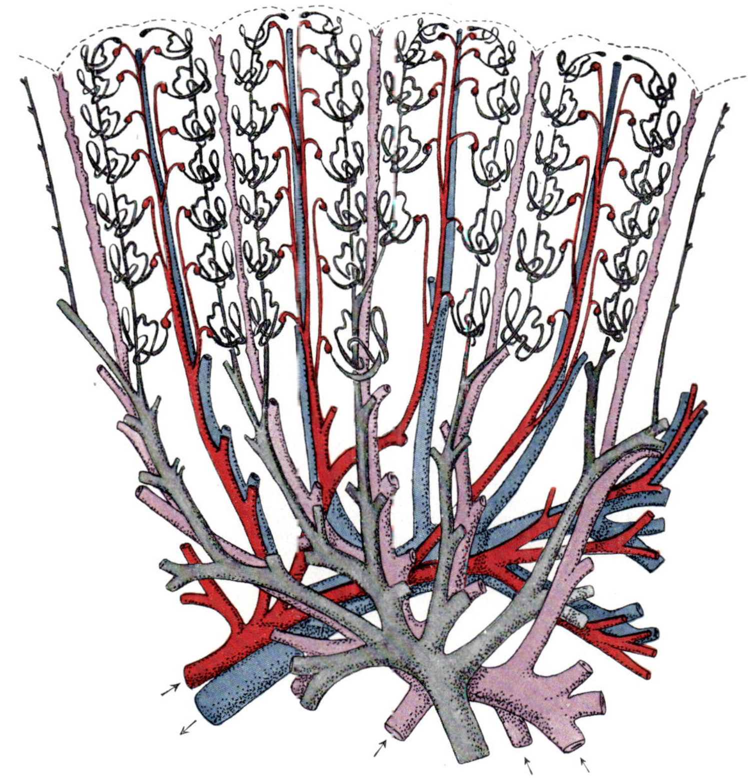

Abb. 192. Schematischer Schnitt durch die mittlere Partie der Niere einer *Schildkröte*.
(Nach B. ZARNIK 1909.)

ein kompliziertes Windungsbild ausgezeichnet. Es handelt sich auch hier durchweg um Faltungen einer einheitlichen Platte; B. ZARNIK untersuchte *Emys
lutaria* und *Testudo graeca*. Bei *Emys* sollen alle Nephrone annähernd gleich
groß sein, bei *Testudo* dagegen ist die Größe der Nephrone weitgehend von der
Lage am Sammelrohrsystem abhängig. Die zentralsitzenden Nephrone sind
riesige Gebilde, während an den äußersten Enden der Sammelrohrverzweigung
Zwergkanälchen sitzen. Die Architektonik der *Schildkröten*niere (Abb. 192),
von ZARNIK weitgehend aufgeklärt, ist dadurch besonders interessant, daß
hier eine weitgehende Konzentrierung aller zu- und abführenden Stämme
nach der Nierenbasis zustande gekommen ist. Gleichzeitig haben infolge der
komplizierten Durchflechtung der Advehens- und Revehensvenenstämmchen

die Nephrone ihre sonst für *Reptilien* charakteristische Lagebeziehung aufgegeben, wenigstens gilt dies für die Beziehung zu den Sammelrohren, so daß
nunmehr die IV. Abschnitte (Schaltstücke) und Teile der Schleifen auf beiden
Seiten des Sammelrohrs gelagert sind. Man wird dadurch an die Verhältnisse
der *Säugetier*rinde erinnert, wo die Schleifen ebenfalls am Sammelrohr vorbei
in den Markstrahl ziehen. Im Zentrum des „Markstrahls" bei der *Schildkröte*
liegt die V. advehens, die beim *Säugetier* fehlt. Die Architektur der *Schildkröten*niere darf überhaupt nicht etwa derjenigen der *Säugetier*niere gleichgestellt werden. Sie ist aber interessant als Beispiel für die Folgen einer
typischen Hilusbildung. Zarnik hält den Aufbau für das Ergebnis einer

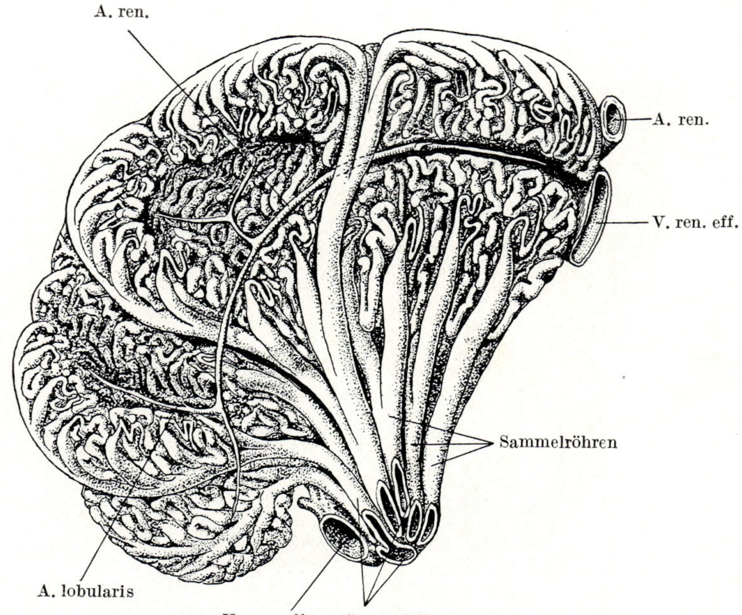

Abb. 193. Etwas schematisierter Querschnitt durch die mittlere Partie der linken Niere von
Platydactylus mauritanicus in der Ansicht von der Caudalseite. (Nach. B. Zarnik 1909.)

komplizierten Faltung der flächenförmig ausgebreiteten Nierensubstanz bei
gleichzeitiger Konzentrierung der Sammelrohre nach einem Punkte. Insofern
liegt hier eine Weiterbildung des bei anderen *Reptilien* beobachteten Aufbau-
prinzipes vor.

Unter den *Ascaloboten* ist *Platydactylus* von B. Zarnik untersucht worden.
Die nur undeutlich eingekerbte Niere besitzt hier, medialwärts gerichtet, einen
helleren gestreiften Zapfen, an dessen Spitze der Ureter austritt. In der Architektur stellen die Nieren von *Platydactylus* einen Fall von größter Bedeutung
dar, da sie die Beziehungen zu den *Schildkröten* einer-, zu den *Vögeln* andererseits erkennen lassen. Die Nephrone haben eine ganz ähnliche Anordnung
wie bei den *Schildkröten*. Die Konzentrierung aller Sammelrohräste nach dem
Markkegel hin bewirkt einmal eine Markzonenbildung, in der nur die Sammelrohre der Hauptniere und die initialen Sammelrohre der Seitenniere verlaufen
(Abb. 193). In der Hauptniere haben wir eigentlich genau die Lobulierung
der *Vogel*niere vor uns, was Zarnik allerdings nicht wissen konnte, da dies
erst durch die Untersuchungen von R. Spanner aufgeklärt worden ist. An

der Läppchengrenze verzweigen sich Sammelrohre und Vv. advehentes, in der Läppchenachse die Arterien und die Vv. revehentes, wobei die Verlaufsrichtung der letzteren vielfach diejenige der Vv. advehentes kreuzt.

Die kurze Übersicht über die Mannigfaltigkeit im Bau der *Reptilien*nieren läßt noch vielerorts Lücken. Vor allem ist es heute noch unbefriedigend, daß von jeder Ordnung nur wenige *Tierarten* genauer bekannt sind. Der Nierenaufbau ist aber sicher in vieler Hinsicht nicht ein Ordnungsmerkmal, sondern dürfte eine erhebliche Variation nach den einzelnen Arten aufweisen. Eine größere Artenkenntnis wird uns das Bild wesentlich abrunden. Immerhin gestattet die Übersicht einen schönen Einblick in gewisse architektonische Prinzipien, die uns beim Aufbau der *Säugetier*niere noch zu beschäftigen haben werden.

h) Vögel.

Die Niere der *Vögel* zeigt, soweit die Untersuchungen von R. SPANNER (1924), der 49 Arten aus 13 Ordnungen der *Vögel* bearbeitete, erkennen lassen, keine bedeutenden Artunterschiede, wenn man von der äußeren Form absieht.

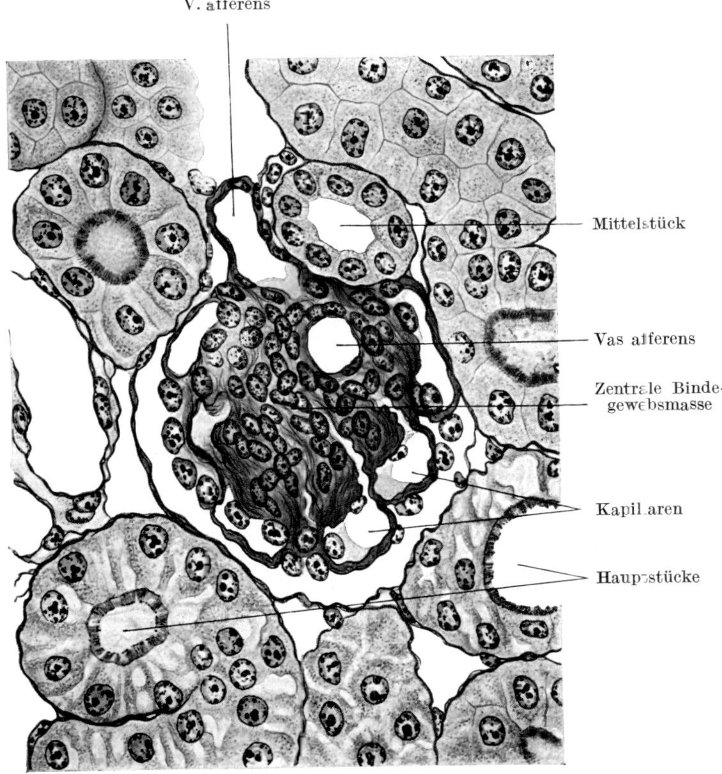

Abb. 194. Durchschnitt durch einen Glomerulus vom *Hahn*. Gefäße durchspült, CARNOY, Eosin-PMS-Methylblau. Vergr. 900 fach.

Dem Prinzip des architektonischen Aufbaues nach schließt sich die *Vogel*niere eng an die *Reptilien*niere an, insbesondere an die *Saurier*nieren.

Das Nephron und seine Gliederung wurden zuerst von G. HÜFNER (1866) beschrieben, später von G. C. HUBER (1906), A. POLICARD und M. LACASSAGNE, endlich von Li Koue Tschang (1923) eingehend bearbeitet. Die Malpighischen Körperchen sind auffallend klein [*Taube* 35 : 44 μ, Hüfner, *Sperling* 30—40, W. v. Möllendorff (1922), *Ploceus* 37 μ, Li Koue Tschang (1923)]. Dabei nimmt die Größe von der Spitze nach der Basis der Läppchen zu. Der Glomerulus ist zumeist nicht gelappt, sondern besitzt eine zentrale kompakte Masse, um die herum sich das Capillargefäß in Schlingen legt. Dieser zentrale Kern besteht im wesentlichen aus aneinander abgeplatteten Zellen, zwischen denen bis an die Capillaren heran ein dichter Faserfilz angeordnet ist, der wohl retikulärer bis kollagener Natur ist (Abb. 194). R. Krause (1922) bildet ein Nierenkörperchen ab, in dessen Innern eine Capillarschlinge liegt. Es kann sich hier nur um einen Flachschnitt handeln. Die Capillaren sind nur an der Kugeloberfläche des Körperchens angeordnet. Auf der Außenfläche der Gefäßschlingen sitzen die Deckzellen auf. Dieselben besitzen einen den *Säugetier*deckzellen analogen Bau (s. S. 45 f.). Die geringe Größe und die infolge des Fehlens einer Lappung sehr geringe Oberfläche werden dadurch kompensiert, daß die Anzahl der Glomeruli pro Kubikmillimeter Rindensubstanz sehr groß ist (s. S. 24). Die Nierenkörperchen liegen in einer Ebene, die sich um die Läppchenachse herumlegt. Die Achse enthält neben der V. renalis efferens die Arterienäste. Die Vv. afferentia erreichen ohne Astabgang die Glomeruli. In dieser Beziehung gleichen der Kreislauf und die Anordnung der Glomeruli völlig denjenigen in der *Reptilien*niere.

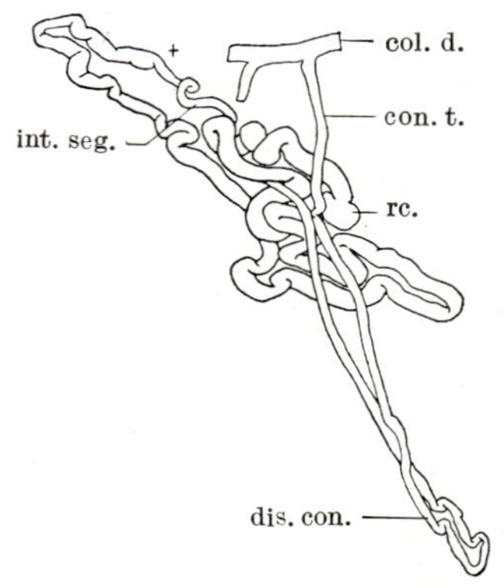

Abb. 195. Nierenkanälchen von *Reptilien*typ, isoliert aus der Peripherie eines Nierenläppchens des erwachsenen *Huhnes (Gallus domesticus)*. Vergr. 40 fach. [Aus G. C. Huber (1917).] col. d. Sammelgang; con. t. Verbindungsstück; rc. Nierenkörperchen; dis. con. Mittelstück; int. seg. Überleitungsstück.

Am Nierenkanälchen unterschied schon G. Hüfner (1866) den gewundenen Abschnitt (Hauptstück, die Schleife mit dünnem und dickem Teil). Der letztere geht wieder in die Rindensubstanz, windet sich einige Male und geht in das Sammelrohr über. E. Mecnikow (1866) erwähnt schon das Vorkommen von Schleifen in der *Tauben*niere. H. J. Lindgren (1868) macht dann den für das Verständnis der *Vogel*niere sehr wichtigen Befund, daß nur die der Basis sehr nahe liegenden Nephrone Schleifen bilden, die die Rindenregion überschreiten und parallel den Sammelröhren zentralwärts verlaufen. Die dem Läppchenscheitel dagegen anliegenden Nephrone überschreiten die Rindenregion nicht. Bei diesen Nephronen stimmt die Anordnung mit derjenigen bei den *Reptilien* völlig überein. A. Policard und M. Lacassagne (1910) und Li Koue Tschang (1923) konnten die Lagerung der Nephrone nicht genau bestimmen. G. C. Huber (1917) bestätigte dagegen die Angaben von Lindgren. Nach ihm haben die zentralen Nephrone sowohl größere Glomeruli als auch längere Hauptstücke (bei *Gallus domesticus* Hauptstücklänge zentraler Nephrone 7,5 mm, peripherer Nephrone 3,8, 3,5, 3,6 mm). Die zentralen bilden kürzere oder längere Schleifen und werden dadurch den *Säugetier*nephronen ähnlich, die peripheren Nephrone gleichen in der Anordnung denjenigen bei den *Reptilien* (Abb. 195, 196). Neuestens machte A. Feldotto (1929) die gleichen Beobachtungen beim *Huhn*.

Wie groß die Ähnlichkeit der *Vogel*niere mit der *Reptilien*niere ist, ergibt vor allem die Kenntnis des Kreislaufs und seine Bedeutung für die Architektonik.

Nachdem Jakobson (1813—1821) ausdrücklich auch für die *Vögel* die Existenz der Nierenpfortader festgestellt hatte, wurde die funktionelle Deutung dieser zweiten Nierenvene

von zahlreichen Forschern (NICOLAI, BARKOW, MECKEL, CUVIER, DUVERNOY, NEU-
GEBAUER) bestritten. Erst GRATIOLET (1853) schließt sich auf Grund eingehender Untersuchungen der Deutung von JAKOBSON an. Er hat einige sehr wichtige Befunde festgestellt,
wie das Fehlen jeglicher Anastomosen zwischen beiden Venensystemen, die Nachbarschaft
der Arterien mit nur einem der Venensysteme; allerdings hat er auch einige wichtige Verhältnisse falsch beschrieben, so daß diese Arbeit keine weitere Beachtung fand. Für das

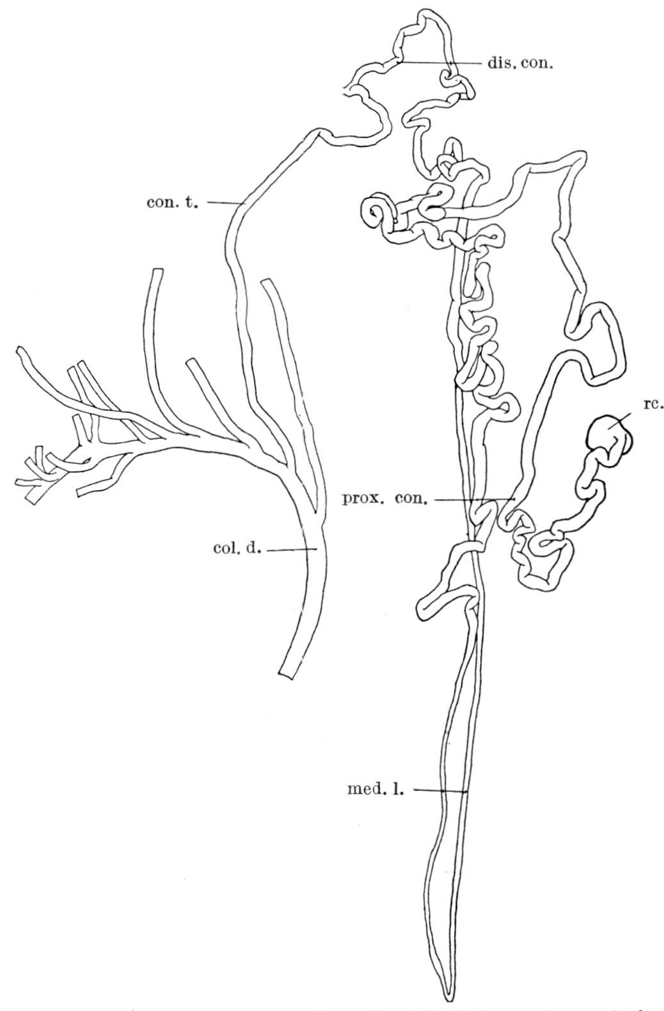

Abb. 196. Nierenkanälchen vom *Huhn (Gallus domesticus)* isoliert aus den zentralen Teilen eines
Nierenläppchens. Vergr. 40 fach. Dieses Kanälchen hat den Typus der Säugerkanälchen. (Aus
G. C. HUBER 1917.) rc Nierenkörperchen; prox. con. Hauptstück; med. l. Schleife; dis. con.
Mittelstück (gewundener Teil); con. t. Verbindungsstück; col. d. Sammelgang.

Bestehen der Nierenpfortader trat auf Grund sehr exakter Untersuchungen wieder S. JOUR-
DAIN (1859) ein, während J. HYRTL (1863) dasselbe ganz entschieden bestreitet. Während
GADOW für den Oberlappen die Pfortader fehlen läßt, C. GEGENBAUR wegen der Anastomose
zwischen V. femoralis und V. cava, mit der auch die fragliche Vene zusammenhängt, von
einer nur teilweisen Erhaltung der Nierenpfortader bei *Vögeln* spricht, kommen die Forscher,
die die frühe Entwicklung der Nieren und Urnierengefäße untersucht haben [F. HOCH-
STETTER (1903), E. GRAFE (1904)] wieder zu einer völligen Ablehnung. So findet man auch
in der neuesten Darstellung von A. NOLL (1921) und R. KRAUSE (1922) die Ansicht vertreten,

daß der *Vogel*niere nur arterielles Blut zuströme, während Ellenberger und Baum (1921) für einige *Vogel*arten das Bestehen eines Pfortaderkreislaufes zugeben.

Die große Unsicherheit in der Beurteilung der V. renalis advehens spiegelt sich auch in den älteren Vorstellungen über den inneren Kreislauf in der *Vogel*niere wieder. Hier waren die Ergebnisse von J. Hyrtl (1863) bis in die neueste Zeit hinein maßgebend. Dieser hatte die Verzweigungen der V. renalis advehens an der Läppchenperipherie für Arterienäste gehalten. Gadow beschrieb gar abführende Vv. interlobulares, die es in der *Vogel*niere gar nicht gibt; trotzdem vertritt R. Krause die gleiche Ansicht.

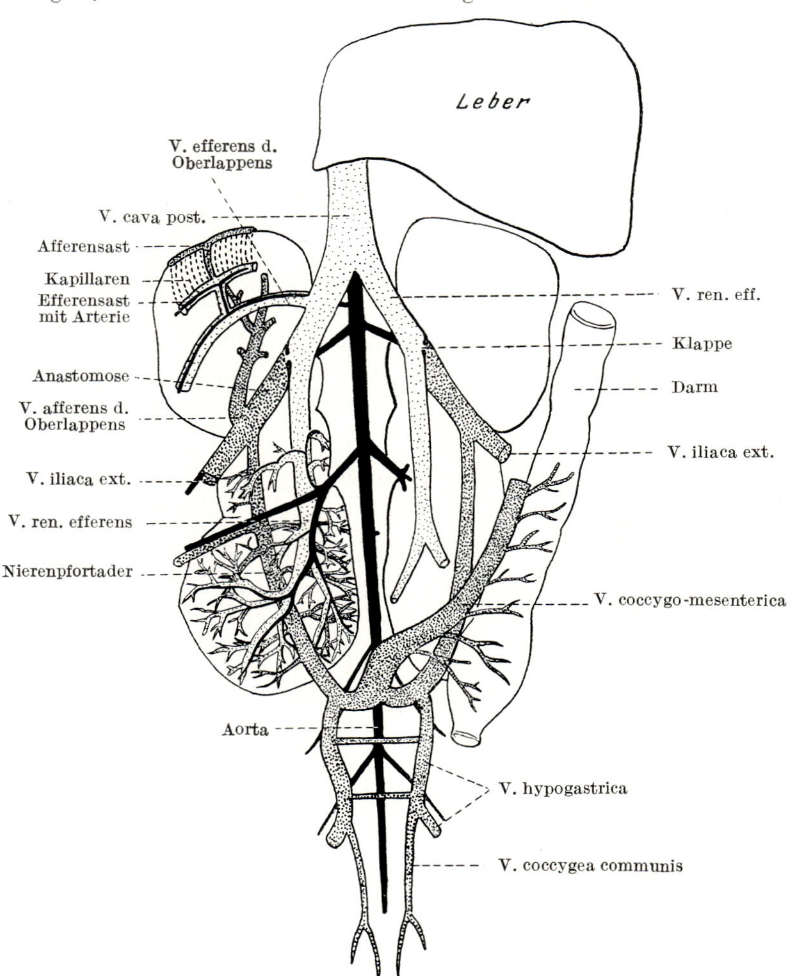

Abb. 197. Schema des Gefäßsystems der *Vogel*niere. (Aus R. Spanner 1925.)

Die Einordnung der *Vogel*niere in den Kreislauf zeigt Abb. 197 (nach Spanner). An die jederseits dreilappige Niere ziehen je drei Arterien unmittelbar aus der Aorta. Ihre Zweige verlaufen vereint mit den Vv. efferentes und verzweigen sich hauptsächlich auf der ventralen Nierenoberfläche; sie dringen von hier aus in das Innere ein, immer in Begleitung der Venae efferentes (wie schon Jourdain und Gratiolet hervorgehoben hatten). Als zuführendes Gefäß ist ferner die V. renalis afferens zu betrachten, die folgendes Wurzelgebiet hat: aus dem kleinen Becken kommt jederseits die V. hypogastrica und mündet mit jedem Teilast der caudal gegabelten V. coccygeo-mesenterica (die der V. abdominalis der *Reptilien* entsprechend eine Verbindung der V. caudalis und der Leberpfortader darstellt) zusammen. Jederseits wird so ein Stamm gebildet, der mit abnehmendem Kaliber längs der Dorsalfläche der Niere verläuft und in die V. iliaca externa einmündet. Die letztere läuft schräg mediokranialwärts an der Grenze von Ober- und Mittellappen der Niere, gibt kurz vor der Einmündung der Nierenpfortader des Mittel- und Unterlappens eine

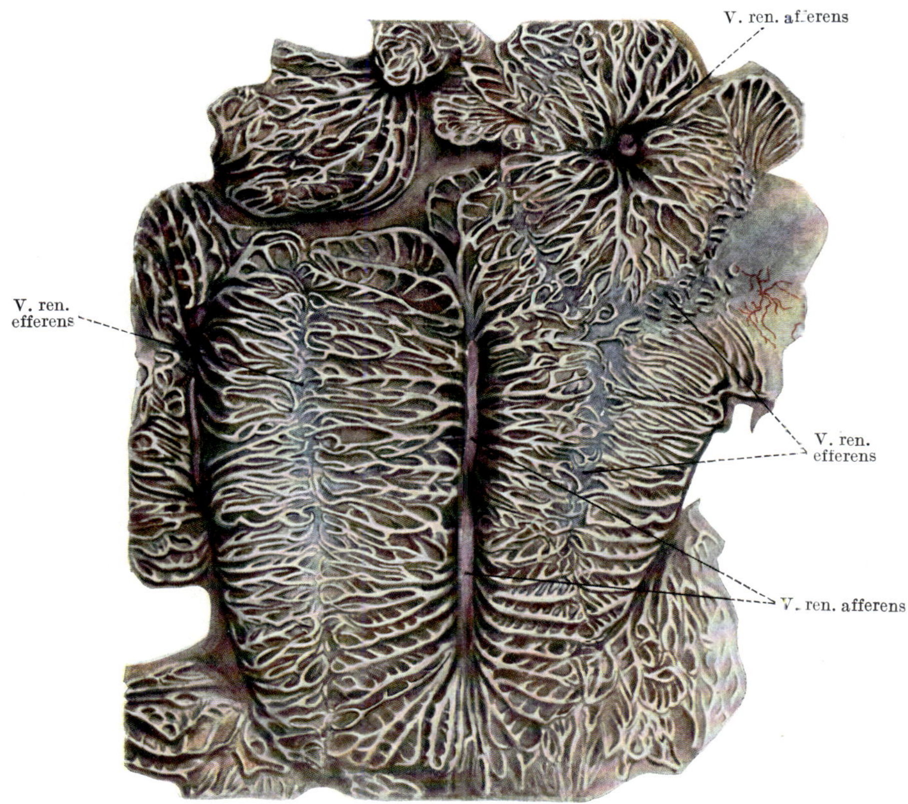

Abb. 198. Oberfläche der Niere eines *Wespenbussards* im Bereich von zwei Läppchen. Blutgefäße und Harnkanälchen injiziert. (Aus R. SPANNER 1925.)

V. renalis afferens für den Oberlappen ab, nimmt an der medialen Nierenkante noch die Vv. renales efferentes auf und bildet im Zusammenfluß mit der andersseitigen die V. cava inferior.

Zwischen der Abgabe der V. renalis afferens und der Einmündung der Vv. renales efferentes besitzt die V. iliaca eine meist nur ganz wenig durchbohrte Membran. Diese Klappe ist häufig mit Ringmuskulatur versehen und bildet ein leicht verschließbares Ventil, das je nach seiner Einstellung mehr oder weniger Blut aus der V. iliaca in die V. cava durchlassen kann. Die Bedeutung dieses Ventils muß wohl in dem wechselnden Gebrauch der hinteren Extremitäten gesucht werden und in der Notwendigkeit, die Niere nicht allen Schwankungen des Blutkreislaufs auszusetzen. Daß diese Klappe bisher nicht bekannt war, erklärt zum Teil die irrige Deutung der V. renalis afferens, in der übrigens die

Stromrichtung durch Unterbindungsversuche am lebenden *Tier* einwandsfrei festgestellt werden konnte. Gegenüber diesen genauen Angaben von R. Spanner, von deren Richtigkeit ich mich dauernd an Präparaten überzeugen konnte, kommt die gegenteilige Auffassung von B. K. Das (1928) nicht in Betracht.

Der innere Kreislauf der Niere läßt sich durchaus an die *Reptilien*nieren anschließen und besitzt die meisten Anklänge an die Verhältnisse bei *Lacerta*. Ähnlich wie in der Leber ist die Anordnung des Venensystems für die Architektur des Parenchyms vor allem von Bedeutung. Die abführenden Venen liegen in der Achse der Läppchen, begleitet hier allerdings von Arterien (während in der Leber ja die Arterien interlobulär liegen; gerade hierin zeigt sich der

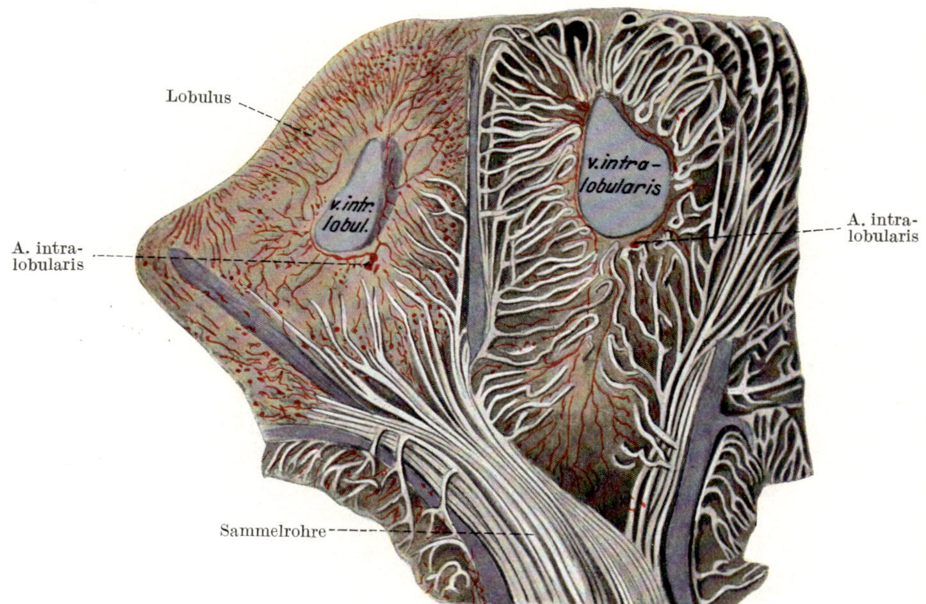

Abb. 199. Querschnitt durch 2 Läppchen einer *Bussard*niere. Injektion der Harnkanälchen (weiß) und der Blutgefäße (Arterie rot, Vena afferens violett, Vena efferens blau). (Aus R. Spanner 1925.)

überwiegende formbildende Einfluß des Venensystems bei Bestehen eines Pfortaderkreislaufes). Die Endverzweigungen der Vv. renales efferentes liegen demnach niemals an der Nierenoberfläche. Dagegen streben die Vv. renales afferentes mit ihren Verzweigungen zusammen mit den aus dem Harnleiter hervorgehenden Sammelrohrbüscheln (s. Abb. 198), meist die Verlaufsrichtung der Efferensvenen kreuzend, der Oberfläche zu, wo ihre Capillaraufteilung, ebenso wie die zierliche Verzweigung der Sammelrohre in die initialen Sammelröhren die Läppchengrenzen bestimmen. Dies hatte schon J. Hyrtl (1863) erkannt, neuerdings sah es auch A. Feldotto (1929). Die Form der Läppchen ist ganz unregelmäßig und wird beherrscht vom Abstand, der Größe und der Verlaufsrichtung der Äste der V. efferens, genau wie dies für die Leber bekannt ist. Auch lassen sich die Läppchen äußerlich nicht scharf abgrenzen, weil sie ja mit den Verzweigungen der Vena renalis efferens ineinander übergehen. Es soll hier nicht verschwiegen werden, daß man auch, wie dies z. B. R. Krause schildert, manchmal den Eindruck haben kann, daß die abführenden Venen interlobulär liegen. Das beruht aber auf einer Fehldeutung, die nur manchmal an Schnittbildern nahegelegt ist. Man sieht dann die Sammelrohrbüschel als Achse eines größeren Abschnittes der Niere emporstreben. Dies hängt damit zusammen, daß sich die Sammelrohre in kraterförmiger Einsenkung in die Tiefe begeben (Abb. 198 oben). Das hat aber nichts mit der Läppchenbildung zu tun, diese ist vielmehr bedingt durch die Lagebeeinflussung der Kanälchensysteme, durch ihre Einspannung zwischen Afferens- und Efferenssystem, worin die *Vogel*niere vollkommen mit der *Reptilien-* und *Amphibien*niere übereinstimmt.

Die Arterien der *Vogel*niere scheinen lediglich mit den Glomerulis in Beziehung zu stehen, die Glomeruli sind mehr an der Läppchenperipherie in einigermaßen

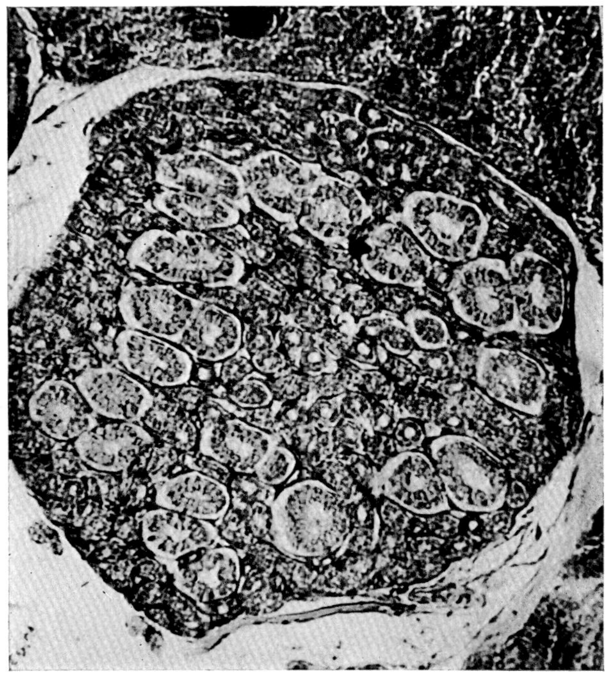

Abb. 200. Querschnitt durch einen Markzylinder der *Tauben*niere; beachte die Lage der Sammelrohre und der Schleifen. Vergr. 160 fach.

gleichem Abstande von der Läppchenachse angeordnet (Abb. 199). Ob aglomeruläre Äste vorkommen, wie GADOW beschreibt, ist nicht sicher. SPANNER konnte in seinen ausgedehnten Untersuchungen keine knäuellosen Arterienäste feststellen, will die Frage aber noch nicht als endgültig entschieden betrachtet wissen. Angesichts der offenbaren Irrtümer, denen besonders HYRTL und GADOW zum Opfer gefallen sind, können die Angaben dieser Untersucher nicht als ausschlaggebend betrachtet werden. Der Kreislauf der *Vogel*niere entwickelt sich ähnlich wie derjenige bei *Amphibien* und *Reptilien* [CH VAN GELDEREN (1925)].

Genau wie bei den übrigen Pfortadernieren liegen die gewundenen Abschnitte der Hauptstücke im Bereich der Pfortadercapillaren, diejenigen des IV. Abschnittes (saumloses Stäbchenepithel) im Bereiche der Efferenscapillaren. Die Schleifen, sofern solche ausgebildet werden, biegen an der Rindenoberfläche in den Verlauf der Sammelröhren um. Hiernach ist also eine Lagecharakterisierung,

wie sie Li Koue Tschang (1923) und R. Krause (1922) geben, die einfach
Rinden- und Marksubstanz unterscheiden, nicht ausreichend. Wenn, wie
in den basalen Nephronen, überhaupt ein Teil der Schleife in die Marksubstanz übertritt, so ist an der Schleifenbildung, wie dies schon A. Policard
und M. Lacassagne (1910) angaben, das Hauptstück, der indifferente III. Abschnitt (Verbindungsstück) und ein Teil des IV. Abschnittes (Mittelstück)
beteiligt. Der III. Abschnitt liegt dann ganz im Mark. Sehr eigenartig ist
das Sammelrohrsystem angeordnet. Dieses beginnt mit Röhrchen, die zur
Aufnahme der Nephrone der Läppchenoberfläche entlang laufen, um sich an
der Läppchenaußenfläche zu größeren Röhrchen zu vereinigen. Genau wie

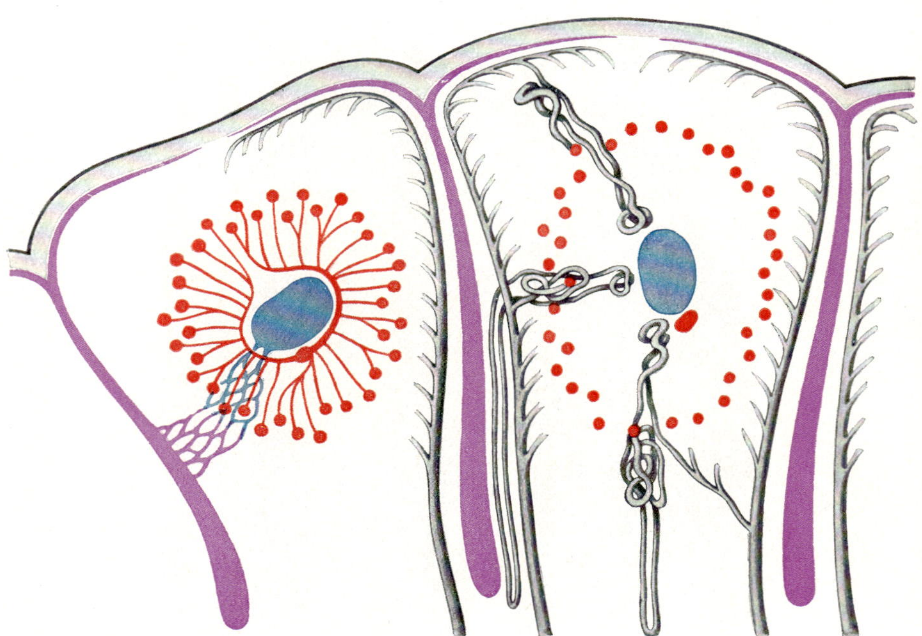

Abb. 201. Schema der Anordnung der Gefäße und die Nephrone in der *Vogel*niere; nach den Angaben
von Spanner und eigenen Untersuchungen.

die Venae afferentes ihre Zweige an mehrere benachbarte Läppchen abgeben,
sammeln die zusammenliegenden Ureterzweige aus mehreren benachbarten
Läppchen den Harn. Hierdurch tritt eine innige Vereinigung benachbarter
Lobuli in Erscheinung. Die Lobulierung der *Vogel*niere entspricht in dieser
Hinsicht der viel mehr verwischten Lobulierung der *Säuger*rinde, wo auch die
im Markstrahl verlaufenden Sammelrohranfänge den Harn aus dem Versorgungsgebiet aller benachbarten Aa. lobulares entnehmen (s. weiteres S. 238). In
neuester Zeit stimmt auch A. Feldotto (1929) dieser Darstellung zu.

Die Übereinstimmung der Nephronanordnung mit derjenigen in der *Säugetier*niere geht aber, wie Abb. 200 zeigt, noch weiter. An die Läppchenbasis
grenzen Teile der Markregion an, die ich Markzylinder nennen möchte, diese
bestehen aus den Sammelrohren, die zu einem Kranze angeordnet sind. Innerhalb desselben liegen die Schleifen der basalen Nephrone; außerhalb der Sammelrohre verlaufen aber ebenfalls zahlreiche Schleifen, die von der Läppchen-
seitenfläche her oft in Bündeln markwärts verlaufen. Diese Bündel schließen oft

einen Ast der Vena afferens ein. Man kann die letztgenannten Schleifen mit den Markstrahlschleifen der *Säuger*niere auf eine Stufe stellen. Unter Berücksichtigung der Angaben von R. SPANNER zeigt hiernach Abb. 201 ein Schema der Gefäß- und Nephronanordnung in der *Vogel*niere.

Der Feinbau des Nierenkanälchens wurde, abgesehen von zerstreuten älteren Angaben, hauptsächlich von A. POLICARD und M. LACASSAGNE (1910), T. SUZUKI (1912), LI KOUE TSCHANG (1923) und R. KRAUSE (1924) geschildert.

Ein Hals im Sinne der Bildung von vielen *Anamniern* und *Reptilien* ist bei *Vögeln* nicht gefunden worden. Das Hauptstückepithel beginnt, scharf vom Kapselepithel abgesetzt, am Harnpol der Kapsel; die Membrana propria zeigt hier oft eine eingeschnürte Stelle. Das Lumen ist davon aber unberührt.

Das Hauptstück hat in der Regel einen gleichen Durchmesser wie die Glomeruli und besteht aus hohen, mit deutlichen Kittleisten voneinander abgesetzten Zellen. Die Kittleisten sind in der Regel nicht geschlängelt. Der Bürstensaum ist sehr deutlich und bei guter Fixation völlig kontinuierlich; seine Struktur entspricht ganz der bei *Säugetieren* geschilderten (eigene Beobachtung). Die Plastosomen wurden von den Autoren verschieden beschrieben. Während R. HEIDENHAIN (1874) ebenso wie LI KOUE TSCHANG (1923) betonen, daß im Hauptstück stäbchen- oder fadenförmige Bildungen zu finden seien, beschrieben A. POLICARD und M. LACASSAGNE basale Fädchen, ebenso T. SUZUKI (1912). Letzterer schreibt: „Die Zellen sind von außerordentlich dichtstehenden Stäbchen bzw. stäbchenartig angeordneten Körnern durchsetzt. Der Kern liegt inmitten der Stäbchenstruktur." Distal liegen die Körnchen weniger dicht wie proximal.

Das Hauptstück speichert Trypanblau analog wie bei anderen *Wirbeltieren*; auf einige unter dem Bürstensaum vorkommende Vakuolen, die sich supravital mit Neutralrot färben lassen, weisen POLICARD und LACASSAGNE hin.

Der Kern dieser Zellen ist rund oder oval, gelegentlich bleibt bei einzelnen Zellen der Kernsaft nach Eisenhämatoxylinfärbung dunkel (LI KOUE TSCHANG).

Der III. Abschnitt (segment grêle) besitzt bei *Vögeln* ein indifferentes, flaches Epithel, in seltenen Fällen fehlt der Abschnitt ganz. Hier konnte LI KOUE TSCHANG in einem Falle eine Geißel feststellen, die den entsprechenden Bildungen in *Kaltblüter*nieren an die Seite zu setzen ist. Der äußere Durchmesser des III. ist gegen den IV. Abschnitt nicht stark abgesetzt. Die Zellen sind hell ohne bemerkenswerte Inhaltskörper und nicht so flach wie bei *Säugetieren*; gegen das Lumen sind die Zellen durch eine membranige Verdichtung abgesetzt.

Der IV. Abschnitt, der auch bei den *Vögeln* durch eine ausgesprochene Stäbchenstruktur [R. HEIDENHAIN (1874)] ausgezeichnet ist, liegt bei den kurzen schleifenlosen Kanälchen ganz im Rindenläppcheninnern, der Vena efferens zugekehrt, in mehreren Windungen. Ist eine Schleife ausgebildet, so kommt zu dem gewundenen Teil noch eine gerade verlaufende Strecke (POLICARD, LACASSAGNE, LI KOUE TSCHANG). Der letztere hebt hervor, daß bei diesen Kanälchen die Basalmembran besonders dick sei, die Zellkerne sind lumenwärts verschoben. Die Stäbchen, die keine funktionelle Wandlungen durchmachen, nehmen vorwiegend den basalen Zellraum ein; sie fehlen im Wandteil derjenigen Windung, die der BOWMANschen Kapsel anliegt. Auch T. SUZUKI (1912) findet es schwierig, breiten Schleifenteil und Schaltstück bei *Vögeln* der Struktur nach zu unterscheiden. Man wird geneigt sein, den IV. Abschnitt dem *Säuger*mittelstück homolog zu setzen; in den Schleifenkanälchen wird dann ein Teil dieses Abschnittes ebenso in den Schleifenteil hineingezogen, wie ein Teil des Hauptstückes an der Schleifenbildung teilnimmt.

Mit der Methode von Da Fano behandelte Nieren [H. Okkels (1929)] der *Ente* zeigen im IV. Abschnitt nicht die merkwürdige Silberschwärzung einzelner Zellen, die sich in entsprechenden Abschnitten der *Säuger* vorfinden, sondern nur im V. Abschnitt.

V. Abschnitt. Jedes Nephron wird durch einen kürzeren oder längeren derartigen Abschnitt in das der Läppchenperipherie anliegende Sammelrohrsystem übergeleitet. Dasselbe ist von einer zarten Basalmembran umgeben und besitzt ein unscharf gegen das Stäbchenepithel des vorigen Abschnittes abgegrenztes Epithel. Besonders im Anfangsteil kann man hier zweierlei Zellarten unterscheiden; neben den plastosomenarmen, basalkernigen gewöhnlichen Zellen liegen vereinzelt oder gehäuft solche Zellen, deren Cytoplasma mit feinen körnigen Plastosomen vollgestopft ist. Vielleicht sind diese Zellen mit denjenigen identisch, die sich mit der Methode Da Fanos stärker schwärzen [H. Okkels (1929)]. Manchmal finden sich spärliche Harnsäurekonkremente in diesem Epithel [Li Koue Tschang (1923)].

Für die Urniere des *Hühnchens* können wir wohl annehmen, daß sie funktionsfähig ist. Dies ergab sich schon aus den Versuchen von Bakounine (1895), die bei *Hühnerembryonen* intravenös Indigcarmin injizierte und eine Ablagerung des Farbstoffes in die proximalen Anteile der Urnierenkanälchen (vom 3.—16. Tage der Bebrütung) erzielte. Schon am 2. Tage, wo noch gar keine Kanälchen ausgebildet sind, soll Farbstoff im primären Harnleiter nachweisbar sein. E. B. Hanan (1927) brachte Farbstoffe (besonders Trypanblau) von der Luftkammer des Eies zur Resorption und findet teilweise die Urnieren stark blau und eine Färbung der Allantoisflüssigkeit. Leider macht er keine genaueren Angaben.

G. Die Architektur der Nieren beim Menschen und bei den Säugetieren.

Die Niere der *Säugetiere* besitzt in gewisser Hinsicht in ihrem Aufbau gemeinsame Merkmale, die für alle Nieren eine einheitliche Schilderung zulassen. Es ist die Nierenrinde und die Unterbringung der gewundenen Teile der Nephronen, die in allen Nieren verhältnismäßig gleichartig erscheint. Auch die Ausbildung der Markstrahlen mit den in ihnen untergebrachten Schleifen und peripherischen Sammelrohren ist in gleicher Weise gelöst. Die Variabilität in den Nieren der *Säugetiere* beginnt mit der Organisation des Markes und erreicht ihren Höhepunkt in der Ausgestaltung des Nierenbecken-Harnleitersystems.

Diese Variabilitätssteigerung nach dem Harnleitersystem bringt auch die Variabilität der äußeren Form und Einteilung des Gesamtorganes mit sich und entscheidet darüber, ob wir einfache oder gelappte Nieren vor uns sehen. Mit dieser Variabilität des Harnleitersystems geht naturgemäß auch eine Variabilität der Anordnung der größeren Gefäßstämme Hand in Hand, die wir z. B. aus den Untersuchungen von Hyrtl (1862) und Hauck (1903) recht gut kennen. Auch beim Gefäßsystem ist das prinzipielle Verhalten der kleinen die Rinde versorgenden Stämme ziemlich einheitlich. Eine besondere Stellung scheint das Venensystem einzunehmen, dessen Variabilität, wie wir sahen, längst nicht genügend beachtet und systematisch ausgewertet ist.

Die Variabilität der Nierenform bei den *Säugetieren* erinnert in etwas an die ähnliche Vielgestaltigkeit, die bei *Reptilien* anzutreffen ist. Auch hier ist die Lagerung der Nephrone meist nach einem immer wiederkehrenden Schema durchgeführt; die Unterschiede gehen auch dort mit der besonderen Ausgestaltung des Harnleitersystems Hand in Hand. Doch finden sich erhebliche Unterschiede zwischen *Reptilien*- und *Säuger*nieren, auf die wir im Laufe der Darstellung hinweisen werden.

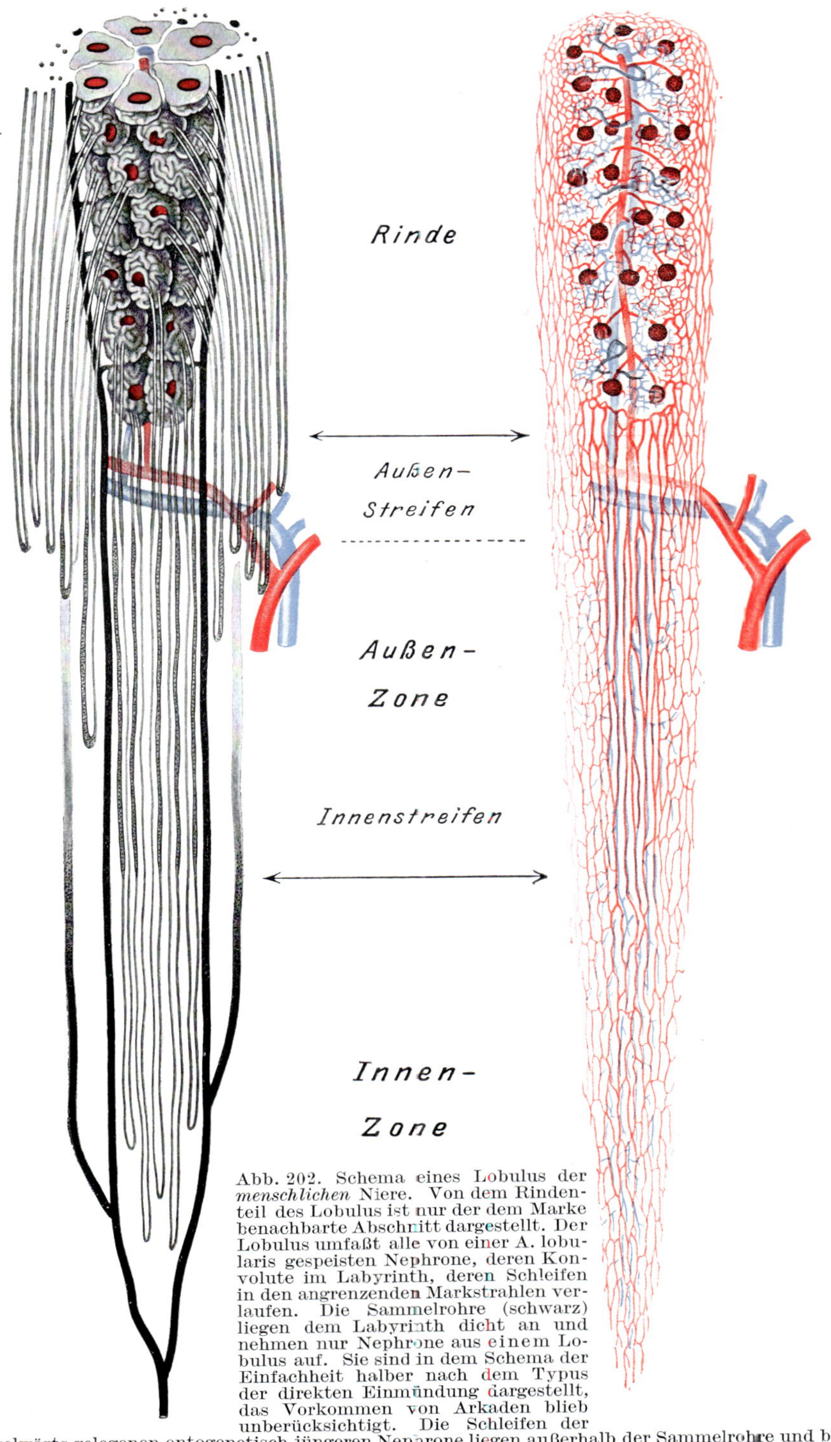

Abb. 202. Schema eines Lobulus der *menschlichen* Niere. Von dem Rindenteil des Lobulus ist nur der dem Marke benachbarte Abschnitt dargestellt. Der Lobulus umfaßt alle von einer A. lobularis gespeisten Nephrone, deren Konvolute im Labyrinth, deren Schleifen in den angrenzenden Markstrahlen verlaufen. Die Sammelrohre (schwarz) liegen dem Labyrinth dicht an und nehmen nur Nephrone aus einem Lobulus auf. Sie sind in dem Schema der Einfachheit halber nach dem Typus der direkten Einmündung dargestellt, das Vorkommen von Arkaden blieb unberücksichtigt. Die Schleifen der kapselwärts gelegenen ontogenetisch jüngeren Nephrone liegen außerhalb der Sammelrohre und bilden somit den Markstrahl, sie biegen zumeist schon in der Außenzone um, sind somit kurze Schleifen im Sinne PETERS; die Schleifen der zentral liegenden Nephrone liegen zumeist innerhalb des Sammelrohrkranzes und biegen gewöhnlich erst in der Innenzone um (lange Schleifen). Rechts ist das Gefäßsystem eines Lobulus unter Benutzung der Darstellung von H. BRAUS wiedergegeben. Im Marke bilden die Gefäßbüschel der Vasa recta die Achse des Lobulus ebenso wie in der Rinde die A. lobularis.

1. Die Architektur der Nierenrinde.

In der Nierenrinde sind vom Mark aus zwei verschiedene kapselwärts ziehende stabförmige Systeme eingespießt, die zur Einteilung der Nierenrinde geeignet erscheinen, die Vasa lobularia und die Markstrahlen. Die Aa. und Vv. lobulares bilden mit ihren Vasa afferentia je ein Bäumchen, an dessen Zweigen Glomeruli sitzen. Zu jedem Glomerulus gehört ein Nephron. Von den Nephronen zieht an den verschiedenen Flächen einer solchen Arterieneinheit eine Anzahl von Schleifen markwärts. Zu jeder Gefäßeinheit gehören Schleifen in allen an sie angrenzenden Markstrahlen. Eine solche Gefäßeinheit ist meines Wissens nie aufgestellt worden, gleichwohl ist sie, wie wir zeigen werden, die einzige architektonische Einheit, der eine innere Berechtigung zukommt; die Gefäßeinheit reißt zwar sozusagen den Markstrahl auseinander. Hierbei kann man

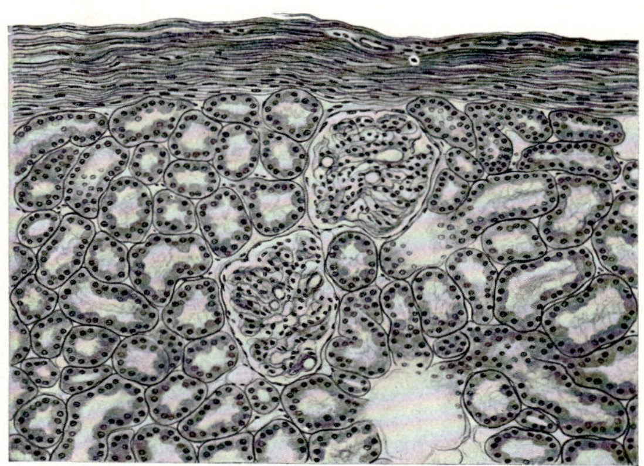

Abb. 203. Niere eines Hingerichteten. Selten vorkommende Lage eines Nierenkörperchens dicht unterhalb der Kapsel. Vergr. 150 fach.

sich aber alle Markstrahlen in diejenigen Schleifen und Sammelrohre zerlegt denken, die zu den einzelnen Läppchen gehören. Es wird kein System zerrissen. Die Markstrahleneinheit zerlegt aber sozusagen den Blutstrom der A. lobularis. Die Gefäßeinheit hat besonders deshalb einen hohen Vergleichswert, weil nur sie allein uns ein gemeinsames Schema für alle *Wirbeltier*nieren zu gestalten erlaubt. Daß man einzig und allein die Markstrahleinheit, seit J. Henle als „Lobulus" bezeichnet, diskutiert hat, hängt in erster Linie mit der Beliebtheit und der Leistungsfähigkeit der Isolierungstechnik zusammen, die durch Auflösung des Bindegewebes nur die Zusammengehörigkeit der epithelialen Bildungen demonstriert.

Auf alle Fälle gebe ich K. Peter (1927) völlig recht, wenn er die Behauptung von Traut (1922) scharf zurückweist, der einmal offenbar meint, mit seinem „unit" etwas ganz Neues gebracht zu haben, andererseits aber behauptet, daß die „Läppchen" (d. h. die Markstrahleinheiten) völlig isolierte Elemente mit in sich getrennter und abgeschlossener Gefäßversorgung seien. Gerade das letztere muß aufs schärfste bestritten werden. Nur die Einseitigkeit der Methodik kann zu solchen Schlüssen führen. Zudem liegt allen Schemata eine falsche Schilderung der peripherischen Sammelrohre zugrunde.

Betrachten wir einmal eine Gefäßeinheit (Abb. 202), so stellt sie sich folgendermaßen dar. In der Achse verläuft, meist begleitet von einer Vene, die Art. lobularis, ringsum sind die Nephrone angeordnet, wobei in der Regel die Konvolute des Hauptstücks sich kapselwärts ausdehnen (seit Schweigger-Seidel von allen anderen Autoren gefunden). Unmittelbar unterhalb der Kapsel liegt infolgedessen in der Regel ein glomerulusfreier Bezirk (Cortex corticis HYRTL).

Man findet aber nicht selten Glomeruli, die der Kapsel unmittelbar anliegen (Abb. 203).

Den Gefäßen, insbesondere der Vene zugekehrt, liegen gewöhnlich die Schlingen des Schaltstücks (K. PETER). Dieser Umstand erinnert sofort an die Lage des IV. Abschnittes in den Pfortadernieren. Hier liegen diese Schlingen dicht an der Vena efferens. Als deren Homologon müssen wir die Venen der Rinde betrachten. Tatsächlich zeigen Flachschnitte durch die *menschliche* Niere (Abb. 204) sehr oft, daß um die Venen herum auffallend viele Durchschnitte

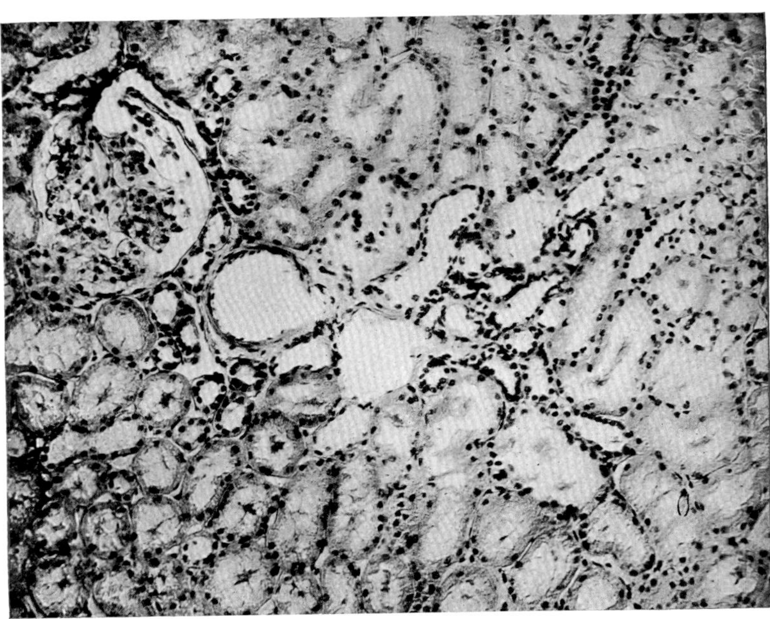

Abb. 204. Vena corticalis, der eine Anzahl Schaltstückschlingen anliegen; aus einem Flachschnitt durch die Niere eines Hingerichteten.

des Schaltstückes liegen. Hierdurch wird wiederum die Beziehung zu den Pfortadernieren dargetan. An der Peripherie der Arterieneinheit ziehen die Sammelrohre markwärts. Peripher von diesen sind die Schleifen der kapselwärts liegenden Nephrone ausgewachsen. Sie haben sich mithin einen Weg aus dem eigentlichen Rindengebiet hinaus gebahnt und sind damit die Veranlassung, daß sich an 4—5 streifenförmigen Gebieten der Außenfläche Pakete von Längsbündeln sammeln, die mit solchen von benachbarten Arterieneinheiten kommenden Schleifenbündeln die Markstrahlen bilden (vgl. Abb. 202).

Daß wir es hier mit einer im Nierenplan gegebenen Einheit zu tun haben, lehren uns die Vergleiche mit den Nieren der *Sauropsiden* und der *Reptilien*.

Am nächsten steht die *Vogel*niere den geschilderten Verhältnissen. Hier ist die Gefäßeinheit um die Vena efferens als Achse gebildet. Die Sammelrohre liegen peripher und nehmen wie gefiederte Blätter die Verbindungsstücke auf. Nur die den größeren Sammelrohrstämmen benachbarten Nephrone haben Schleifen gebildet und senden dieselben parallel den Sammelrohren zentralwärts. Wir haben oben (S. 232) dargelegt, daß die Schleifenanordnung

in der *Vogel*niere eine morphologische Vorstufe zu derjenigen bei *Säugetieren*
bildet. Dadurch, daß die basalen Schleifen zentralwärts von den Sammelrohren, die mehr apikal im Läppchen liegenden Schleifen peripher von den
Sammelrohren angeordnet liegen, ist die Übereinstimmung des Wesentlichen
mit dem *Säugetier*gefäßläppchen vollkommen (s. a. Abb. 200, S. 231). Gehen
wir nun zu den schleifenfreien Nieren, so hat unsere Darstellung schon ergeben,
daß die Gefäßeinheit hier überall im Vordergrund steht. Es ist gar keine Möglichkeit gegeben, wenigstens in den einfacheren Nierenformen ein Homologon
der Markstrahleneinheit zu finden. Wo eine Läppchenbildung bei *Reptilien*
zustande kommt, liegt überall die Vena efferens und die Arterie in der Läppchenachse, das Sammelrohrsystem peripherisch [vgl. die Schemata nach B. Zarnik
(1909, S. 221 f.)]. Es ist begreiflich, daß Zarnik z. B. in der *Schlangen*niere in
jedem Lappen je die hintere Hälfte des kranialen und die vordere Hälfte des
anschließenden caudalen Lappens als einander zugehörig betrachtet. Aber im
Grunde ist diese künstliche Zusammenfügung nur notwendig, wenn man die Markstrahleinheit der *Säuger*niere als das primär Gegebene ansieht. Die natürlich gegebene Einheit ist aber im Nierensystem die Gefäßeinheit, was uns die Vergleiche
deutlich zeigen.

Wie schon bei den *Vögeln* gezeigt wurde, ist an dieser Läppchenbildung
die doppelte Venenversorgung der *Sauropsiden*- und *Amphibien*nieren in erster
Linie beteiligt. Bei *Säugern* fehlt ja die Pfortader. Wo etwa noch Reste der
Nierenpfortader in das Venensystem eingebaut sind, haben sie die Bedeutung
als Pfortader verloren. Es liegt nahe, die schwierige Abgrenzung der Gefäßeinheit mit diesem Umstande in Verbindung zu bringen.

Wenn wir in unserem Schema das Gefäßläppchen besonders klar hervortreten sehen, so müssen wir uns andererseits vor Augen halten, daß die Abgrenzung in den Nierenschnitten durchaus nicht einfach ist; wenn man sich
einmal in den Begriff des Gefäßläppchens eingelebt hat, ersteht es einem allerdings sowohl an den gewöhnlichen wie an Injektionspräparaten leicht. Er-
schwerend für die Abgrenzung ist besonders der Umstand, daß die Schleifen
nicht an der ganzen Peripherie des Gefäßläppchens, sondern nur in einer Anzahl
begrenzter Bündel angeordnet sind. Hierin besteht aber eine sehr große Variabilität, die in der Querschnittform der Markstrahlen zum Ausdruck kommt;
diese sind durchaus nicht immer kreisförmig, sondern oft genug langausgezogen.
Jedenfalls stoßen aber die Konvolute von Nephronen, die zu verschiedenen
Läppchen gehören, an den Läppchenkanten zusammen.

Eine zweite Schwierigkeit kommt noch dadurch hinzu, daß — dies tritt
an Flachschnitten deutlich hervor — unter den Venen vereinzelt solche angetroffen werden, die nicht in der Läppchenachse zu verlaufen scheinen, auch
nicht von Arterien begleitet sind. Diese Venen sind nicht etwa mit den Stämmen
gleichzusetzen, die die Abflußbahnen der Venae stellatae sind und von Disse
als Venae interlobulares den Venae corticales profundae (beim *Hunde*) gegen-
übergestellt wurden. Die letzteren sind vielmehr in ihrem Verlauf typische
Begleitgefäße der Art. lobularis.

Betrachten wir nun das klassische Läppchen, dessen Achse der Markstrahl
ist, so haben wir schon das von Traut angeführte Argument oben scharf zu-
rückgewiesen: von einer in sich abgrenzbaren Gefäßzone kann bei diesem Läppchen überhaupt nicht gesprochen werden, zumal jede Vena lobularis Blut aus
einer ganzen Reihe von Markstrahleinheiten aufnehmen muß, ebenso wie die
entsprechende Arterie Glomeruli versorgt, die zu mehreren Markstrahleinheiten
gehören. Die allein mögliche Begriffsbildung der Markstrahleinheit hat deshalb von der Zusammensetzung des Markstrahls auszugehen und zu besagen:

Die Markstrahleinheit der Niere umfaßt alle Nephrone, die von den Sammelrohren eines Markstrahls abgeleitet werden. Die Einbürgerung der Markstrahleinheit als angeblich architektonischen Prinzips ist erleichtert worden durch einen grundlegenden Fehler der Schematisierung, den wir von SCHWEIGGER-SEIDEL bis in die neuesten Lehrbücher vorfinden. Man hat allgemein die Sammelrohre in das Zentrum des Markstrahls verlegt und angenommen, sie verzweigten sich bei der Aufnahme der Nephrone nach allen Seiten. Dies ist nun nicht der

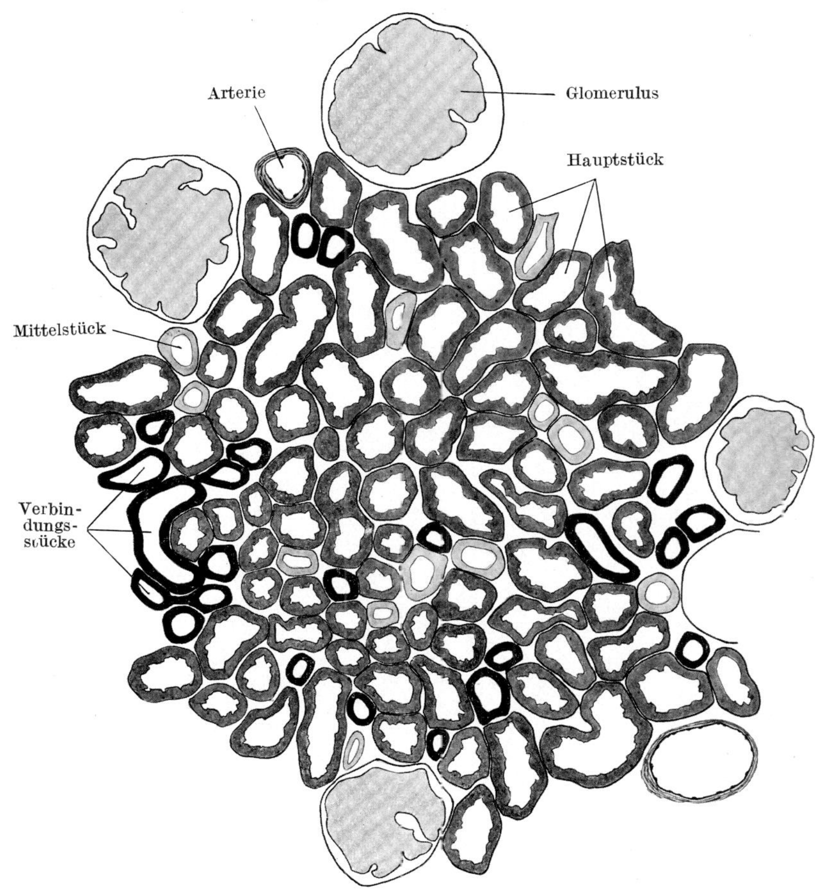

Abb. 205.

Abb. 205—207. Querschnitte durch Markstrahlen in annähernd gleichen Abständen von der Nierenkapsel nach der Markrindengrenze durchschnitten. Schwarz Sammelrohr und Verbindungsstück; dunkle Ringe Hauptstück; helle Ringe Mittelstück; helle Flächen Glomeruli. Vergr. 115fach.

Fall. Vielmehr liegen beim *Menschen* die Sammelrohre stets an der Peripherie der Markstrahlen, an der Grenze zum Labyrinth und nehmen jedes nur von einer Seite Nephrone auf.

Mit Ausnahme von P. ARGUTINSKY (1877), J. HENLE (1873) und dem Lehrbuch von RAUBER-KOPSCH wurde von allen Autoren angegeben, daß die Sammelrohre zentral im Markstrahl verlaufen. Auch TRAUT (1922), der eigens auf die Architektur gerichtete Untersuchungen anstellte und (allerdings nur schlechte) Photos von Tangentialschnitten durch Nieren abbildet, gab diese falsche Darstellung. A. KORTSCHMAR (1923) bearbeitete die Frage unter K. W. ZIMMERMANN von neuem und fand die Sammelrohre ausschließlich an der Markstrahloberfläche. Neuerdings (1927) hat sich auch K. PETER zu dieser Tatsache bekannt.

Ich selbst habe an einer tangentialen Schnittserie der *menschlichen* Niere einige Markstrahlen von der Kapsel zur Mark-Rindengrenze verfolgt (Abb. 205 bis 207). An der Markrindengrenze, wo die Konvolute verschwinden, bauen sich die gestreckten Kanälchen um die Gefäßbüschel, worauf wir unten noch zu sprechen kommen werden.

Die Zahl der zu einem Markstrahl vereinigten Sammelrohre ist sehr großen Schwankungen unterworfen. Kortschmar (1923) zählte 3—12, K. Peter 2—10, Traut nahm 4 Sammelrohre pro Markstrahl an. Ich selbst finde auch

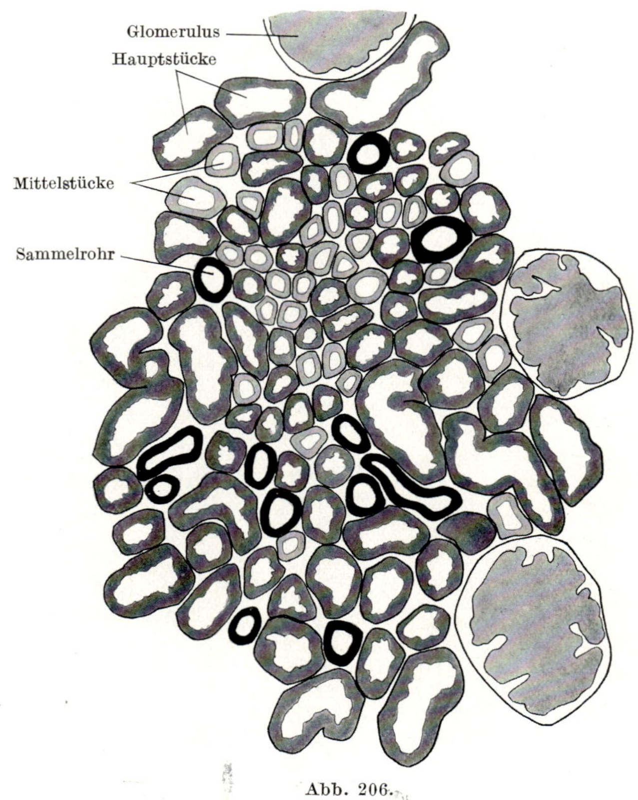

Abb. 206.

4—6 Sammelrohre als den häufigsten Befund. Man findet zentral oft größere Zahlen, was wahrscheinlich aber daran liegt, daß durch den unregelmäßigen Verlauf der Markrindengrenze oft Außenzonengebiete für vereinigte Markstrahlen gehalten werden. Aus Peters Isolationen (1927) ergibt sich, daß jedes Markstrahlensammelrohr 6—13, im Durchschnitt etwa 9—10 Nephrone aufnimmt. Man würde dann pro Markstrahleinheit 40—60 Nephrone zu rechnen haben. Kotschmar fand in nebeneinanderliegenden Markstrahlen bei 3 Sammelrohren 22 Schleifen, bei 9 Sammelrohren 70 Schleifen. Die von Traut auf 140—180 angegebene Zahl ist selbst dann unwahrscheinlich, wenn man berücksichtigt, daß die Schleifen der zentral liegenden Nephrone sich zu den Markstrahlschleifen erst in der Außenzone hinzugesellen. Diese liegen dann, wie das Labyrinth in der Rinde, zwischen den Markstrahlfortsetzungen eingestreut. Ich habe auf anderem Wege die Zahl der Nephrone bestimmt und komme auf

Zahlen, die den eben genannten nahe kommen. In Tabelle 13 habe ich Zählungen der Kanälchen ein und desselben Markstrahls auf verschiedenen Querschnitthöhen wiedergegeben.

Tabelle 13. Anzahl der Kanälchenquerschnitte in einem Markstrahl.

Entfernung von der Kapsel	Zahl der Sammelrohre	Zahl der Schleifen
1,3 mm	11	etwa 9
1,9 ,,	12	,, 10
2,25 ,,	9	,, 20
2,6 ,,	5	,, 25
3,1 ,,	6	,, 29
3,5 ,,	7	,, 46
3,9 ,,	4	,, 32
4,4 ,,	5	,, 36

Das Schwanken in der Zahl der Sammelrohrquerschnitte erklärt sich einmal durch die allmählich erfolgende Vereinigung, vor allem aber dadurch, daß teils Arkaden, teils Verbindungsstücke, die kurz vor der Einmündung

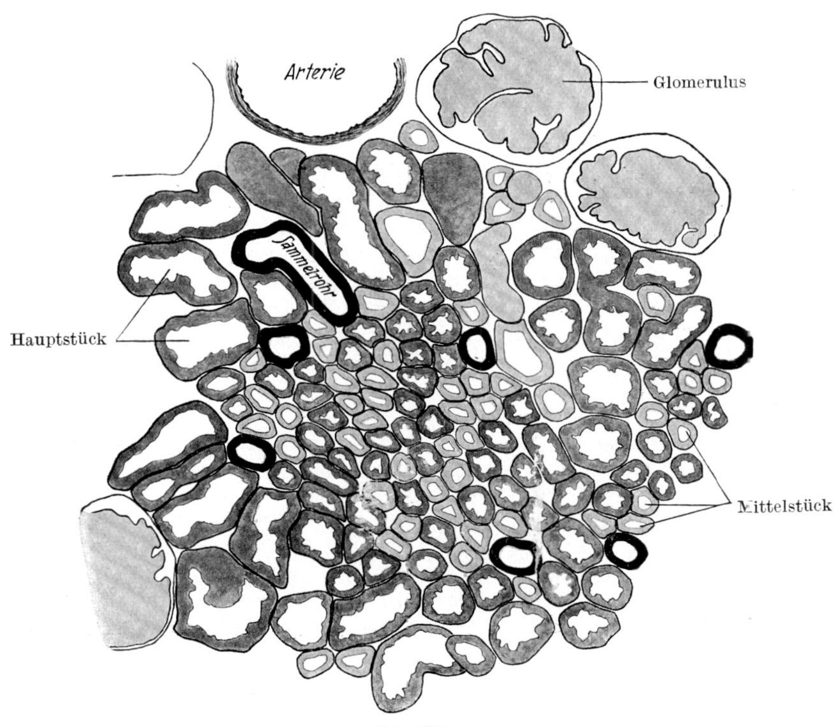

Abb. 207.

stehen, zu den Sammelrohren zugezählt wurden. Die Minimalzahl von 4 ist in der Tiefe erreicht. Nach PETER wissen wir, daß die zentralen Nephrone vielfach durch besonders tief mündende Arkaden gesammelt werden. Auch die Zahl der Schleifen schwankt. Wir finden eine allmähliche Zunahme von 9 auf

36, je weiter wir zentralwärts vorschreiten. Eine Ausnahme macht in mittlerer Rindenhöhe die Zahl 46. Ich vermute, daß hier Rindenschleifen vorliegen, die also nicht die Markrindengrenze erreichen. Da es sich bei dem Material um einen etwa 25 Jahre alten Hingerichteten handelt, ist die verhältnismäßig große Zahl von Rindenschleifen erklärlich [Peter (1927)]. Jedenfalls kann die Zahl der in diesem Markstrahl untergebrachten Nephrone nicht viel größer sein als 46. Dicht oberhalb der Mark-Rindengrenze haben sich vier benachbarte Markstrahlen vereinigt.

Außer den Sammelrohren finden wir im Markstrahl die Schleifenschenkel, den proximalen als Pars medullaris des Hauptstücks, den distalen als breiten hellen Teil. Über die Lage dieser Schleifenschenkel kann eine Regel nicht aufgestellt werden. Beim *Menschen* gibt auch Peter (1927) an, daß die Schleifenschenkel in bezug auf die Sammelrohre verschieden liegen. Bei den meisten untersuchten *Säugetieren* soll der distale Schenkel dem zugehörigen Sammelrohr näher liegen. Für ausgeschlossen muß es gelten, daß beim *Menschen* eine solche Ordnung durchgeführt ist; das Sammelrohr hat gar nicht genug Anlagerungsfläche, um 8—10 distale Schleifenschenkel an sich zu heften. Auf den Querschnitten (Abb. 205—207) findet man oft Gruppen distaler und ebenso Gruppen proximaler Schenkel zusammengelagert; dabei liegen durchschnittlich dem Sammelrohr mehr distale als proximale Schenkel an (etwa im Verhältnis 3 : 2). Aber wie Kortschmar (1923) habe ich beobachtet, daß manchmal nur Hauptstückanteile das Sammelrohr umgeben. Da, wie Peter (1909) anführt, die peripherischen Schleifen sich jeweils nach innen von den tiefer in den Markstrahl einmündenden Schleifen einschieben, ist eine Zuordnung eines bestimmten Schenkels zum Sammelrohr nicht gut möglich.

J. Kollmann (1864), F. Schweigger-Seidel (1865), Th. Stein (1865), Th. v. Hessling (1866), A. Kölliker (1867), Ch. Fr. Gross (1868), K. Toldt (1884), J. Disse (1902), A. Böhm und M. Davidoff (1903), K. Peter (1909), J. Tereg (1911), J. Sobotta (1911), J. Schaffer (1920), Traut (1922) haben in ihren Darstellungen durchweg die Sammelrohre ins Zentrum des Markstrahls verlegt. Auch über die Anzahl der Sammelrohre sind oft ganz verkehrte Angaben in der Literatur enthalten. Auch die Art der im Markstrahl sonst noch vorkommenden Kanälchen ist sehr oft falsch beurteilt worden. Hier haben die Untersuchungen von K. Peter (1908) sehr aufklärend gewirkt, die zahlreiche richtige ältere Schilderungen wieder der Vergessenheit entrissen haben.

Die Lage der Kanälchen im Markstrahl hat Kortschmar auch an anderen *Säugetieren* untersucht. Rein peripherisch liegen die Sammelröhrchen wie beim *Menschen* auch bei *Schwein, Katze, Bär* und *Hund*. Nur selten ist hier das Sammelrohr etwas von der Peripherie abgedrängt. Häufiger kommt das letztere Verhalten bei *Lama* vor, häufig intermediär liegen die Sammelrohre beim *Schaf* und beim *Pferd*. Eine rein zentrale Lage der Sammelrohre hat Kortschmar bei keinem *Säugetier* gefunden.

Unter diesen *Tieren* fanden sich pro Markstrahl 3—12 Sammelrohre beim *Pferd*, 2—6 bei der *Katze*, 3—7 bei den übrigen Formen.

Bei allen untersuchten Formen fehlten dünne Schleifenanteile in den Markstrahlen, nur beim *Schwein* waren sie gelegentlich anzutreffen, was mit den Angaben von Peter und Kortschmar zusammenstimmt, wonach das *Schwein* viele Rindenschleifen hat, bei denen teilweise ein dünner Abschnitt ausgebildet ist. Beim *Menschen* habe ich selbst nie einen dünnen Schleifenteil im Markstrahl gesehen.

Bei *Echidna* [B. Zarnik (1909)] sind die Markstrahlen sehr verschieden dick; infolgedessen ist auch die Markrindengrenze sehr ungleich geformt. In der Regel vereinigen sich 4—5 Verbindungsstücke zu einem Sammelrohr, das somit in sehr verschiedener Höhe beginnen kann. Wenn Traut, der ja zu Unrecht die Sammelrohre in das Zentrum des Markstrahles verlegt, die basalen Schleifen zentral, die jüngeren kapselwärts entspringenden Schleifen peripherisch in den

Markstrahl verlegt, so ist dies eine sehr vorsichtig zu bewertende Angabe. Aus der Organisation der Außenzone muß man vielmehr schließen, daß umgekehrt am weitesten zentral im Markstrahl die jüngsten Schleifen liegen.

Gegen die Markrindengrenze vereinigen sich die Markstrahlen scheinbar mehr und mehr, da hier die Konvolute aufhören. Doch ist speziell in der Außenzone des Markes noch eine gewisse Gruppierung der Kanälchenbündel unverkennbar, wobei allerdings noch die zahlreichen basalen Schleifen und die Gefäßbüschel neue Elemente in die Architektur bringen. Dies kommt am deutlichsten bei Tangentialschnitten zum Vorschein.

Das Labyrinth der Rinde enthält die Konvolute des Haupt- und Schaltstücks, die Nierenkörperchen und die Verbindungsstücke. Im allgemeinen ist der Raum zwischen einem Markstrahl und einer benachbarten Vena corticalis von der Schlinge nur eines Nephrons ausgefüllt, so daß sich um eine Art. lobularis herum eine Nephronenlage von der Markrindengrenze bis zur Kapsel hin ausdehnt. Im Cortex corticis finden sich besonders zahlreiche Verbindungsstücke, da ja die oberflächlich gelegenen Nephrone an der Rindenperipherie zusammenmünden. Mit Recht beschreibt J. HENLE (1866) die eigentliche Rindensubstanz als eine in sich zusammenhängende Masse, die vom Marke her durch die Markstrahlen ausgehöhlt wird. Besonders auf Flachschnitten kann man nirgends Läppchen abgrenzen und der Läppchenbegriff ist auf Schnitten wohl begrifflich, aber überhaupt nicht substantiell faßbar. Den gleichen Standpunkt vertrat C. TOLDT (1884). Das hängt aber eben damit zusammen, daß man die Hauptstückschlingen nicht scharf auf verschiedene Nephrone verteilen kann. Außerdem fehlt jede Bindegewebsverstärkung an der Läppchengrenze.

Trotzdem ist der Läppchenbegriff notwendig und berechtigt, weil niemals die Schlingen benachbarter Nephrone ineinandergreifen, und weil niemals die Schleifen in einen anderen Markstrahl ziehen als in den benachbarten. Solche ganz irreführenden Schematisierungen, wie sie heute noch in Lehrbuchdarstellungen (TOLDT-HOCHSTETTER, TANDLER) beliebt sind, begeben sich jeden Versuchs, die Architektur der Niere zu verstehen. Schleife und Sammelrohr eines Nephrons liegen stets im gleichen Markstrahl.

Es wäre dringend zu wünschen, daß die Rindenarchitektonik auch von der entwicklungsgeschichtlichen Seite her begründet werden könnte. Das ist aber bisher nur in ganz beschränktem Maße möglich, weil die Entwicklung der Niere fast immer ohne Berücksichtigung der Gefäßanordnung untersucht worden ist. Die meisten älteren Untersuchungen beschränken sich auf die Schilderung der ersten Vorgänge bei der Nierenentwicklung, der Verzweigung der Ureterknospe, ihrer Beziehungen zum metanephrogenen Gewebe, der Formung des Nephrons usw. Viel erörtert ist auch die Frage, wie sich das Nierenbecken ausbildet. Die späteren Vorgänge aber, zumal die Ausbildung der Nierenrinde und ihrer Architektur sind erst in der letzten Zeit eingehender untersucht worden. Es sind hier vor allem die Arbeiten von M. HEIDENHAIN (1923) und K. PETER (1927) zu erwähnen.

HEIDENHAIN führt die Ausbildung der Nierenarchitektur in erster Linie auf Spaltungsvorgänge zurück. Wir werden bei der Besprechung der Ausbildung des Nierenmarkes und des Nierenbeckens darzulegen haben, daß in diesen Teilen des Organs die HEIDENHAINsche Anschauung sehr wohl das Richtige treffen kann. Der Ausbau der peripherischen Teile der Nierensubstanz, der uns hier besonders angeht, kann aber nach dem einfachen HEIDENHAINschen Spaltungsschema nicht verstanden werden. Hiernach müßten im endgültigen Organ alle Nephrone dicht unter der Kapsel in das Sammelrohrsystem einmünden, da ja die ganzen Verzweigungen des Sammelrohrsystems nur durch Spaltung in Richtung auf das Nierenbecken zustandekommen sollen. Peter weist aber mit Recht darauf hin, daß die peripherische Vereinigung der Nephrone, bzw. ihre Einmündung in das Sammelrohrsystem viel komplizierter ist. Wir haben gesehen, daß beim Menschen die meisten tief gelegenen Nephrone durch Vermittlung von Arkaden dem Sammelrohrsystem zuströmen; diese Arkaden gehen

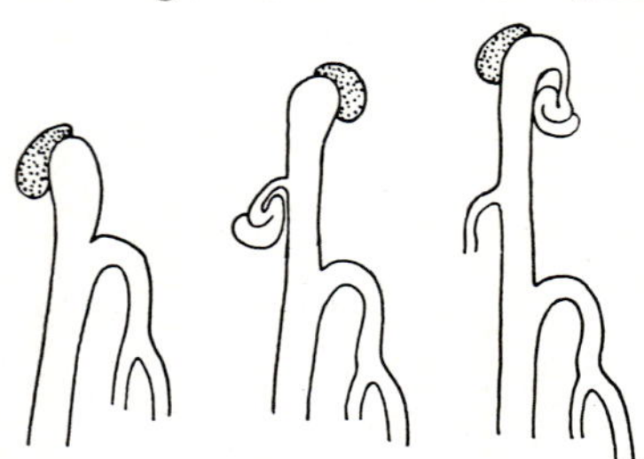

entweder selbständig in Außenzonenrohre über oder sie münden mehr oder weniger dicht an der Mark-Rindengrenze in Markstrahlrohre ein. Die peripherischer liegenden Nephrone münden dagegen meist direkt und einzeln in verschiedenen Höhen in die Markstrahlrohre ein.

Peter hat nun meist vermittels der Isolierungsmethode, teilweise auch durch plastische Rekonstruktion gezeigt, daß die Arkadenbildung in einer früheren Bildungsperiode beim Menschen abschließt. Bis dahin

Abb. 208. Schema der Entwicklung der Arkaden in der *menschlichen* Niere. Aus K. Peter 1927.

herrscht eine annähernd symmetrische Ausbildung des Sammelrohrbaumes vor, d. h. an jeder Ampulle kommt es annähernd gleichzeitig zur Anlagerung von zwei Nephronanlagen aus dem metanephrogenen Gewebe. Die Arkadenbildung kommt nun dadurch zustande, daß sich an einem Ampullenende (Abb. 208) nacheinander mehrere Kanälchenanlagen verbinden und so allmählich einen Ast des Sammelrohrbaumes herabziehen, während

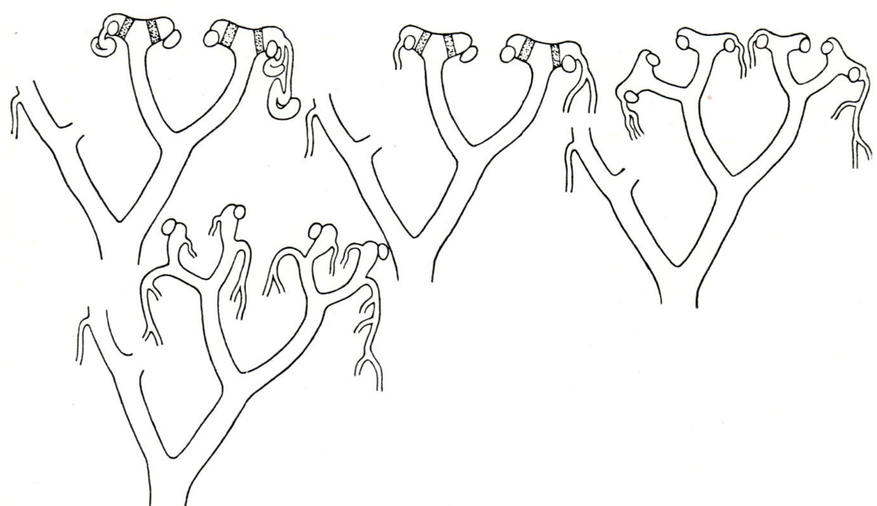

Abb. 209. Schema der Entwicklung der peripherischen Teile der Markstrahlrohre. Metanephrogenes Gewebe punktiert. Aus K. Peter 1927.

die Ampullenteilung weitergeht. Auf diese Weise bilden sich Arkaden, die bis zu 5 und mehr Nephrone ableiten können. Ist an einem solchen Ampullenende das metanephrogene Gewebe erschöpft, so hört die symmetrische Aufteilung des Sprosses auf.

O. Hamburger (1890) hatte gemeint, daß Arkaden sich erst mit dem Abschluß der Sammelrohrteilung entwickeln. Die Angaben von Traut (1921) weist Peter als irrig zurück.

Die folgenden Entwicklungsvorgänge, ebenfalls von PETER aufgeklärt, führen zur Bildung der eigentlichen Markstrahlrohre. Wir besprechen diese Vorgänge an Hand der Abb. 209. Wesentlich ist nunmehr, daß es nicht mehr zu dichotomen Teilungen des Sammelrohrsprosses kommt, sondern daß nun metanephrogenes Gewebe immer nur einseitig der Ampulle angelagert wird. So werden von diesen Sprossen des Sammelrohrbaumes in gewissen Abständen noch durchschnittlich je 7 Nephrone aufgenommen.

Diese Darstellung würde es auch erklären, daß, wie wir gesehen haben, die Markstrahlrohre jeweils nur aus einem Gefäßläppchen Nephrone aufnehmen. Gerade hier wird vielleicht eine genauere Untersuchung der Gefäßentwicklung zeigen können, daß Beziehung zu einer Arteria lobularis es sind, die zu der eigenartigen Entwicklung der Markstrahlrohre beitragen.

2. Das Nierenmark.

a) Allgemeine Zusammensetzung.

Das Nierenmark ist im ganzen länger seiner Struktur nach bekannt. Schon die Autoren des 16.—18. Jahrhunderts hatten die Besonderheit dieses Nierenteils erkannt. Doch waren bis zu J. HENLE (1862) nur die Sammelrohre als Kanälchenbestandteile des Markes beachtet worden. Somit mußte auch die Außenzone (K. PETER) ihrem Aufbau nach unklar bleiben. Die wesentliche Zusammensetzung der Außenzone klärte J. HENLE auf, wenngleich ihm die Zusammenhänge der neu entdeckten „schleifenförmigen Kanäle" mit den Sammelrohren und den Rindenbestandteilen der Nephrone unklar blieben. Während J. HENLE bei der Einteilung des Markes vorwiegend die Gefäßfärbung des unfixierten Präparates berücksichtigte und hiernach als „Grenzschichte" die Zone der Gefäßbüschel bezeichnete, schlug K. PETER (1909) eine Einteilung des Markes nach der Kanälchenanordnung vor und unterschied eine Außenzone und eine Innenzone. PETER hebt die Inkonstanz im Hervortreten der HENLESchen Grenzschichte hervor, die für den makroskopischen Anblick von der Füllung der Gefäße abhängig ist. Andererseits möchte ich aber zu bedenken geben, daß diese Inkonstanz der Füllung an sich kein Grund sein kann, die Gefäßbüschelausdehnung als Abgrenzungsmerkmal abzulehnen; denn auch die Farbunterschiede, die sich aus dem Wechsel der Kanälchenstrecken ergeben, treten sehr verschieden deutlich hervor, und können ihrerseits durch die Blutfarbe verdeckt werden. Wir müssen also abwägen, wie sich HENLES Grenzschichte und PETERS Außenzone zueinander verhalten. Dies ist bisher kaum geschehen. Im Aufbau der Außenzone bilden die Gefäßbüschel einen so hervorstechenden Bestandteil, daß man dieselben nicht von vorneherein als Einteilungsmerkmal ausschalten kann.

Die Marksubstanz wird erreicht und durchsetzt vom Sammelrohrsystem, das sich zumal in der „Innenzone" in rascher Vereinigung in wenige Ductus papillares sammelt, die auf dem Porenfeld der Papille ausmünden. Außerdem tauchen die meisten Schleifen in die Markregion ein, beginnend mit dem unteren Ende der P. medullaris des Hauptstücks, fortgesetzt in den dünnen Abschnitt und endend in dem dicken trüben Abschnitt. Wir haben also im Markteil der Schleifen zwei Übergangsstellen: vom Hauptstück in den dünnen hellen Teil und von dem letzteren in den dicken trüben Teil. Der zuletzt genannte Übergang der langen Schleifen bestimmt die Zonengrenze.

In der Innenzone liegen außer Sammelrohren nur dünne Teile der langen Schleifen. Solche reichen teilweise sehr weit in die Papille hinein. SCHWEIGGER-SEIDEL (1865) und ROTH (1864) hatten beschrieben, daß HENLES Grenzschichte übereinstimme mit dem Markanteil, der die breiten trüben Kanälchenabschnitte enthält. Peter bestreitet dies und weist vor allem auf das Schwankende des Begriffs „Grenzschichte" hin, die makroskopisch als roter Streifen an der Grenze zwischen dem weißlichen Mark und der gelblichen Rinde bestimmt sei. Die Blutfüllung wechsele zu stark, um eine konstante Abgrenzung zu ermöglichen. An der frischen *Kaninchen*niere setzt sich Peters Innenzone gegen die Außenzone mit einem grauen Streifen ab.

Neu entdeckte Peter innerhalb der Außenzone eine zweite Grenzlinie, die zwei Schichten, den Außen- und Innenstreifen trennt. An dieser Grenze hören die Partes medullares der Hauptstücke auf und gehen in den dünnen Abschnitt der Henleschen Schleife über.

Die Grenzlinien treten bei verschiedenen *Tieren* und beim *Menschen* individuell verschieden auf. Beim *Menschen* fand sie Peter bei älteren Individuen viel undeutlicher als bei jüngeren und führte dies wohl mit Recht auf die stärkere Bindegewebsentwicklung zurück. Die Außenzone stimmt nun meiner Meinung nach der mit Abgrenzung der Grenzschichte Henles ziemlich vollständig überein und hebt sich von der blassen Innenzone (Abb. 210 und 211) durch die gelbliche Farbe und durch die Gefäßbüschel ab. Es ist natürlich richtig, daß die zufällige Gefäßfüllung im Sektionsmaterial die Breite der Außenzone meist nicht zu beurteilen gestattet, aber gerade in Abb. 211 sieht man die gelblich getönten Gefäßbüschel bis gegen die Zonengrenze verlaufen. Das Gleiche kann man an Injektionspräparaten feststellen. In der frischen Niere sind Außen- und Innenstreifen beim *Menschen* nicht zu unterscheiden, sie treten aber nach 24stündiger Salzsäurebehandlung deutlich hervor. Von der Marksubstanz fällt der bei weitem größere Teil auf die Außenzone, der

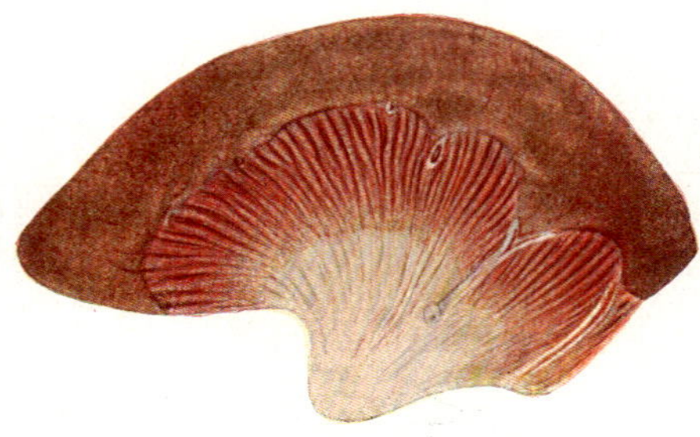

Abb. 210. Stück eines Mittelschnittes einer *menschlichen* Niere (junges Mädchen). Zentral weißliche Innenzone, davon scharf abgesetzt die Außenzone mit der Gefäßschicht, dann die Rinde. Vergr. 1½fach. (Aus K. Peter 1909.)

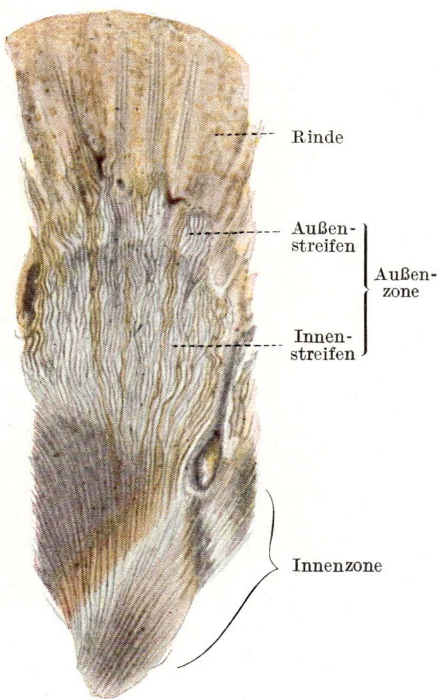

Abb. 211. Ein Teil des Nierenstückes der Abb. 210 nach Erweichung in Salzsäure; rechts das tief herabreichende Gefäß, Innenzone (nicht vollständig dargestellt) feingestreift, von der Außenzone gut abgesetzt. In der letzteren (grobgestreift) gegen die Rinde zu der schmale gelbliche Außenstreifen. In der Rinde sind die Markstrahlen längs getroffen. Vergr. etwa 3fach. (Aus K. Peter 1909.)

Höhenunterschied zwischen Außen- und Innenstreifen verhält sich wie 1:4 (auf die Massenentwicklung der einzelnen Nierenbestandteile kommen wir unten zu sprechen). Der Verlauf der Grenze zwischen Außen- und Innenzone richtet sich gewöhnlich nach dem Verlauf der Mark-Rindengrenze und macht deren Bögen mit, so daß also die Breite der Außenzone im allgemeinen überall gleich ist (Abb. 212).

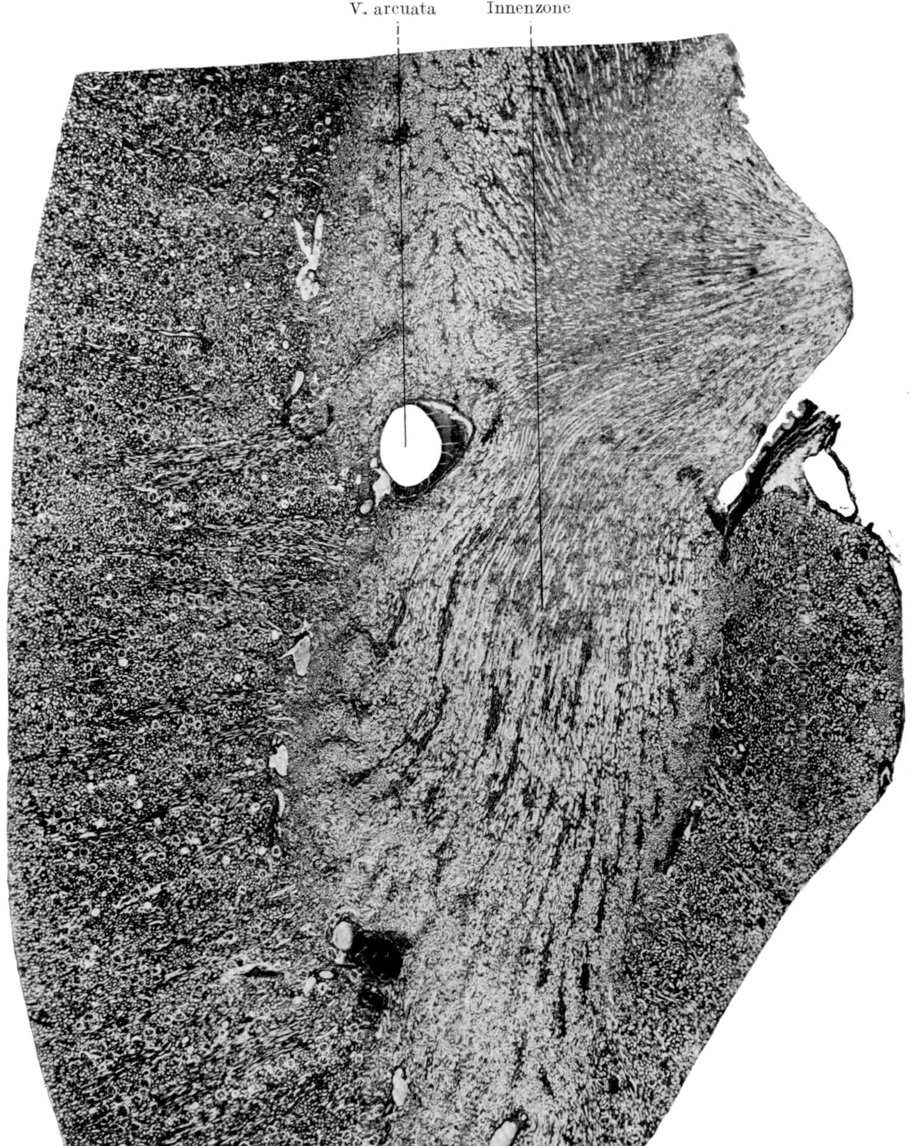

Abb. 212. Schnitt durch Rinde und Mark einer *menschlichen* Niere. (Präparat v. Prof. HEIDENHAIN-Tübingen.) Vergr. 8 fach.

Meines Erachtens gehören zu der Charakterisierung der Außenzone die Gefäßbündel mit hinzu; man könnte sich sogar vorstellen, daß die Abgrenzung der die Außenzone charakterisierenden Kanalabschnitte (dicker trüber Schleifenschenkel) durch die Gefäßbedingungen bestimmt wird.

Allerdings gibt es sowohl in bezug auf die Grenzlinienbildung wie auf die Dicke der Außenzone und ihr Verhältnis zur Innenzone bei den einzelnen untersuchten *Tieren* große Unterschiede. Bei *Echidna* konnte B. Zarnik innerhalb des Markes keine Grenzlinien erkennen. Unter den *Nagern* liegen Angaben vor für *Kaninchen* und *Meerschweinchen*. Das *Kaninchen* (Peter) hat beide Grenzlinien deutlich ausgebildet. Die Außenzone ist aber viel schmaler im Verhältnis zur Innenzone, und Außen- und Innenstreifen sind annähernd gleich dick. Beim *Meerschweinchen* [Siewert (1927)] sind Außen- und Innenzone scharf getrennt, die erstere ist gelbbraun und grob gestreift, die Innenzone erscheint bläulichweiß. Bei einem älteren *Tier* ließen sich auch die Außen- und Innenstreifen deutlich unterscheiden; der Außenstreifen nimmt etwa $^1/_3$ der Außenzone ein. Unter den *Ungulaten* hat das *Schaf* mit seiner unipapillären Niere eine komplizierte Mark-Rindengrenze, die sich zwischen den Gefäßen rindenwärts vorwulstet. Die Zonengrenze bildet dagegen einen einfachen Bogen und teilt das Mark in zwei gleichhohe Zonen. Durch die sehr deutliche Streifengrenze wird die Außenzone ebenfalls in zwei gleichhohe Streifen geteilt; diese Grenze läuft der Zonengrenze parallel, macht also die Ausbiegungen der Markrindengrenze nicht mit. Anscheinend dehnen sich auch hier die Gefäßbüschel etwa bis zur Zonengrenze aus. Beim *Rind* (Inouye) liegt die scharfe Zonengrenze, die den Wülsten der Mark-Rindengrenze etwa parallel läuft, in der mittleren Markhöhe. Die Streifengrenze ist nicht deutlich, weil die Hauptstückschleifenübergänge sich sehr allmählich und in verschiedener Höhe vollziehen. Beim *Pferd* [F. Siewert (1927)] sind sowohl Zonen- wie Streifengrenze sehr deutlich. Die Höhen der Rinde und der einzelnen Markschichten sind: Rinde 10 mm, Außenzone 11 mm, Innenzone 20 mm, Außenstreifen 6,6 mm, Innenstreifen 5 mm. Das *Schwein* besitzt eine sehr dicke Rindenschicht. Rinde 17 mm, Mark 10—11 mm dick. Die Mark-Rindengrenze läuft etwas wellig, Zonen- und Streifengrenzen sind im frischen Präparat undeutlich. Der Übergang vom dünnen in den dicken Schleifenteil erfolgt ganz allmählich und wird von den dicken Sammelrohrteilen verdeckt. Trotzdem bildet er auch hier eine scharfe Zonengrenze. Die Innenzone beträgt $^1/_3$ von der Markhöhe. Die Streifengrenze ist tatsächlich nicht ausgebildet, weil der Übergang der P. medullaris in ganz ungleichen Höhen und auch sehr allmählich stattfindet. Nur die zentralen Nephrone schicken ihre P. medullaris so tief herab. Peter rechnet im Mittel von der Außenzone $^1/_3$ auf Außen-, $^2/_3$ auf den Innenstreifen.

Unter den *Carnivoren* hat die *Katze* eine gebogene Mark-Rindengrenze, indem die Vasa arciformia bis an die „Zonengrenze" herabliegen und dadurch die Außenzone zu wulstförmigen Verwölbungen gegen die Rinde zwingen. Die Zonengrenze verläuft glatt und parallel zur Außenfläche der Niere. Die Innenzone ist weißlich, die Außenzone braungelb. In zwei Nieren waren die Maße der Dicke der einzelnen Gebiete verschieden, die Innenzone betrug einmal 8 mm von 19 mm Gesamtdicke, das andere Mal 12 von 20 mm. In der Außenzone grenzt sich nur an manchen Stellen ein sehr schmaler Außenstreifen ab, im ganzen ist er undeutlich. Beim *Hund* ist sowohl die Zonen- wie die Streifengrenze schärfer, doch ist auch hier der Außenstreifen sehr schmal und fehlt an vielen Stellen. Bei *Katze* und *Hund* gibt es ja nur lange Schleifen. Beim *Hund* ziehen die Vasa arciformia nur an die Mark-Rindengrenze, es fehlen deshalb die Außenzonenwülste des Markes.

Beim *Tümmler (Phocaena communis)* hat jedes Läppchen die Zonen- und Streifeneinteilung wie bei den anderen *Säugetieren*. Inouye (1909) maß: Gesamtdicke 8,5 mm, davon Rinde 1,5 mm, Außenzone 2 mm, Innenzone 5 mm, von der Außenzone kommen 0,27 mm auf den Außenstreifen, 1,63 mm auf den Innenstreifen (an Isolationspräparaten gemessen).

Die meisten Maßangaben der älteren Literatur beruhen auf linearen Messungen. Nur die Bestimmungen von Miller und Carlton (1896) für die *Katze* und Nelson (1922) für das *Kaninchen* bezogen sich auf das Volumen. Erst W. Hollatz (1922) nahm volumetrische Berechnungen an mehreren *Säugetiernieren* vor, die zu ganz anderen Vorstellungen über die Anteilnahme des Markes und seiner Zonen am Gesamtvolum der Niere geführt haben. Hollatz isolierte an Schnitten Mark und Rinde, und innerhalb des Markes Innen- und Außenzone; er bestimmte dann das Volumen der einzelnen Teile. Aus den Untersuchungen ergaben sich folgende in Tabelle 14 zusammengestellte Werte, denen ich andere mir bekannt gewordene Bestimmungen zugefügt habe. Hollatz weist mit Recht darauf hin, daß die volumetrische Messung einzig und allein eine einigermaßen richtige Vorstellung von den Massenbeziehungen geben könne. Die älteren linearen Messungen, die z. B. C. Toldt (1874), E. Hauch (1903) und L. Külz (1899) für die *menschliche* Niere gaben, haben deshalb als überholt zu gelten.

Tabelle 14. Substanzwerte und Massenverhältnisse von Rinde zu Mark
[nach W. Hollatz (1922)].

Art	Gesamt-masse	Rinde	Markzone		Summe	Proportion R : M	Nummer der Reihenfolge	
			innen	außen			vgl. ana-tomisch	volu-metrisch
35 Tage alte *Ratte* (Arataki) . .	—	—	—	—	—	2,7 : 1	—	—
Kaninchen (Nelson) . .	—	—	—	—	—	1,3—2,1 : 1	—	—
Kaninchen . . .	7,4	4,5	0,3	2,6	2,9	1,55 : 1	(1)	(1)
Pferd	575,0	355,0	—	—	220,0	1,61 : 1	(2)	(2)
Katze	12,3	8,6	0,9	2,8	3,7	2,32 : 1	(3)	(3)
Katze (Miller und Carlton)	—	—	—	—	12,2	2,33 : 1	—	—
Schaf	42,9	30,7	2,1	10,1	20,7	2,51 : 1	(4)	(5)
Mensch	69,2	48,5	6,2	14,5	10,9	2,34 : 1	(5)	(4)
Schwein	78,8	67,9	0,7	10,2	72,8	6,23 : 1	(6)	(7)
Rind	291,5	218,7	11,5	61,3	—	3,00 : 1	(7)	(6)
Mensch Nr. 3 .	123,3	83,0	—	—	40,3	2,06 : 1	(5)	(3)
Mensch Nr. 1 .	114,8	82,9	—	—	31,9	2,59 : 1	(5)	(5)

Tabelle 15. Massenverhältnisse von Rinde zu Mark (Rinde zu Mark = x : 1)
[nach G. W. Parade (1926)].

Alter	Rinde zu Mark
Neugeborenes	1,67 : 1
4 Monate	2,54 : 1
8 Monate	2,05 : 1
1 Jahr	2,15 : 1
$16^1/_2$ Monate	2,64 : 1
$3^1/_2$ Jahre	2,43 : 1
14 Jahre	2,30 : 1
21 Jahre	2,34 : 1
38 Jahre	2,59 : 1
53 Jahre	2,06 : 1

G. W. Parade (1926) hat dann, ebenfalls unter K. Peter volumetrische Bestimmungen an *menschlichen* Nieren aus verschiedenen Lebensaltern vorgenommen (vgl. Tabelle 15). Die endgültigen Zahlen sind eigentlich mit 4 Monaten schon erreicht, das Neugeborene hat allerdings noch einen im Verhältnis zum Mark niedrigen Rindenwert.

Peter (1909) glaubte, die Aufteilung des Markes in einzelne Papillen erfolge mit der Nephronvermehrung, weil die Rindensubstanz nicht endlos wachsen könne; bei der aufgeteilten Niere kann eine viel größere Rindenmasse zu dem gleichen Quantum Marksubstanz zugeordnet werden als bei der unipapillären Niere. Hollatz (1922) fand nun tatsächlich bei den unzerteilten Nieren von *Kaninchen* und *Pferd* niedrige prozentuale Rindenwerte gegenüber *Mensch*, *Schwein* und *Rind* mit ihren geteilten Nieren. Dagegen stimmten die Befunde an *Katze* und *Schaf* nicht recht. Beide vereinigen unipapilläre Nieren und große Rindenmasse miteinander. Hollatz zieht noch die absolute Rindenmasse mit in die Betrachtung und kommt zu dem Schluß, daß Peters Vermutung im wesentlichen richtig sei. Sollten nicht die hohen Zahlen für die Rindenmasse zum Teil bedingt sein durch Einlagerungen in die Hauptstückepithelien? Bei der *Katze* sind Länge und Dicke der Epithelien durch Fetteinlagerung sicher vergrößert. Für das *Schwein* mag dies auch gelten. Hollatz

schreibt nicht, ob das Material von einem stark gemästeten *Schwein* stammt.
Er schreibt nur, daß *Schaf*, *Schwein* und *Rind* in fettem Ernährungszustand
und 2—3 Jahre alt waren. Es wäre sicher zu begrüßen, wenn dieser Ernährungszustand berücksichtigt, und die Untersuchungen auf Wildformen von *Säugetieren*
ausgedehnt würden. Auch die von M. Arataki (1926) für die *Ratte* gefundenen
Werte (27 : 1 beim 35 Tage alten Tier) zeigen das Unbefriedigende der bisherigen
Bestimmungen. Man wird also vorerst mit Schlüssen über das Werden der
Nierenarchitektur vorsichtig sein müssen. Wie groß der Einfluß der Nieren-
belastung auf das Volumverhältnis zwischen Rinde und Mark sein kann, zeigen
uns die Untersuchungen über die kompensatorische Nierenhypertrophie. Nach
Oliver (1924) steigt der Querschnitt des Hauptstückkanälchens in der hypertrophischen Niere bei $66^0/_0$iger Vergrößerung des Gesamtorgans um $82^0/_0$,
die Glomeruli um $60^0/_0$, während das geringe Anwachsen von Sammelrohren
und Schleifen auf Erweiterung beruht. E. Peters (1927) zeigt für die *Maus*
eine sehr beträchtliche Längenzunahme der Hauptstücke neben einer Dicken-
vermehrung. Damit muß natürlich eine beträchtliche Volumvermehrung
speziell der Rinde verbunden sein.

Was nun die einzelnen Zonen des Markes anlangt, habe ich aus den Zahlen
von Hollatz berechnet, daß das Verhältnis der Rindenmasse zur Innenzone
des Markes (= 1 gesetzt) folgende Zahlen ergibt:

Mensch	7,82 : 1
Katze	9,55 : 1
Schaf	14,62 : 1
Kaninchen	15,00 : 1
Rind	19,02 : 1
Schwein	97,0 : 1

Die Innenzone des Markes ist also außerordentlich variabel; der hohe Wert,
den das *Schwein* ergibt, rührt einmal vom Fehlen langer Schleifen, ferner natürlich von der absoluten Massenentfaltung der Rinde her. Der *Mensch* hat eine
verhältnismäßig umfangreiche Innenzone.

Das Verhältnis der Rinde zur Außenzone des Markes (= 1 gesetzt) zeigen
folgende Zahlen:

Kaninchen	1,73 : 1
Schaf	3,04 : 1
Katze	3,07 : 1
Mensch	3,34 : 1
Rind	3,57 : 1
Schwein	6,66 : 1

Diese Zahlen geben tatsächlich für unipapilläre Nieren (*Kaninchen*, *Schaf*,
Katze) niedrigere Werte als für multipapilläre Nieren. Hierbei ist das Aus-
dehnungsgebiet der breiten trüben Schleifenteile zu der Rindenentfaltung
in Beziehung gesetzt. Auch diese Werte sind natürlich vorerst zu gering an
Zahl, um Gesetzmäßigkeiten herauszulesen.

In neuerer Zeit hat K. Peter (1927) die Entwicklung der Markschichtung
bei *Kaninchen* und *Mensch* eingehend untersucht. Entgegen allen früheren
Schilderungen betont Peter, daß die Markschichtung zum allergeringsten
Teil durch zentrales Auswachsen der Schleifen entsteht, vielmehr sind es die
Schleifenpole, die man geradezu als Punctum fixum betrachten muß. Die
Längenzunahme der Schleifenschenkel bewirkt eine peripherische Verschiebung
der gewundenen Nephronabschnitte. In Abb. 213a—h ist dieser Wachstums-
vorgang schematisch dargestellt. Die Zonen- und Streifengrenzen entstehen

durch die Bildung des dünnen Schleifenteils. Zunächst haben alle Schleifen
ein gleichmäßiges Kaliber, dann bildet sich erst am proximalen Schenkel der
dünne Abschnitt, wodurch mit den Hauptstück-Schleifen-Übergängen die
Streifengrenze gebildet wird. In dieser Phase biegen noch alle Schleifen im
dicken Teil um, sind also nach PETERs Definition „kurze". Nunmehr greift
die Verdünnung auch auf das zentrale Polstück der Schleife über wodurch
die Zonengrenze gebildet wird (Abb. 213e).
Die später entstehenden peripherischen
Nephrone lassen dann ihre Schleifen zentralwärts auswachsen, bis sie die Mark-Rinden
grenze und die Streifengrenze überschritten
haben. Beim *Kaninchen* werden auch diese
Schleifen sämtlich bis in die Innenzone

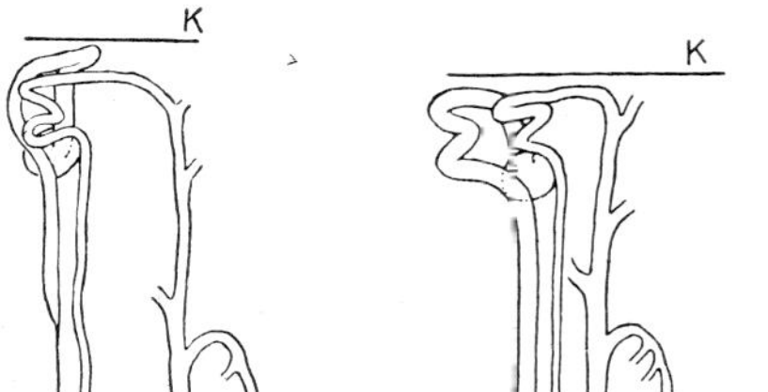

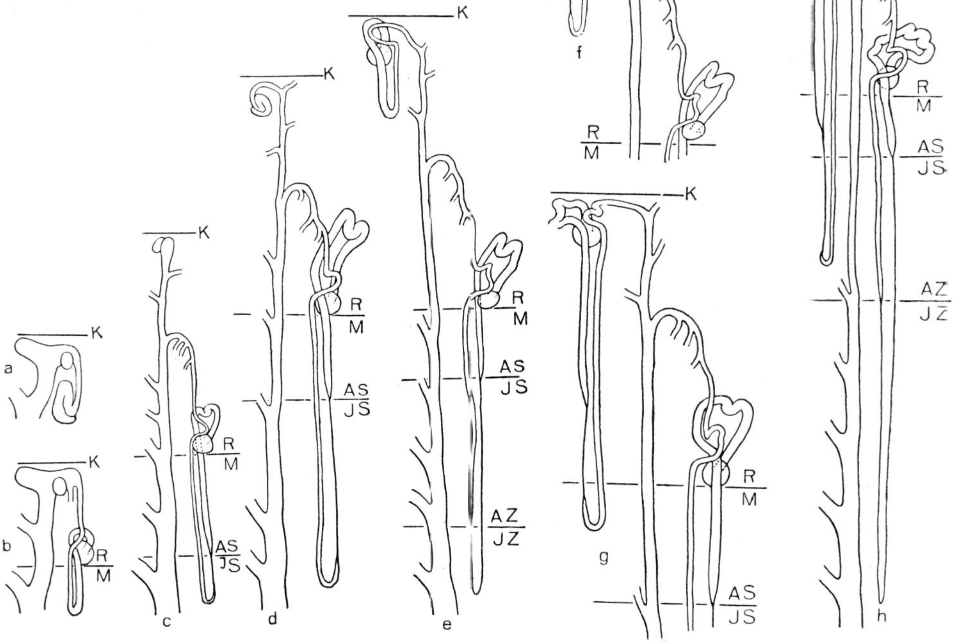

Abb. 213. Schema der Entwicklung eines zentralen und eines peripherischen Nephrons. AS Außenstreifen; AZ Außenzone; IS Innenstreifen; IZ Innenzone; K Kapsel; M Mark; R Rinde.
(Aus K. PETER 1927.)

einbezogen, beim *Menschen* bleibt ein Teil derselben in der Außenzone. Aber
diese Einbeziehung der Schleifen auch für die peripherischen Nephrone erfolgt
in das Mark vorwiegend durch die peripherische Grenzenverschiebung.

Beim *Menschen* läßt sich an den Höhenmaßen der Markschichten die peripherische Verschiebung der Grenzen klar verfolgen. Während beim Neugeborenen
die Innenzone nur $^1/_{10}$ der Außenzone ausmacht, ist das Dickenverhältnis von
Innenzone zu Außenzone beim 8wöchigen Kinde bereits 3 : 11, beim 1jährigen
7 : 9, beim 2jährigen 4 : 5 und beim 5jährigen 8 : 6. Die Außenzone verschmälert sich absolut von 9,5 mm beim Neugeborenen bis auf 4,5 mm beim
1jährigen Kinde, um dann langsam wieder zuzunehmen.

Auch für die Rinden-Markgrenze liegen komplizierte Verhältnisse vor. Wenn
man schon im 3. Embryonalmonat eine solche Grenze findet, so darf nicht

vergessen werden, daß hier die „Rinde" noch die meisten späteren Mark-anteile enthält. Die endgültige Mark-Rindengrenze wird erst durch die „Reini-gung" der Rinde von Markanteilen, also ebenfalls durch peripherische Grenz-verschiebung erreicht. Bis Ende des 8. Fetalmonats entstehen noch neue Nephronanlagen in der Rinde, bis zur 8. Lebenswoche liegen die peripherischen Nephrone noch vollkommen in der Rinde. Mit dem 7. Lebensmonat werden die peripherischen Schleifen von der Rinden-Markgrenze erreicht, im 4. Jahr überschreiten sie die Streifengrenze. Mit zwei Jahren ist die Rinde frei von dünnen Schleifenteilen.

Welche Gesetze in diesen Entwicklungsfolgen walten, ist heute noch nicht zu übersehen. Es fehlen Untersuchungen über die Gefäßanordnung in den verschiedenen Entwicklungsphasen. Es ist anzunehmen, daß mit den Abschnitt-verschiebungen Umordnungen in der Gefäßverteilung parallel gehen. Doch wissen wir darüber nichts, ebensowenig wie eine ausreichende Kenntnis von den Beziehungen zwischen den einzelnen Abschnitten der Gefäße und der Nephrone in der erwachsenen Niere vorliegt.

Mit diesen Erkenntnissen, die im wesentlichen den Bau des Markes in seiner Ordnung auf Längsschnitten erklären, ist aber die Frage nach der Architektur des Markes nicht erschöpfend beantwortet. Ich füge deshalb nach eigenen Untersuchungen eine Schilderung der Markzusammensetzung hinzu, die sich auf eine Analyse von Flachschnitten gründet. Tatsächlich glaube ich dadurch weitere Aufklärungen geben zu können, die vor allem die Notwendigkeit klar-machen sollen, das Gefäßläppchen in der Nierenarchitektur als ursprüngliches Bauprinzip anzuerkennen.

Die Mehrzahl der folgenden Abbildungen entstammt zwei Serien von Flachschnitten durch Markpyramiden von Nieren von Hingerichteten. Für die Übersichtsbilder machte ich bei schwacher Vergrößerung photographische Aufnahmen, von denen Vergrößerungen hergestellt wurden. In diese zeichnete ich unter Kontrolle des Mikroskops die einzelnen Kanälchenarten ein, berücksichtigte dabei auch die Gefäße, die in der einen Niere sehr stark erweitert waren. Die Abbildungen sind also halbschematisch, aber was die Kanälchen-arten anlangt, absolut naturgetreu.

b) Die Außenzone.

Der auffälligste Bestandteil der Außenzone sind die Gefäßbüschel, die so-wohl an senkrechten, wie an tangentialen Durchschnitten dann deutlich her-vortreten, wenn man entweder injiziert oder mittels Injektion fixiert hat. Arterien und dünnwandige Gefäße, die keine Mediakerne besitzen, also den Wert von Capillaren oder postcapillaren Venen haben, verlaufen ziemlich gleich-mäßig vermischt in diesen Büscheln (Abb. 117, S. 129). Wir haben es hier mit der zentralen Fortsetzung des Rindenlabyrinthes zu tun; die Arteriolae rectae sind, wie wir gesehen haben, mit wenigen Ausnahmen Fortsetzungen der Vasa effe-rentia zentraler Glomeruli. Ich finde bei J. Tereg (S. 263) eine Darstellung, die vermuten läßt, daß Tereg die architektonische Bedeutung der Gefäß-büschel geahnt hat, er hat aber die Kanälchenquerschnitte nicht genau analy-siert. In unmittelbarer Umgebung der Vasa recta liegen auf Tangentialschnitten keine Sammelrohre, sondern Querschnitte von Schleifen (Abb. 214, 215). Diese nahe bei den Gefäßbüscheln liegenden Schleifen haben im proximalen Schenkel entweder noch den Charakter des Hauptstücks oder des Überleitungsstücks, im distalen Schenkel sind es Mittelstücke.

Weiter peripherisch schließen sich die Sammelrohre an. Sie liegen hier schon enger beisammen. Vergleicht man die Anordnung der Sammelrohre mit der-jenigen in der Rinde, so bilden zwar auch dort die Sammelrohrquerschnitte Kreise. Die Kreise sind aber in der Außenzone viel größer und haben einen ganz neuen Charakter. Hier umstellen nämlich je 10—12 Außenzonenrohre eine Läppchenachse. Die in der Außenzone zu einem Kranz gestellten Sammelrohre gehören also zu den 3—4 Markstrahlen der Rinde, die dasjenige Läppchen der Rinde umstellen, zu denen das Gefäßbüschel des Markes gehört. Außerhalb des Sammelrohrkranzes liegen weniger Schleifen als der Zahl der hier verschmolzenen Markstrahlen entspricht. Man findet hier in größerer Zahl Mittelstücke, Hauptstücke. Die Zahl dieser Querschnitte übertrifft die Zahl der dünnen Überleitungsstücke erheblich. Offenbar hat die Zahl der aus dem

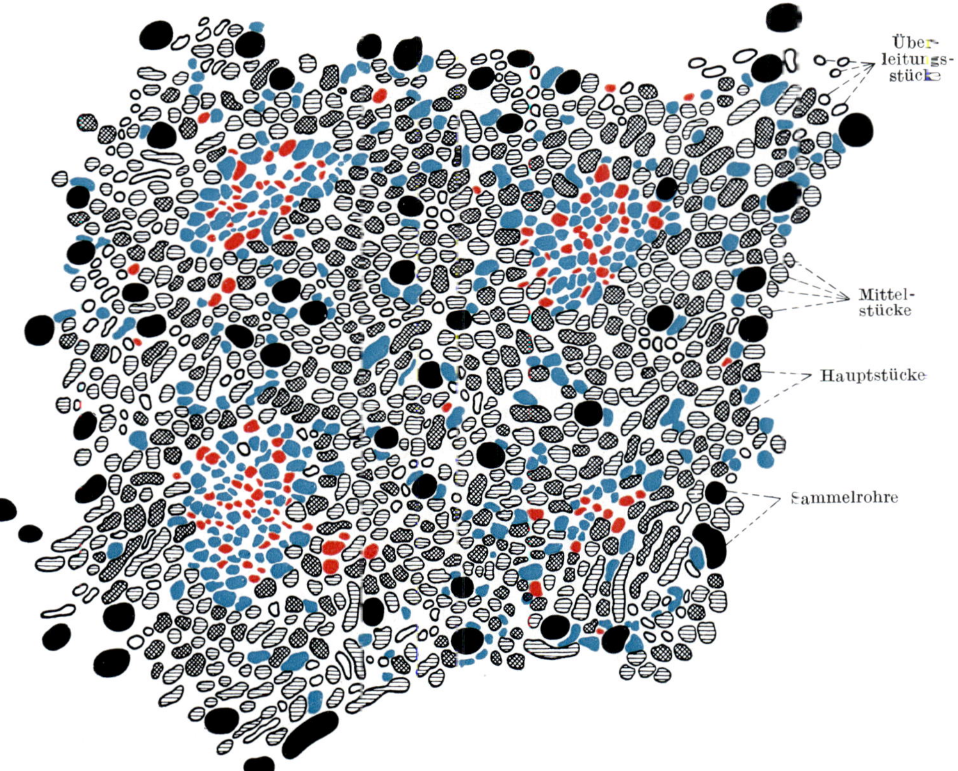

Abb. 214. Aus einem Querschnitt durch den Außenstreifen des Markes einer *menschlichen* Niere. Rot Arterien, blau Venen und Capillaren. Vergr. 60 fach.

Markstrahl übernommenen Schleifen schon abgenommen. Die Markstrahlschleifen sind ja wohl in der Mehrzahl „kurze Schleifen". Auffallend ist im Verhältnis zu der Häufung der Gefäße in den Gefäßbüscheln die Armut an Gefäßen im Sammelrohrgebiet, in beiden Gebieten der Außenzone liegen aber sehr viele breite Schleifenteile.

Wenn also im ganzen die Bindung der Mittelstücke in ihrem trüben Teil (K. PETER) an die Gefäßbüschelzone eine funktionelle Bedeutung hat, so kann jedenfalls keine Rede davon sein, daß die breiten Teile den Gefäßbüscheln irgendwie unmittelbar zugeordnet sind. Sie verteilen sich vielmehr ziemlich gleichmäßig auf dem Querschnitt der Außenzone. Dagegen ist es interessant, daß hier im Gegensatz zum Markstrahl der Rinde die Mehrzahl der Schleifen außerhalb der Sammelrohre liegt; d. h. zwischen Gefäßbüscheln und Sammelrohren.

Dies kann zwei Ursachen haben, entweder treten die Markstrahlschleifen in der Außenzone vorbei an den Sammelrohren nach der Peripherie heraus, oder sie biegen in größerer Zahl schon in der Außenzone um. Im letzteren Falle würde die Mehrzahl der Schleifen in der Außenzone zu den zentralen Nephronen

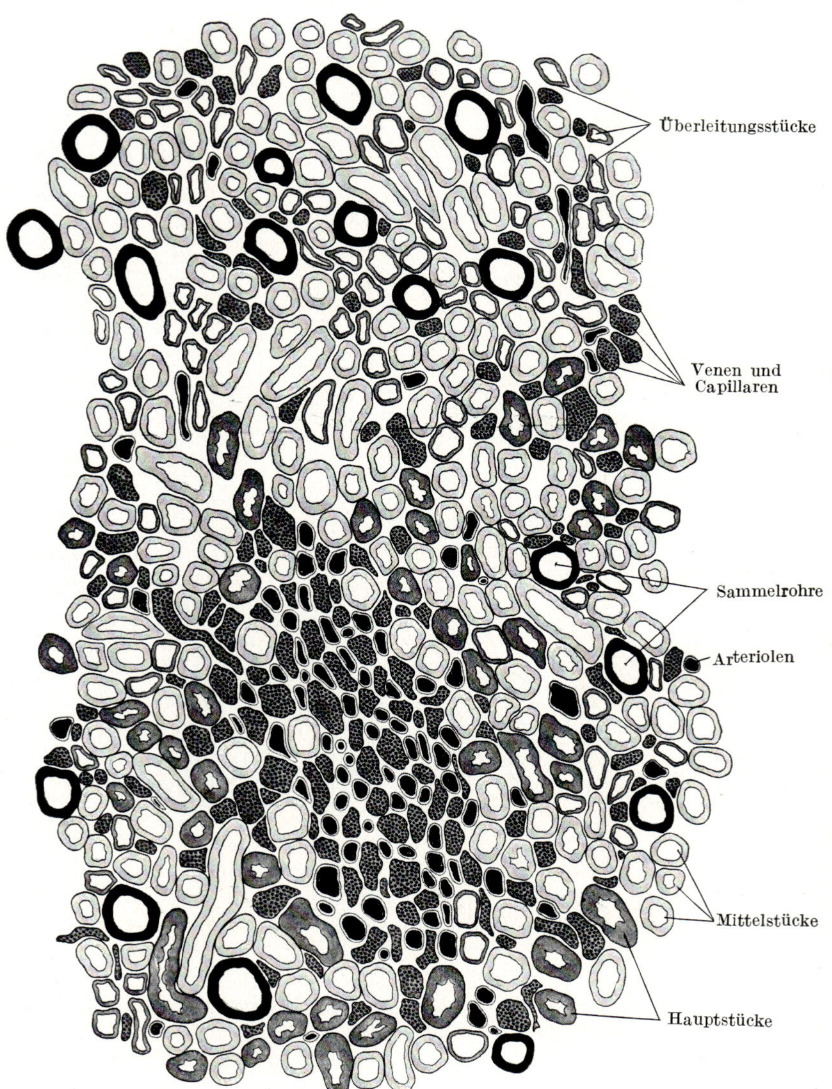

Abb. 215. Aus einem Querschnitt durch den Außenstreifen des Markes einer *menschlichen* Niere. Vergr. 125fach.

gehören, wir hätten also in der Außenzone neben den im Markstrahl gefundenen Schleifen die ganzen zentralen Schleifen vor uns. Daß die letztere Möglichkeit das richtige trifft, glaube ich daraus schließen zu müssen, daß in Isolations-präparaten Überkreuzungen der Schleifen und Sammelrohre in der Außen-zone nicht bekannt sind. In Abb. 214 und 216 lege ich zwei Tangentialschnitte

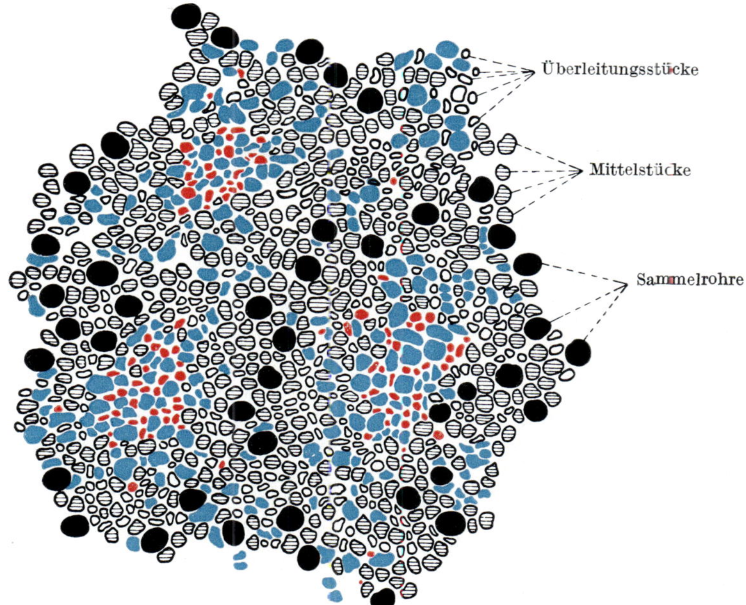

Abb. 216. Aus einem Querschnitt durch den Innenstreifen des Markes einer *menschlichen* Niere. Bezeichnungen und Vergrößerung wie in Abb. 214.

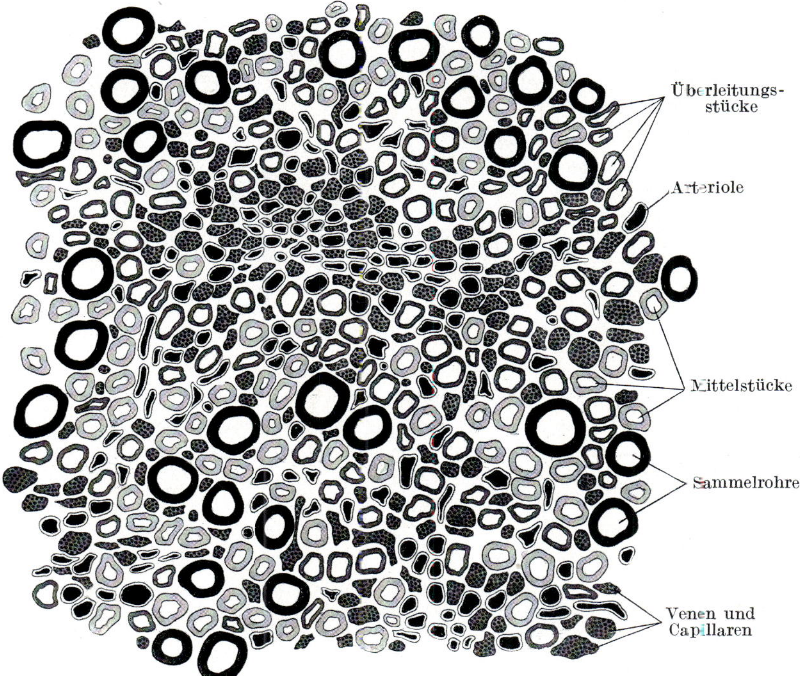

Abb. 217. Aus einem Querschnitt durch den Innenstreifen des Markes einer *menschlichen* Niere. Vergr. 125fach.

durch die Außenzone vor, die in verschiedenen Höhen liegen. Abb. 214 zieht
durch den Außenstreifen, Abb. 216 durch den Innenstreifen. Man sieht, daß
im Außenstreifen noch viel mehr Schleifen außerhalb der Sammelrohrgrenze
je einer Gefäßeinheit verlaufen als im Innenstreifen (s. a. Abb. 215 und 217). Im
Außenstreifen liegen zudem die noch als Hauptstück erscheinenden Schleifen
in der Mehrzahl im Innern der Gefäßeinheit; von diesen Schleifen kann sowieso
angenommen werden, daß sie zu den zentralen gehören.

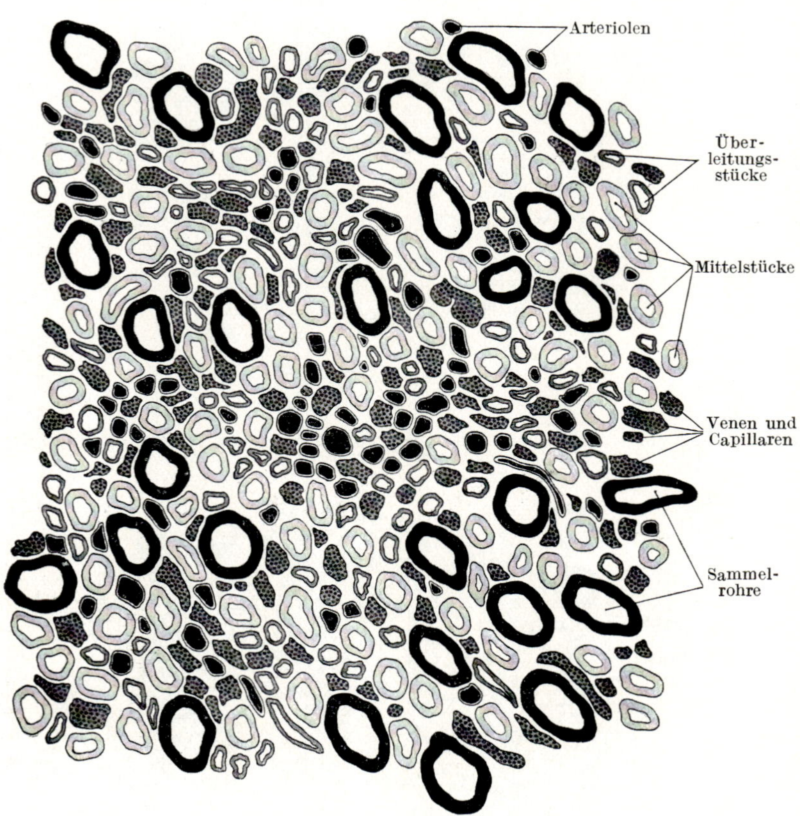

Abb. 218. Aus einem Querschnitt durch das Nierenmark, nahe der Zonengrenze. Vergr. 125fach.

Außenzonenquerschnitte ergeben also ein überraschendes, bisher gar nicht
gewürdigtes Bild von der Anordnung der Sammelrohre und Schleifen. Vergeblich sucht man nach einer Abgrenzung der Markstrahleneinheit. Dagegen
ist es verhältnismäßig leicht, diejenigen Sammelrohre zu bestimmen, die um
eine Gefäßeinheit herum angeordnet sind. Die Achse der Gefäßeinheit ist nunmehr je ein Gefäßbüschel, ein solches wird offenbar — bestimmt läßt sich dies
nicht sagen — von Vasa efferentia gebildet, die sämtlich zu dem Gebiet einer
A. lobularis gehören. Um das Gefäßbüschel ordnen sich zunächst die zentralen
Schleifen an, die also zu den am tiefsten gelegenen Nephronen gehören. Dann
folgen die zu den Nephronen derselben Gefäßeinheit gehörenden Sammelrohre — durchschnittlich je 2—3 aus jedem der die Gefäßeinheit umgrenzen-
den Markstrahlen, so daß etwa 10—12 Außenzonenrohre je ein Gefäßbüschel
umstellen.

Außen von den Sammelrohren liegen ebenfalls noch Schleifenteile, die, wie wir oben sahen, aus dem Markstrahl herabgekommen sind. Die Zahl dieser Schleifen nimmt gegen die Innenzone hin mehr und mehr ab.

Während also infolge der Ausfüllung des Raumes durch die Konvolute die Schleifen aus den kapselwärts gelegenen Nephronen über die Peripherie der Gefäßeinheit hinaus verlagert werden und dadurch den Markstrahl bilden, fallen sozusagen die Schleifen der zentralen Nephrone zusammen mit den Vasa efferentia ihrer Glomeruli unmittelbar markwärts ab und kommen damit zwischen die Markstrahlen hinein. Das tatsächliche Entwicklungsgeschehen kann erst durch eine Untersuchung aufgeklärt werden, die neben dem Kanalsystem die Topographie des Gefäßsystems mit berücksichtigt.

Die Gefäßeinheit läßt sich klar nur in denjenigen Teilen des Nierenmarkes abgrenzen, in denen die Gefäßbüschel ziehen. Sobald dieselben sich — im wesentlichen an der Zonengrenze — in Capillaren gleichmäßig auflösen, wird die charakteristische Einteilung schwieriger erkennbar.

Der Charakter der Schleifenanteile ändert sich nicht unerheblich innerhalb der Außenzone. Ich finde mit PETER und den älteren Autoren die P. medullaris des Hauptstückes nur im Außenstreifen. Hier oder in den äußeren Teilen des Innenstreifens biegen auch schon zahlreiche Markstrahlschleifen um. Im Außenstreifen liegen aber auch, wenngleich in geringer Anzahl, schon dünne Abschnitte der Schleifen. Im Innenstreifen liegen nur mehr dicke und dünne Abschnitte der Schleifen, also Überleitungs- und Mittelstücke.

Auf Tangentialschnitten ist die Anzahl der dicken Abschnitte meist größer als diejenige der dünnen Abschnitte. Dies rührt davon her, daß viele Schleifen im dicken Abschnitt umbiegen. Das zeigt auch Abb. 218 aus dem untersten Teil der Außenzone.

c) Die Innenzone.

In der Innenzone gibt es nur noch dünne Schleifenteile und Sammelrohre. Wie PETER finde ich, daß die „langen" Schleifen durchweg im dünnen Teil umbiegen. In den äußeren Teilen der Innenzone treten die Sammelrohrkränze, die die zentralen Gefäßbüschel umgeben, oft besonders deutlich hervor (Abb. 219). Die Sammelrohre liegen erheblich näher beieinander und sind größeren Kalibers. Die dünnen Schleifenteile (Überleitungsstücke) liegen — zumeist, aber nicht ausnahmslos — nach innen vom Sammelrohrkranz. Ganz nahe oberhalb der Papille findet man immer noch Überleitungsstücke. Die Sammelrohre sind gruppenweise angeordnet.

Die langen Schleifen gehören fast durchweg den zentralen Nephronen an (K. PETER); es läßt sich auch aus dem oben schon erwähnten Umstande schließen, daß diese Schleifen größtenteils nach innen von den Sammelrohren einer Gefäßeinheit liegen. Doch ist, durch die Vereinigung der Sammelrohre in der Innenzone, nahe der Papille die Läppchengrenze nicht mehr nachweisbar.

In der gesamten Anordnung der Schleifen läßt sich ein regulierender Einfluß des Gefäßsystems auf die Anordnung nicht nur, sondern auch auf die cytologische Differenzierung gar nicht verkennen. Die Gefäßversorgung des Markstrahls und der Gefäßbüschel bietet in gewissem Sinne Verwandtes. In beide fließt Blut aus den Vasa efferentia; im Markstrahl ist die Versorgung nicht so unmittelbar wie in den Gefäßbüscheln, da hier außerdem noch das reiche Rindencapillarsystem versorgt werden muß; man kann vielleicht hieraus verstehen, daß die breiten Teile der Schleifen im Markstrahl ein weniger stark färbbares Epithel (mehr lockere Anordnung der Stäbchen) besitzen als dieselben Abschnitte in der Außenzone des Markes. Auffällig ist jedenfalls, daß mit dem Fortfall der Gefäßbüschel in der Innenzone des Markes auch keinerlei breite Schleifenteile mehr vorkommen.

Die Streifengrenze hat sicher nicht dieselbe grundsätzliche Bedeutung wie die Zonengrenze — wir wissen ja auch, daß sie viel weniger konstant ist und bei vielen *Tieren* vermißt wird. Der Übergang des Hauptstückepithels in dasjenige des dünnen Schleifenteils ist längst nicht so deutlich ausgerichtet wie die Grenze der breiten trüben Teile.

Betrachten wir schließlich zusammenfassend die Architektur der *Menschen-niere* (Abb. 220), so kann es gar keinem Zweifel unterliegen, daß die natürliche

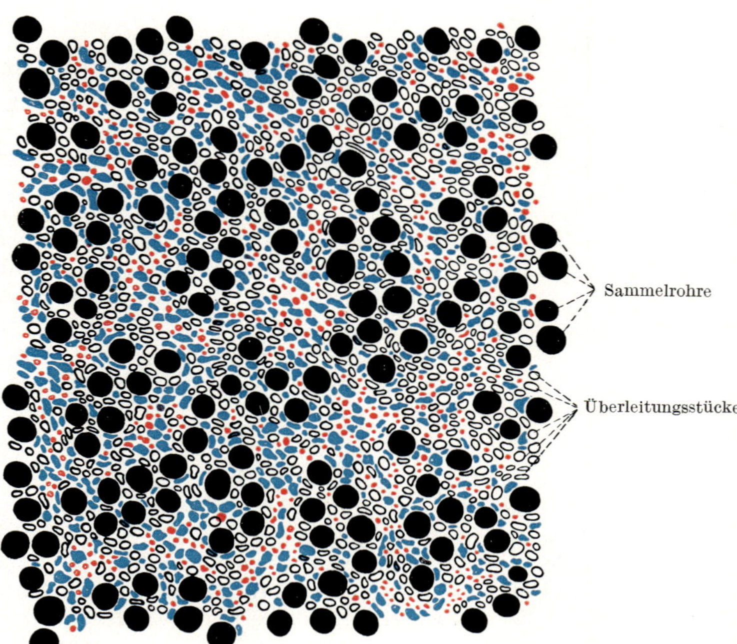

Abb. 219. Aus einem Querschnitt durch die Innenzone des Markes. Zeichen wie in Abb. 214. Vergr. 60fach.

Baueinheit der Niere das Gefäßläppchen ist. Es ist die einzige Einheit, die sich ungezwungen aus der Niere herausschälen läßt, ohne Zusammengehöriges auseinanderzureißen. Die Markstrahleinheit spaltet die Aa. lobulares, da jede A. lobularis zu mehreren Markstrahlläppchen gehört. Dagegen spalten sich an der Zonengrenze schon die Sammelrohre in die zu jedem Gefäßläppchen zugeordneten Außenzonenrohre. Der Markstrahl ist eine Einheit, die sich in die zu den einzelnen Gefäßläppchen gehörigen Sammelrohre und Schleifen leicht spalten läßt. Allerdings ist es bis jetzt nicht gelungen, diese Spaltung technisch durchzuführen — dies ist aber nur dadurch verursacht, daß eine Isolierungstechnik fehlt, die das Bindegewebe löst, ohne die Gefäße zu zerstören.

Die Zahl der Gefäßläppchen stimmt mit der Zahl der Aa. lobulares überein; diese Läppchen sind im Kleinen keilförmig gestaltet wie im Großen die Lappen. Die Keilspitzen sind sämtlich zu einer Markpapille vereinigt. Die Achse der Läppchen bilden in der Rinde die Aa. und V. lobulares, in der Außenzone des Markes die Gefäßbüschel als unmittelbare Fortsetzung des Vv. efferentia der zentralen Glomeruli. Der Läppchenachse liegen in der Rinde zunächst die

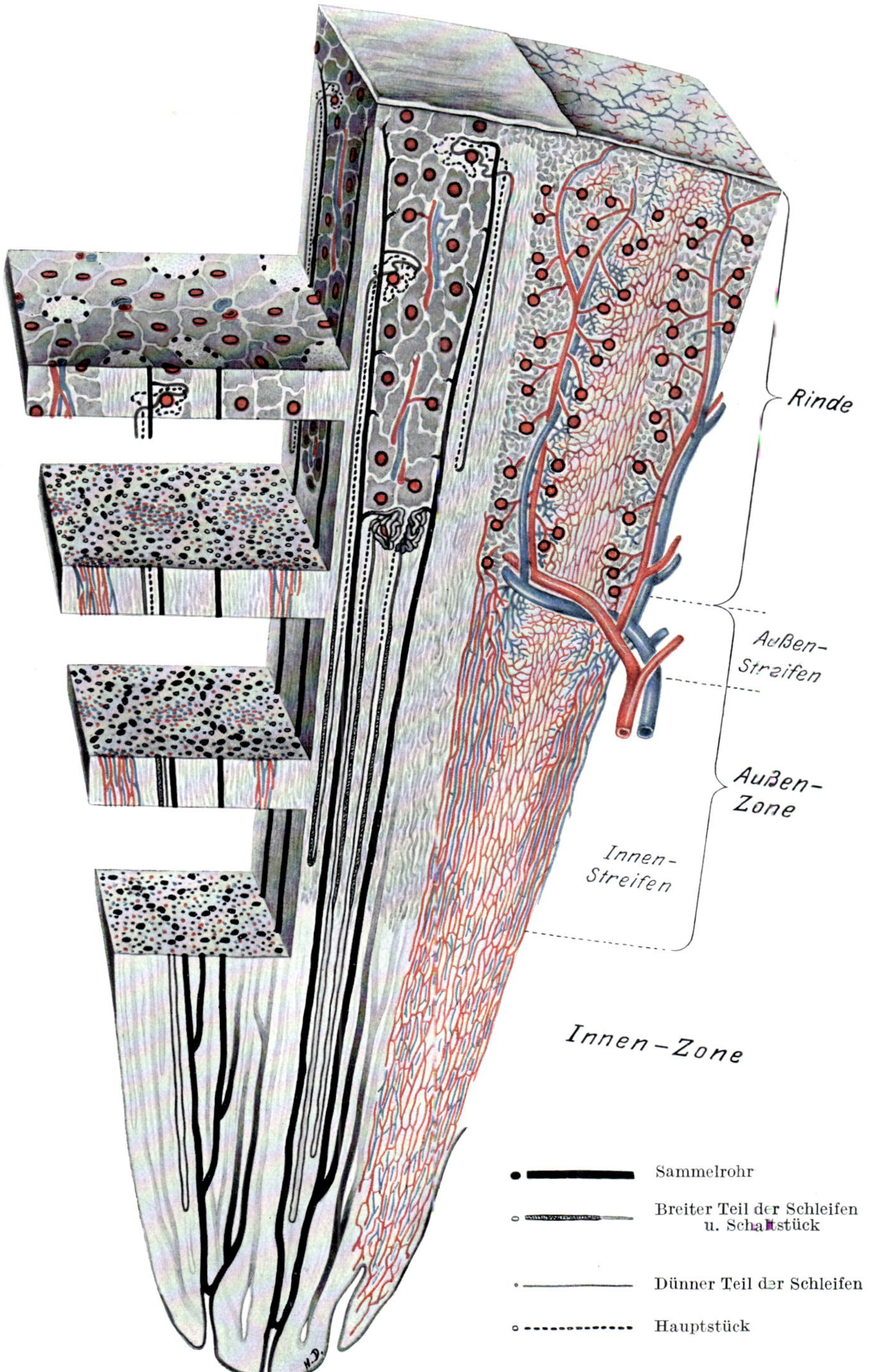

Abb. 220. Schema der Nierenarchitektur (unter Benutzung des Schemas von H. BRAUS 1924). Dargestellt ist eine Scheibe der Nierensubstanz, rechts unter Hervorhebung des Längsschnittbildes, links in stufenweise angefügten Tangentialschnitten. Die Abgrenzung des Gefäßläppchens ergibt sich sowohl bei alleiniger Berücksichtigung der Gefäße wie bei Beachtung des Kanälchenapparates. Die Läppchenarchitektur wird erst in der Innenzone des Markes undeutlich, wo auch die zentrale Vereinigung der Sammelrohre beginnt.

17*

Konvolute, dann erst die Schleifen an. Am weitesten peripher liegen die Schleifen der kapselwärts gelegenen Nephrone. Im Mark liegen ganz zentral die an der Markgrenze entspringenden Schleifen, den Gefäßbüscheln dicht benachbart, weil die Konvolute ja hier schon fehlen. Die Sammelrohre halten sich in der Rinde an der Grenze der Konvolute und der Schleifenbüschel, im Mark fassen die Sammelrohre die zentralen Schleifen zwischen sich.

Dicht unterhalb der Zonengrenze hört die Individualität der Gefäßläppchen auf, die Gefäßbüschel lösen sich in das Capillarsystem der Innenzone auf, die Sammelrohre treten zu größeren Einheiten zusammen. Man kann aber noch bis ziemlich tief in die Innenzone hinein die Sammelrohrquerschnitte zu Kränzen angeordnet finden, wobei die Zahl der Querschnitte auf 4—5 vermindert wird. Schließlich hört dieses Bild nach der Papillenspitze zu auf.

III. Das Nierenbecken.

A. Die Form des Nierenbeckens.

Die Mannigfaltigkeit der Nierenbeckenform ist noch größer als der Formenreichtum des Gesamtorgans. Die Unsicherheit, wie die Nierenformen der *Säugetiere* einzuteilen sind, hängt mit dem Umstande zusammen, daß wir über die Genese dieser Formen so gut wie nichts wissen. Nach CHIEVITZ (1897), der die Angaben von J. HYRTL (1872), W. DÖNITZ (1872) und P. MÜLLER (1883) benutzt, und selbst einen großen Formenkreis untersucht hat, ist ein unverästelter Ureter bei einfacher Niere bei der großen Mehrzahl der *Säugetiere* zu finden; nur unverästelte Ureteren gibt es bei *Monotremen, Marsupialiern, Insectivoren, Cheiropteren, Edentaten, Rodentiern* und *Prosimiern*. Nur geteilte Ureteren haben *Proboscidier, Pinnipedier* und *Cetaceen*. Geteilte Ureteren findet man bei einzelnen Formen folgender Familien:

Unter den *Ungulaten* bei *Rhinoceros Africanus.*
  „   „   *Artiodactylen* bei *Sus scrofa, domestica, Antilope pygmaea, Bos taurus, indicus, Bison.*
  „   „   *Carnivoren* bei *Ursus arctos, Lutra vulgaris.*
  „   „   *Primaten* bei *Ateles paniscus, Hylobates, Orang, Homo.*

Nierenbecken mit Tubus maximus findet man bei einzelnen Formen: *Troglodytes niger (Primaten), Elephas africanus (Proboscidier), Dicotyles torquatus, Ovis aries (Artiodactyle), Equus caballus (Perissodactyle), Rhinocerus africanus.*

Ist der Ureter verzweigt, so kann die Niere auch äußerlich in Lappen (Renculi) geteilt sein. Hierin findet man extreme Formen unter den *Pinnipediern* und *Cetaceen*. So hat der *Seehund* 140—200 Lappen usw. Geringer ist die Lappenzahl beim *Rinde,* wo die Lappengrenzen im Laufe des Lebens oberflächlich undeutlich werden durch einen Verschmelzungsprozeß, der in der *menschlichen* Niere ähnlich abläuft. Den Prozeß der Lappenbildung und die Unterschiede, die in der Lappung zu finden sind, suchte CHIEVITZ, ähnlich auch W. FELIX (1906) durch einen Reduktionsvorgang zu erklären. Erfolgt die zur Papillenbildung führende Reduktion von Teilungsstellen gleich am ersten Astwinkel, so entsteht eine unipapilläre Niere, erfolgt dagegen die Papillenbildung erst mehrere Teilungsstellen weiter peripher, so entstehen multipapilläre Nieren. So würde die Papillenbildung beim *Seehund* erst nach 5—7 Astteilungen eingetreten sein. Wenn man also den Reduktionsvorgang, d. h. die Einbeziehung von Sammelrohren in den Ureter als ontogenetisches Prinzip der Papillenbildung anerkennt, so hätte man gleichzeitig einen Schlüssel zur Aufklärung der verschiedenen Nierenformen.

Einer besonderen Erklärung bedürfen aber diejenigen ungeteilten Nieren, deren Nierenbecken eigenartige Formen aufweist; teilweise ist eine wulstförmige Papille ausgebildet *(Hund)*, teilweise kommt es zur Bildung eines Tubus maximus [K. SKODA (1914)]. Weiter kommen Nierenbecken vor, bei denen das Becken eigenartig blattförmige Anhänge hat *(Schaf)*; in Weiterbildung dieser Form ist die Papille beim *Kamel* [F. LESBRE (1901)] wie von einem Schwammwerk von der Nierenbeckenschleimhaut umgeben. TOEPPER (1896) erklärte diese Nierenbeckenformen als ontogenetisch sekundäre Bildungen: bei *Rind* und *Schwein* soll das Nierenbecken primär eine längsovale Verbreiterung des Ureters sein; beim *Rinde* wachsen dann Hohlsprosse aus, die sich wieder je in 2—4 Blasen teilen, wodurch die Calyces minores entstehen. Ähnlich sei es auch beim *Schwein*. Beim *Schaf* sollen die blattförmigen Sprossen des Nierenbeckens erst beim 18 cm langen Fetus auswachsen, ähnlich sollen sich die Nierenbecken von *Eichhörnchen, Meerschweinchen, Ratte* und *Maus* entwickeln, die ja eine solche Bildung dorsal und ventral besitzen. Dieser Deutung schloß sich auch A. DUMONT (1909) an. CHIEVITZ (1897) stellte dagegen fest, daß die komplizierten Verhältnisse der Nierenbecken- und Papillenbildung auf einer sekundären Papillenverschmelzung und einer sekundären Reduktion beruhen. So entsteht die *Schafs*niere zuerst nach dem gelappten Typus; das einfache Nierenbecken entsteht durch Reduktion der Calyces. Die blattförmigen Ausstülpungen des Nierenbeckens kann man als reduzierte Calyces bezeichnen (W. FELIX). Auch die meist glatte *Pferde*niere ist embryonal gelappt [W. SCHURIAN (1925)]. Bei *Halicore Dugong* und *Manatus* [L. FREUND (1910)] ist das Nierenbecken um etwa 14 Markpapillen geordnet, die eigenartig hintereinander aufgereiht sind. Die weit die Papillen umgreifenden Nierenbeckenspalten sind im Ausguß blattförmig. Eine ähnliche Darstellung gibt auch AD. RIHA (1911) von der *Dugong*-Niere. Die *Manatus*-Nieren sollen bei jungen Formen äußerlich ungeteilt erscheinen, während die Lappung innerlich schon erkennbar ist [G. PETIT (1924)]. Im späteren Alter werden sie auch äußerlich gelappt, während die *Dugong*-Niere stets äußerlich glatt bleibt.

Wenn man nun in der Verfolgung des Reduktionsprinzips und auf Grund dieser Formen mit wohl sicher anzunehmender sekundärer Papillenverschmelzung soweit geht [L. FREUND (1910)], die unipapillären Nieren, die wir bei der Mehrzahl der *Säugetiere* finden, als aus multipapillären Nieren verschmolzen anzusehen, so geben hierzu weder unsere ontogenetischen Kenntnisse, noch die Ergebnisse der Vergleichung eine ausreichende Berechtigung.

Nach dem Reduktionsprinzip kann primär sehr wohl eine unipapilläre Niere bei der einen Form, eine multipapilläre Niere bei anderen gebildet werden. Außerdem aber kann sich eine primär multipapilläre Niere sekundär in ihrer Endform einer unipapillären Niere mehr und mehr nähern, wie dies bei der Bildung von Papillenwülsten, Tubi maximi usw. der Fall ist.

So sehen wir denn auch U. GERHARDT (1911) in seiner Übersicht den umgekehrten Weg beschreiten, den in gewissem Sinne im ontogenetischen Entwicklungsprinzip auch M. HEIDENHAIN (1923) gegangen ist. Er stellt eine Reihe auf, die von der unipapillären Niere von *Ornithorynchus, Echidna* [ZARNIK (1909)], kleinen *Monodelphiern, Edentaten, Insectivoren, Chiropteren, Nagern* über modifizierte unipapilläre Nieren zu multipapillären Nieren führt. Als Zwischenform sieht er u. a. die Leistennieren an, wie sie bei größeren *Musteliden,* größeren *Feliden, Orang, Schaf* u. a. ausgebildet sind. Bei manchen Leistennieren kommt es zur Teilung in zwei Papillen *(Dachs, Ateles, Cynocephalus, Sphinx)*. Die Nieren von *Mensch* und *Schwein* sollen damit also einer Fortentwicklung der Leistenniere ihren Bau verdanken, der sozusagen das Extrem in der *Cetaceen*niere erreicht.

Es ist bis heute nicht möglich, die verschiedenen Bauformen der *Säugetier-niere*, die am deutlichsten durch die Form des Nierenbeckens dargestellt werden, mit der Lebensweise der *Tiere* zu erklären. Es ist möglich, daß vor allem die Körpergröße eine Rolle spielt. Ob die Ernährungsweise und andere Faktoren einen Einfluß haben [U. Gerhardt (1911)], läßt sich bis heute nicht übersehen.

Das *menschliche* Nierenbecken faßt nach Feststellungen der Chirurgen [s. F. Voelcker (1927)] durchschnittlich 4—5 ccm, nach anderen bis zu 12 ccm. Bei Abflußschwierigkeit tritt eine Dehnung der Wand und Erweiterung auf.

Beim *Menschen* ist von jeher die Mannigfaltigkeit der vorkommenden Formen hervorgehoben worden. Besonders in neuerer Zeit, wo es gelingt, beim Lebenden die Form des Nierenbeckens genau zu untersuchen, haben diese Fragen ein erhöhtes Interesse gewonnen (s. d. Handbücher der Chirurgie).

Vielfach ist versucht worden, in die Mannigfaltigkeit System zu bringen. So unterschied J. Hyrtl (1872) 3 Formen: die dichotome Teilung des Ureters ohne Beckenbildung, das wahre Nierenbecken mit großen und kleinen Kelchen und das halbe Nierenbecken als Mittelform. J. Disse (1902) fügte diesen Formen noch den geteilten Ureter unter Bildung von zwei Becken hinzu. F. Legueu (1891) unterscheidet das bassinet ampullaire et ramifié. Poirier (1901) stellt fest, daß die geteilte Form häufiger sei, Terrier und Boudoin (1891) erklären die ampulläre Form für eine funktionelle Erweiterung. Hauch (1903) unterscheidet 6 Formen: 1. dicke plumpe Form, fast ohne Calyces, 2. starke Divergenz der Ureteräste, Dreieckform des Beckens, 3. Teilung mit stärkerem caudalen Ast, 4. Teilung mit stärkerem kranialen Ast, 5. Teilung mit zwei gleichgroßen Beckenhälften 6. stark gespaltene Form. Hasebe (1910) unterscheidet drei Formen: a) plumpe Form (die beiden primären Äste bilden eine Gerade), b) die primären Äste konvergieren, c) starke Spaltung ohne Beckenbildung.

Die plumpe Form des Nierenbeckens kommt bei Europäern (Hauch) in 14,3%, bei Japanern in 20,9% (Hasebe) vor, die Form b (Hasebe) ist am häufigsten (Europäer 68,4%, Japaner 77,9%). Die stark gespaltene Form kam bei Japanern unter 77 Nieren einmal vor, bei Europäern in 17,3%.

Mit der verschiedenen Nierenbeckenform kombinieren sich in verschiedener Weise die Wechsel in der Papillenzahl (s. S. 20). M. Th. Ivanitzky (1925) stellte interessante Zusammenhänge zwischen Brustkorb und Nierenbeckenform fest. Unter 85 Fällen war bei breiter unterer Brustkorböffnung ein plumpes Nierenbecken, bei enger Brustkorböffnung ein schlank verzweigtes Becken, bei mittlerer Brustkorböffnung die typische Nierenbeckenform (70%) zu finden.

Fragt man nach dem Wesen dieser Variabilität, so darf für den *Menschen* als sicherer Ausgangspunkt betrachtet werden, daß die Niere stets multipapillär angelegt wird. Wie sich nun eigentlich das Nierenbecken und damit die Nierenpapillen bilden, ist aber nicht so leicht zu beantworten. Wir müssen hier kurz die neueren Ansichten über die Entwicklung des Sammelrohrsystemes erwähnen.

Die hier in Betracht kommenden Fragen finden wir vorwiegend erörtert bei O. Hamburger (1890), E. Hauch (1903), Chievitz (1897), W. Felix (1911), O. F. Kampmeier (1919, 1924), M. Heidenhain (1923), K. Peter (1927) u. a.

Die ältere Lehre nahm es als gegeben an, daß alle Sammelrohre durch Sprossung aus der Ureterenanlage ihren Ursprung nehmen. Diese bis auf H. Rathke zurückgehende Vorstellung mußte durch Hilfsannahmen vor allem aufzuklären suchen, wie es kommt, daß in der fertiggebildeten Niere nicht kontinuierlich das ganze Verzweigungssystem des Ureters in fortgesetzter Dichotomie bis zu den terminalen Sammelrohren angeordnet ist, sondern daß wir hier in den Papillenspitzen nebeneinander eine größere Anzahl parallel geordneter Gänge ausmünden sehen. Dieses definitive Verhalten steht mit den ersten Entwicklungsstufen in Gegensatz, bei denen eine dichotomische Verzweigung mehr oder weniger scharf ausgeprägt ist auch in den Zweigstellen, die den späteren Calyces minores und den Ductus papillares entsprechen.

Die hier von allen älteren Autoren [s. W. Felix (1910)] gemachte, aber nicht streng bewiesene Hilfsannahme bestand darin, daß von einer gewissen Entwicklungsstufe ab das Nierenbecken nicht bloß durch Wachstum der

Wandung, sondern auch durch Einbeziehung einer Anzahl von Verzweigungsabschnitten des Sammelrohrsystems erweitert wird. Diese „Reduktion" schildert W. FELIX (1910, S. 837) folgendermaßen: „Die Reduktion beginnt regelmäßig zentral und schreitet gegen die Peripherie fort; beginnt sie so, daß auch die Sammelröhren erster Ordnung mit in das definitive Nierenbecken aufgenommen werden, so entsteht die sog. ungeteilte Nierenform mit einer einzigen Papille und einem einzigen großen Calyx, repräsentiert durch das gesamte Nierenbecken, wie sie z. B. das *Kaninchen* besitzt, geht die Reduktion so vor sich, daß die Sammelröhren erster und zweiter Ordnung erhalten bleiben, und erst die tertiären und quartären in die erweiterten sekundären einbezogen werden, so wird die sog. geteilte Nierenform entstehen, d. h. die Niere besitzt mehrere Papillen, jede von einem besonderen Calyx umfaßt. Die Sammelröhren zweiter Ordnung werden dann zu den Calyces minores, die Sammelröhren erster Ordnung zu den Calyces majores. Die *menschliche* Niere entwickelt sich nach dem Typus der geteilten Nierenform, die Reduktion beginnt bei Embryonen von 22 mm größter Länge mit einer Erweiterung des primitiven Nierenbeckens und sämtlicher Sammelröhren der vier ersten Ordnungen. Ihr Epithel wird gleichzeitig sehr hell und trotz der Erweiterung hochzylindrisch. Dann werden bei Embryonen von 60 mm Kopfsteißlänge die Sammelröhren der dritten und vierten Ordnung in die erweiterten zweiter Ordnung aufgenommen. Dadurch münden die Sammelröhren fünfter Ordnung direkt in die Sammelröhren zweiter Ordnung. In eine Sammelröhre zweiter Ordnung münden drei Sammelröhren dritter Ordnung, neun Sammelröhren vierter Ordnung und 27 Sammelröhren fünfter Ordnung. Da auf einer Pyramide der reifen Niere 20—30 Ductus papillares ausmünden, so genügt die Reduktion der Sammelröhren dritter und vierter Ordnung vollständig, um die Verhältnisse des erwachsenen Organes herbeizuführen." Auch die Verschiedenheiten in der Form des Nierenbeckens der erwachsenen *menschlichen* Niere [ramifiziertes und ampulläres Nierenbecken nach LEGUEU (1891)] führt FELIX auf den Reduktionsprozeß zurück, indem bei dem ampullären Becken auch die primitiven Sammelrohre zweiter Ordnung in Reduktion begriffen seien.

Die Anschauungen von FELIX stimmen in diesem Punkte im wesentlichen überein mit den Schlüssen, die vor allem CHIEVITZ (1897) und HAUCH (1903) aus ihren Befunden gezogen hatten. Bei *Phoca Groenlandica (Seehund)* wo die erwachsene Niere 140 Calyces besitzt, tritt die Reduktion der Sammelrohre und damit die Papillenbildung erst nach 5—7 Astfolgen auf. Beim *Schaf* entsteht die Niere zuerst nach dem gelappten Typus, d. h. unter anfänglicher Beibehaltung der ersten zwei Sammelrohrordnungen. Das später einfache Nierenbecken wird dann durch sekundäre Reduktion der Calyces gebildet. Auf ähnliche Weise sucht CHIEVITZ die Entstehung des Tubus maximus in der Niere von *Pferd* und anderen *Säugetieren* zu erklären.

Einen wesentlichen Fortschritt, speziell für die Kenntnis der Entwicklung der *menschlichen* Niere bedeutete die Arbeit von HAUCH, der besonders betont, daß im Anfange lediglich eine Verästelung des Nierenkanals erkennbar ist, etwa bis zur 10. Woche. Dann beginnt die Erweiterung der Ureteräste zentral, während peripher die Verzweigung weitergeht. Mit der zentralen Erweiterung beginnt die Pyramidenbildung, wobei zuerst je eine kraniale und caudale, sowie eine ventrale und dorsale Pyramide gebildet werden. Die Vermehrung der Pyramiden geschieht durch Spaltung, und zwar infolge der Bildung von sekundären BERTINschen Columnen. Je nachdem diese Spaltung einen größeren oder geringeren Umfang annimmt, entstehen mehr oder weniger Papillen und Zwischenbildungen (Papillen mit 2 Areae usw.). Daß umgekehrt eine Verschmelzung von einmal gesonderten Pyramiden vorkomme, wie dies seit Key (1865) mehrfach angenommen worden war, bestreitet Hauch. Wenn somit dieser Autor das Prinzip der Spaltung wenigstens für die Bildung der Pyramiden als wesentlich erkannt hatte, so blieb es doch M. Heidenhain (1923) vorbehalten, dieses Spaltungsprinzip für die Ausgestaltung des Sammelrohrsystems überhaupt verantwortlich zu machen.

Wenn man es als erwiesen annehmen kann, daß bei der Bildung der Porenfelder auf den Papillen 4—5 Verzweigungsstellen des Sammelrohrbaumes verschwinden, so müssen hier Beobachtungen erwähnt werden, die es erklären sollen, was aus den erstgeformten Nephronen wird, die in die Ampullen der ersten Verzweigungsstellen einmünden. Wenn diese Verzweigungsstellen sich durch Erweiterung zum Nierenbecken umformen, wo bleiben dann die Nephrone? Es gibt hier drei Möglichkeiten: 1. Die Nephrone gehen zugrunde, 2. die Nephrone verlassen ihre Einmündungsstellen, 3. die Einmündungsstellen werden beim Wachstum der Sammelrohre „emporgehoben".

Als unsicher muß man es betrachten, ob und in welchem Umfang Nephrone wieder zugrunde gehen.

Die ältesten Autoren [Schweigger-Seidel (1865), Riedel (1874)] stützten sich in erster Linie auf die Tatsache, daß die erstgebildeten Glomeruli auffallend groß seien; Riedel berichtet unmittelbar von einem Schwunde dieser Gebilde. Einen fettigen Zerfall der frühesten Kanälchengenerationen sah Emery (1883). Während diese Angaben von Kölliker u. a. bestritten wurden, kommt O. Hamburger (1890) in ausführlichen Untersuchungen zu dem Ergebnis, daß bei den zusammengesetzten Nieren (*Mensch, Schwein, Rind*) eine Rückbildung eintritt, während eine solche den einfachen Nieren fehlt. Er glaubt deshalb, daß Köllikers Angaben, beim *Kaninchen* sei keine Rückbildung nachweisbar, dem Umstande zuzuschreiben sei, daß das *Kaninchen* eine einfache Niere habe. Riedel hatte die Rückbildung beim *Rinde*, Emery bei der *Ziege* gefunden. Hamburgers Schlüsse beruhen auf der Beobachtung, daß bei *Mensch, Schwein* und *Rind* die größten Glomeruli junger Embryonen diejenigen älterer Embryonalstadien an Größe weit übertreffen, was bei *Maus* und *Ratte* nicht der Fall sein soll [s. die Tabelle aus Hamburger (1890)]. Er gibt auch an, daß die zentralsten Kanälchenanlagen Degenerationserscheinungen aufweisen können. Solche hat Chievitz (1897) an seinem *Seehunds*material nicht nachweisen können; aber der Umstand, daß auch hier die erstgeformten Glomeruli die späteren erheblich an Größe übertreffen, zudem zentral von den Vasa arcuata liegen, später aber hier vollständig fehlen, gibt auch ihm Anlaß, an eine Rückbildung dieser ersten Kanälchenanlagen zu glauben. Während Janosik (1906) bei *Schweine*embryonen solche Prozesse beschreibt, bestreitet G. C. Huber (1905) und vor allem W. Felix (1910) die Rückbildung von irgendwelchen Kanälchen auf das Entschiedenste.

Durchschnittsgrößen der größten Malpighischen Körperchen.
[Aus Hamburger (1890.)]

Mensch		Schwein		Rind		Maus		Ratte	
7,8 cm	165	3 cm	220	5 cm	160	12 mm	55	16—17 mm	55
11,2 „	125	8 „	220	11 „	200	18 „	55	35 „	80
24 W.	80	10 „	180	18 „	140	Neugeb.	55	45 „	80
$8^1/_5$ Mon.	100	17 „	110	28 „	100	11 Tg.	55	4 Tg.	80

In neuester Zeit hat sich nun O. F. Kampmeier (1919, 1924, 1926) ausführlich mit der Frage beschäftigt, und zwar an *menschlichem* Material (26 Embryonen von 16—171 mm Kopf-Steißlänge). Schon bei der Teilung des Ureters in die primären Sammelrohre wird das metanephrogene Gewebe nicht vollständig zu Endkappen verbraucht, sondern es bleiben kleine Reste im Mesenchym liegen; solche lösen sich auch beim Vorwachsen der die ersten Lappengrenzen andeutenden primären Kolumnen ab. Die abgesprengten Teile bilden sich zum Teil zu sog. metanephritischen Kugeln um. Von diesen wird wieder nur ein Teil zu Kanälchen fortentwickelt. Solche erhalten sich auch, nachdem die gleich zu erwähnende zweite Kanälchengeneration schon verschwunden ist. Man erkennt die ersten Kanälchenrudimente daran, daß sie zentralwärts von den Vasa arcuata liegen. Diese den primären Sammelröhren zuzuordnende Kanälchengeneration ist also von vorneherein spurhaft. Die Anlagen dürfen in späteren Stadien nicht als Rückbildungsstufe zuerst vollständig entwickelter Kanälchen aufgefaßt werden. Nur einmal hat KAMPMEIER bei einem 30 mm-Embryo auch sonst gut differenzierte Kanälchen durch einen dünnen Strang mit dem Nierenbecken selbst in Verbindung gefunden. Solche zentrale Anlagen erreichen, wenn überhaupt, die tubuläre Form erst, wenn sich die 3. Generation bereits im S-förmigen Stadium befindet (27—28 mm-Embryo). Trotz der geringen Entwicklungstendenz bleiben diese Anlagen der ersten Generation lange erhalten (KAMPMEIER fand sie noch bei einem 5 Monate alten Embryo) und können nach KAMPMEIERs Ansicht Veranlassung zur Entstehung von Nierencysten und -tumoren geben.

Die 2. Kanälchengeneration entwickelt sich sehr schnell und zeichnet sich durch die riesigen Glomeruli aus, die größer sind als beim zwei Jahre alten Kinde. Sie treten primär mit den Sammelrohren zweiter Ordnung in Verbindung. Auffallend sind durch Rekonstruktion sichergestellte Divertikel an diesen Kanälchen, die an der Grenze von Verbindungsstück und STÖRKscher Schleife abgehen. Bei 39 mm-Embryonen findet man solche Kanälchen, die mit einem gegabelten Verbindungsstück blind endigen, so daß KAMPMEIER glaubt, daß sich hier das Schaltstück ein neues Sammelrohr sucht. Auf diese Weise wird es für möglich gehalten, daß einige Kanälchen der 2. Generation Anschluß an später entstehende Sammelrohräste gewinnen. Die meisten Kanälchen dieser Generation bilden sich aber bestimmt zurück. Einige werden mit dem Wachstum der Sammelröhren verlagert (wie es FELIX schildert). Auch diese sollen aber später schwinden. Den Beginn deutlicher Degenerationserscheinungen findet KAMPMEIER bei 45 und 55 mm langen Embryonen. Sie zeigen sich an der Neigung zu Cystenbildung und dem Verlust der Sammelrohrverbindung. Im allgemeinen erweitert sich die MALPIGHIsche Kapsel erst sekundär. Bei 87—90 mm langen Embryonen zählt KAMPMEIER 40 und mehr cystische Kanälchen in jeder Niere. Auch die 3. Kanälchengeneration soll mindestens teilweise abgebaut werden.

Soweit mir Material zur Verfügung stand, kann ich sagen, daß tatsächlich bei jungen Embryonen in der Markregion vereinzelte Kanälchen angetroffen werden, die mit dem Sammelrohrsystem nicht in Verbindung stehen. Man kann sich davon besonders gut überzeugen, wenn ein solches Kanälchen völlig isoliert liegt. In welchem Umfange ein derartiger Reduktionsprozeß stattfindet, ist nicht ganz sicher. Ich glaube nicht, daß alles, was KAMPMEIER für degenerierende Kanälchen hält, wirklich als solche aufzufassen ist. Die großen zentral gelegenen Systeme jedenfalls zeigen in der Niere z. B. eines 160 mm langen Embryos (Abb. 67 S. 83) Anzeichen einer lebhaften Tätigkeit (s. S. 83 ff.). Obwohl diese Systeme vielfach zentralwärts von den Vasa arcuata liegen, ergibt sich in dieser Niere kein Anzeichen, das auf eine Degeneration dieser Kanälchen zu schließen gestattete. Auf die oben erwähnten älteren Angaben über Kanälchendegeneration möchte ich schon aus dem Grunde kein allzu großes Gewicht legen, weil diese Angaben nicht durch Abbildungen belegt sind, so daß es zweifelhaft bleiben muß, inwieweit hier tadellos fixiertes Material benutzt worden ist. Die Größe und vor allem der Umstand, daß in den Epithelzellen des Hauptstückes dieser zentralen Systeme regelmäßig zahlreiche Kügelchen eines wahrscheinlich eiweißartigen Materials abgelagert sind, gibt den zentralen Systemen immer ein besonderes Gepräge, das noch durch die Tatsache betont wird, daß

das Glomerulusepithel hier fast so stark abgeplattet ist wie bei erwachsenen
Glomerulis. Sowohl im Epithelcharakter aber, wie hinsichtlich des Glomerulusüberzuges finden sich gleitende Übergänge zu den weniger ausgebildeten
Systemen, die weiter rindenwärts liegen.

Zusammenfassend kann wohl heute gesagt werden, daß die zuerst angelegten Systeme zum Teil nicht die Verbindung mit dem Sammelrohrsystem
erlangen und hier dann durch längere Zeit als abortive Anlagen in den Markschichten gefunden werden. Dies betrifft zunächst die erste Generation. Die
zweite bildet sich aus, soll aber nach Kampmeier ebenso wie größtenteils die dritte
wieder abgebaut werden. Hierfür würde auch sprechen, daß, wie schon frühere
Autoren fanden, die zentral gelegenen Glomeruli diejenigen späterer Embryonalstadien an Größe übertreffen. Die Vorstellungen, die sich Kampmeier von

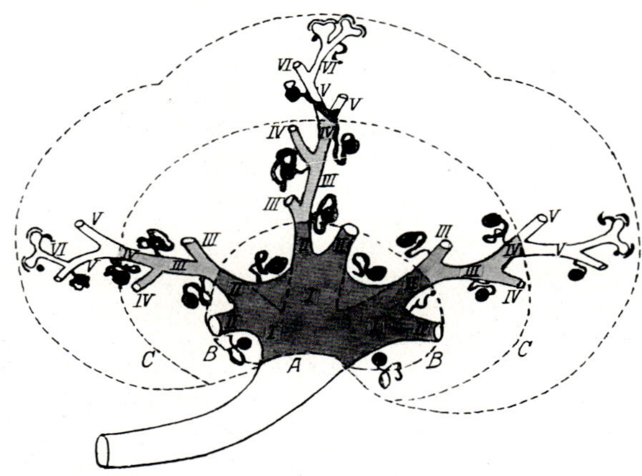

Abb. 221. Sammelröhrchen und Harnkanälchen eines *menschlichen* Embryos von etwa 9 Wochen
(30 mm Scheitelsteißlänge). Die gestrichelten Linien ABC grenzen die Reduktionszonen gegeneinander ab. I—VI Sammelröhrchen I.—VI. Ordnung. Die Astwinkel zwischen den Kanälchen I. Ordnung
sind bereits ausgeglichen (die ursprüngliche Form gestrichelt). Endgültige Sammelröhrchen weiß.
Harnkanälchen und Nierenkörperchen schwarz. [Aus Kampmeier (1919).]

der Entwicklung des Nierenbeckens gemacht hat, sind in Abb. 221 wiedergegeben.

Sehr unwahrscheinlich, und neuestens auch von K. Peter (1927) wieder
abgelehnt, ist die Darstellung von J. Janosik (1906, 1907, 1911), wonach die
Nephrone nach erlangter Verbindung mit dem Sammelrohrsystem sich wieder
loslösen und neue Verbindungen eingehen könnten. Das Auffinden blinder
Kanälchenanhänge dürfte wohl stets auf fehlerhafte Rekonstruktion zurückzuführen sein.

Da wir also keine sicheren Anhaltspunkte dafür haben, daß die Nephrone
eine einmal hergestellte Verbindung durch eine neue peripher gelegene ersetzen,
da ferner Kanälchendegenerationen bestenfalls für die ersten 2—3 Generationen
in Frage kommen, so müssen es unbedingt besondere Wachstumsvorgänge des
Sammelrohrbaumes sein, die schließlich dazu führen, daß erst im Sammelrohre der peripherischen Verzweigung Nephrone einmünden. M. Heidenhain
(1923) hat diese Schwierigkeit der Auffassung radikal dadurch beseitigen wollen,
daß er die Sammelröhren in zentraler Richtung fortwährend sich aufspalten
läßt. Daß die Vermehrung und die Verzweigung der Sammelröhren nicht durch
Aussprossung, sondern durch fortwährende Aufspaltung der primären Zweige
geschieht, glaubt er daran erkennen zu können, daß besonders in den zentralen
Teilen die Lumina der Sammelrohre von Epithelmembranen durchzogen sind,

denen allmählich das Bindegewebe nachrückt (Abb. 222). Die Aufspaltung des Sammelrohrsystems erfolgt demnach also dadurch, daß an den Scheitelenden immer neue Trennungsfalten entstehen, die immer weiter zentralwärts vorwachsen. Die Stelle, an der das Vorrücken der frühest entstandenen Trennungsfalten Halt macht, wird zur Area papillaris. Hier kommt es durch das Zusammenströmen der Trennungsfalten zu einem Epithelmantel (Abb. 223), in dem durch eine sekundäre Spaltbildung ein Lumen, nämlich dasjenige des Calyx entsteht.

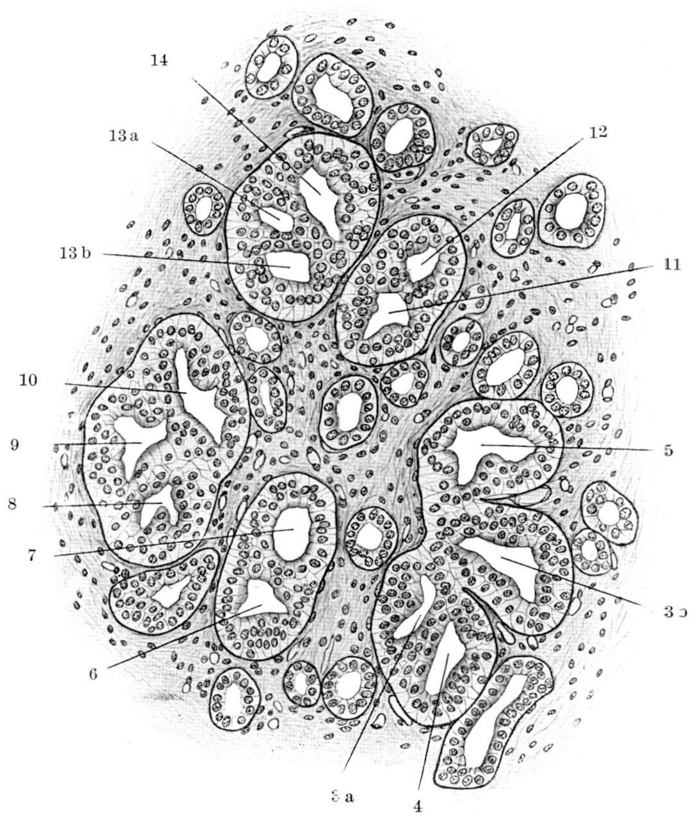

Abb. 222. Aus der Markregion einer 7,7 mm langen Niere eines *menschlichen* Embryos. 166mal vergrößert. Querschnitt eines Bündels von Sammelröhren oberhalb der Papillengegend mit den Schleifen. Die Sammelröhren sind durch innere Teilung sämtlich in den polymeren Zustand übergegangen. Bei 6 + 7, sowie 11 + 12 Dimeren, bei 8 + 9 + 10, ebenso wie bei 13a + 13b — 14 Trimeren; bei 3a + 3b + 4 + 5 eine Tetramere. [Aus M. HEIDENHAIN (1923).]

Wie K. PETER (1927) richtig hervorhebt, hat M. HEIDENHAIN die Epithelmembranen im wesentlichen nur in den zentralen Gebieten festgestellt. Ich sehe auch nicht ein, warum nicht für dieses Gebiet des Sammelrohrsystems das Prinzip der Spaltung anwendbar sein soll. Es würde in der Tat für eine Reihe von Erscheinungen gute Erklärungen abgeben.

Andererseits hat K. PETER (1927) sicher recht, wenn er für das Zustandekommen der peripherischen Sammelrohreinmündung das Spaltungsprinzip für unzureichend erklärt. Meines Erachtens richten die Ausdrücke „Spaltung" und „Sprossung" Gegensätze auf, die in den wirklichen Wachstumsvorgängen

nicht zu finden sind. Das ungleichartige Wachstum der Sammelrohre spielt
sicherlich eine große Rolle für die Herstellung der endgültigen Beziehungen.
Da bei der Entwicklung ja außer der Vermehrung der Verzweigungsstellen
eine gewaltige Vergrößerung des ganzen Sammelrohrsystems zustande kommt,
muß auch außer der „Spaltung" ein Längenwachstum stattfinden, das sehr
wohl als „Sprossung" erscheinen kann. Ich weise im übrigen auf das S. 243
über die Entwicklung der Nierenarchitektur Gesagte hin.

Für die Erklärung einer Variabilität in der Zahl der Nierenpapillen, bzw.
-kelche kommen also in Betracht: 1. Die Ausweitung einer verschiedenen Anzahl

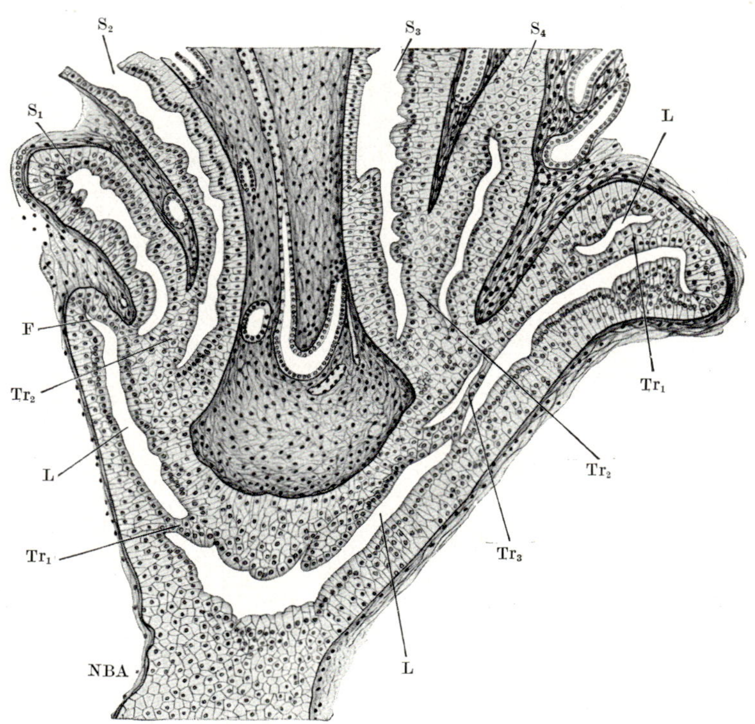

Abb. 223. Schnitt durch einen Nierenkelch einer 7,7 mm langen Niere eines *menschlichen* Embryos.
96mal vergrößert. Die Papillenanlage des kranialpolaren Renculus ist getroffen. Unten der Aus-
schnitt des kranialen Astes des Nierenbeckens = NBA. Darüber der Epithelmantel in Becher-
form. L = Lumina im Epithelmantel. Tr₁ = Trennungsfalten im Epithelmantel. Fornix-S₁—S₄
Sammelröhren, welche in der Richtung nach abwärts sich zu je zweien in einer Astgabel vereinigen;
von den beiden Astgabeln geht in der Richtung nach dem Mantel zu eine dicke Trennungsfalte aus,
Tr₂. In der Mitte zwischen den beiden Paaren der Sammelröhren eine tiefe Schleife.
[Aus M. Heidenhain (1923)].

von Verzweigungen des Ureterbaumes, 2. eine verschieden stark auftretende
Spaltung der zentralen Sammelrohre. Welches dieser beiden Prinzipien wirksam ist, ob vielleicht beide an der Herstellung der Nierenbeckenform beteiligt
sind, ist heute noch nicht sicher zu sagen.

B. Der Bau der Nierenbeckenwand.

1. Der Abschluß der Papillen gegen das Nierenbecken.

Im Gebiete des Porenfeldes und seiner unmittelbaren Umgebung ist das
Epithel demjenigen der Ductus papillares noch durchaus ähnlich. Die prismatischen bis kubischen Zellen grenzen einander mit scharfen Flächen ab.

In einer Niere, deren D. papillares mit Erythrocyten untermischte Zylinder enthalten, sind viele Epithelzellen der D. papillares mit gruppenweise angeordneten Pigmenthäufchen versehen. Solche fehlen dagegen so gut wie vollständig den Epithelzellen des Porenfeldes, womit sich ein charakteristischer, wenn auch erst unter pathologischen Umständen hervortretender Unterschied gegen das Epithel des Porenfeldes ergibt.

Im Papillenepithel liegen zwischen den gewöhnlichen Zellen mehr oder weniger verschmälerte, dunkler gefärbte Zellen, deren Kerne auch im Kernsaft dunkel gefärbt sind. Solche Zellen kommen von wenig „gedrückten" bis zu schmalen Stiftformen in allen Stufen vor. In den einschichtigen Flächen des Papillenepithels reichen diese Zellen von der Basis bis zur freien Oberfläche. Die zum Teil unregelmäßig geformten Kerne der dunklen Zellen können mehr basal oder mehr oberflächenwärts verschoben sein; je nachdem ist die Zellform verschieden. Die Zahl dieser veränderten Zellen schwankt individuell. Sicher handelt es sich hier nur um veränderte Formen der gewöhnlichen Epithelzellen.

Scharf ist meist die Grenze vom ein- zum zweischichtigen Epithel. Während in der einschichtigen Zone kein oberflächlicher Verdichtungssaum nachweisbar ist, tritt ein solcher auf, sobald mehr wie eine Zellenlage erkennbar ist (Abb. 224). Zwischen beiden Gebieten liegt manchmal ein Bezirk, in dem die Zellen zweikernig sein können, was wohl auf Amitosen hinweist. Die Oberflächenverdichtung beginnt aber erst mit deutlicher Zweischichtig-

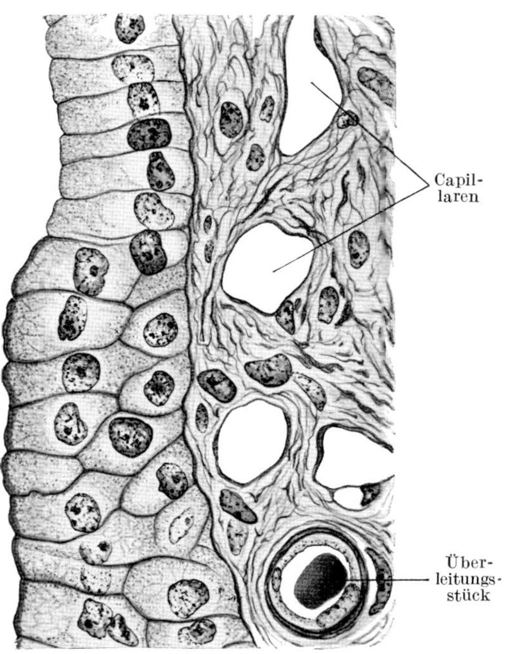

Abb. 224. Übergang des einschichtigen in den zweischichtigen Epitheltypus, an der Papille einer *menschlichen* Niere. Fix. Susa, Färbung Azan (Präparat von Prof. HEIDENHAIN). 800fach vergrößert.

keit. Der Saum, der nunmehr das Epithel nach dem Lumen zu begrenzt, ist von den Zellen nicht abgesetzt, sondern wird durch eine dem Lumen zugewandte Cytoplasmaverdichtung gebildet, an der die Lumenflächen aller oberflächlichen Zellen beteiligt sind. Der kernhaltige Teil des Zellkörpers ist viel substanzärmer und im fixierten Präparat zerklüftet. Die Kerne dieser Zellen sind sehr vielgestaltig; oft, wenn auch nicht immer, besitzen die Zellen zwei und mehr Kerne, deren Form oft rundlich glatt, meist aber unregelmäßig begrenzt ist. Es scheint, daß die Cytoplasmaverdichtung erst zustande kommt, wenn die Zellen mit der Basis des Epithels keinen oder nur noch einen geringen Zusammenhang besitzen. Einen Zusammenhang habe ich bei Azan-Färbung, die ja die Zellgrenzen sehr scharf hervorhebt, zumeist nicht feststellen können.

Die Zellkerne der ein bis zwei basalen Schichten gehören zu Zellen, die wohl sämtlich der Basis aufsitzen und im Schnitte sehr wechselnde Formen darbieten. Sie teilen sich wahrscheinlich amitotisch und liefern dadurch neues Zellmaterial. Ich habe niemals eine Mitose gefunden, DANINI (1924) meint dagegen, daß die Basalzellen sich mitotisch vermehren. K. W. ZIMMERMANN

(1898) findet bei *Kaninchen* die Basalzellen zuerst einzeln eingestreut, bis sie regelmäßig vorkommen. Die Basalzellen sollen durch feine Kanälchen zwischen den oberen Zellen mit dem Lumen verbunden sein. Die Mehrzahl der Kerne in den Basalzellen besitzt nur einen Nucleolus; sobald zwei Nucleolen im Kern liegen, handelt es sich um mehr oder weniger eingeschnürte Kernformen, die in allen Übergängen bis zu zwei kleinen in der gleichen Zelle liegenden Kernen vorkommen. Ich vermute, daß die Amitose in den Basalzellen größtenteils einer wirklichen Zellvermehrung zugute kommt.

Die Kernzerschnürung der Deckzellen kommt nachweislich auch dann noch zustande, wenn diese Zellen schon an der Oberfläche liegen, was man aus der Variabilität der Kernformen hier sicherlich ablesen kann. Daß in der Deckschicht auch Zellveränderungen auftreten, die zu einer starken Schrumpfung der Zellform führen, ist oft zu erkennen. Solche Zellen können noch tief in dem Epithel verankert sein, während der oberflächlich liegende pyknotische Kern wie zur Ausstoßung bereit erscheint. Die Zahl solcher Zellen schwankt individuell auch hier sehr stark.

Das an das Epithel anstoßende Bindegewebe unterscheidet sich an der Papillenoberfläche nicht von dem übrigen Papillenbindegewebe. An der Epithelgrenze schließt das Fasergerüst mit einer kaum merkbaren Verdichtung ab. Nur gegen die Umschlagsfalte sitzt das Epithel einem derberen Faserfilz auf. Doch fehlen auch hier, wie überall in der Papille, elastische Fasernetze vollständig.

2. Der Übergang der Papille auf den Nierenkelch.

Schon in der Umschlagsfalte besitzt das Epithel das typische Aussehen des Nierenbeckenepithels, wie wir es vom Calyx aus abwärts antreffen. Ich finde in diesem Epithel die gleichen Zellformen wie in den Papillenepithelien; nur ist das Epithel beträchtlich dicker. Zwischen den basalen Zellen liegen zum Teil sehr langgestreckte schmale oder verzweigte Zellen mit pyknotischen, unregelmäßig geschrumpften Kernen, die aber in sehr wechselnder Zahl vorkommen und in manchen Exemplaren fast ganz fehlen. Wo solche Zellen reichlich anzutreffen sind, sieht man alle Übergänge zu kleinen rundlichen, von wenig Cytoplasma umgebenen Zellkernen, die dann wie Lymphocyten aussehen. Es ist natürlich nicht auszuschließen, daß auch einmal ein wirklicher Lymphocyt in das Epithel hineinfindet; doch erscheint dies bei normalem Verhalten deshalb unwahrscheinlich, weil nach meinen Erfahrungen nicht nur alle Zwischenformen der Epithelzellenschrumpfung bis zur kleinen lymphocytenähnlichen Zellform vorkommen, sondern weil man meist, wenn es überhaupt sehr wenige Schrumpfungsformen gibt, lymphocytenähnliche Zellen ganz vermißt.

In einem Nierenbecken, das offenbar stark pathologisch verändert ist, finde ich neben in die Tiefe gewucherten Epithelnestern sehr reichliche lymphocytäre Formen im Epithel und in der T. propria. Hier bekommt man ähnliche Epithelbilder wie in den Tonsillen. Unter normalen Verhältnissen glaube ich nicht an eine Lymphocytendurchwanderung, bei krankhafter Veränderung sagt uns das Präparat über die Genese dieser Zellformen nichts aus.

Den Aufbau und die Zellformen des als „Übergangsepithel" bezeichneten Epithels, das vom Nierenbecken bis zur Harnblase die Harnwege auskleidet, hat J. Schaffer (Bd. 2, 1. Hälfte in diesem Handbuch, S. 19—23) behandelt, worauf ich im großen und ganzen verweise.

Die oben erwähnten schmalen Zellen trifft man auch in der eigentlichen Nierenbeckenwand oft in großer Menge an. Mit der Mehrzahl der Autoren [s. Disselhorst (1894)] sind diese Elemente sicher als umgewandelte Epithelzellen anzusehen. J. Disse (1901) und E. Zuckerkandl (1903) betrachteten sie als bindegewebige Elemente, weil sie einmal in ihrer Begleitung feinste Fasern zu sehen glaubten, und weil auf Flachschnitten solche

Zellen zu „netzförmigen Zügen geordnet" sein können. Azan-Färbungen zeigen aber ganz einwandsfrei, daß den schmalen Zellen keine Bindegewebsfibrillen folgen; auf Flachschnitten sind allerdings oft Anordnungen zu sehen, wie sie DISSE beschreibt. Dies verdient auch dann Beachtung, wenn es sich um veränderte Epithelzellen handelt. Ich möchte vorsichtig meinen, daß es sich um den Ausdruck von bestimmten Spannungen innerhalb des Epithels handelt (Abb. 225).

Die Grenze des Epithels ist auch dort scharf, wo die Capillaren dicht an dasselbe angrenzen. Auch hier muß die Darstellung DISSES, der sich auch A. PRENANT (1911) anschließt, neuen Untersuchungen weichen. Stets sind die Capillaren durch eine feine Faserschicht vom Epithel getrennt, wenn sie auch zu drei Vierteln ihres Umfanges an Epithel angrenzen können. Wie A. BRANCA (1904) u. v. a. (s. Bd. 2/1 des Handbuches) sah ich niemals Capillaren ganz von Epithel umgeben, es sei denn an Schräg- und Flachschnitten.

Das subepitheliale Gewebe bekommt an der Umschlagsfalte einige neue Elemente. Zunächst liegt unmittelbar unter dem Epithel ein dichter Gefäßplexus, dessen Verlaufe enge elastische Netze folgen. Diese Netze fangen offenbar stärkere Dehnungen auf und schützen damit die Gefäße. Die subepitheliale Schicht ist auch sehr kollagenreich. Darunter folgt eine gefäßärmere Schicht, in der sich elastische Netze ebenfalls auf die Umgebung von Gefäßen beschränken. Endlich folgt eine von dichten Muskelnetzen durchsetzte contractile Schicht. Auch in ihr ist ein auffallend reiches elastisches Netzwerk ausgebildet. Jede Muskelzelle ist von ihrem eigenen elastischen Netz umschlossen; das elastische Netz hat sich also in alle intercellulären Spalten des Muskelzellverbandes eingeschoben, so daß wir zwei durcheinandergesteckte Schwammbildungen vor uns haben.

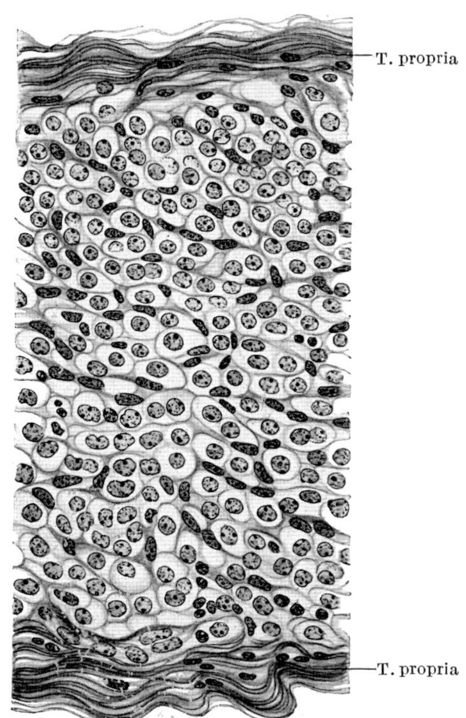

Abb. 225. Flachschnitt durch das Epithel einer Falte der Nierenbeckenwand. Beachte die verzweigt erscheinenden dunklen Zellen zwischen den helleren Zellen des Epithels. Die Grenze gegen das Bindegewebe erscheint nur deshalb nicht scharf, weil sie schräg getroffen ist. Zenker-Formol, Azan. 400fach vergrößert.

An der Umschlagsfalte ist die Muskulatur manchmal gehäuft; doch kann man oft genug an Präparaten an dieser Stelle vergeblich nach Muskelfasern suchen, die oberhalb der Umschlagsstelle des Nierenbeckens Beziehungen zur Papillenbasis haben könnten. An derselben Papille kann man auf einer Seite reichliche Muskelfaserquerschnitte finden, während die gegenüberliegende Seite nur wenige solche enthält. Auf Papillenlängsschnitten sind oberhalb der Umschlagsfalte die allermeisten Muskelbündel quergetroffen und gehören somit in das System des M. sphincter papillae [J. HENLE (1872)] (Abb. 226). Die glatten Muskelzellen verlaufen teils einzeln, teils gebündelt, wohl zu Verbänden zusammengeschlossen um die Papille herum; zwischen den Muskelbündeln liegt in ziemlich regelmäßiger Schichtenfolge in Bündeln geordnetes kollagenes Gewebe. Dieses ist (Abb. 227) wellig lockig angeordnet und dürfte das Maß bestimmen, bis zu dem ein Aufquellen der Papille möglich ist. In der Ebene des Sphincters findet man in der Papille meist noch breite Schleifenteile, teilweise sogar noch Hauptstückdurchschnitte, so daß also der Sphincter bis in die Außenzone des Markes vordringen kann. In den zentralen Teilen

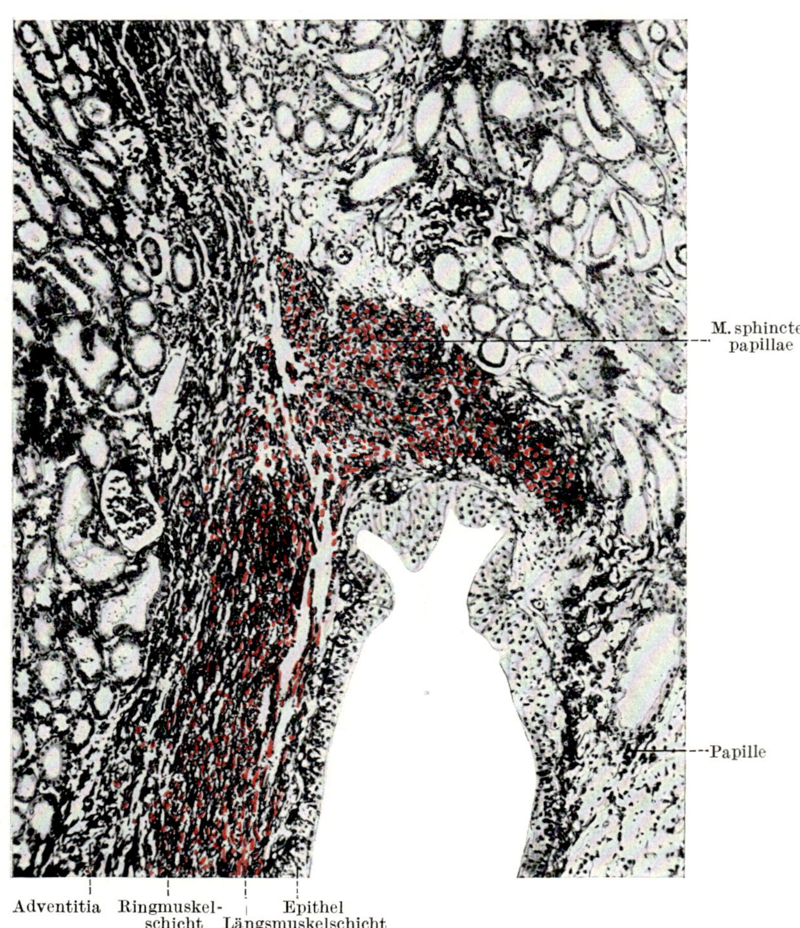

Abb. 226. Längsschnitt durch die Umschlagsfalte eines Nierenkelches auf die Papille einer *menschlichen* Niere. Foto, 90fach vergrößert, überzeichnet, Muskelelemente rot eingetragen. Susa, Azan. (Präparat von Prof. Heidenhain.)

der Papille würde ein Querschnitt durch die Sphincterebene allerdings schon Innenzonengebiet treffen.

Auffallend ist die Dichte des die Muskelzellen umgebenden elastischen Netzwerkes, das besonders in den ungebündelten Teilen der Muskulatur sehr stark entwickelt ist. Hier ist jede Muskelzelle in eine elastische Hülle gesteckt. Wo die Muskelelemente mehr gebündelt liegen, sind innerhalb der Bündel nur spärliche elastische Elemente zu finden; dagegen ist die Bündeloberfläche dicht von solchen umlagert.

3. Die Wand der Kelche und des Beckens.

In der Calyxwand liegt das Epithel in regelmäßigen Längswülsten angeordnet (Abb. 228). In der Achse der Falten verlaufen, zumeist in der Längsrichtung,
kleine Gefäßstämmchen, die bis dicht an das Epithel feine Capillarnetze abgeben,
deren Maschen veränderlich sind (Abb. 229). Wo die Schleimhaut in Falten liegt,
sind die Maschen parallel zu diesen angeordnet; zwischen den Falten liegen die
Maschen mehr quer. Dichte kollagene Lamellen bilden die T. propria; hier sind

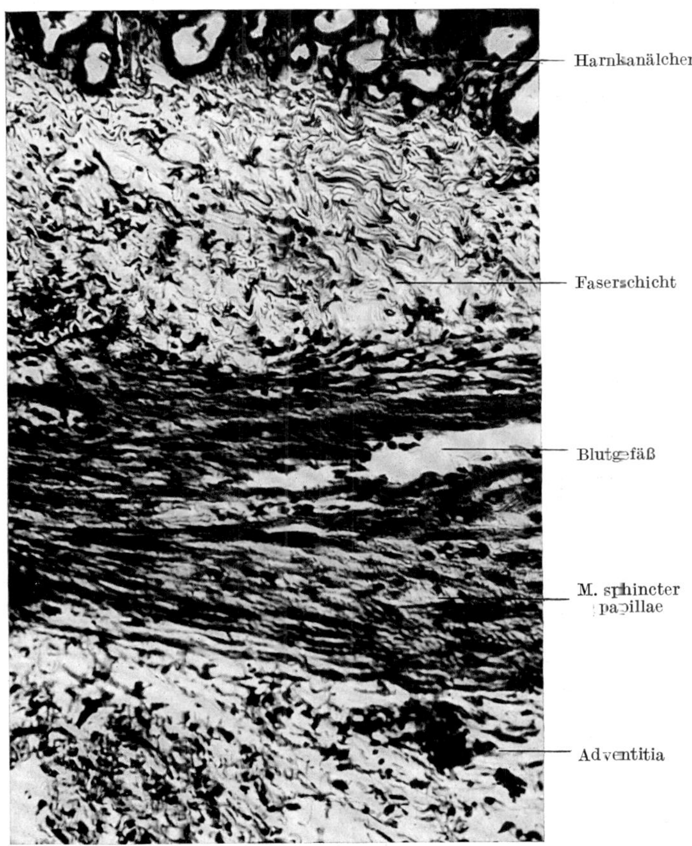

Abb. 227. Aus einem Querschnitt durch eine Nierenpapille, oberhalb der Umschlagsfalte des Nierenkelches. M. sphincter papillae (HENLE) längs getroffen. Zenker-Formol, Azan. Foto, 190fach vergrößert.

die Kollagenbündel sehr derb. Elastische Netze sind sehr fein und spärlich.
Nur in der Capillarenschicht ist das Bindegewebe zellreicher (Abb. 230). Wir
haben also eine ähnliche Ordnung in der Mucosa wie im Corium der Haut;
man könnte die Capillarenschicht dem Stratum papillare der Haut vergleichen,
die derbe Faserschichte dem Stratum reticulare. Aber eine irgendwie schärfere
Sonderung beider Lagen finde ich in der Nierenbeckenschleimhaut nicht.
Die kollagene Faserschicht hat im ungedehnten Zustande eine Anordnung,
die derjenigen im Ureter durchaus entspricht; es handelt sich um gröbere, in
zierlichen Wellen angeordnete Bündel, die in den verschiedensten Richtungen
verlaufen und, wie schon J. DISSE beschreibt, in abwechselnder Lamellen

verschiedenen Faserverlaufes angeordnet sind (Abb. 228). Ich kann aber an meinen Präparaten elastische Netze nur dort entdecken, wo Blutgefäße liegen. Etwas reichlicher werden sie in der Tiefe, wo allmählich die Muskulatur in das nun locker gebaute Bindegewebe eingefügt wird. Die Nierenbeckenwand ist also in ihrer inneren Schicht nur dadurch beweglich, daß die kollagenen Bündel weitgehend gegeneinander verschoben werden können; diese Verschiebung besorgt die Muskulatur, deren Kontraktion das kollagene Gewebe so ineinanderfügt, daß die inneren Wandschichten und damit das Epithel in Längsfalten

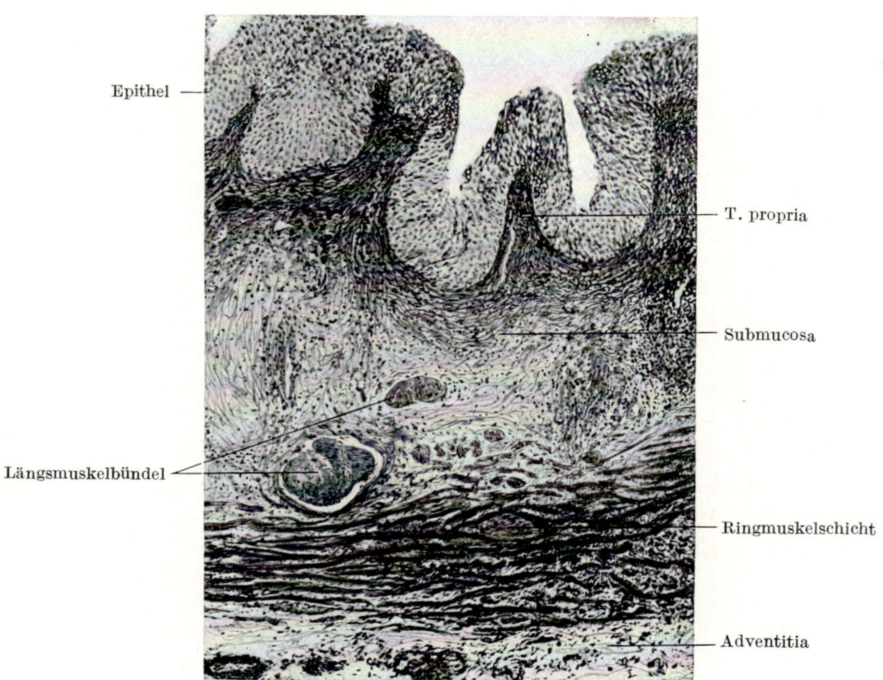

Abb. 228. Querschnitt durch die Wand eines Nierenkelches. Zenker-Formol, Azan. Foto, 90fach vergrößert.

gelegt werden. Welche ausgiebige Verlagerungen der kollagenen Bündel bei wechselnder Wanddehnung zustande kommen können, werden wir an dem leichter übersichtlichen Ureter noch darstellen.

Der Contractilität der Nierenbeckenwandung ist in neuerer Zeit erhöhte Beachtung geschenkt worden, seitdem in vereinzelten Fällen an operierten Nieren des *Menschen* außerhalb des Körpers Zusammenziehungen wahrgenommen worden sind [Wassink (1921), Haebler (1922, 1925), J. Israel (1887, 1923), Th. Hryntschak (1925), F. Legueu, Fey und Palazzoli (1927), A. Schmidt (1927) u. a.].

J. Israel sah schon 1887 an einer exstirpierten Krebsniere durch Berührung der Calyxwandung auslösbare Kontraktionen; Wassink (1921) beobachtete an einer hydronephrotischen Niere an den Calyces spontane Kontraktionswellen (4mal in der Minute), die nach dem Becken zu verebbten. A. Schmidt (1927) löste durch Berührungsdruck an dem stark erweiterten Becken einer hydronephrotischen Niere nach der Exstirpation von allen Stellen des Nierenbeckens Peristaltik aus; diese pflanzte sich bis zum Ureter fort. H. Haebler (1922) untersuchte diese Verhältnisse bei der *Katze* und sah 5—6 Kontraktionen der Calyces in der Minute; diese Wellen verstrichen beim Übergange in das Nierenbecken. Nach F. Legueu Fey und Palazzoli (1927) bleibt die Contractilität von durch Exstirpation gewonnenen Nierenbecken $^1/_2$—1 Stunde erhalten. Auf die Reizung erfolgt die Kontraktion nach einer

Latenzperiode von 2 Sekunden, sie dauert 1—1¹/₂ Sekunden; dann folgt eine refraktäre Phase von 10—20 Sekunden.

Die contractilen Elemente sind nun in die Nierenbeckenwand eingeordnet, ohne im mikroskopischen Schnitte eine scharf abgrenzbare Schichte zu bilden. Immerhin erfordert die Faltung der Schleimhaut eine gewisse Selbständigkeit gegenüber der Muskelschicht, was auch in der andersartigen Anordnung des Bindegewebes zum Ausdruck kommt. Die Muskulatur selbst läßt sich nicht scharf in Schichten einteilen, wie dies in der älteren Literatur vielfach geschehen ist. Mit einer gewissen Konstanz gibt es Muskelbündel, die in den Kelchen

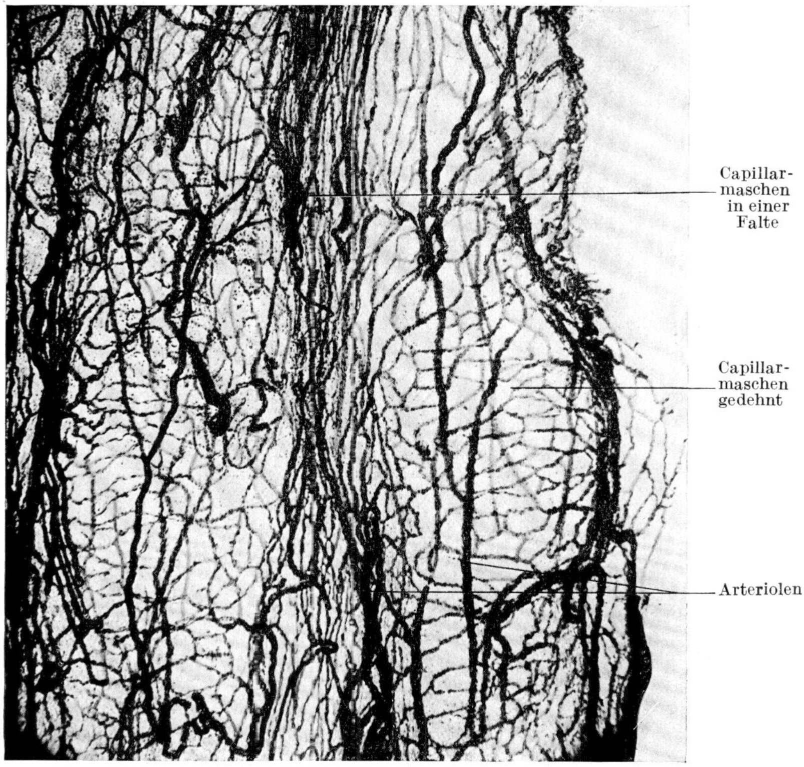

Abb. 229. Schleimhaut eines Nierenkelches mit injizierten Gefäßen; auseinandergebreitet und aufgehellt. Man erkennt deutlich die Schleimhautfalten, deren Zwischentäler und die verschiedene Form der Capillarnetze in beiden. Foto, etwas überzeichnet, 40fach vergrößert.

zirkulär angeordnet sind; hierbei ist aber die Anordnung auch locker, und Abgabe von Bündeln an benachbarte Schichten, sowie Zerklüftungen der Ringmuskellage durch schräge oder gar längsverlaufende Bündel sind vielfach zu beobachten. Sehr inkonstant sind die ausgesprochen längsverlaufenden Bündel, die sich in viel größerer Zahl nach innen von der Ringfaserlage als nach außen von derselben nachweisen lassen. Die geflechtartige Anordnung der Muskelbündel zeigen besonders schön Flachschnitte durch die Wandung (Abb. 231). Ganz auffallend, aber selten erwähnt, ist der außerordentliche Reichtum der contractilen Schicht der Nierenbeckenwand an elastischen Netzen (Abb. 232). Sie charakterisieren diese Schicht in gleicher Weise wie die Muskelelemente vor der fast ausschließlich kollagenen Innenschicht der Beckenwandung. Die unterstützende Rolle des elastischen Elements für die Tätigkeit der Muskulatur wird an diesem Beispiel besonders deutlich.

In der Verteilung der Muskulatur am Nierenbecken gibt es schon beim *Menschen* offenbar große individuelle Schwankungen; eine Anzahl von Arbeiten aus neuerer Zeit unterrichten über die Unterschiede, die sich bei einigen *Säugetieren* in dieser Beziehung vorfinden. Das Pferd hat innere Längs- und äußere Ringmuskeln [L. Tereg (1911), A. Dumont (1909)]; beim Hund überwiegen an der Spitze und der Basis Längs- und Schrägzüge, in der Mitte findet sich bei äußerer Längsmuskulatur eine innere Querlage [A. Dumont, H. Haebler (1922)]. Ähnlich verhält sich die *Katze.* Eine starke Durchmischung der Faserrichtungen findet man bei *Ziege, Schaf, Kalb, Rind,* bei denen ein eigentlicher Sphincter

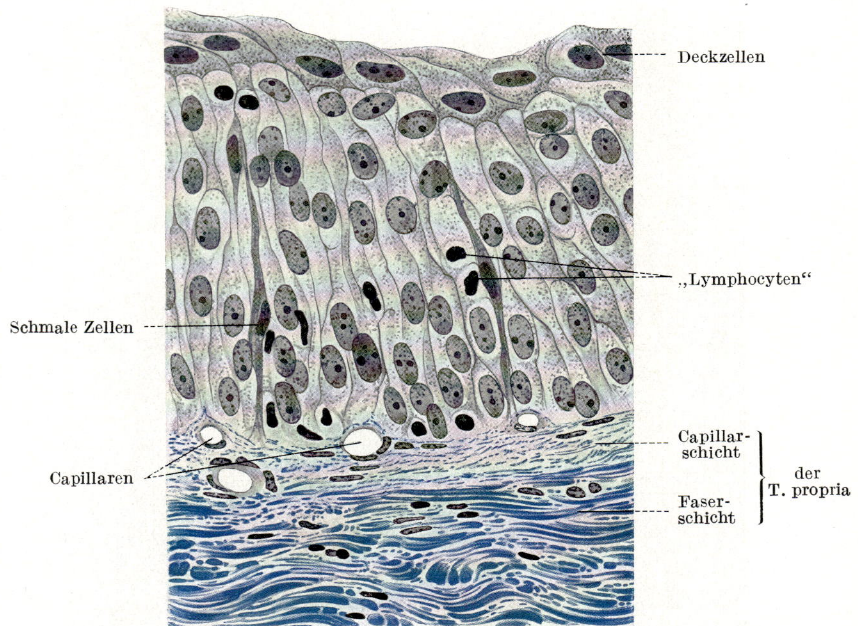

Abb. 230. Aus einem Querschnitt durch die Wand eines Nierenkelches. Zenker-Formol, Azan. 750fach vergrößert.

papillae (Henle) vermißt wird (Dumont, Haebler), wobei vielfach äußere Längszüge besonders hervortreten [L. Tereg (1911)]. Ein Sphincter papillae ist am deutlichsten und konstantesten beim *Schwein* ausgebildet [J. Henle (1872), Tereg, Dumont, Haebler u. a.].

Der Abschluß des Nierenbeckens gegen den Ureter wird bei *Schaf, Hund* und *Katze* durch einen deutlichen Ringmuskelwulst ermöglicht; ein solcher fehlt dagegen bei *Rind* und *Schwein* [Tereg (1911)].

Beim *Menschen* wird die Anordnung der Nierenbeckenmuskulatur nicht von allen Autoren gleichmäßig dargestellt. Nach J. Henle (1866) besteht die Muskellage aus einer inneren längs- und einer äußeren querverlaufenden Schichte. Die letztere reicht in der Kelchwand höher hinauf und bildet den Schließmuskel, dessen wechselnde Stärke Henle hervorhebt. Ähnlich äußert sich K. Toldt (1884). Ph. C. Sappey (1889) geht auf die Anordnung der Muskulatur nicht näher ein. V. von Ebner (1899) gibt die Henlesche Ansicht wieder. J. Disse betont zuerst, daß die Muskelhaut keine selbständige Schichte ist, daß auch außen von der Ringlage noch längsverlaufende Bündel vorkommen, wenngleich sie keine ununterbrochene Lage bilden. Auch in der Höhe des Henleschen Sphincter papillae gibt es noch Längsmuskelzüge, wie denn die ganze Calyxwand überall in sehr verschiedener Richtung laufende Muskelbündel besitzt. Dieser Darstellung von DISSE hat sich auch H. HAEBLER (1922) angeschlossen und ich selbst kann sie nur bestätigen. Wie ZUMSTEIN (1891) weist DISSE auf einen zweiten Ringmuskelwulst an der Einmündung des Kelches in das eigentliche Nierenbecken hin; auch dieser Sphincter wurde von HAEBLER bestätigt.

Die Verbindung der Nierenbeckenwand mit dem Gewebe des Sinus renalis vermittelt eine Bindegewebsschicht, deren auffallendstes Merkmal die zahlreichen Gefäße sind, aus denen die inneren Schichten der Wandung versorgt werden. Von einer besonderen Anordnung von „elastischen Spiralen" [R. DISSELHORST (1894)]

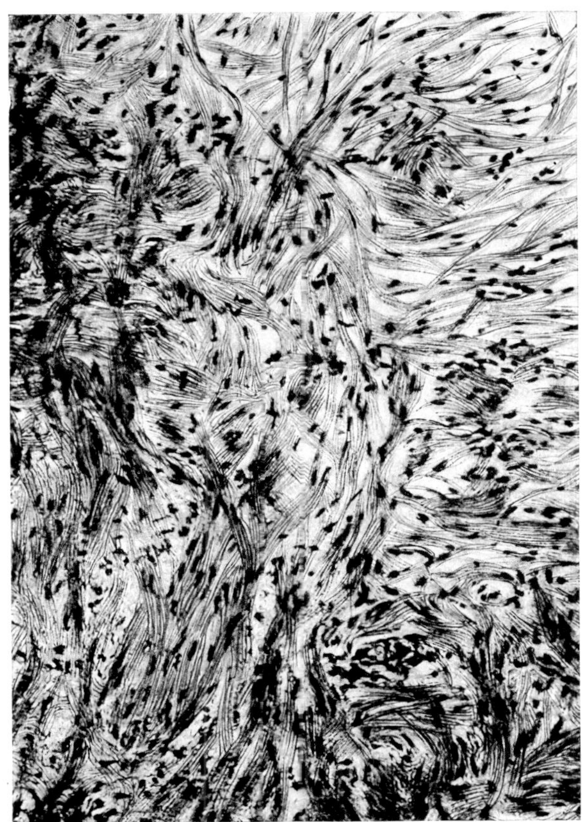

Abb. 231. Aus einem Flachschnitt durch die Muskelschichte der Wand eines Nierenkelches. *Mensch.* Zenker-Formol, Eisenhämatoxylin. Foto, 190fach vergrößert, überzeichnet.

habe ich nichts bemerkt. Es finden sich teilweise sehr derbe kollagene Bündel und, besonders in Beziehung mit den Gefäßen, reichliche elastische Netze vor.

Endlich komme ich auf die oft behandelte Frage zurück, ob das *menschliche* Nierenbecken Drüsen besitzt. Diese Frage ist für die gesamten Harnwege bis zur Blase vielfach behandelt worden. Ich kann gleich vorausschicken, daß mir an gesundem Material weder im Nierenbecken, noch im Ureter des *Menschen* je Drüsen vorgekommen sind. Auch in der Blase beschränken sich Bildungen, die man allenfalls dafür ansprechen könnte, auf die unmittelbare Umgebung der Urethra.

Unter den *Säugetieren* haben *Pferd* und *Esel* [O. V. C. E. PETERSEN (1905)] echte Drüsen im Nierenbecken und in den oberen Teilen des Ureters. Sie wurden zuerst von EGLI (1873) bearbeitet, nachdem dieselben schon von Paladino und E. Sertoli (1872) kurz beschrieben worden waren. Diese Drüsen wurden öfters untersucht [G. Seiffert (1905), L. Tereg (1911), E. Prenant (1911), Kardassewitsch (1925) u. a.]. Es handelt sich um zum Teil verzweigte Schläuche, die mit einschichtigem, teilweise Schleim absonderndem Epithel versehen sind. Die Drüsen kommen nur im Tubus maximus nicht vor [Petersen (1905), A. Dumont (1909)].

Für den *Hund* beschreiben A. Dumont und L. Tereg (1911) einfache und geteilte Epithelzapfen, die sich in das Bindegewebe hineinerstrecken können, ohne eigentliche sekretorische Erscheinungen darzubieten. Petersen (1905) hat Drüsen im Nierenbecken des *Hundes* nicht gefunden. Bei den anderen untersuchten *Säugetieren (Rind, Schaf, Schwein,*

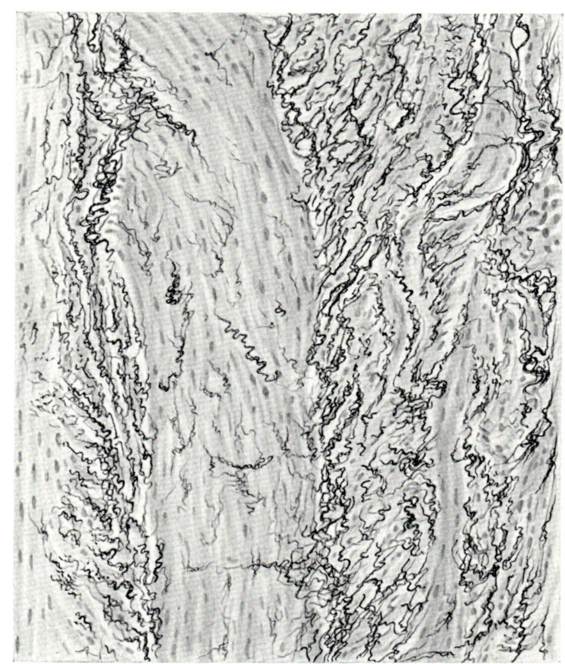

Abb. 232. Muskelschicht aus einem Querschnitt durch die Wand eines Nierenkelches. Zenker-Formol, Weigerts Elastica-Färbung. 160fach vergrößert.

Katze, Kaninchen, Meerschweinchen, Ratte) sind Drüsen oder drüsenähnliche Bildungen nicht beobachtet worden.

Bei J. Henle (1866) wird von Drüsen beim *Menschen* nichts erwähnt. C. O. Unruh (1872) fand in einem Falle von Nierenbeckenblutung bei Pocken in den mittleren Teilen des Nierenbeckens Drüsen, deren jede aus 2—12 Lobuli bestand, die mehr Talg- als Schleimdrüsen glichen. Der Durchmesser der einzelnen Follikel betrug 0,1—0,16 mm. Egli (1873) findet beim *Menschen* auf 1 qcm 1—2 Drüsen: „Es sind zusammengesetzte Drüschen, Zwischenformen zwischen schlauchförmigen und traubigen Drüsen, radiär um einen kurzen, etwas schmalen Ausführungsgang angeordnet." Egli hebt aber schon hervor, daß das Vorkommen der Drüsen sehr inkonstant ist, daß er sie bei einem erwachsenen Fall und beim Neugeborenen vermißt habe. C. Toldt (1884) führt die Drüsen ebenfalls an. Sappey (1886) erwähnt nichts von Drüsen.

A. v. Brunn (1893) und L. Aschoff (1894) haben unsere Kenntnisse auf diesem Gebiete wesentlich erweitert. A. v. Brunn zeigt an Nieren zweier Hingerichteter das Vorkommen von drüsenähnlichen Gebilden im Nierenbecken (Abb. 233), wobei er in diesen Gebilden eigentliche Sekretionserscheinungen vermißte; es handelt sich um verzweigte Schläuche, die großenteils kein Lumen besitzen. Im Ureter fand von Brunn ähnlich wie schon früher Hamburger Zellhaufen, die die Tendenz haben, vom Epithel aus in das Bindegewebe zu wuchern. L. Aschoff untersuchte zum ersten Male ein größeres Material, wobei er sorgfältig auf die pathologischen Erscheinungen achtete. Beim Erwachsenen können danach vom Nierenbecken bis zum Orificium internum alle Drüsen vollkommen fehlen. In den meisten Fällen, wo solche auftreten, ist die Schleimhaut pathologisch verändert; entweder kommt es zur Bildung der v. BRUNNschen Leisten oder es treten weiße Knötchen auf, es kommt zur Abschnürung von Epithel, zur Bildung verzweigter Zapfen. Diese haben Neigung, sich von der Oberfläche abzuschnüren. Schließlich kann es in dieser Bildung zu Zellzerfall und schleimiger Umwandlung kommen. Am stärksten waren solche Veränderungen an allen verengten Stellen (Anfang der Kelche, Anfang des Ureters, Orificium internum urethrae). R. DISSELHORST (1894) bestreitet wie für den *Menschen* so auch für alle *Säugetiere* das Vorkommen von Drüsen im Nierenbecken. Die Darstellung v. BRUNNs wird von V. v. EBNER (1899), J. DISSE (1901), O. V. C. E. PETERSEN (1905), A. PRENANT (1911) und den neueren Autoren übernommen.

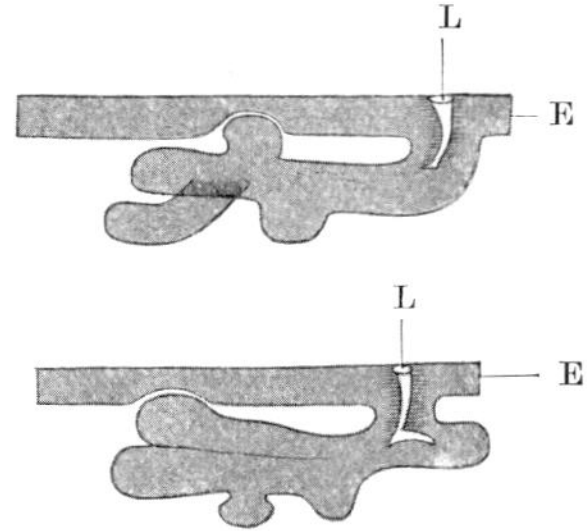

Abb. 233. Plattenmodelle zweier verzweigter Epithelsprossen aus dem Nierenbecken. E Epithel, L Lumen. Vergr. 50fach. (Aus v. BRUNN 1893.)

Wir dürfen also die von den älteren Autoren als Drüsen beschriebenen Bildungen als pathologische Erscheinungen auffassen, die in das Gebiet der Epithelwucherungen gehören und in verschiedenem Grade mit Reizungserscheinungen im Bindegewebe der Nierenbeckenwand verknüpft sein können.

IV. Der Harnleiter.

In veränderter Form ist der Harnleiter aus denselben Elementen aufgebaut wie das Nierenbecken. Wenngleich auch hier im mikroskopischen Querschnitt eine scharfe Sonderung einzelner Lagen meist nicht möglich ist, so erscheint doch die Einteilung in eine Schleimhaut als praktisch undehnbaren Teil und eine Muskelhaut als den aktiv formveränderlichen Abschnitt gerechtfertigt. Hier im Harnleiter, wo diese Elemente zur Bildung eines Rohres verwandt werden, kommt die Bedeutung der Schichtung etwas schärfer zum Ausdruck als im Nierenbecken. Im großen und ganzen besitzt der Harnleiter in allen Teilen die gleiche Zusammensetzung bis auf das unterste, im Wandteil der Harnblase liegende

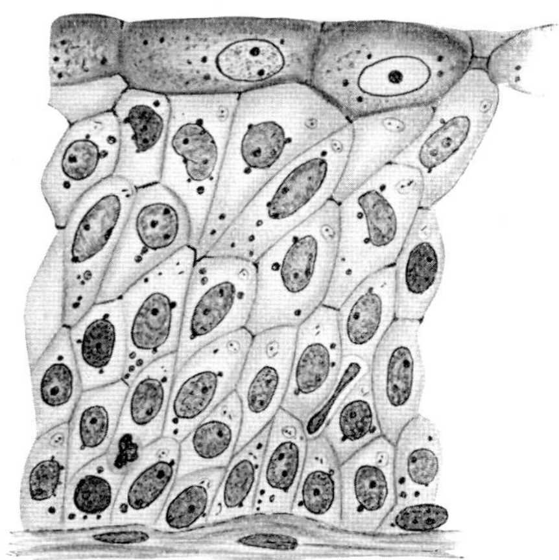

Abb. 234. Ureter des *Menschen*. Schnitt durch die ganze Dicke des Epithels. Mikrozentrum in Gestalt zweier Stäbchen fast in sämtlichen Zellen mit Ausnahme der Deckschicht zu erkennen. Es liegt innerhalb einer nicht überall deutlichen, zackigen Sphäre, welche sich zwischen dem Kern und der freien Epitheloberfläche zugekehrten Zellseite findet. Kittsubstanz zwischen den Rändern der freien Oberflächen und der basalen Flächen der Deckzellen, überhaupt zwischen sämtlichen Zellen der oberen zwei Drittel des Epithels. (Nach K. W. ZIMMERMANN 1895.)

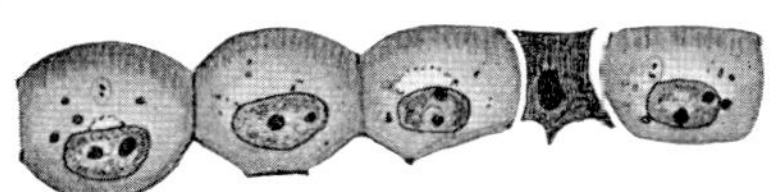

Abb. 235. Ureter des *Menschen*. Deckschicht mit einer abgestorbenen Zelle. In drei Zellen je ein Paar stäbchenförmiger Zentralkörper in der Nähe der der freien Epitheloberfläche zugekehrten Kernseite. Kittleisten zwischen den Rändern der freien Zelloberflächen und der basalen Seiten. (Nach K. W. ZIMMERMANN 1895.)

Stück. Ich sehe hier von den wechselnden Weiten und Engen ab.

Die Schleimhaut wird durch das dem Nierenbeckenepithel gleichende Übergangsepithel ausgekleidet (Abb. 234, 235). Auf Durchschnitten durch die obere Hälfte findet man besonders oft die v. BRUNNschen Epithelnester, über die oben

S. 278 gesprochen worden ist. Sehr auffallend ist die Anordnung des Stützgewebes in der T. propria. Auch hier liegen die Capillaren in einfacher Lage und in engen Netzen ganz dicht am Epithel und treten beim kontrahierten Organ oft in sehr nahe Beziehungen zum Epithel (s. S. 273), darunter aber — und den Hauptbestandteil der Propria bildend — dehnt sich ein kräftiges Faserwerk aus,

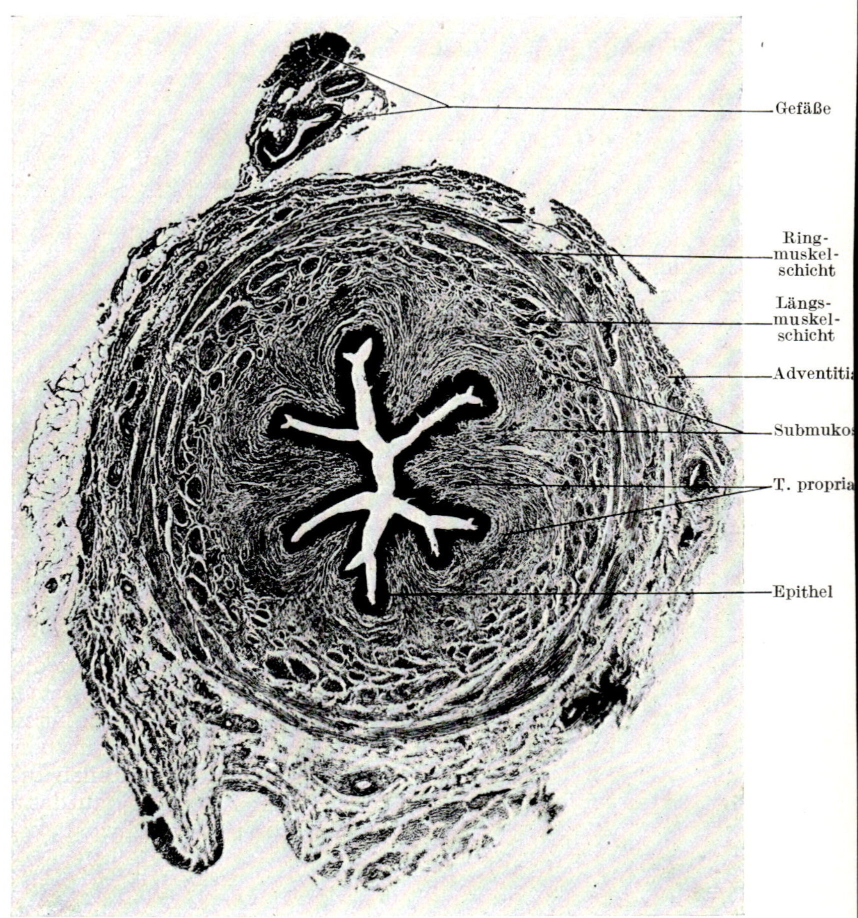

Abb. 236. Ureter des *Menschen*, Querschnitt durch die P. abdominalis; kontrahiert. Foto, 25fach vergrößert.

das ebenso wie im Nierenbecken sehr arm an elastischen Elementen ist und bei geschlossenem und offenem Ureter ganz verschieden angeordnet ist.

Bekanntlich legt sich bei leerem Ureter die Schleimhaut in Längsfalten (Abb. 236); der Träger dieser Faltung ist die Faserschicht, deren Mechanik bisher ungenügend beachtet worden ist. Der Übergang aus dem leeren in den gefüllten Zustand wird ganz offensichtlich durch Verschiebungen und Faltungen innerhalb der kollagenen Faserlagen bewerkstelligt, aus denen diese Schichte zusammengesetzt ist. Diese Faserlagen und ihre Schichtung zeigt Abb. 237 aus einem maximal gedehnten Ureter.

Das Präparat entstammt einer Leiche, die mehrere Stunden nach dem Tode konserviert worden ist; das Epithel war nicht gut erhalten; im übrigen darf die Wandzusammensetzung als normal angesehen werden.

Zunächst ergibt sich, daß die Schleimhaut sich nicht willkürlich jedesmal neu in Falten legen kann; vielmehr sind die Längsfalten im Aufbau vorgezeichnet. Das Übersichtsbild (Abb. 238) zeigt, daß die Faserlage jeweils dünner und dicker wird, wenn man dieselbe rings um die Wandung verfolgt. Die dünnsten Stellen sind an unserem Präparat durch den Rest der Furchen kenntlich, die zwischen je zwei Falten liegen. Der Höhepunkt einer Falte wird durch eine Verdickung der Faserlage angezeigt, unter der oder in deren tiefsten Lagen größere Gefäße liegen. Die Achsenfalte wird also wahrscheinlich überall durch

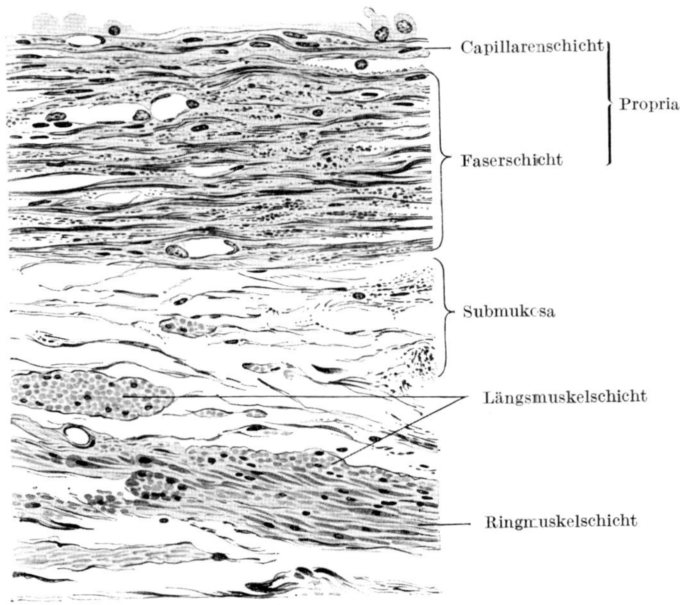

Abb. 237. Ureter des *Menschen*, Querschnitt durch die P. abdominalis; gedehnt. Beachte die Schichtung. Das Epithel ist nicht mit dargestellt. Vergrößerung 450fach.

die parallel zur Längsrichtung des Harnleiters verlaufenden Gefäße bestimmt, deren Anordnung dadurch gleichzeitig von den Verschiebungen des Bindegewebes bei wechselnder Lumeneinstellung verhältnismäßig unabhängig wird. Daß diese Deutung und damit die Annahme einer Faltenkonstanz richtig ist, wird auch dadurch bewiesen, daß bei engem Lumen größere Gefäße fast ausschließlich dicht an der Muskelschichte liegen und zumeist eine irgendwie geartete Beziehung zur Faltenachse besitzen; entweder es liegt ein größeres Gefäßbündel in der Faltenachse selbst, oder es verlaufen zwei etwas kleinere Gefäßbündel annähernd symmetrisch zur Achsenfalte angeordnet. Man kann natürlich bei dieser Erscheinung nicht auf eine absolute Konstanz rechnen.

Bemerkenswert und leicht verständlich ist die Art der Beziehung zwischen den Gefäßästen, die zur subepithelialen Capillarenschicht durchdringen müssen, und den Faserlagen der T. propria. Nirgends habe ich Gefäße gefunden, die die Faserlagen auf dem kürzesten Weg, also senkrecht durchsetzen. Überall verlaufen die Gefäßäste parallel zu den Faserlagen und schieben sich ganz allmählich von einer Faserzwischenschicht in die nächste vor. Bei der unausbleiblichen Verschiebung der Faserlagen gegeneinander leuchtet der Vorteil dieser Gefäßanordnung ohne weiteres ein; es ist der denkbar beste Schutz gegen Zerrungen und Zerreißungen.

Erst das Studium des gedehnten Ureters gibt uns ein Verständnis für die eigenartige Anordnung der Faserlagen beim leeren Ureter (Abb. 239). Die

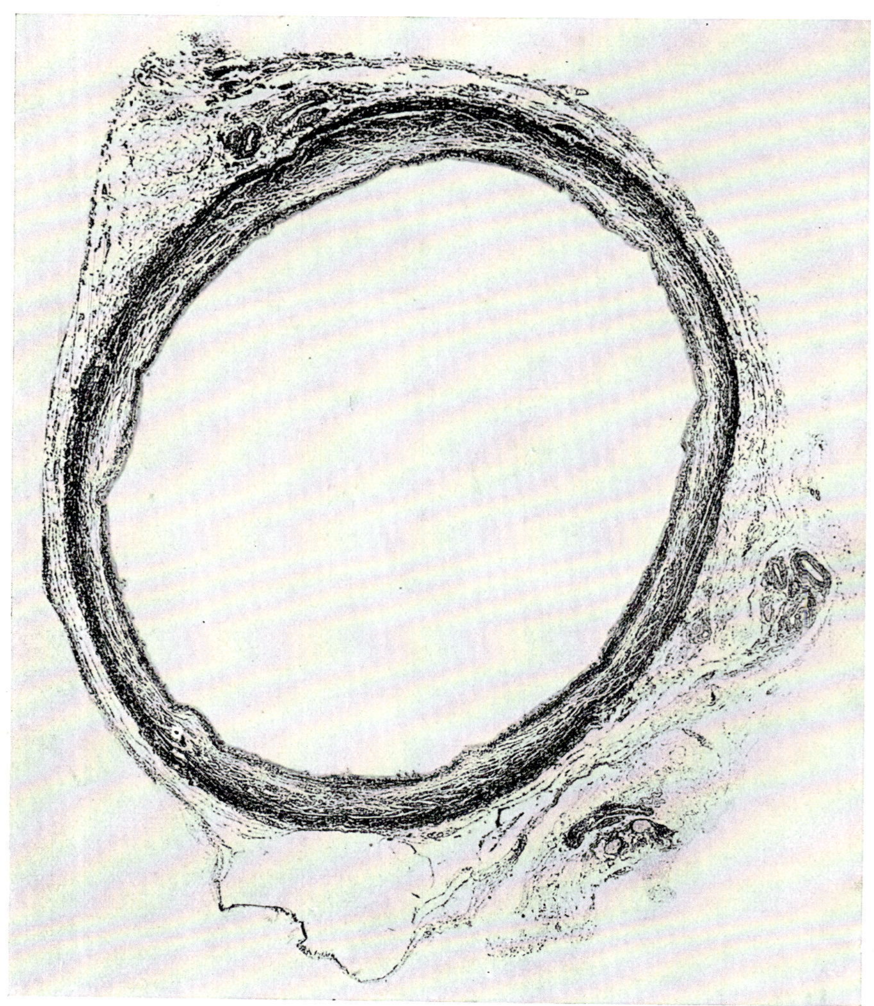

Abb. 238. Ureter des *Menschen,* Querschnitt durch die P. abdominalis; gedehnt. Die Falten sind noch eben zu erkennen. Foto, 16fach vergrößert.

Faserlagen werden sozusagen gegen das Zentrum des Organs gefaltet. Von der Faltenbasis aus verlaufen die Lamellen, in sich durch feinere Fältelung gewellt, gegen die Oberfläche der Falte, wo das Umbiegungsfeld der Lamellen zu finden ist. Schematisch kann man diese Konstruktion etwa derart auffassen, wie es in Abb. 240 dargestellt ist.

Innerhalb der Lamellen ist der Verlauf der kollagenen Bündel verschieden. Flachschnitte zeigen, daß in wechselnden Lagen oft die Faserrichtung der einen

Lamelle diejenige der anderen kreuzt (Abb. 241), so daß Flachschnitte der Faserschicht eine gewisse Ähnlichkeit mit Flachschnitten durch Osteone haben können. Doch ist meist der Faserverlauf viel unregelmäßiger. Mit den kollagenen Bündeln ist noch ein äußerst feinfaseriges elastisches Gerüst verbunden, das wohl bei der Rückführung der gedehnten Wand in den ungedehnten Zustand von erheblicher Bedeutung ist. Auch hier wird das elastische Gewebe stets in der Begleitung der Gefäße kräftiger.

Offenbar ist der Feinbau so eingerichtet, daß auch bei starker Dehnung der Wand für eine Offenhaltung der Gefäße, insbesondere auch der Capillaren, gesorgt ist; denn gerade in dem maximal erweiterten Ureter klaffen allenthalben die Capillaren ausgezeichnet. Übrigens ist im entfalteten Ureter von irgendwelchen feinen Septen, die in das Epithel reichen, nichts zu sehen. Die Capillarenschicht schließt ganz glatt gegen die Epithelunterfläche ab.

Zwischen der Faserhaut der Schleimhaut und der Muskellage finde ich im erweiterten Ureter deutlich eine locker gebaute Bindegewebsschicht eingeschaltet, die auch für die Verschiebungen der Faserschicht unbedingt notwendig ist. Man muß diese lockere Schichte füglich als eine T. submucosa bezeichnen, wenngleich dieselbe im leeren Organ nicht deutlich abgrenzbar ist. Dies hängt aber hauptsächlich mit dem Umstand zusammen, daß die inneren Längsmuskelzüge sich beim kontrahierten Organ etwas nach innen vorschieben und damit in den Bereich der Submucosa geraten; außerdem schieben sich die Bindegewebszüge dieser Schicht bei der Lumenverengerung ebenfalls zusammen.

Wir legen also Gewicht darauf festzustellen, daß die Schleimhaut eine gewisse Selbständigkeit gegenüber der Muskelhaut erlangt hat, viel mehr als uns dies im Nierenbecken erschienen ist. Es muß allerdings darauf hingewiesen werden, daß das Nierenbecken in dieser Hinsicht noch eine genaue Untersuchung verdient.

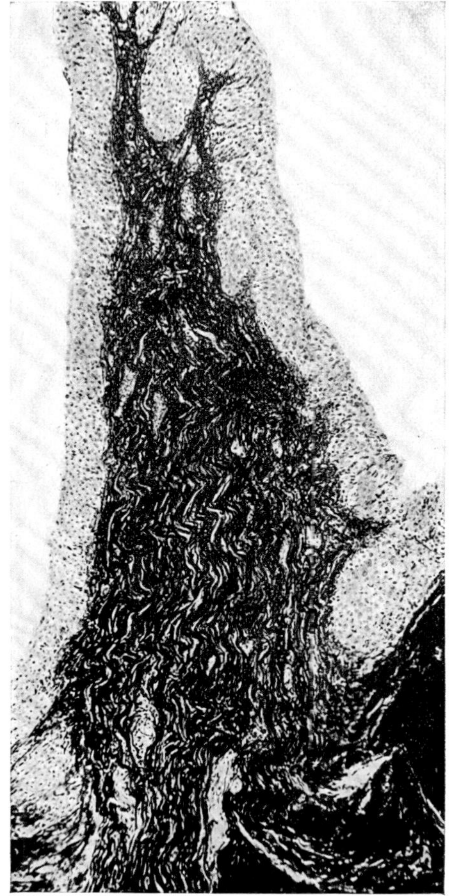

Abb. 239. Schleimhautfalte des ausgedehnten Ureters aus einem Querschnitt; beachte die Knickung der Lamellen der Propria, sowie den Verlauf der stückweise getroffenen Blutgefäße. Foto, 90mal vergrößert.

Wenn auch in der älteren Literatur [K. Toldt (1884) z. B.] meist vom Vorhandensein einer Submucosa die Rede ist, hat man seit Disses (1901) Darstellung sich daran gewöhnt, daß die Schleimhaut von der Muskelhaut untrennbar sei. Das ist aber nur insoweit richtig, als sich tatsächlich die Mucosa von der Muscularis schwer abtrennen läßt; da aber im kontrahierten Organ die Muskelschicht nicht mit in die Falten der Schleimhaut hineingezogen wird, muß gleichwohl eine funktionelle Zwischenschicht vorhanden sein. In meinen Präparaten springen wohl einmal einige Längsmuskelbündel ein wenig in das Innere

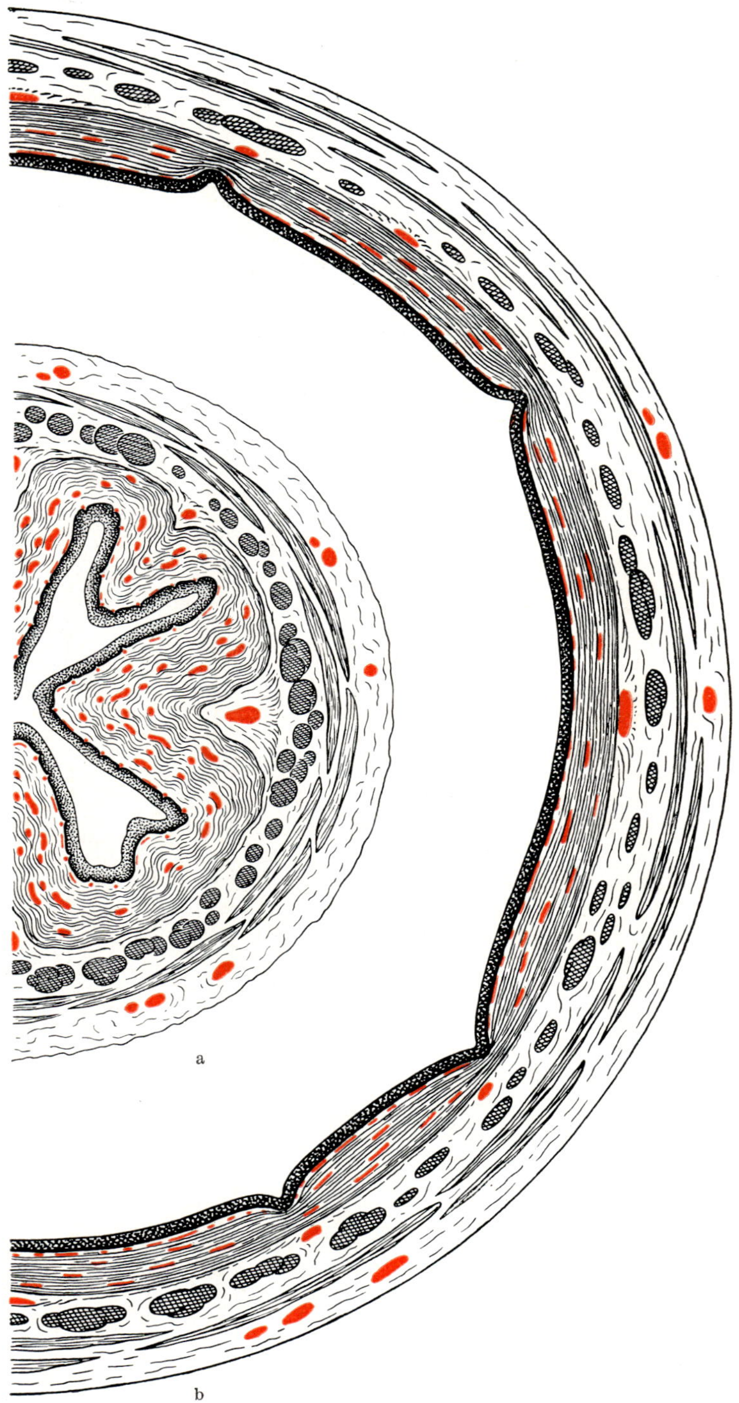

Abb. 240 a, b. Schemata zur Erläuterung der Dehnbarkeit des Ureters. a kontrahiert, b gedehnt.

vor; dies kommt aber ebensogut zwischen den Längsfalten wie in der Faltenachse zustande.
Daß im mikroskopischen Präparat die Grenze nicht scharf ist, hängt hauptsächlich damit zusammen, daß auch die Muskelschicht an kollagenen Bündeln sehr reich ist.

Die Muskelhaut ist ebenso wie das Epithel sehr oft untersucht und beschrieben worden.
J. Henle (1856) unterscheidet zwei „scharf geschiedene Schichten, eine innere Längs-,
eine äußere Ringfaserhaut, von denen die innere die stärkere ist"; er verteidigt diese Angabe gegen Koelliker, der das Umgekehrte behauptet hatte. Eine sehr eingehende Darstellung für das *Kaninchen* findet sich bei Th. Engelmann (1869). Die Adventitia sei arm
an elastischen Fasern. Äußere Längsmuskeln gibt es nur etwa 2 cm von der Blasenmündung an aufwärts, wo sie mit elastischen Sehnen enden. Diese Fasern stehen mit der

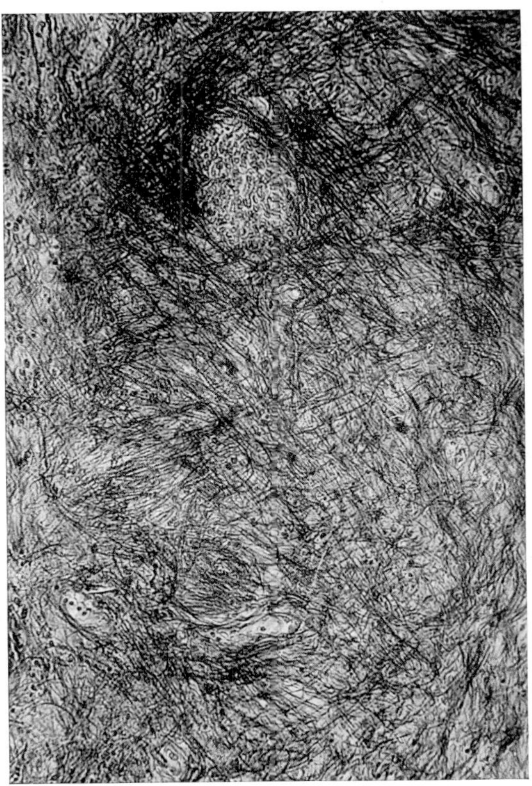

Abb. 241. Flachschnitt durch die M. propria einer gedehnten Ureterwand. Beachte die Überkreuzung
der Faserbündel. Form., Azan. Foto, 105fach vergrößert.

eigentlichen Uretermuskulatur nicht in Verbindung. Die Fasern der Ring- und der Längslage
stehen, besonders am Blasenende, vielfach untereinander in Verbindung. Obersteiner
(1871) spricht wiederum von einer dreifachen Muskellage, deren mittlere eine Ringmuskelschichte sei. C. Toldt (1884) fügt hinzu, daß in beiden Schichten die Muskelzellen durch
viel kollagenes Bindegewebe durchsetzt werden. Die äußeren Längsmuskeln findet er im
unteren Drittel des Ureters. Ph. Sappey (1889) lehnt eine Schichteneinteilung der Ureterenmuskulatur überhaupt ab. Die Muskelbündel wechseln dauernd ihre Richtung und
tauchen vielfach von einer Lage in die andere. Es gibt also nur eine einheitliche netzförmig
gebaute Muskelschichte. W. Waldeyer (1892) bringt scharf zum Ausdruck, daß die von
der Blasenmuskulatur gelieferte äußere Längsmuskelschicht von der Ureterenwandung
unabhängig und durch einen injizierbaren Spaltraum getrennt sei. Er nennt diese Muskelschichte daher Ureterenscheide.

Eine eingehende Untersuchung der Wandung in allen Teilen liegt der ausführlichen
Arbeit von R. Disselhorst (1894) zugrunde. Disselhorst betont, daß die Muskelanordnung in den einzelnen Abschnitten des *menschlichen* Harnleiters sehr variiert, lehnt

ebenfalls die Berechtigung, getrennte Lagen zu unterscheiden, ab und fährt dann fort: „Die Bündel sind dabei in ein Bindegewebe eingeschlossen, welches sich aus der Adventitia in die Muscularis fortpflanzt. Dasselbe drängt die Muskelbündel auseinander, umscheidet sie und wird im allgemeinen um so kernreicher, je näher es der Propria rückt. Es erreicht an manchen Stellen eine solche Mächtigkeit, daß man eher berechtigt wäre, von einem Bindegewebsrohre mit eingesprengter Muskulatur zu reden als umgekehrt." Die gleiche Unregelmäßigkeit findet Disselhorst bei allen untersuchten *Säugetieren*; charakteristisch ist immer die Ringmuskelschichte, die auch in der Entwicklung primär auftritt. Bei größeren *Säugetieren* wird diese Schicht beiderseits von Längsmuskelschichten eingefaßt. Bei kleinen *Säugetieren* (*Katze, Fledermaus*) können Längsbündel über weite Strecken hin vollständig

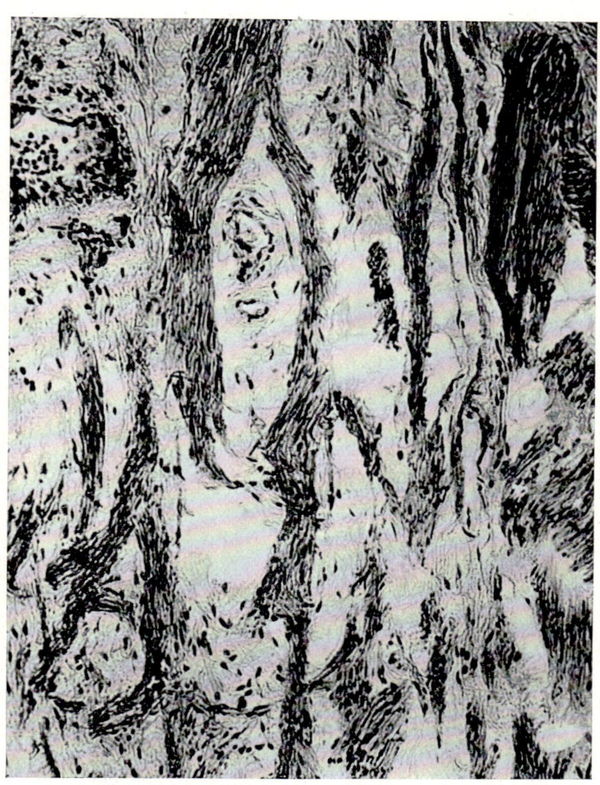

Abb. 242. Flachschnitt durch die Längsmuskelschicht einer gedehnten Ureterwand. Foto, 120fach vergrößert.

fehlen. Vom *Menschen* bildet Disselhorst einen Querschnitt aus dem unteren Drittel ab, an welchem das enge Lumen, die geringe Ausbildung der Falten und im Zusammenhang damit die geringe Entfaltung der faserigen Schichte der Propria auffallen. M. Mendelssohn (1899) betont, daß die Kontraktionen des Ureters vom Nierenbecken her ausgelöst werden müssen, da mechanische Reize an der Schleimhaut, sowie Urinfüllung allein keine Zusammenziehungen hervorrufen. V. v. Ebner (1899) macht wieder eine Trennung der einzelnen Muskellagen in der früher üblichen Weise.

Eine wesentliche Erweiterung unserer Kenntnisse brachte die eingehende Darstellung von J. Disse (1901). Auch im oberen Abschnitte des Harnleiters findet er vereinzelte äußere Längsmuskelbündel; im mittleren Abschnitt tritt unter allgemeiner Zunahme der Muskelwandung besonders die Schicht der inneren Längsmuskeln hervor. In der Pars pelvina verschwinden die Längsfalten allmählich, bis nahe der Blase das Lumen eine Y-förmige Spalte wird. Gleichzeitig verdünnt sich die Propria erheblich und die Längsmuskulatur reicht dicht bis an das Epithel heran; wenn Disse dies so darstellt, als wenn die Muskelzüge die Propria selbst erfüllen, so kann ich ihm hierin nicht beipflichten. Das in der Blasenwand verlaufende Stück des Ureters besitzt fast nur noch Längsmuskelbündel, solche

aber von zweierlei   ; nach innen liegen feine Bündel, wie sie die gesamte Ureterwand
auszeichnen, wäh   d, getrennt durch einen Spalt, außen eine Lage von mächtigen Bündeln
angeordnet ist,   eben die erwähnte Ureterenscheide bilden. DISSE legt aber besonderes
Gewicht dara   , daß auch diese Bündel, die sich in die Adventitia des Ureters fortsetzen,
zur Ureterv   d selbst gehören, weil sie nirgends mit der Blasenwandmuskulatur zusammenhängen. ..r dadurch erkläre sich die von ENGELMANN entdeckte funktionelle Unabhängigkeit des Ureters von der Blase. Die Längsmuskulatur des unteren Ureterendes vermag
beim lebenden Tier durch ihre Kontraktion den ventilartigen Verschluß der Ureteren-
klappe aufzuheben und kann so die Veranlassung werden, daß Blaseninhalt in den Ureter
eintritt. In der Frage der Ureterenscheide ist E. ZUCKERKANDL (1903) anderer Meinung,
da nach ihm der Zusammenhang dieser Muskelschichte mit der Blasenmuskulatur sich
durch makroskopische Präparation erweisen lasse.

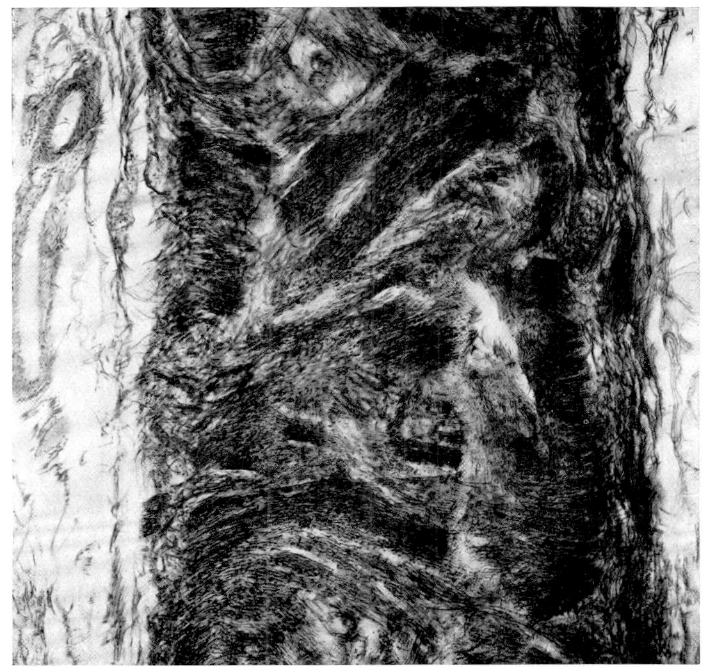

Abb. 243. Flachschnitt durch die Kreismuskelschicht einer gedehnten Ureterwand. Foto, 100fach
vergrößert.

Wie ich oben schon erwähnt habe, besteht eine funktionelle Trennung
zwischen der Schleimhaut und der Muskelhaut wenigstens in den Teilen (Pars
abdominalis), deren Schleimhaut in Längsfalten gelegt ist. Bei genauerer Durch-
musterung der Schnitte zeigt sich denn auch, daß ringsherum die lamellär
gebaute Schicht der Schleimhaut sich überall gut von dem viel unregelmäßiger
angeordneten Bindegewebe der Muskelschicht abgrenzen läßt. In dieser Grenzschichte liegen die größeren Gefäße; bis zu der Grenzschichte, aber nicht
weiter in die Schleimhaut hinein, können sich auch die innersten Muskelbündel
vorschieben.

Innerhalb der Muskelhaut kann ich ebensowenig wie DISSELHORST und DISSE
u. a. getrennte Muskelschichten unterscheiden. Dies gelingt wohl an vielen
Stellen einigermaßen, aber auch an den günstigsten Stellen ziehen Bündel der
äußeren Schichten in die inneren Lagen hinein. Die meisten Muskelbündel
sind mehr oder weniger schräg getroffen, wobei in den inneren Lagen zweifellos Längsbündel, in den äußeren Lagen Kreisbündel vorherrschen. An vielen

Stellen sind die Längsbündel aber außerordentlich spärlich, während sie sich anderorts wieder mehr häufen. Mit DISSELHORST erkenne ich als das konstanteste Element die Kreismuskelbündel; am seltensten, aber meist nicht vollständig fehlend, sind äußere Längsbündel.

Von der Anordnung der Muskelbündel bekommt man am besten an Flachschnitten durch die Wandung eine Vorstellung. Die Kreismuskeln bestehen

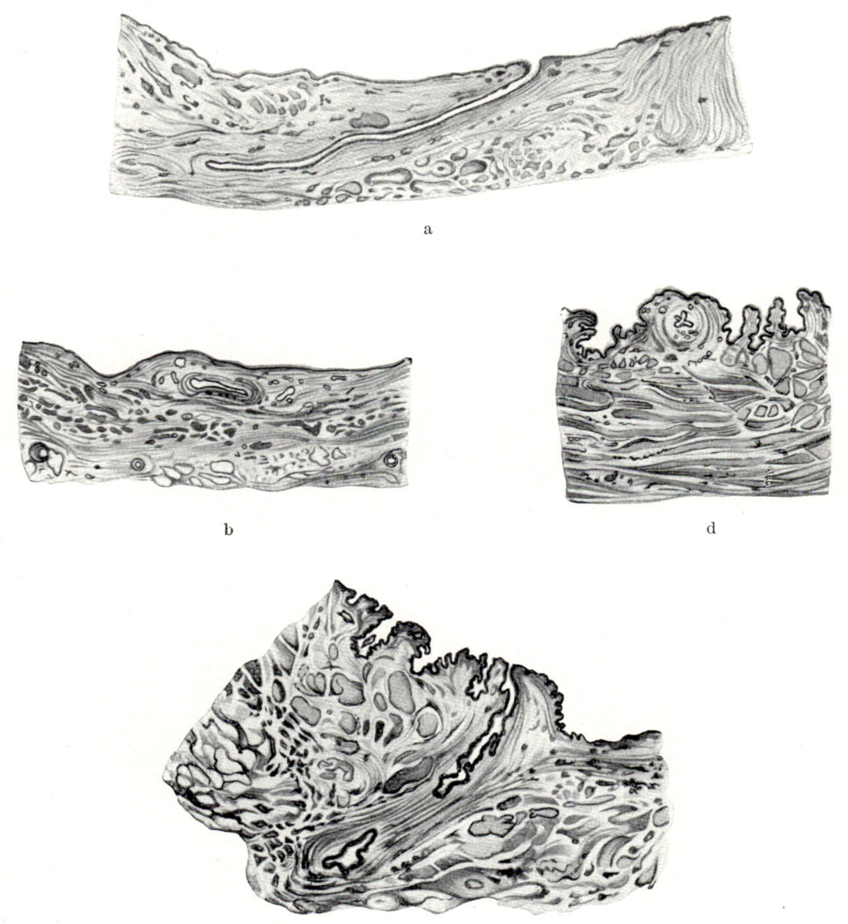

Abb. 244a—d. Schnitte durch die Blasenmündung des Harnleiters. a Frontalschnitt bei erschlaffter Blasenwand, b Querschnitt bei erschlaffter Blasenwand, c Frontalschnitt bei kontrahierter Blasenwand, d Querschnitt bei kontrahierter Blasenwand. [Nach SAMPSON (1903), aus A. ADLER (1929).]

danach aus viel massigeren Bündeln als die inneren vorwiegend in der Längsrichtung verlaufenden Anteile. In beiden Schichten sind aber die Bündel untereinander ausgiebig verbunden, wodurch sich zur Genüge das unregelmäßige Querschnittsbild erklärt (Abb. 242 und 243).

Die Muskelbündel sind mit elastischen Netzen verbunden. Hierin unterscheiden sich aber einzelne Präparate nicht unbeträchtlich. Manchmal ist die elastische Struktur sehr reichlich; in anderen Fällen werden die Muskelbündel nur von äußerst feinen elastischen Netzen umhüllt.

Zwischen den Muskelbündeln liegen reichlich kollagene Bündel, die zusammen mit den durchbrechenden Gefäßen die Muskelschichte durchsetzen.

Außen von der Muskelschichte folgt ein lockeres Bindegewebe (Adventitia), in dem zugleich die größeren Gefäßstämme und Nervenbündel verlaufen. Dieses Gewebe ist gegenüber der übrigen Wand des Ureters sehr reich an elastischen Elementen.

Einer besonderen Besprechung bedarf das mit der Überleitung des Harnes in die Blase betraute unterste Ende des Ureters. Dieser in der Blasenwand

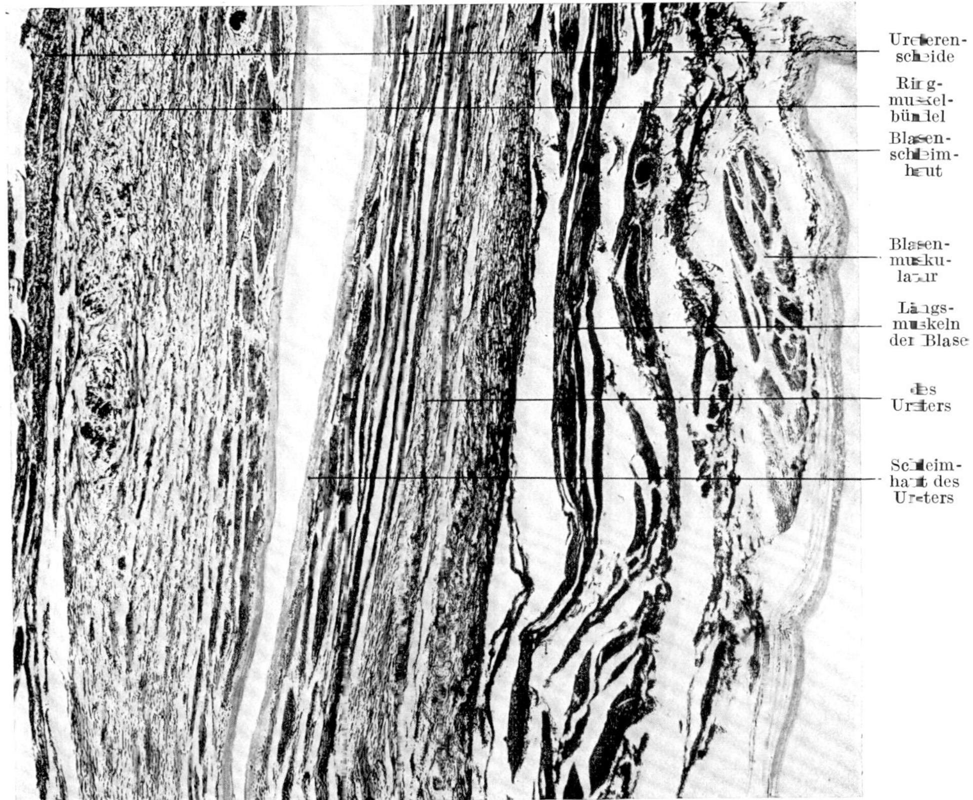

Abb. 245. Längsschnitt durch den intramuralen Teil des Harnleiters. Foto, etwas überzeichnet. 30 mal vergrößert.

liegende Abschnitt mündet bekanntlich mit einem in schlaffem Zustand der Blase spaltförmigen Schlitz in die Blase ein. Die „Oberlippe" wirkt wie eine Verschlußklappe und wird durch den Blaseninhalt gegen die „Unterlippe" gedrückt (vgl. Abb. 244 aus Sampson).

Die Entleerung des Harnes in die Blase geschieht in wechselnden Abständen und beginnt mit einer Peristaltik des Ureterwulstes. Dann öffnet sich die Mündung und der Harn wird in die Blase gespritzt.

Das auffallendste Merkmal des hieran beteiligten Harnleiterabschnittes ist das Vorwiegen der Längsmuskelbündel (Abb. 245) und der Umstand, daß die Schleimhaut sehr verdünnt ist. So reichen die inneren Längsmuskelbündel bis nahe an die Capillarenschichte des Ureters heran. Die inneren Längsmuskeln der „Oberlippe" strahlen fächerförmig aus, wodurch nahe der Mündung nur noch ganz vereinzelte Längsmuskelbündel übrig bleiben. Dabei biegen die

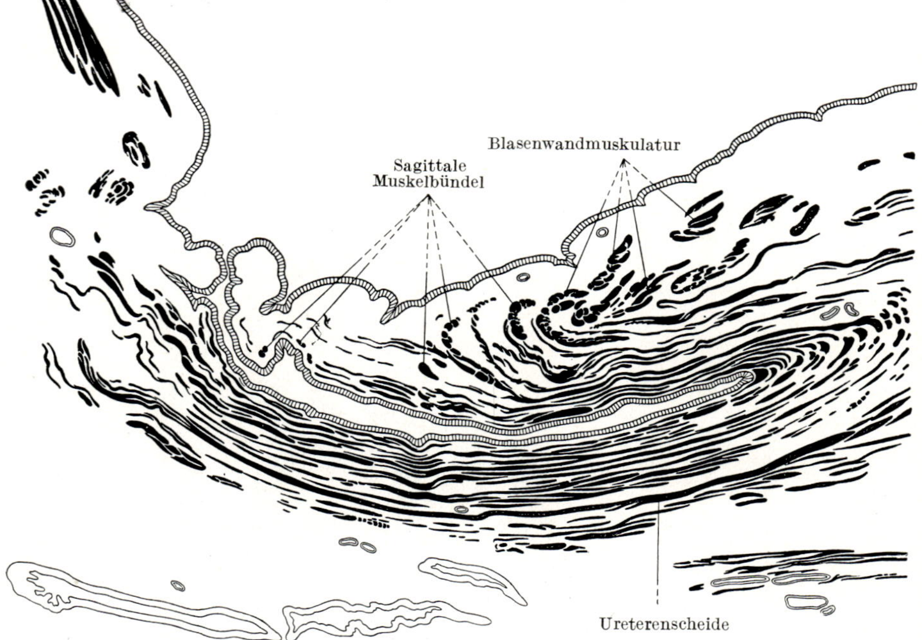

Abb. 246. Längsschnitt durch die Mündung des Ureters in die Harnblase. Halbschematisch. Kombiniert aus mehreren Schnitten der Serie. 8fach vergrößert.

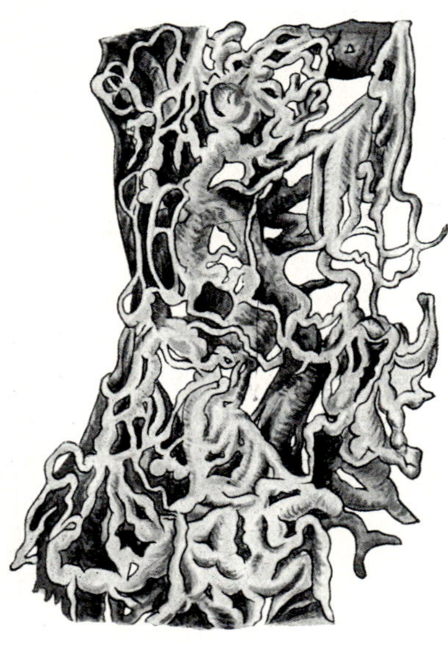

Abb. 247. Lymphgefäße der Ureterschleimhaut, mit Leim und Chromgelb injiziert, bei auffallendem Lichte. 70fach vergrößert. Nach W. Krause (1876) aus A. Bauereisen (1911).

äußersten Muskellagen bogenförmig um die Harnblasenmuskulatur um, so daß sie fast senkrecht auf die Blasenschleimhaut auftreffen. Zwischen den ausstrahlenden Längsmuskelbündeln liegen einige gar nicht unbeträchtliche Muskelbündel, die quer zum Harnleiterverlaufe angeordnet sind. Auch ist an dieser Stelle eine größere Anzahl mittlerer Gefäße zu finden, wie sie sonst in den inneren Schichten der Blase selten vorkommen (Abb. 246).

Die inneren Längsmuskeln der „Unterlippe" ziehen bis über die Harnleiteröffnung hinweg und strahlen hier zwischen den inneren Blasenmuskeln aus.

Die gesamte innere Längsmuskulatur unterscheidet sich sehr auffällig von der Blasenmuskulatur hauptsächlich durch ihre innigen Beziehungen zu elastischen Netzen. Der Reichtum an solchen Netzen ist sehr groß.

Daß, wie viele Autoren (s. Disse) angeben, in dem Blasenwandstück des

Ureters Kreismuskeln völlig fehlen, kann ich nicht bestätigen. Sie sind zwar
nur in geringerer Anzahl aufzufinden; gelegentlich trifft man aber davon sehr
dicke Bündel an. Diese hören aber vor dem Mündungsstück selbst auf. Hier
besitzt nur die „Oberlippe" Muskelzüge, die quer zum Ureterverlauf angeordnet
sind. Wenn bei der kontrahierten Blase eine Muskelwirkung den Ureter verschließt [SAMPSON (1903), BLUM (1925)], so kann dies nur durch eine Raffung
der Oberlippe geschehen, da diese Bündel auf die „Unterlippe" nicht übergehen.

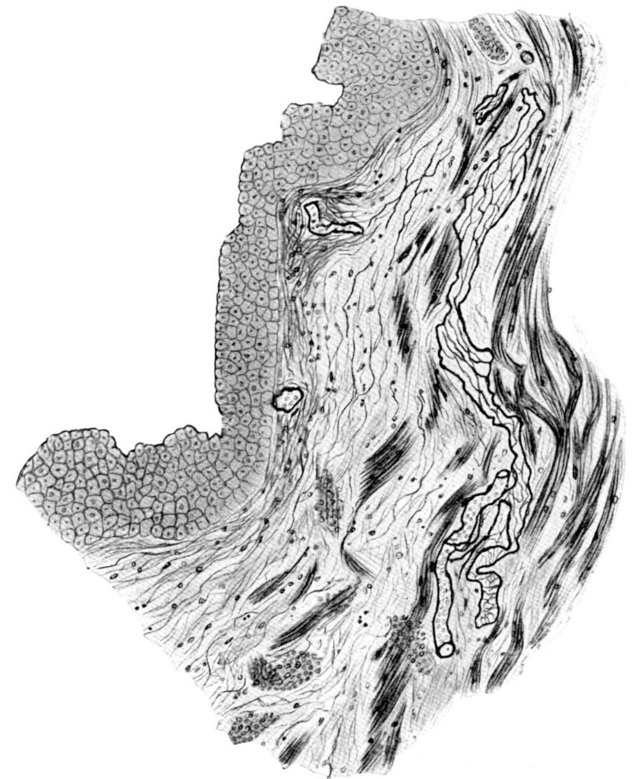

Abb. 248. Teil eines Ureterquerschnittes vom neugeborenen Menschen. (Aus A. BAUEREISEN 1911.)

Was die äußeren Längsmuskeln anlangt, so bin ich mit W. WALDEYER und
E. ZUCKERKANDL der Meinung, daß sie zur Blasenmuskulatur zu rechnen sind,
bzw. von ihr aus sich an den Ureter erstrecken. Zwar unterscheidet sich auch
diese Muskulatur von der benachbarten Blasenmuskulatur durch sehr starke
elastische Hüllen; aber die Form, Stärke und Färbbarkeit läßt die Zusammengehörigkeit mit der Blasenmuskulatur erkennen. Auch gehen diese Muskelbündel in die äußeren Wandschichten der Blasenmuskulatur über.

Die äußersten Muskelbündel des der Schleimhaut anliegenden Ureter-
wandstückes biegen wie die inneren Längsmuskeln um einen Wulst der Blasenmuskulatur um, deren Bündel quer zu dem Ureter verlaufen (Abb. 246). Dieser
Wulst muß zusammen mit den ähnlich verlaufenden Quermuskelbündeln durch
Verdickung der „Oberlippe" das Mündungslumen runden können. Vielleicht
trägt er zur „Aufrichtung" des Ureters bei, die ja bei dem Ausspritzen des
Harnes eintreten soll.

19*

Die Gefäßversorgung des Ureters läßt vorwiegend längsverlaufende
Stämme erkennen; diese liegen in der Adventitia. Von ihnen werden die in
der Submucosa verlaufenden mittleren Stämmchen abgegeben, von denen
aus die spärlichen und weitmaschige Netze bildenden Capillaren der Muskelschicht abgegeben werden. Die kleinen Zweige, die zu dem subepithelialen
Capillarnetze vordringen, schieben sich zwischen den Lamellen der Propria
nach und nach durch und speisen das Capillarnetz. Die Maschen dieses Netzes
sind wie beim Nierenbecken veränderlich, so daß sie auf der Höhe der Falten
Längsmaschen zwischen den Falten mehr polygonale Maschen bilden.

Am untersten Ureterabschnitt liegen die mittleren Gefäßstämmchen zumeist
nach außen von der Längsmuskelschicht, so daß man hiernach eine Berechtigung
für die Auffassung finden könnte, daß die inneren Längsmuskeln in der Schleimhaut liegen.

Auch mit Lymphgefäßen ist die Wandung des Nierenbeckens und des
Ureters nach den Untersuchungen von W. Krause (1876) und A. Bauereisen
(1911) reichlich versehen.

Während die meisten Lehrbücher keine genauen Angaben machen, sind von einer Reihe
von Autoren die abführenden Lymphgefäße gut dargestellt worden. Öfters [Ph. Sappey
(1885), Sakata (1903) u. a.] wurden Lymphgefäße in der Adventitia und in der Muscularis
gesehen, während die Schleimhaut für frei von Lymphgefäßen gehalten wurde.

Bauereisen hat nur sehr kurze Strecken des Lymphcapillarnetzes injiziert; dieses liegt unter der subepithelialen Blutcapillarschichte; anscheinend
ist es dieses Netz, das W. Krause (Abb. 247) injiziert und abgebildet hat. Von
dem mukösen Netze, das sich durch die ganze Schleimhaut erstrecken soll,
führen kurze Stämmchen durch die Muscularis in die Adventitia (Abb. 248).

V. Die Harnblase.

Die funktionell wichtigsten Probleme, die sich mit der Harnblase beschäftigen, sind
mit makroskopischen Methoden zu erforschen. Sie betreffen die Form, die Füllungsverände-
rungen, die Anordnung des Muskelwerkes. Wir müssen uns an dieser Stelle auf den mikroskopischen Aufbau der Wandung beschränken, wobei wir nacheinander die Schleimhaut
und die Muskelhaut behandeln werden.

Die Schleimhaut ist, was auch in allen früheren Beschreibungen hervorgehoben wird, in der Blase viel selbständiger als im Harnleiter; man könnte
also sagen, daß in dieser Hinsicht vom Nierenbecken bis zur Blase fortschreitend
Schleimhaut und Muskelhaut verselbständigt werden.

Das Epithel unterscheidet sich von demjenigen des Ureters nicht wesentlich, es sitzt der Capillarenschichte unmittelbar auf und umschließt die Capillarmaschen (Abb. 249) oft sehr weitgehend, so daß man bei Flachschnitten Epithel-
zellgruppen von den polygonalen Capillarmaschen umzogen sehen kann (Abb. 250).
Dies ist auch an fast vollständig gedehnten Harnblasen selbst dann der Fall,
wenn sich keine Epithelnester in die Propria hineingeschoben haben [vgl. auch
J. Disse (1901)].

Diese auffällig engen Beziehungen der Capillarenschicht zu dem Epithel, die wir in den
ganzen Harnwegen einschließlich Blase finden, weisen darauf hin, daß die Harnwege nicht
bloß als Leitungssysteme für den fertigen Harn in Betracht kommen. Über die Frage,
ob die Harnblase resorptiv tätig ist, gibt es eine ausgedehnte Literatur. Im allgemeinen
ist das Ergebnis für Salze und Narkotica völlig negativ gewesen. Ob aber nicht, wie in der
Kloake der *Reptilien* und *Vögel* die Möglichkeit einer Wasserresorption besteht, ist meines
Wissens nicht geklärt. Es wäre daran zu denken, daß diese Resorption bei gefüllter Blase
und entfalteter Schleimhaut infolge der Epithelabflachung leichter vor sich ginge als bei
leerer oder wenig gefüllter Blase.

Die Propria hat auch in der Harnblase eine Faserschicht und eine Capillarschicht. Die letztere besitzt nur eine sehr geringe Ausdehnung und enthält

die in polygonalen Maschen angeordneten, nur eine Schichte bildenden Capillaren. Diese sind gegen das Epithel stets durch eine Schicht feinster kollagener Fasern [A. RIGAL (1904)] abgegrenzt. Die Faserschicht ist, soweit ich sehe, in den

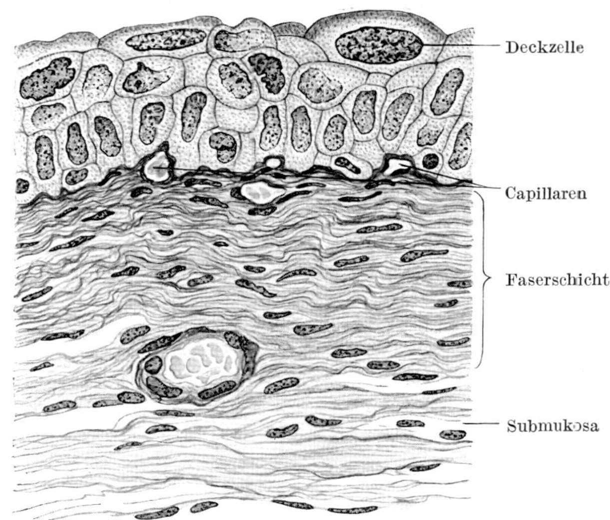

Abb. 249. Querschnitt durch die Schleimhaut einer mäßig gedehnten *menschlichen* Harnblase. 800fach vergrößert.

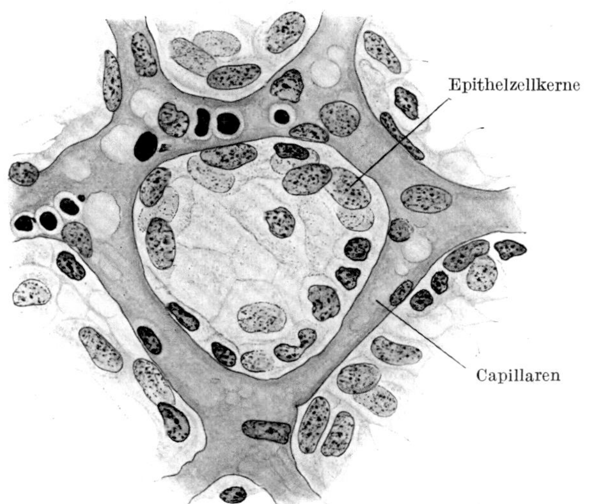

Abb. 250. Flachschnitt durch Capillaren und Epithelbasis von einer gedehnten *menschlichen* Harnblase. Form. Azan. 800fach vergrößert.

verschiedenen Gegenden der Blase etwas verschieden gebaut und variiert nicht unbeträchtlich nach der Anordnung ihrer Faserlamellen und nach der Menge der eingebauten elastischen Strukturen.

In der Gegend der Harnblasenspitze finde ich die Propria aus 4 bis 5 Zellreihen bestehend, die zueinander streng parallel angeordnet sind; zwischen diesen liegen die kollagenen Lamellen, deren Faserrichtung in der Harnblase ähnlich lagenweise abwechselt wie am Ureter. Elastische Fasernetze können in der Propria auf weite Strecken hin vollständig fehlen; an anderen Stellen sind sie zwischen die Lamellen eingebaut und sehr deutlich ausgebildet.

Ich habe in dieser Hinsicht extreme Unterschiede an Wandstücken ein- und derselben Blase gefunden. Auch von Fall zu Fall wechselt das Aussehen in dieser Beziehung bedeutend.

Der Unterschied in der Anordnung der Schleimhaut bei leerer und gefüllter Blase kommt auf ähnliche Weise wie beim Ureter durch wechselnde Faltung der Schleimhaut zustande und ist bewirkt durch die weitgehende Elastizität der Submucosa. Es bedarf aber noch weiterer Untersuchungen, wieweit die Propria selbst dehnbar ist. Es ist kaum vorstellbar, daß dies in nennenswertem Maße der Fall ist, weil die Capillarenmaschen dann, wenn die Schleimhaut- falten geglättet sind, vollkommen entfaltet sind; dann ist aber das Epithel noch nicht zweischichtig. Erst unphysiologische Dehnung flacht das Epithel ganz ab. Wir möchten glauben, daß der Aufbau der Propria die Aufgabe hat, nennenswerte Überdehnungen zu verhindern.

Nur in der Umgebung der Urethralmündung habe ich die charakteristische Struktur der Propria vermißt (s. u. S. 305). Die Submucosa baut sich an den meisten Stellen aus mehreren Schichten auf, die dem Umstande ihre Entstehung verdanken, daß die Gefäße in zwei bis drei Lagen, nach dem Kaliber ge- ordnet, übereinandergeschichtet sind. In jeder Schicht trifft man in der Regel nur Gefäße eines Kalibers. Jede Gefäßschicht ist mit reichen elastischen Netzen versehen und enthält auch reichlich kollagene Fasern. Die Zellen sind nur gelegentlich in den Gefäßscheiden reichlicher. Daß, wie Disse angibt, keine Fettzellen in der Submucosa zu finden seien, ist nicht ausnahmslos richtig. Besonders in der Umgebung von Nervenbündeln und kleineren Ganglien, die man in der Submucosa antreffen kann, finde ich wie v. Ebner (1899) öfters Fettzellen. Allerdings sind sie nicht sehr häufig. Wie Disse finde ich in der Korpusgegend einzelne zarte Muskelbündel in der Submucosa.

Es ist unbegreiflich, wie einzelne Autoren [s. besonders H. Braus (1924)] die ganze Schichte zwischen Muscularis und Epithel als Tela submucosa be- zeichnen wollen und die Unterschiede im Aufbau der Propria und der eigent- lichen Submucosa übersehen haben. Allerdings treten diese Unterschiede nur bei starker Hervorhebung der kollagenen Elemente deutlich hervor; aber, hat man sich einmal ein klares Bild gemacht, so zeigen auch Elastinfärbungen, ja sogar die gewöhnlichen Hämatoxylin-Eosin-Färbungen klar, daß trotz des Fehlens einer Muscularis mucosae Propria und Submucosa getrennte Schichten von verschiedenem Aufbau sind.

Drüsen kommen in der Schleimhaut des Korpus nicht vor; in dieser Hin- sicht herrscht heute wohl Einigkeit. Auch die v. Brunnschen Epithelnester pflegen in der Blasenschleimhaut weniger häufig aufzutreten als im Harn- leiter. Anders verhält sich das Trigonum, insbesondere die nähere Umgebung des Orificium internum urethrae.

Der Streit, ob die Harnblase Drüsen habe oder nicht, reicht weit zurück; stets herrschte wie auch heute noch eine gewisse Unsicherheit, weil von verschiedenen Autoren mit der gleichen Sicherheit die Drüsen für eine konstante Erscheinung erklärt wurden oder ihr Vorhandensein völlig bestritten wurde. Die älteste durch Abbildung belegte Beschreibung stammt meines Wissens von Koelliker, der Drüsen am Blasenhals beschrieb: „Es finden sich am Blasenhals und gegen den Grund zu kleine Drüsen in Form einfacher, birnförmiger Schläuche oder Aggregate von solchen (einfach traubige Drüsen). Dieselben haben bei einer Größe von 0,04—0,24‴ Öffnungen von 0,02—0,05‴, ein zylindrisches Epithel und einen hellen Schleim als Inhalt.“ Damit waren also die älteren Angaben [z. B. J. Gerlach (1848)] bestätigt. Ähnlich äußern sich v. Luschka (1864), J. Henle (1873), H. Obersteiner (1871), der zugleich feststellt, daß die Drüsen bei Neugeborenen seltener zu finden sind als später. G. Oberdiek (1884) fand unter 5 erwachsenen Harnblasen nur bei einer einzigen

Drüsen am Blasenhals, TOLDT (1884) erwähnt keine Drüsen. PH. SAPPEY (1889) erklärt kategorisch, daß es keine Drüsen an der Blase gibt. Dagegen werden die Drüsen von TESTUT (1894) nach ALBARRANS (1892) Untersuchungen eingehend beschrieben und als wenig ausgebildete Verwandte der Urethraldrüsen erklärt, die hauptsächlich am Blasenhalse sitzen. In der gleichen Zeit werden diese Fragen von weiteren Autoren eingehend studiert. K. VON BRUNN (1893) hat in der Blase nur Epithelsprossen gesehen, denen er mit Recht eine Drüsennatur abspricht. O. LUBARSCH zeigt, daß diese Epithelnester cystisch entarten können und führt viele ältere Angaben von Drüsenvorkommen auf das Vorhandensein solcher Cysten zurück. F. HEY (1894), der an 31 Blasen seine Untersuchungen machte, erklärt alle Drüsenbefunde älterer Autoren für Einsenkungen der Schleimhaut, die aber mit dem gewöhnlichen Epithel ausgekleidet seien; er macht dabei keinen Unterschied zwischen dem Blasenkörper und dem Trigonum, sondern lehnt das Vorkommen wirklicher Drüsen in der Harnblase des *Menschen* rundweg ab. L. ASCHOFF (1894) konnte in den Blasen Neugeborener und eines 21jährigen Mannes überhaupt keine Drüsen oder drüsenähnliche Bildungen finden; bei anderen Erwachsenen fanden sich aber in verschiedenem Grade Veränderungen, die dem Bilde der VON BRUNNschen Zellnester entsprechen und bis zu schleimig degenerierenden Cysten in allen Stufen der Veränderung angetroffen werden können. Solche Bildungen fanden sich besonders reichlich oberhalb aller verengten Stellen. Für Drüsen hält diese Gebilde auch ASCHOFF nicht.

V. v. EBNER unterscheidet die Epithelnester von den eigentlichen, nur am Blasengrund vorkommenden Drüsen, für deren Bau und Anordnung er sich der KOELLIKERschen

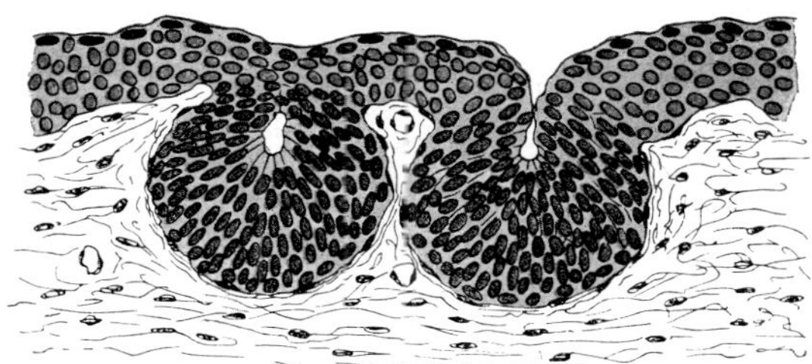

Abb. 251. Kryptenbildungen der Blasenschleimhaut eines 53jährigen Mannes. Die eine durch ihre Öffnung, die andere exzentrisch getroffen, doch nicht mehr, als daß das Lumen sichtbar ist. Vergr. etwa 230mal. (Aus A. LENDORF 1901.)

Darstellung anschließt. Auch J. DISSE (1901) unterscheidet beide Arten von Bildungen; er stellt die Drüsen am Orificium den Prostatadrüsen gleich, während er den Krypten die Drüsennatur abspricht.

A. LENDORF (1901), dessen Ergebnisse an einer großen Reihe ausgezeichnet erhaltener Blasen gewonnen wurden, tritt für das Vorkommen von Drüsen wieder entschieden ein. Er macht allerdings keinen scharfen Unterschied zwischen den Krypten und Epithelsprossen einerseits, wahren Drüsen andererseits; er betont aber, daß ausgesprochen drüsige Gebilde nur in den vorderen Teilen des Trigonum vorkommen; hier hat er sie ausnahmslos angetroffen. Hier finden sich bei Neugeborenen und Kindern der ersten Lebensjahre kugelförmige Epithelbildungen, in deren Zentrum Lücken auftreten, die mit einem kolloiden Sekret gefüllt werden. Nach und nach breiten sich die Gebilde weiter im Bindegewebe aus und nehmen Schlauchform an, auch wird das sie auskleidende Epithel zu einer einfachen Lage von Cylinderzellen, so daß hier von einer Annäherung an Drüsenformen gesprochen werden kann. Von den von LENDORF untersuchten Tieren (*Maus, Ratte, Meerschweinchen, Kaninchen, Katze, Hund, Schaf, Ochse, Schwein, Pferd*) hat nur der *Hund* ähnliche Bildungen aufzuweisen.

Die neueren Darstellungen [E. ZUCKERKANDL (1903), KOERHOLZ (1914), O. S. LOWSLEY (1912) bringen nichts wesentlich Neues. Die Angaben der neueren Lehrbücher weichen wohl etwas voneinander ab; im allgemeinen gilt als festgestellt, daß die Harnblasenwandung keine Drüsen besitzt, daß dagegen einmal die Epithelnester in verschiedenem Umfange angetroffen werden, daß ferner am Orificium Drüsen vorkommen, die mit den Urethraldrüsen eine große Ähnlichkeit besitzen und infolgedessen zu diesen zu rechnen seien.

Nach meinen Befunden kann ich feststellen, daß die Beschreibung, die vor allem A. LENDORF gegeben hat, zutrifft. Am Trigonum erwachsener Harnblasen, bei denen das Bindegewebe der Schleimhaut einen durchaus ungereizten Eindruck macht, findet man zweierlei Epithelausbuchtungen: einmal kleinere oder größere Komplexe, die als konstante, in das Bindegewebe versenkte einfache Kugeln oder lappig-traubige Formen auftreten können. Diese sind manchmal mit einem geschichteten Epithel so dicht angefüllt, daß man nur einen feinen Kanal nach außen führen sieht (Abb. 251). In anderen Fällen ist das Lumen weit, wobei die Schichtenzahl des Epithels geringer wird. Die inneren Zellen dieser Gebilde sind prismatisch und weichen damit durchaus von der Form der üblichen Deckzellen des Oberflächenepithels ab. Damit ist natürlich nur festgestellt, daß die Entfernung dieser Zellen vom Lumen eine Gestaltsveränderung bewirkt hat; irgendwelche Schlüsse auf Sekretionsprozesse lassen sich aus den Präparaten nicht ziehen.

Neben diesen Gebilden, die einen beträchtlichen Umfang annehmen können, kommen aber noch andere drüsenähnlichere Bildungen vor. Diese lassen sich einwandsfrei an ihrem einschichtigen prismatischen Epithel, das manchmal dichter, manchmal spärlicher mit basalen Ersatzzellen versehen ist, erkennen.

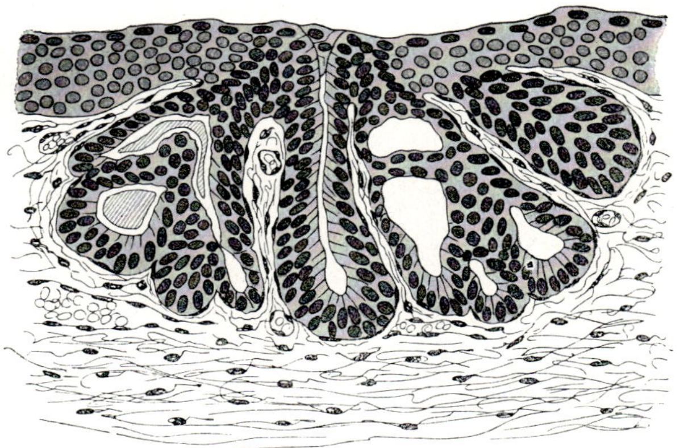

Abb. 252. Drüsen aus der Blasenschleimhaut eines 36jährigen Mannes, Vergr. etwa 230mal. [Aus A. Lendorf (1901).]

Dies sind die eigentlich als Drüsen bezeichneten Formen Lendorfs, deren Vorkommen auf das Trigonum beschränkt ist (Abb. 252) und die mit einem weiten Lumen versehen, unter Umständen als vielkammerige Einzeldrüsen auftreten. Sie besitzen eine gewisse Ähnlichkeit mit den Urethraldrüsen; eine genauere cytologische Untersuchung müßte ergeben, ob sie mit ihnen gleichgestellt werden können. An vielen Stellen ist diese zweite Art von Epithelanhängen kombiniert mit der ersten, so daß Teile eines Komplexes das vielschichtige, andere das einschichtige Epithel aufweisen. Ob man beide Arten von Epithelanhängen genetisch zusammenbringen kann, wie dies Lendorf tut, d. h. die zweite Form als die sekundäre Umbildung der ersten ansehen soll, möge dahingestellt bleiben. In dem Lumen beider Arten von Gebilden findet man oft färbbare Inhaltsmassen, über deren Zusammensetzung und Herkunft sich nichts Sicheres aussagen läßt.

An der Harnblasenspitze finde ich ein in der Literatur der neueren Zeit wenig erwähntes Gebilde, das v. Luschka (1862) wohl zuerst beschrieben und als Reste des Urachus angesehen hat. Es handelt sich nach ihm um einen Epithelstrang mit zahlreichen Ausbuchtungen, der in der Form dem Blasenepithel gleicht; es findet sich eine M. propria. Man kann dieses Gebilde manchmal im Lig. umbilicale medium nabelwärts verfolgen; es ist von Muskelbündeln umgeben, die in elastischen Sehnen meist 5—6 cm unterhalb des Nabels aufhören.

E. Hillivirta (1911) beschrieb dann dieselben Reste im Blasenscheitel bei *Haussäuge-*
tieren; sie sind bei *Pferd, Rind, Schwein, Schaf* pyramidenförmig, bei *Hund* und *Katze*
warzenförmig. Bei jungen Tieren sind sie gewöhnlich umfänglicher. Auch hier sind diese
Stränge von Harnblasenepithel ausgekleidet.

In Serienschnitten durch die Harnblasenspitze finde ich dieses merkwürdige
Gebilde ebenfalls (Abb. 253); es handelt sich um einen sich in das Lig.

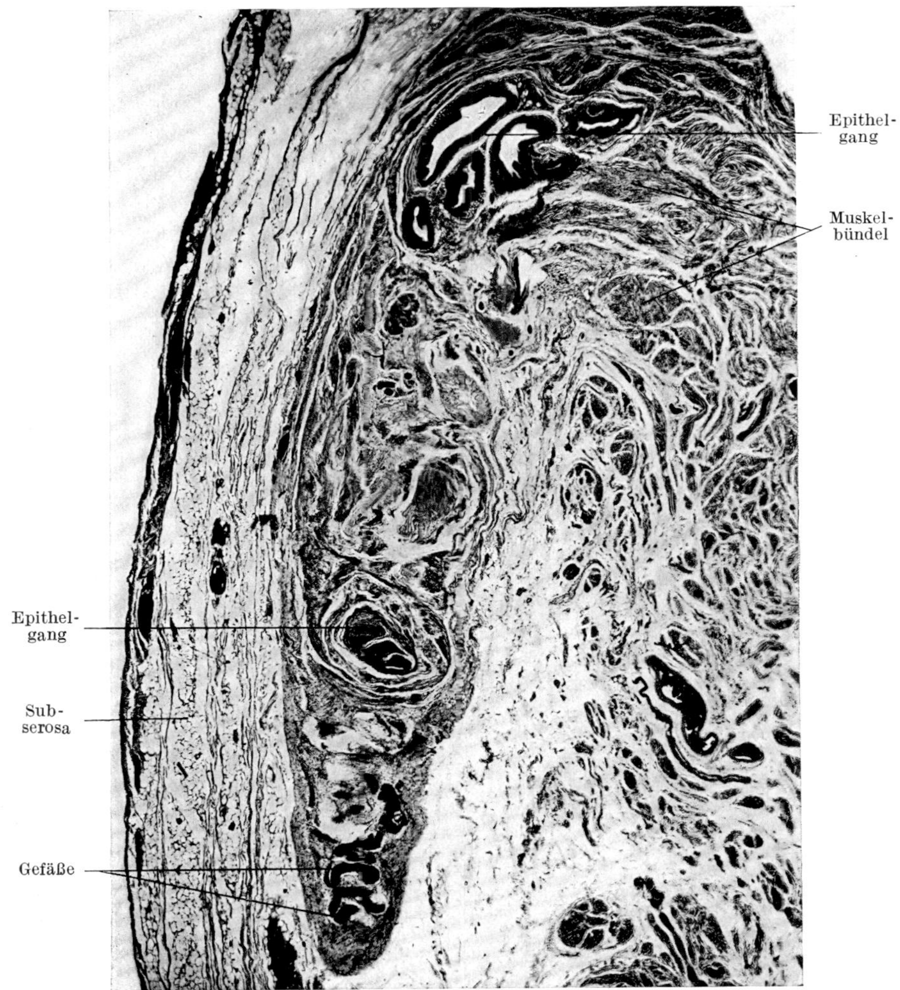

Abb. 253. Urachusgang im Längsschnitt durch die Spitze einer Harnblase vom *Menschen*. Formol,
Elastinfärbung. Foto, 20fach vergrößert.

umbilicale medium etwas hineinerstreckenden Strang, der neben zahlreichen
glatten Muskelbündeln und auffallend vielen Gefäßen einen gewunden verlaufenden Kanal enthält, der außen von einer T. propria gebildet wird und
innen von Epithel ausgekleidet ist. Die T. propria schmiegt sich allen Windungen und Ausbuchtungen des Kanals an und hat deutlich zwei Schichten.
Eine äußere Faserlage ähnelt der entsprechenden Haut bei der Blase. Dicht
unter dem Epithel liegt die Capillarschicht, die ausgedehnter erscheint als in

der Blasenwand, indem hier vielfach freie Zellen, vorwiegend Lymphocyten, eingelagert sind.

Das Epithel besitzt nur in einem Teile des Kanalsystems, näher der Blaseninnenwand, Übergangsepithel, im größeren Teil des Konvolutes finde ich dagegen prismatisches Epithel, das reichlich basale Ersatzzellen besitzt (Abb. 254). Vereinzelt sind in das Epithel bauchige, stark vakuolisierte Zellen eingelagert, die eine gewisse Verwandtschaft mit Schleimzellen aufweisen. Ob das von ihnen abgeschiedene Sekret Schleim enthält, vermag ich nicht sicher zu sagen.

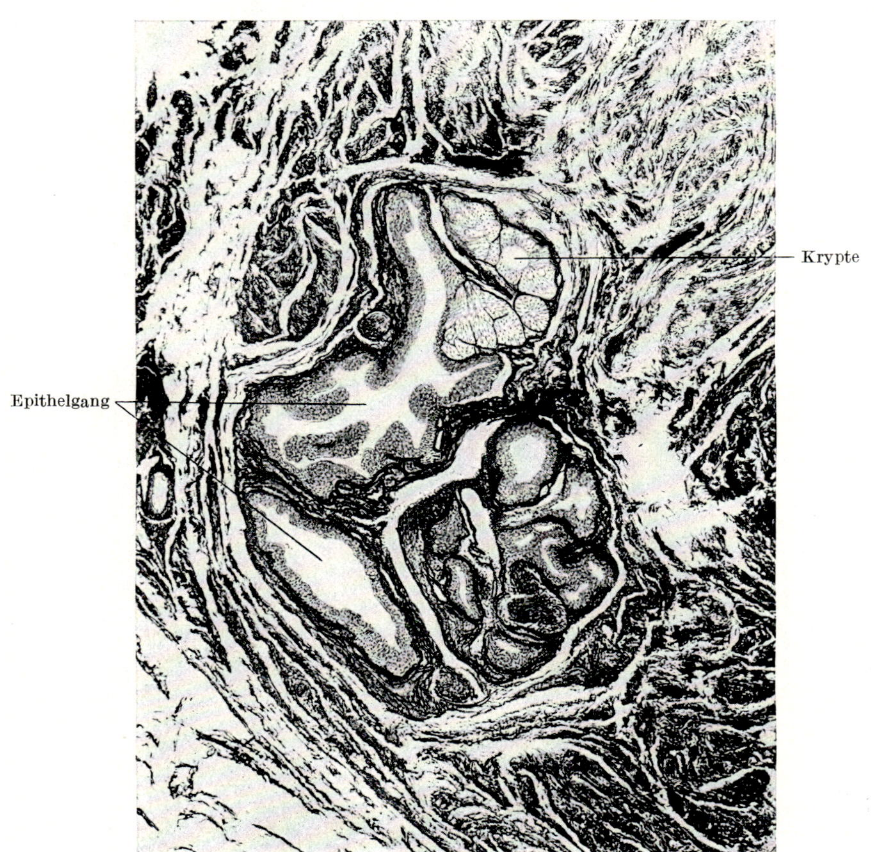

Abb. 254. Teil des Urachusganges, längs getroffen. Form., Azan. Foto, 40fach vergrößert.

Der Kanal besitzt in der Wandung reichlich kleinere und größere Ausbuchtungen. Im Lumen liegt eine Sekretmasse, die sich bei Azan-Färbung lebhaft rot färbt.

Dieses merkwürdige Gebilde, das eine so charakteristische Struktur besitzt, verdient gewiß eine größere Beachtung, als ihm bisher zuteil geworden ist. In den neueren Lehr- und Handbuchdarstellungen ist es entweder nur kurz [v. Ebner (1899), Disse (1902)] oder gar nicht erwähnt; auch Peter hat es in seiner Darstellung der Harnblase beim Kinde nicht berücksichtigt. Die Pathologen wissen, daß es an dieser Stelle zu Geschwulstbildungen und zur Entwicklung von Cysten kommen kann [s. G. B. Gruber (1927)].

Die Entwicklung des Urachus geht bekanntlich beim *Menschen* nicht von einer Allantois aus; vielmehr ist das, was man als Urachus bezeichnet, der in Rückbildung begriffene Teil des Blasenscheitels. Nach A. FISCHEL (1929) kann der Gang schon bei 13 mm langen Embryonen bis zum Blasenscheitel soweit verödet sein, daß nur noch ein solider Epithelgang vorhanden ist. Allmählich rückt der Blasenscheitel innerhalb der Bauchhöhle durch weitere Verödung vom Nabel aus tiefer. FISCHEL schreibt dann: „Der Epithelstrang des Urachus zerfällt später in einzelne Stücke, welche resorbiert werden. Unterbleibt an einzelnen Stellen die Umwandlung in einen Epithelstrang, so entstehen mit Flüssigkeit gefüllte Hohlräume, die Urachuscysten." Eine neuerliche Untersuchung, inwieweit die beschriebenen Gebilde beim *Menschen* normalerweise vorkommen, und wie sie sich im Verlaufe des kindlichen Lebens verhalten, wäre sehr erwünscht.

Die Muscularis ist in der Harnblase in ihrer Anordnung mit mikroskopischen Hilfsmitteln allein nicht so leicht zu analysieren; nur durch die

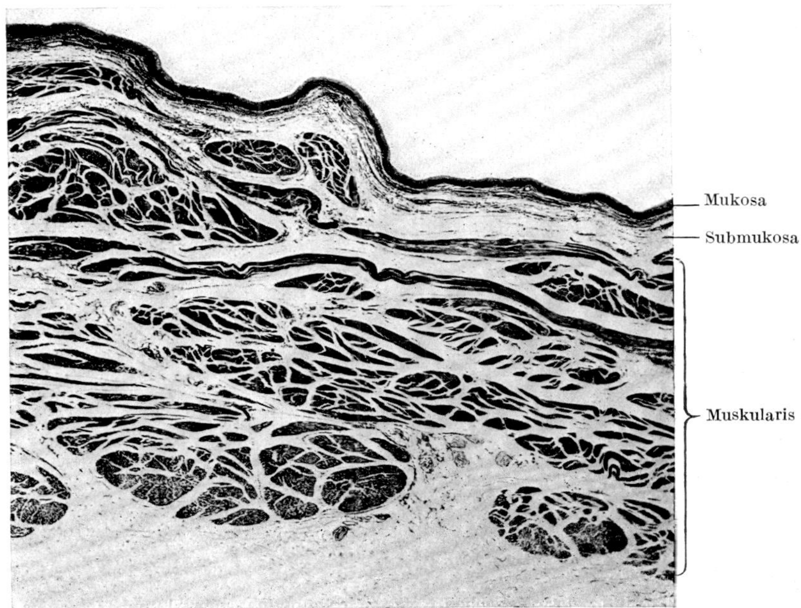

Abb. 255. Blasenwand gedehnt. Übersichtsbild. Zenker, Hämatoxylin-Eosin, Foto, 12fach vergrößert.

Kombination feinster makroskopischer Präparation mit Schnittuntersuchungen gelingt es, die Bedeutung dieser Anordnung zu erkennen. Bezüglich der makroskopischen Anordnung der Blasenmuskulatur stützen wir uns in erster Linie auf die neuen klaren Ergebnisse von R. HEISS (1928) [ältere Literatur s. besonders T. PETERFI (1913)].

In der Muskulatur des Blasenkörpers werden außen kräftige longitudinale Geflechte gefunden, die nach dem Blasenscheitel zu den größten Teil der Muskelschichte einnehmen. Diese Züge sind auf der Vorderwand in einen mittleren oberflächlich liegenden Zug und in die seitlich unter diesem hervorkommenden Bündel zu trennen. Auf der Hinterwand ziehen die Longitudinalzüge von oben her konvergierend zwischen den Ureterenmündungen abwärts, während seitlich die Umgebung der Ureteren von longitudinaler Muskulatur frei gelassen wird.

Die Longitudinalzüge sind hinten in den oberen Teilen der Prostata verankert und bilden hier einen wichtigen Teil des Blasenöffnungs- und -verschlußmechanismus, wie wir unten sehen werden. Vorne setzen sich oberflächliche

Züge in die Ligg. pubovesicalia fort, während die Hauptmasse sich ebenfalls zu dem Verschlußfelde hinbegibt.

Die Ringmuskelschichte der Blase, nach innen von der longitudinalen Schichte gelegen und mit dieser durch Faseraustausch verbunden, ist im Scheitelgebiet schmächtig, sonst im Blasenkörper dicht und regelmäßig gelagert. Im Gebiet des Blasengrundes reicht sie bis zur Prostata, wo sich mit den am vorderen Umfange der Urethra herumziehenden Bündeln Längsmuskelzüge verbinden, die aus den hinteren Längsmuskelbündeln seitlich um den Blasenhals in die Ringmuskelschichte einbiegen.

Nach innen von der Kreismuskulatur folgt, hauptsächlich in den unteren Teilen des Blasenkörpers bzw. im Gebiete des Trigonums, eine als submuköse

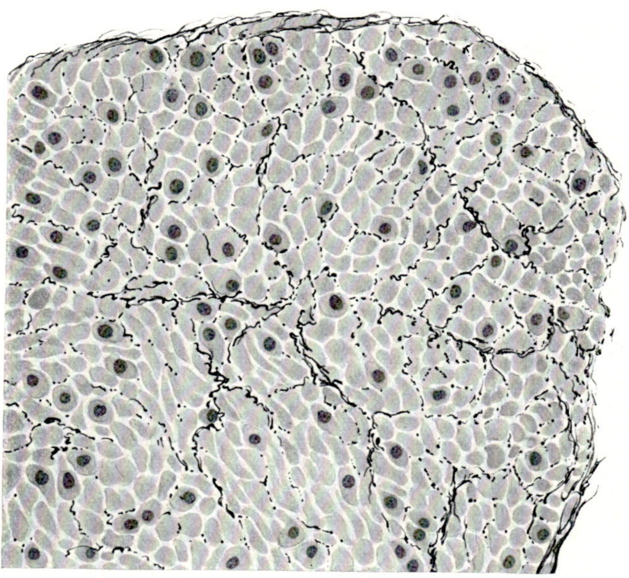

Abb. 256. Verteilung der elastischen Netze innerhalb eines Muskelbündels aus der Wand der *menschlichen* Harnblase. Zenker, Elastin. 450fach vergrößert.

Schichte bezeichnete Anzahl von Muskelbündeln; diese sind auf der Vorderfläche der Blasenwand vorwiegend longitudinal angeordnet. Im Gebiete des Trigonums findet man in dieser Schicht die feinen Muskelbündelzüge, die von der Einmündung der Ureteren her nach dem Orificium konvergieren; Disse (1902) faßt diese Muskelzüge als Blasenwandmuskulatur auf, während sie von allen älteren Untersuchern, denen sich auch Heiss (1915, 1928) anschließt, als Fortsetzung der Ureterenmuskulatur gedeutet werden.

Wenn man vielfach geneigt ist, die gesamte Muskulatur der Blase als ein Muskelnetz aufzufassen, das nur in seiner Gesamtheit zur Wirksamkeit gelangt und somit eine konzentrische Auspressung des Blaseninhaltes zustande bringt, so darf doch die ziemlich scharfe Sonderung in verschieden verlaufende Schichten nicht übersehen werden. Tatsächlich ergeben neuere, besonders durch geeignete Röntgenverfahren [s. besonders H. Boeming- haus (1921)] unterstützte Untersuchungen, daß die Blase nur im Verlaufe der allmählichen Füllung in allen Richtungen gleichmäßig vergrößert wird. Bei der Blasenentleerung scheint dagegen der Blasenkörper in erster Linie unter der Wirkung der Kreismuskulatur zu stehen. Man beobachtet nämlich anfangs eine Verkleinerung des seitlichen Umfanges, wobei gleichzeitig der Blasenscheitel von dem Orificium entfernt wird. Wichtige Züge der Längsmuskulatur bewirken dabei gleichzeitig nach Heiss die Öffnung des Blasenhalses.

Mikroskopisch ist an der Muskulatur des Blasenkörpers stets die Größe der Muskelfasern und die Mächtigkeit der Bündel hervorgehoben worden. OBERSTEINER gibt die Länge der Fasern in der *menschlichen* Blase zu 100 bis 250 μ, die Dicke der Bündel zu 30—150 μ an. Das Bild, das man auf Durchschnitten der Wand findet, wechselt ungemein. Es ist tatsächlich aus der Betrachtung solcher Schnitte eine zuverlässige Vorstellung von der Anordnung der Muskulatur nicht zu gewinnen. Zwar sieht man oft die Dreischichtung mit einer mittleren Kreismuskelschicht deutlich. Ich besitze aber auch Präparate einer gedehnten Harnblasenwand, an der nicht weniger als siebenmal die Schichtung um etwa 90⁰ wechselt (Abb. 255).

Wenn T. PETERFI (1913) wie auch manche andere Autoren die Vereinigung von Muskelzellen zu Strängen als „Muskelfaser" bezeichnet, so vermag ich ihm hierin nicht zu folgen. Wir möchten diese erste zusammengesetzte Einheit „Bündel" nennen. Ich unterscheide Primitivbündel, die konstant sind und Sekundärbündel; die letzteren wechseln die Form bei Dehnung und Kontraktion beträchtlich.

Die einzelnen Bündel sind von einem kollagen-elastischen Gerüst durchsetzt. Dabei sind die kollagenen Bestandteile außerordentlich fein, soweit sie im Bündelinneren liegen. Die elastischen Netze finde ich so gut wie ausnahmslos parallel der Bündelrichtung angeordnet; dabei wird einmal jedes Bündel von einem elastischen Netz umschlossen. Ferner liegen auch im Inneren der Bündel elastische Netze, die aber nicht etwa jeder einzelnen Faser zugeordnet sind, sondern dem Bündel eine gewisse Einteilung geben. Bei starker Entwicklung des elastischen Gewebes finden sich auch

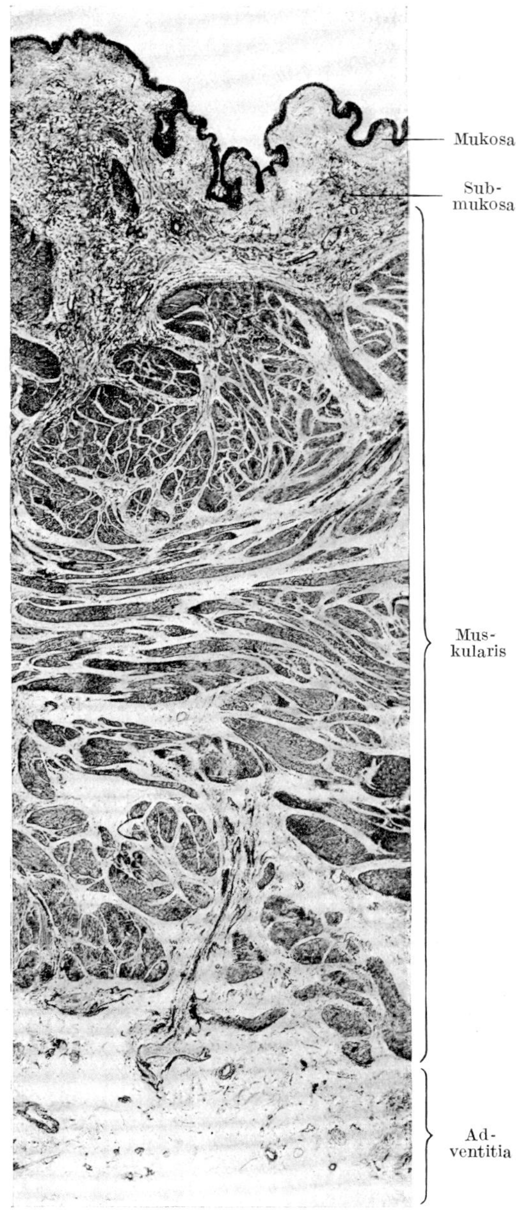

Abb. 257. Querschnitt durch die Wandung einer kontrahierten Harnblase vom *Menschen*. Zenker, Hämatoxylin-Eosin. Foto 12fach vergrößert.

teilweise querverspannte Anteile des elastischen Netzes (Abb. 256). Wie schon LUSCHKA hervorhob, kommt an der Blasenspitze, aber auch an den

Uretereneinmündungsstellen und dem Orificium oft eine Endigung von Bündeln vor. An solchen Enden verdünnt sich das Bündel allmählich durch stetige Verringerung der Muskelzellen. An dem Ende liegt eine besonders dichte elastische Netzhülle, die sich aus den das Bündel umgebenden elastischen Netzen fortsetzt und die Verbindung mit dem intermuskulären Bindegewebe aufnimmt. Man bezeichnet diese Endigungen als elastische Sehnen. In meinen Präparaten von der Korpuswandung bin ich solchen Endigungen von Bündeln nicht begegnet. Hier scheinen alle Bündel untereinander sich fortzusetzen, ohne mit dem Bindegewebe in unmittelbare Verbindung zu treten.

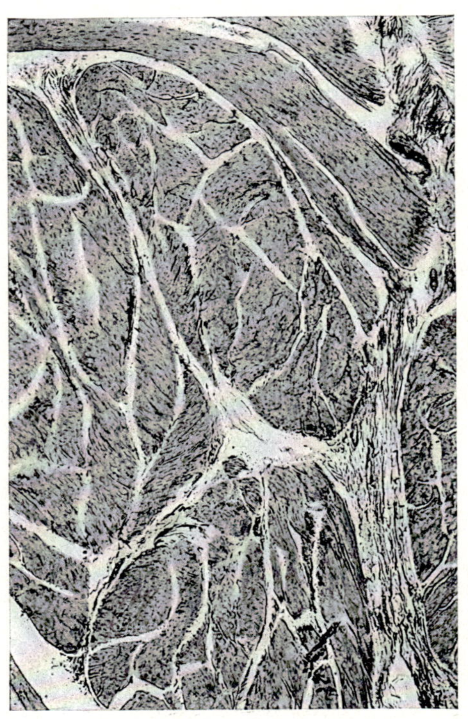

Abb. 258. Aus einem Schnitt durch eine kontrahierte Harnblase vom *Menschen*. Zenker, Elastin. Foto, 40fach vergrößert.

Vergleicht man die Muskelanordnung bei einer gedehnten und einer kontrahierten Blase, so fällt nicht nur die verschiedene Wanddicke auf, sondern vor allem der Umstand, daß die „Sekundärbündel" in der kontrahierten Blase zu mehreren kompakte Einheiten bilden können, die wiederum durch Bindegewebssepten einen in sich geschlossenen Eindruck machen (Abb. 257). Bei dieser Zusammenschiebung, die sicherlich nicht bei jeder Kontraktion zufällig und jedes mal anders zustande kommt, sondern einem konstanten Bauplan entspricht, spielt die Struktur des intermuskulären Bindegewebes und der Gefäßverlauf wohl die Hauptrolle. Untersuchungen, die das architektonische Prinzip dieser Bündelung aufgeklärt haben, sind mir nicht bekannt. Es müssen Einrichtungen vorhanden sein, die bei der Kontraktion die Muskelbündel und die Gefäße immer wieder in die gleiche Lage bringen.

Das intermuskuläre Bindegewebe ist ein lockeres, mit elastischen Netzen reichlich durchsetztes Bindegewebe. Dabei ist in den verschiedenen von derselben Blase genommenen Präparaten, ja innerhalb des gleichen Präparates oft der Reichtum an elastischen Fasern sehr verschieden. Das intermuskuläre Gewebe enthält aber immer eine dichtere Netzstellung als die Bündel selbst. Ist das intermuskuläre Bindegewebe reich an elastischen Fasern, so sind es die dazugehörigen Muskelbündel auch (Abb. 258).

Für das Verständnis des Blasenverschlusses und der Öffnung der Blase ist nun eine genaue Kenntnis des Trigonum und der Verbindung der Blasenmuskulatur mit der Prostata notwendig. An dem Verschluß ist zweifellos der M. sphincter vesicae internus (Lissosphincter) beteiligt. Er wurde von W. Krause (1876), J. Hyrtl (1881), H. Obersteiner (1872) u. a. für einen unteren Abschnitt der Blasenringmuskulatur angesehen, während wir heute mit J. Henle (1873), Barkow (1855), Luschka (1864), Ph. Sappey (1886), Kalischer (1900), Versari (1907), W. Waldeyer (1892), J. Disse (1902), E. Zuckerkandl, T. Peterfi (1913) u. a. diesen Muskel als eine Sonderbildung auffassen. Hinten bildet der Muskel das feinfaserige Muskelpolster des Trigonum, dessen Fasern vorwiegend transversal, aber auch teilweise longitudinal verlaufen und in der submukösen Schichte liegen. Diesen Teil des Muskels nennt man vielfach seit KALISCHER (1900) M. trigonalis. Seine Fasern setzen sich aber seitlich nach vorne absteigend um die Urethra fort und vereinigen sich an der vorderen Fläche zu dem hier wesentlich tieferliegenden Teil des Ringes, den viele Autoren auch als den eigentlichen Sphincter von dem M. trigonalis trennen. An diesem vorderen Teil sind Verbindungen mit den inneren und mittleren Blasenmuskelschichten, mit der Urethral- und Prostatamuskulatur nachgewiesen.

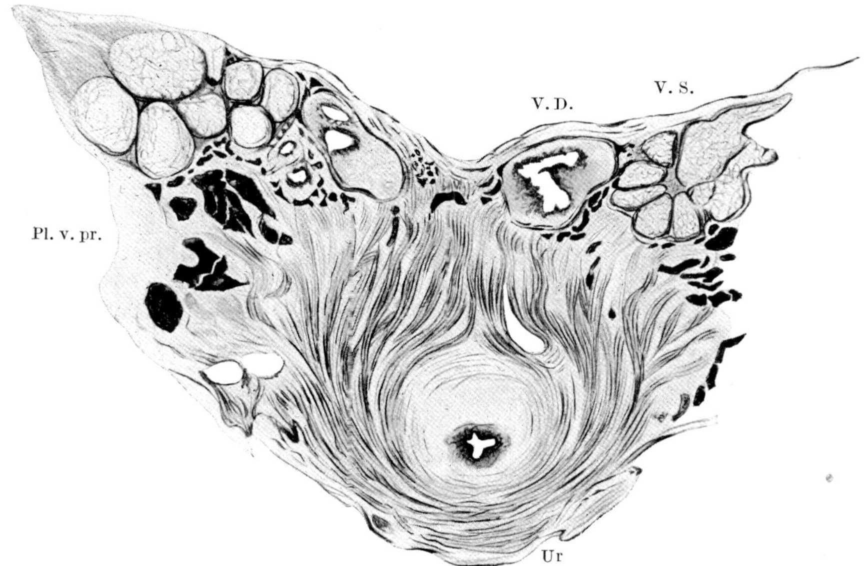

Abb. 259. Flachschnitt durch die Wand des Blasenfundus. V.S. Vesicula seminalis, V.D. Vas deferens Ur Urethra, Pl.v.pr. Plexus vesicoprostaticus. (Nach R. HEISS 1915.)

Im Aussehen ist das Sphinctergewebe von den gröberen Bündeln der Blasenwandmuskeln ziemlich scharf zu unterscheiden.

Unter diesen gröberen Muskelbündeln wurde von W. WALDEYER als Anulus urethralis ein großer Zug von ringförmig verlaufenden Muskeln bezeichnet, der oberhalb des Sphincters an Sagittalschnitten nur auf der Vorderwand sichtbar wird. Man hat diesem Muskelbündel, das als unterer Rand der Kreismuskelschichte der Blase erscheint, für den Blasenverschluß nur eine untergeordnete Rolle zuerteilt, weil dieser Zug den Blasenhals nicht ringförmig einschließt [P. METZNER (1907)]. Diese zirkuläre Schichte hat R. HEISS (1915, 1928) genauer untersucht und die wichtige Entdeckung gemacht, daß es sich hier gar nicht um einen unteren Teil der Kreismuskelschichte handelt, sondern daß ein Teil der äußeren longitudinalen Muskulatur seitlich um den Blasenhals umbiegend sich am vorderen Umfang zur Bildung dieser kräftigen queren Muskelschleife vereinigt. Den gleichen Befund machte M. B. WESSON (1920) und nannte den Muskel M. arcuatus externus. Besonders schön erhellt die Anordnung dieser Fasern aus Abb. 259, einem Horizontalschnitt durch die Wand des Trigonums.

Außer diesem wichtigen Teil der Längsmuskelbündel müssen auch noch andere Verbindungen der Längsmuskeln besonders beachtet werden. Von der hinteren äußeren Längsmuskulatur drängen sich Muskelzüge durch die Trigonalmuskulatur hindurch und enden im Gebiete der Uvula in elastischen Netzen; diese Fasern bezeichnet Heiss (1928) als M. retractor uvulae, wobei er sich vorstellt, daß dieser Anteil der Längsmuskulatur bei der Blasenöffnung

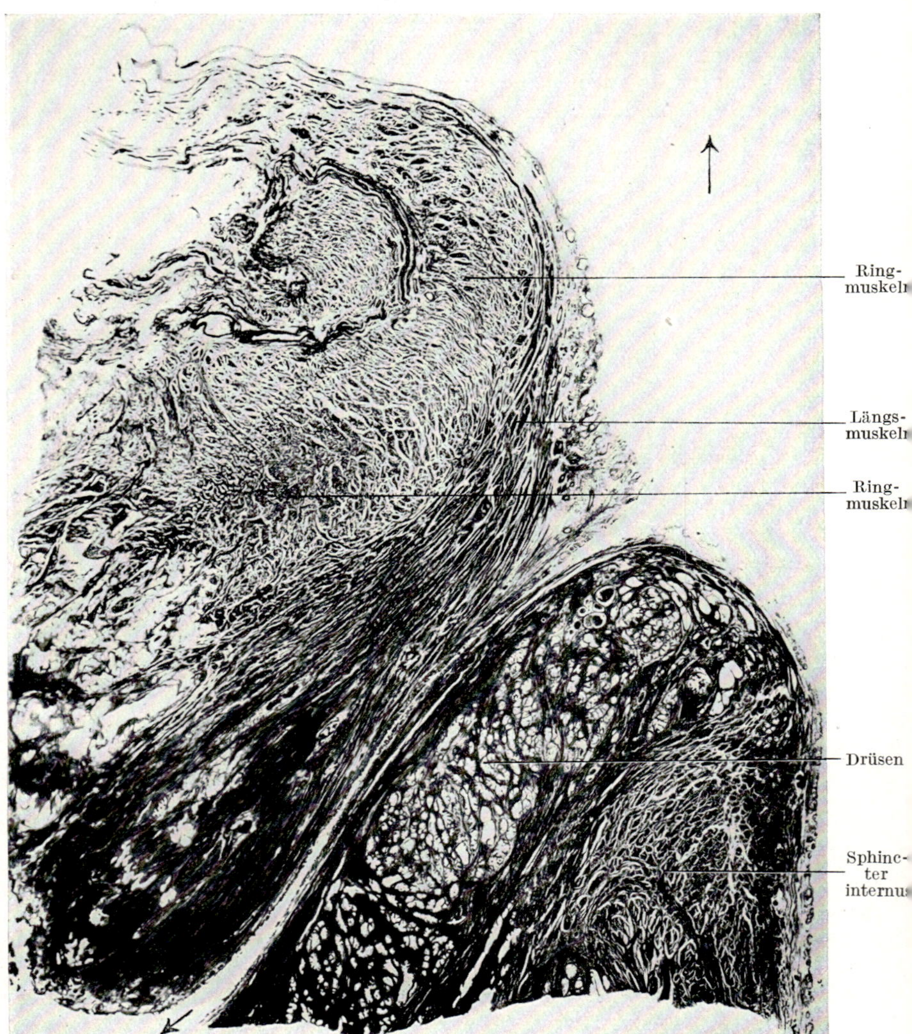

Abb. 260. Sagittalschnitt durch das Orificium internum urethrae vom *Menschen*. Formol, Azan. Foto, 5fach vergrößert.

die Uvula wie einen Zapfen aus der geschlossenen halbmondförmigen Öffnung herauszieht.

Es kann hier nicht unsere Aufgabe sein, den Schließungs- und Öffnungsmechanismus der Harnblase eingehend zu besprechen. Ich verweise auf Heiss (1928) und auf den Aufsatz von Adler im Handbuch der normalen und pathologischen Physiologie.

Mikroskopisch ist die Submucosa in der Umgebung des Orificium internum durch sehr zahlreiche Venendurchschnitte ausgezeichnet, was schon Waldeyer

(1892) für einen wesentlichen Faktor beim Blasenverschluß angesehen hat; neuerdings hat auch Heiss wieder darauf hingewiesen. An der Hinterwand scheinen mir diese Venendurchschnitte, besonders über der Uvula, noch reichlicher zu sein als an der Vorderwand. Unmittelbar unter dieser Venenschicht liegt (Abb. 260) die von Disse auch zur Submucosa gerechnete Längsmuskulatur, die sowohl an der Vorder- wie an der Hinterwand keine deutliche Bündelung aufweist, sondern in dichten netzförmigen Zügen bis in die entsprechende Schichte der Urethra sich fortsetzt. Diese Schicht ist an der Vorderwand um ein Vielfaches stärker als an der Hinterwand. Die elastischen Netze sind in dieser Muskellage sehr reichlich und scheinen sich besonders in der dünnen hinteren Muskellage um jede einzelne Muskelzelle anzuordnen. An der mächtigen vorderen submukösen Muskellage sind die elastischen Netze spärlicher.

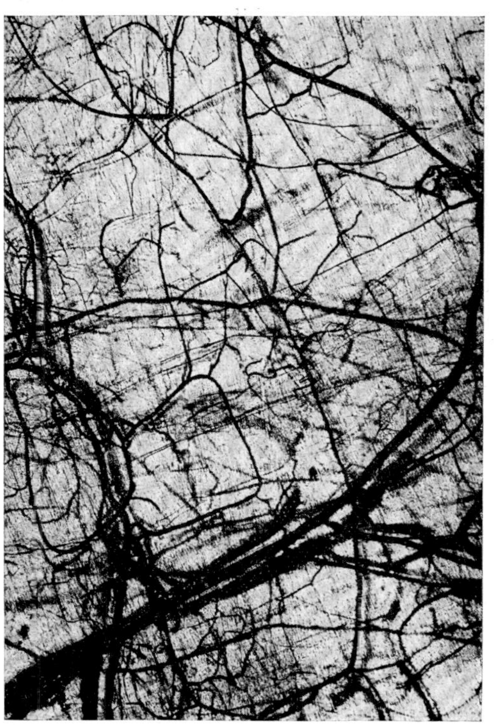

Abb. 261. Flächenbild von der Anordnung der submukösen Gefäßmaschen einer *menschlichen* Harnblase. Die subepitheliale Capillarschicht ist nicht dargestellt. Foto, 15 fach vergrößert.

Viel mehr der Blasenmuskulatur ähnlich ist das mächtige Bündel des M. arcuatus externus (Heiss, Wesson). Gegen die Kreismuskelschichte der vorderen Blasenwand finde ich auf Sagittalschnitten ebensowenig eine scharfe Grenze wie gegen den Sph. vesicae internus. Daß aber dieser Muskel nicht im ganzen einfach eine Fortsetzung der Kreismuskulatur ist, sieht man auch auf Sagittalschnitten, indem diese mächtige Lage von Muskelbündeln sich viel stärker ausbreitet und in den unteren Teilen, wie es auch Peterfi und Heiss beschreiben, vielfach von längsgetroffenen Bündeln durchsetzt wird, die teils aus der vorderen äußeren Längsmuskelschicht, teils aus den M. pubovesicales einstrahlen.

Der M. sph. vesicae internus unterscheidet sich in seiner Struktur von dem eben besprochenen deutlich; darauf haben alle Autoren immer wieder hingewiesen. Teils soll ein wirres Geflecht von Fasern, teils eine so dichte Lagerung der Zellen vorliegen, daß die Muskelfläche fast homogen erscheint. Die Bündelung ist nicht deutlich ausgesprochen. Ich sehe einen erheblichen Unterschied zwischen den hinteren Teilen des Sphincters und seiner vorderen Hälfte. Im hinteren Teil ist die Bündelung durchaus deutlich. Auch sind die Bündel teilweise ebenso umfangreich wie die mittelstarken Blasenmuskelbündel. Allerdings sind die Bündel durch ein reichliches zell- und feinfaseriges Bindegewebe getrennt. Außerdem fehlt die für die Blasenmuskulatur so charakteristische Bildung von Sekundärbündeln.

Der vordere Halbring weicht von diesem Bau vor allem dadurch stark ab, daß hier neben einzelnen gröberen Bündeln allenthalben feine Bündel und sogar einzelne Fasern vorkommen; außerdem ist die Verlaufsrichtung der Einzelelemente so verschieden, daß man so ziemlich alle Richtungen in dem gleichen Schnitte vorfindet. Die Muskelelemente sind hier in reichliches Bindegewebe eingebettet, das nur in geringem Maße gewisse Bündel zu größeren Einheiten zusammenfaßt. Nach dem Vorderrand der Prostata sehe ich einen ganz allmählichen Übergang in eine Muskelgegend, die sich vorwiegend aus quergestreiften Muskelfasern zusammensetzt. Am Rande zwischen beiden Anteilen liegen erst ganz einzeln verstreut solche Fasern zwischen den glattmuskeligen

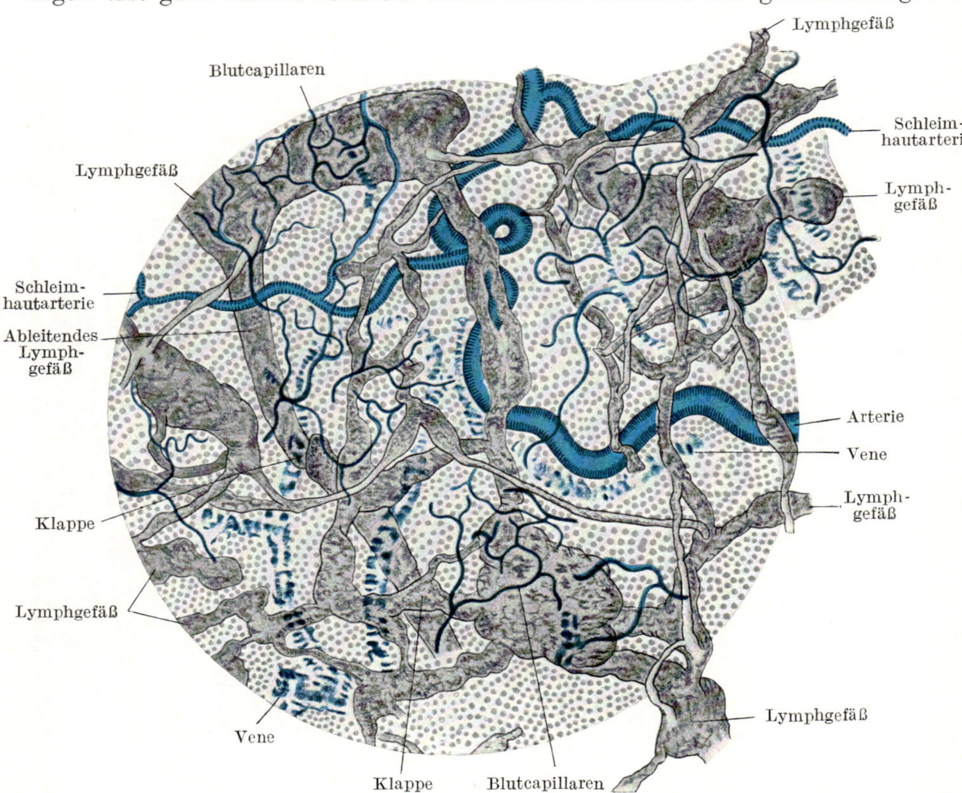

Abb. 262. Schleimhaut des Fundus vesicae eines 10jährigen Knaben. Die Epithelfläche liegt nach oben. Die Blutgefäße mit Berlinerblau, die Lymphgefäße mit Tusche injiziert. Etwa 52fach vergrößert. [Nach A. Lendorf (1901).]

Elementen; auch in dem vorwiegend quergestreiften Gebiet liegt allenthalben glattes Muskelgewebe eingestreut. Es handelt sich hier wohl um den „animalischen Sphincter" von Henle.

Die Blutgefäße haben in der Harnblase annähernd die gleiche Anordnung wie im Ureter. Wir haben im wesentlichen zwei Capillarnetze; das engmaschige subepitheliale Netz und das weitmaschige muskuläre Netz. Das subepitheliale Netz besteht aus polygonalen Maschen, die in der Capillarenschicht der Propria in einer Ebene liegen. Dieses Netz wird aus dem submukösen Gefäßnetz gespeist (Abb. 261) und läßt dahin auch seine Venenstämmchen abfließen. Die zu- und abführenden Gefäßchen verlaufen derart, daß sie bei kontrahierter Blase die Mitte der Falten einnehmen und so vor Knickungen und Zerrungen bewahrt werden [H. Obersteiner (1872)].

Innerhalb des submukösen Netzes hängen sowohl die Arterien vielfach untereinander zusammen durch reichliche größere und kleinere Anastomosenbögen, als auch bilden die Venen reichliche Anastomosen. Im großen wiederholt sich die polygonale Maschenbildung wieder, die wir von den Capillaren her kennen.

Wenn R. BACHRACH (1915) behauptet, daß in der Blasenschleimhaut viel mehr Venen vorhanden seien als Arterien, so bezieht sich diese Angabe offenbar auf das submuköse Netz. Ich kann ihm aber in dieser Angabe nicht folgen. In Injektionspräparaten, ebenso auch beim Lebenden werden die Venen mehr auffallen als die Arterien, weil sie sich leichter füllen und dann ein größeres Kaliber besitzen. In meinen Präparaten werden wohl manchmal Arterien von zwei Venen begleitet, die Regel ist dies aber nicht. Ich finde eine annähernd gleiche Strecke von Venen wie von Arterien durchflossen.

Ein besonderes Gebiet, das durch seinen Venenreichtum auffällt, ist, wie wir oben schon erwähnt haben, das Trigonum und die Umgebung des Orificium internum; hier liegen sehr viele große Venendurchschnitte im Str. submucosum.

In der Muskelschicht gibt es ebenfalls zahlreiche mittlere Gefäße, die stammweise den größeren Sekundärbündeln zugeordnet sind. Den Gefäßstämmen folgt immer eine an elastischen Elementen besonders reiche Bindegewebshülle. Die Capillarendichte ist im Sphincterengebiet, soviel ich sehe, bedeutend größer als im Gebiet des Blasenkörpers.

Die Blasenwand ist auch reich an Lymphgefäßen. Nach A. LENDORF (1901) liegt zunächst ein flächenhaftes Netz (Abb. 262) zwischen der subepithelialen Capillarenschicht und dem submukösen Gefäßnetz; dieses Netz liegt also an der Grenze von Schleimhaut und Submucosa.

Die Frage, ob ein solches Lymphgefäßsystem existiert, wurde sehr verschieden beantwortet. FOHMANN (1840), CRUVEILHIER (1843) und TEICHMANN (1861) führen Schleimhautlymphgefäße an. Nach TEICHMANN sind dieselben am Halse und am Trigonum am besten ausgebildet und verlieren sich nach dem Vertex mehr und mehr. PH. SAPPEY, der (1876) das Vorhandensein von Schleimhautlymphgefäßen ganz abgestritten hatte, beschreibt solche, fußend auf den Untersuchungen von ALBARRAN später (1881) am Trigonum für eine Reihe von *Tieren*. Während HOGGAN (1881) Lymphcapillaren nur am Trigonum hatte feststellen können, bestritt GEROTA (1897) das Vorkommen von Schleimhautlymphgefäßen vollständig, erklärte die von HOGGAN und ALBARRAN dargestellten Gebilde für Blutgefäßcapillaren und zählte alle vorkommenden Lymphgefäße zu der Muscularis. Ähnlich äußert sich PASTEAUX (1898). LENDORF gibt GEROTA bezüglich der Beurteilung der ALBARRANschen Befunde recht, und führt deren Ergebnisse auf die Methodik zurück. Er selbst arbeitete mit der Einstichmethode und sicherte seine Ergebnisse durch gleichzeitige Injektion der Blutgefäße.

Auch von der Muscularis leiten Lymphgefäße ab, deren Stämmchen sich den Arterien anschließen.

Literatur.

1. Zusammenfassende Darstellungen.

Albarran, J.: Operative Chirurgie der Harnorgane. Normale Anatomie und chirurgisch-pathologische Anatomie. Übersetzt von Grunert. Jena 1910. — **Arnold, Fr.:** Handbuch der Anatomie des Menschen. Bd. 2, 1, S. 187. 1850. Zit. v. MÜLLER 83. — **Aschoff, L.:** Lehrbuch der pathologischen Anatomie 1928.

Beale: Kidney diseases 1869. — **Bellini, Laurentius:** Exercitationes de structura et usu renum. Lugduni Batavorum 1711, p. 20. — **Böhm, A. u. M. Davidoff:** Lehrbuch der Histologie des Menschen. 1. Aufl., 1895, S. 213. — **Bowman, W.:** On the structure and use of the Malpighian Bodies of the Kidney, with observations on the Circulation through the Gland. Philos. Trans. roy. Soc. Lond. 1, 57—80 (1842). — **Braus, H.:** Lehrbuch der Anatomie. Bd. 2. Berlin 1924.

Chievitz, J. H.: Beobachtungen und Bemerkungen über *Säugetier*nieren. Arch. f. Anat. Suppl., 80—106 (1897). — **Cohnheim, O.:** Zur Physiologie der Nierensekretion. Z. physiol. Chem. 80, 95 (1913). — **Colberg:** Die Nieren des *Menschen* und der *Säugetiere*. Halle 1865. —

Cornil et Brault: Études sur la pathologie des reins. Paris 1884. — **Cruveilhier:** Traité d'anatomie descriptive. Tome 3. Paris 1843. — **Cushny:** Secretion of urine. London 1917.

Disse, J.: Harnorgane. Handbuch der Anatomie des Menschen VII, 1. 1902. — **Donders, F. C.:** Physiologie des *Menschen*. Deutsche Ausgabe von Theile Bd. 1, S. 444—456. 1856. — **Duval, P.:** Appareil urinaire et appareil génital de *l'homme*. Paris 1904.

Ebner, V. v.: Köllikers Gewebelehre Bd. 3. 1902. — **Ecker, A.:** Niere. Icones physiologicae Taf. 8. 1851—1859. — **Ellenberger** u. **Baum:** Vergleichende Anatomie der *Haustiere*. Dresden 1921. — **Eustachius, Barth.:** Opuscula anatomica. Nenetiis 1564. — **Eysenhardt:** De structura renum observationes microscopiae. Berol. 1818.

Fahr, Th.: Pathologische Anatomie des Morbus Brightii. Henke-Lubarsch, Handbuch der speziellen pathologischen Anatomie und Histologie. Bd. 6, S. 1. 1925. — **Felix, W.:** Harnorgane im Handbuch der Entwicklung des *Menschen* von Keibel und Mall. 1912. — **Ferrein:** Mémoires de l'académie. Paris 1749. — **Fischel, A.:** Lehrbuch der Entwicklungsgeschichte. Berlin 1929. — **Förster:** Handbuch, Spezieller Teil, 2. Aufl., S. 520. 1862. — **Frey, H.:** Handbuch der Histologie und Histochemie. 3. Aufl., Leipzig 1870.

Gegenbaur, Carl: Lehrbuch der Anatomie des *Menschen*. 7. Aufl., Leipzig 1899. — **Gerlach, J.:** Handbuch der allgemeinen und speziellen Gewebelehre des *menschlichen* Körpers. Mainz 1848, spez. S. 297—312. — **Glantenay** et **Gosset:** Niere in Poirier und Charpy, Traité d'anatomie. Paris 1901. — **Gluge:** Atlas der pathologischen Anatomie. Lief. 1. 1843. — **Groß, F.:** Essai sur la structure microscopique du rein. Strassbourg 1868. — **Gruber, G. B.:** Die Mißbildungen der Harnorgane. Schwalbes Morphol. d. Mißbildungen. Jena 1927.

Haller, Albertus v.: Elementa physiologiae corporis humani. T. 7. Bern 1765. — **Hamburger, Ove:** Über die Entwicklung der *Säugetier*niere. Arch. Anat. u. Physiol. Suppl., 16—50 (1890). — **Hassal, A. H.:** Mikroskopische Anatomie des *menschlichen* Körpers. Übers. v. Kohlschütter. S. 317f., Leipzig 1852. — **Hauch, E.:** Über die Anatomie und Entwicklung der Nieren. Anat. H. **22**, 155—246 (1903). — **Heidenhain, R.:** Physiologie der Absonderungsvorgänge. Hermanns Handb. d. Physiologie Bd. 5, 1883. — **Heitzmann, C.:** Die deskriptive und topographische Anatomie des *Menschen*. 4. Aufl. Wien: Braumüller 1887. — **Henle, J.:** Handb. d. system. Anat. Bd. 2, S. 307—308. 1873. — **Hoffmann, C. E. E.:** Lehrbuch der Anatomie des *Menschen*. Erlangen 1877. — **Huschke, F.:** Über die Textur der Nieren. Okens Isis Bd. 21, 1828. — **Hyrtl, J.:** Lehrbuch der Anatomie des *Menschen*. 15. Aufl., 1881.

Kölliker, Th. v.: Mikroskop. Anatomie. Bd. 2, 2, S. 364. 1863. Handbuch der Gewebelehre. Leipzig 1867. — **Krause, C. F. T.:** Handbuch der *menschlichen* Anatomie. 2. Aufl. von W. Krause Bd. 1, 1876 u. Bd. 2, 1879.

Levi, G.: Trattado d'Histologia. Turin 1927. — **Leydig, F.:** Lehrbuch der Histologie der *Menschen* und der *Tiere*. 1857. — **Ludwig, C.:** (a) Von der Niere. Strickers Handbuch der Gewebe Bd. 1, S. 489—507. 1871. (b) Nieren und Harnbereitung. R. Wagners Handwörterb. d. Physiol. Bd. 2, S. 628. 1844. — **Luschka, H. v.:** Die Anatomie des *Menschen*. Bd. 6. Tübingen 1862—1869.

Malpighi, Marcellus: Opera omnia. Lugduni Batavorum. De renibus 1687. — **Merkel, Fr.:** Lehrbuch der Anatomie. Wiesbaden 1915. — **Metzner, R.:** Die Absonderung und Herausbeförderung des Harnes. Handbuch der Physiologie des *Menschen* (Nagel.) Bd. 2, S. 207. 1907. — **Meyer, G. H.:** Lehrbuch der Anatomie. 1873.

Noll, A.: Exkretion bei *Wirbeltieren*. Wintersteins Handbuch der vergleichenden Physiologie. Bd. 2, 2, 760—900. 1921.

Peter, K.: Untersuchungen über Bau und Entwicklung der Niere. H. 1—2. Jena 1909. — **Policard, J.:** Le tube urinaire des *Mammifères*. Paris 1909. — **Prenant, A.:** Traité d'histologie. 1911. — **Prenant** u. **Bouin:** Traité d'Histologie. Paris 1904. — **Pütter, A.:** Die Drei-Drüsentheorie der Harnbereitung. Berlin 1926.

Quain: Anatomy. London 1882.

Ribbert, H.: (a) Beiträge zur normalen Anatomie und Physiologie der Niere. Zbl. Path. **5**, 851—852 (1894). (b) Untersuchungen über die normale und pathologische Physiologie und Anatomie der Niere. Bibl. med. Cassel, Abt. C, H. 4. 1896. — **Rosenstein:** Nierenkrankheiten. 3. Aufl., S. 399. 1886.

Sappey, C.: Traité d'anatomie descriptive. Tome 4. Paris 1889. — **Schaffer, J.:** Lehrbuch der Histologie. Wien 1920. — **Schumlansky:** Dissertatio inauguralis anatomica de renum structura. Argentorati 1782. — **Schweigger-Seidel, X.:** Die Nieren der *Menschen* und der *Säugetiere* in ihrem feineren Baue. Halle 1865. — **Stöhr, R.:** Lehrbuch der Histologie. 10. Aufl., Jena 1901. — **Szymonowicz, L.:** Lehrbuch der Histologie. 1901.

Tereg, J.: Der uropoetische Apparat. Handbuch vergleichender mikroskopischer Anatomie der *Haustiere* (Ellenberger) Bd. 2, S. 241. 1911. — **Testut, L.:** Traité d'anatomie humaine. Paris 1905. — **Toldt, C.:** Lehrbuch der Gewebelehre. 3. Aufl., Stuttgart 1888.

Vogt, C. u. E. Young: Lehrbuch der praktischen vergleichenden Anatomie. Bd. 2. Braunschweig 1889—1894.

Zuckerkandl, E.: Anatomie der Harnorgane. Handbuch der Urologie. 1903.

2. Nephron und Sammelrohre.

Albrecht, E.: Zur physiologischen und pathologischen Morphologie der Nierenzellen. Verh. dtsch. path. Ges. 2. Tagg **1900**, 462—475. — **Allen, R. Bernard:** (a) Reconstructions of glomeruli from a case of chronic diffuse glomerulo nephritis. Anat. Rec. **34**, 41—45 (1926). (b) Reticular fibers in renal glomeruli. Amer. Assoc. anat. p. 43. Anat. Rec. **35**, 30 (1927). — **Altmann, R.:** Die Elementarorganismen und ihre Beziehungen zu den Zellen. 2. Aufl., 1894. — **Andrejewitsch, A. T.:** Über das Epithel der Sammelröhren in der *Säuger*niere. Med. Diss. Bern 1919 (ungedruckt). — **Arataki, Minore:** On the postnatal growth of the kidney with special reference to the number and size of the glomeruli (albino rat). Amer. J. Anat. **36**, 399—436 (1926). — **Argutinski, P.:** Beiträge zur normalen und pathologischen Histologie der Niere. Diss. med. Halle 1877. — **Arnold, J.:** (a) Über vitale und supravitale Färbung der Nierenepithelien. Anat. Anz. **21** (1902). (b) Über Plasmosomen und Granula in den Nierenepithelien. Virchows Arch. **169** (1902). (c) Über Fettumsatz und Fettwanderung, Fettinfiltration, Fettdegeneration, Phagocytose. Virchows Arch. **171**, 197—226 (1903). (d) Über Nierenstruktur und Nierenglykogen. Sitzgsber. Heidelberg. Akad. Wiss., Math.-naturwiss. Kl. X, **1910**, 24. (e) Über Plasmastrukturen und ihre funktionelle Bedeutung. Jena 1914. — **Aschoff, L.:** Zur Morphologie der lipoiden Substanzen. Beitr. path. Anat. **47** (1909). — **Avel, M.:** (a) Sur l'appareil de Golgi du rein de la *Grenouille* rousse et du *Triton alpestre*. C. r. Soc. Biol. Paris **1924**, 794. (b) Le mécanisme de la coloration des mitochondries par le bleu de méthylène dans le rein des *amphibiens*. C. r. Soc. Biol. Paris **92**, 870—871 (1925).

Babes, V.: (a) Über das Auftreten von Fett im interstitiellen Gewebe der Niere und im Innern der Nierengefäße. Zbl. Path. **19**, 275 (1908). (b) Sur l'apparition de la graisse dans l'interieur des vaisseaux rénaux. C. r. Soc. Biol. Paris **64**, 413—415 (1908). — **Bakounine, S.:** Sur l'activité sécrétrice de l'épithélium de Wolff et des épithéliums rénaux dans les premiers jours de développement embryonnaire. Arch. de Biol. **23**, 350—355 (1895). — **Bargmann, W.:** Zur Morphologie des Nierenglomerulus. Z. Zellforschg 8, 765—771 (1929). — **Barinetti, C.:** L'apparato reticolare interno e la centrospera nelle cellule di alcuni tessuti. Boll. Soc. med.-chir. Pavia **25**, 273—295 (1912). — **Baroncini, L.** e **A. Beretta:** Ricerche istologiche sulle modificazioni degli organi nei *mammiferi* ibernanti. Riforma med. **2**, 206—210 u. 218—220 (1900). — **Basile, Giov.:** Sulle modificazione dell' apparato reticolare interno di Golgi nell' epitelio renale di *animali nefrectomizzati*. Internat. Mschr. Anat. u. Physiol. **31**, 1—7 (1914). — **Beale, L. S.:** On some points of the anatomy of the kidney. Arch. of Med. **1859**, Nr 4, 300 u. Henle u. Meissners Jber. **1859**, 145. — **Beer, E.:** Über das Vorkommen von zweigeteilten Malpighischen Körperchen in der *menschlichen* Niere. Z. Heilk. **24**, 334—337 (1903). — **Bell, E. T.:** (a) The staining of fats in epithelium and muscle fibers. Anat. Rec. **4**, 199—212 (1910). (b) On the differential staining of fats. J. of Path. **19**, 105—113 (1914). — **Belosavitch, H.:** Über den Bau der *Lama*niere. Med. Diss. Bern 1919 (ungedruckt). — **Benda, C.:** (a) Ein interessantes Strukturverhältnis in der *Mäuse*niere. Anat. Anz. **2**, 425 (1887). (b) Die Mitochondria des Nierenepithels. Anat. Anz. **23**, Erg.-H., 123 (1903). — **Beneke, R.:** Die Fettresorption bei der natürlichen und künstlichen Fettembolie. Beitr. path. Anat. **2** (1899). — **Benninghoff, A.:** Über die Formenreihe der glatten Muskulatur und die Bedeutung der Rougetschen Zellen an den Capillaren. Z. Zellforschg 4, 125—170 (1926). — **Bizzozero, E.:** Sulla membrana propria dei canaliculi uriniferi del rene *umano*. Giorn. roy. Accad. Med. Torino **63** (1900) u. Arch. Sci. med. **25** (1901). — **Borst, J. G. G.:** Over experimentelle diffuse Glomerulonephritis. Amsterdam 1929. — **Brodie, T. G.:** A new conception of the glomerular function. Proc. roy. Soc. Lond. ser. B 87, 571—592 (1914). — **Brugnatelli, Ern.:** (a) Sul significato dell' infiltrazione grassa nel rene normale del *cane*; nota prev. Boll. Soc. med.-chir. Pavia **22**, 254—256 (1908). (b) Sur une fine particularité de structure des épithéliums des canalicules rénaux. Arch. di Biol. **50**, 256—258 (1908). (c) Di una fina particolarità di strutturi degli epitelii dei tuboli renali. Boll. Soc. med.-chirurg. Pavia **22**, 95 (1908). — **Bruntz, L.:** Sur la contingence de la bordure en brosse et la signification probable des bâtonnets de la cellule rénale. C. r. Acad. Sci. Paris **147**, 83—85 (1908) und C. r. Soc. Biol. Paris **65**, 254—256 (1908).

Carlier, E. W.: (a) Note on the presence of ciliated cells in the *human* adult kidney. J. Anat. a. Physiol. **34**, 223—225 (1900). (b) Note on the presence of cilia in the convoluted tubules of the *mammalian* kidney. The veterinarian, Juli **1899**. — **Carus, V.:** Über die Malpighischen Körper der Niere. Z. Zool. **2**, 58—61 (1850). — **Castaigne et F. Rathéry:** Étude expérimentale de l'action du NaCl sur l'épithélium rénal. J. Physiol. et Path. génér. **10**, 891—899 (1908). — **Cesa-Bianchi, Dom.:** (a) Contributo alla conoscenza della anatomia e della fisiopatologia renale. Internat. Mschr. Anat. u. Physiol. **27**, 89—186 (1909). (b) Experimentelle Untersuchungen über die Nierenzelle. Frankf. Z. Path. **3**, 461—486 (1909). — **Champy, Chr.**: A propos des mitochondries des cellules glandulaires et des cellules rénales. C. r. Soc. Biol. Paris **66**, 185—186 (1909). — **Chrzonszczewsky, N.**: (a) Zur Anatomie der Niere. Zbl. med. Wiss. **1863**, 756—757. (b) Zur Anatomie der Niere. Virchows Arch. **31**, 153—199 (1864). — **Ciaccio, C.**: (a) Beitrag zum Studium der Zelllipoide unter normalen und pathologischen Bedingungen. Zbl. Path. **20** (1909). (b) Contributo alla distribuzione e alla fisio-patologia cellulare dei lipoidi. Arch. Zellforschg **5** (1911). (c) Les lipoides intracellulaires. Biologie méd. **1912**. — **Colberg, A.**: Zur Anatomie der Niere. Zbl. med. Wiss. **1863**, Nr 48, 753—756 u. 769—772. — **Cornil, V.**: Nouvelles observations histologiques sur l'état des cellules du rein dans l'albuminurie. J. Anat. et Physiol. **15**, 402—448 (1879). — **Cornil, V.** u. **L. Ranvier**: Manuel d'Histologie pathologique. Empoisonnement aigu par la Cantharidine 2me Tirage ravu de la II. Edition I/II. Paris 1884. — **Covell, W. P.**: Quantitative cytological studies on the renal tubules I. Nucleo-cytoplasmic ratio. Anat. Rec. **34**, 61—73 (1926). — **Cowdry, E. V.** u. **W. P. Covell**: Quantitative cytological studies on the renal tubules. II. Mitochondria-cytoplasmic ratio. Anat. Rec. **36**, 349—355 (1927).

Dalous, E. A. Serr, M. G.: Note sur les variations de Structure de l'épthélium du tube contourné, à l'état normal et au cours de diurèses provoquées. C. r. Soc. Biol. Paris **61**, 358—360 (1906). — **Disse, J.**: (a) Über die Veränderungen der Nierenepithelien bei der Sekretion. Anat. H. **2**, 141—171 (1893). (b) Zur feineren Anatomie der Niere I. Sitzgsber. Ges. Naturwiss. Marburg **1898**, 165—173. (c) Zur Anatomie der Niere. Sitzgsber. Ges. Naturwiss. Marburg **1898**, 165 u. **1900**, 49—58. — **Djokitsch, H.**: Zur Histologie der *Bären*-niere. Med. Diss. Bern 1919 (ungedruckt). — **Domagk, G.**: Die Röntgenstrahlenwirkung auf das Gewebe, im besonderen betrachtet an den Nieren. Morphologische und funktionelle Veränderungen. Beitr. path. Anat. **77**, 525—575 (1927). — **Drasch, O.**: Über das Vorkommen von zweierlei verschiedenen Gefäßknäueln in der Niere. Sitzgsber. Akad. Wiss. Wien, Math.-naturwiss. Kl. III **76**, 79—102 (1877). — **Duesberg, J.**: Plastosomen, „Apparato reticolare interno" und Chromidialapparat. Erg. Anat. **20**, 567—916 (1911).

Elbe, R.: Histologische Untersuchungen über den Fettgehalt der Organe. Med. Diss. Rostock 1899. — **Eliaschoff, Ida**: Über die Wirkung des Cantharidins auf die Nieren. Virchows Arch. **94**, 323—342 (1883). — **Emery, C.**: Recherches embryologiques sur le rein des *mammifères*. Arch. di Biol. **4**, 80—92 (1883). — **Enesco, J.**: Contribution à l'étude histophysiologique de la cellule du tube contourné et de l'anse ascendente de Henle chez quelques *mammifères*, sous l'influence des substances diurétiques. C. r. Soc. Biol. Paris **74**, 914—916, 973 (1913). — **Ernst, Max**: Vergleichende Untersuchungen über die Urnierenalkation. Z. Anat. **79**, 781—796 (1926). — **Ernst, Paul**: (a) Kolloide Struktur des Nierensekrets. Virchows Arch. **254**, 751—764 (1925). (b) Eine kolloide Struktur in Sekreten. Zbl. Path. **36**, Erg.-H., 242—247 (1925).

Ferrata, A.: (a) Alcune particolarità istologiche sulla capsula del Bowman in via di sviluppe. Communicaz. fatta Associaz. med.-chir. Parma, 6. Febr. 1903. (b) Sull'anatomia, sullo sviluppo e sulla funzione del rene. Arch. ital. Anat. **4**, 505—550 (1905). (c) Sui fenomeni di scirezione delle cellule renali. Arch. di Fisiol. **2**, 581—588 (1905). — **Fischer, W.**: Histologische Untersuchungen über den Fettgehalt der Nieren unter normalen und pathologischen Verhältnissen. Beitr. path. Anat. **49**, 34—86 (1910). — **Frenzel, J.**: Zum feineren Baue des Wimperapparates. Arch. mikrosk. Anat. **28**, 53—80 (1886). — **Friedländer, C.**: Über Nephritis scarlatinosa. Fortschr. Med. **1**, 81—89 (1883). — **Frisch, Br. v.**: Zum feineren Bau der Membrana propria der Harnkanälchen. Anat. Anz. **48**, 284—296 (1915). — **Froboese, Curt**: Über das Vorkommen von Fett in jungen Embryonen. Z. mikrosk.-anat. Forschg **7**, 527—641 (1926).

Galeotti, G.: Über die Granulationen in den Zellen. Internat. Mschr. Anat. u. Physiol. **12**, 523 (1895). — **Gehuchten, van**: Le mécanisme de la sécrétion. Anat. Anz. **6**, 12—25 (1891). — **Gerlach, Jos.**: (a) Beiträge zur Strukturlehre der Nieren. Arch. Anat., Physiol. u. wiss. Med. **1845**, 378—386. (b) Zur Anatomie der Niere. Arch. Anat., Physiol. u. wiss. Med. **1848**, 103—112. — **Gianelli, L.**: Contributo allo studio della funzione secretoria del Mesonefro. Ann. Ostetr. **1925**, 6. — **Gibbes, H.**: Histological Notes I. Ciliated epithelium in the kidney. Quart. J. microsc. Sci. **24**, 191—192 (1884). — **v. Gierke, E.**: Der Glykogengehalt der Nierenepithelien. Zbl. Path. **36**, Erg.-H., 200—204 (1925). — **Golgi, C.**: Annotazioni intorno all'Istologia dei reni dell' *uomo* e di altri *mammiferi* e sull'Istogenesi dei canalicoli uriniferi. Atti Accad. naz. Lincei, IV. s. **286** (1889). Rendiconti Vol. 5, p. 334 bis 342. 1889. — **Grundmann, R.**: Vergleichende anatomische Untersuchungen über die Nieren von *Schaf* und *Ziege*. Vet.-med. Diss. Hannover 1922. — **Groß, W.**: Frische Glomerulonephritis (Kriegsniere). Beitr. path. Anat. **65**, 387—422 (1919).

Hansemann, David: (a) Bemerkungen im Anschluß an die Arbeit von Lorenz. Zbl. klin. Med. **1889**, Nr 18. (b) Zur pathologischen Anatomie der Malpighischen Körperchen der Nieren. Virchows Arch. **110**, 52—80 (1887). (c) Über die Fettinfiltration der

Nierenepithelien. Virchows Arch. 148, 355—365 (1897). — **Hedinger, H.**: Über den Bau der Malpighischen Gefäßknäuel der Niere. Med. Diss. Breslau 1888. — **Heidenhain, M.**: (a) Über Kern und Protoplasma. Festschrift für A. v. Kölliker 1892. S. 109—166. (b) Plasma und Zelle. Bardelebens Handbuch der Anatomie 1907—1911. — **Heidenhain, R.**: Mikroskopische Beiträge zur Anatomie und Physiologie der Nieren. Arch. mikrosk. Anat. 10, 1 (1874). — **Henle, J.**: Zur Anatomie der Niere. Abh. Ges. Wiss. Göttingen 10 (1862). — **Herring, P. T.**: The development of the Malpighian bodies of the kidney and its relation to pathological changes which occur in them. J. of Path. 6, 459 (1900). — **Hertz, H.**: Die Drüsensubstanz der Niere. Greifswald. med. Beitr. 3, 93—126 (1865). — **Heßling, Th. v.**: Histologische Beiträge zur Lehre von der Harnabsonderung. Jena 1851. — **Hirsch, C.**: Experimentell-anatomische Untersuchungen an der Nierenzelle. Anat. H. 41, 129 bis 172 (1910). — **Hortolès, Ch.**: (a) Processus histologique des néphrites. Thèse de Montpellier 1881. (b) Recherches histologiques sur le glomérule et les épithéliums du rein. Arch. Physiol. norm. et Path. 13, 861—885 (1881). — **Houssay, F.**: Sur l'excrétion et sur la variation du rein chez des *Poules* nourries avec la viande. C. r. Acad. Sci. Paris 133, 1224 bis 1226 (1901). — **Huber, G. C.**: (a) Studies on the development and shape of uriniferous tubules of certain of the higher *mammals.* Amer. J. Anat. Suppl. 4, 1—98 (1905). (b) The morphology of the uriniferous tubule of the *Reptilian* kidney. Brit. med. J. 2, 1701 (1906). (c) A method for Isolating the renal Tubules of *Mammalia.* Anat. Rec. 5, 187—194 (1911). (d) On the morphology of the Renal tubules of Vertebrates. Anat. Rec. 13, 305—339 (1917).— **Hung-See-Lü**: Über eine Methode zur Darstellung der Basalmembranen. Virchows Arch. 240, 355—360 (1923).

Inouye, Michio: Die Nierenkanälchen des *Rindes* und des *Tümmlers.* Jena 1909. — **Isaacs, C.**: Anatomie microscopique des reins. Trans. N. Y. Acad. Med. I 9, 376—436 (1858). Ref. Arch. gén. Méd., V. s. 1, 609—610 (1858). — **Israel, O.**: Practicum. 2. Aufl., S. 361 (1893). — **Iwatscheff, I.**: Die Bedeutung der Lipoidarten in Niere und Leber bei pathologischen Zuständen. Z. klin. Med. 101, H. 1/2, 85—101. Ref. Ber. Phys. 30, 679 (1924).

Johnson: On the diseases of the kidney. London 1852. — **Johnston, W. B.**: (a) Reconstruction of a glomerulus of the human kidney. Anat. Anz. 16, 260—266 (1899). (b) A reconstruction of a glomerulus of the human kidney. Hopkins Hosp. Bull. 11, 24—25 (1900). — **Joseph, H.**: Über die Zentralkörper der Nierenzelle. Anat. Anz. 27, Erg.-H., 178—187 (1905).

Klein, E.: Histological notes. Quart. J. microsc. Sci., N. s. 21, 231—233 (1881). — **Kollmann, J.**: Zur Anatomie der Niere. Z. Zool. 14, 112—138 (1864). — **Kolmer, W.**: Über einige durch Ramon y Cajals Uran-Silbermethode darstellbare Strukturen und deren Bedeutung. Anat. Anz. 48, 506—519 u. 529—540 (1916). — **Kolossow, A.**: Eine Untersuchungsmethode des Epithelgewebes, besonders der Drüsenepithelien und die erhaltenen Resultate. Arch. mikrosk. Anat. 52, 1—43 (1898). — **Kolster, R.**: Mitochondria und Sekretion in den Tubuli contorti der Niere. Beitr. path. Anat. 51, 209 (1911). — **Kosugi, T.**: Beiträge zur Morphologie der Nierensekretion. Beitr. path. Anat. 77, 1—60 (1927). — **Kruse, W.**: (a) Ein Beitrag zur Histologie der gewundenen Harnkanälchen. Virchows Arch. 109, 193—204 (1887). (b) Über Stäbchensäume der Epithelien. Inaug.-Diss. Berlin 1888. — **Külz, L.**: Untersuchungen über das postfetale Wachstum der *menschlichen* Niere. Inaug.-Diss. Kiel 1899.

Laguesse, E. et **Debeyre**: Sur les formes des chondriomes dans quelques glandes salivaires par le vert Janus. C. r. Soc. Biol. Paris 73 (1912). — **Lamy, H.** et **A. Mayer**: (a) Une nouvelle hypothèse sur l'anatomophysiologie du rein. C. r. Soc. Biol. Paris 60, 932—934 (1906). (b) Les théories de la secrétion rénale, une nouvelle hypothèse sur l'anatomo-physiologie du rein. J. Physiol. et Path. gén. 8, 660—672 (1906). — **Lamy, H., A. Mayer** et **Rathéry, F.**: (a) Etude histologique du glomérule du rein au cours des polyouries provoqués. C. r. Soc. Biol. Paris 60, 931 (1901). (b) Modifications histologiques du rein au cours de l'élimination de l'eau et des cristalloides. J. de Physiol. 8, 624—634 (1906). — **Landauer, A.**: Über die Struktur des Nierenepithels. Anat. Anz. 10, 645—653 (1895). — **Landsteiner**: Über trübe Schwellung. Beitr. path. Anat. 33, 237—280 (1903). — **Langhans, Th.**: (a) Über die Veränderungen der Glomeruli bei der Nephritis nebst einigen Bemerkungen über die Entstehung der Fibrinzylinder. Virchows Arch. 76, 85—118 (1879). (b) Über die entzündlichen Veränderungen der Glomeruli und die akute Nephritis. Virchows Arch. 99, 193—250 (1885). — **Lauda, E. u. Th. Rezek**: Zur färberischen Darstellung bestimmter Kanälchenabschnitte in der Niere. Virchows Arch. 269, 218—238 (1928). — **Lehmann, K. B. u. A. Treutlein**: Untersuchungen über den histologischen Bau und den Fettgehalt der Niere der *Katze.* Frankf. Z. Path. 15, 163—180 (1914). — **Lelièvre, A.**: (a) Influence du régime sur l'évolution de l'épithélium. C. r. Soc. Biol. Paris 62, 59—61 (1907). (b) Influence du régime carné sur la cellule rénale. C. r. Soc. Biol. Paris 62, 119 (1907). (c) Recherches expérimentales sur l'évolutions et le fonctionnement de la cellule rénale. J. Anat. et Physiol. 43, 502—544 u. 593—651 (1907). — **Levi, G.**: Sulla presenza dei chondriomi alla differenziazione cellulare. Archives d'Anat. 10 (1911). — **Löhlein, M.**: Über

Nephritis nach dem heutigen Stande der pathologisch-anatomischen Forschung. Erg. inn. Med. 5, 411—458 (1910). — **Lorenz, M.:** Untersuchungen über den Bürstenbesatz und dessen Bedeutung an normalen und pathologischen Nieren. Z. klin. Med. 15, 400 bis 440 (1888); Wien. klin. Wschr. 1, 119 (1888). — **Ludwig, C.:** Einige neue Beziehungen zwischen dem Bau und der Funktion der Niere. Sitzgsber. Akad. Wiss. Wien, Math.-naturwiss. Kl. II 48, 725—733 (1863). — **Lukjanow, S. M.:** Über den Einfluß des völligen Hungerzustandes auf die Durchmesser der Kerne im Nierenepithel der *weißen Mäuse*. Arch. de Sci. biol. St. Petersburg 7, 168—176 (1898).

Mall, Fr. P.: (a) Das retikulierte Gewebe und seine Beziehungen zu den Bindegewebsfibrillen. Abh. sächs. Ges. Wiss., Math.-physik. Kl. 17, 299—338 (1891). (b) Note on the basement membranes of the kidney. Hopkins Hosp. Bull. 12, 133—135 (1901). — **Marchand, F.:** Über das Auftreten eines eigentümlichen gestrichelten Saumes an der Innenseite der Epithelien der Tubuli contorti der Niere, welcher unter gewissen Umständen sehr deutlich zu beobachten ist. Tagebl. 58. Verslg Naturforsch. 1885, 422. — **Mawas, J.:** Structure de la membrane propre du tube contourné du rein. C. r. Soc. Biol. Paris 74, 189—190 (1912). — **Mayer, A.** et **F. Rathéry:** (a) Modifications histologiques du rein au cours des diverses diurèses provoquées. I. Études sur le rat: modifications vacuolaires. C. r. Soc. Biol. Paris 62, 738—740 (1907). (b) II. Modifications de structure protoplasmique. C. r. Soc. Biol. Paris 62, 776—777 (1907). (c) III. Études sur *le lapin*. C. r. Soc. Biol. Paris 63, 108 (1907). (d) Modifications histologiques du rein au cours du polyouries répétées. C. r. Soc. Biol. Paris 65, 134—136 (1908). (e) Recherches sur l'histo-physiologie de la sécrétion urinaire chez les *mammifères*. Arch. d'Anat. microsc. 11, 134—166 (1909). — **Meves, F.:** Über den Einfluß der Zellteilung auf den Sekretionsvorgang nach Beobachtungen an der Niere der *Salamander*larve. Festschrift für Kupffer. S. 57. Jena 1899. — **Michailowitsch, Velimir:** Wie verhält sich der aufsteigende Schenkel der Henleschen Schleife zum Corpusculum renis? Inaug.-Diss. Bern 1918 (nicht gedruckt). — **Miller, W. S.** and **E. P. Carlton:** The relation of the cortex of the *Cats* kidney to the volume of the kidney and an estimation of the number of glomeruli. Trans. Wisconsin Acad. 10, 525—538 (1896). — **Mislawsky, A. N.:** Plasmafibrillen und Chondriokonten in den Stäbchenepithelien der Niere. Arch. mikrosk. Anat. 83, 361 (1913). — **Mitamura, Tokushiro:** Neue Belege zur Ludwig-Cushnyschen Filtrationstheorie der Niere. Vorl. Mitt. Pflügers Arch. 204, 561—571 (1924). — **Moberg, E.:** Anzahl und Größe der Glomeruli renales beim *Menschen* nebst Methoden, diese zahlenmäßig festzustellen. Z. mikrosk.-anat. Forschg 18, 271—310 (1929). — **Modrakowsky, G.:** Weitere Beiträge zur Nierenfunktion. Über das Verhalten der Granula in der Niere unter dem Einfluß der verschiedenen Diuretica. Pflügers Arch. 98, 217—232 (1903). — **Moebius, P. J.:** Über die Nieren beim Ikterus. Arch. Heilk. 18, 83 (1877). — **Möllendorff, W. v.:** (a) Darf die Niere im Sinne der Sekretionstheorie als Drüse aufgefaßt werden? Münch. med. Wschr. 1922, 1069—1072. (b) Zur Histophysiologie der Niere. Speicherungsgranula, Niederschläge und partielle Cytoplasmanekrosen während der Ausscheidung von Fremdsubstanzen. Erg. Anat. 24, 278—292 (1923). (c) Einige Beobachtungen über den Aufbau des Nierenglomerulus. Z. Zellforschg 6, 441—450 (1927). — **Moleschott, J.:** Ein histochemischer und histologischer Beitrag zur Kenntnis der Nieren. Mol. Untersuchungen zur Naturlehre Bd. 8, S. 213—224. 1862. — **Monti, R.** e **A.:** (a) Sur l'épithélium rénal des *Marmottes* durant le sommeil. Arch. di Biol. 35, 296—298 (1901). (b) Su l'epitelio renale delle *Marmotte* durante il sonno. Verh. anat. Ges. 14. Verslg Pavia 1900, 82—87. **Mottram, V. H.:** Fat infiltration of the *cats* kidney. J. of biol. Chem. 24; Proc. amer. Soc. biol. Chem. 1916, 11—12. — **Müller, Joh.:** De glandularum secernentium structura penitiore. Leipzig 1830. — **Müller, P.:** Das Porenfeld (Area cribrosa) oder Cribrum benedictum der Nieren des *Menschen* und einiger *Haussäugetiere*. Arch. f. Anat. 1883, 341—370. — **Mürset, A.:** Untersuchungen über Intoxikationsnephritis (Aloin, Oxalsäure). Med. Diss. Bern 1885. — **Mulon, P.:** Sur les corps gras des cellules rénales. C. r. Soc. Biol. Paris 66, 434—435 u. 458—459 (1909). — **Muron, A.:** Sur les cellules sécrétoires du rein. C. r. Soc. Biol. 1870, p. 151. Gaz. Méd. Paris 5, 30 (1871).

Nassonov, D.: Die physiologische Bedeutung des Golgi-Apparates im Lichte der Vitalfärbungsmethode. Z. Zellforschg 3, 472—502 (1926). — **Nauwerck, C.:** Beiträge zur Kenntnis des Morbus Brightii. Beitr. path. Anat. 1, 1—84 (1886). — **Nelson, B. T.:** The number of glomeruli in the kidney of the adult *rabbit*. Anat. Rec. 23, 355—361 (1922). — **Nicolas, A.:** Contributions à l'étude des cellules glandulaires. I. Les éléments des canalicules du rein primitif chez les *Mammifères*. Internat. Mschr. Anat. u. Physiol. 8, 279, 289, 387, 447 u. 465 (1891).

Oertel: Über die Bildung von Bürstenbesätzen an den Epithelien diphtherisch erkrankter Nieren. Arch. mikrosk. Anat. 29, 525—532 (1887). — **Okamoto, H.:** Über die Mitochondrien der Leber und Niere bei den Februar- und Mai*fröschen*. Virchows Arch. 250, 275—295 (1924). — **Okkels, Harald:** (a) Note sur l'observation microscopique du rein de la *Grenouille*. Bull. Histol. appl. 4, 290—292 (1927). (b) Disposition de la chaux dans les reins dans l'intoxication expérimentale par le calcium. Bull. Histol. appl. 4, 134—141 (1927). (c) Différences entre les diverses cellules du troisieme segment du tube urinaire chez les *vertébrés*. Bull. Histol. appl. **6**, 12—33 (1929). — **Okkels, H. u. T. Peterfi:** 1929. — **Ophüls, W.:** (a) The relation of anatomic structure to function. Proc. Soc. exper. Biol. a. Med. **4**, 138—139 (1907). (b) The ALTMANN granules in kidney and liver and their relation to granular and fatty degeneration. Proc. Soc. exper. Biol. a. Med. **4** (1907).

Pappenheimer, A. M.: (a) The GOLGI apparatus. Personal observations and a review of the literature. Anat. Rec. **11**, 107 (1912). (b) The GOLGI apparatus. Personal observations and a review of the literature. Anat. Rec. **11**, 107—148 (1916). — **Parrot:** Note sur la stéatose viscérale que l'on observe à l'état physiologique chez quelques *animaux*. Arch. de Physiol. **4**, 27—47 (1870). — **Peter, K.:** (a) Über die Nierenkanälchen des *Menschen* und einiger *Säugetiere*. Verh. anat. Ges. Würzburg **1907**, 114—124. (b) Der feinere Bau der Niere. Münch. med. Wschr. **61**, 2365—2367 (1915). (c) Zellteilung und Zelltätigkeit. I. Zellteilung und Resorption. Beobachtung an normalen Nieren. Z. Anat. **72**, 463 bis 486 (1924). (d) Zellteilung und Zelltätigkeit. II. Zellteilung und Resorption. Experimenteller Teil. Versuche mit Injektion von Pilocarpin. Z. Anat. **72**, 487—493 (1924). (e) Zellteilung und Zelltätigkeit. III. Zellteilung und Resorption. Experimenteller Teil. Versuche mit Trypanblau. Z. Anat. **72**, 494—503 (1924). (f) Untersuchungen über Bau und Entwicklung der Niere. III. Zum feineren Bau der *menschlichen* Niere. S. 451—468. Jena 1927. — **Pizzini, B.:** Über die Sekretionserscheinungen in der Nierenzelle bei der Diurese. Internat. Mschr. Anat. u. Physiol. **25**, 108—148 (1908). — **Policard, A.:** (a) Sur les formations mitochondriales du rein des *Vertébrés*. C. r. Soc. Biol. Paris **59**, 380—382 (1905). (b) Sur la striation basale des cellules du canalicule contourné du rein des *Mammifères*. C. r. Soc. Biol. Paris **59**, 568—569 (1905). (c) Les divers segments du tube urinaire du rein des *mammifères*. C. r. Soc. Biol. Paris **62**, 369—371 (1907). (d) Recherches histophysiologiques sur les premiers stades de la sécrétion urinaire. Arch. d'Anat. microsc. **14**, 1—40 (1910) u. C. r. Soc. Biol. Paris **72**, 593, 640, 902 (1912). (e) La cytogenèse du tube urinaire chez *l'homme*. Arch. d'Anat. microsc. **14**, 429—468 (1910). (f) Les segments du tube urinaire. Presse méd. **1910**, 98—100. (g) Les ségments du tube urinaire et les conceptions de M. PETER. C. r. Assoc. Anat. 14. Réun. Rennes **1912**, 58—63. (h) Le segment de SCHWEIGGER-SEIDEL du tube urinaire et son rôle dans la diurèse. C. r. 12. Congr. franç. Méd. Lyon **1910**. (i) Recherches histophysiologiques sur les premiers stades de la sécrétion urinaire. I. Caractères cytologiques généraux du rein des *Mammifères* à la naissance. C. r. Soc. Biol. Paris **72**, 593—595 (1912). (k) Recherches histophysiologiques sur les premiers stades de la Sécrétion urinaire. III. Rapports des fonctions glomérulaires et tubulaires à la naissance. C. r. Soc. Biol. Paris **72**, 902—904 (1912). (l) Sur le développement du tube urinaire chez *l'homme*. (I. Note). Lyon méd. **1912**, No 46. (m) La capacité des divers segments du tube urinaire. Remarques à propos de recherches physiologiques récentes de M. O'CONNOR. Bull. Histol. appl. **1**, 209—216 (1924). (n) Rectificatif à une note précédente sur la capacité du tube urinaire. Bull. Histol. appl. **1**, 498 (1924). — **Policard, A. et M. Garnier:** (a) Altérations cadavériques des épithéliums rénaux. C. r. Soc. Biol. Paris **59**, 678 (1905). (b) Des lésions rénales provoquées par l'injection sous-coutanée de doses massives de phloridzine. C. r. Soc. Biol. Paris **62**, 834 (1907). — **Policard, A. et J. Mawas,:** Mitochondries et cils vibratiles. C. r. Soc. Biol. Paris **66**, 35—36 (1909). — **Prym, P.:** Die Lokalisation des Fettes im System der Harnkanälchen. Frankf. Z. Path. **5**, 1—88 (1910). — **Pütter, A.:** (a) Aktive Oberfläche und Organfunktion. Z. Physiol. **12**, 125—214 (1911). (b) Der Nierenindex. Ein Beitrag zur Kritik der Methoden physiologisch-anatomischer Forschung. Z. Anat. **83**, 228 bis 240 (1927).

Ranvier, L.: Le mécanisme de la sécrétion. J. de Micrographie **10**, 544—553 (1886); **11**, 7, 62, 99, 142, 163, 205, 225, 261, 289, 327, 353, 385, 421, 453, 489 u. 527 (1887); **12**, 3, 33, 65, 104, 163, 212, 243, 298, 329, 364 u. 389 (1888). — **Raschkowitsch, M.:** Über den Hals der Nierenkanälchen bei den *Säugern*. Med. Diss. Bern 1918 (ungedruckt). — **Rathéry, F.:** Le tube contourné du rein. Paris 1905. — **Regaud, Cl.:** (a) Variations des formations mitochondriales dans les tubes à cuticule striée du rein. C. r. Soc. Biol. Paris **64**, 1145—1147 (1908). (b) Participation du chondriom à la formation des grains de segrégation dans les cellules des tubes contournés du rein (chez les *ophidiens* et les *amphibiens*). C. r. Soc. Biol. Paris **66**, 1034—1036 (1909). — **Regaud, Cl. et A. Policard:** (a) Notes histologiques sur la sécrétion rénale. C. r. Soc. Biol. Paris **53**, 1186 (1901). (b) II. Le segment cileé du tube urinifère de la *Lamproie*. C. r. Soc. Biol. Paris **54**, 91 (1901). (c) III. Le segment à bordure en brosse du tube urinifère de la *Lamproie*. C. r. Soc. Biol. Paris **54**, 129 (1901). (d) Les diverticules glandulaires du tube contourné de la Lamproie. C. r. Soc. Biol. Paris **54**, 554 (1901). (e) Questions relatives à l'histo-physiologie du tube urinaire. 16. Kongr. inn. Med. **1909**, 1. Sekt. 65—80. — **Renaut, J. et S. Dubreuil:** Note sur l'histologie, la cytologie des tubes de Bellini et le tissu conjonctif de la pyramide du rein. C. r. Assoc. Anat. **9**, 94—103 (1907). — **Retterer, E.:** (a) Contribution expérimentale à l'étude du rein. C. r. Assoc. Anat. **8**, 6—13 (1906). (b) Du stroma rénal dans quelques états fonctionels du rein. C. r. Soc. Biol. Paris **60**, 560—563 (1906). (c) De l'épithélium rénal dans quelques états fonctionels du rein. C. r. Soc. Biol. Paris **60**, 611—614 (1906). (d) Sur quelques points d'histogenèse du rein définitif. C. r. Soc. Biol. Paris **62**, 456—459 (1907). — **Retzius, G.**: Die Struktur des Protoplasmas in den Epithelzellen der Nierenkanälchen. Retzius Biol. Unters., N. F. **17**, 81—83 (1913). — **Ribadeau-Dumas, L.**: Recherches sur les aspects de la cellule rénale du *Cobaye* dans son acte sécrétoire. C. r. Soc. Biol. Paris **54**, 484—486 (1902). — **Ribbert, H.**: (a) Über die Entwicklung der Glomeruli. Arch. mikrosk. Anat. **17**, 113—124 (1880). (b) Nephritis und Albuminurie. Bonn 1881. (c) Beitrag zur pathologischen Anatomie der Glomeruli. Fortschr. Med. 1888, 490—500. — **Richards, A. N.**: Further observations on the glomerular circulation. J. of Urol. **13**, 283—284 (1925). — **Richards, A. N.** and **Carl F. Schmidt**: A description of the glomerular circulation in the *frogs* kidney and observations concerning the action of adrenalin and various other substances upon it. Amer. J. Physiol. **71**, 178—208 (1924). — **Riedel, B.**: Entwicklung der *Säugetier*niere. Unters. anat. Inst. Rostock 1874. — **Rindowsky, D.**: Zur Kenntnis der Harnkanälchen. Virchows Arch. **41**, 278—282 (1867). — **Del Rio-Hortega**: Sur la configuration et la structure des néphrocytes dans les dévers segments du tube urinifère. C. r. Soc. Biol. Paris **91**, No 28, 831—833 (1924). Ref. Ber. Physiol. **29**, 615 (1924). — **Risak, E.**: Über Fehlbildungen der Bowmanschen Kapsel. Virchows Arch. **267**, 222—232 (1928). — **Roost, W.**: Über Nierengefäße unserer *Haussäugetiere* mit spezieller Berücksichtigung der Nierenglomeruli. Diss. Bern 1912. — **Roth, M.**: Untersuchungen über die Drüsensubstanz der Niere. Diss. Bern 1864. — **Rothstein, T.**: Zur Kenntnis des Nierenepithels. Verh. biol. Ver. Stockholm **3**, 53 (1891). — **Rühle, G.**: Über die Membrana propria der Harnkanälchen und ihre Beziehung zu dem interstitiellen Gewebe der Niere. Arch. f. Anat. 1897, 153—169. — **Runeberg, J. W.**: Über die pathogenetischen Bedingungen der Albuminurie. Dtsch. Arch. klin. Med. **23**, 41—74. Leipzig 1879. — **Ruyter, J. H. C.**: Über einen merkwürdigen Abschnitt der Vasa afferentia in der *Mäuse*niere. Z. Zellforschg **2**, 242—248 (1925).

Saeki, Teishichi: Über die Zahl und Größe der Glomeruli in der Niere einiger *Säugetiere*. Acta Scholae med. Kioto **8**, 189—196 (1926). — **Salazar, A. L.**: Sur la nitration des capillaires du glomerule rénal. Bull. Soc. Portug. Sci. nat. **8**, 46—60 (1918). — **San-Giorgi**: Sull'apparato reticolare interno di Golgi nel epitelio renale in rondizioni patologico-sperimentali. Giorn. roy. Accad. Med. Torino **15**, 340—344 (1909). — **Sauer, H.**: Neue Untersuchungen über das Nierenepithel und sein Verhalten bei der Harnabsonderung. Arch. mikrosk. Anat. **46**, 109—146 (1895). — **Scagliosi, G.**: (a) Über Glomerulusanomalien. Virchows Arch. **150**, 426—431 (1897). (b) Über den freien Saum des Nierenepithels unter normalen und pathologischen Bedingungen. Arch. Anat. pat. e Sc. affini **1907**, H. 2. — **Schachowa, Seraphina**: Untersuchungen über die Nieren. Diss. Bern 1876. — **Schmitter, F.**: Cytological changes in the kidney due to distilled water and varying strengths of salt solutions. Anat. Anz. **26**, 347—351 (1905). — **Schreiner, K. E.**: (a) Über die Entwicklung der Amniotenniere. Z. Zool. **71**, 1—188 (1902). (b) Erwiderung an Herrn Groschuff. Anat. Anz. **22**, 31—32 (1903). — **Schreyer, H.**: Über Lokalisation und Natur der physiologischen Nierenpigmente des *Menschen* und einiger *Tiere*. Diss. Freiburg 1914. — **Schultze, O.**: Über die Genese der Granula in den Drüsenzellen. Anat. Anz. **38**, 257 (1911). — **Schwarz, L.**: Weitere Beiträge zur Kenntnis der anatomischen Nierenveränderungen der Neugeborenen und Säuglinge. Virchows Arch. **267**, 654—689 (1928). — **Schweigger-Seidel, F.**: Über die Drüsenkanälchen der Niere. Zbl. med. Wiss. **1**, 835—837 (1863). — **Segawa, Masayo**: Über die Fettarten der Niere mit besonderer Berücksichtigung des physiologischen und pathologischen Fettes. Beitr. path. Anat. **58**, 1—47 (1914). — **Sehrt, E.**: Zur Kenntnis der fetthaltigen Pigmente. Virchows Arch. **177**, 248—269 (1904). — **Sehrwald, E.**: Über die Bedeutung des Nervensystems für die Niere. Habil.schr. Jena 1887. — **Seng, Victor**: Ein Beitrag zur Lehre von den Malpighischen Körperchen der *menschlichen* Niere. Sitzgsber. Akad. Wiss. Wien, Math.-naturwiss. Kl. **64**, 354—359 (1871). — **Siewert, F.**: Die Nierenkanälchen des *Meerschweinchens* und des *Pferdes* in Peter: Untersuchungen über Bau und Entwicklung der Niere. H. 2. Jena 1927. — **Simon, Ch.**: Contribution à l'étude de la sécrétion rénale. C. r. Soc. Biol. Paris **5**, 10 u. 443—444 (1898). — **Smith, C.**: A study of the lipoid content of the kidney tubule. Amer. J. Anat. **27**, 69 (1920). — **Solger, B.**: Zur Kenntnis der *Krokodil*niere und der Nierenfarbstoffe niederer *Wirbeltiere*. Z. Zool. **41**, 605—615 (1883). — **Standfuß**: Die Malpighischen Körperchen der Niere der *Wirbeltiere*. Arch. mikrosk. Anat. **71**, 116—128 (1907). — **Steckelmacher, S.**: Die Beziehungen des Chondrioms (Plastosomen) zu den Strukturen der vitalen Färbung. Beitr. path. Anat. **66**, 470—482 (1919). — **Steiger, R.**: Beiträge zur Histologie der Nieren. Arch. path. Anat. **104**, 122—145 (1886). — **Stein, S. Th.**: (a) Zur Anatomie der Niere. Zbl. med. Wiss. **1864**. (b) Notizen zur Nierenfrage. Würzburg. med. Z. **6**, 325—328 (1865). — **Steinbach, G.**: Über Zusammenhänge zwischen dem Nierenindex und dem histologischen Bau der Haut bei *Amphibien*. Z. Zellforschg **4**, 382—412 (1926). — **Steudener, Fr.**: Nonnulla de penitiore renum structura et physiologica et pathologica. Diss. inaug. med. Halle 1864. — **Stoerk, O.**: (a) Über Protagon und über die große weiße Niere. Sitzgsber. Akad. Wiss. Wien, Math.-naturwiss. Kl. III B **115** (1906). (b) Zur Histogenese der Grawitzschen Nierengeschwülste.

Beitr. path. Anat. 43, 393—437 (1908). (c) Beitrag zur Nierenpathologie. Verh. path. Ges. 15. Tagg 1912. — **Stricht, O. van der:** (a) Contribution à l'étude du mécanisme de la sécrétion urinaire. C. r. Acad. Sci. Paris 112, 961—963 (1891). (b) Contribution à l'étude histologique du rein. Ann. Soc. méd. Gand 71, 328—347 (1892). (c) Modifications anatomiques et lésions anatomo-pathologiques du rein dans le Choléra asiatique. C. r. Soc. Biol. Paris 1893, 379—384. — **Suzuki, T.:** Zur Morphologie der Nierensekretion unter physiologischen und pathologischen Bedingungen. Jena 1912.

Takaki, K.: Über die Stäbchenstruktur der Niere. Arch. mikrosk. Anat. 70, 245 bis 265 (1907). — **Tamura, K. u. Mitarbeiter:** Jap. J. med. Sci., Trans. 4, 261 u. 275 (1927). — **Tasič, J.:** Über die Beziehungen des Epithels der Harnkanälchen zur Basalmembran. Med. Diss. Bern 1918 (ungedruckt). — **Théohari, M. A.:** (a) Structure fine des cellules des tubes contournés du rein à l'état pathologique. C. r. Soc. Biol. Paris 51, 956—958 (1899). (b) Note sur la structure fine de l'épithélium des tubes contournés du rein. C. r. Soc. Biol. Paris 51, 955—956 (1899). (c) Étude sur la structure fine de l'épithélium des tubes contournés du rein à l'état normal et à l'état pathologique. J. de Anat. et Physiol. 36, 217—252 (1900). — **Traina, R.:** Über das Verhalten des Fettes und der Zellgranula bei chronischem Marasmus und akuten Hungerzuständen. Beitr. path. Anat. 35 (1903). — **Trambusti, A.:** Le mécanisme de sécrétion et de l'excrétion des cellules rénales en conditions normales etc. Arch. di Biol. 30, 426—436 (1898). (b) Untersuchungen über den Mechanismus der Sekretionen und Excretionen der Nierenzellen in normalen und pathologischen Zuständen. Zbl. Path. 10 (1899). — **Tribondeau, M.:** Sur les enclaves contenues dans les cellules des tubes contournés du rein chez la *tortue,* étudiées comparativement en été et en hiver. C. r. Soc. Biol. Paris 56, 266—268 (1904). — **Tornier, O.:** Über Bürstenbesätze an Drüsenepithelien. Arch. mikrosk. Anat. 27, 181—191 (1886). — **Tzan Jing Liang:** Über die Bedingungen der sekretorischen Abscheidung in den 2. Abschnitten. Pflügers Arch. 222, 271—286 (1929).

Valtschitch, J.: Über Form und Wechsel der Epithelzellen in der Henleschen Schleife einiger *Säuger.* Med. Diss. Bern 1921 (ungedruckt). — **Vastarini Cresi, G.:** Una differenza istologica non aniora rilevata tra il vaso afferente e il vaso efferente del glomerulo renale dei *mammiferi.* Anat. Anz. 34, 94—105 (1909). — **Vimtrup, Bj.:** (a) Über die MALPIGHIschen Körperchen der menschlichen Niere. Physiol. Papers dedicated to A. Krogh Kopenhagen 1926. (b) On the number, shape, structure and surface area of the glomeruli in the kidneys of *man* and *mammals.* Amer. J. Anat. 41, 123—151 (1928). — **Volterra M.:** (a) Considerazioni sulla struttura dei capillari sanguigni. Sperimentale 79 (1925). (b) Über die Struktur des Nierenglomerulus. Z. Zellforschg 7, 135—140 (1927).

Wedl, C.: Über die Membrana propria der Harnkanälchen. Sitzgsber. Akad. Wiss. Wien, Math.-naturwiss. Kl. 1850, 487—488. — **Werner, R.:** Einwirkung der Galle und gallensauren Salze auf die Nieren. Arch. f. exper. Path. 24, 31—64 (1888). — **Wieszenienski, W. v.:** Veränderungen nach temporärer Abklemmung der Nierenarterie. Untersuchungen mit vitaler Färbung. Beitr. path. Anat. 53, 129 (1912). — **Winiwarter, H. de:** Structure du rein de la souris au début de la vie extra-utérine. C. r. Soc. Biol. Paris 96, 1076—1078 (1927).

Zimmermann, K. W.: (a) Beiträge zur Kenntnis einiger Drüsen und Epithelien. Arch. mikrosk. Anat. 52, 552—706, spez. 659—672 (1898). (b) Zur Morphologie der Epithelzellen der *Säugetier*niere. Arch. mikrosk. Anat. 78, 199—231 (1911). (c) Über das Epithel des glomerularen Endkammerblattes der *Säugetiere.* Anat. Anz. 48, 335—341 (1915). (d) Der feinere Bau der Blutcapillaren. Z. Anat. 68, 29—109 (1923). (e) Über den Bau des Glomerulus der *menschlichen* Niere. Z. mikrosk.-anat. Forschg 18, 520—552 (1929).

3. Blut- und Lymphgefäße, Bindegewebe, Kapsel.

Beckmann, O.: Aus dem Nachlasse des Professors O. BECKMANN (herausgeg. von RUD. VIRCHOW). Virchows Arch. 20, 512—524 (1861). — **Beer:** Die Bindesubstanz der Niere. Berlin 1859. — **Bellocq, Ph.:** Radiographie stéréoscopique des artères du rein, des cellules et du bassinet. C. r. Assoc. Anat. 12. Réun. 1902, 209—210. — **Broedel, Max:** The Intrinsic Blood-Vessels of the kidney and their Significance in the Nephrectomy. (Proc. Assoc. amer. Anat. 1901.) Hopkins Hosp. Bull. 12, 10—13 (1901).

Mac Callum, D. B.: The arterial blood supply of the *mammalian* kidney. Amer. J. Anat. 38, 153—175 (1926). — **Castiaux, P.:** La circulation artérielle du rein étudiée par la radiographie. Thèse de Lille 1908.

Dehoff, E.: (a) Über die arteriellen Zuflüsse der Capillaren in der Nierenrinde des *Menschen.* Münch. med. Wschr. 66, 396 (1919). (b) Über den arteriellen Zufluß des Capillarsystems in der Nierenrinde. Anat. Anz. 52, 129 (1919). (c) Die arteriellen Zuflüsse des Capillarsystems in der Nierenrinde des *Menschen.* Virchows Arch. 228, 134 (1920). — **Destot u. Bérard:** La circulation artérielle du rein étudieé d'après des radiographies. C. r.

Soc. Biol. Paris (10) **3**, 957—958 (1895). — **Dieulafé, Léon:** Caractère terminal des artères du rein. Bibliogr. anat. **11**, 261—264 (1902). — **Dogiel, A.:** Über die Beziehungen zwischen Blut- und Lymphgefäßen. Arch. mikrosk. Anat. **22**, 608—615 (1883).

Eberth, C. J.: Über die Muskeln der Niere. Zbl. med. Wiss. **1872**, 225—226.

Fuchs, Felix: Untersuchungen über die innere Topographie der Niere. Z. urol. Chir. **18**, 164—180 (1925).

Gaetani, L. De: Le fibre elastiche del rene. Atti Accad. Peloritana **15**, 195—200 (1900). — **Gérard, G.:** (a) Circulation rénale. La voûte artérielle suspyramidale existe-t-elle? C. r. Assoc. Anat. Montpellier **1902**, 175—178. (b) Sur la vascularisation de la graisse inter-réno-surrénale chez *l'homme*. C. r. Soc. Biol. Paris **73**, 517 (1911). (c) Sur l'existence, la constance et la fixité d'une artère capsulo-adipeuse panicipale dans l'atmosphère graisseuse du rein *humain*. C. r. Soc. Biol. Paris **73**, 476—477 (1912). — **Gérard, M.:** Contribution à l'étude des Vaisseaux artériels du rein. J. Anat. et Physiol. **47**, 169—230 (1911). — **Gérard, G.** et **P. Castiaux:** (a) Sur les territoires artériels du rein de quelques *mammifères* et de *l'homme*. C. r. Assoc. Anat. Liège **5**, 208—221 (1903). (b) La circulation veineuse du rein chez quelques *mammifères* et chez *l'homme*. C. r. Assoc. Anat. Toulouse 1904. Bibliographie anat. **1904**, Suppl., 162—166. (c) Démonstration nouvelle des territoires artériels dans le rein *humain*. C. r. Assoc. Anat. Toulouse **1904**, 156—161. — **Golubew, W. Z.:** Über die Blutgefäße der Niere der *Säugetiere* und des *Menschen*. Internat. Mschr. Anat. u. Physiol. **10**, 541—598 (1898). — **Gregoire, R.:** Note sur la circulation veineuse du rein. Bull. Soc. Anat. Paris **1909**, 16—20. — **Gross, L.:** Studies on the Circulation of the kidney in relation to Architecture and function of the organ in health and disease. J. med. Res. **36**, 327—334 u. **38**, 379—384 (1917—1919).

Hauch, E.: (a) Über die Anatomie der Nierenvenen. Anat. H. **26**, H. 78, 167—193 (1904). (b) Die Arterien der gesunden und kranken Niere im Röntgenbilde. Fortschr. Röntgenstr. **20**, 172—182 (1913). — **Herpin, A.:** (a) De la circulation veineuse dans le rein. Bibliogr. anat. **13**, 22—24 (1904). (b) Note sur la distribution des veines dans le rein. C. r. Soc. Biol. Paris **56**, 677—678 (1904). — **Hochstetter, F.:** (a) Entwicklung des Venensystems der *Wirbeltiere*. Erg. Anat. **3**, 460—489 (1894). (b) Entwicklung des Gefäßsystems. Hertwigs Handbuch der vergleichenden Entwicklungsgeschichte 1903. — **Huard, P.** u. **M. Montagné:** Sur la terminalité des artères du rein. C. r. Soc. Biol. Paris **90**, 203—205 (1924). — **Huber, G. C.:** (a) The Arteriolae rectae of the *mammalian* kidney. Brit. med. J. **2**, 1700 (1906). (b) The Arteriolae rectae of the *mammalian* kidney. Amer. J. Anat. **6**, 391—406 (1906/07). — **Hyrtl, J.:** Über die Injektionen der *Wirbeltier*nieren und deren Ergebnisse. Sitzgsber. Akad. Wiss. Wien, Math.-naturwiss. Kl. XLVII, **1863** I, 146—204.

Kolster, R.: Zur Kenntnis des Stützgewebes der Nieren. Z. Urol. **4**, 641—648 (1911). — **Kostjurin, S. D.:** Das glatte Muskelgewebe der Nieren und seine Bedeutung als Harnableiter. Arch. f. exper. Path. **25**, 184—188 (1888). — **Krauspe, Carl:** (a) Beiträge zur Kenntnis der Gitterfasern mit besonderer Berücksichtigung der Niere. Med. Inaug.-Diss. Königsberg Pr. 1921. (b) Beiträge zur Kenntnis der Gitterfasern mit besonderer Berücksichtigung der Niere. Virchows Arch. **237**, 475—491 (1922). — **Kumita:** (a) Über die Lymphgefäße der Nieren- und Nebennierenkapsel. Arch. f. Anat. **1909**, 49—58. (b) Über die Lymphbahnen des Nierenparenchyms. Arch. f. Anat. **1909**, 99—110. — **Kuprijanoff, P. A.:** Das intrarenale arterielle System gesunder und pathologischer Nieren. Dtsch. Z. Chir. **188**, 206—220 (1924).

Lee-Brown, R. K.: The renal circulation. Arch. Surg. **8**, 831—852 (1924). — **Lenhossek, J. von:** Das Venensystem der Niere. Virchows Arch. **68**, 364—380 (1878). — **Liek, E.:** (a) Experimentelles über Kollateralkreislauf in der Niere. Dtsch. Z. Chir. **93**, 101—165 (1908). (b) Die arteriellen Kollateralbahnen der Niere. Virchows Arch. **220**, 275—282 (1915). — **Löwenstadt, H.:** Untersuchungen über das Verhalten und die Bedeutung von Gitterfasern und kollagenen Fasern in einigen Fällen von Bindegewebsvermehrung in der Niere. Frankf. Z. Path. **30**, 364—376 (1924). — **Ludwig, C.** u. **Zawarykin, Th.:** Zur Anatomie der Niere. Sitzgsber. Akad. Wiss. Wien, Math.-naturwiss. Kl. II **48**, 691—724 (1863).

Möllendorff, W. v.: Das Fibrocytennetz im lockeren Bindegewebe und seine Wandlungsfähigkeit und Anteilnahme am Stoffwechsel. Z. Zellforschg **3**, 303—601 (1926). — **Moore, Rob. A.:** (a) The circulation of the normal *human* kidney. Anat. Rec. **35**, 46 (1927). (b) The circulation of the normal *human* kidney. Anat. Rec. **40**, 51—60 (1928). — **Morison, Duncan M.:** A study of the renal circulation with special reference to its finer distribution. Amer. J. Anat. **37**, 53—93 (1926).

Oppenheim, Franz: Über den histologischen Bau der Arterien in der wachsenden und alternden Niere. Frankf. Z. Path. **21**, 57—84 (1918).

Papin, E. et **Jungano:** (a) Note sur la circulation veineuse du rein. Assoc. franç. Urol. 12. sess. **1908**, 279. (b) Étude sur la circulation veineuse du rein. Ann. Mal. Organ. génito-urin. **28**, 1153—1194 (1911). — **Petraroja, Lud.:** (a) Le arterie lobari del rene ed i sistemi arteriosi da esse forniti. Napoli 1903. (b) Sulle arteriolae rectae del rene. Monit. zool. ital. **15**, 165—171 (1903). (c) Le arterie raggiate del rene ed i sistemi arteriosi da esse forniti.

Napoli 1903. (d) Le arterie soprapiramidali del rene ed i sistemi arteriosi da esse forniti. Napoli 1903. — **Pettit, A.:** Musculature du rein de *l'éléphant d'Afrique.* C. r. Soc. Biol. Paris **62,** 712—714 (1907).

Schweigger-Seidel: Bemerkungen zu einer Arbeit über die „Harn- und Blutwege der *Säugetier*niere". Würzburg. med. Z. **6,** 151—156 (1865). — **Siegfried, M.:** Über die chemischen Eigenschaften des retikulierten Gewebes. Habil.schr. Leipzig 1892. — **Stahr, H.:** Der Lymphapparat der Nieren. Arch. f. Anat. **1900,** 41. — **Stein, S. Th.:** Die Harn- und Blutwege der *Säugetier*niere. Würzburg. med. Z. **6,** 57—87 (1865). — **Steinach, E.:** Studien über den Blutkreislauf der Niere. Sitzgsber. Akad. Wiss. Wien, Math.-naturwiss. Kl. **90,** 3, 171 (1884).

Torraca, L.: Sulle arteriolae rectae del rene dei *mammiferi.* Monit. zool. ital. **23,** 276 bis 283 (1912).

Virchow, R.: (a) Über Blut, Zellen und Fasern. Eine Antwort an Herrn Henle. Virchows Arch. **3,** 228—248 (1851). (b) Einige Bemerkungen über die Zirkulationsverhältnisse in den Nieren. Virchows Arch. **12,** 310—325 (1857).

Wallgren, Axel: Artererna i njurea och blodtrajeket. (Die Arterien der Niere und der Blutdruck.) Finska Läk.sällsk. Hdl. **64,** 138—151 (1922). — **Wolff, Arthur:** Ein Beitrag zum arteriellen Gefäßsystem der Niere. Diss. med. Berlin 1910.

Zondek, M.: Über die Endverzweigungen der Arterien der *menschlichen* Niere. Arch. Anat. u. Entw.gesch. **57,** 117—127 (1900). — **Zumstein:** Über Korrosionspräparate. Sitzgsber. Ges. Naturwiss. Marburg **1891,** 27—32.

4. Regeneration, Hypertrophie, Explantation.

Arataki, Minora: Experimental researches on the compensatory enlargement of the surviving kidney after unilateral nephrectomy (albino rat). Amer. J. Anat. **36,** 437—450 (1926).

Bizzozero u. **Vassale:** (a) Sulla produzione e sulla regenerazione fisiologica degli elementi ghiandolari. Arch. Sci. med. **11** (1887). (b) Über die Erzeugung und physiologische Degeneration der Drüsenzellen. Virchows Arch. **110** (1887). — **Boykott, A. E.:** A case of unilateral aplasia of the kidney in the *Rabbit.* J. Anat. a. Physiol. Lond. **45,** 20 (1911).

Carrel, A. u. **M. T. Burrows:** (a) Culture de substance rénale en dehors de l'organisme. C. r. Soc. Biol. Paris **69,** 298—299 (1911); J. exper. Méd. **13,** 416 (1910). (b) Cultivation of adult tissues and organs outside of the body. J. amer. med. Assoc. **55,** 1371—1382 (1910). — **Champy, Chr.:** La dédifférenciation des tissus cultivés en dehors de l'organisme. Bibliogr. anat. **23,** 184—205 (1913). (b) Notes de biologie cytologique. Quelques résultats de la méthode de cultures des tissues III. Le rein. Archives de Zool. **54,** 307 (1914). — **Chlopin, N.:** Über „in vitro"-Kulturen der embryonalen Gewebe der *Säugetiere.* Arch. mikrosk. Anat. **96,** 432—493 (1922).

Debenedetti, E.: Sull'ipertrofia funzionale del rene. Arch. Sci. med. Torino **35,** 307 bis 324 (1911). — **Drew, G. H.:** (a) Cultivation of tissues and tumors in vitro. Lancet **204,** 785—787 u. 833 (1923); Brit. J. exper. Path. **4,** 46 (1923). (b) On the culture in vitro of some tissues of the adult *frog.* J. of Path. **17,** 581 (1913).

Eckhardt, C. Th.: Über die kompensatorische Hypertrophie und das physiologische Wachstum der Niere. Virchows Arch. **114,** 217—245 (1888).

Foà, P.: Über Niereninfarkte. Beitr. path. Anat. **1889,** 277—290. — **Fortlage, H.:** Über die kompensatorische Hypertrophie der Glomeruli. Diss. med. Bonn 1894.

Galeotti, G. u. **Villa Santa:** Über die kompensatorische Hypertrophie der Nieren. Beitr. path. Anat. **31,** 121—143 (1902). — **Giacomo, Amatore De:** Sull ipertrofia compensatoria e sui fenomeni cellulari nei reni dopo la legatura di un uretere. Internat. Mschr. Anat. u. Physiol. **28,** 208—232 (1910). — **Gladstone, R. J.:** (a) A Case of congenital absence of the left kidney and ureter. J. Anat. a. Physiol. Lond. **49,** 418 (1915). (b) A note on the postnatal growth of the kidney, thyreoïd gland and liver. J. of Anat. **58,** 170—177 (1924). — **Gudden v.:** Über die Exstirpation der inneren Niere und der Testikel beim neugeborenen *Kaninchen.* Virchows Arch. **66,** 55—60 (1876).

Jackson, C. M.: Compensatory renal hypertrophy after unilateral nephrectomy in *albino rats* with spontaneous (?) nephritis. Anat. Rec. **29,** 363 (1925). — **Jackson, C. M.** and **Marg. Shiels:** Compensatory hypertrophy of the kidney during various periods after unilateral nephrectomy in very young *albino rats.* Anat. Rec. **36,** 221—238 (1927). — **Jores, L.:** Über den pathologischen Umbau von Organen (Metallaxie) und seine Bedeutung für die Auffassung chronischer Krankheiten, insbesondere der chronischen Nierenleiden (Nephrocirrhosen) und die Arteriosklerose. Virchows Arch. **221,** 14—38 (1916).

Kittelson, J. A.: The postnatal growth of the kidney of the *albino rat,* with observation on an adult *human* kidney. Arch. Rec. **13,** 385—408 (1917). — **Kümmell, H.:** Partielle Nierenresektion. Verh. dtsch. Naturforsch. **63 II,** 251—253 (1890/91).

Lorenz, H.: Untersuchungen über die kompensatorische Hypertrophie der Nieren. Z. klin. Med. **10,** 545 (1886). — **Lubarsch, O.:** Die hypertrophischen, hyperplastischen und regenerativen Vorgänge an der Niere. Henke-Lubarsch, Handbuch der speziellen pathologischen Anatomie. Bd. 6, 1, S. 579—586. 1925.

Mattei Di: Sulla regenerazione parziale del rene. Giorn. roy. Accad. Med. Torino **1885,** 186. — **Mauchle:** Beitrag zur Kenntnis der kompensatorischen Hypertrophie der Niere. Inaug.-Diss. Zürich 1894. — **Moore, F. C.:** The unsymmetrical kidney: its compensatory enlargement. J. Anat. a. Physiol. London **38,** 171—180 (1904).

Nishibe, M.: On the cultivation of kidney tissue from the adult toad. Arch. exper. Zellforschg **7,** 87—97 (1928). — **Nordmann, M.:** The behaviour of adult *mammalian* kidney in tissue cultures. Arch. exper. Zellforschg **9,** 54—63 (1929).

Overbeck, Fr.: Beitrag zu den feineren Veränderungen bei Nierenverletzungen. Inaug.-Diss. Kiel 1891.

De Paoli: Delle regenerazione del rene. Studio spremat. Perugia **1891.** — **Perl, L.:** Anatomische Studien über kompensatorische Nierenhypertrophie. Virchows Arch. **56,** 305 bis 315 (1872). — **Peters, E.:** Über die Veränderung in den Maßen der Nierenkanälchen bei der kompensatorischen Hypertrophie. Z. Zellforschg **8,** 63—79 (1928). — **Petrone, A.:** Du processus régénérateur sur le poumon, sur le foie et sur le rein. Arch. di Biol. **5,** 201 bis 206 (1884). — **Podwyssotzki, W. jun.:** Experimentelle Untersuchungen über die Regeneration der Drüsengewebe. Beitr. path. Anat. **2,** 1—28 (1888). — **Policard, A.:** (a) Recherches sur la culture in vitro de tissu rénal. Signification des cordons épithéliaux néoformés. C. r. Soc. Biol. Paris **92,** 974 (1925). (b) Recherches sur les cultures de tissu rénal des *mammifères*. Bull. Histol. appl. **2,** 101—123 (1925). (c) Recherches sur la culture in vitro de tissu rénal. Signification des cordons épithéliaux néoformes. C. r. Soc. Biol. Paris **92,** 974—976 (1925).

Rautenberg, E.: Die Folgen des zeitweiligen Ureterverschlusses. Grenzgeb. Chir. **16,** 431—475 (1906). — **Ribbert, H.:** (a) Über kompensatorische Hypertrophie der Nieren. Virchows Arch. **88,** 11—27 (1882). (b) Das pathologische Wachstum der Gewebe bei der Hypertrophie, Regeneration, Entzündung und Geschwulstbildung. Bonn 1896. (c) Zur Regeneration der Leber und Niere. Arch. Entw.mechan. **18,** 267—288 (1904). — **Ribbert, H.** u. **Peipers:** Beiträge zur kompensatorischen Hypertrophie und Regeneration. Arch. Entw.-mechan. **1,** 76—83 (1895). — **Rienhoff, W.:** Development and growth of the metanephros or permanent kidney in *chick* embryos. Hopkin Hosp. Bull. **33,** 392 (1922). — **Rosenstein:** Über komplementäre Hypertrophie der Niere. Virchows Arch. **53,** 141—155 (1871).

Sacerdotti: (a) Sulla ipertrofia compensatoria dei reni. Arch. Sci. med. **20** (1896). (b) Deutsch. Virchows Arch. **146,** 267—296 (1896).

Thorel, Ch.: (a) Über typische und Pseudoregeneration bei Niereninfarkten. Virchows Arch. **146,** 297—330 (1896). (b) Weitere Beiträge zur Regeneration der Niere. (Zur Frage der Harnkanälchensprossung.) Zbl. Path. **18,** 113—119 (1907). — **Tilp, A.:** Über die Regenerationsvorgänge in den Nieren des *Menschen*. Jena: Gustav Fischer 1912. — **Türk, M.:** Über Degeneration der Nierenzellen bei dauernder Abklemmung der Zirkulation. Beitr. path. Anat. **56** (1913).

Wolff, M.: Die Nierenresektion und ihre Folgen. Besprechung in Virchows Arch. **161,** 365—372 (1900).

Zanetti, G.: Studio sperimentale sull'ipertrofia compensatoria renale. Arch. Sci. med. **35,** 149—169 (1911). — **Ziegler, E.:** Über die Ursachen der pathologischen Gewebsneubildungen. Virchows Festschrift. Bd. 2. 1891.

5. Speicherung und Ausscheidung.

Adami, J. G.: On the nature of glomerular activity in the kidney. J. of Physiol. **6,** 382—436 (1886). — **Anikin, A. W.:** Zur Streitfrage der Farbstoffspeicherung und Ausscheidung in der Niere. Z. Zellforschg **6,** 541—557 (1926). — **Anten, H.:** Recherches sur l'action diurétique de la caféine et de la théobromine. Arch. internat. Pharmacodynamie **8,** 455—464 (1901). — **Aschoff, L.:** Histologische Untersuchungen über die Harnsäureablagerungen. Verh. dtsch. path. Ges. 2. Tagg **1899,** 422—432. — **Atkinson, Mildread, G. A. Clark** and **J. A. Menzies:** The function of the urinary tubules in the *frog*. J. of Physiol. **55,** 253—258 (1921).

Baehr, G.: Zur Frage des Unterschiedes zwischen Sekretion und Speicherung von Farbstoffen in der Niere. Zbl. Path. **24,** 625—627 (1913). — **Bainbridge, F. A., S. H. Collins** and **J. A. Menzies:** Experiments on the kidneys of the *frog*. Proc. roy. Soc. Lond. Ser. B **86,** 355—364 (1913). — **Bainbridge, Menzies** and **Collins:** The formation of urine in the *frog*. J. of Physiol. **48,** 233—243 (1914). — **Basler, A.:** Über Ausscheidung und Resorption in der Niere. Pflügers Arch. **112,** 203 (1906). — **Beddard, A. P.:** Some effects of the ligature of the renals arteries in the *frog*. J. of Physiol. **28,** 20 (1902). — **Bensley, R. R.**

and **W. Brooks Sten:** The functions of the differentiabed segments of the uriniferous tubule. Amer. J. Anat. 41, 75—96 (1928). — **Bethe, A.:** Gewebspermeabilität und H-Ionenkonzentration. Wien. med. Wschr. 1916, Nr 14. — **Bial, M.:** Ein Beitrag zur Physiologie der Niere. Pflügers Arch. 47, 116 (1896). — **Biberfeld, J.:** Beiträge zur Lehre von der Diurese X. Zur Kenntnis der Sekretionsstelle körperfremder Substanzen in der Niere. Pflügers Arch. 105, 308 (1904). — **Bieter, R. N.** and **A. D. Hirschfelder:** The excretion of certain dyes and other substances in the *frogs* kidney and its bearing upon the theory of renal secretion. Amer. J. Physiol. 68, 118 (1924). — **Brodie, T. G.** and **Mackenzie, J. J.:** On the changes in the glomeruli and tubules of the kidney accompanyiing activity. Proc. roy. Soc. Lond. Ser. B 87, 593—608 (1914). — **Brühl, H.:** Mikroskopische Beobachtungen der Glomerulusfunktion an der durchströmten *Frosch*niere. Pflügers Arch. 220, 380—398 (1928). — **Brugnatelli, E.:** Recherches sur le phénomènes d'élimination par la voie rénale. Arch. di Biol. 48, 413—424 (1907).

Chevallier, P. et **H. Chabanier:** Sur la localisation de l'urée dans le rein. C. r. Soc. Biol. Paris 78, 689—691 (1915). — **Clark, G. A.:** Glucose absorption in the renal tubules of the *frog*. J. of Physiol. 56, 201—205 (1922). — **O'Connor, J. M.** and **E. J. Conway:** The localisation of excretion in the uriniferous tubule. J. of Physiol. 56, 190—200 (1922). — **O'Connor, J. M.** and **J. A. Mc Grath:** The localisation of excretion in the uriniferous tubule Pt. II. J. of Physiol. 58, 338—347 (1924). — **Cornil, V.:** Note sur le passage du bleu de Prusse à travers les cellules du rein. Gaz. méd Paris VI. s. 3, 69 (1881). — **Courmont, J.** et **Ch. André:** (a) Elimination de l'acide urique par les tubes contournés du rein. C. r. Soc. Biol. Paris 57, 132 (1904). (b) Elimination de l'acide urique par le rein des *Vertébrés*. J. Physiol. et Path. gén. 7, 255 u. 271 (1905). — **Cullis, W. C.:** On secretion in the *frogs* kidney. J. of Physiol. 34, 250 (1906).

David, E.: Über die Harnbildung in der *Frosch*niere. IV. Zweite Mitteilung über den Einfluß von Giften auf die Funktion der überlebenden *Frosch*niere. Pflügers Arch. 208, 146—176 (1924). — **Dawson, A. B.:** (a) Glomerular versus tubular activity in the mesonephros of *necturns*. Elimination of iron salts. Amer. J. Physiol. 71, 679—687 (1924). (b) The site of absorption and mode of storage of trypanblue in the mesonephros of *Necturns*. Anat. Rec. 34, 114 (1926) u. J. exper. Zool. 48, 359—371 (1926). — **Detering, F.:** Die Bedeutung der H-Konzentration für die Leistung der überlebenden *Frosch*niere. Pflügers Arch. 214, 744—756 (1926). — **Dreser, H.:** Histochemisches zur Nierenphysiologie. Z. Biol. 21, 41 (1885).

Ebstein, W. u. **A., Nicolaier:** Über die Ausscheidung von Harnsäure durch die Nieren. Virchows Arch. 143, 337—368 (1896). — **Eckstein, E.** u. **W. v. Möllendorff:** Histophysiologische Untersuchungen über den Einfluß der Bestrahlung mit der Quecksilberquarzlampe. Arch. Kinderheilk. 72, 205—218 (1922). — **Edwards, J. G.:** (a) A microscopic study of the living kidney after the injection of dyes. Amer. J. Physiol. 75, 330—338 (1926). (b) The behaviour of dyes in the kidney tubule of *Necturns*. Amer. J. Physiol. 80, 179 bis 184 (1927). — **Edwards, J. G.** and **L. Condorelli:** Studies on aglomerular and glomerular kidneys. II. Physiological. Amer. J. Physiol. 86, 383—398 (1928). — **Edwards, J. G.** and **E. K. Marshall jr.:** Microscopic observations of the living kidney after the injection of phenolsulphonephthalein. Amer. J. Physiol. 70, 489—495 (1924). — **Ehrlich, P.:** Das Sauerstoffbedürfnis des Organismus. Berlin 1886. — **Ellinger, R.** u. **A. Hirt:** Mikroskopische Untersuchungen an lebenden Organen. II. Zur Funktion der *Frosch*niere. Arch. f. exper. Path. 145, 193—210 (1929). — **Evans, H. M.** and **K. Scott:** On the different reaction to vital dyes exhibited by the two great groups of connective-tissue cells. Contrib. to Embryol. 47 (1920).

Firket, J.: (a) Étude histophysiologique de l'élimination de certains sels par le rein. C. r. Soc. Biol. Paris 83, 1004 (1920). (b) Étude histo-physiologique de l'élimination de certains sels par le rein embryonnaire. C. r. Soc. Biol. Paris 83, 1230 (1920). Réun. Soc. belge biol. 1920, 126 u. 148. (c) Étude histophysiologique sur le mécanisme de la sécrétion urinaire. Arch. internat. Physiol. 18, 332—342 (1921). — **Frommann, C.:** Ein Fall von Arzyria mit Silberabscheidungen im Darm, Leber, Nieren und Milz. Virchows Arch. 17, 135—148 (1859).

Gerzowitsch, S.: Eine neue Methode zur Untersuchung der Permeabilität der Zellen verschiedener Nierenabschnitte mit Hilfe von Farbstoffen. Z. Biol. 66, 391—403 (1916). — **Ghiron, Mario:** (a) Sulla secrezione renale. Rend. Accad. med.-fis. fiorentina 66, 431—433 (1912). (b) Über eine neue Methode mikroskopischer Untersuchung am lebenden Organismus. Zbl. Physiol. 26, 613 (1912). (c) Über die Nierentätigkeit. Pflügers Arch. 150, 405 (1913). (d) Ulteriori studi sul rene. Sperimentale 69, 581—582 (1915). (e) Ricerche sperimentali di fisiopatologia renale. Policlinico, sez. med. 30, 361—383 (1923). — **Glaevecke, L.:** Über die Ausscheidung und Verteilung des Eisens im tierischen Organismus. Diss. Kiel 1883. — **Glasunow, M.:** Beobachtungen an den mit Trypanblau vitalgefärbten *Meerschweinchen I*. Z. Zellforschg 6, 773—790 (1928). — **Goldman, E.:** Die äußere und innere Sekretion des gesamten Organismus im Lichte der vitalen Färbung. Tübingen 1909. — **Grollman, A.:** The relation of the filterability of dyes to their excretion and behaviour in the *animal* body. Amer. J. Physiol. **75**, 287 (1926). — **Groß, W.:** (a) Experimentelle Untersuchungen über den Zusammenhang zwischen histologischen Veränderungen und Funktionsstörungen der Nieren. Beitr. path. Anat. **51**, 528 (1911). (b) Über den Zusammenhang zwischen Farbstoffausscheidung und vitaler Färbung der Nieren. Zbl. Path. **25**, Erg.-H. 123—128 (1914). — **Grützner, P.:** Zur Physiologie der Harnsekretion. Pflügers Arch. **24**, 441 (1881). — **Gurwitsch, A.:** Zur Physiologie und Morphologie der Nierentätigkeit. Pflügers Arch. **91**, 71 bis 118 (1902).

Haan, J. de: The renal function as judged by the excretion of vital dye stuffs. J. of Physiol. **56**, 444—450 (1922). — **Haan, J. de** u. **A. Bakker:** (a) Die Ausscheidung von sauren Vitalfarbstoffen durch die Nieren und der Mechanismus der Nierenwirkung. Pflügers Arch. **199**, 125—144 (1923). (b) Renal function in *summer frogs* and *winter frogs*. J. of Physiol. **59**, Nr 213, 129—137 (1924); Ber. **30**, 112. — **Hanan, E. B.:** (a) Absorption of methylene blue from the air chamber of the incubating *hen's* egg. Anat. Rec. **35**, 38—39 (1927). (b) Absorption of vital dyes by the fetal membranes of the *chick*. 1. Vital staining of the *chick* embryo by injections of trypan blue into the air chamber. Amer. J. Anat. **38**, 423—450 (1927). — **Hayman, J. M. jr.:** Staining of renal tubules by intracapsular injection of various dyes. Amer. J. Physiol. **72**, 184—185 (1925). — **Hayman, J. M.** and **A. N. Richards:** Deposition of dyes, iron and urea in the cells of a renal tubule after their injection into its lumen; glomerular elimination of the same substances. Amer. J. Physiol. **79**, 149—164 (1925). — **Hayman, J. M.** and **J. Starr:** Experiments on the glomerular distribution of blood in the *mammalian* kidney. J. exper. Med. **42**, 641—660 (1925). — **Henschen:** One indigsvafelsurradt natrons afsöndring i njurarne. Akad. afhandl. Stockholm 1879. — **Herzfeld, E.:** Über die Natur der am lebenden Tiere erhaltenen granulären Färbungen bei Verwendung basischer und saurer Farbstoffe. Anat. H. **54**, 447—523 (1916). — **Hirschfelder, A. D.** and **Raymond Bieter:** (a) The effect of phenolsulphophthalein upon the glomerular circulation in the *frog*. Proc. Soc. exper. Biol. a. Med. **19**, 415—416 (1922). (b) Further studies on the excretion of dyes in the frogs kidney. J. of Pharmacol. **25**, 165—166 (1925). — **Hoeber, R.:** (a) Die Durchlässigkeit der Zellen für Farbstoffe. Biochem. Z. **20**, 56 (1909). (b) Physikalische Chemie der Zelle und Gewebe. 7. Aufl. Leipzig 1928. (c) Über die sekretorische Konzentrierungsarbeit der Niere und ihren Mechanismus. Klin. Wschr. **8**, 23—24 (1929). — **Hoeber, R.** u. **S. Chassin:** Die Farbstoffe als Kolloide und ihr Verhalten in der Niere vom *Frosch*. Z. f. Chem. u. Ind. d. Koll. **3**, 76 (1908). — **Hoeber, R.** u. **J. Kempner:** Beobachtungen über Farbstoffausscheidung durch die Nieren. Biochem. Z. **11**, 105 (1908). — **Hoeber, R.** u. **A. Koenigsberg:** Farbstoffausscheidung durch die Nieren. Pflügers Arch. **108**, 323 (1905). — **Hoeber, R.** u. **Mackuth:** Die Sekretionsarbeit der Glomeruli. Pflügers Arch. **216**, 420—431 (1927). — **Hollmann, J. L. H. A.:** Histochemische Untersuchung nach der Ureumausscheidung in der Niere. Nederl. Tijdschr. Geneesk. **67**, 2266—2273 (1923).

Jasswoin, G.: Zur Histophysiologie der Tubuli contorti der *Amphibien*niere. Z. Zellforschg **2**, 741—765 (1925).

Kabrhel, G.: (a) Über eine Methode der natürlichen Injektion der Lymphbahnen der Niere. Wien. med. Jb. **1886**, 385. (b) Experimentelle Untersuchungen über die Ausscheidung des Indigcarmins durch die Nieren. Wien. med. Jb. **1886**, 421. — **Karczag, L.** u. **Mitarbeiter:** Über Elektropie I—VI. Biochem. Z. **138**, 344, 397, 404, 408, 412, 429 (1923). — **Khanolkar, V. R.:** Partial activity of the kidney. J. of Path. **25**, 414—424 (1922).

Langley, J. N.: The course of the blood of the renal artery. J. of Physiol. **60**, 411—418. London 1925. — **Lebedeff, S. A.:** Zur Kenntnis der feineren Veränderungen der Nieren bei der Hämoglobinausscheidung. Virchows Arch. **91**, 267—313 (1883). — **Leschke, E.:** Untersuchungen über den Mechanismus der Harnabsonderung in den Nieren. Z. klin. Med. **81**, 14 (1914). — **Lindemann, W.:** Zur Lehre von den Funktionen der Niere. Erg. Physiol. **14**, 618—657 (1914).

Mareš: Beobachtungen über die Ausscheidung des indigschwefelsauren Natrons. Sitzgsber. Akad. Wiss. Wien, Math.-naturwiss. Kl. III **91**, 257 (1885). — **Marshall, E. K. jr.:** The secretion of urine. Physiol. Rev. **6**, 440—484 (1926). — **Marshall, E. K. jr.** and **M. M. Crane:** The secretory function of the renal tubules. Amer. J. Physiol. **70**, 465—488 (1924). — **Martinotti, G.:** Sopra l'assorbimento dei colori di anilina per parte delle cellule *animali* vivanti. Z. Mikrosk. **5** (1888). — **Mayer, A.** et **G. Stodel:** Examens histologiques des reins, après injections dans le sang des métaux colloidaux. C. r. Soc. Biol. Paris **57**, 712 (1905). — **Meyer, H.:** Über Diurese. Sitzgsber. Ges. Naturwiss. Marburg **1902**, 92—95. — **Miller, J. W.:** (a) Über die Histologie der Niere bei Hämoglobinurie auf Grund elektiver Hämoglobinfärbung. Zbl. Path. **22**, 1025—1032 (1911). (b) Über elektive Hämoglobinfärbung und den Ort der Hämoglobinausscheidung in der Niere. Frankf. Z. Path. **11**, 403—422 (1912). — **Möllendorff, W. v.:** (a) Die Dispersität der Farbstoffe, ihre Beziehungen zu Speicherung und Ausscheidung in der Niere. Anat. H. **53**, 87 (1915). (b) Die Speicherung saurer Farben im Tierkörper, ein physikalischer Vorgang. Kolloid-Z. 18, 81—90 (1916). (c) Zur Morphologie der vitalen Granulafärbung. Arch. mikrosk. Anat. 90, 463—502 (1918). (d) Die Bedeutung von sauren Kolloiden und Lipoïden für die vitale Farbstoffbindung in den Zellen. Arch. mikrosk. Anat. 90, 503—542 (1918). (e) Vitale Färbungen an tierischen Zellen. Erg. Physiol. 18 (1920).

Németh, László: Versuche über vitale Nierenfärbung. Orvosképzés (ung.) 15, Sonderh., 318—323 (1925).

Oliver, J.: (a) Mechanism of urea excretiva. J. exper. Med. 33, 177 (1921). (b) The regulation of renal activity. X. The morphologic study. Arch. int. Med. 34, 258—265 (1924).

Paunz, L.: (a) Experimenteller Beitrag zur Nierenpathologie mit Hilfe der indirekten Vitalfärbungsmethode. II. Die Ischämie der Niere. Z. exper. Med. 45, 535—540 (1925). (b) Experimentelle Beiträge zur Nierenpathologie mit Hilfe der indirekten Vitalfärbungsmethoden. I. Z. exper. Med. 45, 234—245 (1925). (c) Die Inversion des Nierenkreislaufes. Z. exper. Med. 52, 548—549 (1926). (d) Experimentelle Beiträge zur Nierenpathologie mit Hilfe der indirekten Vitalfärbungsmethoden. III. Über die Hydronephrose. Z. exper. Med. 45, 541—547 (1929). — **Pautinsky, J. F.:** Über die Abscheidung des indigschwefelsauren Natrons durch die Nieren unter normalen und pathologischen Bedingungen. Virchows Arch. 79, 393 (1880). — **Peter, K.:** (a) Zur Histophysiologie der *Amphibien*niere. Z. Anat. 73 (1924). (b) Der Weg injizierten Farbstoffs in den Hauptstückzellen der *Salamander*niere. Z. Zellforschg 8, 125—134 (1928). — **Piras, Ant.:** (a) Sulla dimostrazione microchimica dell'urea. Arch. di Fisiol. 20, 237—243 (1922). (b) Ricerche comparative sui metodi die dimostrazione microchimica dell'urea. Arch. di Fisiol. 21, 167—170 (1923). — **Pohle, E.:** Über die Resorption und Excretion saurer und basischer Farbstoffe beim Warmblüter. Pflügers Arch. 203, 558—569 (1924). — **Policard, A.:** Recherches histochimiques sur le métabolisme de l'urée dans le rein. C. r. Soc. Biol. Paris 78, 32—34 (1915). — **Ribbert, H.:** Über Resorption von Wasser in der Marksubstanz der Niere. Virchows Arch. 93, 169—176 (1883). — **Richards, Alfred N.:** (a) Kidney function. Amer. J. med. Sci. 163, 1—19 (1922). (b) Nature and mode of regulation of glomerular function. Amer. J. med. Sci. Philad. 170, 781—802 (1925). — **Riemer, B.:** Ein Fall von Arzyria. Arch. Heilk. 16, 296—326, 385—411; 17, 330—367 (1875). — **Rohde, Karl:** Zur Physiologie der Aufnahme und Ausscheidung saurer und basischer Salze durch die Nieren. Pflügers Arch. 182, 114 bis 132 (1920).

Sauer, H.: Untersuchungen über die Ausscheidung der Harnsäure durch die Nieren. Arch. mikrosk. Anat. 53, 218—231 (1898). — **Scheminzky, F.:** Die Farbstoffsekretion des 2. Abschnitts. Pflügers Arch. 221, 641—691 (1929). — **Schlecht, H.:** Experimentelle Untersuchungen über die Resorption und die Ausscheidung des Lithioncarmins unter physiologischen und pathologischen Bedingungen. Beitr. path. Anat. 40, 312—348 (1907). — **Schmidt, A.:** (a) Beiträge zur Physiologie der Nierensekretion. Diss. Bonn 1889. (b) Zur Physiologie der Niere. Pflügers Arch. 48, 34—62 (1890). — **Schoppe, Ph.:** Die Harnkügelchen bei *Wirbellosen* und *Wirbeltieren*. Anat. H. 7, 405 (1897). — **Schulemann, W.:** (a) Chemische Konstitution und Vitalfärbungsvermögen. Z. exper. Path. u. Ther. 11, 307—332 (1912). (b) Beiträge zur Vitalfärbung. Arch. mikrosk. Anat. 79 (1912). (c) Über Metachromasie bei Vitalfarbstoffen. Med. Inaug.-Diss. Breslau 1914 u. Z. exper. Path. 17, 1—12 (1915). (d) Die vitale Färbung mit sauren Farbstoffen in ihrer Bedeutung für Anatomie, Physiologie, Pathologie und Pharmakologie. Biochem. Z. 80, 1—142 (1917). — **Schulten, Hans:** Über die Harnbildung in der *Frosch*niere. III. Die Ausscheidung von Säurefarbstoffen durch die überlebende *Frosch*niere. Pflügers Arch. 208, 1—15 (1925). — **Schultze, O.:** Die vitale Methylenblaureaktion der Zellgranula. Anat. Anz. 2, 684—694 (1887). — **Schwarz, O.:** Über den Einfluß intravenöser Säurezufuhr auf die Farbstoffausscheidung durch die Niere. Pflügers Arch. 153, 87—110 (1913). — **Shafer, G. D.:** Kidney secretion of indigo carmine, methylene blue and sodium carminate. Amer. J. Physiol. 22, 335—352 (1908). — **Sjöbring, H.:** Bygnaden af och de sekretoriska föräudringama i njur kanalernas epitelceller. Medelelandu fran Läkaresälikopets i Lund Förhandlingar. Jber. Anat. 1903, 381—382. — **Sobieranski, W. v.:** (a) Über die Nierenfunktion und die Wirkungsweise der Diuretica. Arch. of exper. Path. 35, 144 (1895). (b) Weitere Beiträge zur Nierenfunktion und Wirkungsweise der Diuretica. Pflügers Arch. 98, 135—162 (1903). — **Ssyssojew, Th.:** Versuch einer Anwendung der Vitalfärbungsmethode an isolierten Organen. Virchows Arch. 250, 163—177 (1924). — **Starling, E. H.:** (a) The mechanism of the secretion of urine. Textbook of Physiol. Vol. 1. 1896. (b) The glomerular functions of kidney. J. of Physiol. 24, 317—330 (1899). — **Steckelmacher, S.:** Versuche mit vitaler Doppelfärbung. Frankf. Z. Path. 21, 1—25 (1918). — **Stieglitz, E. J.:** Excretion of iron salts. Amer. J. Anat. 29, 33—92 (1921). — **Stübel, H.:** Der mikrochemische Nachweis von Harnstoff in der Niere mittels Xanthydrol. Anat. Anz. 54, 236 (1921).

Tannenberg, J. u. Winter: Experimentelle Nierenuntersuchungen. I. Beobachtungen bei der Injektion von Trypanblau in den Glomerulusraum der lebenden *Frosch*niere. Frankf.

Z. Path. **37**, 1—17 (1927).— **Tribondeau** et **Bongrand:** Localisation de la sécrétion du sulfo-indigotate de sonde dans les tubes intermédiaires du rein, chez le *Serpent*. C. r. Soc. Biol. Paris **55**, 102—103 (1903). — **Turchini, Jean:** A propos d'une note récente de Ch. André sur l'élimination des matières colorantes par le rein. C. r. Soc. Biol. Paris **83**, 1036—1038 (1920).

Vivanti, Anna: Ricerche sulla secrezione renale nel Triton cristatus. Rend. Ist. Lomb. Sci. e Lett., II. s. **51**, 296—303 (1918). — **Voigt, J.** und **M. Fritz:** Versuche mit kolloiden Metallen zum Studium der Funktionsweise der Nieren. Biochem. Z. **120**, 303—318 (1925). — **Vonwiller, P.** et **R. Sulzer:** Observation microscopique du rein vivant. Bull. Hist. appl. **4**, 4, 1—8 (1927).

Waldeyer, A.: Beitrag zur Vitalfärbung der Niere. Z. Zellforschg **7**, 734—755 (1928). — **Walter, K.:** Die Bedeutung der Xanthydrolreaktion für den mikrochemischen Nachweis des Harnstoffes in der Niere. Pflügers Arch. **198**, 267 (1923). — **Wearn, Joseph T.:** Observations upon the composition of glomerular urine. Amer. J. Physiol. **59**, 490 (1922). — **Wearn, J. T.** and **A. N. Richards:** (a) Observations on the composition of glomerular urine, with particular reference to the probleme of reabsorption in the renal tubules. Amer. J. Physiol. **71**, 209—227 (1924). (b) The concentration of chlorides in the glomerular urine of *frogs*. J. of biol. Chem. **66**, 247—273 (1925). — **White, H. L.:** On glomerular filtration. Amer. J. Physiol. **68**, 523—529 (1924). — **White, H. L.** and **F. O. Schmitt:** (a) Observations on kidney function in *Necturus maculosus*. Amer. J. Physiol. **76**, 220 (1926). (b) The site of reabsorption in the kidney tubule of *Necturns*. Amer. J. Physiol. **76**, 483 (1926). — **Wittich, W. v.:** (a) Über Harnsekretion und Albuminurie. Virchows Arch. **10**, 325—345 (1856). (b) Beiträge zur Physiologie der Nieren. Arch. mikrosk. Anat. **11**, 75 (1875).

Zalesky, N.: Untersuchungen über den urämischen Prozeß und die Funktion der Nieren. Tübingen 1865.

6. Vergleichendes.

Audigé, J.: Contribution à l'étude des reins de *Poissons téléostéens*. Archives de Zool., V. s. **4**, 275—623 (1909—1910).

Balfour, F. M.: (a) Die Kopfniere der ausgewachsenen *Teleostier* und *Ganoiden*. Biol. Zbl. **1**, 459—461 (1882b). (b) On the Nature of the Organ in the adult *Teleosteans* and *Ganoids*, which in usually regarded as the Head-kidney or Pronephros. Quart. J. microsc. Sci. **22**, 12—17 (1882a). — **Balfour, F. M.** and **W. K. Parker** and **Beard:** On the structure and development of *Lepidosteus*. Proc. roy. Soc. Lond. **33**, 112—119 (1882). — **Beard, J.:** The pronephros of *Lepidosteus osseus*. Anat. Anz. **10**, 198—201 (1894). — **Beissner, H.:** Der Bau der samenableitenden Wege bei *Rana fusca* und *Rana esculenta*. Arch. mikrosk. Anat. **53**, 168 (1899). — **Bidder, F.:** (a) Über die Malpighischen Körper der Niere. Arch. Anat., Physiol. u. wiss. Med. **1845**, 508—517. (b) Vergleichend-anatomische und histologische Untersuchungen über die männlichen Geschlechts- und Harnwerkzeuge der nackten *Amphibien*. Dorpat 1846. — **Blei, E. J.:** On the communication between peritoneal cavity and renal veins through the nephrostomial tubules in the *frog*. Proc. Cambridge philos. Sci. **9**, 73—75 (1896). — **Bouillot, J.:** (a) Sur l'épithélium sécréteur du rein des *Batraciens*. C. r. Soc. Biol. Paris, VIII. s. 3, 325 (1886); C. r. Acad. Sci. Paris **95**, 603 (1882) u. **97**, 916 (1883). (b) Le rein de la *Grenouille*. Thèse de Paris 1887. — **Borcea, J.:** Recherches sur le système uro-génital des *Elasmobranches*. Archives de Zool., IV. s. **4**, 199—484 (1906). — **Boveri, Th.:** (a) Die Nierenkanälchen des *Amphioxus*. Ein Beitrag zur Phylogenie des Urogenitalsystems der *Wirbeltiere*. Zool. Jb., Anat. Abt., **5**, 429—510 (1892). (b) Bemerkungen über den Bau der Nierenkanälchen des *Amphioxus*. Anat. Anz. **25**, 594—604 (1904). — **Brauer, A.:** Beiträge zur Kenntnis der Entwicklung und Anatomie der *Gymnophionen*. Zool. Jb., Anat. Abt. **16** (1902). — **Braun, M.:** Das Urogenitalsystem der einheimischen *Reptilien*. Arb. Zool.-zoot. Inst. Würzburg **4**, 113 (1877). — **Bujor, P.:** Contribution à l'étude de la métamorphose de *l'Ammocoetes branchialis* en *Petromyzon*. Rev. Biol. Lille **3**, 301—315, 325—339, 365—390, 417—426, 474—486 u. **4**, 41—64 (1891).

Calderwood, W. L.: The head kidney of *teleostean Fishes*. J. Mar. biol. Assoc. U. Kingd., N. s. **2**, 43—46 (1891). — **Chase, Sam. W.:** Mesonephros and Urogenital Ducts of *Necturis maculosus*, Rafinisque. J. of Morph. **37**, 457—532 (1923). — **Coghill, G. E.** and **Fred. L. Soper:** The development of the pronephros in relation to the behavior pattern in *Amblystoma*. Anat. Rec. **30**, 321—325 (1925). — **Crevatin, Fr.:** Contributo alla conoscenza del rene de'pesci. Della divesa maniera di cellule dei canalicoli renali. Rend. Accad. Sci. Ist. Bologna, N. s. **8**, 54—55 (1903/04).

Das, Basanta Kumar: On the intrarenal course of the so-called „Renal-Portal" veins in some common indian *birds*. Proc. zool. Soc. Lond. **1924**, 757—774. — **Downey, H.:** The lymphatic tissue of the kidney of *Polyodon spathula*. Fol. haemat. (Lpz.) **8**, 415 bis 466 (1909). — **Drzewina, Anna:** (a) Sur le tissu lymphoïde du rein du *Proteus anguineus*. C. r. Soc. Biol. Paris **55**, 1091—1092 (1903). (b) Sur le tissue lymphatique dans le rein du *Proteus anguineus laur.* Wszechiurat Varsovic **22**, 701 (1903, polnisch). (c) Contribution à l'étude du tissu lymphoïde des *Ichthyopsidés.* Archives de Zool., IV. s. **3**, 145 bis 338 (1905). — **Dutta, Sat Kori:** On a peculiar disposition of the liver and the kidney in the fish *Emera Clarias* and *Saccobranchus.* J. P. Asiat. Soc. Bengal. **19**, 111—120 (1924).

Ecker, A. u. **E. Gaupp:** Die Anatomie des *Frosches.* Braunschweig 1904. — **Edwards J. G.** and **L. Condorelli:** Studies on aglomerular and glomerular kidney. I. Anatomical. Amer. J. Anat. **42**, 75—94 (1928). — **Emery, C.:** (a) Zur Morphologie der Kopfniere der *Teleostier.* Biol. Zbl. **1**, 527—529 (1881/82). (b) Zur Morphologie der Kopfniere der *Teleostier.* Zool. Anz. **8**, 742—744 (1885).

Feldotto, A.: Die Harnkanälchen des *Huhnes.* Z. mikrosk.-anat. Forschg **17**, 353—370 (1929). — **Felix, W.:** (a) Die Entwicklung des Excretionssystems der *Forelle.* Verh. anat. Ges. **1895**, 147—152. (b) Die PRICEsche Arbeit: Development of excretory organs of myxinoid. Anat. Anz. **13**, 570—599 (1897). (c) Beiträge zur Entwicklungsgeschichte der *Salmoniden.* Anat. H. **8**, 251—467 (1897). (d) Entwicklung der Harnorgane. Hertwigs Handbuch der vergl. Entwicklungslehre. Bd. 3, 1. 1906. — **Field, H. H.:** (a) The development of the Pronephros and segmental duct in *Amphibia.* Bull. Museum of comp. Zool. **21**, 201—337 (1891). (b) Über die Gefäßversorgung und die allgemeine Morphologie des Glomus. Anat. Anz. **8**, 754—762 (1893). — **Fürbringer, M.:** (a) Zur vergleichenden Anatomie und Entwicklungsgeschichte der Excretionsorgane der *Vertebraten.* Morph. Jb. **4**, 1 (1878). (b) Zur Entwicklung der *Amphibien*niere. Heidelberg 1877.

Gadow, H.: *Vögel.* Bronns Klassen und Ordnung des Tierreiches Bd. 6, 4. Abt., 801 u. 818. 1891. — **Gampert, O.:** Über die Niere von *Tropidonotus natrix* und den *Cyprinoiden.* Z. Zool. **16**, 369—373 (1866). — **Gaupp, E. (A. Ecker):** Anatomie des *Frosches.* Braunschweig 1899—1904. — **Gelderen, Chr. van:** (a) Over de ontwikkeling van nierpoortadersystemen by *Amphibien, Reptilien* en *Vogels.* 28 Ss. Amsterdam 1915. (b) Kurzschluß-(Parallel-)wege neben Nierenpfortadersystemen. Zool. Anz. **65**, 169—178 (1926). (c) Over kortsluitingsweyen by nierpoortadercirculaties. Nederl. Tijdschr. of Geneesk. **70 I**, 1126 bis 1128 (1926). — **Goette, A.:** Entwicklungsgeschichte der *Unke.* 1869. — **Goodrich, Edw. S.:** (a) On the structure of the Excretory Organs of *Amphioxus.* Quart. J. microsc. Sci., N. s. **45**, 493—501 (1909). (b) On the structure of the excretory organs of *Amphioxus.* Quart. J. microsc. Sci. **54**, 185—205 (1909). — **Grafe, E.:** (a) Die Urnieren-Pfortader beim *Hühner*embryo. Diss. Bonn 1904. (b) Beiträge zur Entwicklung der Urniere und ihrer Gefäße beim *Hühnchen.* Arch. mikrosk. Anat. **67**, 143 (1906). — **Gratiolet, P.:** Veine porte du rein dans les *oiseaux.* L'institut, 1. section, Tome 21, 22, p. 386. 1853/54. — **Gregory, E. R.:** Observations on the development of the excretory system in *Turtels.* Zool. Jb. Anat. Abt. **13**, 683—714 (1900). — **Grosglik, S.:** (a) Zur Morphologie der Kopfniere der *Fische.* Zool. Anz. **8**, 605—611 (1885). (b) Zur Frage der Persistenz der Kopfniere der *Teleostier.* Zool. Anz. **9**, 196—198 (1886). — **Gruby:** Recherches anatomiques sur le système veineux de la *Grenouille.* Ann. Sci. nat., II. s., **17**, 209—230 (1842). — **Günther, Albert:** Description of *Ceratodus,* a genus of *Ganoid Fishes,* recently discovered in Rivers of Queensland. Australia. Philos. Trans. roy. Soc. Lond. **161**, 511—572 (1871). — **Guitel, Fr.:** (a) Sur le rein du *Lepidogaster Goiianii.* C. r. Acad. Sci. Paris **130**, 1773—1777 (1900). (b) Recherches sur l'anatomie des reins de quelques *Gobiésoxides.* Archives de Zool. IV. s. **5**, 505—698 (1906). (c) Sur les reins de *Cottus gobio* et *bubalis* Nol. prél. C. r. Assoc. Anat. 14. Réunion Rennes **1912**, 92—94. (d) Recherches sur l'anatomie des reins du *Cottus gobio.* Archives de Zool. **53**, 447—471 (1913).

Haller, B.: (a) Über die Urniere von *Acanthias vulgaris.* Morph. Jb. **29**, 283—316 (1901). (b) Zur Phylogenese des Nierenorgans (Holonephros) der *Knochenfische.* Jena Z. Naturwiss. **43**, 729—801 (1908). — **Hatta, S.:** Contributions to the Morphology of Cyclostomata. II. On the development of the pronephros and segmental duct in Petromyzon. J. Coll. Sci. Imp. Univ. Tokyo **13**, 311—425 (1900). — **Hill, L.:** The pressure in the renal portal and glomerular capillaries of the *frogs* kidney. Brit. med. J. **1**, 526 (1921). — **Hochstetter, F.:** Beiträge zur Entwicklungsgeschichte des Venensystems der *Amnioten.* II. *Reptilien,* (*Laceata, Tropidonotus*). Morph. Jb. **19**, 428—501 (1893). — **Hoffmann, C. K.** (a) *Amphibien.* Bronns Klassen und Ordnungen des Tierreiches 1873—1878. (b) Zur Entwicklungsgeschichte der Urogenitalorgane bei den *Anamnia.* Z. Zool. **44**, 570—643 (1886). (c) Zur Entwicklungsgeschichte der Urogenitalorgane bei den *Reptilien.* Z. Zool. **48**, 260 bis 300 (1889). (d) *Eidechsen, Schildkröten, Schlangen* in Bronn, Klassen und Ordnungen des Tierreiches. Bd. 6, 3. Abt. 1890. — **Howland, Ruth. B.:** Experimental acceleration of mesonephric growth in the *amphibian* embryo. Anat. Rec. **29**, 385 (1925). — **Hüfner, G. C.:** Zur vergleichenden Anatomie und Physiologie der Harnkanälchen. Diss. med. Leipzig 1866. — **Huot, E.:** Recherches sur les *Poissons lophobranches.* Ann. Sci. nat. Zool. (8) **14**, 197—288 (1902). — **Hyrtl, J.:** (a) Beiträge zur Morphologie der Urogenitalorgane der *Fische.* Denkschr. Akad. Wiss. Wien, Math.-naturwiss. Kl. **1**, 391—411 (1850). (b) Das uropoetische System der *Knochenfische.* Denkschr. Akad. Wiss. Wien, Math.-naturwiss.

Kl. **2**, 1, 27 (1851). (c) Über die Nierenknäuel der *Haifische*. Verh. zool.-bot. Ges. Wien **11**, 125—132 (HENLE, Jber. 123) (1861). — **Jacobson, L.:** (a) Über eine wichtige Funktion der Venen. Dtsch. Arch. Physiol. **3**, 147 (1817). (b) De systemate venoso peculiari in permultis animalibus observato. Isis **1822**, 114. — **Joseph, H.:** Auffällige Zellformen in der Niere von *Mustelus* und im Scleralknorpel von *Syngnathus*. Akad. Wiss. Wien, Math.-naturwiss. Kl. I **127**, 35—56 (1918). — **Jourdain, S.:** Recherches sur la veine portale rénale. Ann. Sci. nat. Zool. (4) **12**, 134—188 und 321—369 (1859). — **Jungersen, H. F. E.:** (a) Die Embryonalniere des *Störs*. Zool. Anz. **16**, 465—467, 469—472 (1893). (b) Die Embryonalniere von *Amia calva*. Zool. Anz. **17**, 246—252 (1894). (c) Über die Urogenitalorgane von *Polypterus* und *Amia*. Zool. Anz. **23**, 328—334 (1900).

Kerr, J. Gr.: (a) On the male genito-urinary organs of the *Lepidosiren* and *Protopterus*. Proc. zool. Soc. Lond. **2**, 484 (1901). (b) The genito-urinary organs of *Dipnoan Fishes*. Proc. Cambridge Phil. Soc. **11**, 329 (1902). — **Kirkaldy, J. W.:** On the head kidney of *Myxine*. Quart. J. microsc. Sci. **35**, 353—359 (1894). — **Kölliker, Th. v.:** Über Flimmerbewegungen in den Primordialnieren. Arch. Anat., Physiol. u. wiss. Med. **1845**, 518—523. — **Konaschko:** Die Vascularisation der *Frosch*niere. Univers.ber. Kiew 1913. (Lindemann, Erg. Physiol. **14**, 635.) — **Krause, R.:** Mikroskopische Anatomie der *Wirbeltiere* bei Einzeldarstellungen. Berlin und Leipzig 1922—1925.

Lebedinsky, J.: Über die Embryonalniere von *Calamoichthys calabricas*. Arch. mikrosk. Anat. **44**, 216—228 (1895). — **Levi, G.:** Sullo sviluppo del pronefros degli *anfibi*. Sperimentale **56**, 586—588 (1902). — **Lewis, D.:** The circulatory system of *Chrysemys marginata*. Thesis. Univ. of Visconsin 1916. — **Leydig, F.:** (a) Beiträge zur mikroskopischen Anatomie und Entwicklungsgeschichte der *Rochen* und *Haie*. Leipzig 1852. (b) Anatomisch-histologische Untersuchungen über *Fische* und *Reptilien*. Berlin 1853. — **Li Koue Tchang:** (a) Sur la cuticule des cellules rénales chez les *oiseaux*. C. r. Soc. Biol. Paris **88**, 520—521 (1923). (b) Recherches histologiques sur la structure du rein des *oiseaux*. Thèse méd. Lyon **1923**. — **Lindgren, Hj.:** Über den Bau der *Vogel*nieren. Z. ration. Med., 3. Reihe, **33**, 15—35 (1868).

Maas, O.: Über Entwicklungsstadien der Vorniere und Urniere bei *Myxine*. Zool. Jb., Abt. Anat., **10**, 473—511 (1897). — **Martino, A. de:** Mémoire sur la direction de la circulation dans le système rénale de JACOBSON chez les *Reptiles* et sur les rapports qui existent entre la sécrétion de l'urine et celle de la bile. Ann. Sci. nat., II. s., Zool. **16** (1841). — **Maschkowzeff, A.:** Zur Phylogenie des Urogenitalsystems der *Wirbeltiere* auf Grund der Entwicklung des Mesoderms, des Pronephros, der Analöffnung und des Abdominalporus bei *Acipenser stellatus*. Zool. Jb. Anat. **48**, 201—272, 457—541 (1926). — **Mayer, A.** et **Rathéry, F.:** Histophysiologie du rein de *Tupinambis Teguixin* (Linné). J. Anat. et Physiol. **45**, 321—338 (1909). — **Mecznikow, E:** Zur vergleichenden Histologie der Niere. Götting. Nachr. **1866**, 61—63. — **Mercier, M. L.:** Quelques réactions microchimiques des corps figurés du rein de *Grenouille*. C. r. Soc. Biol. Paris **56**, 824 (1904). — **Meyer, Fritz:** Über die Nieren der *Flußneunaugen*. Zbl. med. Wiss. **14**, 20—21 (1876). — **Möllendorff, W. v.:** (a) Funktionelle Entwicklung der Urniere von *Rana fusca*. Dtsch. med. Wschr. **1919**, Nr 12. (b) Über Funktionsbeginn und Funktionsbestimmung in den Harnorganen von *Kaulquappen*. Sitzgsber. Heidelberg. Akad. Wiss., Math.-naturwiss. Kl. IX **1919**. — **Müller, Joh.:** (a) Über den WOLFFschen Körper der Embryonen bei *Fröschen* und *Kröten*. Arch. Anat. u. Physiol. **1829**, 65. (b) Bildungsgeschichte der Genitalien aus anatomischen Untersuchungen an Embryonen der *Menschen* und der *Tiere*. Düsseldorf 1830. — **Müller, Wilh.:** Über das Urogenitalsystem des *Amphioxus* und der *Cyclostomen*. Jena. Z. Naturwiss. **9**, 94—129 (1875).

Nicolai, A. H.: Untersuchungen über den Verlauf und die Verteilung der Venen bei einigen *Vögeln*, *Amphibien* und *Fischen*. Isis **18**, 404—417 (1826). — **Nußbaum, M.:** (a) Über die Sekretion der Niere und über die Verbindung der samen- und harnbereitenden Drüsenschläuche in der Niere der *Batrachier*. Sitzgsber. niederrhein. Ges. Bonn **1877**, 277. (b) Über die Endigung der Wimpertrichter in der *Anuren*niere. Sitzgsber. niederrhein. Ges. Bonn **1877**, 122. (c) Fortgesetzte Untersuchungen über die Sekretion der Niere. Pflügers Arch. **17**, 580—594 (1878). (d) Über die Sekretion der Niere. Pflügers Arch. **16**, 139—143 (1878). (e) Über die Entwicklung der harnableitenden Wege bei den *Anuren*. Zool. Anz. **3**, 502 (1880). (f) Über die Endigung der Wimpertrichter in der Niere der *Anuren*. Zool. Anz. **3**, 514 (1880). (g) Zur Differenzierung des Geschlechts im Tierreich. Arch. mikrosk. Anat. **18**, 1—121 (speziell 15ff., 1880). (h) Über den Bau und die Tätigkeit der Drüsen. 5. Mitt. Zur Kenntnis der Nierenorgane. Arch. mikrosk. Anat. **27**, 442—480 (1886). (i) Über die Sekretion der Niere. Anat. Anz. **1**, 67—69 (1886). (k) Der Geschlechtsteil der *Frosch*niere. Zool. Anz. **20**, 425—427 (1897). (l) Notiz zu dem Aufsatz O. FRANKLs: Die Ausführwege der Harnsamenniere des *Frosches*. Arch. mikrosk. Anat. **51**, 213—214 (1897).

Policard, A.: (a) Le fonctionnement du rein de la *grenouille*. Archives Anat. microsc. **12**, 177—288 (1910). (b) Chondriocontes et fibrilles plasmatiques dans les cellules du tube urinaire des *batraciens*. Anat. Anz. 47, 539—543 (1915). — **Policard, A.** et **A. Lacassagne:** Recherches histophysiologiques sur le rein des *oiseaux*. C. r. Assoc. Anat. 12. Réun. Bruxelles **1910**, 57—65. — **Policard, A.** et **J. Mawas:** Le canalicule urinaire des *Téléostéens*. Bibl. Anat. Paris **15**, 215—221 (1906). — **Price, G. C.:** (a) Zur Ontogenie der Myxinciden (*Bdellostoma Stouti*). Sitzgsber. bayer. Akad. Wiss., Math.-physik. Kl. **26** (1896). (b) Development of the excretory organs of a Myxinoid, *Bdellostoma stouti Lockington*. Zool. Jb., Abt. Anat. **10**, 205—226 (1897). (c) A further study of the development of the excretory organs in *Bdellostoma stouti*. Amer. J. Anat. **4**, 117—138 (1904). (d) The structure and function of the adult head kidney of *Bdellostoma stouti*. J. exper. Zool. **9**, 849—864 (1910). — **Pye, W.:** Observations on the development and structure of the kidney. J. Anat. a. Physiol. **9** (N. s. 8), 272—279 (1875).

Rabl, H.: Vorniere und Bildung des Müllerschen Ganges bei *Salamandra maculata*. Arch. mikrosk. Anat. **64**, 258—360 (1904). — **Rathke, H.:** (a) Entwicklung der *Natter*. Koenigsberg 1859. (b) Entwicklungsgeschichte der *Schildkröten*. Braunschweig 1898. (c) Untersuchungen über die Entwicklung und den Körperbau der *Krokodilier*. Braunschweig 1866. — **Regaud, Cl.:** Sur les mitochondries des cellules ciliées du tube urinaire. C. r. Soc. Biol. Paris **65**, 206—208 (1908). — **Regaud, Cl.** et **A. Policard:** (a) Étude sur le tube urinifère de la *Lamproie*. C. r. Assoc. Anat. **4**, 245 (1902). (b) Variations sexuelles de structure dans le segment préterminal du tube urinifère de quelques *Ophidiens*. C. r. Soc. Biol. Paris **55**, 216 (1902). (c) Sur l'alternance fonctionelle et sur les phénomènes histologiques de la sécrétion dans le deuxième segment du tube urinipare, chez les *Serpents*. C. r. Soc. Biol. Paris **55**, 894 (1902). (d) Sur les variations sexuelles de structure dans le rein des *Reptiles*. C. r. Soc. Biol. Paris **55**, 973 (1902). (e) Sur l'existence de diverticules du tube urinipare sans relations avec les corpuscules de Malpighi, chez les *Serpents*, et sur l'indépendence relative des fonctions glomérulaires et glandulaires du rein en général. C. r. Soc. Biol. Paris **55**, 1028—1030 (1903). (f) Recherches sur la structure du rein de quelques *Ophidiens*. Archives Anat. microsc. **6**, 191 (1904). — **Renson:** Contributions à l'embryologie des organes d'excrétion des *oiseaux* et des *mammifères*. Bruxelles 1883. — **Robinson, Byron, L.:** Concerning the renal postal system in *Chrysemys marginata*. Anat. Rec. **14** (1918). — **Ryke, Willis de:** The vascular structure of the kidney in *Chrysemys marginata* belli (Gray) un' *Chelydra serpentina* (L.). Anat. Rec. **33**, 163—178 (1926).

Schneider, S.: (a) Über die Niere und die Abdominalporen von *Squatina angelus*. Anat. Anz. **13**, 393—401 (1897). (b) Einiges über Resorption und Excretion bei *Amphioxus lanceolatus* Yarrel. Anat. Anz. **16**, 601—605 (1899). (c) Ein Beitrag zur Kenntnis der Physiologie der Niere niederer *Wirbeltiere*. Skand. Arch. Physiol. (Berl. u. Lpz.) **14**, 383—389 (1903). — **Scott, W. B.:** Vorläufige Mitteilung über die Entwicklungsgeschichte des *Petromyzon*. Zool. Anz. **3**, 422—426 u. 443—446 (1880). — **Semon, R.:** (a) Studien über den Bauplan des Urogenitalsystems der *Wirbeltiere*. Entwicklung. Ichthyophis glutinosus. Jena. Z. Naturwiss. **19**, 89—203 (1892). (b) Das Excretionssystem der *Myxinoiden*. Anat. Anz. **13**, 127—137 (1897). (c) Vorniere und Urniere. Anat. Anz. **13**, 260—264 (1897). — **Shipley, A. E.:** On some points in the development of *Petromyzon fluviatilis*. Quart. J. microsc. Sci. **27**, 325—370 (1887). — **Spanner, Rudolf:** (a) Der Pfortaderkreislauf in der *Vogel*niere. Anat. Anz. **58**, Erg.-H. 9, 23—29 (1924). Ref.: Ber. Physiol. **29**, 906 (1924). (b) Bau und Kreislauf der *Reptilien*niere. I. *Elindschleichen*. Z. Anat. **78**, 64—90 (1925). — **Spengel, J. W.:** (a) Die Wimpertrichter in der *Amphibien*niere. Zbl. med. Wiss. **1875**, 369. (b) Das Urogenitalsystem der *Amphibien* I. Der anatomische Bau des Urogenitalsystems. Arb. zool. Inst. Würzburg **3**, 1 (1876—1877). (c) Die Excretionsorgane von *Myxine*. Anat. Anz. **13**, 49—60 (1897). — **Stewart, Sloan, G.:** The morphology of the *frogs* kidney. Anat. Rec. **36**, 259—269 (1927). — **Swaen, A.** et **A. Brachet:** (a) Étude sur les premières phases du développement des dérivés du mésoblaste chez les *poissons téléostéens*. P. I. Archives de Biol. **16** (1899). (b) Dasselbe. Part. II. Archives de Biol. **18** (1899). — **Swale, V.:** (a) On the suprarenal bodies and the lymphoid tissue of *Teleostean Fishes*. Anat. Anz. **13**, 39 bis 48 (1897). (b) The suprarenal bodies in *Fishes* and their relation to the so-called Head-kidney. Trans. zool. Soc. Lond. **14**, 41—84 (1897). — **Swiet, G.:** The Anatomy of some *Australian Amphibia*. Proc. roy. Soc. Victoria **20**, 222 (1907). — **Szakáll, J.:** Über den Bau des Urogenitalsystems der *Krokodile*. Inaug.-Diss. Gießen 1899.

Tribondeau: (a) Le tube urinifère des *Serpents* contient trois espèces distinctes d'épithélium sécrétoire. C. r. Soc. Biol. Paris **54**, 677 (1902). (b) Description anatomique du rein des *Ophidiens*. Soc. Linn. de Bordeaux **1902**. (c) Sur l'histo-chimie des enclaves contenues dans les cellules des tubes contournés du rein chez la *Tortue grecque*. C. r. Soc. Biol. Paris **55**, 1128 (1903). (d) Note sur les granulations sécrétoires contenues dans les cellules des tubes contournés du rein chez les *Serpents*. C. r. Soc. Biol. Paris **54**, 8 (1902). (e) Note sur les phénomènes histologiques de la sécrétion et de l'excrétion de l'urine dans les cellules des tubes contournés du rein chez les *Serpents*. C. r. Soc. Biol. Paris **54**, 131 (1902). (f) Le tube urinifère des *Serpents* contient trois espèces distinctes d'épithélium sécrétoire. C. r. Soc. Biol. Paris **54**, 677—679 (1902). (g) Sur la sécrétion de l'urate d'ammoniaque et du sulfo-indigotate de soude dans le rein des *Serpents*. C. r. Soc. Biol. Paris **55**, 1130 (1903). (h) Sur les enclaves contenues dans les cellules des tubes contournés du rein chez la *Tortue*, étudiées comparetivement en été et en hiver. C. r. Soc. Biol. Paris **56**, 266 (1904).

Verne, J.: Contribution à l'étude des reins aglomérulaires. L'appareil rénal des *poissons lophobranches*. Archives Anat. microsc. **18**, 357—402 (1922). — **Vivanti, Anna:** Sul comportamento dei condriosomi nel rene del *Triton cristatus* durante le varie fasi di attività secretoria. Arch. zool. ital. **10**, 1—11 (1923).

Weiß, F. E.: Excretory tubules in *Amphioxus lanceolatus*. Quart. J. microsc. Sci. **31**, 189 (1890). — **Weldon, W. F. R.:** On the head-kidney of *Bdellostoma* with a suggestion as to the origin of the suprarenal bodies. Quart. J. microsc. Sci. **24**, 171—182 (1884). — **Wheeler, W. M.:** The development of the urogenital organs of the *Lamprey*. Zool. Jb., Anat. Abt. **13**, 1—88 (1899). — **Wichmann, R.:** Beiträge zur Kenntnis des Baues und der Entwicklung der Nierenorgane der *Batrachier*. Diss. Bonn 1884. — **Wiedersheim, R.:** Die Anatomie der *Gymnophionen*. Jena 1879. — **Wigert, V.** u. **H. Ekberg:** Studien über das Epithel gewisser Teile der Nierenkanäle von *Rana esculenta*. Arch. mikrosk. Anat. **62**, 740 bis 744 (1903). — **Woodland, W:** (a) Note on the shape of the Glomeruli and Bowmans Capsules in the active and inactive kidney. Amer. J. Physiol. **63**, 368—372 (1923). (b) Suggestion concerning the origin and significance of the „Renal Portal system" with an appendix relating to the production of sub-abdominal veins. Part. Zool. Soc. London **1906**, 886. (c) The „Renal-Portal-System" and kidney secretion. La Nature **76**, 1151 (1907). (d) On the „renal portal" system (renal venous meshwork) and kidney excretion in *vertebrata*. J. a. proc., Asiat. Soc. Bengal **18**, 85—193 (1922). (e) The ligaturing of one renal-portal veine in the living *frog* a repetition and extension of the experiments of Gurwitsch. Indian J. med. Res. **10**, 595—612 (1923).

Zarnik, B.: (a) Vergleichende Studien über den Bau der Niere von *Echidna* und der *Reptilien*niere. Jena. Z. Naturwiss. **46**, 113—224 (1909). (b) Über den feineren Bau der Niere von *Echidna*. Sitzgsber. physik.-med. Ges. Würzburg **1909**, S. 44.

7. Architektur, s. a. unter zusammenfassende Darstellungen.

Hollatz, W.: Das Massenverhältnis von Rinde zu Mark in der Niere des *Menschen* und einiger *Säugetiere* und seine Bedeutung für die Nierenformen. Z. Anat. **65**, 482—495 (1922).

Kortschmar, A.: Über die Lage der Sammelröhren und Schleifenschenkel im Markstrahl. Med. Diss. Bern 1923 (ungedruckt).

Parade, G. W.: Das Massenverhältnis von Mark zu Rinde in der Niere des *Kindes*. Z. Anat. **81** (1926). — **Peter, K.:** (a) Der Ausbau der Nierensubstanz in Peter: Untersuchungen zum Bau und Entwicklung der Niere. Jena 1925. (b) Die Entwicklung der *menschlichen* Niere nach Isolationspräparaten in Peter: Untersuchungen zum Bau und Entwicklung der Niere. H. 2. Jena 1927.

Stoerk, O.: Beitrag zur Kenntnis des Aufbaues der *menschlichen* Niere. Anat. H. **23**, 285—328 (1904).

Toldt, C.: Untersuchungen über das Wachstum der Nieren der *Menschen* und der *Säugetiere*. Sitzgsber. Akad. Wiss. Wien, Math.-naturwiss. Kl. III **69**, 123—150 (1874). — **Traut, Herbert, F.:** The structural unit of the human kidney. Contrib. to Embryol. Washington **75**, 103—120 (1921).

8. Nierenbecken, Ureter, Harnblase.

Adler, A.: Die Herausbeförderung des Harnes. Bethe: Handbuch der normalen und pathologischen Physiologie. Bd. 4, S. 804—876. 1929. — **Albarran:** Les tumeurs de la vessie. Paris 1892. — **Aschoff, L.:** Ein Beitrag zur normalen und pathologischen Anatomie der Schleimhaut der Harnwege und ihrer drüsigen Anhänge. Virchows Arch. **138**, 119—161, 195—220 (1894).

Bachrach, Robert: Über die Gefäßverteilung in der Blasenschleimhaut. Z. angew. Anat. **1**, 221—225 (1915). — **Barkow, C. B.:** Anatomische Untersuchungen über die Harnblase des *Menschen*. Breslau 1855. — **Bauereisen, A.:** Über die Lymphgefäße des *menschlichen* Ureters. Z. gynäk. Urol. **2**, 235—250 (1911). — **Blum, V.:** Physiologie und Pathologie des Harnleiters. Z. Urol. **19**, 161—192 (1925). — **Boeminghaus, H.:** Zur Cystographie der *menschlichen* Harnblase. Z. urol. Chir. **6** (1921). — **Branca, A.:** Sur le réseau vasculaire de la muqueuse vésicale. C. r. Soc. Biol. Paris **56**, 351—353 (1904). — **Brunn, A. v.:** Über drüsenähnliche Bildungen in der Schleimhaut des Nierenbeckens, des Ureters und der Harnblase beim *Menschen*. Arch. mikrosk. Anat. **41**, 294—302 (1893).

Disselhorst, R.: Der Harnleiter der *Wirbeltiere*. Anat. H. **4**, 127—191 (1894). — **Doenitz, W.:** Über die Nieren des afrikanischen *Elefanten*. Arch. f. Anat. **1872**, 85—89. — **Dumont, A.:** Vergleichende Untersuchungen über das Nierenbecken der *Haustiere*. Diss. Bern 1909.

Egli, Th.: Über die Drüsen des Nierenbeckens. Arch. mikrosk. Anat. **9**, 653—656 (1873). — **Engelmann, Th. W.:** Zur Physiologie des Ureters. Pflügers Arch. **2**, 243—293 (1869).

Fohmann: Mémoire sur les vaisseaux lymphatique de la peau, des membranes muqueuses séreuses, du tissu nerveux et musculeux. Bonn 1840. — **Freund, L.:** Der eigenartige Bau der Sirenenniere. Verh. 8. internat. zool. Kongr. Graz **1910**, 548—557.

Gerhardt, U.: Zur Morphologie der *Säugetier*niere. Verh. dtsch. zool. Ges. 21. Verslg **1911**, 261. — **Gerota, D.:** Über die Anatomie und Physiologie der Harnblase. Arch. f. Physiol. **1897**, 428—472.

Haebler, Hans: (a) Zur Anatomie und Physiologie des Nierenbeckens. Z. Urol. **19**, 332—338 (1925). (b) Zur Funktion der Nierenkelche. Z. Urol. **16**, 145—150 (1922). — **Hamburger, Ad.:** Zur Histologie des Nierenbeckens und des Harnleiters. Arch. mikrosk. Anat. **17**, 14—20 (1880). — **Hasebe, Kotondo:** Die Nierenbecken der Japaner. Z. Morph. u. Anthrop. **14**, 205—222 (1910). — **Heidenhain, M.:** Über die Entwicklungsgeschichte der *menschlichen* Niere. Arch. mikrosk. Anat. **97**, 581—609 (1923). — **Heiß, R.:** (a) Über den Sphincter vesicae internus. Arch. f. Anat. **1915**, 367—382. (b) Beiträge zur Anatomie der Blasenvenen. Arch. f. Anat. **1915**, 265—276. (c) Die mechanischen Faktoren des Verschlusses und der Eröffnung der Harnblase. Schrift Königsberg. Gelehrten-Ges. Naturwiss. Kl. 5, H. 7 (1928). — **Hey, F.:** Über Drüsen, Papillen, Epithel und Blutgefäße der Harnblase. Inaug.-Diss. Tübingen 1894. — **Hillivirta, E.:** Beiträge zur Anatomie und Histologie der Harnblase der *Haussäugetiere*. Inaug.-Diss. Leipzig 1911. — **Hoggan, Fr. E.** and **G.:** On the comparative anatomy of the lymphatics of the *mammalian* urinary bladder. J. Anat. a. Physiol. **15**, 355 (1880). — **Hryntschak, Th.:** (a) Zur Anatomie und Physiologie des Nervenapparates der Harnblase und des Ureters. II. Über den Ganglienzellapparat von Nierenbecken und Harnleiter des *Menschen* und einiger *Säugetiere*. Z. urol. Chir. **18**, 86—110 (1925). (b) Beiträge zur Physiologie des Ureters. I. Zur Harnleiterautomatie. Pflügers Arch. **209**, 542—561 (1925). — **Hyrtl, J.:** Das Nierenbecken der *Säugetiere* und des *Menschen*. Denkschr. Wien. Akad. Wiss. **31**, 107—140 (1872).

Israel, Arth.: (a) Versuche über die Kontraktilität des Nierenbeckens und des Harnleiters. Z. urol. Chir. **12**, 328—333 (1923). (b) Peristaltik des *menschlichen* Nierenbeckens. Verh. Ver. inn. Med., Sitzg 21. März 1887, 312. Dtsch. med. Wschr. 1887. — **Ivanitzky, M. Th.:** Zur Anatomie des Nierenbeckens. XVI. Sjesd. Ross. Chir. Moskau 658—660. Leningrad 1925. Ref. Anat. Ber. 8, 264 (1925).

Janošik, J.: (a) Das Verhältnis des Meta- und Mesonephros. II. Bildung der Kanälchen des Metanephros. Bull. internat. Acad. Sci. Bohême **11**, 186—220 (1906). (b) Über die Entwicklung der Nachniere (Metanephros) bei den *Amnioten*. Arch. f. Anat. **1907**, 23—82. (c) Die Entwicklung des Nierenbeckens beim *Menschen*. Arch. mikrosk. Anat. **78**, 167—198 (1911). — **Jurié, G.:** Beiträge zur Kenntnis des Baues und der Verrichtungen der Blase und der Harnröhre. Wien. med. Jb. 4, 415.

Kalischer, O.: Die Urogenitalmuskulatur des Dammes. Berlin 1900. — **Kampmeier, O. F.:** (a) Über das Schicksal der erstgeformten Harnkanälchen der bleibenden Niere beim *Menschen*. Arch. Anat. u. Physiol. 1919. (b) Weitere Studien über die Entwicklungsgeschichte der bleibenden Niere beim *Menschen*. Z. Anat. **73**, 459—500 (1924). — **Kardassewitsch, B.:** Zur Histologie des Harnleiters. Arch. russ. Anat. Hist. Embr. 4, 177—178 (1925). — **Key:** On circulationsförhållendena i njurarne. Fördray virt skandin. naturforskermödet i Stockholm Juli 1865. — **Körholz, Kuno:** Über einen Fall von außergewöhnlich tiefgehender Kryptenbildung in der Harnblase des *Menschen*. Inaug.-Diss. Bonn 1914.

Legueu, F.: L'anatomie chirurgicale du bassinet et l'exploration interne du rein. Ann. de Guyon **1891**. — **Legueu, F., Fey** et **Palazzoli:** La motricité des voies excrétrices du rein fraîchement néphrectomisé. C. r. Soc. Biol. Paris **96**, 1367—1368 (1927). — **Lendorf, A.:** Beiträge zur Histologie der Harnblasenschleimhaut. Anat. H. **17**, 55—179 (1901). — **Lesbre, F.:** Note sur quelques dispositions anatomiques inédites ou peu connues. Constatées chez les *Camélides* et chez *le Porc-epic* commun. C. r. Assoc. Anat. 3, 196—197 (1901). — **Lowsley, O. L.:** The development of the human Prostate Gland with Reference to the Development of other Structures at the Neck of the urinary Bladder. Amer. J. Anat. **13**, 299 (1912). — **Lubarsch, O.:** Über Cysten der ableitenden Harnwege. Arch. mikrosk. Anat. **41**, 303 (1893). — **Luschka, H. v.:** Über den Bau des *menschlichen* Harnstranges. Virchows Arch. **23**, 1—7 (1862).

Mendelssohn, M.: Über Bau und Funktion des harnableitenden Apparates (Nierenbecken und Ureter). Wiss. Klin. **25**, 323—386 (1899).

Oberdiek, G.: Über Epithel und Drüsen der Harnblase. Preisschrift. Göttingen 1884. — **Obersteiner, H.:** Harnblase und Ureteren. Strickers Handb. d. Gewebelehre. Leipzig 1871.

Paladino and **Sertoli:** Osservazioni sulla struttura della mucosa del bacino renale del *cavallo*. Gaz. med.-vet. 1874. Ref. Zbl. med. Wiss. **1872**, 29. — **Pasteau, O.:** État du système lymphatique dans les maladies de la vessie et de la prostate. Paris 1898. — **Terrier** u. **Boudoin:** Nierenbeckenform. 1891. — **Peterfi, Fib.:** Die Muskulatur der *menschlichen* Harnblase. Anat. H. **50**, 631—675 (1913). — **Petersen, V. C. E.:** Über sekretorische Änderungen im Epithel der ableitenden Harnwege bei einigen *Säugetieren*. Anat. Anz. **27**, 187—199 (1905). —

Petit, G.: Recherches anatomiques sur l'appareil génito-urinaire mâle des *Siráciens*. Morph. gén. et expér. **23**, 1—326 (1925).

Rigal, A.: Recherches histologiques sur la muqueuse vésicale. Thèse de Lyon **1904**. — **Riha, A.:** Das männliche Urogenitalsystem von *Halicore dugony*. Erxl. Z. Morph. u. Anthrop. **13**, 395—422 (1911).

Sakata: Über den Lymphapparat des Ureters. Arch. f. Anat. **1903**. — **Sampson, John A.:** Ascending renal infection; with special reference to the reflux of urine from the bladder into the ureters as an etidogical factor in its causation and maintenance. Hopkins Hosp. Bull. **14**, 334—352 (1903). — **Sappey:** Description et Iconographie des vaisseaux lymphatiques. Paris 1885. — **Seiffert, G.:** Die Drüsen im Ureter des *Pferdes*. Anat. Anz. **27**, 122 bis 125 (1905). — **Skoda, K.:** Das Nierenbecken des *Pferdes*. Anat. Anz. **45**, 513—538 (1914). — **Schmidt, A.:** Zur Peristaltik des *menschlichen* Nierenbeckens. Bruns' Beitr. **138**, 324—338 (1927).

Teichmann: Das Saugadersystem. Leipzig 1861. — **Toepper, P.:** Untersuchungen über das Nierenbecken der *Säugetiere* mit Hilfe der Korrosions-Anatomie. Diss. Basel 1896.

Unruh, C. O.: Über Blutungen in Nierenbecken und Ureteren bei Pocken. Arch. Heilk. **13**, 289—304 (1872).

Versari, Ricc.: (a) Sullo sviluppo della tonaca muscolare della vesica urinaria dell'*uomo* con speciale riguardo allo sviluppo della muscolatura del trigono e dello sfintere a fibre liscie. Ric. Lab. Anat. Roma e altri Lab. Biol. **13**, 5—59 (1907). (b) Sulla essistenza di uno sfintere a fibro liscie in corrispondenza dello sbocco del'uretere *umano* in vescica. Arch. di Anat., Pat. e Sci. affini **5** (1909). — **Voelcker, Fritz:** Die Röntgendiagnostik der Harnwege. Bruns' Beitr. klin. Chir. **139**, 56—77 (1927).

Waldeyer, W.: (a) Über die sog. Ureterenscheide. Verh. anat. Ges. **1892**, 259, 260. (b) Das Becken. Bonn 1899. — **Wassink, W. F.:** Over Peristaltiek van het Nierbekken. Nederl. Tijdschr. Geneesk. I **65**, 29—30 (1921). — **Wesson, M. B.:** Anatomical, embryological and physiological studies of the trigone and neck of the bladder. J. of Urol. **4**. Baltimore 1920.

Weibliche Genitalorgane.

Von **R. Schröder**, Univ.-Frauenklinik Kiel.

Mit 160 Abbildungen.

Einleitung.

Die Darstellung der Feinanatomie des Gesamtgebietes der weiblichen Geschlechtsorgane, wie sie sich in der Mitte des Jahres 1929 darbietet, wird in
voller Absicht mit der Besprechung der Keimdrüse begonnen werden. Es soll
damit zum Ausdruck gebracht werden, daß dieses Organ in seiner Bedeutung
unter den Geschlechtsorganteilen an erster Stelle steht. Von ihm gehen die
Impulse und Anregungen der Funktion des übrigen Genitales aus. Man kann
noch mehr sagen: das Kernstück der Keimdrüse, das Keimplasma selbst, nimmt
eine ganz besondere Stellung unter den Körpergeweben überhaupt ein. Es
bleibt in seiner Differenzierung stets im Gegensatz zu allen anderen Zellen des
Körpers, die eine fortschreitende Umwandlung und Anpassung an die jeweilige
Funktion eingehen. Die Keimplasmazellen teilen sich nur in die hauptsächliche
Eizelle und die in Abhängigkeits- und Hilfsstellung zu der Eizelle geratende
Follikelzelle. Aber stets bleibt die Eizelle selbst undifferenziert, ihr wesentliches Ziel liegt lediglich in der Fortleitung der Gesamt-Erbmasse. Es werden
zwar in diesem Handbuch im wesentlichen morphologische Probleme zu besprechen sein, um so mehr ist es deshalb berechtigt, schon hier anfangs ein Wort
über die funktionelle Bedeutung des Keimplasmas im Körper überhaupt zu
sagen. Es hat sich auf den verschiedensten Wegen des Experiments, der pathologischen Erfahrung des Defektes oder der Zerstörung, durch Wiederersatz
mittels Einpflanzung und durch das Studium des gesunden und kranken Lebens
erwiesen, daß das Keimplasma insofern den somatischen Anteil des Körpers
erheblich beeinflußt, als es ihm die mehr oder weniger eindeutige Richtung
des Geschlechtscharakters aufzwingt. Nur durch die hormonalen Stoffe des
Keimplasmas kommt der spezifische Geschlechtscharakter des Einzelwesens
zur Ausbildung. In bestimmten Perioden des weiblichen Lebens ist die Indienststellung des übrigen Körpers in diesen Geschlechtszwang eine ganz erhebliche.
Die Keimdrüse bestimmt durch ihr zeitweise gesteigertes Wachstumstempo
und die damit verbundene Hormonvermehrung die Lebensperiode des einzelnen
Individuums. Zeit und Tempo der Geschlechtsreife, auch die Dauer derselben
sind Folgeerscheinungen der Keimplasmafunktion.

Die Wirkung dieses Keimgewebes ist aber auch eine unmittelbare auf den
übrigen Geschlechtsapparat. Je nach der Art der Brutpflege, die wieder vom
stammesgeschichtlichen Entwicklungsgrad der Tiergattung überhaupt ab-
hängt, sind die Bildungen des Geschlechtsausführungsapparates verschieden.
Die besondere Art der Brutpflege und Fortpflanzung jeder einzelnen Tierart
bedingt eine wesentliche Unterschiedlichkeit sowohl in der Funktion des

Keimplasmas als auch des zugehörigen Ausführungsapparates. Es läßt sich aber eine allgemeine Linie in dem allmählich Komplizierterwerden der einzelnen Funktionen und Organe erkennen. Diese Linie ist darin gegeben, daß der aus dem Müllerschen Schlauch entstandene Ausführungsgang sich aufs engste in seiner Funktion an den jeweiligen Funktionszustand des Keimplasmas anpaßt. Bei den eierlegenden Tieren kann man mit der Eireife alle Prozesse für die Eiweiß- und Schalenbildung in volle Wirkung kommen sehen, mit dem Übergang der Brutpflege in den Tierkörper hinein treten erst recht erhebliche Umwandlungen in den der Brutpflege jeweils angepaßten Einzelteilen des Geschlechtsschlauches zutage. Je nach dem Grade der Vereinigung des wachsenden Organismus mit dem Muttertier sind diese Bildungen verschieden; später bei Besprechung von Tube, Uterus und Vagina wird hierauf noch näher eingegangen werden.

Für die Darstellung des Stoffes ergibt sich aus dieser Feststellung die Forderung, entweder in umfassender Weise unter Einbeziehung aller *Wirbeltiere* eine jeweils besondere und ins einzelne gehende Beschreibung der Keimplasmaprozesse und aller davon abhängigen Bildungen sowohl im Eierstock selbst als auch im Ausführungsschlauch zu geben mit besonderer Berücksichtigung der Funktion oder der Stoff muß auf eine Tierart beschränkt sein. Es soll für dieses Handbuch der Stoff auf das Verhalten der weiblichen Geschlechtsorgane beim *Menschen* beschränkt werden; Beobachtungen an anderen Tierarten können wegen der jeweiligen Brutpflegeanpassung die Erfahrungen an menschlichen Geweben nicht ersetzen; sie können sie höchstens ergänzen. Vergleichungen sollen nur soweit herangezogen werden, als sie das Verständnis für die komplizierten Vorgänge beim Menschen anbahnen können. Es wäre gewiß von großem Reiz, eine vergleichende Darstellung der weiblichen Genitalorgane zu geben. In dieser Richtung sind bisher erst die ersten Versuche gemacht. Ich selbst habe im Handbuch der Gynäkologie, III. Auflage Veit-Stoeckel Bd. 1, 2. Hälfte, 1928 eine kurze Übersicht durch zwei Mitarbeiter geben lassen darüber, was über das Vergleichende in der Genitalfunktion und Morphologie zur Zeit zu sagen ist. Es sind das erst die ersten Anfänge, auf die hier verwiesen werden muß. In diesem Handbuch muß aber auf die vergleichende Darstellung verzichtet werden. Es soll vielmehr möglichst großer Wert darauf gelegt werden, daß im wesentlichen nur die menschlichen Organe eine genauere Darstellung erfahren. Durch die reichlichere Materialgewinnung, wie sie die operative Gynäkologie vermittelt, sind wir heute in der Lage, manche bisher nur am Tier studierten Vorgänge am Menschen genügend und ausgiebig erkennen zu können. Darin wird man noch insofern besonders unterstützt, als die vielfältige Erfahrung der klinischen normalen und pathologischen Anatomie immer wieder gelehrt hat, daß viele zur Operation drängende Erkrankungen, wie insbesondere die Tumoren die übrigen Gewebe des Genitales meist nicht beeinflussen; so kann man z. B. Ovarien, die mit einem carcinomatösen oder myomatösen Uterus entfernt werden, zu normalhistologischen Studien sehr wohl benutzen.

Wie nun in phylogenetischer Beziehung eine Beschränkung der Darstellung geschehen muß, so kann auch die Ontogenese nur soweit herangezogen werden, als sie zum Verständnis der Dinge führt. Die Darstellung der weiblichen Genitalorgane in ihrer feineren Anatomie läßt sich aber nicht anders geben als dadurch, daß man sie nach einzelnen Entwicklungsperioden abteilt. Denn der jeweilige Funktionszustand in diesen einzelnen Entwicklungsperioden gibt der mikroskopischen Anatomie des Organs die Prägung. Dabei sollen aber entwicklungsmechanische Fragen nicht berührt werden, höchstens nur so weit, wie es wieder zum Verständnis der Funktion nötig ist.

I. Die mikroskopische Anatomie der Keimdrüse.

Betrachten wir nun nach diesen allgemeinen Bemerkungen den Bauplan des Ovariums im Überblick, so läßt er sich im wesentlichen auf eine Formel bringen. Den Mittelpunkt stellen einzig und allein die Abkömmlinge des Keimplasmas dar, also im wesentlichen die Eizelle und die Follikelzelle. Die Eizellen wachsen und reifen, mit ihnen vermehren sich die Follikelzellen und führen durch die Verflüssigung ihrer soliden Zellansammlung zu den eigenartigen Bläschenbildungen. Das Eierstocksstroma wird mit seinem Gefäß- und Bindegewebsapparat in den Dienst dieser Bildungen gestellt, zunächst zur Versorgung der ganzen Bläschenperipherie mit reichlichem Blut und dann zur Vascularisation und Organisation der besonderen Granulosadrüse resp. zur Resorption und zum bindegewebigen Ersatz der außer Funktion gesetzten Keimplasmabezirke. Wir werden also im wesentlichen die Umwandlung des Keimplasmas und seiner Hilfsapparate zu verfolgen haben.

A. Das fetale Ovarium.

Am menschlichen Feten ist verhältnismäßig wenig über den Feinbau der Keimdrüse gearbeitet worden. Das Wesentliche ist in der Monographie von FELIX im Handbuch der Entwicklungsgeschichte von KEIBEL und MALL niedergelegt worden. Untersuchungen am eigenen fetalen Material haben diese bei FELIX niedergelegten Ansichten im wesentlichen bestätigen können. Auch LUBOSCH hat im Handbuch von HALBAN-SEITZ: ,,Die Biologie und Pathologie des Weibes'' sich diesen Anschauungen von FELIX angeschlossen. Neuerdings berichtet MONIGLIANO in breitangelegten Untersuchungen über das Thema. Geht man zunächst der älteren Literatur nach, so findet man, daß die Meinungen über die Differenzierung der indifferenten Keimanlage zum Eierstock mehrfache Umwandlungen erfahren haben. PFLÜGER und vor ihm VALENTIN nahmen an, daß das Keimepithel in Form zellengefüllter Schläuche selbständig ins Eierstocksbindegewebe einwuchere; erst später sollten sich im oberen Winkel eines Schlauches = Keimfach die Eizellen entwickeln und schließlich wie zu einer Perlschnur aufgereiht erscheinen; durch Bindegewebssprossung entständen hieraus die Primärfollikel. SPIEGELBERG, LANGHANS, HIS, STRICKER, SLAVJANSKI und viele ältere Forscher huldigten der gleichen Auffassung. WALDEYER hat jedoch sicher nachgewiesen, daß diese Schläuche sekundäre Bildungen sind. WALDEYER nimmt an, daß das Keimepithel durch zarte Bindegewebsfäserchen in einzelne Abteilungen zerlegt wird und in die Tiefe wuchert; es entstehen Zellgruppen, die Eifächer oder Eiballen WALDEYERs, durch die kombinierte Wucherung und innige Um- und Durchwachsung des Keimepithels und des Bindegewebes mit Gefäßen. Dieser Prozeß dauert über die ganze Fetalzeit an, fortwährend werden neue Zellen vom Keimepithel aus gebildet, fortwährend werden aus vielen unter ihnen Ureier, so daß schließlich um die Zeit der Geburt die Eizellen in verschwenderischer Fülle vorhanden sind. Die Schlauchbilder aber entstehen, indem durch das radiäre Aufsteigen der Bindegewebsfasern die Eiballenfelder abgeteilt werden und mehr Zylinder- oder Schlauchform annehmen, sie stellen also nur eine Etappe in dem Umbildungsprozeß aus den Eiballen in die Primordialfollikel durch fortschreitende interstitiellvasculäre Wucherung dar. Schlauchbildungen findet man am häufigsten in den letzten Fetalmonaten, es kommen aber erhebliche Schwankungen in ihrem Auftreten überhaupt vor (cf. auch SCHOTTLAENDER). Die WALDEYERsche Ansicht ist bis vor zwei Jahrzehnten die anerkannte Meinung gewesen und von vielen Autoren, die den Stoff bearbeiteten, angenommen (NAGEL, H. MEYER,

Schottlaender u. a.). Damals aber hat Felix an der Hand eines sehr großen Serienmaterials die schon angedeutete neue Auffassung von den in Rede stehenden Vorgängen entwickelt, die zweifellos eine große Bedeutung hat und weitestgehende Aufmerksamkeit verdient. Nach ihm ist der eigentliche Keimdrüsenbildner der Epithelkern. Dieser bildet mit dem scharf abgegrenzten Oberflächenepithel die indifferente Keimdrüse. Er besteht aus indifferenten und Übergangszellen, den sog. genitaloiden Zellen. Diese Zellen haben einen bläschenförmigen Kern mit weitmaschigem, zarten Chromatinnetz und einem kleinen enganschließenden Zelleib darum. Die Differenzierung dieses Epithelkernes geht durch drei voneinander unabhängige Prozesse vor sich.

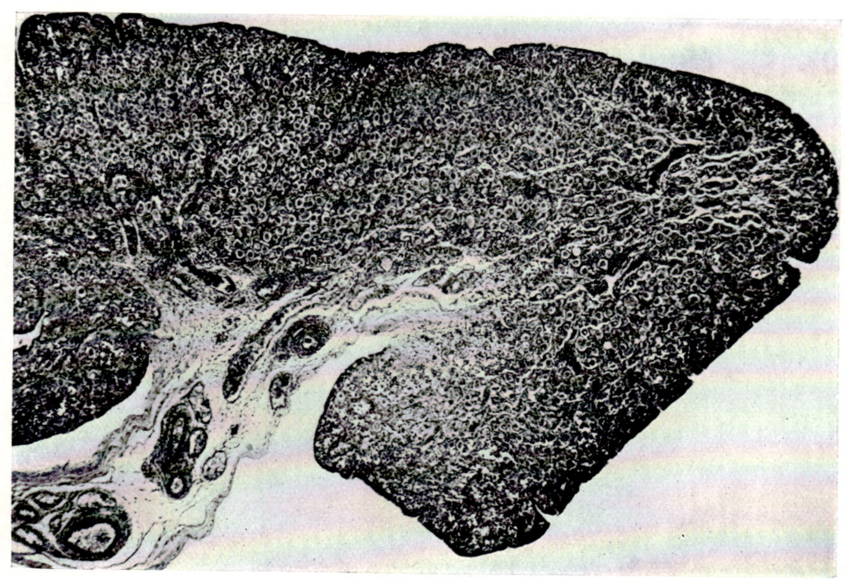

Abb. 1. Ovarium eines 45 cm langen Feten. Vergr. 6fach.

1. Bindegewebe und feinste Gefäße dringen vom Hilus gegen die Peripherie in Form von Septen ein und formieren weitere und engere Maschen, die das Epithellager in sehr vielgestaltige Felder, darunter auch Strangformen teilen. Die zartesten peripheren Fasern erreichen schließlich auch das Oberflächenepithel (bei 180 mm Rumpflänge) und bilden später die Albuginea durch gegenseitiges Entgegenwachsen und weitere Vermehrung.

2. Die indifferenten und genitaloiden Zellen des indifferenten Keimlagers erfahren eine Umwandlung zuerst im Zentrum und nach und nach mehr peripher; es entstehen die Genitalzellen, die sich ebenfalls durch ihren großen hellen Leib und den runden Kern mit weitmaschigem zarten Chromatingerüst auszeichnen. Das Tempo dieser Umwandlung kann sehr verschieden sein und mit dem Bindegewebswachstum in gewissem Einklang, aber auch völlig von ihm getrennt vor sich gehen. Dadurch entstehen sehr bunte Bilder.

3. An der Peripherie jedoch wird der Epithelkern bei weiterer Umwandlung immer neu ergänzt in der sog. neogenen Zone, die stets nur aus einem einheitlichen Lager indifferenter und genitaloider Zellen besteht. Sobald sie gebildet, wird auch sie wieder in Genitalzellen umgewandelt und durch Bindegewebe abgeteilt; dann wird eine neue Zone formiert und so fort, bis schließlich dieser

Neubildungsprozeß sich erschöpft. Ob diese neogene Zone durch Teilung der Epithelkernzellen oder durch Neubildung vom Oberflächenepithel aus entsteht, will FELIX zunächst nicht entscheiden; für die erste Möglichkeit spricht die Zahl der Mitosen und der allmähliche Übergang der Rindenschicht des Epithelkernes in die neogene Zone, sowie die sehr geringe Mitosenzahl im Oberflächenepithel, für die zweite Möglichkeit ein vorübergehendes Undeutlichwerden der Grenze zwischen Oberflächenepithel und Zellkern. Strangbildung nach Art der PFLÜGERschen Schläuche hat FELIX in dieser Schicht nie gefunden und lehnt sie ab.

Während an der Peripherie die Neubildung vor sich geht, findet vom 3. Monat ab vom Zentrum her ein Zerfall von Genital- und Eizellen statt, ganze Felder

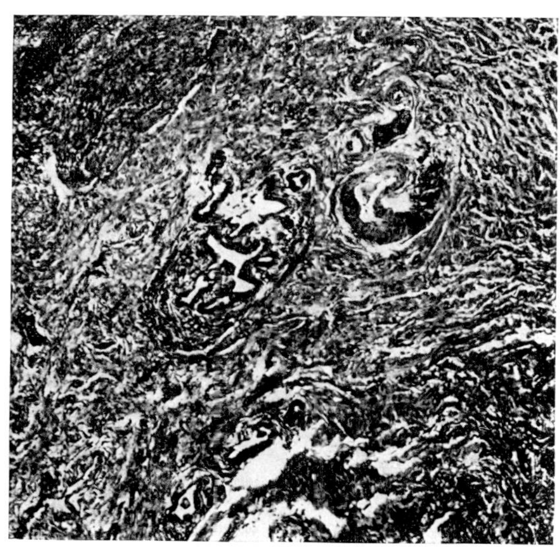

Abb. 2. Rete ovarii. Vergr. 65fach.

können mit Chromatolyse- und Pyknosebildern erfüllt sein; Bindegewebe tritt an die Stelle der zugrunde gegangenen Zellen. Durch Konfluieren mehrerer solcher bindegewebig gewordener Maschen formiert sich schließlich das Stroma ovarii. Die Degeneration schreitet ebenfalls wie jene Umwandlung peripher fort, es wird der ganze Epithelkern einbezogen und wahrscheinlich noch ein Teil der neogenen Zone. Die schließliche Rinde ist ein Produkt nur der neogenen Zone. Aber einige dieser Zellfelder können erhalten bleiben bis ans Ende der Fetalzeit evtl. bis ins erste Lebensjahr, sie werden als Markstränge bezeichnet. In späterer Zeit sind diese Erinnerungsbilder an die fetale Entwicklung des Ovariums nicht mehr nachweisbar.

Das Rete ovarii ist mit Wahrscheinlichkeit nach Angaben von FELIX, ROB. MEYER, ALLEN, WILSON und anderen der Abkömmling der ersten Einwucherung des Keimepithels. J. WALLART schließt sich auf Grund einer Beobachtung und Serienschnitten an kindlichen und jungfräulichen Ovarien, in denen er Verbindungen zwischen Epoophoron- und Reteschläuchen fand, einer kleinen Autorengruppe an, die das Rete ovarii von Urnierenbildungen (SAINMONT, V. WINIWATER) ableiten. Die Entscheidung dieser Frage ist Sache der Entwicklungsgeschichte. Als histologisches Gebilde bleibt es sowohl beim Neugeborenen wie auch in späteren Stadien als eine kleine und in völliger

Degeneration befindliche Stelle zwischen den Hilusgefäßen nachweisbar. Hier ist das Bindegewebe dichter und fester verflochten; dieses besteht mehr aus spindelzelligen Zellen als aus dichtem Fibrillennetz. In der verdichteten Bindegewebszone findet man einige unregelmäßige verschieden dicke Spalträume mit einem niedrigen kubischen Epithel. Dieses Rete ovarii ist oft schwer nachweisbar, weil es stark rudimentär ist, im Alter wird es, worauf Rob. Meyer zuerst aufmerksam machte, deutlicher. Es ist das Homologon des Rete testis, das beim Hoden die Verbindung des Keimplasmas mit den Urnierenkanälchen aufnimmt. Beim Weibe läßt sich diese Verbindung nicht oder höchstens ganz ausnahmsweise nachweisen (cf. Wallart).

Aus der jeweilig verschiedenen Kombination formt sich das histologische Bild des fetalen Ovariums; die Differenzierung der indifferenten Keimzellen in größere und kleinere, die Vermehrung an der Peripherie, das Fortschreiten der Umwandlung vom Zentrum zur Oberfläche, die Degeneration des zentral liegenden Materials und die allmählich immer vollständiger werdende Septierung des ganzen wirren Epithelhaufens mit Bindegewebszellen und deren Fibrillen und neugebildeten Capillaren — alle diese Einzelheiten finden sich je nach dem Alter des Feten verschieden stark ausgeprägt. Hört die Bildung von Rindensubstanz und der Degenerationsprozeß vom Zentrum her auf, dann wird die Rindenzone ebenfalls in Genitalzellen und junge Eier verwandelt und diese durch Bindegewebssprossung in unregelmäßig geformte Felder = Eizellballen Waldeyers zerlegt. Noch weitere Abteilungen durch Bindegewebsmaschen sind schließlich die Primärfollikel, die aus einem Ei und einer sehr flachen Schicht von Follikelzellen bestehen. Je näher der Zeitpunkt der Geburt rückt, um so mehr tritt die Umbildung der Eiballen in einzelne Primärfollikel in den Vordergrund; es ist sehr deutlich erkennbar, wie auch dieser Prozeß zentral beginnt und peripherwärts fortschreitet.

Die Unterschiede der Felixschen Anschauung von denen anderer auf dem Gebiet tätig gewesener Untersucher, vor allem v. Winiwarter und Monigliano, liegen in der Hauptsache auf mehr entwicklungsmechanischem Gebiet, ob das Keimepithel in Schüben oder mehr kontinuierlich im ganzen in die Unterlage einwuchert. Nach v. Winiwarter und Monigliano liefern die beiden ersten Schübe die Markstränge und die primäre Rinde, alle Oocyten und Follikel in ihnen gehen aber wieder zugrunde; erst die dritte Einsenkung gibt die endgültige Rinde mit bleibenden Oogonien und daraus hervorgehenden Oocyten und Follikelepithelien. In den prinzipiellen Punkten der Durchwucherung des Keimplasmamaterials durch Bindegewebe ist ein wesentlicher Unterschied unter den Untersuchern nicht zu finden. So kann auf Winiwarters und Moniglianos wichtige Arbeiten hier verwiesen werden, ohne sie im einzelnen zu referieren. Spätere Autoren folgen zum Teil v. Winiwarter: Firket, Rubaschkin, Mac Illroy; andere Kingsbury, R. Wilson, Lubosch schließen sich im wesentlichen Felix an.

B. Das Ovarium der Neugeborenen.

Die makroskopische Form ist langgestreckt, auf dem Sagittalschnitt deutlich dreieckig, es hebt sich der Hilus gut ab. Von Pol zu Pol mißt es etwa 10 bis 16 mm, die Dicke beträgt etwa $1^1/_2$—$2^1/_2$, die Höhe 2—3 mm. Sein Gewicht beträgt im Durchschnitt, wenn man Ovarien des ersten postnatalen Lebensmonates zugrunde legt, nach Wehefritz' Messungen 0,296 g im Mittel. Auf dem sagittalen Schnitt (also quer zur größten Länge) sieht man deutlich die Form eines Daches mit nach einwärts umgebogenen unteren Kanten; die Rinde hebt sich deutlich ab als dicke oberflächliche Lage, die eben an den seitlichen

Kanten zum Hilus zu umbiegt. Der Hilus liegt etwas nach einwärts und geht hier in die zentrale gefäßführende Zone über.

Mikroskopisch kann man unterscheiden:

1. Das Oberflächenepithel.
2. Den subepithelialen Faserfilz mit deutlich homogener Grenzmembran unter dem Oberflächenepithel (nach HÖRMANN).
3. Zona parenchymatosa:
    a) Die Zone der Eiballen- und Eischläuche (WALDEYER).
    b) Die Zone der Primordialfollikel.
    c) Die Zone der wachsenden Follikel.
4. Zona vasculosa.

1. Das Oberflächenepithel

ist ein zartes, stets einschichtiges niedriges Zylinderepithel mit äußerst feinkörnigem Protoplasma und großem Kern, der selten ein deutliches Kernkörperchen enthält. Ureierähnliche Zellen sind nur selten noch in ihm zu finden. Von der Fläche gesehen zeigt es, wie WALDEYER betont, deutliches Epithelmosaik und unterscheidet sich dadurch scharf vom Peritonealepithel, das bei gleicher Betrachtung nur an seinen Kernen zu erkennen ist und erst bei Silberimprägnation seine charakteristischen Zellgrenzen zeigt. WALDEYER führte 1870 so zuerst den Beweis, daß die Serosa des Abdomens mit keinem ihrer Bestandteile über den Eierstock hinweggeht, vielmehr in einer feinen, aber deutlichen, etwas unregelmäßig-zackigen oder wellig verlaufenden Linie rings um den unteren Umfang des Eierstocks abschließt (FARRE-WALDEYERsche Linie). Alle Autoren stimmen darin überein, daß beim Menschen ein Eineubildungsprozeß von den periphersten Lagen her, insbesondere seitens des Oberflächenepithels nach der Geburt des Kindes und ganz kurze Zeit später nicht mehr stattfindet. Die Bezeichnung Keimepithel ist deshalb als irreführend besser durch Oberflächenepithel zu ersetzen.

2. Der subepitheliale Faserfilz

wurde zuerst von HÖRMANN durch die BIELSCHOWSKI-Silberimprägnation-Bindegewebsfärbung nachgewiesen; zarte Querfasern grenzen das Oberflächenepithel gegen die Zona parenchymatosa scharf ab; allerdings erwähnt WALDEYER kurze schlauchartige Fortsätze zu den jüngsten Follikelstadien noch in den ersten Lebensjahren, diese hat HÖRMANN nicht gesehen. Dieser Faserfilz ist das Vorstadium der sich von jetzt ab bildenden Albuginea, dem Resultat der peripheren Umlagerung der Parenchymzone durch Bindegewebszüge. Eine Dreischichtung, wie sie von WALDEYER für die eigentliche Albuginea beschrieben wird, existiert hier noch nicht. Ein Eindringen von Fasern in das Oberflächenepithel findet nicht statt; es tritt vielmehr eine sehr deutliche Grenzmembran hervor, die sich nach WEIGERTs Elasticafärbung als homogener und scharf konturierter Streifen zeigt, und von jetzt ab dauernd erhalten bleibt.

3. Zona parenchymatosa.

Die oben gemachte Dreiteilung geschieht mehr aus Gründen der Übersicht als deshalb, weil sich deutlich abgegrenzt drei solche Zonen erkennen ließen; sie weist nur auf das schon vom fetalen Ovarium her bekannte Prinzip noch einmal hin, daß die ältesten Stadien der Ei- resp. Follikelumbildung stets dem Hilus zunächst liegen. Die früher beschriebenen Eiballen nehmen an Zahl und Areal ab und auch die sog. VALENTIN-PFLÜGERschen Schläuche resp. ähnliche Formationen haben die Zeit der Blüte überschritten; denn ihr häufigstes

Vorkommen fällt in die letzten Wochen des intrauterinen Lebens, nach dem zweiten extrauterinen Lebensmonat sollen sie schon nach Slavjanskis Angabe verschwunden sein, ganz entsprechend ihrem Charakter als Etappenbildung vom Eiballen zum Primordialfollikel. Die Primordialfollikel aber nehmen jetzt das bei weitem größte Gebiet der parenchymatösen Zone, vor allem die ganze Peripherie ein, wenn auch zeitliche Schwankungen in diesem Bildungsprozeß zugegeben sind. Unter den Primordialfollikel kann man manchmal recht deutlich eine gewisse Anordnung in radiären Säulen beobachten; sie geschieht durch

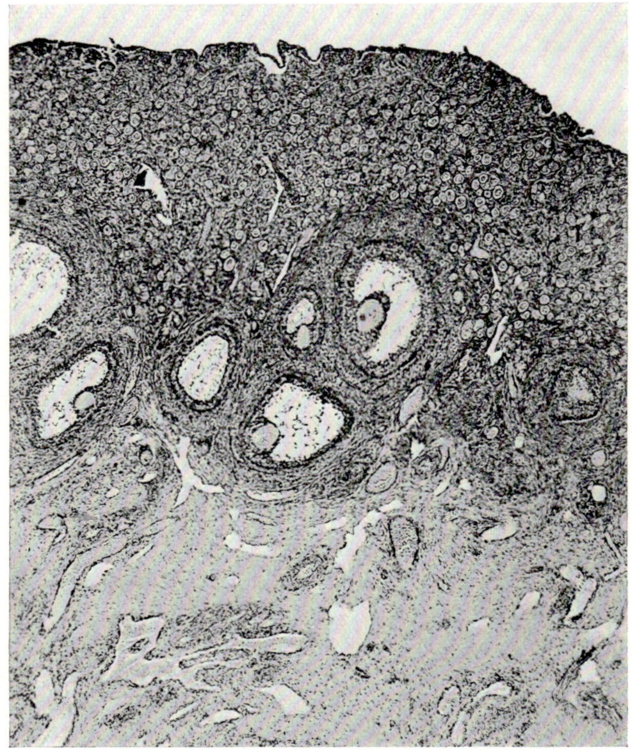

Abb. 3. Ovarium eines Neugeborenen.

zur Peripherie hinstrebende mehrfaserige, jedoch zarte Bindegewebspfeiler. Von diesen radiären Pfeilern abzweigende feinste Querfasern (mit Bielschowskis Silberimprägnation gefärbt, sehr deutlich) teilen die Eiballen resp. die Eier mit den sie umgebenden kleineren Keimepithelzellen = Follikelepithelien in die genannten Primordialfollikel ab. Jedoch kommen auch andere Gruppenanordnungen vor.

Der Primordialfollikel (His), Primitivfollikel, Primärfollikel, stellt die erste Stufe der Follikelbildung überhaupt dar. Seine Bestandteile sind das Primordialei (His) und die Follikelepithelzellen; um diese herum liegen in einer Kreistour zarte Spindelzellen mit feinsten Fibrillen. Schottlaender sah hier schon ein völlig ausgebildetes Gefäßnetz. Eine Membrana propria als selbständige Bildung homogener Art wird zwar von Slavjanski als Derivat des Bindegewebes durch Sklerose der Zwischensubstanz beschrieben, aber von allen späteren Untersuchern, speziell auch von Hörmann, auf Grund seiner höchst empfindlichen Färbung in ihrer Existenz bestritten.

Die Follikelepithelzellen sind stets trotz früherer gegenteiliger Meinungen vorhanden und bilden nach der meisten Autoren eine kontinuierliche einreihige Lage, sie sind stets kleiner als die Oberflächenepithelzellen. Zunächst ist ihre Form platt, der Kern fast spindelig und nur schwach färbbar und ihre Zahl gering, die Zellen liegen weit auseinander; sie haften dem Ei fest an. Sie

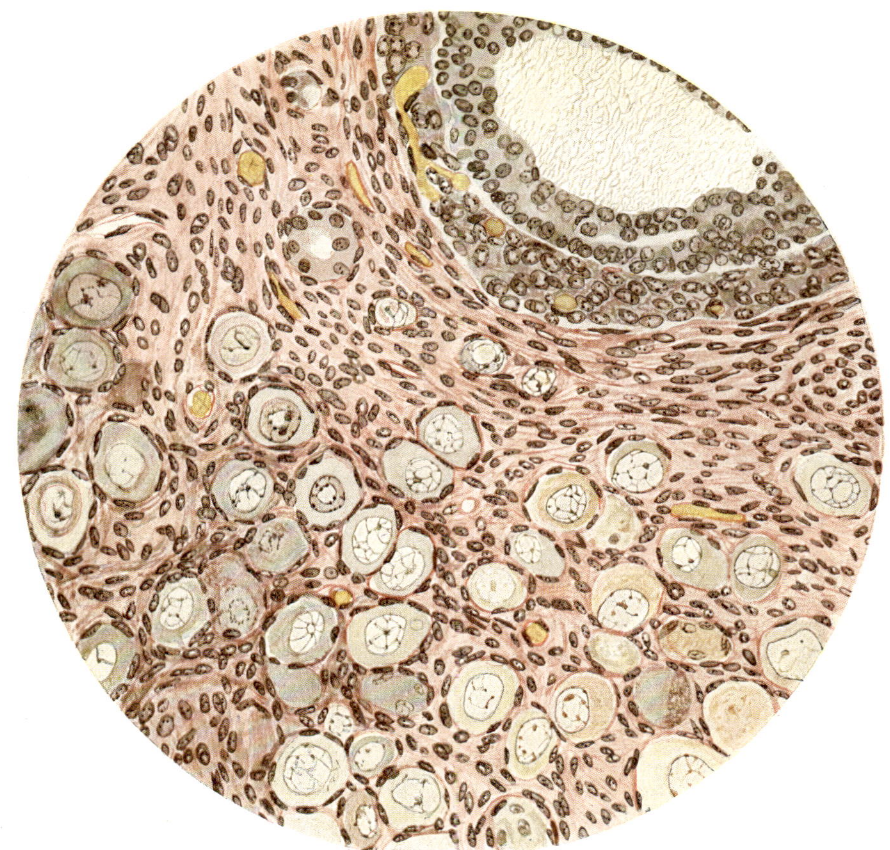

Abb. 4. Primordialfollikel aus dem Eierstock eines Neugeborenen.

sind oft nur schwer zu sehen und nur durch ausgedehntes Heben und Senken des Tubus zu finden.

Über die Herkunft der Follikelzellen ist viel disputiert:

1. Sie stammen vom Eierstocksbindegewebe (Foulis, Schroen, Cuzzi-Bertê, Gastel, von späteren Autoren ist nur Wendeler, der diese Form der Genese wieder vertritt, zu nennen).

2. Das Follikelepithel stammt vom Ei, d. h. mittelbar vom Keimepithel (Harz und wenige andere).

3. Das Follikelepithel wird von den Abkömmlingen des Wolffschen Ganges gebildet (Köllicker und in gewisser Beziehung Bayer).

4. Es stammt vom Keimepithel (Pflüger, Valentin, Palladino, Waldeyer, Nagel, Schottländer und alle übrigen neueren Autoren).

5. Felix registriert nur: „Jede Eizelle umgibt sich mit einer Hülle von Zellen, den Follikelzellen, die sich in nichts von den nebenliegenden Bindegewebszellen unterscheiden.“

Es muß aber wohl durchaus die Möglichkeit, ja nach der Beweisführung der unter 4. genannten Autoren die Wahrscheinlichkeit zugegeben werden, daß die Follikelzellen aus den Zellen der neogenen Zone ebenso wie die Eizellen gebildet werden und die genannte Ähnlichkeit nur eine äußere ist. Felix nimmt zu der Frage keine Stellung.

Das Primordialei = Oogonie (Waldeyer) ist entstanden durch Teilung aus den Genitalzellen. Ein Primordialei teilt sich nicht mehr, sondern wächst nur und wird als fertiges Ei zur Oocyte I. Ordnung (groß gewordene Oogonie), dann II. Ordnung (1. Reifeteilung) und schließlich zum Reifei (2. Reifeteilung) oder befruchtungsfähigen Ei. Die Form ist, wie schon Schottländer sah, nicht immer rund und auch verschieden groß, nach Waldeyer im allgemeinen 18—24 μ, das Keimbläschen = Kern 12 μ, Kernkörperchen 6 μ. Das Protoplasma des Eies resp. der Eileib ist sehr feinkörnig, nach Nagels Angabe leichter mit Eosin färbbar als andere Zelleiber, Dotterkörner sind nicht gesehen. Eine Zellmembran besteht nicht. Der Kern hat ein gut färbbares Chromatingerüst und eine deutliche Kernmembran. Das Kernkörperchen ist deutlich. Diese Beobachtungen lassen sich immer wieder bestätigen und sind als Tatsachen zu registrieren. Nach Nagel soll das Kernkörperchen häufig fehlen, solche Eier hält Nagel für wahrscheinlich nicht entwicklungsfähig.

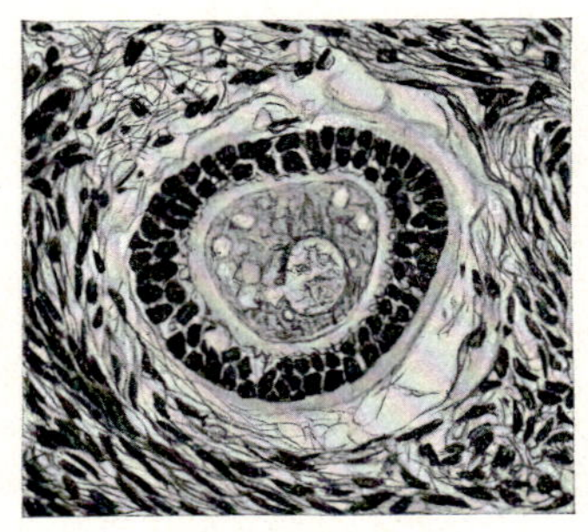

Abb. 5. Eben beginnendes Follikelwachstum.

Bei *Nagetieren* konnte Kulesch in den jungen Eizellen und den Follikelzellen den Golgischen Apparat nachweisen.

Außer diesen Primordialfollikeln als dem Haupttypus werden noch andere Follikelbildungsformen beobachtet. Von Schottländer und Waldeyer sind sie näher beschrieben und beobachtet, im übrigen aber wenig nachuntersucht; sie sind zum größten Teil Folgen noch unvollständiger Bindegewebsabteilung des Keimmaterials.

1. Eiballenfollikel. Hier sollen größere oder kleinere Bezirke der Eiballen durch Bindegewebe abgeschnürt werden. Sie enthalten mehrere Eier gleichzeitig, unter denen eins zum Hauptei, die übrigen zu Nebeneiern werden; diese Nebeneier hält Schottländer für identisch mit den Nagelschen Nährzellen (s. später Follikelwachstum, Graafscher Follikel).

2. Schlauchfollikel = spitz zulaufende, mitunter posthornähnlich gekrümmt verlaufende Follikel, die Schottländer für Abschnürungsprodukte aus ganzen oder teilweisen Pflüger-Valentinschen Schläuchen (neuerdings besser Strangformationen) hält.

3. Atypische Follikel = solche mit 2 oder 3 Eizellen, aus denen dann durch weiteres Bindegewebswachstum noch echte Primordialfollikel werden können.

Alle 3 Formen hält Schottländer für Sparvorgänge der Natur, indem auf diesem Wege schneller Graafsche Follikel gebildet werden, die im Kindesalter vorkommen, und die echten Primordialfollikel für die geschlechtsreife Zeit aufgehoben werden können. Über mehreiige Follikel und mehrkernige Eier siehe später mehr.

Die dritte Zone der wachsenden Follikel ist oft sehr deutlich, sie liegt ganz zu innerst und geht ohne scharfe Grenze in die Zona vasculosa über. Nagel, v. Ebner, Valisneri und als neuerer Autor H. Hartmann fanden sogar gut ausgebildete Graafsche Follikel, deren Eier Zona pellucida, Corona radiata, Liquor folliculi, Deutoplasma usw. zeigten. Hartmann stellt die Literatur zusammen. Follikel in verschiedenen Entwicklungsstadien sind von anderen und auch von mir öfter bei Neugeborenen in der innersten Zone gesehen, sogar bis zu 5 und 6 mm Durchmesser. Es bedarf, um hier keine Irrtümer entstehen zu lassen, zunächst der Verständigung über das Wachstum und Reifen des Follikels; deshalb über den wachsenden Follikel s. später.

Außer den wachsenden Follikeln sind aber auch zugrunde gehende fast immer schon vorhanden; diese sollen im nächsten Abschnitt beschrieben werden. Corpora lutea, wie sie im geschlechtsreifen Eierstock bekannt sind (s. sp.), werden beim Neugeborenen nicht beobachtet. Fälle von wahrer Pubertas praecox kommen nur ganz vereinzelt schon vom Neugeborenen-Alter ab vor. Die sog. Menstruation der Neugeborenen ist eine Schwangerschaftsreaktion, die mit der echten Menstruation nichts zu tun hat (s. VEIT-STOECKEL, Handbuch der Gynäkologie, Bd. 1/2).

C. Das Ovarium im Kindesalter bis zur Geschlechtsreife.

Das feinanatomische Bild des Neugeborenen-Eierstocks ergibt den Eindruck von einem recht lebendigen Funktionsprozeß; auch während der Kinderzeit kehrt keine Ruhe in vollem Maße ein, stets sieht man Bilder, die auf Wachstum und Rückbildung hindeuten. Schon Gewicht und Maß vermag zu zeigen, daß ein deutliches Wachstum stattfindet. Das Tempo dieses Wachsens ist zunächst langsam, bis zum 10. Jahre schreitet es nur gering fort, erst dann tritt Beschleunigung ein.

GUNDOBINs Zahlen über Dimensionen und Gewicht des Ovars.

Fet von	Länge in cm	Breite in cm	Dicke in cm	Gewicht beider Ovarien in g
6 Monaten	1,2	0,15	0,1	0,035
9 Monaten	2,2	0,5	0,3	0,4
1—7 Tagen	2,3	0,5	0,3	0,4
1 Jahr	2,5	0,8	0,3	1,0
2 Jahren	2,3	0,9	0,4	0,9
3—4 Jahren	2,7	0,9	0,5	1,35
5 Jahren	3	1,3	0,5	2,1
6 Jahren	3,5	1,2	0,7	2,2
8—15 Jahren	3,2	1,4	0,6	3,1
11—12 Jahren	3,4	1,5	0,9	4,3
16 Jahren	3,0	1,6	0,8	4,1

WEHEFRITZ Gewichtszahlen der Ovarien.

$$
\begin{array}{lll}
\text{1. Monat} & \text{(50 Fälle)} & \ldots \ldots \; 0{,}286 \text{ g} \\
\text{2.—12. Monat} & \text{(95 Fälle)} & \ldots \ldots \; 0{,}53 \text{ g} \\
\text{1.—5. Jahr} & \text{(92 Fälle)} & \ldots \ldots \; 1{,}011 \text{ g} \\
\text{6.—10. Jahr} & \text{(46 Fälle)} & \ldots \ldots \; 1{,}911 \text{ g} \\
\text{11.—15. Jahr} & \text{(58 Fälle)} & \ldots \ldots \; 4{,}04 \text{ g} \\
\text{16.—20. Jahr} & \text{(58 Fälle)} & \ldots \ldots \; 8{,}34 \text{ g}
\end{array}
$$

Die makroskopische Form wandelt sich von der plattdreieckigen allmählich zu einer rundlich ovalen, die Oberfläche ist im ganzen glatt, ohne narbige Einziehungen wie später, es scheinen häufig kleine Bläschen durch.

Die mikroskopische Untersuchung ergibt ein oft recht unruhiges und ungleiches Bild, aus dem aber bestimmte Formationen sich heraus erkennen lassen.

Die große Zahl der Primordialfollikel findet sich natürlich auch hier, sie sind durch Zunahme des Rindenbindegewebes etwas weiter voneinander gedrängt, liegen aber besonders in den ersten Jahren vielfach gruppenweise zusammen. In solchen Feldern findet man, wie oft beschrieben, auch vieleiige Follikel und vielkernige Eier als Einzelbeobachtungen; schon früher sind solche Bildungen beschrieben und manchmal für prädisponierend zu Zwillingsschwangerschaften gehalten (v. FRANQUÉ, STOECKEL, RABL). Von neueren Autoren beschreibt de Kervily Oocyten mit mehreren Kernen bei *Katzen,* auch bei menschlichen Neugeborenen, er hat direkte Teilung dabei beobachtet. Hausmann glaubt, daß getrennte Follikelpaare sich wieder vereinigen können. Häggström zählte bei einer 22jährigen (s. sp.) 14 doppelkernige Eier auf 5818 Primordialfollikel und berechnet, daß das $0,24^0/_0$ der Gesamtfollikelzahl ausmacht. Engle fand diese Erscheinungen bei *Mäusen* und hält sie für eine nicht völlig durchgeführte Septierung. Carl Hartmann beschreibt vieleiige Follikel und vielkernige Eier als vereinzelt bei allen Arten; 5—10 Eier können in einem einzigen Follikel und 5 Keimbläschen in einem Ei vereinigt sein; die vieleiigen Follikel sind ungenügend getrennte Keimepithelgruppen, die vielkernigen Eier entstehen durch Verschwinden der sie trennenden Membran. Zu vermehrter Fruchtbarkeit besteht keine Beziehung, die Formationen gehen meist beim weiteren

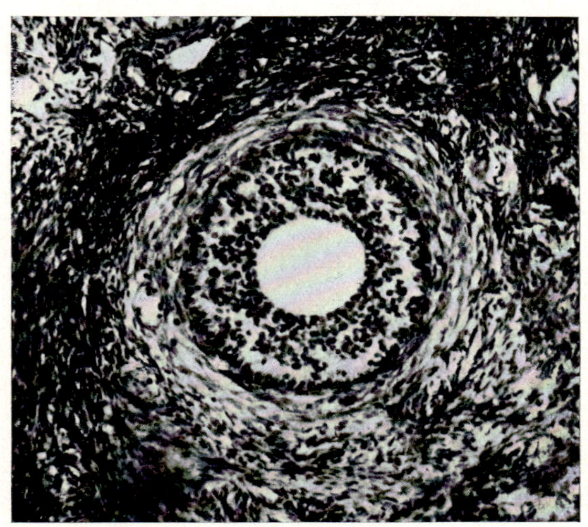

Abb. 6. Kleiner wachsender Follikel.

Wachstum zugrunde. Auch eilose Granulosaformationen von Follikelform konnte Carl Hartmann beobachten.

Die Zahl der Primärfollikel nimmt von der Geburt an dauernd ab. Es kann heute als feststehende Tatsache bezeichnet werden, daß um die Übergangszeit vom intra- ins extrauterine Leben die Eibildung der Zahl nach abgeschlossen ist. Formationen mit amitotisch geteilten Eikernen, selbst mit Zelleibteilung, wie sie de Kervily beschreibt, sind dem Untergang geweiht. Neubildungen von Eiern, wie sie Edgar Allen bei der *weißen Maus* während jeder normalen Brunstperiode beobachtet hat, kommen beim Menschen postnatal nicht mehr vor. Die absolute Zahl der im Neugeborenen-Alter vorhandenen Eizellen wird sehr verschieden angegeben. Vierorth, Sappey nennen 300000, Minot schätzt 70000, Henle, Waldeyer 36—50000, v. Hansemann auf Grund von Serienschnitten und Auszählung jedes 5. Schnittes zwischen 40—80000. Zählungsergebnisse an kindlichen Ovarien ließen v. Hansemann folgende Zahlen gewinnen:

Kind von 2 Jahren . . . . . . 46 174 Eier
          8   ,, ... 25 665   ,,
         10   ,, ... 20 862   ,,
         14   ,, ... 16 390   ,,
         17   ,, ... 17 500   ,,   (Waldeyer)
vom 17.—18. Jahre ab schätzt er durchschnittlich nur 5—7000 Eier.

Alle diese Zahlen sind aber mit offenbar sehr unzulänglichen Methoden gewonnen. HAMMAR hat mit viel genauerer Methode 1920 das eine Ovarium eines an Thyreoaplasie mit 3 Jahren und 8 Monaten verstorbenen Kindes untersucht und folgende Zahlen gefunden:

$$\begin{array}{llr}
\text{Ovarium totales Frischgewicht} & \ldots\ldots & 0{,}5 \quad \text{g} \\
\text{Rinde } 24{,}59^0/_0 \text{ des Organs} & \ldots\ldots = & 0{,}123 \ \text{g} \\
\text{Zone der größeren Follikel } 52{,}15^0/_0 & \ldots\ldots = & 0{,}261 \ \text{g} \\
\text{Hilusbindegewebe } 23{,}26^0/_0 & \ldots\ldots = & 0{,}116 \ \text{g}
\end{array}$$

Follikel im ganzen Organ.

	unter 50 μ	51–100 μ	101–200 μ	201–300 μ	301–400 μ	401–500 μ	501–600 μ	601–700 μ	701–800 μ	801–900 μ	901–1000–	1001–1500 μ	Summe
Sämtliche	183,639	10,701	334	38	25	25	20	11	6	6	3	10	194,283
Degenerierte	33,123	3,776	20	7	16	23	10	10	5	5	1		37,015

Diese Zahlen stimmen mit den von HÄGGSTRÖM an den Ovarien einer 22 jährigen gut überein (s. sp.). Es geht aus diesen ersten wirklich genau durchgeführten Zählungen hervor, daß wir die Zahlen der beim Neugeborenen vorhandenen Primordialeier doch mit etwa 400000 veranschlagen müssen.

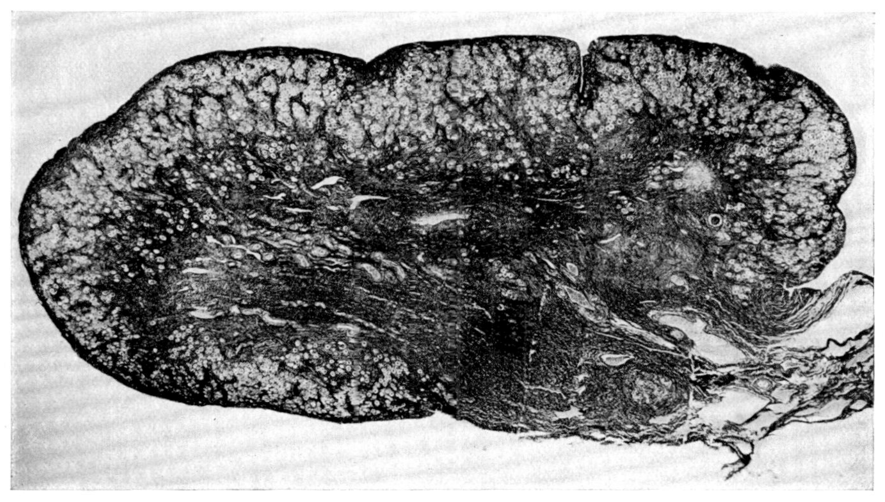

Abb. 7. Ovarium eines 2jährigen Kindes. Vergr. 15fach.

Zahlen von HÄGGSTRÖM s. unter „Ovar der geschlechtsreifen Frau".

Die zweite erkennbare Formation ist die der wachsenden Follikel; sie liegt in den mehr zentraleren Partien, die größten zu innerst. Diese Formation soll eine eingehende Besprechung erfahren. Nur mag über das Maß des Wachstums der Follikel hier gleich anfangs festgelegt werden, daß viele der Follikel schon in einer Größe von 0,1 oder 0,2 mm, andere bei 0,5—2,0 mm zugrunde gehen; mehr als 5—6 mm Durchmesser erreichen die wenigsten der Follikel. Niemals wird während dieser Lebensperiode ein funktionstüchtiger Follikel größer als 1 cm, zur spontanen Ovulation kommt er ebenfalls nie. So ist es auch verständlich, daß nie die Bildung eines Corpus luteum (Granulosadrüse) beobachtet wird. Die Zahl der wachsenden Follikel schwankt stark; in den ersten

6—8 Jahren ist sie nur gering, dann wird sie größer. Es besteht eine gewisse Abhängigkeit vom allgemeinen Gesundheitszustand des wachsenden Körpers. Die Bedeutung der Keimdrüse in dieser Zeit des Lebens ist sicherlich gering; sie gewinnt erst ihren Einfluß, wenn der Wachstumsprozeß des Körpers soweit fortgeschritten ist, daß er die Umbildung zum Geschlechtsindividuum und seine Aufgaben zu leisten vermag. Die Bedeutung dieser wachsenden Follikel liegt nach klinischen Beobachtungen im wesentlichen in einem trophischen Einfluß, der sich besonders in der Zeit stärkerer Ausbildung (Entwicklungsjahre) auf den Geschlechtsausführungsgang Tube, Uterus und Scheide, aber auch auf die extragenitalen Geschlechtscharaktere auswirkt. Dieser trophisch-vegetative Einfluß besteht auch in der Geschlechtsreife dauernd und erhält den Turgor, die Durchsaftung und Durchblutung des Genitales und die spezifische Geschlechtsfarbe des gesamten Körpers. Diesen Teil der Eierstocksfunktion bezeichnet man zweckmäßigerweise als die vegetative Funktion; ihr wird in der Geschlechtsreife die generative übergeordnet, als die eigentlich erst zur Fortpflanzung führende. Morphologische Träger dieser vegetativen Funktionskomponente des Eierstocks sind die wachsenden Follikel. Sie sollen feinanatomisch unten näher beschrieben werden.

Die dritte hervortretende Formgruppe ist die der zugrunde gehenden Follikel; auch sie sollen in diesem Abschnitt ihre Besprechung erfahren.

Schon in den ersten Lebensjahren erreicht der Eierstock im ganzen betrachtet fast die Struktur, wie sie kurz vor der Geschlechtsreife deutlich ist, mit wenigen Unterschieden. In den ersten Kinderjahren ist der subepitheliale Faserfilz = Albuginea (Waldeyer) noch nicht so stark ausgebildet, wenn er auch erheblich dichter und breiter ist wie zur Zeit der Geburt; er hat noch nicht drei sich durchkreuzende Lagen und die kleinen Follikel liegen noch in traubenförmigen Gruppen; erst allmählich wird das interstitielle Bindegewebe reichlicher und trennt die Follikel mehr und mehr, aber es bleibt zwischen diesen doch immer zellreicher wie das fibrillenreiche Albugineagewebe.

1. Die Primordialfollikel

unterscheiden sich nicht wesentlich von den im Neugeborenenovarium, nur sind sie mehr durch Zwischengewebe voneinander getrennt. Sie sind die zunächst ruhenden Ausgangsformen. Unbekannte Kräfte erwecken diese schlafenden Zellen mit sicher nur minimalem Stoffverbrauch zum kräftigeren Leben und Wachsen. Die hilusnahen Primärfollikel erwachen zuerst.

2. Der wachsende Follikel.

Das erste Zeichen erwachenden Wachstums zeigt sich darin, daß aus der sehr flachen, oft kaum erkennbaren Follikelzelle eine deutliche kubische, deren Masse, wie Waldeyer zuerst maß, 8—10 μ beträgt, wird; ihr Protoplasma ist dunkelgekörnt. Die Follikelzellen vergrößern sich aber nicht allein, sondern vermehren sich auch stark; dadurch wird ihre Reihe um das Ei zwei-, drei- und vierschichtig; Nagel, nach Waldeyer der erste ausführliche Schilderer dieser Verhältnisse, betont aus dem damaligen Stand der Anschauungen heraus (Mitte 80iger Jahre) extra, daß, einmal angelegt, das Follikelepithel aus sich selbst herauswächst, „nicht durch Zutritt zelliger Elemente von anderswoher". Ist das Follikelepithel mehrschichtig geworden, beginnt etwas exzentrisch die Bildung von Flüssigkeit (Liquor). Die Stelle, wo später der Discus proligerus sich findet, bleibt frei. Seine Entstehung ist nach Flemmings Studien an *Säugetierovarien* teils durch Gefäßtranssudation teils durch Epithelzerfall aufzufassen.

Flemming und später Schottländer wie auch Nagel beschreiben die scg. Epithelvakuolen in normalen Follikeln, in kleineren in geringer Zahl, in größeren häufiger. Dies sind blasse, kugelige oder länglich runde Körper, feinkörnig, homogen oder fein und grob retikuliert; sie sind als Produkte einer Aufquellung und Verflüssigung von Follikelepithelzellen anzusehen. Nagel hält sie für Auflösungsstadien von Nährzellen = große Zellen mit mattglänzendem Protoplasma und deutlichem Kern mit deutlichem Kerngerüst und ein oder mehreren Kernkörperchen (ursprünglich sollen sie zur Unterstützung der Dotterbildung dienen, beim Menschen wirken sie bei der Liquorbildung mit; daß Schottländer diese „Nährzellen" als Nebeneier und die Gebilde, in denen sie enthalten, als Eiballenfollikel deutet, wurde oben erwähnt). S. auch weiter unten Strassmann und Mjassojedoff.

Außerdem kann man zum Zeichen des Zell- resp. Kernzerfalls Chromatolyse und Pyknose, nach Schottländer auch einfache Kernatrophie finden; Rabl und Sobotta bestreiten allerdings die Bedeutung der Chromatolyse für die Liquorbildung. Nach Hofbauer enthalten die Follikelzellen auch feinste

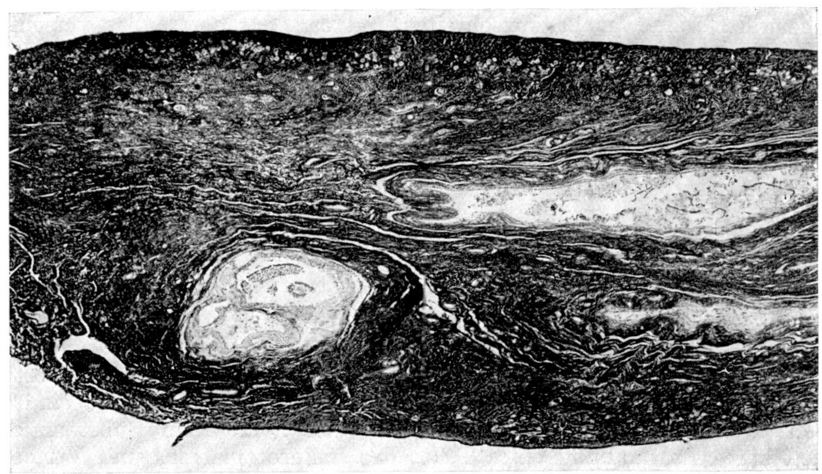

Abb. 8. Ovarium eines 9jährigen Kindes. Vergr. 12fach.

Fetttröpfchen um den Kern herum, besonders in der Nähe des Eies, und zwar um so mehr, je älter ein Follikel ist; er faßt die Fettkörnchen mit Fr. Cohn, Sobotta, Herxheimer u. a. als Vermittler des Wachstumsmaterials für die Eizelle auf und gleichsinnig schreibt er auch Fettbefunden in der Eizelle selbst nicht degenerativen, sondern physiologisch-nutritiven Wert zu.

Von neueren Autoren beschäftigen sich in der Hauptsache Erwin Strassmann und später Wilfred Shaw mit den Wachstumsprozessen des Follikels. Sie beschreiben das Wachstum desselben, allerdings beim Erwachsenenovar, von den kleinsten Anfängen an bis zu mehreren Millimetern Durchmesser. Strassmann findet bei 10 Follikeln mit einem Durchmesser bis zu 0,1 mm den Abstand von der Oberfläche des Eierstocks mit 0,65 mm. Der Follikel nimmt schon eine Ellipsenbildung an, die Granulosa ist zwei- und dreigeschichtet. Die stärkere Wucherung geht nach der Oberfläche hin. Bei 12 Follikeln im Durchmesser von 0,1—0,2 mm beträgt der durchschnittliche Abstand von der Oberfläche 0,82 mm. Die elliptische Form ist deutlicher geworden. Eine Reaktion des Eierstocksbindegewebes ist noch nicht vorhanden. Die Follikel mit 0,2 und 0,3 mm Durchmesser haben einen Oberflächenabstand von 1,3 mm, die Ellipse ist noch deutlicher, das Ei rückt zentral und peripher entsteht eine Lücke. Strassmann bestreitet, daß der Zellzerfall eine Rolle spielt, man sehe nie eine abgestorbene Zelle. In diesem Stadium entsteht eine blutgefäßreiche zellige Schicht, die gegen die Follikelzellen sehr gut abzugrenzen ist. Die Schicht ist zart und schmal und besteht im wesentlichen aus zartem Bindegewebe mit feinsten Capillaren. Die Follikel von 0,3—0,4 mm Durchmesser rücken mit einem Oberflächenabstand von 0,91 mm wieder näher an die Oberfläche heran, die Höhle wird größer, es besteht jetzt keine Ellipse, sondern ein Bläschen; nach dem Zentrum des Eierstocks hin liegt das Ei jetzt in einem Granulosazellhügel. Die Granulosa ist überall gleich dick und besteht aus 8—12 mm großen Follikel-Epithelzellen (die Bezeichnung Granulosazelle stammt schon von Karl-Ernst von Baer). Die Theca interna ist aber ungleich dick. Nach der Eierstocksoberfläche zu beträgt sie 50 μ, nach der entgegengesetzten Richtung 20 μ. Das umgebende Bindegewebe ist sehr saftreich und weich. Die Wucherungsform der Theca interna bewirkt das Ausweichen nach der Oberfläche hin. Dieser Prozeß schreitet nun in dem Sinne vorwärts, daß die Theca peripherwärts immer mehr fortschreitet und daß durch offenbar verschieden starkes Granulosawachstum das Ei seine Stellung ändert, indem es vom Zentrum allmählich mehr nach der Peripherie herum „wandert". Nach Strassmanns Beobachtung liegt bei den Follikeln von 1—3 mm Durchmesser der Cumulus oophorus fast regelmäßig seitlich vom Stigma unter der Oberfläche. Diese Prozesse, die, wie gesagt, für das Erwachsenen-Ovar untersucht sind, gelten dem Prinzip nach, ohne in den Maßen, besonders hinsichtlich des Oberflächenabstandes, im einzelnen zu stimmen, auch für das kindliche Ovar. Dogliotti hat durch genaues Auszählen der Mitosenzahl bei *Maus* und *Meerschweinchen* festgestellt, daß die Vermehrungstendenz der Granulosazellen zunimmt, sobald der Follikel Liquor absondert. Wenn dann eine deutliche Blase entstanden ist, nimmt die Zellteilung wieder ab. Bei großen Follikeln ist die Zahl der Mitosen nur eine sehr spärliche. Mjassojedoff und ähnlich Monigliano stellten fest, daß die Follikelzellen durch Protoplasmafortsätze miteinander verbunden sind. Bei Bildung der Follikelflüssigkeit sind zwei Phasen zu unterscheiden. 1. Erscheinen einer homogenen Substanz durch unmittelbare Umwandlung eines Teiles des Zellprotoplasmas und Vermengen mit von den Zellen gebildeter wäßriger Flüssigkeit. 2. Verflüssigung des unter 1. entstandenen Produktes.

Die Beobachtungen, die von E. Strassmann 1923 systematisch herausgearbeitet und von Shaw 1927 bestätigt sind, kann man häufig selbst erheben, sind auch schon von früheren Autoren wie Waldeyer und Schaffer als Einzelbeobachtungen bekannt gegeben.

Es wurde soeben beschrieben, wie schon bei einem Frühstadium von 0,2 bis 0,3 mm gleichzeitig mit dem Hervortreten einer blutgefäßreichen Stromaschicht um den Follikel herum sich der Cumulus oophorus formiert, in dem das Ei von jetzt ab geborgen bleibt. Je mehr der Follikel sich vergrößert und wächst, um so mehr formiert sich um das inzwischen ebenfalls groß gewordene Ei (s. u.) eine regelmäßige, aus 2—3 Zellen bestehende Lage; diese Zellen sind bis 26 μ lang, stehen wie im Strahlenkranz regelmäßig um das Ei und haben fein granuliertes Protoplasma mit deutlichem Kern. Die dem Ei zunächst gelagerte Zone hat einen gezackten inneren Rand = Corona radiata (Bischoff). Zona pellucida s. weiter unten. Als eigentliches Reifezeichen kann sie nicht angesehen werden, da sie schon bei Eiern in kleineren Follikeln sich findet. Zwischen den Follikelepithelien überall, nicht nur um das Ei herum treten Intercellularbrücken nach Palladino, Retzius u. a. auf, sobald ihr Wachstum fortschreitet.

Über das **Ei** selbst soll hier nur kurz berichtet werden, da es weniger den Histologen als den Vererbungs- und Entwicklungsforscher interessiert. Beim

Menschen ist auch im Vergleich zu den Kenntnissen am Tier- und Pflanzenei
wenig bekannt. Im Primärfollikel ist die Eizelle = Oogonie etwa 18—20 μ
im Durchmesser, meist rund, manchmal oval. Der Kern mißt 12 μ, ist fein-
netzförmig mit kleinen dunkleren Punkten und einem 6 μ großen Kernkörperchen.
Das Protoplasma ist feinkörnig, mehr homogen als wabig. Schon in dem deutlich hervortretenden Follikel mit kubischen, 6—8 μ großen dunklen Follikelzellen in 2facher Lage kann man ein deutliches Wachstum der Eizelle auf
30—40 μ Durchmesser feststellen; hieran ist in erster Linie das Plasma durch
Massenzunahme beteiligt, der Kern vergrößert sich nur sehr wenig, wird höchstens
etwas lockerer. Schon bald, d. h. bei Follikeln von 0,2 mm wird fast die Hälfte

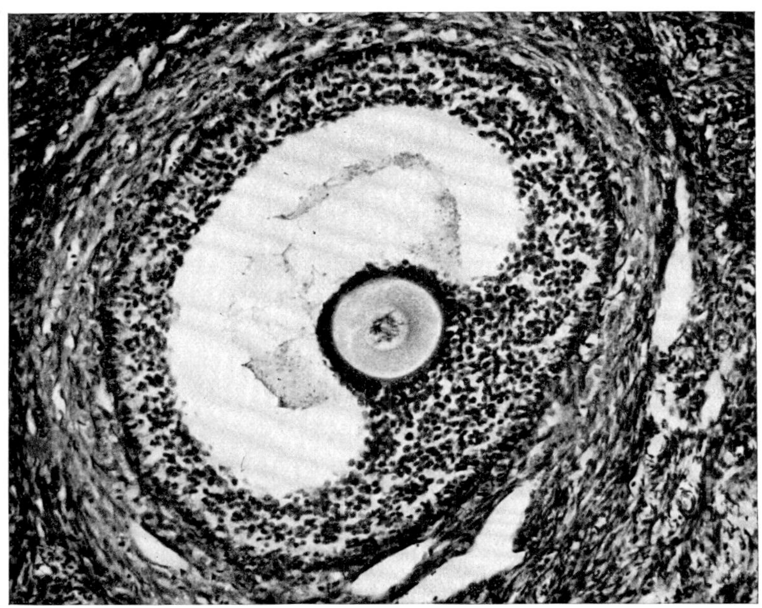

Abb. 9. Wachsender Follikel mit Eizelle.

von der 90—100 μ Durchmesser haltenden Eizelle eingenommen. Von jetzt
ab bleibt dann schon das Wachstum der Eizelle deutlich gegenüber dem Follikel
im ganzen zurück. In den späteren Entwicklungsstadien sind die Eizellen-
durchmesser meist 120—140 μ, höhere Maße werden selten erreicht; STIEVE
stellte, entgegen früheren Berichten von 200 μ Eidurchmesser und darüber,
das gleiche fest. Dazu muß aber bemerkt werden, daß NAGEL und WALDEYER
in der Hauptsache an frischem Material gearbeitet haben, die genannten Zahlen
aber am gehärteten gewonnen wurden.

Nachdem das Ei seine vorläufige Größe ungefähr erreicht hat, bildet sich
die Zona pellucida als einzige, 7—8 μ dicke Hülle um das Ei; sie ist nach ihren
ersten Untersuchern WALDEYER und NAGEL elastisch, wasserreich, quellungs-
fähig, nicht doppelbrechend. Ihr Entstehen hängt eng mit dem Auftreten der
Corona radiata zusammen, jenem Strahlenkranz radiär und regelmäßig ge-
stellter, länglich gleichmäßiger Follikelzellen, die dem Ei dicht anliegen.

Die Mitteilungen der älteren Untersucher wie RETZIUS, FLEMMING, NAGEL,
v. EBNER und andere über die Bildung dieser Schicht werden von neueren
Untersuchern meist übernommen. RETZIUS sah am *Kaninchenovarium,* daß

die zylindrischen Follikelzellen der Corona radiata verzweigte Fortsätze nach dem Ei hinsenden. Hierdurch entsteht ein verwickeltes Netz um das Ei herum. Allmählich treten knotige Stränge in ihm hervor und es kommt zu vollständiger Konsolidierung der inneren Zone; außen besteht noch das Netzwerk mit den Knoten, schließlich wird auch dies konsolidiert. Flemming hält die auch von Nagel bestätigte Radiärstreifung der Zona pellucida für „Brücken, welche aus der Substanz der Eizelle in die Follikelepithelzellen hinüberreichen". Demgegenüber aber macht Nagel auf den perivitellinen Spaltraum zwischen Zona pellucida und Eidotter aufmerksam, der stark eingeengt sein müßte, wenn jene Verbindung zwischen Ei und Follikelepithel in dem Maße bestände. Dieser perivitelline Spaltraum soll wichtig sein für die Drehungsfähigkeit des Eies. v. Ebner konnte die Verbindungsbrücken sicher bis in die Dotterrinde des Eies verfolgen. Die meisten Autoren halten die Zona pellucida für eine von den Follikelepithelien ausgehende Bildung, nur v. Beneden auf Grund seiner Beobachtungen an *Fledermäusen* für ovulogen, aber auch Waldeyer faßt die homogene Schicht als vom Ooplasma stammend auf. Monigliano gibt an, daß eine äußere und eine mittlere Schicht der Zona pellucida von den Granulosazellen, die innere Zona radiata vom Ooplasma gebildet wird. Erst wenn die Zona pellucida in Bildung ist und eine gewisse Ausreifung erfahren hat, scheidet sich im Zelleib eine zentral liegende feinfädige, grobkörnigere, dunklere Deutoplasmamasse und in der Peripherie als schmaler Ring das feinkörnige Protoplasma; in diesem wird von Waldeyer weiter unterschieden: zu äußerst eine feinkörnige Rinde = Dotterrinde (v. Ebner), Ooplasmarinde (Waldeyer) und dicht am Deutoplasma eine breitere hellere Ooplasmazone. Die Deutoplasmamassen sind beim Menschen viel blasser, mattglänzender, kleinkörniger und weniger scharf wie bei anderen *Säugetier*klassen.

In der fertigen Eizelle heben sich das Keimbläschen und der Keimfleck sehr gut hervor. Diese liegen zunächst zentral und sind frisch homogen, im gehärteten Zustand bilden sich das Chromatinnetz und die Karyosomen. Kernsaft ist reichlich vorhanden, durch ihn und die deutliche doppelkonturierte Kernmembran entsteht die Bläschennatur. Es heben sich die basophilen und safranophilen Nucleoli gut hervor, außerdem sieht man noch hämatoxylinophile Pseudonucleoli = Netzknoten Flemmings, die wahrscheinlich nur Chromatinansammlungen sind. Fels hat mit der von Leupold angegebenen Mischmethode Ciaccio-Smith-Dictrion im Nucleolus sowohl von reifen wie auch primären Eiern eine positive Lipoidreaktion erzielt; nur die Lipoid-(Phosphatid)-haltigen Eier sollen nach seiner Meinung zur Reife kommen, die anderen zur Atresie führen. Beim heranreifenden Ei rückt der Kern unter die Zona pellucida und plattet sich ab. Über den Reichtum, die Anordnung und das Aussehen der Mitochondrien, über den feineren Bau der Dottermasse, das Vorkommen des Golgiapparates, des Centriosoms soll hier nicht näher berichtet werden. S. hierzu aus der neueren Literatur: v. d. Stricht, vergleichende Studien an den Eiern der *Säugetiere* usw. (Arch. de Biologie, Bd. 33).

Eine eigentliche Bindegewebshülle besteht, wie beschrieben, bei den jüngsten Follikeln nicht, nur einige Kreistouren mit feinsten Gefäßen kreuzen sich verschiedentlich; wenn die Follikelflüssigkeit sich bildet, differenziert sich eine deutliche lockere Lage unmittelbar um den Follikel und eine festere weiter peripher. Jene, die Theca interna, bildet nach Hörmann ein sehr feines Maschenwerk von Fasern, das nahe an der Follikelschicht = Membrana granulosa weiter, peripher an die festere, derbere Schicht = Theca externa heran dichter wird. Zwischen diesen Fibrillen wachsen die Bindegewebszellen zu rundlich-polygonalen und spindeligen Zellen aus, die um den Kern herum meist feinste und in der Zellperipherie gröbere Fettkörnchen aufweisen. Diese Theca interna-Zellen wurden von WALDEYER u. a. für Wanderzellen gehalten, weil injizierte Farbstoffkörnchen von diesen Zellen aufgenommen werden. Allen neueren Autoren gelten diese Versuche nicht für beweisend und ihre Natur als fixe Bindegewebszellen gilt als feststehend (s. RABL, außerdem v. MOELLEN-DORFFs Vitalfärbung später). Direkt unter der Membrana granulosa sieht man mit BIELSCHOWSKYs Silberimprägnation jetzt eine flächenhafte, dünne Faser-ausbreitung mit deutlichen Kernen der zugehörigen Zellen, die Grenzfaser-schicht (HÖRMANN). Diese Grenzfasermembran ist als faserige Membran vor ihm nur noch von CLARK durch die Trypsinverdauungsmethode nachgewiesen, vorher hat sie stets als strukturlose Basalmembran gegolten, die teils für ein Produkt der Follikelepithelien (NAGEL, WALDEYER), teils der innersten Theca-schicht (SCHOTTLÄNDER) gehalten wurde; RABL läßt unentschieden, ob sie strukturlos ist oder eine verdichtete Zone von Zellkörpern, er kann ebenso wie SCHOTTLÄNDER außerhalb von ihr, jedoch dicht anliegend flache endothel-artige Kerne feststellen. Sie ist identisch mit KÖLLICKERs Stratum fibrosum internum. Die Längsachsen der spindeligen und ovalen Zellen laufen entspre-chend der Kreistour konzentrisch im Gegensatz zu den Follikelepithelien, deren größte Durchmesser radiär stehen. Innerhalb der Theca interna wird, wie oben schon erwähnt, ein feines Gefäßnetz deutlich, das besonders unter der Grenzfasermembran ein sehr dichtes und reiches Capillargebiet hat.

Die Theca externa ist viel dichter, ihre Fasern sind viel reichlicher und drängen sich in dichten Zügen, die sich in den verschiedensten Richtungen durchkreuzen; sie umkreist den Follikel in weiterer Peripherie. In ihr und um ihr sieht man viel Lymph- und Gefäßlücken, die die Ausschälbarkeit eines Follikels ermöglicht. (Über Blut- und Lymphgefäße s. später unter „Ovar der geschlechtsreifen Frau".)

3. Der Follikel-Untergang.

Die dritte im kindlichen Ovarium immer nachweisbare Formation ist die des Follikelunterganges. SLAVJANSKI und GROHE haben in den 60er Jahren zuerst die Bedeutung dieses Vorganges erkannt und vor allem auch seine physio-logische Wertigkeit betont. Weitere Untersucher, wie PALADINO, SCHOTTLÄN-DER, FLEMMING, RABL, BÖSHAGEN und BENTHIN haben die Kenntnis hierüber schon bis zur Jahrhundertwende hin in Einzelheiten gefördert. Die Literatur schwoll, meist unter Vernachlässigung dieser gewonnenen guten Kenntnisse, erneut zwanzig Jahre später wieder erheblich an, als unter teilweise mißverständ-lichem Hineinziehen von Kenntnissen, die in der Morphologie z. B. der Nager-ovarien durch LIMON und BOUIN gewonnen wurden, und Vermischungen mit den Corpus luteum-Formationen Schlagworte wie „Pubertätsdrüse", „inter-stitielle Eierstocksdrüse" geprägt wurden. Auf diese besondere Wendung der Meinungen soll weiter unten zurückgegriffen werden, nachdem erst die mor-phologischen Strukturen geschildert sind.

GROHE wies zuerst darauf hin, daß der Untergang vieler Eier im Laufe schon der ersten Jahre des Lebens ein logisches Postulat sei. Das wird sehr deutlich, wenn man die oben angeführte Feststellung HAMMARs, daß bei dem 3 Jahre 8 Monate alten Kind sich in einem Ovar bei 194 283 Follikel überhaupt 37 018 in Degeneration fanden, heranzieht und wenn man weiter bedenkt, daß die Fortpflanzungsleistung, selbst wenn in jedem Monat einer 35 Jahre dauernden Geschlechtsreife je ein Ei zur Reifung kommt, nur etwa 420 Eier verlangt. Durch viele Beobachtungen ist nun bekannt, daß zahlreiche Eier, abgesehen von dem massenhaften Eizellenzerfall im Zentrum des fetalen Ovariums, schon im Primordialfollikelstadium zugrunde gehen, eine relativ große Zahl, wenn ihr Follikel eine mittlere Größe erreicht hat, und vergleichsweise am wenigsten größere Follikel befallen werden. Die Vorgänge sind von Slavjanski zuerst als Follikelatresie bezeichnet, ein Name, der von allen Autoren angenommen ist und besagen soll, daß es sich um den Untergang eines nicht geplatzten Follikels handelt. v. Mikulicz-Radecki meint, daß Slavjanski den Ausdruck Atresie zuerst im Sinne von Verlust des Lumens gebraucht habe; das Ausbleiben des Follikelsprunges wäre erst später damit in Verbindung gebracht. Für die Rückbildungsprodukte größerer ungeplatzter Follikel ist auch der Ausdruck Corpus atreticum gebräuchlich. Die Art des Rückbildungsvorganges ist verschieden, je nachdem es sich um kleine, mittlere oder große Follikel handelt, überhaupt besteht eine große Mannigfaltigkeit von Bildern, von denen nur die Haupttypen hier besprochen werden können.

Wie sich zahlenmäßig beim Erwachsenen die Follikelatresie zeigt, geht aus einer später noch wieder heranzuziehenden gründlichen zahlenmäßigen Analyse Häggströms hervor. Er fand an beiden Ovarien einer 22jährigen unter insgesamt 400000 Follikel 12000 in Degeneration. Ungefähr 9000 hatten weniger als 100 μ Durchmesser, 2200 maßen 100—500 μ, 650 weitere 0,5—1 mm und bei 54 Follikelatresien war der Durchmesser über 1,0 mm.

a) Bei Primordialfollikeln und kleinen Follikeln ohne Thecaschicht wird die Follikelatresie hauptsächlich durch die stärkere Anhäufung von Fett in der Eizelle und im Follikelepithel und durch die Chromatolyse des Kernes angezeigt.

Paladino beschreibt eine hyaline Umwandlung des Eies, während Schottländer mehr an eine Koagulationsnekrose mit Ausscheidung fibrinös hyaliner Substanzen denkt. Außer fettiger Entartung kommt auch noch eine einfache albuminöse Degeneration, d. h. Auftreten staubförmig feinster Körnchen oder einfaches Abblassen vor, der Effekt bei den Degenerationstypen jedoch ist die Verflüssigung der Zelle (Schottländer). Benthin beschreibt ziemlich homogen mit Sudan III färbbare Stellen und hält diese für degenerierte Primordialfollikel.

Die durch die Resorption des verflüssigten Follikels entstandene Lücke schließt sich offenbar durch einfaches Aneinanderrücken des Stromas, ohne irgend erkennbare Spuren zu hinterlassen.

b) Bei mittelgroßen Follikeln ist die Mannigfaltigkeit der Bilder durch die Beteiligung der hinzugekommenen Theca interna sehr groß.

Die Degeneration des Eies ist als das primäre anzusehen. Die Zeichen des Eiunterganges sind eine hyaline Verquellung der Zona pellucida mit evtl. Faltung dieser Membran, die fettige Degeneration des Eidotters und die chromatolytische Entartung des Keimbläschens. Unterstützt wird das Untergehen des Eies durch das Einwandern von Zellen in das Ei, den sog. Pflügerschen Nagelzellen.

Diese innerhalb des Eies gefundenen Zellen werden von Pflüger, Wagener, Schulin, Janosik und Lindgren für Granulosazellen gehalten, ebenso von Schottländer; Slavjanski und Waldeyer sehen sie als Wanderzellen an, Rabl findet sie nur in Eiern, die nackt sind, deren Cumulus ovigerus also auch schon degeneriert ist, und hält sie für eingewanderte Bindegewebszellen. Schottländer gibt aber auch das Vorkommen von Leukocyten zu. Hofbauer konnte einen kontinuierlichen Zug von Zellen in das Ei hinein verfolgen, die er für Granulosazellen hält.

Sehr merkwürdig sind Befunde von Richtungsspindeln in den Eiern zum Teil völlig degenerierter Follikel, wie sie zuerst von Flemming, später von Henneguy, Sobotta, Janosik, H. Rabl und Seitz, auch beim Menschen (Seitz) nachgewiesen wurden; auch ich habe sie gesehen. Flemming spricht wegen des häufigen Vorkommens hier von einer „physiologischen Abnormität"; die Follikeldegeneration hält er für das primäre, durch solche abnormen Lebensvorgänge würde die verfrühte, vielleicht auch etwas atypische Bildung der Richtungsfigur angeregt, aber das Ei stürbe während des Bestehens der Fadenfigur ab und so bleibe dieses Stadium bestehen.

Im Ovarium einer an Leuchtgas vergifteten 22 Jahre alten Frau sah HÄGG-STRÖM 14 schon in erheblichem Bindegewebsersatz begriffene atretische Follikel, in deren Zentrum Eizellen mit deutlichen gleichen und ungleichen Teilungen lagen; in einigen waren die Kerne deutlich, in einigen fehlten sie. In den am weitesten vorgeschrittenen Stadien verlor sich auch die Zona pellucida. Über ähnliche Beobachtungen an Tieren gibt die Literaturübersicht bei HÄGG-STRÖM Auskunft.

Gar nicht selten findet man nackte Eier mit Zona pellucida, degenerierenden Kern und einzelnen Zellen im Protoplasma scheinbar frei im flüssigkeitsgefüllten Raum des degenerierenden Zellbläschens schwimmen. Die Follikelepithelien zeigen, wie SCHOTTLÄNDER zuerst betonte, erst nach Beginn der

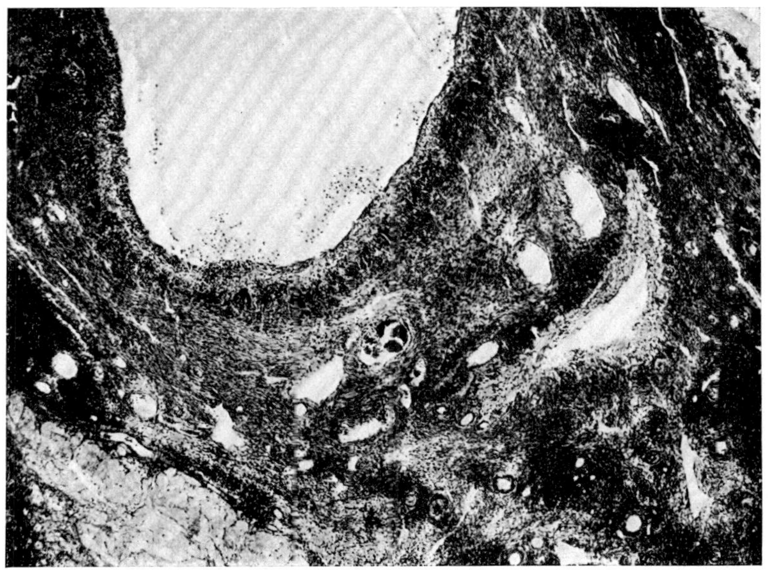

Abb. 10. Theca interna Zellformation im Ovarium einer Nichtschwangeren (cystische Follikelatresie).

Eidegeneration Zeichen des Unterganges. Diese sind Anhäufung großer Mengen Fettkörner im Zelleib, seltener granulöse körnige Degeneration und ausgesprochene Chromatolyse, wie sie zuerst von FLEMMING beschrieben und dann allgemein bestätigt ist.

Es konsolidiert sich das Chromatin zunächst in der Peripherie des Kernes, es konfluieren diese Körner zu größeren Klumpen, die dann in immer kleiner werdende Brocken zerfallen und sich nach früherer oder späterer Zerstörung der Kernmembran in der durch Zelleibdegeneration entstandenen Flüssigkeit auflösen. Im Liquor folliculi treten größere safranophile Körner auf.

Die Nebeneier (SCHOTTLÄNDER) resp. Nährzellen (NAGEL) verhalten sich wie die Follikelepithelien. V. MÖLLENDORFF, EISLER und auch MONIGLIANO fanden Farbstoffspeicherung in der Granulosa sowohl des gesunden wie des atretischen Follikels; es besteht zwischen den gesunden und degenerierenden nur der Unterschied, daß die letzteren eine grobkörnige, schollige Speicherung als Zeichen der Cytoplasmanekrose zeigen.

Die Theca interna macht gleichzeitig sehr bemerkenswerte Veränderungen durch, die stets in einem erheblichen Zunehmen des normalen Fettgehaltes der Theca-interna-Zellen bestehen. Es ist ein ausgesprochener Fettring um degenerierende Follikel oft sehr deutlich. Man kann sogar die Fettfärbungen zum raschen Überblick über die Zahl der Follikeldegenerationen mit gutem

Erfolg verwenden, wie z. B. ASCHNER und auch andere für die Darstellung der Formationen vorgingen. Die Theca-interna-Zellen nehmen etwas an Größe zu und bekommen einen epitheloiden Charakter, der viele Forscher für die Deutung der Bilder eigenartig fasciniert hat. Niemals erreichen diese Theca-epitheloidzellen die Größe von Granulosaluteinzellen in einem vollfunktionierenden Corpus luteum. Nur in den degenerativen regressiven Corpus-luteum-Stadien können Thecazellen und schrumpfende verfettete Granulosalutein-zellen verwechselt werden (s. sp.). In der Schwangerschaft nimmt die Größe der epitheloiden Theca-lutein-Zellen noch zu; um klare Scheidung zu machen, hat L. SEITZ hier von Granulosa-lutein-Zellen, Theca lutein-Zellen und Stroma-lutein-Zellen gesprochen.

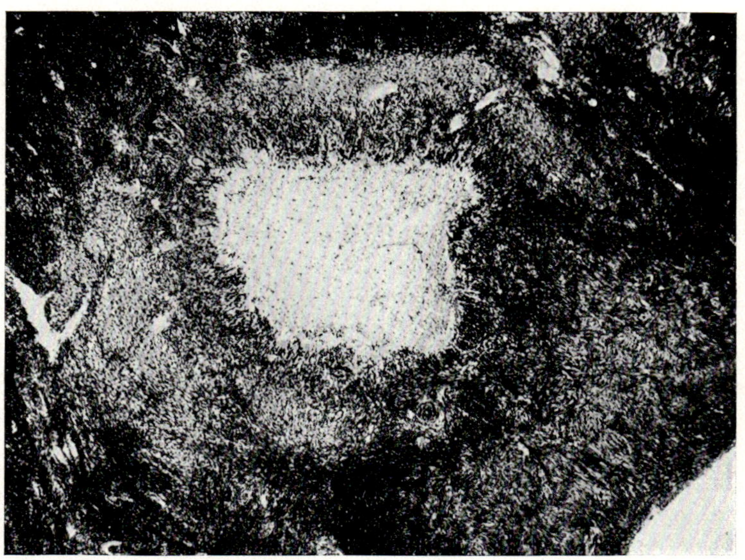

Abb. 11. Theca interna Zellformation im Ovarium einer Nichtschwangeren (obliterierte Follikelatresie).

Das weitere Verhalten der Thecaschicht hängt nun davon ab, wie BENTHIN und vor ihm BÖSHAGEN zuerst auseinandergesetzt haben, ob die sog. Glasmembran auftritt und in welcher Ausdehnung das geschieht.

Über ihre Genese gehen die Ansichten etwas auseinander. SCHOTTLÄNDER hält sie für hyalin umgewandeltes Bindegewebe der Theca interna, BÖSHAGEN, BULIUS und KRETSCHMAR, SEITZ glauben, daß es sich um ein Ausscheidungsprodukt der gewucherten Theca interna-Zellen handelt, HÖRMANN beschreibt, wie die Grenzfasermembran zuerst dicker wird, aber noch Fasern erkennen läßt, bald zu einem homogenen, gewellten Band wird und später eine homogene gewellte Zone ohne Fasern darstellt, dessen Natur nach ERNST, Vorgang mittels der v. GIESON-Färbung als hyalin erkennbar ist. RABL dagegen glaubt, daß die Grenzschicht beim Beginn der Degeneration spurlos zugrunde geht und die Glasmembran durch Sklerose der Zwischensubstanz des Bindegewebes entsteht, er stimmt also SCHOTTLÄNDER bei. Die HÖRMANNsche Ansicht glaube auch ich bestätigen zu können.

Diese Glasmembran nun bildet sich entweder in ganzer Peripherie mit nur kleinen Lücken. Durch diese Lücken dringt dann das in Wucherung geratende Bindegewebe der Theca in die Follikelhöhle ein und durchsetzt und ersetzt sie, während gleichzeitig die sich vergrößernden Theca-interna-Zellen ihre Zelleib-achsen aus der konzentrischen Richtung in die radiäre stellen und gegen die Glasmembran vordringen. Die Flüssigkeit wird aufgesaugt, die Bläschenform

geht verloren, Einstülpungen, Abflachungen treten ein. So wird die Glasmembran gefaltet und bildet dann ein krausenförmiges Band. Der ganze Herd
wird rasch kleiner. Allmählich greift der hyaline Degenerationsprozeß auch auf
das Bindegewebe der peripher bleibenden Theca interna über; ihre epitheloiden
Zellen werden allmählich wieder kleiner und verschwinden. Schließlich bleibt
nach Verdichtung des hyalinen Bindegewebes nur eine homogene Krause übrig,
die sich lange hält, aber doch schließlich auch verschwindet.

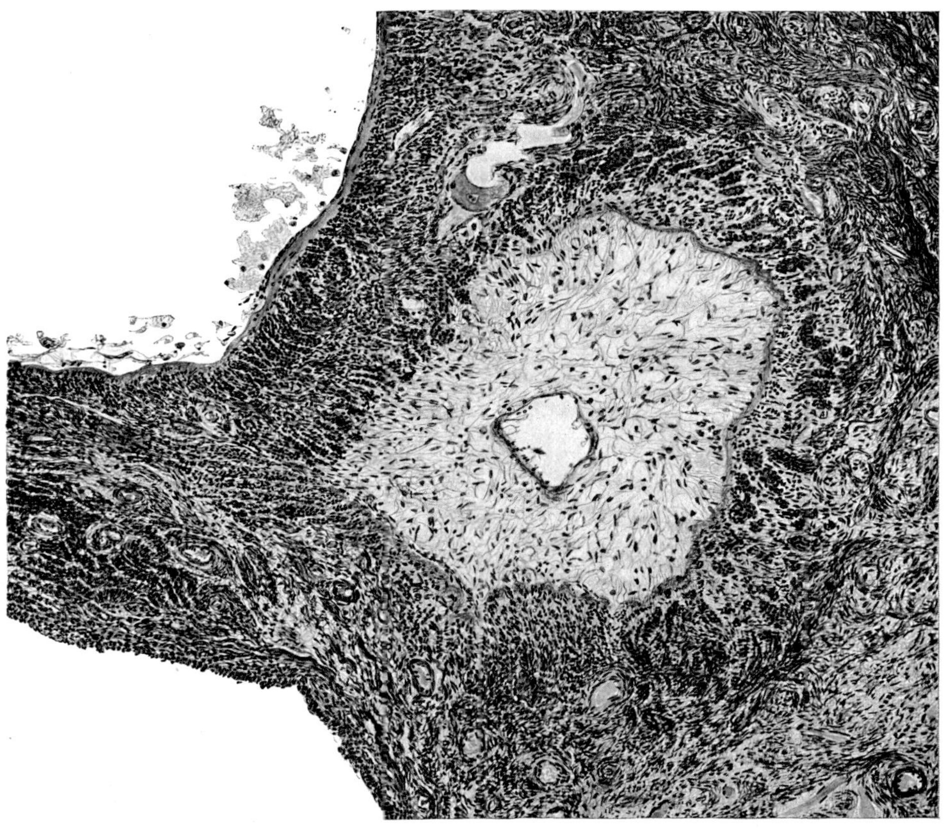

Abb. 12. Obliterierende Follikelatresie. Ganz junge Schwangerschaft.

Ist die Ausbildung der Glasmembran nur auf einen Teil des Follikelumfanges
oder auf einzelne Abschnitte beschränkt, so geschieht das Vordrängen des
gefäßarmen Bindegewebes reichlicher und die Höhle ist rascher ausgefüllt, die
Flüssigkeit schneller resorbiert; eine hyaline Degeneration des Thecabinde-
gewebes ist dann weniger deutlich und das Verschwinden geschieht schneller,
indem die Theca-Zellen durch Bindegewebswucherung schneller erdrückt werden.
Es gibt alle Übergänge zu der letzten Möglichkeit, wo die Glasmembran fast
fehlt, eine Bindegewebsvorwucherung in der ganzen Peripherie stattfindet,
die Theca-Zellen schneller atrophieren und eine einfache Bindegewebsnarbe
entsteht, die viel kürzere Zeit erkennbar ist als die hyaline Krause. An der
Bindegewebswucherung beteiligt sich sowohl die Theca interna als auch die
Theca externa, und wenn gefäßarmes Bindegewebe in der Höhle sich etabliert

hat, wächst es auch wieder in peripherer Richtung in die Theca zurück, bei bestehender Glasmembran durch deren Lücken. Immer aber besteht ein bemerkenswerter Unterschied, solange die Theca interna noch erhalten ist, zwischen deren Gefäßreichtum und der Gefäßarmut des lockeren Bindegewebskernes. Je nachdem nun die Flüssigkeitshöhle bei stark hervortretender fester Glasmembran längere Zeit erhalten bleibt oder der Hohlraum bald verschwindet und von Bindegewebe ausgefüllt wird, spricht man von einer cystischen Form und einer obliterierenden Form der Follikelatresie.

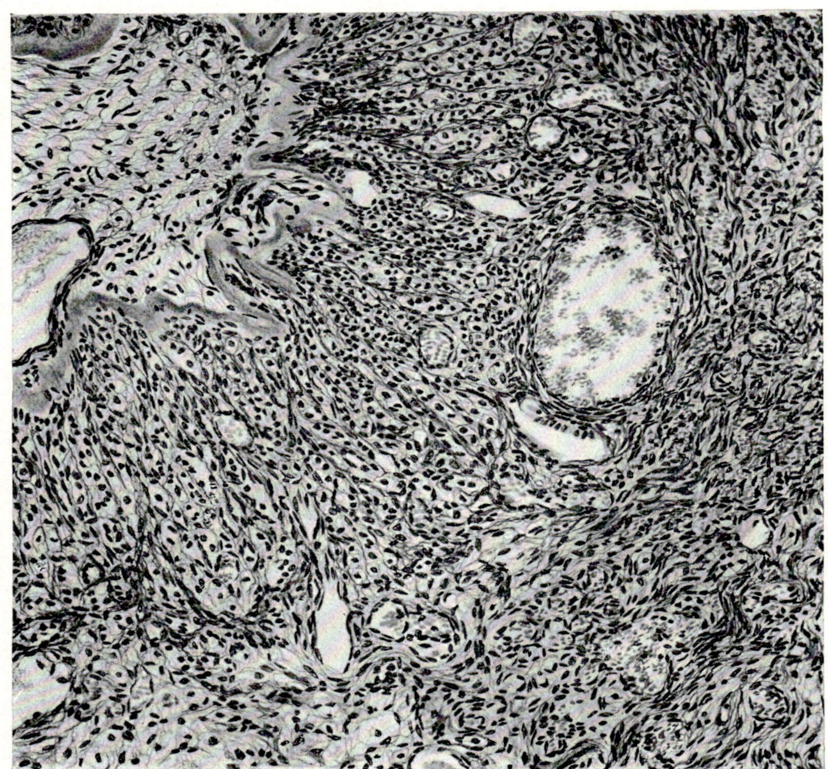

Abb. 13. Theca interna Zellformation (obliterierende Follikelatresie).

Eine wieder andere Form der Follikelatresie ist die, wie sie Cohn, Schulin, Rabl, v. Winiwarter beschreiben, bei der das Follikelepithel nach Eiuntergang vorerst noch etwas erhalten bleibt, besonders im Bereich des Discus oophorus. Hier wächst Bindegewebe überall in das Follikelepithel, ohne daß das Follikelepithel vergrößert wird, ein und ersetzt dieses, die Theca-interna-Zellen vermischen sich mit ihm ununterscheidbar, schließlich entsteht nach Atrophie dieser beiderartigen Zellen auch eine Bindegewebsnarbe.

c) Befällt die Atresie große Follikel, so kommen die gleichen Formen wie die beschriebenen vor, nur daß die Wucherungsprozesse der Theca interna und die Resorption der Flüssigkeit großartiger sind. Eigenartige Umformungen der kleiner werdenden Follikelhöhle kann man dann sehen. Auch hier resultiert eine hyaline Krause bei bestehender Glasmembran oder eine bindegewebige Narbe, wenn deren Ausbildung nur gering ist.

Die cystische Follikelatresie findet man in erster Linie bei größeren Follikeln, aber auch kleine können sie bilden. Das manchmal Besondere dabei ist noch, daß das durch die Lücken der Glasmembran einsprossende Bindegewebe die zentrale Höhle des Follikels nicht zu füllen vermag, sondern mehr oder weniger an der Peripherie bleibt und gegen die zentrale Höhle durch eine feine endothelartige Zellschicht abgegrenzt wird; auch hier tritt schließlich volle Resorption ein, wenn nicht pathologische Stauungs- und Transsudationsprozesse atretische Follikelcysten hieraus entstehen lassen, die dann klinische Bedeutung erlangen können.

Außer diesen genannten Formationen lassen sich nur ganz vereinzelt kleine Ansammlungen oder auch einzeln liegende ähnliche Zellen wie die Theca-Zellen

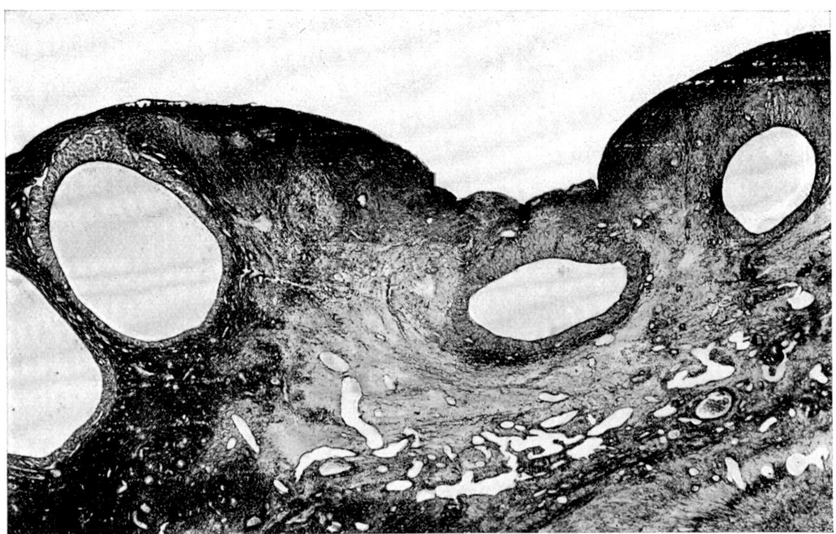

Abb. 14. Hypertrophie der Theca interna-Zellformation („interstitielle Eierstocksdrüse") bei Schwangerschaft im 3. Monat. Vergr. 12 fach.

feststellen. In jedem einzelnen Fall müßte der Zusammenhang mit einer perifollikulären Thecaformation durch Serienschnitte bestätigt oder abgelehnt werden. Aber diese Formationen sind zum mindesten im Kindesalter so selten, daß sie kaum in Betracht kommen. Im Ovarium der Schwangeren kann man solche Formationen gelegentlich sehen; dann werden sie von SEITZ als Stroma-lutein-Zellen bezeichnet.

Es wurde eingangs dieses Abschnittes bemerkt, daß diese an sich schon lange so gut bekannten Formationen plötzlich ein aktuelles Interesse bekamen, als der Begriff der „interstitiellen Eierstocksdrüse" und mit ihr unklare Vorstellungen von hormonalen Wirkungen im Schrifttum auftraten. Die Transplantationsexperimente von STEINACH und die Monographie von LIPSCHÜTZ über die „Pubertätsdrüse" sind wohl der wesentliche Anlaß für die entstandene Flut von sehr häufig leider recht wertlosen Arbeiten gewesen. STEINACH arbeitete an *Ratten* und *Meerschweinchen* und fand, daß nach Transplantationen von Ovarien auf kastrierte Männchen diese Tiere weiblichen Charakter bekamen und im Transplantat reichlich sog. interstitielle Zellen entstanden.

Diese Bezeichnung „interstitielle Zelle" geht im wesentlichen zurück auf die Beobachtungen von Limon und Bouin. Limon fand als Schüler von Bouin bei verschiedenen Tieren, insbesondere bei den kleinen Nagern: *Meerschweinchen, Ratten, Mäusen, Kaninchen* usw. neben dem Follikelapparat und dem gelben Körper ein Gewebe, das hauptsächlich aus epitheloiden polyedrischen Zellen mit vakuolenhaltigem Protoplasma und rundlichen kleinen Kernen bestand. Diese Zellen waren lipoidhaltig, sie lagen in kompakten Haufen, in Strängen oder als kleine Hohlorgane zeitweise im ganzen Ovarium ausgebreitet = „Glande interstitielle". Schon Limon betont, daß diese Zellen aus der Theca interna atresierender Follikel entständen. Sainmont hat dann eingehende Studien an der Keimdrüse der *Katze* unternommen und festgestellt, daß die auch bei der *Katze* feststellbaren interstitiellen Zellen = sog. „Zwischenzellen" in einem Wechselverhältnis zu dem Wachstum der Follikel ständen,

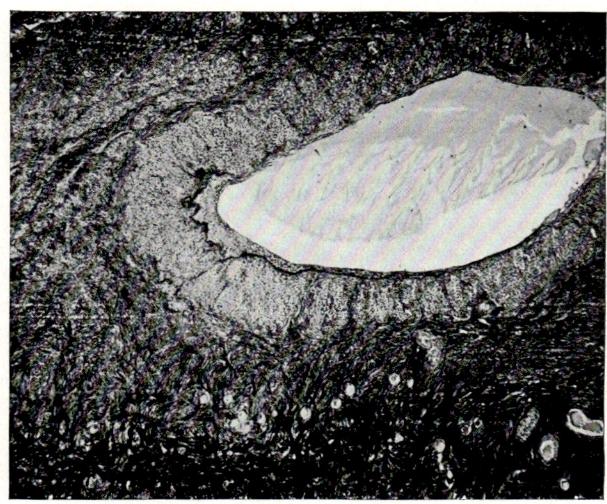

Abb. 15. Theca interna Hypertrophie bei 3monatlicher Gravidität. Vergr. 30fach.

die Follikeldegeneration habe eine Hypertrophie der angrenzenden Zwischenzellen zur Folge. v. Winiwarter und Sainmont hatten ähnliche Befunde sowohl beim *Kaninchen* wie bei der *Katze*. Erst weitere gründliche Untersuchungen, die eine große Reihe von Tieren aus verschiedenen Klassen und mit verschiedener Brutpflege herbeizogen und ebenso exakte Untersuchungen beim Menschen aus den verschiedensten Lebensperioden konnten mehr Klarheit bringen. Eine ganze Reihe von Forschern haben sich diesen Aufgaben unterzogen. Diese sog. interstitiellen Zellen werden in der Phylogenese zuerst bei *Vögeln* beobachtet. Spirito, Dolzetto, Benoit und Stieve haben sie bei den *Vögeln* nachgewiesen. Bei *Amphibien* konnte Harms sie nicht nachweisen. Mey hat gute Untersuchungen beim *Rinde*, Kingsbury wieder an *Katzen*, Athias außer am *Meerschweinchen* und *Fledermaus* auch an *Dachs, Zibetkatze, Fuchs, Stachelschwein* veröffentlicht. Aschner stellt neben eigenen Untersuchungen das in der Literatur bekannte Material zusammen und L. Fränkel bemüht sich an allerdings unzureichendem Material, bei einer großen Reihe von Tieren der *Säugetier*klasse das Vorkommen nachzuweisen. Es zeigt sich, daß das Vorkommen dieser Zellen im Tierreich sehr verschieden ist; bei den

Haustieren *Rind, Ziege, Schaf, Pferd,* bei *Affen* und *Menschen* kommen die Zellen nur sehr spärlich vor. Bei *Nagern, Insektenfressern, Fledermäusen* und *Raubtieren* dagegen sind sie reichlich vorhanden. ASCHNER meint, daß diejenigen Tiere, die viele Junge zur Welt bringen, eine starke Ausbildung der Zwischenzellen haben. Wahrscheinlich kommt auch noch neben der großen Fruchtbarkeit die Kurzlebigkeit dieser Tiere hinzu, so daß also die generative Arbeit des Eierstocks erheblich gesteigert ist. Über das Vorkommen beim Menschen berichten eine größere Anzahl von Arbeiten; außer den schon früher genannten solche von FRÄNKEL, von WALLART, COHN, WOLZ, W. SHAW, ASCHNER, MATSUNO und andere. Überall wird bestätigt, daß epitheloide Thecaformationen, wie sie oben als das Kennzeichen des Follikelunterganges beschrieben sind, in verhältnismäßig großer Zahl im Kindesalter bis zur Pubertät hin vorkommen. Auch die Beobachtungen am Tier, z. B. von MEY an *Kälbern* und von WILKERSON an *Kleinnagern,* zeigen, daß auch hier in der Jugend bis zur Geschlechtsreife hin die Menge der epitheloiden Zellformationen am größten ist. In der geschlechtsreifen Zeit findet man stets zugrunde gehende Follikel und um diese herum die mehr oder weniger gut ausgebildeten, aber immer deutlichen epitheloiden Theca-Zellformationen. Die Zahl solcher Formationen hängt von einer Reihe von Faktoren ab. Wo mehr Follikel wachsen, gehen auch mehr Follikel zugrunde. Bei hyperämischen Zuständen, wie insbesondere chronischen Entzündungen, ist das gar nicht selten der Fall. Dann kann die Zahl der zugrunde gehenden Follikel in den verschiedensten Stadien verhältnismäßig groß sein und die Summe des epitheloiden Theca-interna-Gewebes ist ebenfalls beachtlich. In anderen Fällen ruhigerer Funktion ist der Follikeluntergang gering und deshalb auch die Thecaformation im Rückgang. In der Schwangerschaft jedoch werden wir die Zahl der dem Untergang geweihten Follikel etwas vergrößert finden; die Follikel wachsen bis zu einer gewissen Größe, 1—2 mm als Durchschnittshöchstmaß, an und verfallen dann dem Funktionstod. Um alle diese Follikel herum finden sich dann epitheloide Zellkränze, die sogar deutlich etwas vermehrt sind. S. später bei Schwangerenovar.

Wie lange diese Formationen erhalten bleiben, ist schwer zu sagen. Sicher ist wohl, daß sie eine nicht über Wochen hinausgehende Lebenszeit haben. Man müßte sonst sehr viel mehr derartige Bildungen finden.

Nachdem wir nun auch die tatsächlichen Feststellungen am menschlichen Kinderovarium durch die Befunde an Erwachsenenovarien und vor allem aus der Tierreihe ergänzt haben, können wir auf jene Ausgangsfrage nach der ,,Pubertätsdrüse‘‘ oder ,,interstitielle Drüse‘‘ noch einmal zurückkommen. Die Resultate, die sich aus den Forschungen ergeben, lassen sich in einige knappe Sätze zusammenfassen.

Die Formationen, die den Anlaß zur Namensgebung der interstitiellen Drüse gaben, sind die großen epitheloiden Zellen bei kleinen *Nagetieren* besonders außerhalb der Brunst. Sie werden von den maßgebenden Forschern zurückgeführt auf die Theca-interna-Formation, die sich um atresierende Follikel herum befindet. Die besondere Ausbreitung dieser Formation bei den genannten Tieren hängt wahrscheinlich lediglich mit der besonders reichlichen Fortpflanzungsweise zusammen. Bei vielen anderen Tieren und auch beim Menschen sind diese Formationen auf die Umgebung des atresierenden Follikels beschränkt. Ein prinzipieller Unterschied zwischen den Theca-Formationen um atresierende Follikel und den ausgebreiteten Feldern gleicher Zellen bei den *Nagetieren* besteht offenbar nicht. Außerhalb der unmittelbaren Follikelumgebung kommen frei im Stroma ähnliche Zellen beim Menschen nur ganz ausnahmsweise und in spärlicher Ausbreitung vor. Alle Vorgänge, die eine Follikelatresie, also den Untergang von Eizelle und Follikelepithel,

23*

bedingen, führen zu einem stärkeren Hervortreten der perifollikulären Zellherde. Das Auftreten solcher Formationen ist stets an das Vorhervorhandensein von Follikelepithelien und Eizellen gebunden.

Die Theca-interna-Formation bildet sich ja schon im frühen Stadium des Follikelwachstums. Sie bildet zunächst einen perifollikulären Gefäßapparat, der offenbar zur besseren Ernährung des Follikels dient. Allmählich entstehen zwischen den Capillaren aus dem Bindegewebe des Ovariums Zellen mit etwas größerem Leib und dadurch epitheloidem Charakter. Diese Zellen können Fettkörnchen in feinster Form speichern. Es ist sehr wahrscheinlich, daß diese bindegewebigen Thecazellen Nähr- und Filterzellen für die Follikelepithelien und das Ei sind. Geht die Eizelle mit ihren Follikelepithelien zugrunde, so fällt der Theca interna die Ausfüllung des Defektes, die Resorption der degenerierenden Zellprodukte zu. Sie hat eine vermehrte Arbeit zu leisten und hypertrophiert deshalb. Die Nähr- und Filterfunktion ist jetzt unnötig geworden; Bindegewebssprossung und Gefäßendothelbildung stehen im Vordergrund. Wichtig, besonders für den Körper im ganzen, ist offenbar auch, daß das Hormonmaterial des Follikels und der Eizelle aufgesaugt, für kurze Zeit gespeichert und dem Körper zugeführt wird. Je nach der Größe des Follikels ist die Arbeits- und Lebenszeit der Theca interna eine verschiedene. Ist der Defekt ausgeglichen, dann atrophieren die Zellen und gehen offenbar wieder in das Bindegewebe über. Ob sie zugrunde gehen oder wieder zu Fibrocyten werden können, ist nicht sicher auszumachen.

Die dargestellten Tatsachen stimmen auch mit den Erfahrungen des Experiments der Röntgenbestrahlung überein, wodurch das Keimplasma zerstört wird, und ebenso mit der Transplantation, wobei ebenfalls viel Keimmaterial zunächst zugrunde geht.

Auf Grund aller dieser Feststellungen muß man zu dem Resultat kommen, daß die Thecaformationen ein vom Keimplasma funktionell und zeitlich abhängiges Gewebe darstellen. Es ist deshalb unrichtig und irreführend, diese unselbständigen Formationen mit einem besonderen Namen zu benennen. Ich komme damit zu dem gleichen Resultat wie Stieve, der in einer gründlichen Studie schon Kritik an der Pubertätsdrüsenlehre geübt hat, und wie Romeis, der in einer Artikelserie sich ebenfalls mit diesen Fragen auseinandersetzte, und stimme wiederum mit allen maßgebenden morphologischen Forschern auf diesem Gebiet überein, die alle den Begriff der „interstitiellen Drüse" oder gar „Pubertätsdrüse" als irreführend ablehnen und nur die Theca-interna-Formationen um zugrunde gehende Follikel herum unter der Bezeichnung der Follikelatresie kennen.

D. Der Eierstock der geschlechtsreifen Frau.

Alle Formationen, die bisher beschrieben wurden, wie die Primordialfollikel, die wachsenden und die untergehenden Follikel sind regelmäßige Bestandteile auch des Erwachsenenovariums. Hinzu kommt jetzt noch, daß der große Follikel, der rasch der Reife entgegengeht, platzt, seinen Inhalt mit der Eizelle herausgibt und dann in seinen Hüllen den gelben Körper entstehen läßt, der wiederum für sich zeitlich abgegrenzte bestimmte Veränderungen durchmacht, um nach wenigen Wochen bis auf narbige Reste verschwunden zu sein. Diese kurz skizzierten Vorgänge stellen die eigentliche Fortpflanzungsfunktion dar. Die Eizelle wird rasch reif und stellt sich zur Befruchtung bereit. Die um diesen Vorgang sich gruppierenden anderen Erscheinungen sowohl an der Follikelhülle wie auch an den weiteren Genitalorganen sind in den Dienst der Eieinbettung und Eiernährung gestellt. Es soll schon hier gesagt werden, daß die

Prozesse der Ei- und Follikelreifung und der Corpus-luteum-Bildung sich in einem bestimmten Tempo abspielen, die sich in den klinisch wahrnehmbaren Zeitraum zwischen zwei Menstruationsblutungen in bestimmter Weise einpassen. Es mag hier gleich vorweggenommen werden, daß insbesondere an der Uterus-Korpus-Schleimhaut sich gleichlaufend mit den ovariellen Vorgängen bestimmte Umwandlungen zeigen, die im ganzen genommen die Nestbildung für das zu erwartende befruchtete Ei darstellen. Es wird später noch weiter auseinandergesetzt werden müssen, wie im einzelnen diese Kenntnisse gewonnen wurden und immer wieder gewonnen werden können; nur soviel soll zum Verständnis schon hier angedeutet werden, daß die bestimmten Phasen der Endometriumsumwandlung jeweils gleichfalls bestimmt abgrenzbaren Phasen der Follikel- und Corpus-luteum-Entwicklung im Ovarium entsprechen. Man kann demnach aus den ovariellen Funktionsstadien das zugehörige Endometriumstadium, ohne es gesehen zu haben, voraussagen und ebenso von einem bekannten Endometriumstadium auf den zugehörigen Funktionszustand im Ovarium rückschließen. Aus der zeitlichen Ordnung dieser Ergebnisse läßt sich nun erkennen, daß schon am Ende der ersten Woche nach Beginn einer vierwöchentlich wiederkehrenden Regel ein Follikel zu reifen beginnt, zwischen dem 14. und 16. Tag platzt und die Eizelle freigibt. Aus der zurückbleibenden Hülle des kollabierten Follikels bildet sich dann sehr rasch, in spätestens 3—4 Tagen, der gelbe Körper, der ein volles Funktionsstadium für etwa eine Woche lang beibehält. Kurz vor Beginn der nächsten Regel setzen schon Degenerationszeichen ein. In rascher Schrumpfung und in bindegewebigem Ersatz verschwindet in weiteren 6—7 Wochen der vorübergehend so großartig ausgebildet gewesene gelbe Körper. Diese kurz genannten Prozesse am Follikel und Corpus luteum gilt es nun in diesem Abschnitt besonders zu beschreiben. Sie bilden die morphologische Grundlage für die generative Leistung des Eierstocks. Es soll hier noch einmal, um das Verständnis dafür nachdrücklich zu fördern, folgendes nebeneinandergestellt werden:

Die vegetativ-trophische Leistung, die, wie im vorhergehenden Abschnitt geschildert, in der Erhaltung des Genitalturgors, seinem evtl. Anwachsen und der Ausbildung der Sexualcharaktere ihren Ausdruck findet, hat ihre morphologische Grundlage in den wachsenden Follikeln. Diese Gruppe überschreitet die Grenze von höchstens 8—10 mm, meist 5 mm nicht, kommt nicht zur Reife, sondern geht vorher zugrunde; aber auch unmittelbar nach ihrem Untergang wird ihr wichtiges Hormonmaterial noch eine Zeitlang durch die Theca-interna-Zellen an den Körper weitergegeben.

Die generative Leistung, die eigentliche Fortpflanzung, wird repräsentiert durch das Reifen des Eies und der Umbildung seiner Hülle in den reifenden Follikel und das Corpus luteum.

Die allgemeine Erscheinungsweise. Beim allgemeinen Überblick über den Bau des Erwachsenen-Eierstocks findet man in den zentralen Partien fächerförmig das sehr reichliche Röhrennetz der Blutgefäße einströmen, dazwischen lassen sich Nerven- und Lymphbahnen darstellen. Dieser sog. Markanteil (Zona vasculosa) geht unvermittelt in die Rinde (Zona parenchymatosa) über, die wieder in sich keine deutliche Abteilung hat, sondern nur im allgemeinen an dem schon bisher stets betonten Bauplan festhält, daß die kleinsten Follikel peripher, die größten zentral liegen. Das Follikelwachstum strebt vom Zentrum zur Peripherie hin ganz in dem Sinne, wie es beim kindlichen Ovarium schon dargestellt wurde. Selbst diese allgemeine Regel wird durch den oder die wenigen großen reifenden Follikel und vor allem durch den gelben Körper noch wieder gestört, insofern als diese Bildungen dann das Querschnittsbild des Eierstocks stark vordrängend beherrschen. Dazwischen liegen überall verstreut kleinere und größere weißliche Körper, und, oft mikroskopisch sichtbar, feingewellte krausenartige Bänder, welche die Rückbildungsstadien des gelben Körpers und der atretischen Follikel darstellen. Der reife Eierstock bietet ein buntes Neben- und Durcheinander aller der bisher schon systematisch besprochenen Bildungen und auch der noch näher zu betrachtenden reifen Formationen. In welcher Reichhaltigkeit die einzelnen Stadien des Keimplasmas auftreten können, zeigt eine von Häggström stammende zahlenmäßige Analyse: Es handelt sich um die Ovarien einer an Leuchtgas vergifteten, erst 7 Tage p. mort. sezierten, aber durch Winterkälte sehr gut konservierten Leiche einer 22jährigen Nulliparen.

	Das größere Ovar wog 8,11 g	das kleinere 5,85 g
	Im größeren Ovar	im kleineren Ovar
betrug die Albuginea	$4,42^0/_0 = 0,36$ g	$6,39^0/_0 = 0,37$ g
„ „ Schicht des Primärfollikel . . .	$6,83^0/_0 = 0,55$ g	$9,92^0/_0 = 0,58$ g
„ „ Schicht der großen Follikel . . .	$73,03^0/_0 = 5,92$ g	$72,27^0/_0 = 4,35$ g
„ „ Zona vascul.	$15,73^0/_0 = 1,28$ g	$9,43^0/_0 = 0,55$ g

Jeder 10. Schnitt à 36 μ wurde bei 17facher linearer Vergrößerung untersucht, von dem größeren Ovar wurden 123, von dem kleineren 91 Schnitte gezeichnet.

Folgende Tabelle gibt über das Zählresultat Auskunft:

	$< 50\ \mu$	51—100 μ	101—500 μ	501—1000 μ	1001—2000 μ	2001—3000 μ	3001—4000 μ	Summe der Follikel
Größeres Ovar	153,723	14,743	56	10	17	22	5	168,576
Kleineres Ovar	235,836	15,390	36	22	27	15	9	251,335
Summe	419,692	30,133	92	32	44	37	14	419,911

Dazu ist zu bemerken, daß die Werte der Follikel über 100 μ direkte Zählungsergebnisse sind, die Zahlen für die Primordialfollikel und die Follikel bis 100 μ durch Multiplikation kleinerer Werte aus jedem 50. Schnitt gewonnen wurden.

Ähnliche Feststellungen sind sonst in der Literatur nicht zu finden, so daß Vergleichsmöglichkeiten nicht vorliegen. Wenn auch die absoluten Zahlen individuell sehr verschieden sein werden, so gibt doch die Untersuchung einen ungefähren Eindruck von der Reichhaltigkeit der Keimmaterie.

Verfolgen wir nun im einzelnen die Formationen, so können wir folgende Abschnitte unterscheiden:

Das Oberflächenepithel hat in der postnatalen Zeit keinerlei Änderung erfahren. Etwa noch sichtbar gewordene großleibige eiähnliche Epithelformen kommen nicht mehr zur Entwicklung, sondern gehen zugrunde. Cunningham hat durch Farbstoffspeicherungsexperimente eine erhebliche Ähnlichkeit zwischen Ovarialepithel und dem übrigen Peritonealepithel festgestellt. Ob man daraus auf eine genetische Verwandtschaft schließen darf, bleibt zum mindesten noch fraglich. Waldeyers früher genannte Anschauung der peritoneumfreien Ovarialoberfläche besteht bisher zu Recht.

Erwähnung müssen finden Bilder von schlauchförmigen Einstülpungen des Oberflächenepithels, auch kleine Herde, die nahe dem Oberflächenepithel in den oberen Bindegewebsschichten liegen können, die aus Becherzellen, Schleimzellen und auch aus kubischen Epithelien bestehen und solide sind. Walthard hat hierüber eingehend berichtet. Es ist möglich, daß diese Zelleinsprengung und Einsenkung in der Geschwulstgenese eine gewisse Rolle spielt; über ihre Herkunft bestehen bisher nur Vermutungen. Durch entzündliche Vorgänge können die Oberflächeneinstülpungen an Zahl und Ausdehnung vermehrt werden, es kommt zu kleinen Cystenbildungen unter der Oberfläche, die sich jedoch vom Follikel durch das Fehlen der Thecaformationen und der Eizelle unterscheiden. Von der Fläche gesehen findet man häufig unregelmäßige narbige Einziehungen. Ihnen entsprechen manches Mal Rückbildungsstadien des Corpus luteum, manches Mal auch nur eine Narbe. Sie entstehen durch die Reifungsprozesse des Follikels infolge des Follikelsprunges und der Corpus-luteum-Bildung. Auch eine allgemeine Furchung flacherer oder auch gröberer Art kann die Eierstocksoberfläche zeigen, ohne daß Narben zugrunde liegen (WENCHI CHIN).

Die Albuginea. Sie wurde zuerst von WALDEYER beschrieben als eine zunächst einfache dünne Bindegewebsschicht unter dem Epithel; um das 7. oder 8. Lebensjahr entstehen aber 3 deutliche Lagen, deren äußere und innere sagittal, deren mittlere transversal verläuft; die dritte, d. h. innere geht unmittelbar in die darunterliegende Schicht über, so daß eine Trennung der ganzen Albuginea mit Pinzette und Messer unmöglich ist. Die Dreischichtigkeit wird von HÖRMANN auf Grund der BIELSCHOWSKYschen Silberimprägnation bestritten; er beschreibt nur einen dünnen, parallel zur Oberfläche laufenden Faserzug. Sonst unterscheidet er erstens eine oberflächlich gelegene, fast gefäßlose und zellärmere Schicht, wo sich straffe gestreckte Fasern in den drei Richtungen des Raumes zu gröberen und feineren Zügen zusammengefaßt durchflechten, indem sie senkrecht und schräg aufsteigen und in die eben erwähnte parallele, subepitheliale Faserlage einstrahlen, und zweitens eine tiefere lockere, Primordialfollikel enthaltende Schicht mit wirrem Fasernetz und deutlicheren Zellen.

Zone der jüngeren Follikel. Alle Stadien vom peripher gelegenen Primordialfollikel bis zum mittelgroßen mehr zum Zentrum hin sind hier deutlich, dazwischen natürlich auch Bilder des atresierenden Follikels. Neue Bildungen kommen hier nicht vor; so kann auf die früheren Abschnitte verwiesen werden. Die Primordialfollikel sind oft nur sehr schwer zu sehen, da sie in den Bindegewebsfasern versteckt liegen. Sie liegen häufig einzeln, manchmal in Gruppen; aber wenn man nur einigermaßen einen Schnitt durchmustert, so wird man in genügend dünnen Schnitten stets die Primordialfollikel feststellen können.

Ebenso findet man auch immer in Wachstum begriffene Follikel, die sich dann durch ihre deutlich werdende Follikelepithelschicht in einer oder mehrfacher Reihe und durch die schon frühzeitig ausgebildete Theca-interna-Formation auszeichnen.

Zone der älteren und größeren Follikel. Auch hier findet man nur bisher Bekanntes: wachsende, kleinere und größere Follikel, dazwischen vielfach solche in verschieden vorgeschrittener Atresie. Aus dieser Gruppe heraus wickeln sich nun ein bis drei größere Follikel, die 12, 16 und selbst bis zu 20 mm Durchmesser haben. Sie drängen stark zur Oberfläche hin und wölben die Oberfläche vor. Ihr feinerer Bau entspricht durchaus dem der größeren wachsenden Follikel.

Zum erstenmal treten solche großen Follikel auf im Kindesalter, durchschnittlich um das 14. Jahr. Einzelheiten über den zeitlichen Eintritt dieser Reifungsvorgänge mögen im „Handbuch der Gynäkologie" nachgesehen werden (VEIT-STOECKEL, III. Auflage, Bd. 1/2). Dieses Größerwerden von Follikeln bedeutet den Anfang des schon oben angedeuteten Reifeprozesses überhaupt, der die Bereitstellung des reifen Eies, das befruchtet werden soll, zum Ziel hat; tritt die Befruchtung nicht ein, so stirbt die Eizelle ab und zieht den Niederbruch der Vorbereitungsvorgänge nach sich, wodurch dann die Menstruationsblutung erscheint. Es tritt also der erste reifende Follikel etwa 4 Wochen vor der ersten Menstruationsblutung hervor. Ob schon vorher nicht ganz vollendete Reifungsprozesse vor sich gehen, ist nicht sicher zu sagen. Jedenfalls wird dabei die volle Eireife nicht erreicht, sondern die Rückbildung tritt vorher ein. Von diesem Zeitpunkt der ersten Menstruation ab tritt jedesmal wieder $3^1/_2$—4 Wochen vor einer Menstruation eine solche Follikelreifung ein. Unter gewöhnlichen Umständen bedeutet das, daß bald nach Beendigung einer menstruellen Blutung schon mit dem Wiederreifen eines neuen Follikels ein neuer Schwangerschaftsvorbereitungsprozeß zustande kommt. Für sich betrachtet ist jeder Funktionsgang, der mit der Follikelreifung beginnt und mit der Menstruation vorläufig abschließt, in sich völlig selbständig. Daß der neue Funktionsgang dem niedergebrochenen vorhergehenden meist sofort folgt, ist unter

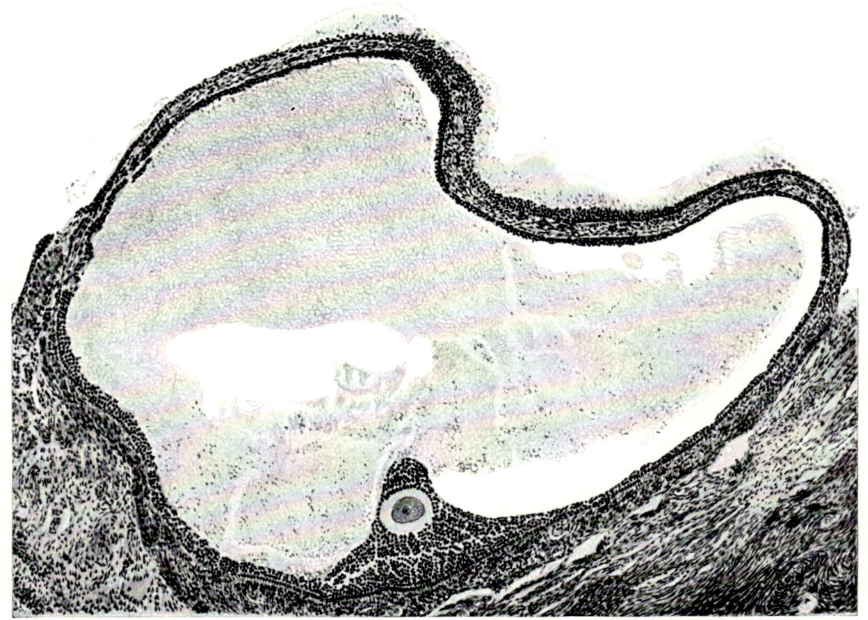

Abb. 16. Reifender Follikel mit Eizelle.

den Bedingungen der Kultur die „Regel". Schuld daran tragen in erster Linie die Domestikationsfaktoren des guten Pflege- und Ernährungszustandes des menschlichen Körpers. Die regelmäßige Folge der Funktionsgänge aufeinander ist so gewöhnlich, daß man sich völlig dem angepaßt hat und den ersten Regelblutungstag als Stichzähltag schon wieder für den neuen Zyklus braucht, dementsprechend bei dem gewöhnlichen zeitlichen Ablauf von 28 Tagen 4 einzelne Wochen unterscheidet. In diesem Sinne können wir sagen, daß am Ende der ersten Woche eines solchen Funktionsganges die hier zu beschreibenden Reifungsprozesse beginnen und mit dem Ende der zweiten Woche ihren Abschluß finden.

Der **reifende Follikel** im engeren Sinne das Graafsche Bläschen (Regnier de Graaf 1672, Folliculus oophorus vesiculosus), unterscheidet sich von dem wachsenden vor allem durch seine Größe. Er überschreitet sehr bald den Durchmesser von 10 mm und kommt dann bis zu 12 und 16 mm, wie schon oben erwähnt. Im übrigen hat er prinzipiell den gleichen Bau wie jene. Zwei Schichten sind zu unterscheiden:

1. Die **Membrana granulosa**, entstanden aus dem Follikelepithel mit dem Discus oophorus und dem Ei darin. Die Zellen stehen hier in 2—3 schichtiger Lage, sie haben einen kleinen Zelleib und einen dichten dunkelgefärbten Kern, ihre Größe beträgt 8—10 μ. Die tiefste Schicht steht am regelmäßigsten geordnet. Man findet in dieser Granulosaschicht häufiger Mitosen. In dem

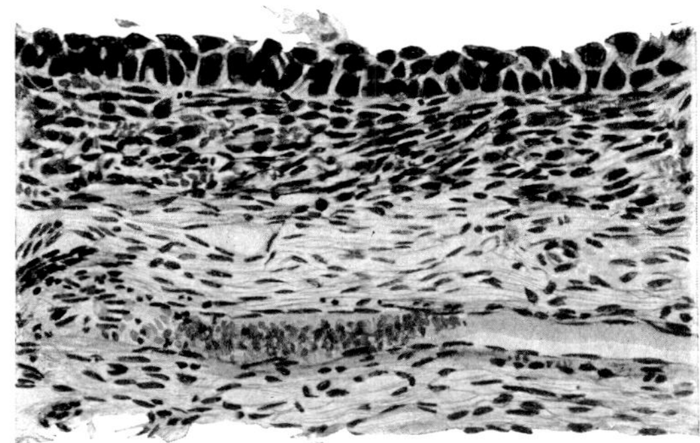

Abb. 17. Die Follikelwand dazu.

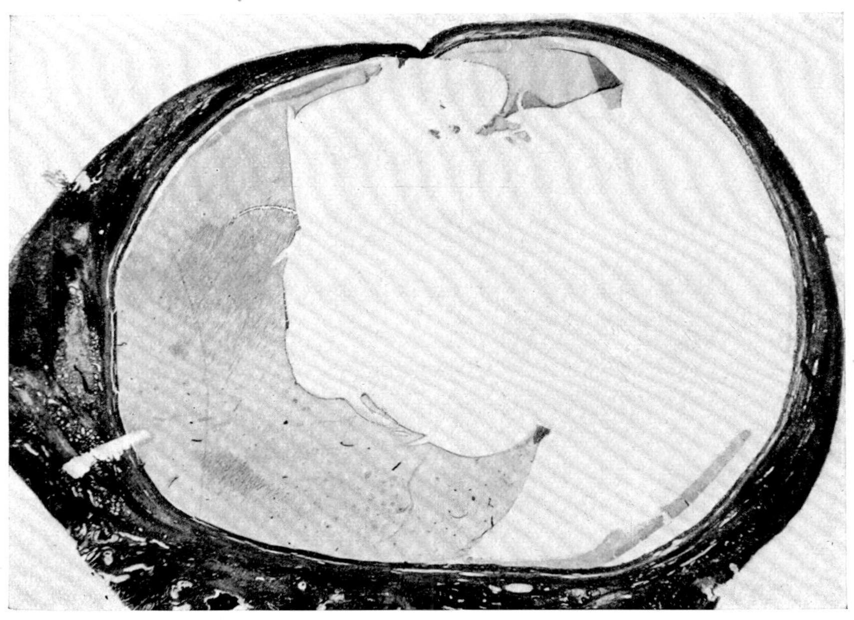

Abb. 18. Fast reifer Follikel. Vergr. 6 fach.

Discus oophorus, der 12—20 Schichten langsam zunehmend und wieder abnehmend enthält, sind die Zellen etwas größer und im Leib etwas heller. Die Lage dieses Discus ist sehr häufig in der Nähe der Eierstocksoberfläche. Die Eizelle selbst mißt 120—140 μ. NAGEL und auch WALDEYER haben sie, wie schon oben erwähnt, mit 150—200 μ im frischen Zustand angegeben. Sie zeigt ein sehr deutliches Keimbläschen mit 20—25 μ, das einen Keimfleck von 8 μ enthält. In der Peripherie des Eies liegt die deutliche Zona pellucida mit 20 bis 24 μ Wandstärke. Den größten Teil nimmt die zentrale Deutoplasmazone mit 82—87 μ ein. In der Peripherie liegt zunächst die schmale helle Rindenzone und dem Dotter zunächst die 10—20 μ große Ooplasmazone (die Angaben stammen von Nagel). Nagel glaubt dreimal im perivitellinen Spaltraum zwei kleine starklichtbrechende Körper gesehen zu haben, die er für Richtungskörperchen hielt. Beim Menschen hat man diese Richtungskörperchen später nicht mehr in normalen frischen Eiern gefunden. Stieve fand einmal in einem besonders abnorm luteinisierten Follikel, der aus unbekannten Gründen nicht zum Platzen gekommen war, eine in der ersten Reifungsteilung begriffene Eizelle von 123 μ Durchmesser. Beim *Affen* hat Corner 14 Tage nach Beginn der letzten Menstruation ein Ei mit Zellen des Cumulus oophorus umgeben in der Tube gefunden, das offenbar in der zweiten Richtungsteilung war; ein Polkörperchen war schon vorhanden. Auch Allen fand beim Menschen am 15. Tag ein Ei von 184 μ mit 2 Polkörperchen zwischen Zona pellucida und

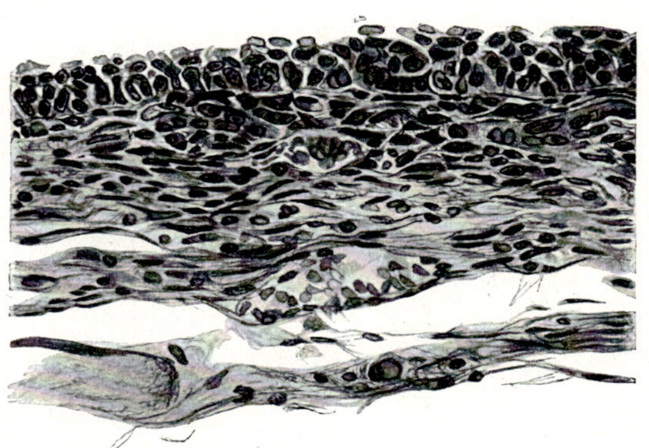

Abb. 19. Die Follikelwand in Abb. 18.

Dotter. Das Ei schien jedoch schon, da es keine Follikelzelle mehr in der Umgebung hatte, in Degeneration.

Um das Ei herum findet sich die schon oben beschriebene Corona radiata in besonders guter Ausbildung. Mit zunehmender Größe des Follikels beginnt auch die Follikelepithelschicht in ihren Einzelanteilen größer zu werden. Die Einzelzellen bekommen einen etwas größeren Leib und einen etwas besser differenzierten Kern; sie schichten sich etwas mehr; aus 3 werden 4 und 5 Schichten.

2. Die Bindegewebsschicht ist wie beim wachsenden Follikel auch hier die Theca interna. Sie ist gegen die Follikelschicht mit einer scharfen, aus wenigen Einzelfibrillen bestehenden Grenzfaserschicht (Hörmann) abgegrenzt. Sie besteht im wesentlichen aus einem reichen Netz feinster Capillaren. In den Maschen der Capillaren liegen überall deutlich epithelartige Zellen, die allmählich von einer Größe von 6—8 μ auf 12, 16 und 18 μ anschwellen. Der Leib wird größer, der Kern deutlicher. Die Gesamtdicke dieser Theca-interna-Schicht beträgt zunächst 30—40 μ, im Laufe der 2. Zykluswoche wächst sie auf 50—60 μ an, im wesentlichen offenbar dadurch, daß die Capillaren mehr gefüllt werden und daß auch die epitheloiden Zellen anwachsen. Die Dicke dieser Thecaschicht ist, wie Strassmann und auch W. Shaw zuerst betonten, in den peripheren Partien größer als in den mehr zentral liegenden Teilen. Mit der Zunahme der Flüssigkeit im Innern des Bläschens und dem Größerwerden des Follikels im ganzen lockert die Theca das ovarielle Stroma immer mehr

und mehr auf. So kann eine Verdrängung des Stromas nach den Seiten hin stattfinden und das Bläschen stark gegen die Oberfläche vordrängen. Makroskopisch kann man eine flache Vorwölbung mit durchschimmernder klarer Flüssigkeit deutlich erkennen. His hat an Injektionspräparaten die Gefäßlosigkeit im Zentrum der vorgedrängten Stromapartie nachgewiesen. Nur die feinsten Capillaren der Theca interna bleiben an diesen als Stigma bezeichneten Teilen der Eierstocksoberfläche übrig. Erst in den abhängigen Partien dieser Vorwölbung beginnt wieder die makroskopische Gefäßzeichnung, um dann in der gefäßlosen Oberfläche zu verschwinden. Durch zunehmenden Liquordruck weicht auch der letzte Teil der Eierstocksoberfläche auseinander und gibt den Inhalt des Bläschens frei.

Wie aus den Maßen der Wandung ersichtbar, werden insgesamt höchstens 0,1 mm von den beiden Schichten des Follikels zusammen eingenommen; nur im Bereich des Diskus erreicht der Hügel höchstens eine Vorwölbung von 0,5 mm. Da der Durchmesser eines solchen Bläschens, wie gesagt, im Mittel 15—18 mm beträgt, so ist zu ersehen, daß der größte Teil des Follikels von der Follikelflüssigkeit eingenommen wird. Schon bei dem wachsenden Follikel wurde berichtet, daß der Liquor folliculi im wesentlichen von dem Follikelepithel gebildet wird. Wie weit hier Transsudationen aus den Thecacapillaren einen Anteil geben, ist fraglich. Der Liquor ist wässerig, serös, eiweißhaltig. Er enthält das Sexualhormon in solcher Menge, das 3—5 kastrierte weiße *Mäuse* damit in das Brunststadium gebracht werden können.

Allen und Doisy, Zondek und Aschheim machten zuerst auf den Gehalt des Liquors an Hormon aufmerksam. Nach unseren allmählich gewonnenen Anschauungen über die im Körper wirksame quantitative Hormonmenge ist dieses Hormonquantum nur ein minimales und wahrscheinlich ohne wesentliche Bedeutung. Im Blute der geschlechtsreifen Frau kreisen z. B. in der dritten Zykluswoche etwa 120 *Mäuse*einheiten Hormon (R. Frank-New-York, H. Siebke-Kiel). 1000—2000 *Mäuse*einheiten werden während eines vierwöchentlichen Funktionsganges durch den Urin der Frau ausgeschieden (H. Siebke-Kiel).

Irgendwelche morphologischen Bestandteile sind dem Liquor nicht beigemengt. Die Zunahme des Liquor folliculi während der Reifung der Follikel, die ja aus der Größenzunahme des Bläschens ersichtlich ist, ist wohl mit großer Wahrscheinlichkeit ein Transsudationsprodukt der Thecacapillaren. Die unmittelbare Veranlassung zu dieser Hyperämie und Wirksamkeit geht mit größter Wahrscheinlichkeit vom Ei selber aus.

Das Wesentliche der Reifungsprozesse des Follikels liegt also in einer Größenzunahme der Flüssigkeitsmenge, in dem Vordrängen gegen die Oberfläche und der allmählich immer stärker drohenden Öffnung des Bläschens auf der Oberfläche des Eierstocks. Es wäre demnach anzunehmen, daß der Follikelsprung durch den zunehmenden Transsudationsdruck, der im Innern des Follikels wirksam wird, zustande kommt. Von einigen Autoren wird angegeben, daß sie glatte Muskelfasern in der Wand des Graafschen Follikels gefunden hätten. v. Winiwarter und Sainmont fanden sie bei der *Katze*. Sfameni erwähnt auch glatte Muskeln um den reifen Follikel. Corner und Guttmacher fanden beim Schwein einwandfreie glatte Muskulatur um die Theca interna herum. Guttmacher hat auch die Follikel mit der Theca externa aus dem *Schweine*ovar ausgelöst, sie in sauerstoffreiche Lokeflüssigkeit gebracht, Bariumchlorid zugesetzt und dabei die für glatte Muskulatur charakteristische Reaktion gefunden. Guttmacher wies nach, daß reichlich Nerven an die Theca externa herangehen (s. später) und daß diese Muskelzellen mit typischen sympathischen Endigungen versorgt werden. Beim Menschen sind die glatten Muskelfasern nicht nachgewiesen (s. auch unter Stroma später). Vollendet ist die Reife aber mit größter Wahrscheinlichkeit erst dann, wenn das Ei seine Reifungsteilung durchmacht und so nach der Chromatinreduktion geeignet zur Aufnahme des

Spermafadens wird. Aller Wahrscheinlichkeit nach gehen diese Vorgänge aber erst nach der Öffnung des Bläschens vor sich.

Der Follikelsprung. Der Zweck des geschilderten Vorganges am Follikelbläschen ist die Freigabe des befruchtungsbereiten Eies. Es ist zweifellos, daß das normale Ziel dieses Vorganges deswegen das Öffnen des Bläschens ist. In dem Moment, wo das Ovarialstroma dem Überdruck folgend auseinanderweicht, fließt die Liquorflüssigkeit ab. Die stark gedehnten Wandungen des Eierstocks werden entlastet und fallen zusammen. Es ist klar, daß sich die Wände dabei in ihren Bestandteilen ineinander verschieben und sich auch etwas in Falten legen. Der Grad der Fältelung ist von der Spannung in den Maschen innerhalb der Ovarialwand und der Nachgiebigkeit der aufgelockerten Schicht

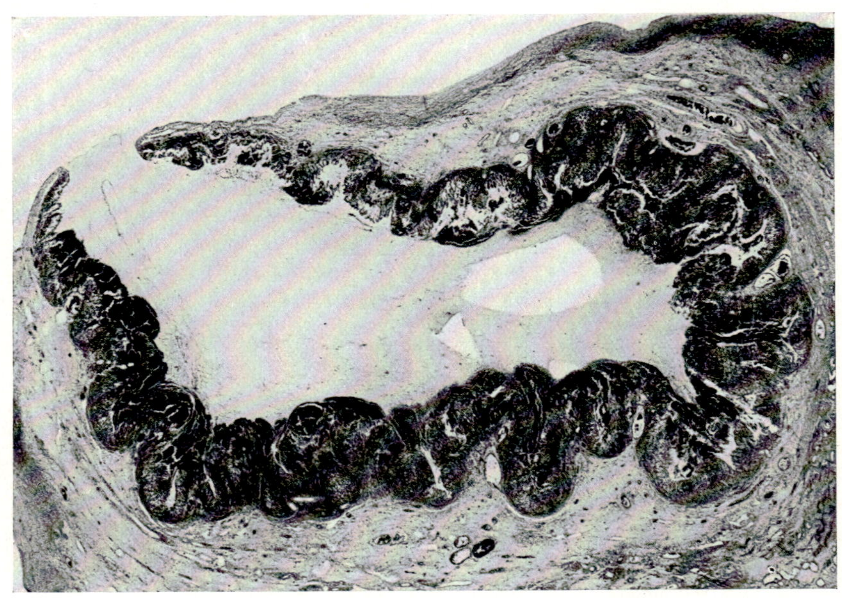

Abb. 20. Frisch geplatzter Follikel. Vergr. 10fach.

abhängig. Durch dieses Ineinanderschieben der Wandbestandteile und die Fältelung der Wand muß sich auch der Discus oophorus von seiner Unterfläche lösen. Die Eizelle und eine mehr oder weniger große Gruppe von Follikelzellen werden frei, gelangen in den jetzt kollabierten Follikelraum und meist, wahrscheinlich mit dem Liquor zusammen, aus der Follikelöffnung heraus. Die Eizelle mit ihren Follikelzellentrabanten wird jetzt von der Tube aufgenommen und weiter nach dem Uterus hin transportiert. Bei *Tieren*, wie *Maus, Ratte* und *Kaninchen,* kann man das Ei auf der Wanderung durch den Eileiter teils durch Serienschnitte, teils durch Ausspülen der Tube mit Flüssigkeit (Sobotta) leicht erfassen. Beim Menschen ist das nur sehr selten geglückt. Allen hat vielleicht als erster mit mehreren Mitarbeitern 7 Eizellen aus der menschlichen Tube durch Ausspülen gewinnen können. Die meisten Autoren, besonders in Zoologen- und Anatomenkreisen stehen auf Grund der Tiererfahrung auf dem Standpunkt, daß das Ei in wenigen Tagen, wahrscheinlich sogar in Stunden, zugrunde geht. Objektive Grundlagen dafür, daß ein Ei längere Zeit am Leben bleibt, bestehen nicht in dem Sinne, daß Eizellen in den letzten beiden Wochen des Zyklus häufiger lebend gefunden wurden. Sobotta sah bei der *Maus* am

4. Tage, LONG und EVANS bei der *Ratte* am 3. Tage und CORNER beim *Schwein* am 7.—8. Tage nach der Ovulation Eizellen mit dem wahrscheinlichen Zeichen der schon bestehenden Degeneration. Andere Beobachtungen bestehen bisher nicht. Es wird später auf diese Frage noch einmal kurz zurückgegriffen werden müssen.

Wenden wir uns nun nach diesen kurzen Bemerkungen über das Schicksal des Eies der verlassenen Hülle wieder zu, so sehen wir, daß die Follikelzellen sich in ihrem Verband wohl etwas gelockert haben und jetzt auch gegeneinander etwas verschoben sind, so daß sie in dichterer, lockerer Lage liegen. Wir sehen aber nur geringe Verluste, die lediglich unter krankhaften Bedingungen größer sind. Die Zellen sind auch etwas größer geworden, besonders in ihrem Leib. Die wesentlichste Veränderung ist in der Theca interna vor sich gegangen. Durch die Entlastung des Follikels ist die gespannte Grenzfasermembran teilweise etwas zerrissen und die unmittelbar darunter gelegenen Capillaren sind ebenfalls zum Platzen gekommen. Man sieht jetzt, wie feinste Fibrillen zwischen die aufgelockerten Follikelepithelien hineinragen und man findet überall in der Follikelepithelschicht kleine Gruppen von roten Blutkörperchen frei zwischen den einzelnen Zellen liegen. Der Follikelraum füllt sich provisorisch mit Flüssigkeit wieder an. Diese Flüssigkeit gerinnt sehr rasch fädig durch Fibrinausscheidung, so daß jetzt eine feine netzartige Gallerte den übrig gebliebenen Hohlraum der Follikelhöhle ausfüllt und ihr eine gewisse Konsistenz gibt. Die durch die Follikelepithelwand hindurch gelangten Blutkörperchen bleiben meist innen auf der nackten Follikelepithellage liegen, halten sich also in der Peripherie des neuen Fibrinkernes.

Ein Wort muß noch über das Sprungloch gesagt werden. In ganz frischem Zustand bekommt man die Sprunglöcher kaum zu sehen. Die operativ gewonnenen Ovarien sind auch in dieser Beziehung nicht immer ganz einwandfrei, da schon minimale mechanische Einwirkungen das sehr zarte Gewebe verändern können. Die Form des spontan entstandenen Follikelloches kann man am besten hinterher an den wieder geschlossenen Stellen erkennen. STRAKOSCH hat 1915 zusammen mit mir das Schicksal der Follikelsprungstelle studiert und beschrieben. Wir konnten damals feststellen, daß die häufig geäußerte Anschauung, als ob das Granulosaepithel durch Verklebung das Loch wieder schließt, falsch ist. Die Form des Loches ist sehr verschieden, manchmal rund, manchmal strahlenförmig, regelmäßig und unregelmäßig gezackt. Es kann für das unbewaffnete Auge kaum wahrnehmbar, es kann aber auch für einen Stecknadelkopf bequem durchgängig, ja sogar noch größer und unregelmäßig sein. Bei der Beschreibung des gelben Körpers werden wir auf die Feinstruktur dieser Stellen und auf den Heilungsvorgang näher zurückkommen. Hier soll nur erwähnt werden, daß ein provisorischer Verschluß schon sehr bald nach dem Follikelsprung durch den zentralen Gerinnungspfropf der Follikelhöhle zustande kommt. Dieser legt sich auch in das Follikelloch hinein, ja überragt manchmal dessen Ränder um ein weniges.

Der Zeitpunkt dieses Follikelsprunges liegt am Ende der 2. Woche des vierwöchentlichen Funktionsvorganges (mensueller Zyklus), also um den 14. bis 16. Tag. In der größten Mehrzahl aller Fälle erfolgt dieser als Ovulation bezeichnete Vorgang des Follikelsprunges beim Menschen spontan. Die genauere Begründung dieses hier als Behauptung aufgestellten Satzes und die Diskussion gegen abweichende Ansichten soll erst später nach Besprechung sowohl des gelben Körpers wie auch der Vorgänge am Endometrium corporis gegeben werden. Eine ausführliche Darstellung desselben findet sich in meinem Kapitel „Der mensuelle Zyklus", VEIT-STOECKEL, Handbuch der Gynäkologie Bd. 1, 3. Aufl., auf das hier verwiesen werden soll.

Der **gelbe Körper** = Corpus luteum entwickelt sich aus der zurückgebliebenen und zusammengefallenen Hülle des befruchteten Follikels. Sein Werden und Vergehen soll im folgenden genauer beschrieben werden.

Die Bezeichnung „gelber Körper" hat zu mancherlei Mißverständnissen geführt. Die Farbe ist zunächst grau oder grau-rötlich; sie wird erst etwa 14 Tage später, erst um die nächste Regelzeit, gelb. Es ist deshalb begrüßenswert, daß Aschoff versucht hat, von der Bezeichnung gelber Körper = Corpus luteum frei zu kommen und das ganze Gebilde als Granulosadrüse (auch Corp. folliculi) bezeichnet hat. Da sich aber der Name des „Corpus luteum" als für das aus einem reifen Follikel sich entwickelnde Gebilde eingebürgert hat, gleichgültig, ob die Farbe grau oder gelb ist, so soll diese Bezeichnung auch hier beibehalten werden. Unter Corpus luteum wird also verstanden der Eierstockskörper, der aus dem geplatzten reifen Follikel hervorgeht und zwar vom 1. Stadium seiner Entstehung nach dem Follikelsprung bis zu seinen letzten Resten der hyalinen Narbe, die dann als Corpus albicans bezeichnet wird. Die früher gemachte Unterscheidung eines Corpus luteum spurium und verum fällt besser weg, da von einem falschen und echten Corpus luteum nicht die Rede sein kann, sondern das Corpus luteum stets die gleiche Entstehung hat, nur mit dem Unterschied, daß es bei nicht eingetretener Befruchtung des Eies nach einer bestimmten Zeitspanne von 12—14 Tagen in Rückbildung geht, während es nach erfolgter Befruchtung noch Wochen und Monate hindurch erhalten bleiben kann, um erst langsam der Rückbildung zu verfallen. Kurze historische Bemerkungen müssen zunächst einen Blick in die Geschichte dieses Forschungsgegenstandes geben.

Über die Genese des gelben Körpers besteht seit C. E. v. Baers Zeiten eine oft lebhafte Kontraverse, deren Hauptpunkte hier nur angeführt werden können; 4 Ansichten sind im Laufe der Jahrzehnte darüber hervorgetreten, die kurz gesagt, folgenden Inhalt haben:

1. Henle und Paterson: Es handelt sich um eine Metamorphose des in den leeren Follikel ergossenen Blutes. Diese Ansicht ist allgemein als nicht zutreffend schon lange abgelehnt und bedarf deshalb keiner Besprechung. Gardlund hat 1918 die Meinung ausgesprochen, daß die Prozesse im Corpus luteum und der interstitiellen Drüse zwanglos als eine Granulationsnarbe erklärt werden können; auch er fand keine Zustimmung.

2. Waldeyer und ähnlich Schroen und Luschka sowie wenig andere: Die Granulosa und die Gefäße der Theca interna beteiligen sich gleichmäßig an der Bildung des gelben Körpers. Die Granulosa wuchert mit gleichzeitigem Zerfall der obersten Zellen zu Dottermassen. Gefäße sprossen in die gewucherte Granulosaschicht und drängen eine Schicht weißer Blutkörperchen (spätere Autoren fassen sie als Theca-interna-Zellen auf) vor sich her; „so entsteht eine vollständige Durchwachsung der epithelialen und bindegewebigen Elemente des gelben Körpers, daß eine ganz gleiche Mischung derselben herauskommt."

3. C. H. v. Baer, Valentin, Zwicky, His, Kölliker, Spiegelberg, Beulin, Paladino, Schottländer, Nagel, Benkiser, Jankowski, Clark, Brugnatelli: Bindegewebige Genese, d. h. die Membrana granulosa geht durch Fettmetamorphose zugrunde und die Luteinschicht entsteht einzig und allein durch Vorwuchern und Vergrößerung der Theca-interna-Zellen.

4. Bischoff, Meckel v. Hemsbach, Pflüger, Funke, Call und Exner, Schulin, Sobotta, Honoré, Stratz, Marshall, Kreis, Cohn, Hörmann, Pfannenstiel, Bayer, Rob. Meyer, Rob. Schröder, Wallart, E. Novack, Seitz, Bertolini, Villemin, Aschoff, Shaw, Momigliano, Watrin, Reusch, Chydenius, Ogino, v. Winiwarteh, Cohn, L. Fränkel, Cotte, Moulonguet-Doléris, Dorothy Andersen, Wieczinsky, Ancel et Bouin und viele neuere Forscher: Epitheliale Genese, d. h. die Membrana granulosa gerät in Wucherung und bildet die großen Zellen der Corpus-luteum-Schicht = Luteinzellen, die Theca interna entsendet Bindegewebe und Gefäßcapillaren in diese entstehende Schicht und organisiert sie.

Die wichtige Frage, ob eine epitheliale oder eine bindegewebige Genese des Corpus luteum zu Recht bestand, läßt sich nur an den allerersten Frühstadien unmittelbar nach dem Follikelsprung klären. Da die Prozesse verhältnismäßig rasch fortschreiten, so ist die Gelegenheit zur Gewinnung dieses Materials sehr gering. Sobotta hat diese Gedanken zuerst stark hervorgehoben und sowohl

bei *Maus* wie *Kaninchen* unter genauester Berücksichtigung des Alters und des
Entwicklungstadiums des zugehörigen Eies die Corpus luteum-Genese exakt
studiert. Seine Arbeiten wurden durch die darin enthaltenen sorgfältigen und
gründlichen Beobachtungen maßgebend für alle weitere Erkenntnis. Autoren,
die gegenteilige Resultate gefunden zu haben meinen, haben die schwere Aufgabe, sich mit diesen exakten Beobachtungen kritisch auseinander zu setzen,
wenn sie ihre Überzeugung zur Geltung bringen wollen. SOBOTTAS grundlegende

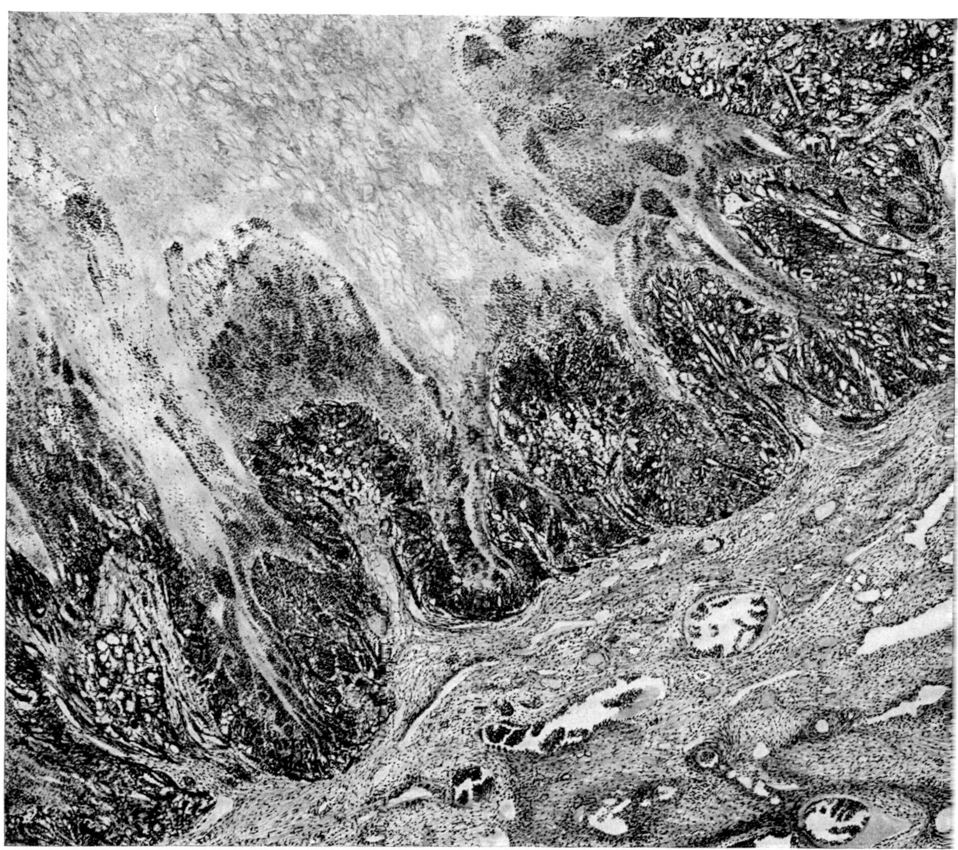

Abb. 21. Frisch geplatzter Follikel.

Studien wurden durch COHN am Menschen jedenfalls in gewissem Maße bestätigt.
Die wesentliche grundlegende Arbeit aber für die Genese des menschlichen
Corpus luteum stammt von RCB. MEYER aus dem Jahre 1911. Ich selber habe
dann Frühstadien beschreiben können; auch WALLART und REUSCH haben sich
um dieses Problem eingehend bemüht. Seitdem habe ich an vielen Untersuchungen wie viele andere Forscher auch immer wieder die damals fest-
gestellten Tatsachen bestätigen können.
    Einen sehr interessanten Beitrag zu dieser Frage lieferte A. WESTMANN
auf experimentellem Wege. Er sog bei *Kaninchen* wenige Stunden post cost.
den reifen Follikel so aus, daß auch die Granulosa verloren ging und nur die
Theca interna zurückblieb. Es entwickelte sich jetzt keine Corpus-luteum-Drüse

und die uterine Reaktion, die einem Corpus luteum synchron läuft, blieb aus. Die Theca interna ist also nicht imstande, die Gelbdrüse zu bilden und Hormon zu produzieren, sie degeneriert vielmehr bald nach dem Zugrundegehen ihres Follikels.

Die Entstehung des Corpus luteum: Bei der Beschreibung des Stadiums unmittelbar nach dem Follikelsprung ist gesagt worden, daß die Granulosazellen durch die Verkleinerung der Follikelhülle und Fältelung derselben gegeneinander und ineinander verschoben werden, daß sie damit eine gewisse Lockerung und Schichtung erfahren. Auf der Höhe der neu entstandenen Falten können sie wahrhaft büschelförmig in den Hohlraum hineinragen (cf. auch Wallart). Es wurde auch beschrieben, daß die Grenzfasermembran zerplatzt, ebenso wie

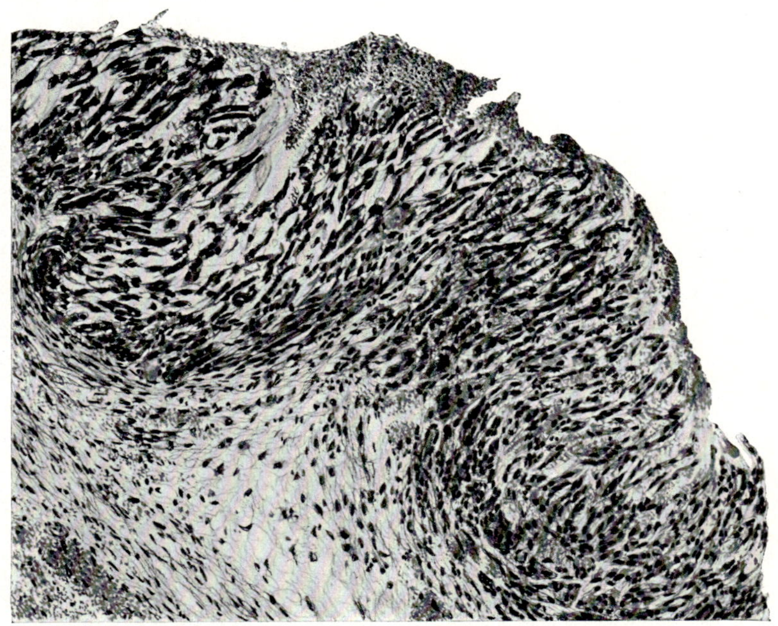

Abb. 22. Schichtung der Corpus luteum-Wand.

die feinen Capillaren der Theca interna, und daß Blutkörperchengruppen zwischen den gelockerten Granulosazellen gefunden werden und auf der inneren nackten Fläche der Granulosa erscheinen. Der noch bestehende Hohlraum des Follikels wird rasch durch gerinnendes Fibrin ausgefüllt. Die Theca interna-Zellen sind um diese Zeit ebenso groß und epitheloid wie die Granulosazellen, ja eher noch heller und lockerer. Bei Anwendung von fettdarstellenden Mitteln findet man sudanophile Tröpfchen in feinster Verteilung sowohl in den Granulosazellen wie auch in den Theca interna-Zellen; in den letzteren eher mehr als weniger. Dieses ist das Stadium, in dem es sehr schwer sein kann, Granulosazellen und Theca-interna-Zellen deutlich zu unterscheiden. Durch die Bielschofskysche Silberimprägnationsmethode, nach Wallart noch besser durch die Schnittverdauung, kann man mit aller Deutlichkeit feststellen, daß die capilläre Theca interna-Schicht zunächst den größeren Reichtum an feinsten Fibrillen hat, während die innere Granulosaschicht noch fibrillenfrei ist. Es biegen dann sehr deutlich Fibrillen in die Granulosaschicht und zwar zunächst in ihren basalen Teil ein. Es treten Gefäßwandsprossen an den Capillaren auf, die radiär durch die aufgelockerte Granulosaschicht hindurch wachsen. Diese Gefäßsprossen kann man an ihrem spindeligen oder lanzenspitzenähnlichen Bau leicht erkennen. Zu dieser Zeit beginnen aber auch die Granulosazellen sich zu vergrößern und zwar offenbar zuerst in den mehr zentraleren Lagen. Sie wachsen von 12—15 μ Durchmesser rasch auf 30—40 μ an. Während dieser Zellvergrößerung, die in erster Linie den Zelleib betrifft, bei der jedoch auch der Kern lockerer und größer wird, schreitet die Gefäßsprossung und die Fibrillendurchsetzung dieser Schicht rasch vorwärts. Zunächst wird die innere nackte Granulosaoberfläche erstrebt. Hier tritt ein nochmaliges rechtwinkliges Umbiegen ein, so daß die

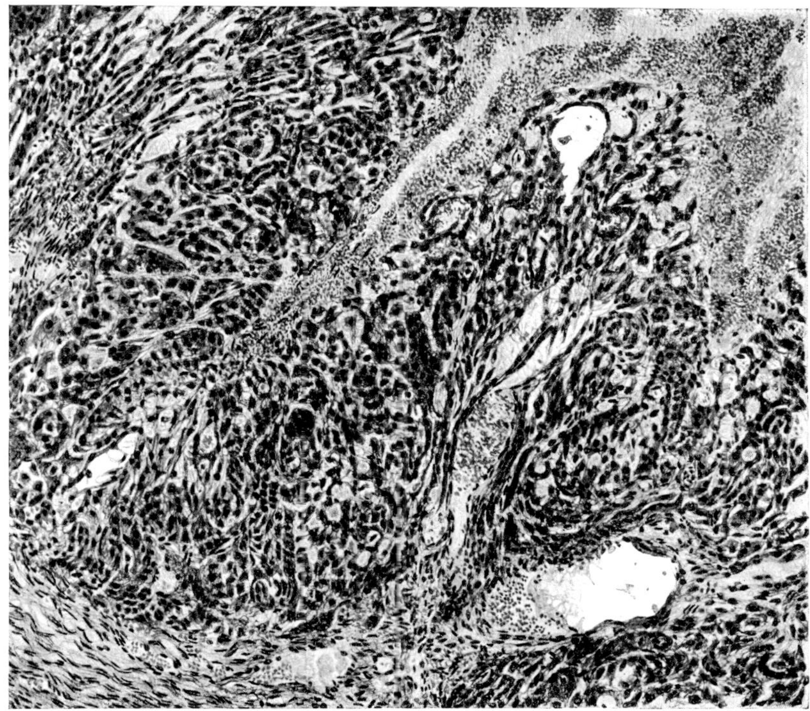

Abb. 23. 1½ Tage alte Corpus luteum-Formation.

zarten Fibrillen und die sternförmigen kleinen Schwärmzellen sich auf der inneren Oberfläche allseitig ausbreiten und eine gewisse Begrenzung der Follikelschicht hierdurch herbeiführen. Fast gleichzeitig oder in unmittelbarer Folge davon ziehen jüngste Bindegewebszellen auch seitlich und nehmen Verbindung mit den benachbarten Fibrillen auf. Schon nach verhältnismäßig kurzer Zeit, spätestens in 3—4 Tagen, ist durch das Ineinandergreifen zweier Prozesse, der sich vergrößernden Granulosazelle einerseits und der Bindegewebs- und Gefäßsprossung andererseits, die wie mit einem Netz das Granulosazellager durch- und überzieht, eine wahrhaft ideale epitheliale Drüse entstanden. Im Gegensatz zur „glande interstitielle" sprechen die Franzosen hier von einer „glande épithéliale" (BOUIN und Mitarbeiter). Dieses Stadium wird von ROB. MEYER als Proliferationsstadium bezeichnet.

Der eben fertige gelbe Körper: Wenn dieses Proliferationsstadium zu einem gewissen Abschluß gekommen ist, der natürlich nur einen willkürlich

begrenzten Entwicklungsabschnitt bedeuten kann, findet man folgende allgemeine Form des gelben Körpers.

Auf der Oberfläche des Eierstocks sieht man häufig, gewöhnlich am 18.
oder 19. Tag des Zyklus, eine dunkelrote, offenbar sammetweiche Fläche oder
leicht vorgewölbte Stelle von Stecknadelkopf- bis Flachkirschkerngröße. Dieses
Gewebe blutet bei Berührung außerordentlich leicht (L. Fränkel). Es kann
sein, daß diese Partie einen hochroten samtenen Rand hat mit einem gelb-
grau gallertigen Zentrum. In verschiedensten Fällen ragt diese Partie breitbasig und pilzförmig über die Oberfläche heraus. Die Eierstocksoberfläche
der Umgebung ist weißlich-grau. In dem Fall, wo diese Partie mehr lochartig
und klein ist, hat sich die Eierstocksoberfläche wieder gut geschlossen und die

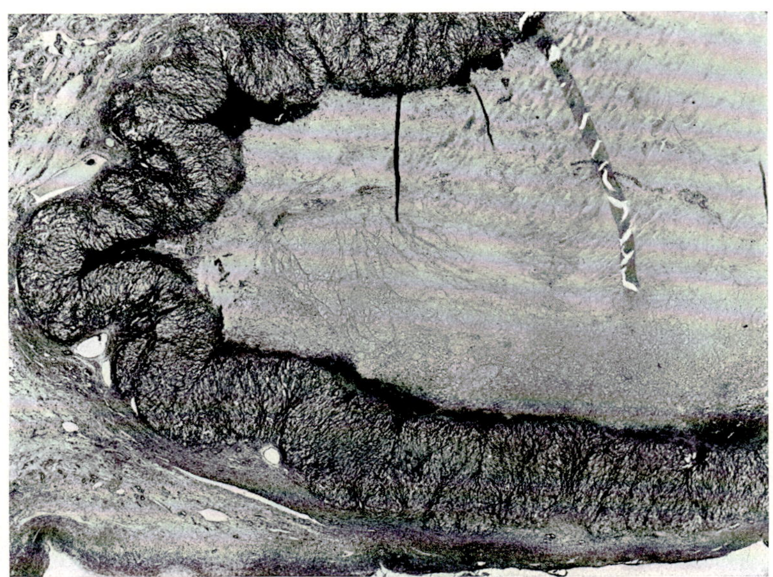

Abb. 24. Eben fertiges Corpus luteum. Vergr. 10 fach.

sonst hochrot erscheinenden Partien liegen unter ihr versteckt im Innern des
Eierstocks. Schneidet man auf eine solche Partie senkrecht in das Eierstocksgewebe hinein, so findet man auf dem Durchschnitt einen kirsch- bis haselnuß-
großen Körper, der zwar im ganzen sehr weich ist, dessen Struktur aber sich deutlich erkennen läßt. Im Zentrum liegt eine gallertige glasige Masse gewöhnlich
von grauer Farbe. In der Peripherie dieser glasigen Masse sieht man eine im
ganzen etwas unregelmäßige, aber doch meist nur schmale rote Zone. Gar nicht
selten ist der Gallertkern an einzelnen Stellen noch etwas rötlich gefärbt. Es
ist die Ausnahme, daß das Zentrum zum größten Teil aus rot gefärbter Gallerte
oder gar aus Blut besteht. Aschoff hat durch Marcotti und Hauswald
hierauf zuerst aufmerksam machen lassen. H. Runge hat an meiner Klinik
unter 152 Fällen von frischen Corpora lutea nur in 34 Fällen über die Hälfte
des Kernes mit Blut durchsetzt gefunden. Diese Feststellungen stehen den
Angaben, wie sie Leopold und Mironoff früher machten, völlig entgegen.
Nach ihren Feststellungen sollte in der ersten Woche nach dem Platzen das
Corpus luteum einen gut erhaltenen Blutkern und eine rote Rinde haben. In
der zweiten Woche sollte der bisher gut erhaltene rote Blutkern verschwinden

und eine gelbe schwachwellige Rinde von 1—2 mm hervortreten. Diese Auffassung war daraus entstanden, daß man den Follikelsprung unter der Herrschaft der Pflügerschen Theorie um die Zeit der Menstruationsblutung ansetzte. Aus den genauen Studien jedoch des Vergleichs von Uterus-Korpus-Endometriumveränderungen und Ovarium ist diese Meinung heute allgemein als falsch angesehen und, wie schon oben behauptet, der Follikelsprung um die Zeit des 14.—16. Tages anzusetzen.

Um dieses Fibrin-Zentrum herum liegt dann eine 1—2 mm dicke, grau-rötliche, etwas unregelmäßig gefaltete Schicht, die nach außen hin in das lockere, blutreiche Ovarialgewebe übergeht. Einen solchen Körper findet man um den 17.—20. Tag nach Beginn der letzten Regel einer vierwöchentlich regelmäßig wiederkehrenden Menstruation.

Der feinanatomische Bau eines solchen Körpers ist durch die Schilderung der Entwicklungsvorgänge desselben in wesentlichen Punkten schon beschrieben. Der Kern besteht aus einem zarten Netz von Fibrin. In der Peripherie des Kernes ist die makroskopisch erkennbare rote Farbe durch die meist dünne Blutkörperchenschicht hervorgebracht. Die Erythrocyten sind in den Fibrinmaschen verteilt und fixiert. Die graue Schale um diesen gallertigen Kern besteht aus einem meist stark gefälteten Band, dessen eigentliche Dicke nach Messung an gehärtetem Präparat etwa 250—350 μ beträgt, die aber durch die erhebliche Fältelung den Eindruck der größeren Schichtdicke hervorruft. Der Bau dieser Wand ist überall gleich. Der Hauptbestandteil sind kästchenartige, auch runde und gegeneinander abgeformte Zellen von 25—40 μ Durchmesser. Das Plasma ist locker, feinwabig, auch fein gekörnt. Chydenius fand in der netzförmigen Anordnung des Plasmas ein Mikrozentrum und reichlich Chondriomsubstanz längs der Fäden und in den Knoten. Cook und nach ihm Ikeda haben in der Peripherie dieser Zellen feinste Fibrillen nachweisen können, die nicht blau, sondern rot nach der Malloryschen Phosphorhämatoxylinfärbung gefärbt sind. Sie halten sie für Luteinzellenfibrillen und sprechen von Xanthoglia im Gegensatz zur Fibroglia. Die Mitochondrien liegen nach ihnen mehr zentral und sind säureempfindlich. Riquier und auch Kulesch haben den Golgischen Netzapparat in den Luteinzellen nachgewiesen. Eine Farbstoffspeicherung ist in den frischen Luteinzellen nach v. Möllendorffs Resultaten nicht festzustellen. Über Fettbefunde s. näheres später. Mikrochemisch lassen sich um diese Zeit Fetttropfen nur äußerst spärlich, nach übereinstimmenden Urteilen aller hierfür maßgebenden Forscher fast gar nicht nachweisen. Diese als Luteinzellen, besser noch als Granulosaluteinzellen (um damit ihren Ursprung besonders zu unterstreichen) bezeichneten Zellen liegen in der Schicht zu 10—15 Zellen übereinander. Zwischen ihnen sieht man ab und zu einige dunklere Zellen vereinzelt mit Kernzerfallsfiguren, offenbar solche, die ausgestoßen oder verdrängt sind; andererseits sieht man mehr radiär gestellte spindelige Zellen, die einen dunkleren Leib haben und auch strahlige Fortsätze leichter darstellen lassen. Diese Zellen sind wohl sicher als Gefäßsprossen anzusehen. Lymphocyten und Leukocyten sind nur äußerst spärlich vorhanden. Um diese Zellen herum findet sich ein äußerst feines Netz von zartesten Fibrillen mit feinsten Capillaren. Dieses Bindegewebsgefäßnetz ist noch nicht überall vollständig, aber doch schon sehr deutlich. Nach innen findet man an der Grenze zum Kern hin eine zarte Fibrillenschicht, die schon mehr oder weniger vollständig die innere Oberfläche bekleidet, und, mit ihr im Zusammenhang stehend, überall in den Fibrin-Kern hineinwandernde sternförmige Bindegewebszellen mit langen Protoplasmafortsätzen. Nach außen hin grenzt diese Schicht besonders an den nach außen konvexen Kuppen fast direkt an das Eierstocksstroma, das im ganzen hier etwas aufgelockert, aber sonst doch gut durchflochten ist. In den Nischen jedoch, die durch die Fältelung der Schicht gebildet werden, findet man reichliche Capillaren und in den Maschen der Capillaren die von früher her bekannten Thecazellen. Ihre Größe beträgt etwa 10—12 μ; sie haben einen dunklen Kern und etwas dunkleres Protoplasma. Sie liegen zu Gruppen von 10, 12 und mehr beieinander, unregelmäßig geordnet und färben sich mit Sudan meist recht deutlich. Die in den Granulosaluteinzellen vorhandenen verschiedenen Zelleibapparate fehlen hier. Nach Wilfred Shaw soll man außer durch Fettfärbung die Thecazellen von den Granulosaluteinzellen sehr gut auch durch die Neutralrotlichtgrünfärbung unterscheiden können; jedoch läßt das fein anatomische Bild auch sonst keinen Zweifel an diesen Formen und ihrer deutlichen Unterscheidung von den Granulosazellen aufkommen. Die Lagerung der Thecazellen

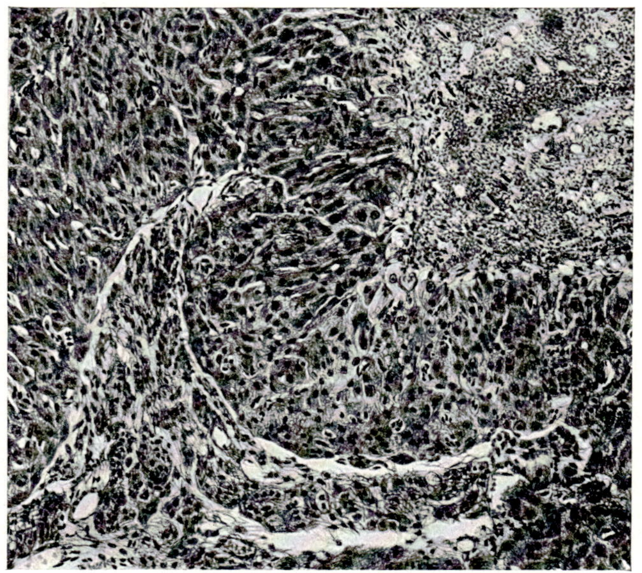

Abb. 25. Eben fertiges Corpus luteum.

außerhalb der großen gefalteten Membran besonders in den Lücken, das häufige Fehlen auf den konvexen Flächen. offenbar infolge Ausgleich durch Gewebsspannung, ihre Größe von 8—12 μ im Gegensatz zu den Granulosazellen von 25—40 μ, ihr dunkleres Protoplasma mit der Aufnahmefähigkeit für Sudan und andere fettfärbende Substanzen, der dunkle, wenig differenzierte Kern — das sind ihre wesentlichen Charakteristica. Über die Theca externa kann nur berichtet werden, daß sie den Falten bis in den innersten Teil folgt und ihre Gefäße jeweils in diese Spalten hineinschickt. Arterien und Venen sieht man häufiger und reichlich um den Follikel herum. Darüber, dann auch über die Lymph- und über die Nervenbahnen soll später unter Eierstocksstroma besondere Mitteilung gemacht werden.

Es bleibt noch übrig, über die Vorgänge am Follikelloch zu berichten. In einer Reihe von Fällen findet man die Ränder des Follikelloches zum größten Hauptteil vom Eierstocksstroma, also der Theca interna im wesentlichen, gebildet. Ihr zu innerst auf liegt eine capilläre zarte lockere Schicht, von der aus reichlich Schwärmzellen in das Fibrin des Kernes hineinziehen. Erst eine Strecke weit vom Rand des Loches entfernt findet man die äußerste Kante der oben beschriebenen Granulosaschicht. Sie beginnt hier meist etwas gestreckt ausgebreitet und ohne viel Fältelung. An ihrem auslaufenden Rande greift die Theca interna mit ihrem capillarreichen Bindegewebe herum. In einer anderen Gruppe von Fällen, die ungefähr das andere Extrem darstellt, ist die

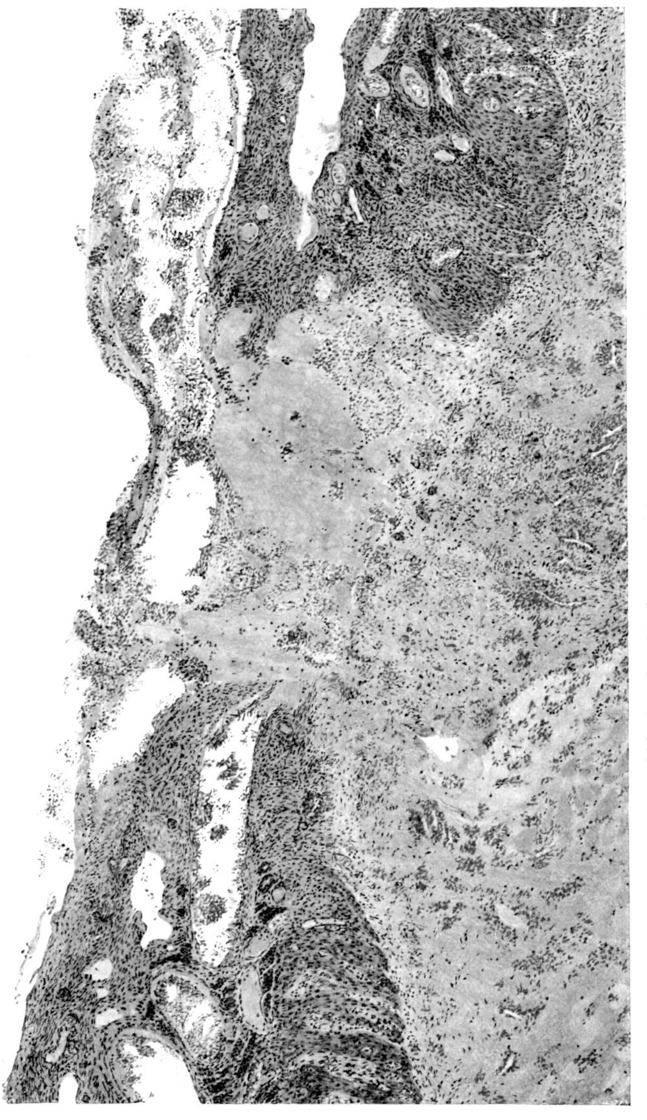

Abb. 26. Die Narbe des Follikelsprungloches.

Granulosamembran auf die Eierstocksoberfläche herausgekrempelt, ja sie kann direkt prolabieren und sich wie ein Pilz über die Oberfläche erheben. In diesen Fällen liegt auf ihrer inneren Oberfläche genau so wie an den anderen Partien im Innern des Körpers diese ganz junge lockere Bindegewebsschicht, deren Schwärmzellen ins Innere des Kernes vordringen. Zwischen diesen beiden extremen Formen findet man alle Übergänge. In der Mündung kann man auch

Fibrin und Blutreste sehen. Sie können sich wie ein Schorf auf das Follikelloch herauflegen. Aber allen diesen Bildern, sie mögen noch so mannigfach im einzelnen sein, ist gemeinsam, daß die Heilung nicht durch Verklebung der Granulosazellen vor sich geht, sondern eine reine Bindegewebsheilung, ausgehend von dem Thecabindegewebe, darstellt. Die Heilung des Follikelloches unterscheidet sich also in keiner Weise von der Wundheilung auch sonst.

Kehren wir nach dieser Schilderung der ersten Formierung des gelben Körpers und nach Kenntnisnahme von den Einzelheiten noch einmal zu der Frage nach der Genese des gelben Körpers zurück, so ist es aus der Beobachtung der frühesten Stadien in Übereinstimmung mit den klassischen SOBOTTASCHEN Feststellungen auch für den Menschen ganz offensichtlich, daß die Granulosazelle

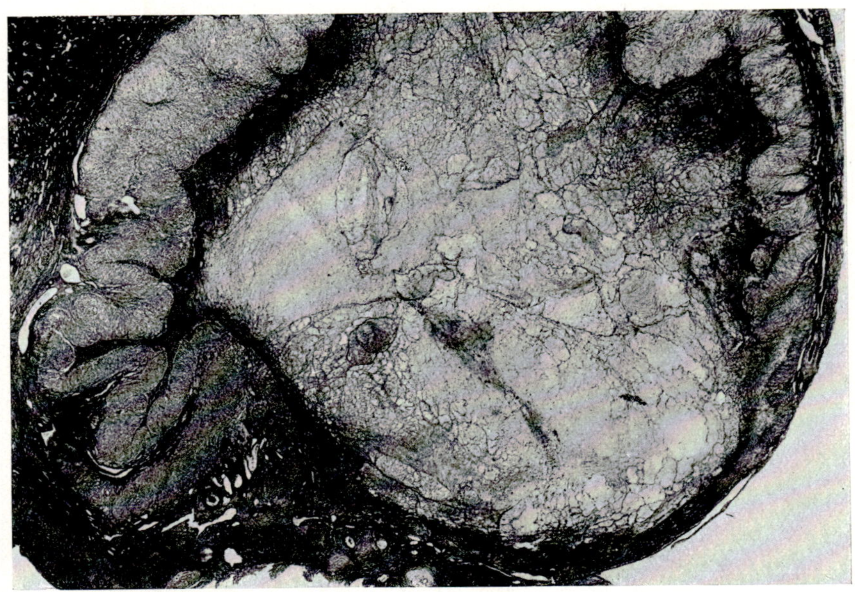

Abb. 27. Reifes Corpus luteum. 4. Woche des Zyklus (2. Woche nach Ovulation). Vergr. 10fach.

des Follikels die Granulosaluteinzelle entstehen läßt. Wollte man noch Zweifel haben an dieser epithelialen Genese, so wird man, worauf DE WINIWARTER zuerst aufmerksam machte, nach dem Studium der partiellen Umwandlung eines nichtgeplatzten Follikels in einen gelben Körper nicht mehr zweifeln. Es handelt sich hier um die sog. atypischen Luteinsäume ROBERT MEYERs oder die Abortivformen WALLARTs. Bei diesen kommt ein verhältnismäßig großer Follikel nicht zum Platzen, aber die Granulosa bleibt in Teilen der Peripherie erhalten und macht Veränderungen durch, wie sie das Corpus luteum zeigt. In diesen Fällen kann die Eizelle völlig fehlen, aber ein anderer Follikel hat gleichzeitig die regelrechte Corpus luteum-Bildung durchgemacht; mit diesem anderen Follikel gleichlaufend sind diese Veränderungen solcher Granulosareste mit genau den gleichen morphologischen Zeichen eingetreten. Auch die Beobachtung von STIEVE kann zur weiteren Stützung der epithelialen Genese, wenn es noch nötig ist, herangezogen werden. Er fand einen ungeplatzten Follikel vor, in dem die schon früher einmal genannte Eizelle in der ersten Reifungsteilung frei im Liquor schwamm und die Granulosamembran sich in deutlicher Umwandlung zu Granulosa lutein-Zellen befand, indem ihre

Zellen sich vergrößerten und von den Gefäßcapillaren und Fibrillen der Theca durchsetzt wurden. Es bestand gleichzeitig eine sog. prämenstruelle Schwellung des Endometrium corporis zum Zeichen der wahren Corpus luteum-Natur dieses Gebildes. Ein ähnliches wie hier von STIEVE beschriebenes, sonst bisher noch nie beobachtetes Bild müßte auch zustande kommen, wenn das Ei aus einem evtl. sehr kleinen Follikelloch den Ausweg nicht gefunden hätte. Es gibt einzelne seltene Fälle von Ovarialgravidität, die in dem eigenen Corpus luteum entstanden. Solche „gefangene" Eizelle kann man jedoch lediglich dadurch nachweisen, daß man die ganze Stelle der Oberfläche in Serien schneidet, um mit Sicherheit auch ein kleines, in Heilung begriffenes Follikelloch auszuschalten.

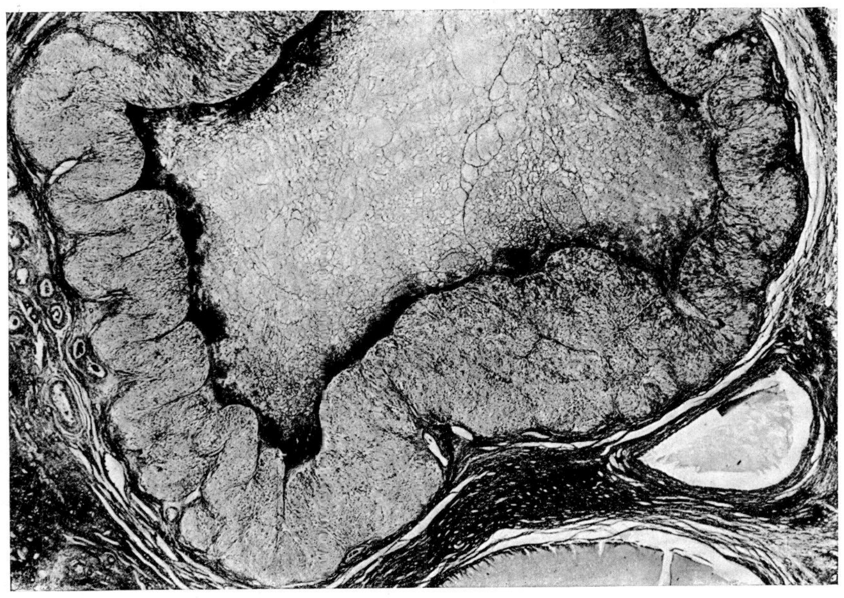

Abb. 28. Reifes Corpus luteum. Ende der 4. Woche des Zyklus (2. Woche nach Ovulation). Vergr. 10fach.

Faßt man alles zusammen, so besteht heute keinerlei Zweifel darüber, daß der Funktionsanteil des Corpus luteum aus den Granulosazellen gebildet wird, daß es sich also um eine „glande épithéliale" im Sinne der Franzosen handelt. Die Theca interna-Zellen sind auch hier Nährzellen für die Bindegewebsbildung, evtl. auch Schutzzellen für den funktionellen Anteil, haben also die gleiche Aufgabe und Wertigkeit wie bei dem wachsenden und untergehenden Follikel.

Untersucht man die Eierstöcke in der 4. Woche des mensuellen Zyklus nach Regelbeginn, so findet man, wenn überhaupt eine Eireifung stattgefunden hat, stets einen voll ausgebildeten, saftigen gelben Körper. Es ist die Zeit der vollendeten Vascularisation, der glandulären Metamorphose und der Blütezeit des Corpus luteum; diese Stadienbenennung führte ROBERT MEYER ein. Irgendein prinzipieller Unterschied des in spätestens 4 Tagen abgeschlossenen, bisher beschriebenen Bildes tritt nicht mehr ein; alle die bisher beschriebenen Vorgänge lassen sich gleichsinnig weiter verfolgen.

Die grob-anatomische Form zeigt, daß das Follikelloch und seine Umgebung allmählich mehr zurücktritt. Nur in der Minderzahl der Fälle fällt die pilz- oder beetartige Vorwucherung der Stellen auch weiterhin noch auf. Sie ist

aber nicht mehr so empfindlich gegen Berührung und blutet auch nicht mehr
so leicht. Legt man durch diese Drüse jetzt einen Schnitt, so sieht man, daß
die Drüse im ganzen noch etwas größer geworden ist. Der Kern ist von gleicher
Beschaffenheit wie bisher beschrieben; er ist jetzt etwas fester und gut kon-
sistent. Die Randpartien haben einen etwas mehr bräunlichen als roten Ton.
Durchblutungen des Kernes findet man noch weniger als in der 3. Woche des
Zyklus, offenbar deshalb, weil durchblutete Corpora lutea leichter vollständig

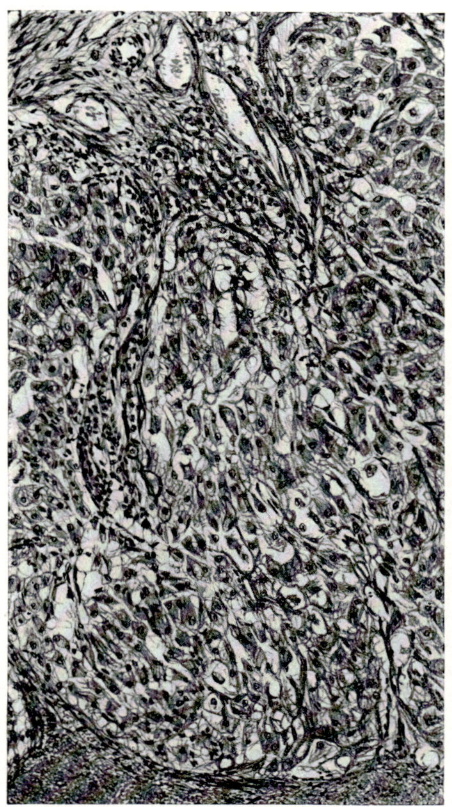

Abb. 29. Aus der Wand der Abb. 26.

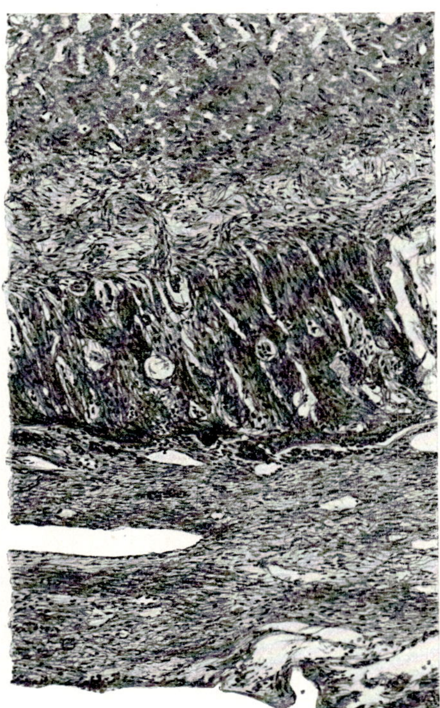

Abb. 30. Eben beginnende Rückbildung des
Corpus luteum.

zerstört werden, zugrunde gehen und dann klinisch von einem verfrühten Ab-
bruch des Zyklus, einer verfrühten Menstruation, gefolgt sind. Die Schicht
selbst ist jetzt sehr deutlich; sie tritt durch ihre prachtvolle weiß-grau-rötliche
Farbe sehr deutlich und gut abgegrenzt hervor. Bei manchen Körpern ist die
Fältelung der Schicht eine sehr starke und der Kern infolgedessen sehr gering,
bei anderen wird der Hauptteil des gelben Körpers von dem Kern eingenommen
und die eigentliche Schicht sitzt als 1—2 mm breites Band peripher. In abnormen Fällen ist der Körper cystenartig vergrößert bis auf Walnußgröße
und selbst auf Billardkugelgröße. Gewöhnlich liegt bei diesen cystischen Corpora lutea ein adhäsiver pelveoperitonitischer Prozeß in der Umgebung der
Ovarien vor oder besondere hyperämische Zustände setzen die Spannung des
Ovarialgewebes und damit seine Kollapsfähigkeit herab. Auch in diesen

cystischen Corpora lutea sieht man im Prinzip die gleichen Bestandteile wie
bei der gewöhnlichen Form: ein sehr großer zentraler Fibrinkern und eine $^1/_4$
oder $^1/_2$ mm dicke zarte, aber deutliche, gelbe periphere Schicht, die genau die
gleichen Zeichen und Bestandteile wie jene zusammengefalteten zeigt. Funktionell besteht zwischen den cystischen und den zusammengefalteten Corpora
lutea kein wesentlicher Unterschied.

Auch der feinanatomische Bau ist bei diesem Stadium des gelben Körpers
prinzipiell der gleiche wie bei jener frühen Form. Die Granulosazellen haben
dieselbe Größe, sie liegen gut und tadellos abgegrenzt nebeneinander. Zwischen
ihnen findet man jetzt zunehmend deutlicher ein zartes Fibrillennetz und überall
feinste Capillaren. Die innere Deckschicht zeigt jetzt deutliche, mit jeder Färbung
darstellbare Fibrillenzüge, die den Falten der Granulosaschicht folgen und von

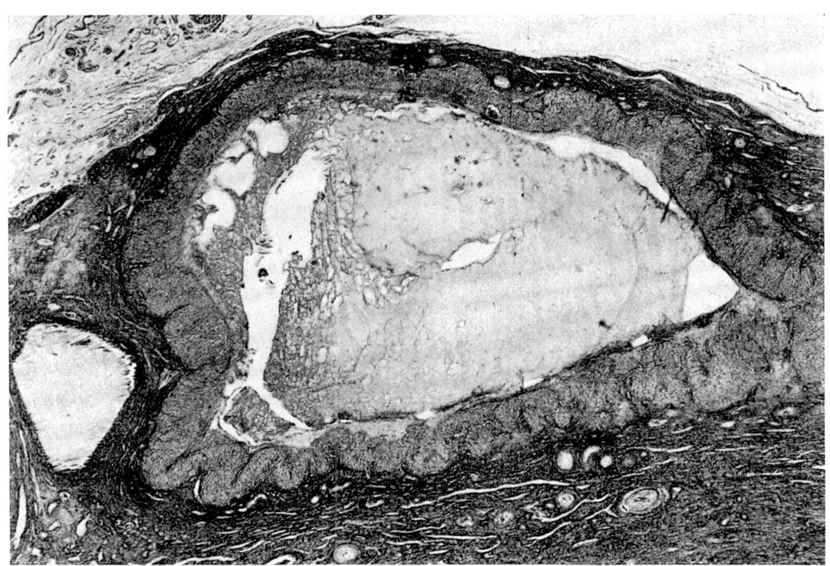

Abb. 31. Corpus luteum um die Zeit der Menstruation. Vergr. 10fach.
Beginn der 3. Woche nach Ovulation.

hier aus in den Kern hineinschwärmende, reichliche Bindegewebszellen. In der
letzten Hälfte der 4. Woche ist dieser Prozeß deutlich stärker als in der ersten
Hälfte ausgesprochen. Bei den Corpora lutea mit großem Kern kann im Zentrum
eine Verflüssigung auftreten. Dann formieren sich die inneren zarten Schwärmzellen konzentrisch mit der allgemeinen Schichtung der Granulosa und bilden
nach der Flüssigkeit zu eine etwas festere Fibrillenlage, auf der dann zarteste
und flache Endothelzellen deutlich werden. In den Einsenkungen zwischen den
Falten der Granulosaschicht tritt rasch eine Ausfüllung mit zartem Bindegewebe ein. Diese nach innen zu offenen Spalten werden sehr bald überbrückt,
so daß die innere Bindegewebsschicht dadurch einheitlicher und fester wird.
Nach außen zu sind die Thecazellfelder in den nach außen gerichteten Spalten
der Faltenschicht noch etwas deutlicher hervorgetreten. Sie liegen jetzt sehr
gut zu Gruppen gesammelt beieinander, umgrenzen die feinsten Capillaren
und liegen auch den größeren, in die Spalten einbezogenen Arterien nahe. Aus
der Größe der Schicht und ihrer Zellen und aus dem Fortschritt der Vascularisation und der bindegewebigen Abdeckung am Innenrand läßt sich das Alter

des Corpus luteum in bezug auf die Zykluszeit bis auf wenige Tage genau bestimmen. In dieser Phase ist der gelbe Körper eine geradezu vollendete Drüse mit innerer Sekretion. Die von den Granulosazellen produzierten Stoffe fließen direkt in die capilläre Blutbahn ab und können von hier aus durch das reiche Blutgefäßnetz des Eierstocks rasch in den Gesamtkörper übergeleitet werden. Es ist schon früher gesagt worden, daß um diese Zeit das Gesamtblut der Frau so viel Sexualhormonstoff enthält, daß damit 120—150 kastrierte weiße *Mäuse* in die Brunst gebracht werden können (R. Frank-New York, H. Siebke-Kiel).

An der Sprungstelle kann man die gleichsinnigen Vorgänge erkennen. Auch hier ist es im wesentlichen die Zunahme des sprossenden Bindegewebes, das

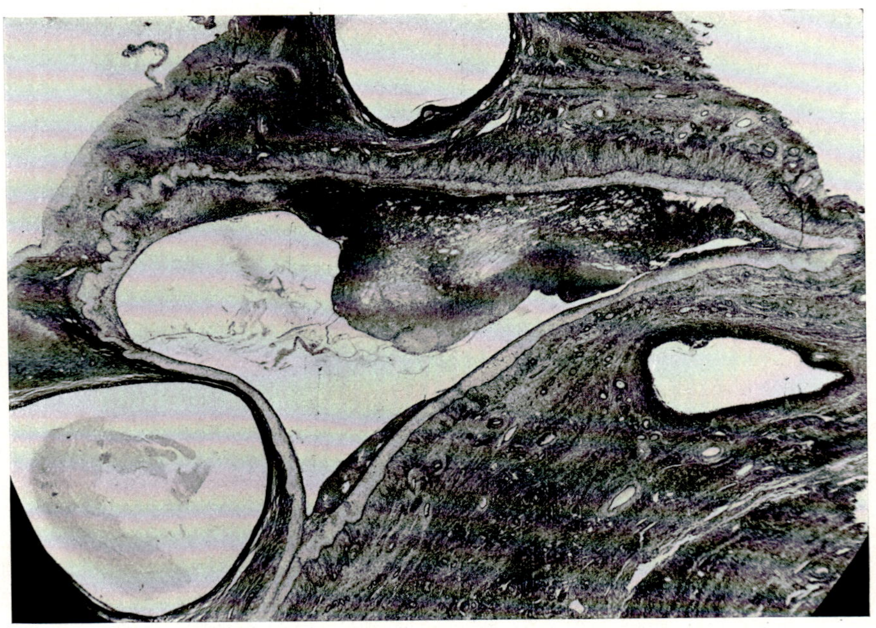

Abb. 32. Corpus luteum in Rückbildung. 1. Woche des neuen Zyklus (3. Woche nach Ovulation). Vergr. 10 fach.

jetzt das Loch verschlossen hat, indem es eine Brücke von Rand zu Rand spannt. Ja, in den Fällen, wo die Granulosa gerade eben an das Follikelloch heranragte, ist eine gewisse Retraktion eingetreten und die Sprungstelle in Form einer kleinen Delle nach einwärts eingezogen.

Ist jetzt die Schwangerschaft eingetreten, die offenbar die eigentliche Bestimmung dieses Prozesses ist, dann geht diese Bildung jetzt gleichsinnig weiter. Von diesem Schwangerschafts-Corpus luteum werden wir bei der Schwangerschaft noch reden müssen. Ist das Ei aber nicht befruchtet und folgt dieser Nichtbefruchtung jetzt die Menstruation, dann setzen kurz vor Beginn der menstruellen Blutung, am 26., 27. Tag des Zyklus, die Zeichen der Rückbildung ein. Die Rückbildung, die von jetzt ab einsetzt, schreitet sehr rasch fort. Man kann diese Studien sehr wohl dadurch auf eine verhältnismäßig exakte Grundlage bringen, daß man das Alter des in Rückbildung befindlichen Corpus luteum nach den gleichzeitig noch vorhandenen frischeren Corpora lutea und der durch die Regelwiederkehr festgelegten Dauer des Zyklus bestimmt.

Man sieht dann, daß die Rückbildung sehr rasch Fortschritte macht, daß schon
in den nächsten 14 Tagen der kirsch- und haselnußgroße gelbe Körper auf Erbsengröße zurückgeht, nach nochmal 14 Tagen nur knapp Pfefferkorngröße hat und
nach im ganzen 6 Wochen nach Beginn der Rückbildung nur noch mikroskopisch nachweisbar ist. Mehr als höchstens 7 Wochen nach Rückbildungs-
beginn läßt sich der gelbe Körper nicht mehr nachweisen. Dis bisherige Vermutung, daß die Rückbildung viele Wochen und selbst mehrere Monate beanspruchen könnte, hat sich außerhalb der Schwangerschaft nicht bestätigt.

Zu Beginn der Besprechung des Rückbildungsprozesses muß über die Frage
des Fettnachweises im Corpus luteum gesprochen werden. Alle Autoren stimmen

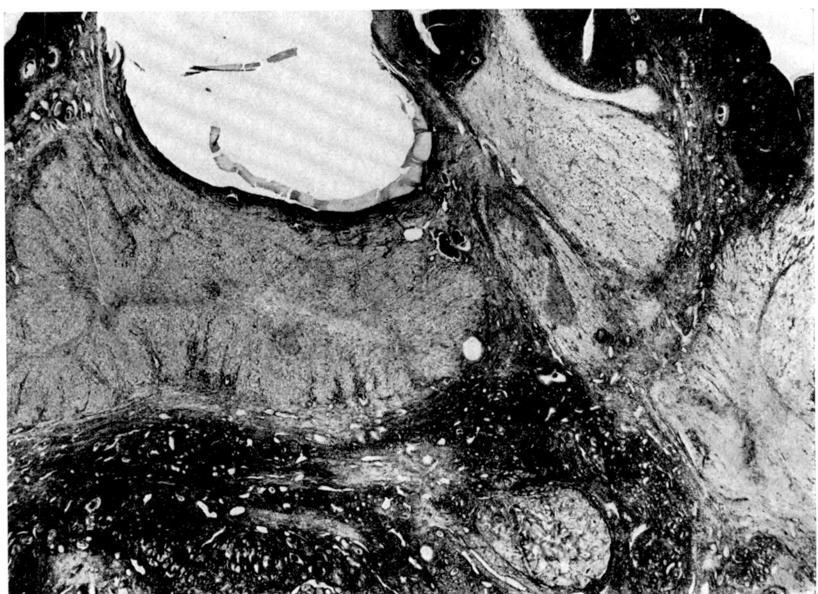

Abb. 33. Ein Corpus luteum. 4 Wochen nach Ovulation, daneben 8 Wochen nach Ovulation.
Vergr. 10fach.

darin überein, daß mit Beginn der Rückbildung in reichlichem Maße sudanophile
Stoffe auftreten. Die Untersuchungen von ELISABETH WEISHAUPT, WICZINSKI,
HERMSTEIN, v. MIKULICZ-RADECKI, JAFFÉ, MILLER, WATRIN, ADACHI, MOU-
LONGUET, MONIGLIANO, KAUFMANN und LEHMANN gehen darüber einig,
daß sich mit der Rückbildung des Corpus luteum reichlich Fettsubstanzen
histologisch feststellen lassen. Besonders ROB. MEYER und seinen Mitarbeitern
ist es gelungen, hierbei noch besondere Feststellungen zu machen: Zunächst,
daß diese sichtbar werdenden Fettkörper in der Hauptsache, wie auch sonst
die Pathologie ergibt (s. KAWAMURA), Neutralfette, Fettsäure und Seifen darstellen zum Zeichen der Degeneration. Es wurde aber von ihnen auch gefunden,
daß die komplexeren Lipoide, Phosphatide, Cerebroside und Cholesterine auch
in der Zeit der Blüte im Corpus luteum vorhanden sind. WICZINSKI wies mit der
NOLLschen Verdauungsmethode nach, daß man nach Abbau des Eiweißkomplexes
die im Blütestadium vorhandenen Lipoide zur Färbung freimachen kann.
KAUFMANN und LEHMANN haben die Fettfärbungsmethoden einer besonderen
Kritik im Vergleich mit chemischer Untersuchungen unterzogen. Es ist dabei
herausgekommen, daß die Fettfärbungsmethoden völlig unzulänglich sind und

daß Fettkörper in sehr verschiedenartigen und mannigfachen Verbindungen in der Zelle enthalten sein können. Die chemischen und histologischen Untersuchungen Kaufmanns und verschiedener Mitarbeiter haben dann dargetan, daß auch in der Gelbkörperblütezeit Lipoid in großer Menge, allerdings zellgebunden und mikrochemisch nicht darstellbar, vorhanden ist. Die Lipoidgesamtmenge zeigt in allen Stadien keine wesentlichen Schwankungen. Über die Herkunft dieser Lipoide unterrichtet eine Untersuchungsreihe an *Ratten* durch Preissecker, daß Nahrungsentziehung und quantitativ wie qualitativ unzureichende Nahrung den Lipoidgehalt der Eierstöcke nicht merklich beeinflußt. Die Lipoide kommen also weder direkt aus der Nahrung noch stehen

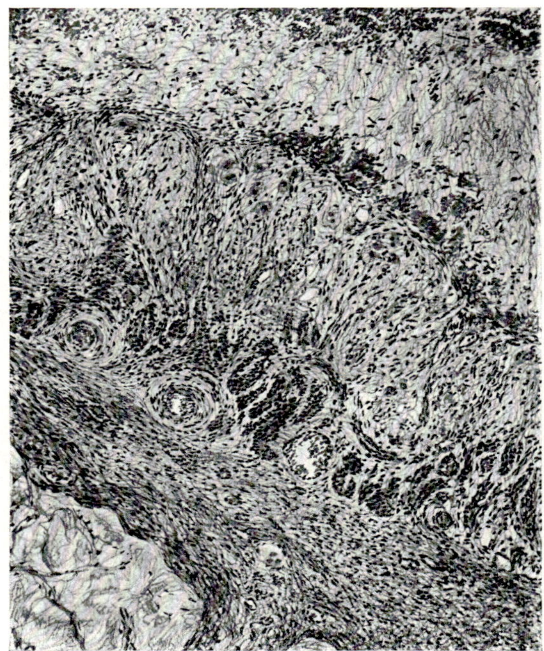

Abb. 34. Corpus luteum der 3. Woche nach Ovulation.

sie dem hungernden Organismus zur Verfügung; die übrigen Neutralfettdepots waren leer.

Für die Rückbildung wichtig ist also, daß durch degenerative Veränderungen im Zellkörper von diesem Stadium an, d. h. also von der Zeit um die Menstruation an, schlagartig reichlich sudanophile Substanzen auftreten und von jetzt ab zunehmend die Zellen anfüllen. Fast noch stärker wie die Granulosa lutein-Zellen zeigen die Theca lutein-Zellen sichtbaren Fettgehalt. Die makroskopische Erscheinung eines solchen in Rückbildung begriffenen Körpers ist abgesehen von seiner geringeren Größe durch die jetzt auffällig werdende gelbe Farbe gekennzeichnet. Sie tritt verschieden stark hervor, bei manchen auffälliger als bei anderen. Eine rote Farbe, wie sie z. B. bei *Rindern* beobachtet wird, hat man beim Menschen nie gesehen. Über diese Farbe des Corpus luteum hat Escher berichtet. Es handelt sich dabei um ein Lipochrom, das mit Blutfarbstoff nichts zu tun hat. Es ist chemisch identisch mit dem in Karotten vorhandenen Carotin, ein Stoff, der von Willstätter und seinen Mitarbeitern als Terpenkohlenwasserstoff ($C_{40}H_{56}$) genau studiert ist. Der Kern des an Größe stark abnehmenden, jetzt mit Recht als gelber Körper bezeichneten Gebildes verliert ebenfalls erheblich. Er ist nicht mehr deutlich gallertig, sondern mehr fest, narbig. Die Granulosaschicht ist schmäler und auch in sich nicht mehr saftig. Das eigentliche Granulosaband ist erheblich zurückgegangen. 150 μ im Durchschnitt ist jetzt sein allgemeines Maß. Im Vordergrund steht noch während der ersten zwei Wochen der Rückbildung der reichliche Gehalt an Zellen. Die Granulosa lutein-Zellen sind auch ohne Fettfärbung jetzt leicht an ihrer vakuoligen Struktur zu erkennen. Sie sind höchstens noch 20 μ und liegen nicht mehr in geschlossenen Verbänden, sondern häufig auseinandergesprengt. Die Thecazellen sind jetzt auch wieder größer geworden. Sie haben

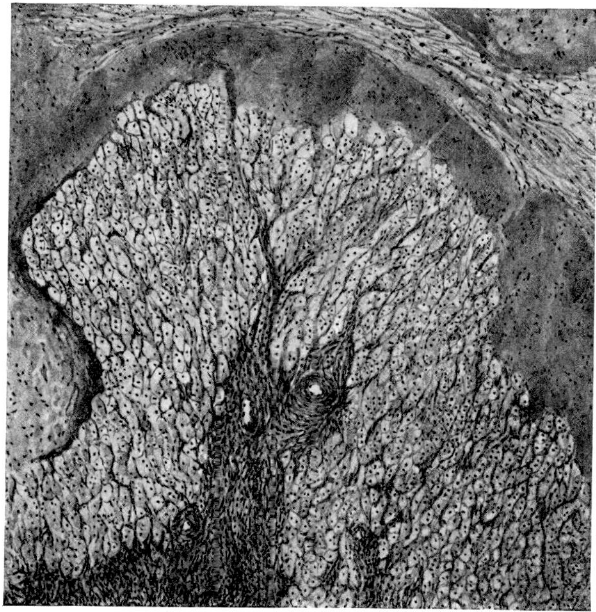

Abb. 35. Corpus luteum. Ende der 4. Woche nach Ovulation.

einen helleren (nach fettlösenden Mitteln) Leib bekommen, sie liegen viel lockerer in Feldern in den nach außen gerichteten Spalten als die Granulosazellen in ihrer Schicht; diese Spalten erscheinen jetzt immer mehr als Septen des Bandes. Eine deutliche gute Abgrenzung der Granulosaschicht gegen die bisher so spärlichen Reste der Theca besteht jetzt nicht mehr; es tritt allmählich eine Vermischung ein, indem die Thecazellen wieder mehr und mehr hervortreten, die Granulosazellen aber zugrunde gehen und die Schichtgrenze auch nicht mehr scharf ist. Das ist bedingt durch die erhebliche Zunahme der Bindegewebsfibrillen in der gesamten Schicht. Die schon oben genannte Auseinandersprengung der Granulosazellen ist lediglich eine Folge dieser Bindegewebsvermehrung. Die Hauptzunahme des Bindegewebes aber ist an der inneren Deckschicht zu sehen, die schon vor Beginn der Rückbildung immer deutlicher wird. Die Fibrillen wachsen immer mehr gegen das Zentrum des Kernes vor, man findet verhältnismäßig häufig im Kern jetzt frische Blutung. Die am weitesten nach außen liegenden Teile des Kernes, also die, welche der Epithelschicht am nächsten aufliegen, haben jetzt breite Bindegewebsbänder streckenweise mit Tendenz zur Hyalinisierung. Bei der van Gieson-Färbung treten hier jetzt leuchtende Partien in Bandform hervor.

Über die frischen Blutungen muß hier noch ein Wort gesagt werden. Es ist das, was Aschoff als das sekundäre Corpus haemorrhagicum bezeichnet. In der schon oben angezogenen Arbeit hat H. Runge-Kiel an 112 nach der Menstruation in Rückbildung befindlichen Corpora lutea der ersten Woche nach der Menstruation 85mal in über der Hälfte des Kernes frisches Blut gefunden. Der Grund liegt darin, daß um die Zeit der Menstruation die capilläre Blutungsbereitschaft erhöht ist (Rumpel-Leede-Symptom). Das Follikelloch ist jetzt meistens so weit vernarbt, daß man es kaum noch sehen kann. Es ist stark nach einwärts gezogen. Nur in den Fällen des Prolapses der Granulosa

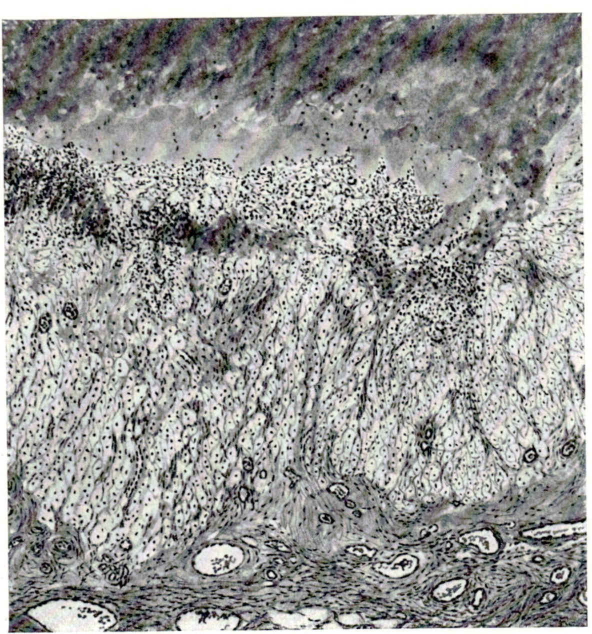

Abb. 36. Corpus luteum der 6. Woche nach Ovulation.

sieht man noch die braune Narbe. Die Retraktion des narbigen Bindegewebes am Follikelloch hat den Verschluß besorgt.

Wenn während des nächsten Zyklus schon die Zeit des Follikelsprunges wieder herangekommen ist und das neue Corpus luteum sich bildet, dann sind von dem vorhergehenden nur noch starke Rückbildungszeichen vorhanden. Der Kern ist jetzt ausgefüllt; das ganze Gebilde ist knapp erbsengroß, oft noch kleiner. Die innere Deckschicht ist deutlich hyalin, die Granulosaschicht ist in ihrem eigentlichen Faltenband deutlich zurückgegangen. Es ist schwer, jetzt noch die immer mehr der Verfettung verfallenden und in Rückbildung gehenden Granulosazellen von den wieder größer werdenden, ebenfalls fetthaltigen Theca interna-Zellen zu unterscheiden. Manchmal gelingt es dadurch, daß die frühere Granulosaschicht jetzt noch wesentlich mehr Bindegewebe enthält als die nur locker abgeteilte frühere Thecaschicht. Man hat den Eindruck, als ob die Thecazellen in einem recht guten Funktionszustand sind, während die Granulosazellen mehr und mehr verschwinden.

Kurz vor der nächsten Menstruation, also nach jetzt 4 Wochen lang dauernder Rückbildung, erkennt man geschlossene, stark fetthaltige, noch Reste von Fältelung zeigende Körper, deren größter Teil von 10—12—15 μ großen, nach der Entfernung des Fettes völlig hellen Zellen eingenommen wird und dessen Zentrum eine immer derber und fester werdende Bindegewebsnarbe zeigt und vielfach hyalin degenerierte, bandartige Partien aufweist. Der Zellgehalt dieses Körpers wird nach und nach kleiner; die Narbe kann deutlicher hervortreten, sie kann jetzt zu einem hyalinen Band werden, das als pfefferkorngroße gefaltete Masse im Bindegewebe des Ovariums liegt Im Zentrum dieser sehnig glänzenden Körperchen (Corpora albicantia) sieht man etwas lockeres Bindegewebe und gar nicht selten auch Blutpigment auftreten. In der Peripherie dieser hyalinen Bänder sind gelegentlich noch kleine spärliche Reste von Zellen zu finden, aber sehr bald verschwinden auch diese vollständig. Gar nicht selten findet man auch keine hyalinen Reste in Form von Corpora albicantia oder von deutlichen gewundenen hyalinen Bändern, sondern wenn der Kern verhältnismäßig gering war oder sich verflüssigt hatte, kann eine volle Resorption der Stelle, wo das Corpus luteum war, eintreten. Nur eine Partie etwas lockeren Narbengewebes im sonst dichten Stroma des Eierstockes deutet noch auf diese Partie hin, bis auch sie verschwindet. Von den hyalinen Körpern gehen die kleinen sicherlich auch durch allmähliche Verflüssigung und Aufsaugen des hyalinen Bandes zugrunde. Nur die großen können dauernd das Grabkreuz des vergangenen gelben Körpers bilden.

Ein kurzer Hinweis auf HÄGGSTRÖMs Zahlenergebnisse zeigt, daß in den beiden Ovarien der 22jährigen 9 Corp. lut. in verschiedenen Altersstadien (wahrscheinlich einige gleich alt) vorhanden waren. Für die Altersbestimmung sind sie leider nicht verwertbar, da die Beschreibungen nur allgemein gehalten sind. Corpora albicantia wurden im ganzen 58 gezählt und zwar von 5,4 qmm größte Schnittfläche bis 0,07 qmm. HÄGGSTRÖM rechnet aus, daß demnach mehr als 5 Jahre hindurch vor dem Tode regelmäßige Menstruationen gewesen sein mußten.

Die wichtigste Lehre, die für das Verständnis der Funktion aus dieser Darstellung im Gesamten zu ziehen ist, ist, daß der gelbe Körper eine nach bestimmten Zeitabläufen kommende und vergehende Drüse ist. Die Primordialfollikel, die wachsenden Follikel, die großen reifenden mit dem Follikelsprung, die Proliferation des gelben Körpers aus der verlassenen leeren Follikelhülle, der große gelbe Körper in voller Funktion und die in 6 Wochen dann vollendete Rückbildung — diese ganze Funktionsreihe ist gebunden an die eine Eizelle, die ihr zugehört, ihr Wachsen, ihr Reifen und Befruchtungsbereitsein. Diese ganze Linie stellt einen gesamten Funktionsgang dar. Solche Funktionsgänge überschneiden sich nun so nacheinander, daß immer jeweils nur der Follikel vom Beginn des Reifens bis zum Beginn der Corpus luteum-Rückbildung als der jedesmal dominierende und allein herrschende Prozeß den klinischen Funktionsgang des vierwöchentlichen mensuellen Zyklus bestimmt. Unter gewöhnlichen Umständen erreicht nur eine Eizelle im Zyklus die volle Reife und macht den vollen Funktionsgang durch. Ausnahmsweise, wahrscheinlich im Verhältnis von etwa 1:80, kommen auch zwei Follikel gleichzeitig zur Reife. Sie machen dann nebeneinander und unabhängig voneinander genau die gleichen Stadien durch und stimmen in ihrem Bau jeweils vollkommen überein. Eine weitere Frage ist die, ob die Eierstöcke in der Lieferung des reifen Follikels und der dazugehörigen Umbildungsstadien abwechseln. RÜHL glaubte aus dem ASCHOFFschen Institut auf Grund seiner Untersuchungen sagen zu können, daß in der Beteiligung beider Ovarien am Eierstocksprozeß eine gewisse Abwechslung nachweisbar ist. An *Rindern* fand KÜPFER, daß von 100 Ovula

44 auf das linke und 56 auf das rechte Ovar kamen. Die Erklärung dafür liegt im wesentlichen wohl darin, daß ein großer gelber Körper den Kreislauf seines Ovariums mehr oder weniger für sich in Anspruch nimmt und daher andere Follikel nicht recht zur Reife kommen läßt.

Sehr interessant für das Verständnis dieser Gelbkörperdrüse ist ein kurzer Blick auf die **phylogenetische Entwicklung** desselben. Bei allen *Säugetieren* ist der gelbe Körper nachgewiesen und studiert. Bei den *Marsupialiern* haben O'Donoghue und Karl Hartmann ihn ganz einwandfrei beschrieben. Beim *Schwein* ist er mehrfach studiert; Bouin und Ancel, Marshall, Struve, vor allem aber Corner und seine Mitarbeiter haben genau die Corpus luteum-Verhältnisse bei diesem *Haustier* festgelegt. Beim *Schaf* finden wir Untersuchungen von Marshall, Zietzmann und Küpfer. Beim *Rinde* ist er neben den Untersuchungen von Flemming, Williams und Marshall vor allem in der ausgezeichneten Monographie von Küpfer und in den gründlichen Untersuchungen von Zietzmann dargestellt. Auch Lang, May, Yamanchi haben sich mit dieser Materie beschäftigt. Die Verhältnisse des Hundes studierten Keller, Marshall und Jolly und Gerlinger. An der *Katze* sind eingehende Untersuchungen von Sainmont und v. Winiwarter u. a. vorhanden. Besonders eingehend sind die kleinen *Nagetiere:* die *Maus* durch die klassischen Untersuchungen von Sobotta, dann durch Allen, Tagori und Parkes, die *Ratte* vor allem durch Long und Evans, *Meerschweinchen* durch Loeb, Stockard, Papanicolaou und das *Kaninchen* wieder durch Sobotta und später durch Tsu-Zong-Yung. Schließlich wurde auch der *Maulwurf* von Altmann und die *Fledermaus* von Courrier eingehend studiert. Über die *Affen* liegen gründliche Untersuchungen von Heape, van Herwerden, Hamilton, Joachimovitsch und vor allem Corner vor. Aus all diesen Untersuchungen geht klar hervor, daß bei den *Säugetieren* durchweg ein Corpus luteum gebildet wird, das sich in allen prinzipiellen Punkten genau so verhält wie das beim Menschen. Den Hauptanteil geben die Granulosaepithelzellen des Follikels. Sie werden groß und funktionsbereit und werden von der Theca interna mit Bindegewebe und Gefäßen durchsetzt. Nach der Degeneration des epithelialen Anteils geht die Resorption und der Narbenersatz rasch vor sich. Die zeitlichen Verhältnisse dieses Vorganges sind bei der einzelnen Tiergruppe verschieden, entsprechend den besonderen Fortpflanzungsbedingungen, die jeweils bestehen.

Verfolgen wir nun, um Klarheit über den phylogenetischen Ursprung des Corpus luteum zu bekommen, die Verhältnisse bei den *Amphibien, Reptilien* und *Vögeln.* Es ist ja von vornherein klar, daß diese Tiere ganz andere Brutpflegebedingungen haben, indem sie nicht das Junge im eigenen Mutterleib entwickeln, sondern mit einem genügenden Vorrat versehen an die Außenwelt bringen. Bei den Amphibien findet man durchweg, wie insbesondere Harms nachwies, daß das Follikelepithel nach der Ausstoßung des reifen Eies und dem Zusammenschnurren der großen Eihülle sehr rasch verschwindet und der kleine Hohlraum durch Bindegewebe rasch ersetzt wird. Duschak beschreibt bei Anuren, daß man vor dem Follikelsprung nur an wenigen Stellen ein äußerst flaches Epithel und eine sehr schmale Theca um das Zentrum herum sieht. Nach Ausstoßung des Eies bleibt das Follikelepithel zurück, die Hülle zieht sich rasch faltig zusammen, das Epithel wird abgestoßen, degeneriert, das Lumen verschwindet durch Wandverklebung und Bindegewebsnarbe. Bei den *Reptilien,* die insbesondere durch Hett an der *Zauneidechse* studiert wurden, bleibt die Epithellage der Follikelzellen zusammengeschoben noch für eine kurze Zeit bestehen, es wandern Bindegewebssprossen mit Gefäßen ein, ebenso auch

Leukocyten. Das zentrale Follikelepithel schrumpft sehr bald und wird durch Bindegewebsnarben ersetzt.

Ähnlich liegen die Verhältnisse bei den *Vögeln,* wie sie STIEVE, HETT, NOVACK und DUSCHAK studierten. Es tritt eine rasche Degeneration des Follikelepithels auf, das ebenso wie bei den anderen eierlegenden Tieren nach der Ausstoßung des großen Eies und Zusammenschnurren seiner Hülle in dem übrigbleibenden Loch in eine kleine epitheliale Gruppe zusammengedrängt wird. Das Epithel wird durch das Bindegewebe der Theca durchsetzt und degeneriert sehr rasch.

Es läßt sich also sehr deutlich zeigen: die eierlegenden Tiere, die einen lumenlosen Follikel haben, bilden kein Corpus luteum. Die *Säugetiere,* die die Brutpflege in den Tierkörper hinein verlegen und den Ausführungsgang zum Brutapparat umbilden müssen, haben ein Corpus luteum. Wo der Übergang in der Tierreihe ist, hat sich nicht feststellen lassen. Das *Schnabeltier* ist noch nicht genügend untersucht; vielleicht handelt es sich bei diesen Übergangsformen überhaupt um fossile Arten. Sicher aber geht aus dieser kurzen phylogenetischen Übersicht hervor, daß das Corpus luteum Beziehungen zur Brutpflege hat, insofern als es offenbar für die Umwandlung des Ausführungsschlauches zum Brutapparat und für die Aufnahmefähigkeit dieses Genitalabschnittes für das befruchtete Ei verantwortlich ist. Das läßt sich auch experimentell durch Corpus luteum-Exstirpation zu verschiedenen Funktionszeiten einwandfrei belegen (L. FRÄNKEL, viele Operationserfahrungen, neuerdings CORNERS bedeutungsvollen Corpus luteum-Hormonuntersuchungen, Arbeiten CLAUBERGS aus der Kieler Klinik).

Das **Stroma** des geschlechtsreifen Eierstockes besteht aus durchflochtenen Faserzügen teils derberen, teils lockereren Bindegewebes, das sich als Füll- und Trägersubstanz überall zwischen den verschiedenen Keimplasmafunktionsstadien findet. Die Anordnung der Albuginea ist schon am Eingang der Beschreibung des geschlechtsreifen Follikels und seiner Folgestadien des näheren dargestellt; sie geht ohne deutliche Grenze in die tieferen Partien der Eierstocksrinde = der Zona parenchymatosa über. Die Schichten sind so miteinander verbunden, daß keine Möglichkeit besteht, eine oberflächliche Bindegewebshaut vom Eierstock abzuziehen. Die tieferen Partien sind vielfach etwas lockerer, jedenfalls trifft man unter derberen und dichteren Partien auch weichere, aufgelockerte Herde. Eine bestimmte Schichtung oder ein erkennbares System in der Durchflechtung fehlt auch hier. Die Primordialfollikel und ihre jüngsten Folgestadien liegen in dichten Fibrillenzügen versteckt, so daß man meinen könnte, sie fänden kaum ausreichende Ernährungsbedingungen. In der Umgebung der größeren Follikel ist die eingehend geschilderte Theca interna mit ihren reichlichen zarten Capillaren das charakteristische und auch die weitere zugehörige Umgebung ist aufgelockert. Zwischen die leimgebenden, dichter- oder zarter-geflochtenen Fasern sind überall kleine, schwer erkennbare Fibrocyten eingeflochten. Genauere Untersuchungen über das Ovarialbindegewebe in Hinsicht auf seine besondere Fähigkeit, die großen immer wiederkehrenden Ansprüche auf manchmal recht starke Dehnbarkeit und auf die überall mögliche Capillarnetz-Bildungsfähigkeit (Theca interna) zu erfüllen, fehlen bisher aus der Hand erfahrener Histologen.

Das elastische Gewebe des Eierstockes ist bisher wenig untersucht. In der Zona vasculosa, der zentralen, in den Hilus einstrahlenden Markschicht, fanden WOLTKE und HÖRMANN sehr reichlich Elastica zwischen die dicht liegenden zahlreichen Blut- und Lymphgefäße eingewoben. In der Rindenschicht findet man sie nur in den Gefäßwänden; sonst ist das Bindegewebe elasticafrei. Nahe bei und innerhalb der hyalinen Corpora albicantia kann man oft groteske elastische Schollen und faserige Bezirke finden.

Über glatte Muskelfasern wurde in den 60er Jahren viel disputiert. Aeby und His glauben solche außer im Hilus ovarii auch in der Rindenschicht bis an die Theca folliculi heran festgestellt zu haben, speziell sollte daraus eine Einwirkung auf den Follikelsprung konstatiert werden. Das ist aber von vielen Nachuntersuchern (Henle, v. Köllicker, Grohe, Pflüger, Waldeyer, v. Winiwarter, Wallart) bestritten. Über die perifollikuläre Muskulatur beim *Schwein* (Guttmann) wurde oben schon berichtet. Für den Menschen erkennt man allgemein nur Züge glatter Muskelfasern an, die vom Hilus ovarii aus, wo sie quer und schräg verlaufen, in die Zona vasculosa einstrahlen, aber nicht bis an die Parenchymschicht hinein zu konstatieren sind; ich selbst habe sie vielfach gesehen. Sie folgen, wie auch Wallart berichtet, hauptsächlich dem Verlauf der Gefäße, am Hilus bilden sie ein kompliziertes Maschenwerk. Sie sind zu Bündeln vereinigt und haben wenig Zwischengewebe, wohl aber feinste Elastica zwischen sich. Schon beim Neugeborenen sind sie nachweisbar, in der Schwangerschaft, schon in den ersten Monaten, vermehren und vergrößern sich die Fasern, im Puerperium bilden sie sich wieder zurück. Nach der Klimax verschwinden diese Formationen an Deutlichkeit nach und nach (Wallart).

Grohe beschrieb als vom Lig. ovarii ausgehend einen besonderen dünnen Muskelzug, der erst in Hilusgewebe, dann zum Teil ins Lig. ovarii zurück und schließlich in die fibröse Kapsel des Ovariums einstrahlt als Adductor oder Tensor ovarii und Luschka und Ebstein einen zweiten Zug gleicher Fasern vom freien Rande des Lig. latum entsprechend der Fimbria ovarica als Musculus attrahens tubae. Wallart beschreibt eine subseröse Muskelschicht, ohne Grohes Angaben bestätigen zu können.

Die Arterien entspringen zu 6—8 Ästen von der Anastomose der A. uterina und ovarica im Mesovarium, verzweigen sich hier nur wenig, sondern ziehen in stark spiraligem Verlauf bis zur Grenze von Zona parenchymatosa und vasculosa; hier aber teilen sich reichlich dünnere Gefäßnetze ab und ziehen radiär zur Peripherie. Diese sind die Ausgangsstätten der um die einzelnen Follikel herumliegenden zarten Capillarnetze, deren funktionelle Bedeutung ja eingehend besprochen wurde. Ein weiteres reiches Netz aus kleinen Arteriolen und Venen liegt dann in der Theca externa und findet von hier Anschluß an die größeren Stämme. Die Schicksale des inneren Gefäßnetzes beim Follikeluntergang und der Gelbkörperbildung sind eng an diese Funktionsstadien gebunden und dort geschildert. Über das Ovarialgefäßnetz beim *Schwein* hat vor kurzem Dorothy Andersen berichtet. Die Oberfläche des Eierstockes ist nach His Injektionspräparaten gefäßlos, mit Ausnahme der Wand stark vorspringender Follikel (s. Stigma), der vorragenden Teile eines Corpus luteum und einem sich scharf absetzenden Saum am Hilus (Farre-Waldeyersche Linie).

Die Venen sammeln sich aus dem reichlichen perifollikulären Capillarnetz und dem übrigen Parenchymgewebe an der Markrindengrenze zu einem dichten Netz und bilden in geradem Verlaufe weite venöse plexusartige Räume im Mark resp. Hilus, sie sammeln sich im Plexus ovaricus.

His hat gemeint, ein echtes kavernöses Gewebe vor sich zu haben, indem die Muscularis der Gefäße unmittelbar in das „Spindelgewebe" = zum Teil verkümmerte Muskelfasern des Ovarialstromas, überginge. Waldeyer aber hat eine deutliche locker-fibrilläre Adventitia wie bei allen Gefäßen auch hier nachgewiesen. Von einem kavernösen Gewebe kann nach dem histologischen Bilde hier keine Rede sein.

Der feinanatomische Bau der Ovarialgefäße unterscheidet sich bei jungen Virgines nicht von dem ungefähr gleichkalibrigen anderer Gefäße im gleichen

Körper; jedoch vermag der wechselnde Funktionszustand des Genitales Änderungen hervorzubringen, die ihren Hauptgrund in den wechselnden Füllungszuständen im Verlauf des mensuellen Zyklus und vor allem der Gestationsperiode haben. Diese wechselnden Hyperämien bedingen die sog. O v u l a t i o n s s k l e r o s e und nach Schwangerschaft die p a r t a l e G e f ä ß s k l e r o s e. Im Uterus sind diese Gefäßprozesse noch erheblich stärker ausgesprochen, jedoch auch im Eierstock durchaus deutlich. Solche Veränderungen sind hauptsächlich von SOHMA und

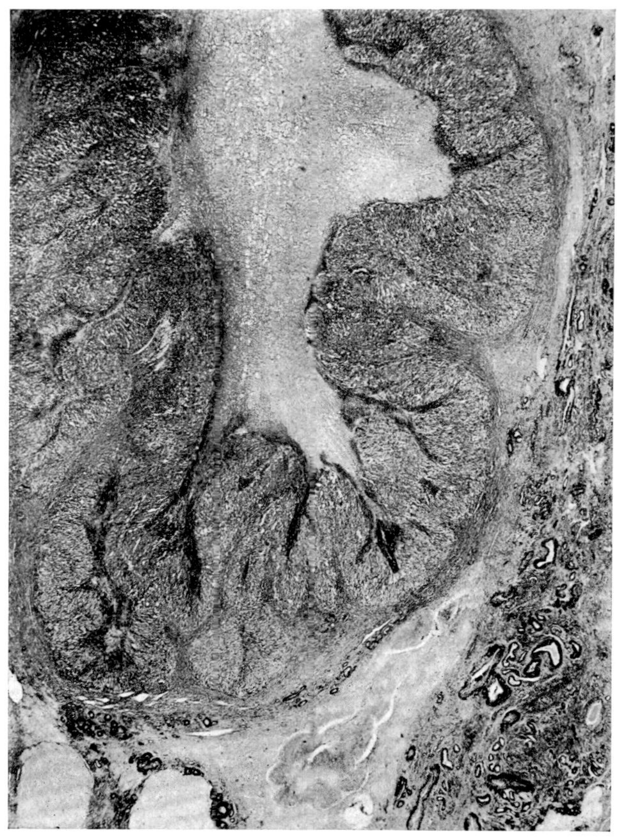

Abb. 37. Ovulationsskleroseübersicht mit voll ausgebildetem Corpus luteum. Vergr. 10fach.

auch PANKOW als physiologisch gründlich beschrieben; gesehen wurden sie auch früher von BÖSHAGEN, BULIUS und KRETSCHMAR, SCHENK und AUSTERLITZ, WOLTKE u. a., aber zum Teil als pathologisch gedeutet. Von diesem eigenartigen funktionellen Anpassungs- und wohl auch Abnutzungsprozeß werden bevorzugt die Gefäße der Rinde oder der Rindenmarkgrenze befallen. Die abweichenden Bilder von normalem Gefäßbau kommen hauptsächlich durch eine allmählich eintretende Muskeldegeneration zustande, der dann eine Wucherung der Elastica, ausgehend von der Elastica interna der Arterien mit Ausbreitung dieserselben in der Media der Gefäße folgt. Es bildet sich ein hyalinelastoides, bei Nulliparen verhältnismäßig schmales, nach Schwangerschaften breites, oft schollenförmiges Band; gleichzeitig finden nach Schwangerschaft in der Intima Wucherungen statt, die zur Bildung eines neuen Gefäßrohres

25*

im alten degenerierenden führen können. Auch außen um die Gefäße herum kann ein elastoider Mantel entstehen. Näheres s. Gefäßsklerose des Uterus.

Die Lymphbahnen des Ovariums sind am eingehendsten von Polano und am *Schwein* von Dorothy Andersen studiert, nachdem His, Exner und Buckel, Sappey u. a. vorher diese Verhältnisse durchgearbeitet hatten. Nach Polano sammeln sich Lymphbahnen sehr reichlich um die Theca externa der Follikel und dringen in die Corpora lutea und albicantia ein. Theca interna und Granulosa der Follikel sind frei, ebenso die Albuginea und die sich vorwölbenden Teile des Follikels, auch die Umgebung eines Primordialfollikels. Nach der Zona vasculosa zu wird das Kaliber größer und buchtiger, überall findet sich eine einfache endotheliale Wandung. Eine nähere Beziehung zu Blutgefäßen speziell im Sinne einer Perithelienbildung besteht nicht. Die Bahnen durchziehen in radiären Stämmen den Hilus und sammeln sich dann in etwa neun größeren, mit Klappen versehenen Stämmen, die mit den Blutgefäßen des Lig. ovarico-pelvicum zur Beckenwand hinstreben und in den lumbalen Drüsen enden.

Dorothy Andersen sah bei gründlichen Untersuchungen am *Schweine*ovarium um die Follikel ein den Blutgefäßen ähnliches doppeltes Lymphgefäßnetz. Die Lymphgefäße dringen erst später als die Blutgefäße in die Granulosaschicht vor. Im reifen Corpus luteum findet sich ein zentraler Lymphsinus mit vielen Ästen zu dem inneren und äußeren Netzwerk der Lymphbahnen um die Granulosa herum. Die lymphatischen Netze hängen durch feine Lymphcapillaren untereinander zusammen. Die Lymphbahnen verschwinden bei der Rückbildung zuerst.

Unsere Kenntnisse über die Nerven des Ovariums rühren in erster Linie her von Untersuchungen durch Mandl, Riese, v. Gawronsky und v. Herff, denen sich neuere von Wallart, Brill, Akagy, Guttmacher anschließen. Übereinstimmend sind die Angaben über den eminenten Nervenreichtum der Zona vasculosa. Der Plexus ovaricus stammt nach Dahl aus Ganglien, die mit dem Ganglion coeliacum, Ganglion renale und Ganglion mesenterium sup. in reichster Anastomose stehen. Die Nerven umspinnen von hier aus die Art. und Vena ovarica und laufen mit ihr zum Hilus. Hier treten sie mit den Gefäßen, zu dickeren und dünneren Bündeln vereinigt, in den Hilus ein und bilden um die Arterien dichte Geflechte (Gefäßnerven); einige Stämme ziehen direkt zur Zona parenchymatosa, gehen an die Follikel heran und umspinnen sie, noch andere gehen bis ans Oberflächenepithel, aber nie zwischen die Oberflächenepithelzellen. Die Theca int. enthält nach Akagis Untersuchungen sehr reichlich feine Nervenfasern, sowohl um den intakten Follikel als auch in den hypertrophischen Feldern um zugrundegegangene Follikel. Das Corp. lut. ließ nur vereinzelt Nerven in den Gefäßanteilen nachweisen. Das Kaliber der Nerven ist durch spindelige oder zylindrische Anschwellungen unregelmäßig, ihre Fasern sind stark geschlängelt und korkzieherartig gewunden. Es gibt markhaltige und marklose (Wallart). Die feinsten Terminalfasern verschwinden in der Muskulatur der Gefäße, auch Capillaren werden versorgt. Nach Riese und v. Herff existieren auch sichere, echte Follikelnerven, d. h. im Granulosaepithel; ob auch im Cumulus oophorus, ist fraglich. Die Follikelnerven sind jedoch bestritten (Wallart). Auch ganglienzellenähnliche Gebilde (polygonale, nach Golgi tiefschwarz imprägnierte Gebilde mit scharfen Konturen und zahlreichen strahligen Fortsätzen) sind von Riese, v. Gawronsky, v. Herff und von Winterhalter gesehen und beschrieben. Elisabeth v. Winterhalter deutet ihre Gruppen als sympathisches Ganglion auf Grund von Vergleichen mit den Gebilden, die Retzius und Ramon y Cajal am Meissnerschen Plexus des Darmes beschrieben; von den übrigen Autoren wird jedoch die Täuschungsmöglichkeit als sehr groß bezeichnet und die Sicherheit der Deutung sehr in Zweifel gezogen. Die Chromophilie fehlt ihnen, ist zum mindesten sehr unsicher. Neuerdings ist diesen Zellen erneute Aufmerksamkeit gewidmet, nachdem BERGER diese Zellen als identisch und homolog zu den LEYDIGschen Zwischenzellen am Hoden auffaßte, die an sich schon „sympathicotrop" seien und A. KOHN selbst die Beziehung zum Sympathicus als unbewiesen ablehnt. Demgegenüber betonen v. WINIWARTER, WALLART und H. O. NEUMANN, daß es sich ihrer Meinung nach um sympathische Paraganglionzellen handelt.

E. Das Ovarium während Schwangerschaft und Wochenbett.

In mehrfacher Hinsicht kommt ein Einfluß der Schwangerschaft im Ovarium zur Geltung.

Am meisten springt zunächst das große Corpus luteum graviditatis (die Ausdrücke „Corpus luteum verum" und „spurium" sind, wie oben schon gesagt,

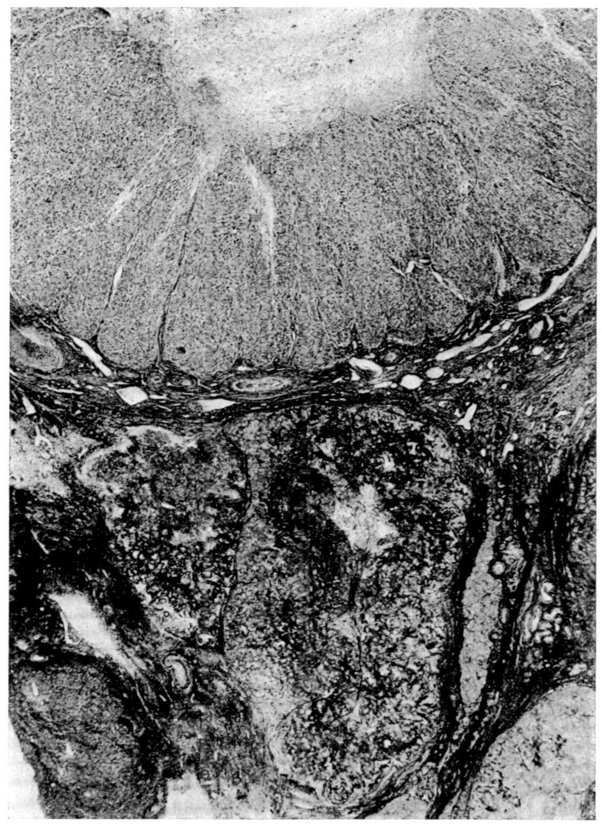

Abb. 38. Graviditas mens III. Schwangerschafts-Corpus luteum.

am besten wegen der Fülle von Mißverständnissen zu vermeiden) in die Augen. Es stimmen jetzt alle Autoren darin überein, daß zwischen dem Schwangerschafts- und dem Menstruations-Corpus luteum nur geringe Unterschiede, die hauptsächlich mit dem längeren Bestand zusammenhängen, bestehen; im

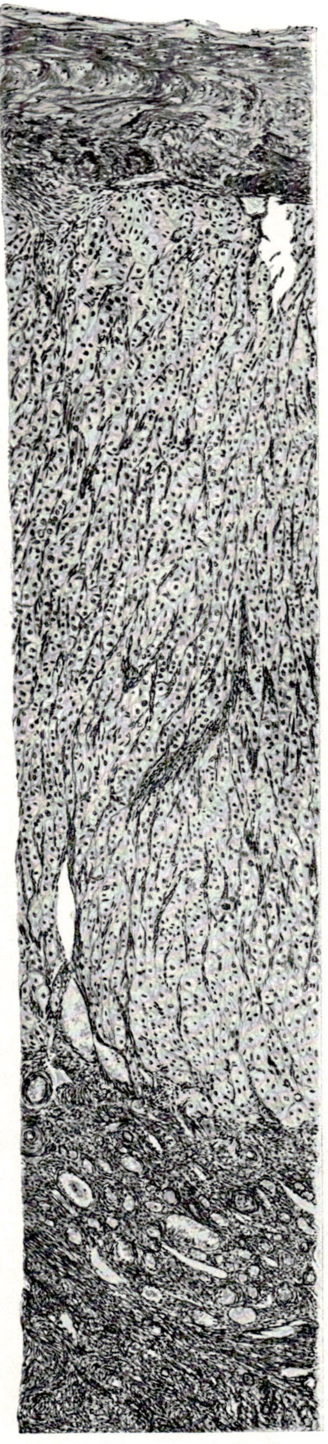

Abb. 39. Schwangerschafts-Corpus
luteum.

wesentlichen sind es gleichartige Bildungen. Diese Unterschiede liegen nach J. Miller und Rob. Meyer und nach leicht zu machenden Beobachtungen vor allem darin, daß das Corpus luteum der Schwangerschaft im allgemeinen noch um etwa $^1/_3$—$^1/_2$ größer als eines in voller Blüte vor der Menstruation geworden ist. Die Luteinschicht ist dicker und voluminöser, ihre Zellen sind 40—50 μ groß. Das Zellprotoplasma ist locker, wabig, enthält sowohl reichlich Mitochondrien, die von Cook und Ikeda nachgewiesenen epithelialen Fibrillen (Xanthoglia) und den Golgischen Netzapparat. Mikrochemisch läßt sich sudanophile Substanz erst nachweisen, wenn die Zeichen der Schrumpfung und Rückbildung unter Verlust der genannten Plasmaapparate in den Zellen einsetzen. Durch lipoidchemische Extraktion findet sich jedoch im Schwangeren-Corpus luteum auch zur vollen Blütezeit fast die gleiche Lipoidmenge, jedoch in offenbar zellgebundenem Zustand als Lecithin und Cholesterin (cf. Kaufmann und Lehmann). Außerdem kommen Kolloidtröpfchen (Walthard nennt sie Hyalin) in größeren Mengen und in der zweiten Hälfte der Schwangerschaft auch Kalkablagerungen vor; beides läßt das Corpus luteum menstruationis vermissen. Das Bindegewebsgerüst ist stärker und ausgeprägter als beim Corpus luteum menstruationis. Um die einzelnen Granulosa-lutein-Zellen herum ist das Fibrillen- und Capillargefäßnetz reichlicher und stabiler, ebenso auch die innere Deckschicht stärker; sie ist zwar locker, aber doch als recht breites Band ausgebildet. Alle diese Zeichen sind für den Kundigen ausreichend, um aus dem Corpus luteum-Bau zu sagen, ob eine Schwangerschaft besteht oder nicht.

Die Theca interna-Felder kann man meist an der Peripherie gut erkennen, wenn auch ihre Ausbildung nicht sehr stark ist.

Makroskopisch imponiert der gelbe Körper durch seine prachtvolle, nicht selten das halbe Ovarium einnehmende Erscheinung, das Zentrum ist häufig flüssig, manchmal auch zähgallertig, selten mit Blut durchsetzt. Der Kern wird allmählich resorbiert und dadurch kleiner, der ganze gelbe Körper tritt damit mehr und mehr zurück. Die Farbe ist manchmal grau, später immer gelb. Über die Frage, wie lange ein Schwangerschafts-Corpus luteum in voller Blüte bleiben kann, gehen die Ansichten weit auseinander; nach Seitz, Rabl, Kreis kommen schon vom 2. oder 3. Monat ab Rückbildungsprozesse vor. Nach Rob. Meyer, Miller, auch Strassmann und KELLER beginnt die Rückbildung meist oder oft erst mit dem Puerperium, sie besteht ebenso in fettiger Degeneration und Bindegewebswucherung wie beim Corpus luteum menstruationis; das schließliche Corpus fibrosum oder das Corpus albicans kann aber eine besonders auffällige Größe zeigen und auch Kalk enthalten. Es bleibt dann lange als derber, manchmal kleinkirschgroßer, atlasglänzender Körper unter der Bezeichnung „Corpus candicans" bestehen. K. WALTHARD fand in einer gründlichen Studie, daß die ersten Rückbildungszeichen schon vom zweiten Schwangerschaftsmonat ab eintreten; erst vom

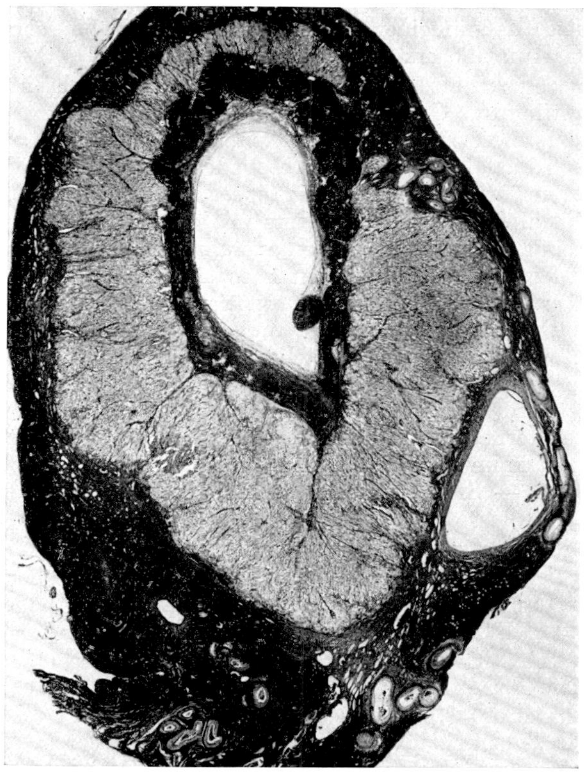

Abb. 40. Schwangerschafts-Corpus luteum. Graviditas von 4 Wochen.

5. oder 6. Monat ab geht Schrumpfung und Zelldegeneration einerseits und Bindegewebsersatz andererseits schneller vor sich. Es bestehen jedoch auch nach meinen Beobachtungen große individuelle Schwankungen. Im Wochenbett schreitet die Rückbildung, die Verfettung und der Bindegewebsersatz dann rasch fort. Ähnlich äußern sich EUFINGER und BADER.

Was das Verhalten der Follikel zur Schwangerschaftszeit betrifft, so ist darin allgemein Einigkeit, daß sie nie über eine bestimmte Größe wachsen, ohne der Atresie zu verfallen. Primordialfollikel sollen nach KELLER verschont bleiben, so daß die Atresie nur den wachsenden Follikel betrifft. KELLERS größter beobachteter Follikel ist 2 qmm, SEITZ sah erbsengroße. Meinen Erfahrungen nach kommen die Follikel nicht über Erbsengröße, ohne zugrunde zu gehen. Daraus ist nun auch mit Sicherheit abzuleiten, daß keine Ovulation zur Gravidätszeit stattfindet. Im Puerperium aber tritt die Bildung und

Reifung größerer Graafscher Follikel bald wieder ein. Aus dem Eintritt der ersten Menstruation nach der Entbindung kann man schließen, daß 4 Wochen vorher der erste Follikel wieder den Reifeprozeß angetreten hat. Eine aus klinischer Beobachtung gewonnene Tabelle sagt darüber folgendes: Bei stillenden Frauen fand Glass, daß die erste Regel post partum wieder auftritt.

bei 421 Frauen	1—1½ Monate post partum
„ 110 „	2—3 „ „ „
„ 45 „	4—5 „ „ „
„ 75 „	6—9 „ „ „
„ 20 „	10—15 „ „ „

Das bedeutet also, daß in einer großen Anzahl der Fälle schon bald bis zu 14 Tagen post partum die erste Follikelreifung wieder beginnt.

In der Schwangerschaft muß entsprechend dem Wachsen von Follikeln bis zu einer bestimmten Größe und ihrem dann erfolgenden Untergang die Follikelatresie eine besondere Rolle spielen. Die Ovarien der Schwangeren sind deshalb auch eine Fundgrube für besonders schöne und deutliche Bilder der perifollikulären Theca interna-Zellkränze. Seitz und Wallart, Keller, K. Walthard u. a. haben sich besonders mit dieser Form der Follikelatresie beschäftigt. Nachdem weiter oben schon ausführlich über die sog. „interstitielle Drüse", gemeint sind die perifollikulären Theca interna-Formationen atresierender Follikel, berichtet wurde, ist es hier nur nötig, darauf aufmerksam zu machen, daß die obliterierende Form überwiegt und daß die Thecazellfelder vorübergehend sich deutlicher und besser darstellen als außerhalb der Schwangerschaft. An den Stellen, wo ein atretischer Follikel zugrunde geht, bleibt längere Zeit noch eine lockere und zartere Bindegewebsnarbe von ihm zurück. Die saftigen größeren Theca interna-Zellen (höchstens bis 15 μ) nennt Seitz Theca-lutein-Zellen. Vereinzelt kann man auch abgesprengte epitheloide Zellherde sehen (Stromaluteinzellen — Seitz); ihr Zusammenhang mit atresierenden Follikeln ist meist deutlich.

Das Bindegewebe des Ovariums erleidet in der Gravidität eine Auflockerung; es besteht eine größere Hyperämie. Wichtig sind aber noch spezielle Umbildungen der Bindegewebszellen, die in oberflächlichen Lagen vorkommen und von Schmorl, Kinoshita, Schnell, Lindenthal und Hörmann u. a. beschrieben sind. Man findet gleiche Bildungen, wie Rob. Meyer zuerst beschrieb, auf dem Peritoneum des Douglas, am parietalen Bauchfell, im Netz, am Processus vermiformis, an den Dünndärmen und, um es hier gleich zu erwähnen, in der Tubenschleimhaut, auch an der Tubenserosa, an der Außenfläche des Uterus, in sog. Adenomyomen, in Uteruspolypen, in der Cervixschleimhaut und in der Vagina. Rob. Meyer führt als eine der Ursachen die Entzündung der Gewebe an, nicht jedes beliebige Gewebe kann decidualen Charakter unter normalen Bedingungen annehmen. Meine eigenen Beobachtungen und die anderer bestätigen diese Angaben völlig. Während der zwei ersten Monate finden sich nur einzelne umschriebene hyperämische Herde; in diesen Bezirken bilden sich die Spindelzellen vom 3. Monat ab in polyedrische helleibige Zellen um, die in späteren Monaten von typischen Deciduazellen des Uterus nicht zu unterscheiden sind. Vom 5. Monat ab aber drängen diese Zellgruppen die Oberfläche vor und vom 6. Monat ab sieht man meist mit bloßem Auge gerade sichtbare, unregelmäßige, pilzähnliche Wucherungen, oft in großer Zahl, auf der Eierstocksoberfläche. Sie bestehen aus den Deciduazellen in einem feinfaserigen Netzwerk und zahlreichen feinen Gefäßen. Im 9. und 10. Monat ist der Höhepunkt erreicht, dann beginnt die Rückbildung, die vor allem in hydropischer Degeneration der Zellen und hyaliner Sklerose des Bindegewebes besteht. Im Puerperium und später findet man kleine hyaline

pilzähnliche Vorsprünge, die auch Kalkablagerungen enthalten können. LINDEN-
THAL hält diese Vorsprünge für identisch mit dem Fibroma papillare ovarii
(PFANNENSTIEL), dessen einzelne Knötchen nie eine bestimmte kleine Größe
überschreiten; dem kann ich mich nicht anschließen (s. Lehrbuch der Gynäkologie von R. SCHRÖDER, 2. Aufl. Leipzig: F. C. W. Vogel 1926).

Schließlich wäre noch einmal (s. oben) zu erwähnen, daß die Wucherung
der Elastica in der Media der Gefäße und um sie herum größer ist als die gewöhnliche Ovulationssklerose und daß die hyalin-elastoide Degeneration der Media
und die Intimawucherungen wahrscheinlich erst im Puerperium vor sich gehen.
Jedenfalls sprechen starke Elasticabänder und hyalin-elastoide Schollen in und
um die Gefäße für eine überstandene Schwangerschaft (s. Uterus).

F. Das senile Ovarium.

Über den Bau des senilen Ovariums sind die Angaben relativ spärlich. Zunächst beziehen sie sich auf das Verhalten des Follikelapparates. Es ist ganz
allgemein angenommen, daß die Follikelbildung mit Eintritt der Klimax, der
Cessatio mensium aufhört und die schon in Bildung begriffenen atresieren.

WALDEYER hat 4 Jahre nach Verschwinden der Regel keine Follikel mehr
getroffen, in meinen eigenen Fällen (zusammen mit GÜNTHER BAUER) habe ich
über das 3. Jahr hinaus keine Follikel oder deren Atresiebilder gesehen, stets
nur das Endstadium des Corpus albicans. Bei WENDELER findet man einige
wenige Literaturangaben, die besagen, daß auch bei nicht mehr menstruierten
Frauen Follikel in verschiedenen Reifestadien und frische gelbe Körper gefunden
wurden; jedoch sind das wohl ungenaue Beobachtungen, da sonst die menstruelle Blutung folgen müßte (über Altersmenstruationen siehe meinen Handbuchartikel bei VEIT-STOECKEL 3. Aufl., Bd. 1, 2).

Das Oberflächenepithel bleibt nach allen Angaben und eigenen Erfahrungen
erhalten. Die Zona parenchymatosa soll nach KISCH von der Peripherie her,
nach POLANO und HUWER aber in der Hauptsache vom Hilus her allmählich
ganz durch Bindegewebe ersetzt werden. WALDEYER sah als Reste von Primordialfollikeln sog. Corpuscula fibrosa = rundliche mattglänzende Körperchen
von Blutkörperchen- bis Pflasterepithelgröße. Vom gleichen Autor ist auch
gesagt, daß an Stelle der Albuginea jetzt 5—6, in der Faserrichtung alternierende parallele Schichten von Bindegewebe nachzuweisen sind. HÖRMANN
fand nur einen sich in allen Richtungen durchflechtenden dichten Filz, der von
der Oberfläche nur durch die am geschlechtsreifen Ovarium konstante parallele,
subepitheliale Faserlage getrennt wurde. In der Nähe der Marksubstanz, oft
in ihr drin, findet man Corpora albicantia in kleinerer und größerer Zahl, sie
haben die gleichen Charakteristica, wie früher beschrieben. Ganz zu verschwinden scheinen sie nicht. Cystische Corpora albicantia können, oberflächlich betrachtet, Corpora lutea vortäuschen.

POLANO beschreibt als interessantes Dokument einer stattgehabten Gravidität hyaline Pilzchen mit deciduaähnlichen Zellen, der Oberfläche aufsitzend;
auch ich habe sie einmal gesehen, nur waren die Zellen nicht so deutlich, wie
anscheinend in POLANOs Fällen.

Am meisten fällt das Verhalten der Blutgefäße ins Auge, das schon öfter,
so von SOHMA, WENDELER, WOLTKE und POLANO beschrieben wurde. Bei
Elasticafärbungen, kombiniert mit Fettdarstellungen kann man Verfettungen
in der Intima und Media deutlich feststellen und sehen, wie sich hier zwei
Prozesse zu merkwürdigen Bildern vereinigen, ich meine die oben beschriebene
Ovulationssklerose bestehend in Mediaverfettungen, Elasticawucherungen und

elastoid-hyaliner Degeneration zum Teil auch der Umgebung, und andererseits die typische Arteriosklerose, bestehend in Intimaverfettung und Wucherung mit Auffaserung und Aufsplitterung der Elastica interna. In Ovarien, deren Trägerinnen nie eine Gravidität durchgemacht haben, tritt die Arteriosklerose weit deutlicher als die Ovulationssklerose hervor, sonst aber sind beide zu oft monströsen hyalin-elastoiden Komplexen vereinigt.

Daß übrigens, wie Wendeler meint, durch solche Bilder Corpora albicantia vorgetäuscht werden, muß ich nach eigenen Beobachtungen in Abrede stellen,

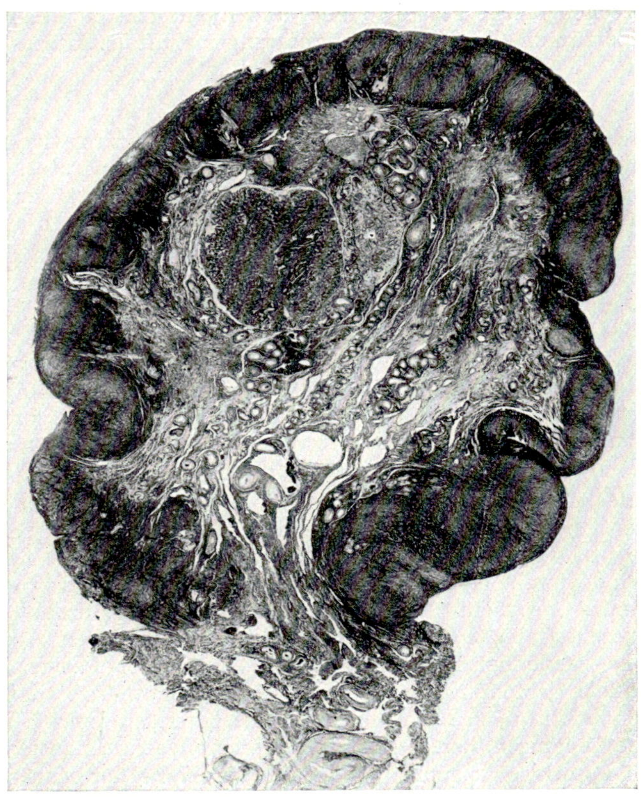

Abb. 41. Ovar einer senilen Frau. Vergr. 12 fach.

die Elasticafärbung gibt stets Aufklärung über die Genese der fraglichen Bildungen.

Die Lymphbahnen lassen sich nur im Bereich der Marksubstanz injizieren, hier als lakunäre, endothelial ausgekleidete Räume; in die derbe Rindenschicht dringt der Injektionsstrom bei Polanos Versuchen nicht vor.

Das Bindegewebe in der Gefäßzone ist viel spärlicher wie in der Rindenschicht; die häufig gewellten Fasern bilden keinen Filz, sondern parallele lockere Züge zwischen den massenhaften Gefäßen. Überall liegen hier wie in der Rindenschicht zahlreiche länglich-spindelförmige Kerne zwischen den Fasern. Das ganze Ovarium schrumpft meist zu einem kleinen, narbigen, bindegewebigen Körper zusammen.

II. Die mikroskopische Anatomie des Genitalschlauches.

Einleitung.

Die Ausführung der Keimdrüsenprodukte ist bis zu den Amphibien hin sehr einfach, indem die Pori abdominales die Eier an die Außenwelt bringen. Von den Amphibien aufwärts bestehen für die Geschlechter getrennte Ausführungsgänge. Während für das männliche Tier der primäre Harnleiter einen Funktionswechsel zunächst in einzelnen Abschnitten, später im ganzen, durchmacht und in den Dienst des Abtransportes der Keimprodukte gestellt wird, bilden sich beim Weibchen Ausstülpungen des Cölumepithels und formieren ein Rohr, das medial vom primären Harnleiter in den Sinus uro-genitalis mündet. Die Differenzierung dieser genitalen Ausführungsschläuche schreitet in der Phylogenese langsam in der Richtung fort, daß stets beide Gänge, ein jeder für sich getrennt, sich entwickeln, aber die heterosexuelle Anlage jeweils degeneriert. Der MÜLLERsche Schlauch ist ursprünglich doppelt angelegt und bleibt auch zunächst in seiner ganzen Länge doppelt. Allmählich sieht man in der Phylogenese eine Vereinigung der beiden median zusammenliegenden Flächen der MÜLLERschen Gänge; dabei wird zunächst die Scheide einfach, dann das Collum und schließlich wird bei den Primaten auch das Corpus uteri als unpaares Organ gebildet, indem die Vereinigung der MÜLLERschen Schläuche bis an die Ansatzstelle des späteren Ligamentum rotundum heran vor sich geht (Urnierenleistenband). Diese Entwicklung macht auch der menschliche Fet in der Ontogenese durch. Die Vereinigung der MÜLLERschen Gänge bis an das Ligamentum rotundum ist im allgemeinen bis zur Mitte des 4. fetalen Monats erreicht. Von hier ab findet man dann den oberen Abschnitt bis an die Eierstöcke heran als die beiden Eileiter differenziert, den abwärts unpaaren Abschnitt als Uterus und Scheide. Die Ausmodellierung der Portio durch Wucherung der caudalen Partien des MÜLLERschen Epithels und damit die Trennung in Uterus und Scheide ist mit dem Ende des 3. Monats, Anfang des 4. fetalen Monats erreicht. In der weiteren Entwicklung wird dann jeder Abschnitt seiner besonderen Bestimmung entsprechend ausgebildet. Der Eileiter übernimmt die Aufnahme der Eier und ihre Fortleitung in den Uterus und gibt offenbar auch die Gelegenheit zur Befruchtung. Im Uterus sind die Bedingungen geschaffen, das Ei zur Implantation in die Schleimhaut aufzunehmen und ihm weiterhin für seine Brutzeit von 280 Tagen Aufenthalt und Ernährung zu bieten und gleichzeitig die Vorbedingungen für die Ausstoßung des reif gewordenen Kindes zu schaffen. Die Scheide hat ihre wesentliche Aufgabe als Kopulationsorgan, muß jedoch auch den Ansprüchen der Dehnung bei der Geburt gerecht werden können. Für diese eigentliche Fortpflanzungsleistung aber bedarf es der Vorbereitung aus den unfertigen kindlichen Verhältnissen in die der eigentlichen Geschlechtsreife und dem Bereitsein zur Fortpflanzung und während der Geschlechtsreife der sich immer wiederholenden Bereitstellung für das jeweils reifende Ei. Schon beim Ovarium ist von den Funktionsgängen der Eizelle mit ihrem Wachsen, Reifen, Befruchtungsbereitsein und entweder Befruchtetwerden oder Absterben des näheren die Rede gewesen. Jeweils vom Beginn der Eireifung ab bis zum Tode des Eies und dem Niederbruch seiner unmittelbaren Hilfsorgane des reifenden Follikels und des aus ihm entstehenden Corpus luteum reiht sich ein zyklischer Prozeß an den anderen. Der Fehlschlag des Funktionsganges schließt mit der menstruellen Blutung ab, ein neuer aus der Reihe der größeren Follikel ist zum Reifen bereit, während noch die Gelbkörperdrüse des letzten Funktionsganges in Rückbildung langsam vergeht. Dem vermehrten Wachstum und dem stärkeren Entwicklungsdrängen der Eizellen um die Pubertätszeit folgt der Genitalschlauch in der Tube, besonders aber im Uterus und auch in der Scheide durch ein größeres Wachstumstempo und den Ausbau der muskulären und epithelialen Schichten. Dem zyklischen Reifungs- und Rückbildungsvorgang der Eizelle, seiner großen Follikelhülle und dem daraus gebildeten Corpus luteum folgt der gesamte Genitalschlauch mit bestimmten, dem Zweck angepaßten Veränderungen. Es ist von größter Wichtigkeit für das Verständnis der ganzen Vorgänge im Genitalschlauch zu erkennen, daß seine Elemente von dem Funktionszustand des Ovariums eine weitgehende Abhängigkeit zeigen. Schon beim Ovarium ist gesagt worden, daß die wachsenden Follikel und die dem Untergang geweihten mit ihrem speichernden Theca interna-Zellkranz die Stimulantien für die Durchsaftung und Durchblutung und für das Wachstum des Muskels und Bindegewebes abgeben, während die reifenden und reifen Eier, die dazugehörige Follikelhülle und der gelbe Körper die unmittelbar auf die generative Leistung gerichteten Vorgänge am Genitalschlauch veranlassen. Setzt man das Eierstocksgewebe außer Funktion z. B. durch Röntgenstrahlen oder ist es durch Krankheit ausgeschaltet oder durch operative Maßnahmen entfernt, so hört jeder Prozeß, der in den Generationsdienst gestellt war, auf, die gute Durchsaftung und Durchblutung verschwindet, das Bindegewebe und die Muskulatur schrumpfen.

In dieser Abhängigkeit vom Eierstock unterscheidet sich das Gewebe des genitalen Ausführungsschlauches sehr erheblich von allen anderen Körpergeweben. Wohl nirgends findet man ein solches Gebundensein an ein anderes Organ. Die übrigen endokrinen Drüsen können zwar ähnliche trophische Wirkungen auf den Körper ausüben; eine solche Bedeutung jedoch wie gerade die Eierstocksdrüse haben sie für ein bestimmtes Organ nicht.

Nach diesen allgemeinen Vorbemerkungen über die Stellung des gesamten Müllerschen Ausführungsschlauches und seiner Einzelabteilungen zum Eierstock und dem Körper überhaupt muß das einzelne jetzt abschnittsweise besprochen werden.

A. Die mikroskopische Anatomie des Eileiters.

Makroskopische Vorbemerkungen: Die makroskopische Anatomie lehrt, daß der Eileiter ein im Durchschnitt 12—13 cm langes rundes Schlauchorgan ist mit einem Durchmesser von Außenwand zu Außenwand von etwa 8—9 mm, in dem mehr uterinwärts gelegenen Abschnitt von 4—6 mm. Man unterscheidet eine Pars ampullaris, die mit einem franzigen Fimbrientrichter in die Bauchhöhle mündet und von hier ab 8 cm lang ist, also etwa $^2/_3$ der Gesamtlänge einnimmt, dann folgt die Pars isthmica, die den im wesentlichen horizontalen Abschnitt bis an den Uterus heran darstellt und schließlich die Pars intramuralis, die den im Uterus selbst liegenden Abschnitt bezeichnet. Das makroskopisch deutliche Lumen ist im ampullären Teil am größten, gleichzeitig die Wand am dünnsten. Das Lumen nimmt vom Tubentrichter zum Uterus hin ständig ab, die Muskulatur der Wand ständig zu. Im isthmischen Teil ist das Lumen etwa 3 mm, im intramuralen Teil höchstens 1 mm. Schneidet man die Tube längs ein, so erkennt man deutlich drei Längsfalten, die sich nach dem Uterus hin, allmählich flacher werdend, verlieren. Überzogen ist das röhrenförmige Tubenorgan vom Peritoneum. Die Tube nimmt den obersten Teil des Becken-Peritoneums ein; oberhalb von ihr ist eine Leiste oder eine auffällige peritoneale Falte nicht zu entdecken, wie sie z. B. das Mesotubarium superius beim Macacus darstellt (Zuckerkandl). Der Bauchfellüberzug schließt sich unterhalb der Tube zu einem doppelten Blatt zusammen, das zwischen sich die Gefäße und die Nerven, die zur Tube hinziehen, enthält und eine Membran von 1—2 cm Höhe (bis an die Grenze zum Mesovarium) darstellt. Hält man diese Mesosalpinx gegen das Licht, so sieht man in ihr eine eigenartige Zeichnung. In den Abschnitten, die der Fimbrie der Tube zunächst liegen, findet man ein kammähnliches Bild mit nach unten stehenden Zinken; etwa 8—12—16 Röhrchen von 6—7 und 10 mm Länge liegen aufeinander und vereinigen sich nach der Tube hin in eine der Tube parallel liegende, schräg zum Uterus hinziehende Linie, die den rudimentären WOLFFschen oder GARTNERschen Gang darstellt. Dieser Nebeneierstock (Epoophoron, Parovarium) sendet häufig zum peritonealen Rand einen Ausläufer; gar nicht selten steht mit ihm ein gestieltes Bläschen (Hydatide) in Verbindung. Die Fimbrien des Tubentrichters flottieren meist durchaus frei. Eine der Fimbrien bildet häufig eine Rinne, die am Rande des Peritoneums entlang zieht und direkt an das Ovarium herangeht. Die Mesosalpinx geht mit ihrem hinteren Blatt dann unmittelbar in das Ligamentum latum über, mit dem vorderen in das Mesovarium, die Bauchfellduplikatur, die bis an die FARRE-WALDEYERsche Linie des Ovars reicht.

Zum feineren Verständnis des Tubenbaues ist es nun weiterhin nötig, die Tube in den einzelnen Lebens- und Funktionsabschnitten kennen zu lernen und in ihren Einzelheiten zu beschreiben. Als Bestandteile der Wand findet man überall

a) die Schleimhaut, die durch Faltenbildung eine sehr erhebliche Oberfläche hat,

b) die Muscularis, die stets an Stärke vom Fimbrienende zum Uterus hin zunimmt und innerhalb der Uteruswand ein deutliches selbständiges Rohr bildet und

c) die Adventitia, die der Muscularis eng aufgeheftet ist.

1. Der Eileiter im Fetalalter bis zur Geburt.

Untersucht man im Laufe des 4. Monats, wo ein Uterovaginalkanal und die Tuben schon unterschieden werden können, die Eileiter auf Querschnitten, so zeigt sich außen eine einfache Schicht platter Zellen mit 10—13 μ langen Kernen, deren Längsachsen mit der Tube parallel sind. Darunter folgt eine Schicht mit sehr weit auseinanderliegenden Zellen ohne bestimmte Anordnung, deren Kerne meist oval und mehr nach innen auch spindelig sind; dann sieht man dichtere Zellager mit mehr längsovalen und stäbchenförmigen Kernen, schließlich wieder mehr rundliche, kurzovale oder unregelmäßig geformte, verschieden große Zellen, auch in engerem Verband; dieser Schicht aufsitzend findet sich ein 20 μ hohes Cylinderepithel, das sich, wie GRUSDEW meint, kaum von dem bei Erwachsenen (s. später) unterscheidet. Das Lumen ist je nach dem Tubenabschnitt verschieden, nahe dem abdominellen Ende dreieckig, in der Mitte oval und im uterinen Teil länglich rund. In der Ampulle sieht man einige wenige leistenartig vorspringende Längsfalten angedeutet.

In der Zeit vom 4. und 5. Monat macht die Differenzierung erhebliche Fortschritte. Die Fimbrien werden deutlich. Die Fimbria ovarica entwickelt sich aus der eigentümlichen Rinne, die bei Anlage des MÜLLERschen Ganges aus dem Cölomepithel entsteht (WENDELER), die übrigen Fimbrien aus dem Rand des MÜLLERschen Trichters durch Auswachsen der Mucosa. Die schon erwähnten Längsfalten wachsen mehr ins Lumen, nach POPOFF zwei nebeneinander, eine gegenüber, nach WENDELER zwei größere und zwei kleinere, je symmetrisch gegenüber, nach FROMMEL vier gleiche (Sternfigur), ähnlich GRUSDEW. Die Form der Falten ist pilzartig, so daß der Gipfel breit auslädt und die Basis schmal bleibt. Die Zellen der mittleren Schicht wandeln sich vom

4. Monat ab (wie Frommel, Popoff, Wendeler, Grusdew, Hörmann zuerst beschreiben) in deutlich erkennbare Muskelzellen, die zirkulär verlaufen. In der äußeren Schicht wird eine faserige Grundsubstanz sichtbar und auch feine Gefäße vom Ansatz des Lig. latum her deutlich. Betrachtet man die Bindegewebsverhältnisse für sich, so kann man mit Hörmann in der äußeren Schicht, dem Subserosium, spärliche und sehr dünne Fasern ziemlich stark gewellt und in regelloser Anordnung nachweisen, in der mittleren Muscularis viel kräftigere, fast gestreckte, konzentrisch zum Querschnitt der Tube verlaufende Fasern mit schrägen Anastomosen, direkt unter dem Epithel dünnere, aber sehr dicht und stark verflochtene Züge, die sich als Filz in die Falten hineinerstrecken

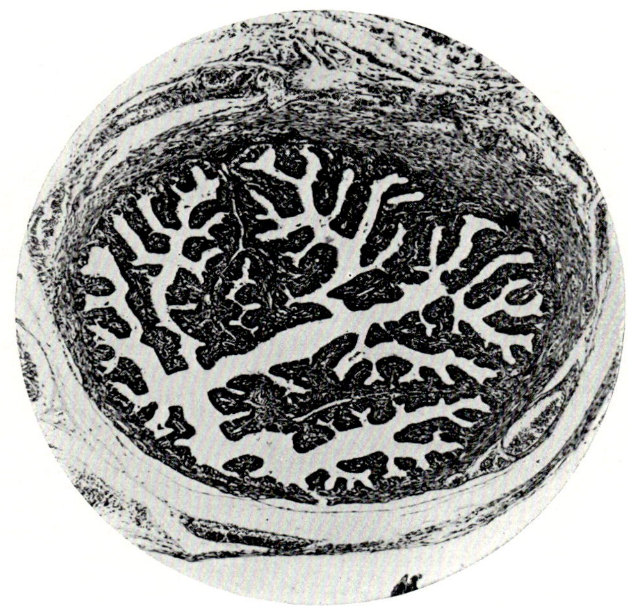

Abb. 42. Querschnitt durch fetale Tube. Ampulläres Ende.

und unmittelbar unter dem Epithel ein membranartiges Fasergeflecht bilden; die Zellform ist in dieser inneren Schicht hauptsächlich rund.

In der zweiten Hälfte des intrauterinen Lebens erreicht die Tube bis zur Geburt 3,5—4,0 cm Länge und einen maximalen Durchschnitt von 3,5 mm, wie Grusdew zuerst feststellte. Hauptsächlich entwickelt sich in diesem Abschnitt die longitudinale Muskulatur, eine innere, resp. submucöse und eine äußere bzw. Gefäßschicht. Zunächst schieben sich vom uterinen Ende her Muskelbündel zwischen die Gefäße und die Muscularis, später treten längsgerichtete Muskelzellen auch außerhalb von den Gefäßen und zwischen ihnen auf; bis zum Ende der intrauterinen Zeit bildet diese Längsmuskulatur eine vollständige Schicht ganz um die Ringmuskulatur herum, jedoch so, daß sie am freien Rand der Tube am stärksten ist. (Über das Massenverhältnis beider Muskelschichten siehe später.) Grusdew beschreibt dann noch, wie vom 6. Monat ab auch nach innen von der Ringmuskulatur Bündel von Muskelfasern im uterinen Teil sichtbar sind und zur Geburtszeit in kleineren und größeren Gruppen an der Basis größerer Schleimhautfalten isoliert liegen (siehe später). Die Ringmuskulatur selbst verdickt sich um das Doppelte und enthält

viele auch schräg verlaufende Fasern (Spiralverlauf), besonders zwischen zir-
kulärer und longitudinaler äußerer Schicht. Die BIELSCHOWSKYsche Silberimprägnation zeigt, wie jetzt gröbere Bindegewebssepten die Muskeln zu Bündeln
vereinigen und andererseits sehr zarte, lockere Fasernetze um die einzelnen
glatten Muskelzellen nachweisbar werden.

Die äußere Gefäßschicht bis an die zirkuläre Muskulatur nimmt zunächst
$^3/_4$ der ganzen Wanddicke ein, allmählich wird sie durch die zentrifugale Muskelentwicklung nach außen gedrängt; in ihr verlaufen hauptsächlich die Gefäße,
die großen längs, viele zweigen radiär in die Muscularis ab, durchziehen sie
unter Abgabe kleinerer Seitenäste und gelangen in die innere Schicht; hier
kommt es zu rascher Aufteilung in Capillaren, die sich in den Falten reich verzweigen, und zwar um so mehr, je näher die Falten dem abdominellen Ende liegen.

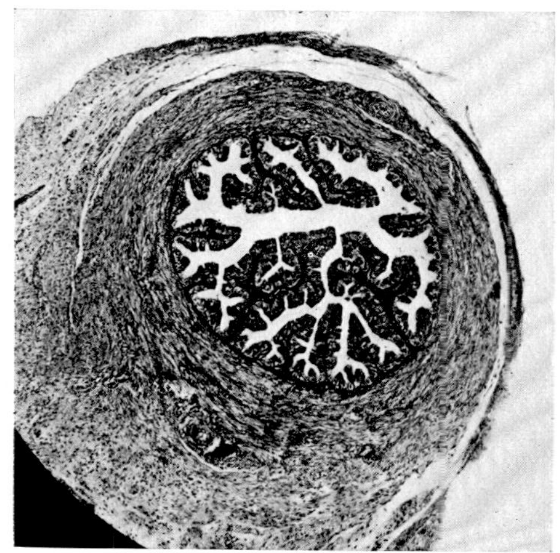

Abb. 43. Querschnitte durch fetale Tube.
Nahe dem Isthmus.

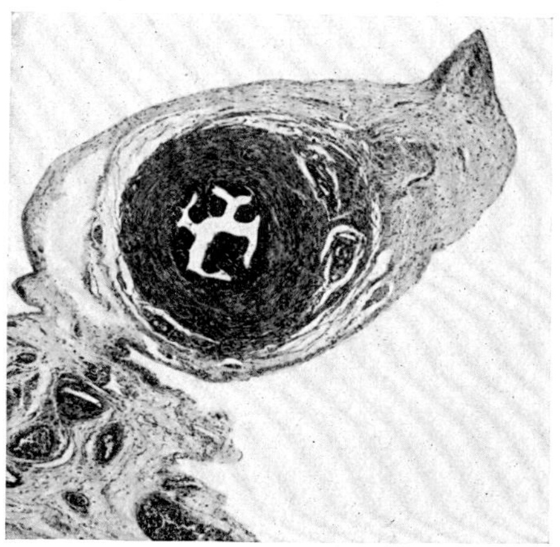

Abb. 44. Querschnitt durch fetale Tube.
Im Isthmus, nahe dem Uterus.

Die Faltenentwicklung der Schleimhaut hat in dem Sinne Fortschritte
gemacht, daß sie von der Ampulle aus nach dem uterinen Ende allmählich
sich ausbreitet und hier am Ende des 5. Monats deutlich wird. Währenddessen
aber sind auf den bisher entstandenen Hauptfalten, die größer und am Gipfel
breiter geworden sind, kleine Nebenfalten ausgesproßt und zwischen den Hauptfalten weitere Erhebungen deutlich geworden. Im 9. Monat sieht man nach
dem abdominellen Ende hin reichlich an der Basis dünne, schlanke Falten
mit viel sekundären und auf diesen wieder tertiären Ausläufern; die Abgänge
der sekundären Falten sind stets wieder schlank. Um die Zeit der Geburt ist
der Faltenreichtum im abdominellen Teil noch größer, zugleich werden auch
die einzelnen Falten durch neue Aussprossungen komplizierter und dicker.
Das Lumen ist schließlich im ganzen betrachtet nur sehr eng. Am uterinen
Ende aber bleibt die Faltenentwicklung ungefähr auf dem Stadium der Zeit
des 7. Monats, indem hier nur einige wenige, niedrige, etwas plumpe Falten
deutlich sind. Die Epithelien der Tubenfalten sind sehr deutlich, sie stehen
eng gedrängt, vielfach wechselständig; schlankere, dunkelleibige mehr lumenwärts stehende wechseln mit tiefer liegenden hellen, mehr runden, gruppenweise
und einzeln ab. An vielen Stellen kann man das vordrängende Bindegewebe,
das offenbar eine neue Falten bilden wird, die Epithelien vordrängen sehen.

Sichere Flimmerzellen findet man nur vereinzelt; vielleicht ist das Feten-
material nicht immer ganz frisch konserviert gewesen. Auch E. Novack hat
beim Embryo keine Flimmerzellen gesehen. Im ganzen betrachtet ist der spätere
Bau der Tube um die Zeit der Geburt ungefähr erreicht, überhaupt ist die
Tube verhältnismäßig stark ausgebildet, indem ihre Gesamtgröße schon etwa
$^1/_3$ der geschlechtsreifen Tube beträgt; sie fällt auch bei oberflächlicher Betrachtung der Genitalien eines Neugeborenen als groß im Verhältnis zum
Uteruskörper auf.

2. Der Eileiter des Kindes und der geschlechtsreifen Frau.

Während der Kinderzeit bis zum Eintritt der Geschlechtsreife handelt es
sich hauptsächlich um ein langsames Auswachsen der Schleimhautfalten, der
Muskelringe und besonders auch der Längsmuskulatur. Prinzipielle Veränderungen finden nicht mehr statt, nur das Epithel zeigt während der Geschlechtsreife einige Besonderheiten, aber Flimmerung kann man nach Wyder, E. Novack
u. a., auch eigenen Beobachtungen schon an der Tube der Neugeborenen sehen;
jedoch treten die Flimmerepithelien noch sehr zurück. Erst zur Pubertätszeit sind sie dann in voller Ausbildung vorhanden.

An der Tube der geschlechtsreifen Frau unterscheidet man:
1. Subserosium — Gefäßschicht.
2. Muscularis — a) Längsmuskulatur, b) Ringmuskulatur.
3. Mucosa mit Epithel.

Das Massenverhältnis der 3 Schichten ist je nach dem Tubenabschnitt
verschieden; in der Ampulle der Tube überwiegt um das Vielfache die Schleimhaut und auch die Gefäßschicht, während mehr nach dem Uterus zu diese beiden
Schichten immer mehr abnehmen zugunsten der Muscularis.

Das Subserosium = die Gefäßschicht ist im allgemeinen sehr dünn und
locker; in ihr verlaufen die größeren Gefäße, die vom Lig. lat. aus eintreten
und hauptsächlich longitudinale Richtung haben. Diese Gefäßschicht ist nicht
immer in der ganzen Peripherie eines Querschnittes gleich, sondern bleibt an einer
Seite, wo gleichzeitig auch die Falten der Schleimhaut niedriger sein können,
in der Ausdehnung etwas zurück. Wie betont, nimmt die Schicht nach dem
abdominellen hin zu, wo gleichzeitig auch kleinere Gefäße in reichlicher Masse
auftreten. Ihr unmittelbar auf sitzt das Peritonealepithel, das lateral die Fimbrien
erreicht und hier unvermittelt ins Tubenepithel übergeht. Nach dem uterinen
Ende hin ist das Subserosium zunehmend mehr und mehr mit Längsmuskel-
fasern durchsetzt.

Die Muscularis. Das Interesse für die Muscularis der Tube ist erheblich
gesteigert, seit die Frage der Ei-„Wanderung" besonders durch Sobottas
Arbeiten mehr in den Vordergrund geschoben wurde. Während man früher
annahm, daß im wesentlichen der uterinwärts gerichtete Flimmerstrom es sei,
der das Ei vom Ovarium zum Uterus transportiere, eine Anschauung, die auch
heute noch in Grosser ihren wesentlichen Vertreter findet, betonte Sobotta
mit allem Nachdruck, daß die Flimmerung allein schon mechanisch nicht aus-
reiche, um das große Ei zu transportieren. In der Tat, wenn man bedenkt,
daß die Flimmerhärchen etwa 2 μ hoch sind, das Ei aber etwa den hundertfachen
Durchmesser hält, so ist die Vorstellung der Eibewegung allein durch die Flimmerhärchen recht schwierig. Sobotta führte weiterhin an, daß die Wanderung
des Eies durch den Eileiter völlig unabhängig von dem betreffenden Tier und
von der Länge der Tube sei; die Wanderungszeit sei auch unabhängig von der
Größe des Eies, das kleine *Mäuse*ei brauche ebenso lange wie das größere
*Kaninchen*ei; die Dauer des Aufenthaltes schwanke beim gleichen Tier nur in

geringen Grenzen, sie beträgt überhaupt fast bei allen *Säugetieren* nach SOBOTTAS Feststellungen etwa 3 Tage, nur beim *Hunde* 8—10 Tage. In den verschiedenen Abschnitten der Tube wird das Ei nach SOBOTTAS Feststellungen verschieden schnell transportiert; im Ampullenende am schnellsten. SOBOTTA stellte den Satz auf, daß der Eitransport im wesentlichen durch die Tubenmuskulatur vor sich ginge.

Die Muskelphysiologie der Tube war nur vereinzelt bekannt, als SECKINGER, CORNER und KEYE an der überlebenden Tube des *Schweins* zwei verschiedene

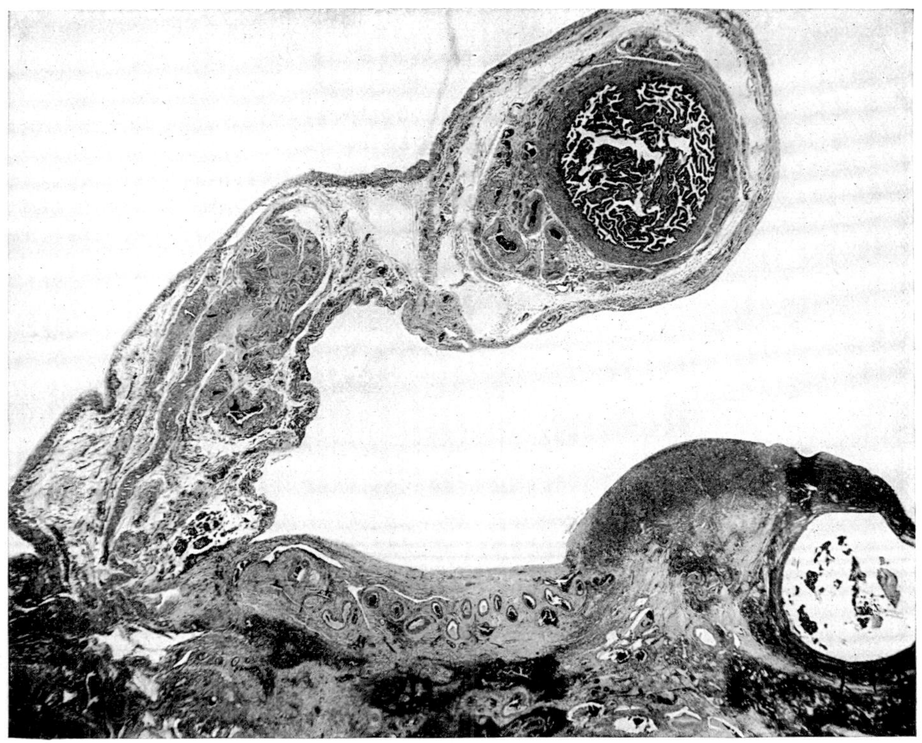

Abb. 45. Übersichtsbild, das die Tubenmuskulatur, die Mesosalpinx mit dem Epoophoron darin und das Mesovar mit Rete ovarii zeigen soll. Vergr. 10fach.

Kontraktionstypen während des 21tägigen ovariellen Zyklus feststellten. Um die Zeit des Follikelsprunges nahm die Zahl der Kontraktionen erheblich zu, 10—15 pro Minute, während der übrigen Zeit traten nur 4—6 Kontraktionen auf. v. MIKULICZ-RADECKI, KOCK und AXEL WESTMAN studierten dann die Muskelphysiologie der Tube eingehender teils an der überlebenden Menschentube, teils an tierischen Tuben, sowohl in situ mit dem Bauchfenster als auch an herausgeschnittenen Organen. Es wurde Peristaltik und Antiperistaltik immer mit der Steigerung um die Zeit nach der Ovulation beobachtet und von v. MIKULICZ-RADECKI insbesondere eine Pendelbewegung des Organs ähnlich der am Darm beschrieben. Besonders interessant sind die letzten Mitteilungen von AXEL WESTMAN, der beim *Affen* (Macacus rhesus) durch ein besonderes Instrument, das Laparoskop, beobachten konnte, wie die Tube ganz zweifellos aktive Bewegungen um den Eierstock herum macht, damit der hyperämische

Fibrillenapparat engeren Kontakt mit dem Ovarium bekommt. Auch das Ovarium führt selbständige Rotationsbewegungen durch Kontraktion des Ligamentum ovarii proprii aus. Westman sieht in Übereinstimmung mit den bisherigen Untersuchern wellförmige, gegen den Uterus fortschreitende Kontraktionen während der Brunstzeit; in den Zwischenperioden sind sie seltener, in den Menstruationsperioden können sie gegenteilig laufen. Er schreibt die von der Tube ausgeführten Bewegungen nur zum Teil der Tubenmuskulatur selber zu, führt vielmehr die Hin- und Herbewegungen auf Muskelfasern des Ligamentum latum zurück, deren Anordnung er beim *Affen* speziell studierte.

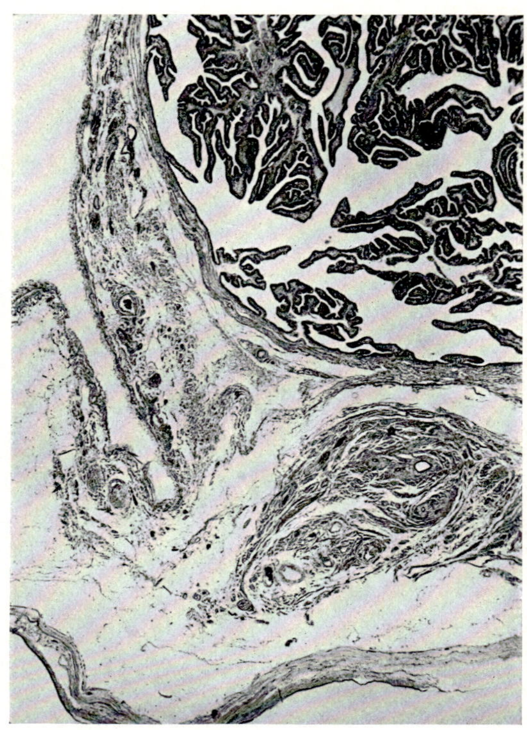

Abb. 46. Basis der Tube. Subperitoneale Muskulatur. Epoophoronzüge. Vergr. 15 fach.

Diese Vorbemerkungen waren notwendig, um die Besprechung der Muskulatur der Tube in das richtige Licht zu rücken. Es erscheint unter diesen Umständen von Bedeutung, festzustellen, daß die äußere Muskelschicht der Tube komplizierter ist, als man es bei der allgemeinen histologischen Beschreibung bisher annahm.

Die äußere Muskelschicht zeigt sehr deutlich unter dem Peritoneum, ähnlich den Beobachtungen von Westman beim *Macacusaffen,* feine zarte Muskelzüge, die bei Querschnitten durch die Tube ebenfalls meist quer getroffen sind, also in der Längsrichtung verlaufen. Diese äußere zarte Muskelschicht gehört offenbar dem Peritoneum an und ist an den oberen Partien der Tube mit dem Bindegewebe derselben nur locker verbunden. Man kann sehr deutlich sehen, daß an den Stellen, wo der Peritonealüberzug weiter von der Tube sich entfernt und zur Mesosalpinx wird, die subperitoneale Muskelschicht vollkommen erhalten bleibt und in gleicher Richtung mitläuft. Hier sind die Fasern vielfach auch schräg und gerade getroffen. Ein genaues Studium über die verlaufende Richtung dieser zarten subperitonealen Muskulatur in der Mesosalpinx speziell und dem Ligamentum latum im allgemeinen besteht bisher nicht.

Unter dieser subperitonealen Muskulatur folgen dann im Tubenbereich unregelmäßige Muskelzüge, die auch im wesentlichen längs gerichtet sind. Sie sind jedoch keine geschlossene Schicht, sondern sind von einem Gefäßlager mit meist quer getroffenen, also längs gerichteten Gefäßen durchsetzt. Das Bindegewebe ist hier außerordentlich locker und gegeneinander verschieblich. Nach innen von dieser Gefäßschicht sind nur noch wenig Längslagen der Muskulatur zu finden. Auch sie bilden keine geschlossene Schicht, sondern nähern

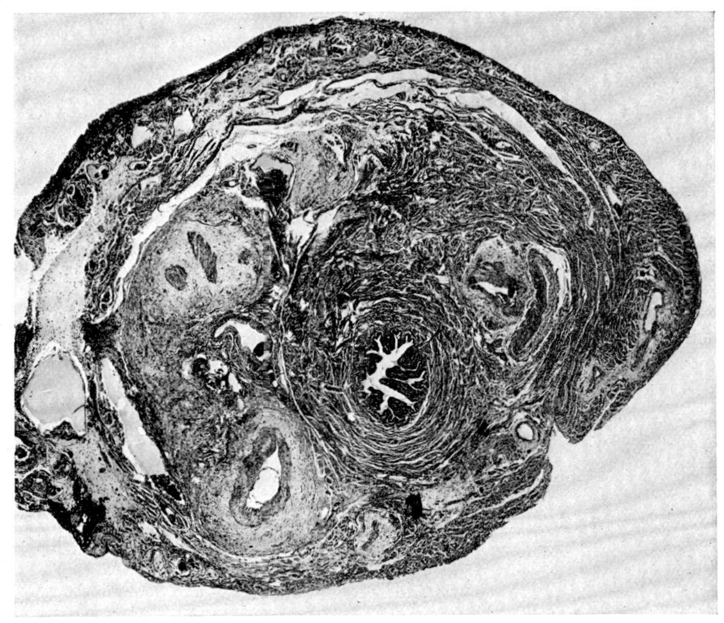

Abb. 47. Isthmus der Tube kurz vor Eintritt in den Uterus. Vergr. 15fach.

sich der Ringmuskulatur. Nach dem Uterus hin ist die Längsmuskulatur am stärksten. Sie bildet kräftige, den größeren Teil der Wandung einnehmende Züge und gibt die Hauptgrundlage für den kegelförmigen Übergang in den Uterus. Im Isthmus wird sie erheblich dünner, erst am abdominalen Ende nimmt ihre Masse dann wieder etwas zu und bildet schließlich die muskuläre Grundlage der Fimbria ovarica.

Nach innen zu folgt dann die Ringmuskelschicht. Sie ist viel geschlossener als die Längsmuskulatur. Am ampullären Ende ist sie sehr dünn und besteht nur aus wenigen Lagen. Nach dem Isthmus zu nimmt sie allmählich erheblich an Größe und Umfang zu und ist eine fest in sich gefügte geschlossene Lage. Je näher sie dem Uterus kommt, um so fester und umfangreicher wird sie und läßt sich im Uterus selber als selbständige Tubenmuskulatur durchaus deutlich erkennen.

Diese Muskelschichten bestehen aus glatten Muskelzellen und einem lockeren Fibrillengerüst um sie herum. Sie liegen zu zarten Bündeln vereinigt, aber sind nicht alle parallel zirkulär, sondern durchflechten sich häufig in lockerer Überschneidung und spiraliger Drehung. Schon MANDL und HOLZBACH sahen,

26*

daß die aufeinander folgenden Muskellagen sich unter mehr oder weniger spitzen Winkeln kreuzen, so daß dadurch eine fiederförmige Anordnung entsteht. Die Gefäße kommen von der äußeren Gefäßschicht radiär durch die Muskulatur durch und strahlen zur Schleimhaut hin.

Nebenbei erwähnt mag werden, daß bei älteren geschlechtsreifen Frauen man gar nicht selten Fettgewebe zwischen den beiden Muskelschichten findet (cf. Schridde).

Genauere Messungen der glatten Muskelfasern fehlen bisher. Untersuchungen, wie wir sie später von Stieve am Uterus kennen lernen werden, sind an der Tube des Menschen bisher nicht ausgeführt. Nur Anopolsky hat am *Schwein*

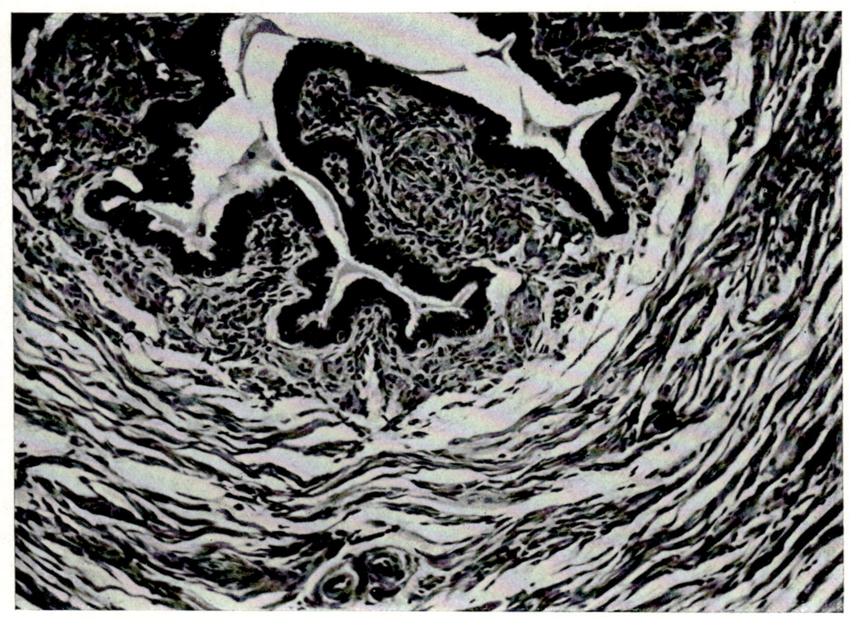

Abb. 48. Innere Längsmuskulatur der Tube. Querschnitt. Vergr. 65 fach.

die Länge der Muskelfasern studiert und festgestellt, daß die Tubenmuskelfasern um die Follikelreife herum 162 μ messen, am 1.—4. Tag nach der Ovulation 144 μ und am 10.—16. Tag nach der Ovulation 116 μ. Er findet also einen zyklischen Wechsel ähnlich wie Stieve an den Muskelzellen des Uterus.

Einer besonderen Betrachtung bedarf noch der Abschnitt, der innerhalb des Uterus liegt. Das Tubenrohr hat an dieser Stelle einen Durchmesser von 0,5—1,0 mm, wie Zorn und Höhne erst kürzlich feststellten. Die Tubenschleimhaut ist vor ihrem Übergang in die Uterusschleimhaut sehr häufig völlig faltenlos und besteht lediglich aus einer Lage flimmernder Zylinderzellen. Der Übergang der Uterusschleimhaut in die Tubenschleimhaut ist etwas wechselnd gelegen. Die Uterusschleimhaut flacht hier im allgemeinen leicht ab, der Übergang liegt meist tief im Trichter drin, so daß man mit bloßem Auge diese Stelle nicht sehen kann. Unter der Schleimhaut liegt dann eine Längsmuskulatur, die durch gutes Bindegewebe fest zusammengehalten wird. Sie scheint entsprechend der Form des Querschnittes häufig etwas flachspiralig um das Tubenlumen herum zu laufen, ist aber gar nicht selten auch direkt quer getroffen. Das Vorhandensein dieser Schicht wird von allen Autoren, die sich mit dem

Abschnitt beschäftigen (GRUSDEW, BAYER, H. R. SCHMIDT, HERMSTEIN, DANIEL u. a.) angegeben. Sie reicht bis in den isthmischen Teil, verliert sich aber dann völlig und kann abdominalwärts nicht mehr festgestellt werden. Auch nach dem Übergang in die Korpusmuskulatur verschwindet die innere Längsmuskulatur sehr bald unter den sich durchflechtenden Fasern. Ihre Dicke beträgt nach eigenen Messungen an gehärteten Präparaten bis zu 100 μ. Auf ihr folgt, sehr deutlich gegen sie abgegrenzt, eine zirkuläre Schicht, die im ganzen etwas lockerer ist, weil die Bindegewebemaschen, in denen ihre Fasern liegen, etwas weiter sind. Die Fibrillen sind locker und zart. Ihre Dicke kann man mit etwa 200—300 μ messen. Nach außen hin folgt dann aber die

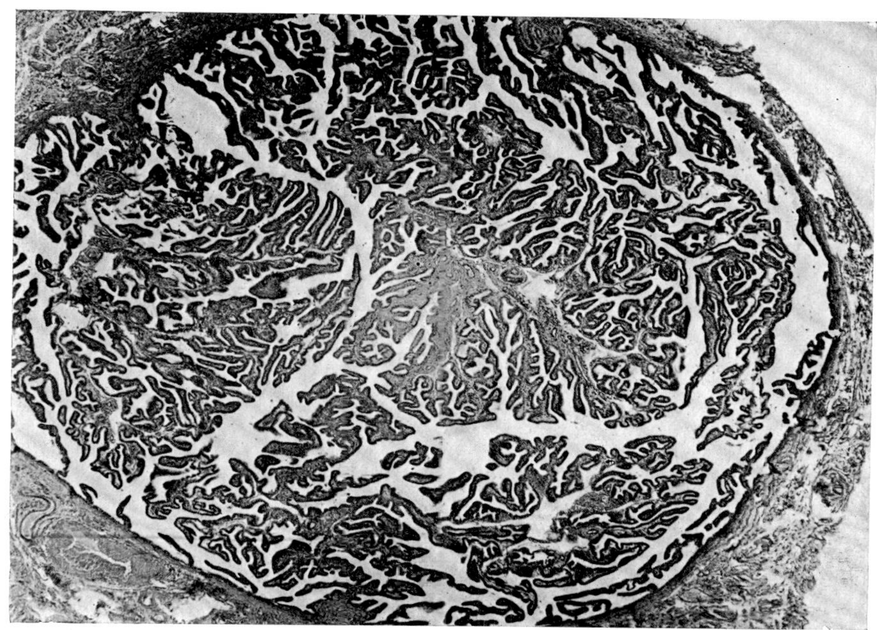

Abb. 49. Tube. Ampullärer Teil kurz vor dem Trichter. Vergr. 15 fach.

Muskulatur des Uterus mit ihren starken Durchflechtungen der vasculären und supravasculären Lage.

Dieser intramurale Teil hat, abgesehen von seiner Bedeutung für die Eiwanderung, neuerdings wieder erhöhte Aufmerksamkeit dadurch erregt, daß er bei den röntgenologischen Untersuchungen und den Durchblasungen der Tube eine wichtige Bedeutung gewinnt. Er kann dem Durchtreten von Luft und von Kontrastflüssigkeit den Weg versperren. Man hat röntgenologisch einen Sphincter in ihm feststellen zu können geglaubt (ROMCKE, SCHNEIDER und EISLER, GÜNTHER SCHULZE u. a.). Diese Feststellungen basierten lediglich auf charakteristischen Zeichnungen im Röntgenbild und werden von fast allen Autoren als rein funktionell bedingt angesehen. Ein eigentlicher Tubensphincter läßt sich anatomisch nicht nachweisen.

Über den Verlauf des intramuralen Tubenteils besteht im allgemeinen die Ansicht, daß das Lumen im konvexen Bogen nach oben verläuft. In nicht ganz der Hälfte der Fälle konnte HERMSTEIN das Tubenrohr glatt verlaufend finden. In der anderen Hälfte der Fälle sah er Abknickungen und unregelmäßige

Verlaufsarten. Nach Daniel ist die häufigste Form des Tubenlumens die eines gradlinigen glatten Rohres; seltener sind Biegungen und Wölbungen festzustellen. Es ist wohl wahrscheinlich, daß die Form des Tubenlumens und seine Verlaufsrichtung nichts unabänderliches sind, sondern, mitten in lebendiger Muskulatur gelegen, sich sicher mit der Funktion ändern. Die innere Längsmuskulatur muß doch bei Kontraktionen zweifellos zu einer Abflachung eines evtl. Bogens führen und eine Art Saugung zum Uteruslumen hin vollführen. Das Lumen selbst ist deshalb auch nicht einheitlich geformt; es ist manchmal rund, manchmal abgeflacht und trägt auch leistenartige Vorsprünge, die dann nach außen hin langsam in Falten übergehen.

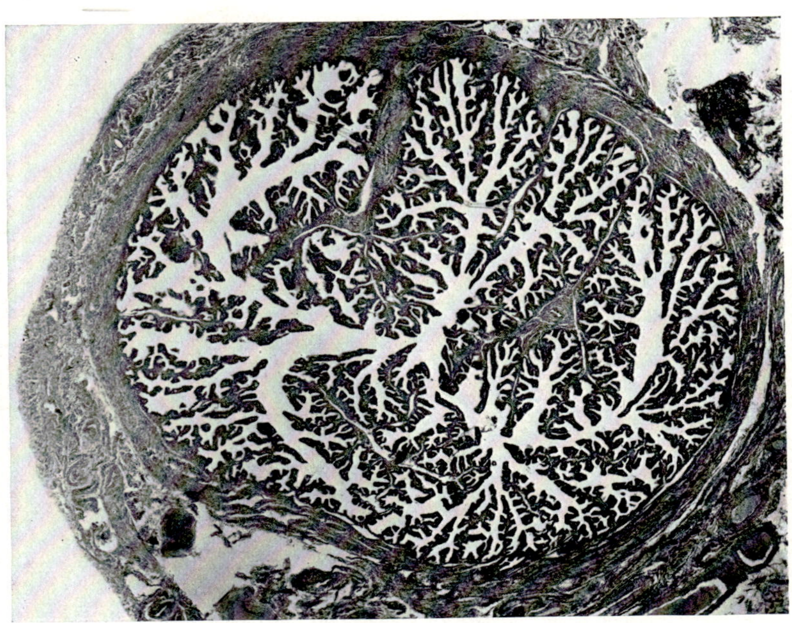

Abb. 50. Tube. Ampullärer Teil. Vergr. 15fach.

Die Mucosa. Die Aufgaben, die der Tubenmucosa gestellt werden, sind wohl im wesentlichen darin zu sehen, Bedingungen zu schaffen, daß das Ei rasch und sorgsam durch den langen Kanal hindurchgeleitet wird. Ob es auf dieser Wanderung durch die Tube, die, wie oben gesagt, nach Sobotta mit etwa 3 Tagen angesetzt wird, Nahrung zugeführt bekommen muß oder ob es von seinem Dotter und den umgebenden Follikelepithelzellen leben kann, ist ungeklärt. Welche Bedeutung die Tube für die Spermatozoen hat, die möglicherweise mehrere Tage in der Tube sich aufhalten können, wissen wir auch nicht. Es ist sehr wahrscheinlich, daß die Tube gewisse Fähigkeiten, die sie bei den eierlegenden Tieren schon gehabt hat, die Bildung einer Gallerthülle, auch bei den *Säugetieren* in Form der Nahrungsbildung beibehalten hat. Welcher Art diese Nahrung allerdings ist, ist durchaus problematisch. Ob eine histochemisch nicht darstellbare wässerige Eiweißlösung, ob auch Zucker und Fettstoffe dabei sind, das läßt sich zur Zeit nur vermuten. Einen wesentlichen Inhalt findet man im Tubenlumen mikroskopisch jedenfalls nicht. Auch resorptive Prozesse müssen eine Rolle spielen, da sonst kaum ein Kontakt zwischen der Eizelle und seinem gelben Körper bestehen kann. Woher „weiß" das Corpus luteum, ob das Ei befruchtet ist oder nicht, wenn nicht durch resorbierte und ihm wieder zugetragene zarteste Sendstoffe der Eizelle? Bei der Beschreibung der Tubenmucosa werden diese Fragen einen gewissen morphologischen Inhalt bekommen.

Betrachtet man die Tube in ihren verschiedenen Abschnitten mit schwacher Vergrößerung, so sieht man in den abdominellen Abschnitten die so außerordentlich reich verzweigten Faltenbäume, die das ganze Tubenlumen ausfüllen, und mit ihren Fingern und Falten ineinandergreifen, so daß die Falten überall capillär aufeinanderliegen. Der Reichtum der Faltenverzweigungen nimmt nach dem Uterus zu mehr und mehr ab und besteht schließlich am Eingang zum Uterus nur noch aus 3 oder 4 flachen Erhebungen, die sich dann kurz vor der Mündung auch noch verlieren. Die Grundlage der Falten ist ein verhältnismäßig grobfaseriges geflochtenes Bindegewebe, das die Gefäße umspinnt.

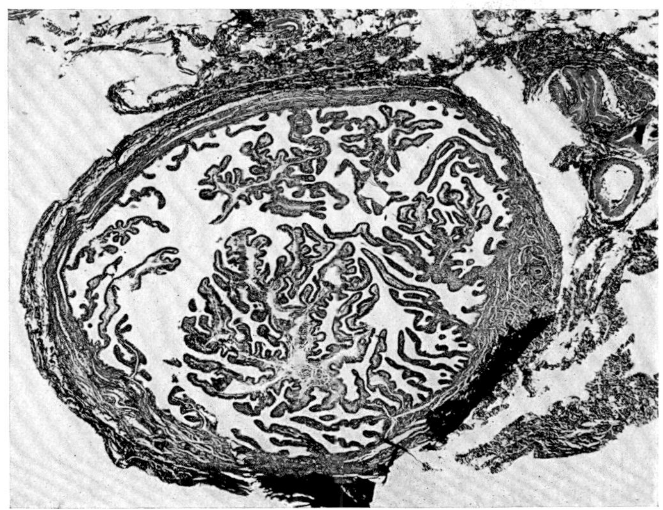

Abb. 51. Tube, kurz vor dem Isthmusteil. Vergr. 15fach.

Elastische Fasern sind zwischen dem Bindegewebe nur wenig vorhanden. Die Gefäße sind kleinkalibrig, häufig rein capillär, sie durchsetzen die Falten sehr reichlich und bilden subepitheliale Netze. In der Ampulle und nach den Fimbrien hin erhalten die Falten durch das reiche Capillarnetz ein fast kavernöses Aussehen. Einwandfreie Injektionspräparate der Venen sind nicht bekannt. Sie laufen mit den Arterien durch die Muskulatur in die Gefäßschicht hinein. Unter dem Epithel findet man eine zarte Fibrillenmembran, auf der dann die Epithelien selbst stehen. Näheres über Gefäße und Elastica sowie auch Nerven siehe später im Zusammenhang.

In dem Bindegewebe der zarten Falten trifft man einige Lymphocyten, Fibrocyten und Mastzellen; einzelne Plasmazellen sind sicher nicht pathologisch. Der Zellgehalt der Tubenfalten ist alles in allem jedoch verhältnismäßig gering. Lymphfollikel sind nicht vorhanden (GUTT). Das Interstititum der Tubenfalten ist nur in den Hauptfalten kräftiger, da auch die Gefäße hier in stärkerem Maße auftreten. Sonst aber ist es äußerst schmal, etwa 8—12 μ in den feinen Falten im Durchmesser. Bemerkenswert ist, daß man in diesen zarten Tubenfalten nach KROEMERs Untersuchungen relativ viele Lymphgefäßlakunen finden kann, die sich an der Basis der Falten in größeren Röhren sammeln.

Das Epithel, das diesen Falten überall aufsitzt, liegt in einschichtiger Lage und bietet eine wahrscheinlich erstaunlich große Oberfläche. Weshalb diese große Oberfläche nötig ist, läßt sich nicht restlos erkennen. Messungen über die Tubenoberfläche sind bisher nicht bekannt. In früheren Jahrzehnten meinte man, daß diese Epithelfläche gleichmäßig flimmernd sei und Höhne wies speziell auf diese gleichmäßige flimmernde Fläche mit nur verschwindend flimmerlosen Zellen dazwischen hin. Eine Reihe von Autoren, unter ihnen Holzbach, Jägeroos, Voinot, Linari, merlotti, Moreaux, vor allem aber Schaffer fanden vor etwa 20 Jahren, daß das Tubenepithel durchaus verschiedene Form habe. Nach den Untersuchungen von Schaffer konnte man vor ungefähr 20 Jahren folgende Typen an Zellen unterscheiden:

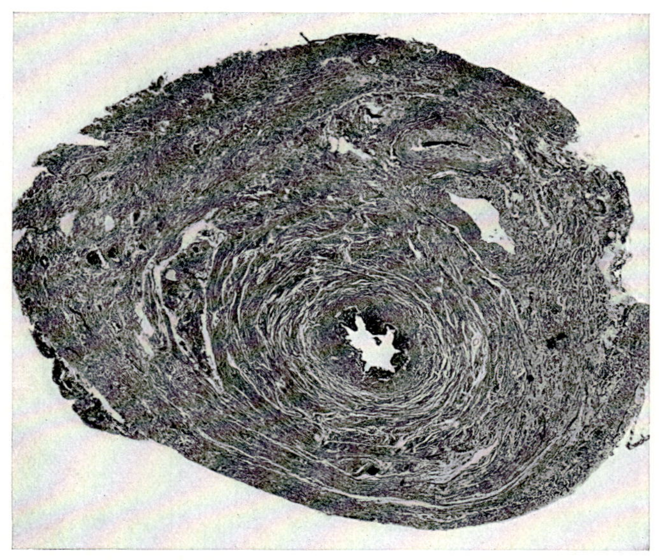

Abb. 52. Tube am Uteruseintritt.

a) **Vollentwickelte Flimmerzellen** von verschiedener Form (hochzylindrisch = 26—32 μ : 10—9 μ, kubisch = 14—24 μ : 10—15 μ, breit = 12 μ : 18 μ gemessen an $^1/_3$ Alkoholisolationspräparaten). Der Fuß ist abgestutzt oder zugespitzt, auch verbreitert oder ausgezogen zu einem oder mehreren Fortsätzen, auch gegabelt; nach dem Lumen zu deutliche Basalknötchen unter der Oberfläche und lange, glatte Flimmerhaare = 6—8 μ.

b) **Flimmerlose Zellen:** becherglasartig oder keulenförmig, das freie Zellende sieht ins Lumen der Tube hinein und kann die Flimmerzellen überragen. Diese Zellen tragen nach Walters neusten Untersuchungen auch eine zentrale Geißel. Das Protoplasma färbt sich mit Hämatoxylineosin graublau gleichmäßig, gibt keine Mucikarminfärbung. Die Zellkuppe zeigt nach Schaffer stets gröbere Körnchen, nach Schridde nie, sondern ist scharf „wie mit einer feinen Feder gezogen".

c) **Übergangsformen.** Nach Schaffer, Linari, Gianelli sollen Sekretionszellen durch Umwandlung aus Flimmerzellen entstehen können. Schridde bestreitet das sehr aus theoretischen Gründen und nach seinen Befunden. Bei den Übergangsformen, nach Schridde Untergangsformen, sieht man Längenabnahme der Flimmerhaare, Verklebung und Umwandlung in körnigen Belag,

Auftreten von Körnern im Protoplasma, die sich viel stärker färben als die Basalknötchen der Flimmerzellen.

d) Stiftchen- oder Stäbchenzellen: sie werden von fast allen, die das Epithel der Tube berücksichtigen, erwähnt, nachdem FROMMEL zuerst die Aufmerksamkeit darauf gelenkt hat, daß bei brünstigen *Katzen* zwischen 3 und 4 Epithelzellen eine Stäbchenzelle zu finden ist. HOLZBACH hat sie mit spezifischer Granulafärbung eingehend studiert und sie in der ruhenden Tube nur gelegentlich, zur Brunstzeit und beim Menschen während der prämenstruellen Kongestion in großer Zahl gesehen; er hat gefunden, daß es sich um einen Ausdruck der Sekretbildung handelt, d. h. um entleerte Epithelien, gleichzeitig

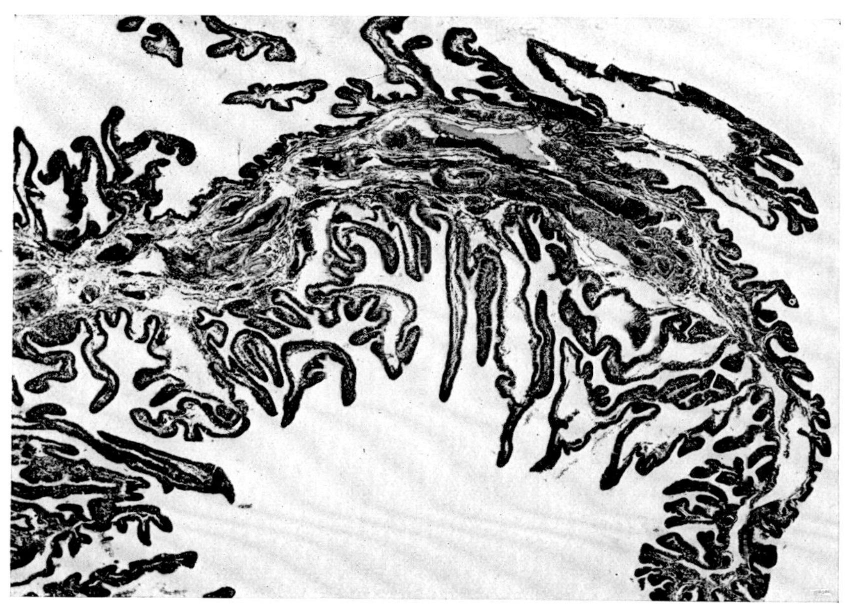

Abb. 53. Eine freie Fimbrie. Vergr. 25fach.

aber betont, daß das Sekret nach der Färbungsart der Granula kein Mucin sein kann. SCHAFFER und SCHRIDDE halten sie für in Ausstoßung begriffene Epithelzellen. Echte schleimsezernierende Becherzellen sind nicht vorhanden.

Das Mengenverhältnis dieser Zellen wechselt je nach Standort und Funktionsstadium der Tube. Während der Ruhe sind im Tubentrichter nahezu nur Flimmerepithelien, während sezernierende Zellen nach dem Isthmus hin mehr und mehr an Menge zunehmen; zuerst erscheinen sie in der Ampulle; vor der Pubertät ist die Zahl der Flimmerepithelien geringer. Nach SCHAFFER, VOINOT u. a. finden sich hauptsächlich an der Basis der Falten flimmernde Zellen, während auf dem Gipfel die sezernierenden sitzen (damit zusammenhängend die Vorstellung, daß die Eiwanderung vor sich geht in Rinnen, die durch das sich Zusammenlegen der Faltengipfel gebildet werden); andere Autoren, darunter in gewisser Weise auch SCHRIDDE, machen entgegengesetzte Angaben. Stets aber soll das Epithel einreihig sein und andere Bilder durch zu dicke Schnitte vorgetäuscht werden.

Zur Zeit der prämenstruellen Kongestion findet eine reichliche Zellproliferation statt, indem die flimmernden Zellen auffallend unregelmäßiger werden und hellere Protoplasmapartien in ihnen auftreten, die allmählich die ganze Zelle erfüllen können, die flimmerlosen sezernierenden Zellen reichlicher auftreten und nach Holzbach und Jägeroos u. a. auch die Stiftchenzellen sehr häufig zu treffen sind. Einwandfreie systematische Untersuchungen über das Verhalten des Tubenepithels zu allen Zykluszeiten (siehe Vergleich mit Endometriumsphase) fehlten damals noch. Im Bindegewebe waren bis dahin Hyperämie, Ödem und Auflockerung sowie eine gewisse Schwellung der Stromazellen verzeichnet und von Holzbach eine erhebliche Durchwanderung von unter der

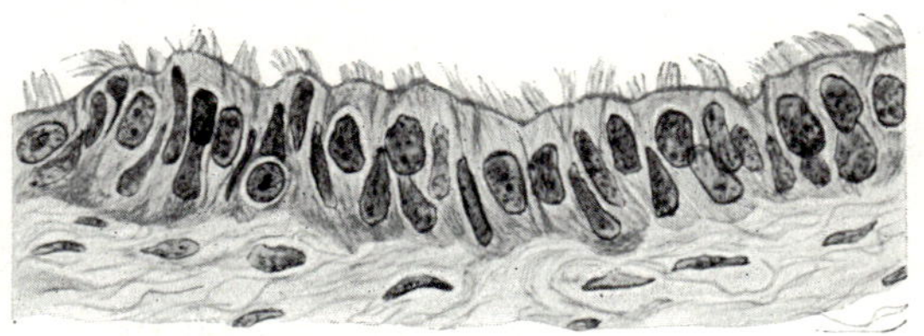

Abb. 54. Tubenepithel. 2. Zykluswoche.

Oberfläche sich ansammelnden Leukocyten durch das Epithel bei völlig gesunden Tuben beschrieben.

In den letzten zwei Jahrzehnten nun haben systematische Untersuchungen, unter Berücksichtigung der zyklischen Phasen in bezug auf Ei und Follikelreifung und reifes Ei mit Corpus luteum-Bildung und den dazugehörigen entsprechenden Phasen im Uterus, eine gute Klarheit in die Wandlungen des Epithels durch verschiedene Mischung der genannten Zellen ergeben: Tröscher, Westman, Snyder, Spack mit ihren Untersuchungen zuerst am *Schwein* und dann am Menschen; Cahnen, Scaglione, Novack und Everett und

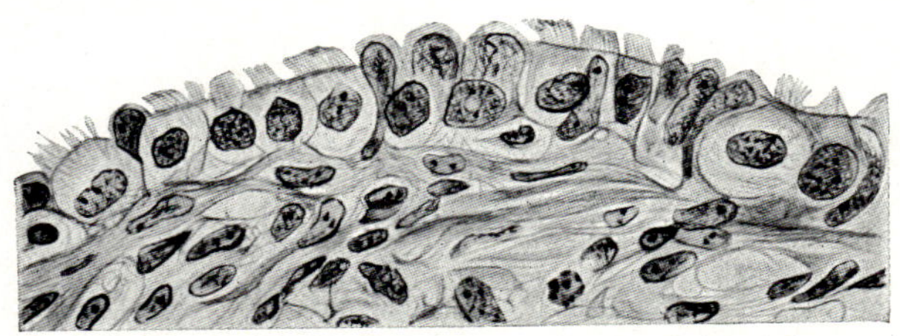

Abb. 55. Tubenepithel. 3. Zykluswoche.

K. Tietze (an meiner Klinik) haben in ziemlich guter Übereinstimmung folgende Feststellungen gemacht:

1. In der zweiten Woche des mensuellen Zyklus (vom Beginn der letzten Regel ab gerechnet), also in der Woche vor der Ovulation bis zu ihr hin, ist die Zahl der Flimmerzellen am größten. Sie stehen gut nebeneinander ausgerichtet, ihr Kern ungefähr in der Mitte, dazwischen die dunkleren Stiftchen-Zellen, die sich etwas drängen, nur in geringer Anzahl. Die innere Zellinie ist jetzt sehr gerade und ohne wesentliche Unebenheiten. Die Flimmerhaare sind schön ausgebildet, die Basalknötchenschicht überall gleichmäßig.

2. Mit dem Beginn der dritten Woche nehmen die Flimmerzellen einen anderen Charakter an. Sie werden niedriger, das Protoplasma heller, die flimmerlosen überragen jetzt. Die hohen schlanken Flimmerzellen der Vorwoche sind jetzt nicht mehr deutlich ausgebildet. Man trifft jetzt auch Keulenformen,

die ins Lumen hineinragen und vielleicht Sekret ausstoßen. Stiftchenzellen findet man jetzt verhältnismäßig wenig.

3. In der vierten Woche bis zur Regel hin nehmen dann diese Sekretionszellen erheblich zu und sehr häufig trifft man jetzt die keulenförmigen Stiftchenzellen, die ins Lumen ausgestoßen werden.

4. In der ersten Woche des nächsten Zyklus dann treten wieder flimmernde Zellen hervor, der Leib ist noch etwas hell, die Zellen noch nicht sehr hoch, die Stiftchenzellen treten allmählich zurück. Es ist wahrscheinlich, daß die

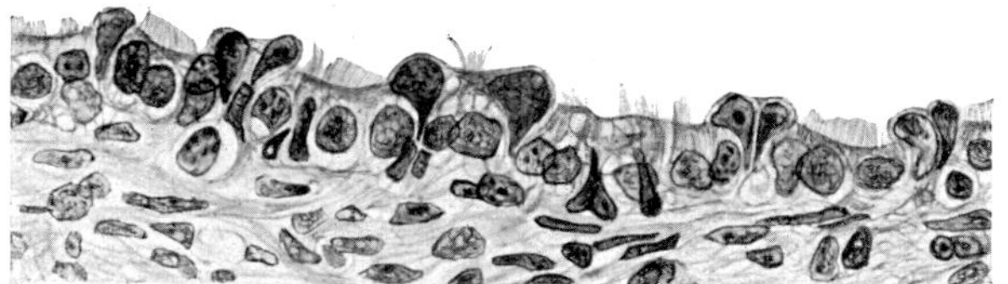

Abb. 56. Tubenepithel um die Menstruationszeit.

Flimmerzellen sich in die Sekretionszellen verwandeln können (cf. TASCHASSOWNIKOW). Ob allerdings auch die Sekretionszellen wieder in Flimmerzellen zurückgehen, ist fraglich (LENHOSSEK und HENNEGUY). Der Ersatz der in Stiftchenform ausgestoßenen Zellen erfolgt offenbar durch kleine, an der Basis des Epithelsaums entstehende Zellen. Eine stärkere Abstoßung zur Zeit der Menstruation, etwa mit Epithelentblößung, findet nicht statt. Ebenso können auch Blutaustritte aus der Tube nicht beobachtet werden. Die Veränderungen gehen überall im Eileiter gleichartig vor sich.

Welcher Art das in der Tube gebildete Sekret ist, darüber läßt sich etwas Endgültiges nicht sagen. SCHEYER, IWATA und auch BUTOMO glauben um den

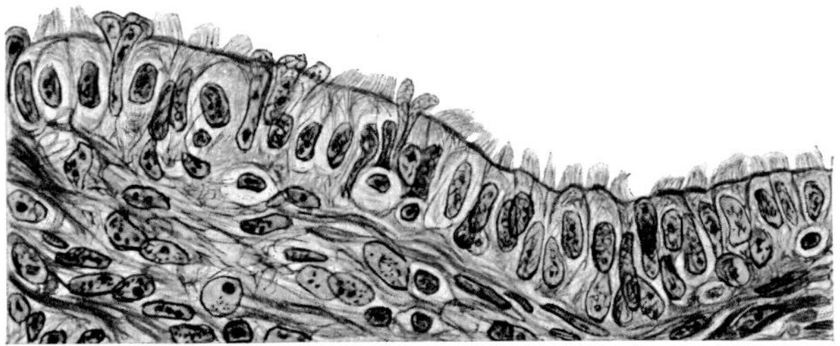

Abb. 57. Tubenepithel. 1. Zykluswoche.

Ovulationstermin herum einen feinen Lipoidgehalt in dem Epithel der Tube nachgewiesen zu haben. SCHEYER konnte einen Einfluß der Zyklusphasen nicht konstatieren. IWATA und JAKOVLEV haben sich auch mit dem Glykogenbefund befaßt. IWATA konnte feinstkörniges Glykogen sowohl in der Muskulatur wie auch in den Flimmerzellen der Tube in der Nähe der Kerne und an der Basis nachweisen, in den Sekretionszellen nicht. Diese Befunde bedürfen noch weiterer Bestätigung, da andere Autoren keinerlei mikrochemisch nachweisbaren Inhalt haben finden können.

Aus diesen gut übereinstimmenden Feststellungen eines zyklischen Wechsels im Bau der Tubenoberfläche kann man ablesen, daß die Flimmerzellen offenbar keine wesentliche Bedeutung für den Eitransport haben, da sie ja sonst nicht gerade in der Woche nach der Ovulation so erheblich an Zahl und Größe zurückgehen würden. Es ist vielmehr wahrscheinlich, daß die Oberfläche zu dieser

Zeit eine gewisse Sekretionsarbeit leistet. Bei dem Prozeß der Aufnahme des Eies in die Tube spielen zweifellos, wie schon früher erwähnt, die Bewegungen der Tube um den Eierstock herum, eine erhebliche Rolle; eine ovarielle Tasche, wie sie bei *Nagern* vorhanden ist, fehlt ja beim Menschen und kann auch durch Kontraktionszustände der näheren Umgebung mit größter Wahrscheinlichkeit nicht hergestellt werden. Der Faktor der Schwellung dieser Tubenabschnitte durch Lymph- und Blutgefäßanfüllung und dadurch bedingte Polsterbildung, die evtl. durch wechselnde Kontraktionszustände schwankt und dadurch bewegt und saugt, wird wahrscheinlich nicht genügend beachtet.

Ein Wort muß noch über das Verhalten der Tube bei der Menstruation gesagt werden. Wir werden beim Uterus feststellen, daß die Blutung, die bei der Menstruation auftritt, nur eine unvermeidbare Folge des Niederbruchs einer besonders gebauten Schicht des Uterus ist und daß von einer Diapedesisblutung als Ursache der Menstruation, wie man früher meinte, keine Rede sein kann. Die Annahme einer Diapedesisblutung beherrscht aber alle die Autoren, die die Quintessenz einer „Tubenmenstruation" in dem Auftreten von Blutungen im Lumen der Tube sehen. So werden immer wieder als Beweis für Tubenmenstruation Fälle publiziert, in denen es aus Tubenbauchdeckenfisteln zur Zeit der Menstruation, also periodisch blutet. Solche Blutungen sind nicht der geringste Beweis für eine Tubenmenstruation. Sie entstehen dadurch, daß in entzündetem Gewebe eine erhöhte capillare Blutungsbereitschaft zur Zeit der Menstruation überhaupt besteht. Sie reihen sich damit in die große Gruppe der zyklischen Organblutungen ein (s. Handbuchartikel über mensuellen Zyklus, Veit-Stoeckel 3. Aufl., Bd. 1, 2). Die Frage kann für die Tube nur lauten: wie beteiligt sich die Tube an dem zyklischen Funktionsvorgang, der sich unter der Herrschaft des Eies und seiner Organe im Genitale der Frau abspielt. Diese Frage ist durch die obige Darstellung des Wechsels in dem Epithel der Tube ausgiebig beantwortet.

Gefäße und Nerven. Kehren wir nach dieser Darstellung der Einzelschichten zurück zu den Gefäßen und Nerven, die alle Schichten durchsetzen, so ist darüber zusammenhängend nur noch kurz zu berichten.

Die Arterien treten von der Arteria ovarica aus schräg durch die Mesosalpinx an die untere Kante der Tube heran, verlaufen hier eine Strecke weit längs und geben überall Äste an die Gefäßschicht ab, besonders reichlich in der Gegend des Trichters. Hier wieder verlaufen die kleinen Arterien hauptsächlich in geschlängeltem Verlauf längs und zwar in ganzer Peripherie der Tube, sie liegen, wie früher ausgeführt, in sehr lockerem, große Verschieblichkeit gestattendem Bindegewebe. Überall treten schräge Äste an die innere Ringmuskulatur heran und kommen von hier aus in reichlicher Verteilung an die Basis der Falten und in diese, sich capillär aufteilend, hinein. Der feinanatomische Bau unterscheidet sich von anderen Gefäßen in den ersten Jahren der Geschlechtsreife vor der ersten Schwangerschaft nicht; später treten die Veränderungen der sog. Ovulationssklerose auf, wie sie beim Ovarium schon beschrieben wurden (Degeneration der durch dauernd wechselnde Durchblutung allmählich zu weit gewordenen Muscularis und Ersatz derselben durch Elasticawucherung, Verdickung der Intima, Verstärkung der Elastica int. und evtl. neue innere Muscularis). Bei Frauen, die die Hyperämie einer Schwangerschaft durchgemacht haben, finden sich auch die Bilder der sog. partalen Gefäßsklerose, besonders in den zuführenden Gefäßen der Mesosalpinx, aber auch in der Wandgefäßschicht, hier allerdings abgeschwächt.

Die Venen verlaufen im allgemeinen mit den Arterien. Nach der Sammlung des capillaren Blutes der Falten an der Mucosa-Muscularisgrenze ziehen die dünnwandigen Venen schräg durch die Ringmuskulatur in die Gefäßschicht, bilden hier Plexus, die das Muskelrohr umgeben und ziehen in Sammelröhren in die Mesosalpinx. Von hier fließt das Blut durch größere Venen in den Plexus spermaticus und trifft das Blut, das aus dem Ovarium kommt. Auch in den Venen sind perivasculäre Elasticaanhäufungen bei älteren Nulliparen und Frauen, die entbunden haben. Genauere Untersuchungen auf Grund schöner Injektionen fehlen hier noch.

Die Lymphgefäße beginnen nach KROEMER als relativ weite Lakunen im Innern der Tubenfalten, die sich an der Basis der Falten in Sammelröhren ergießen; die Muskelbahnen sind eng, in der Subserosa dagegen sieht man ein sehr reiches und zierlich gegliedertes Netz. Die Pars isthmica und ampullaris schickt zwei bis drei klappenführende Stämmchen zum Plexus ovaricus in die Gland. lumbales sup., während der uterine Teil mit dem Uteruskörper im Lymphaustausch steht.

Die Nerven der Tube umkreisen nach v. HERFF ähnlich wie die Muskelbündel bogenförmig das Tubenlumen, mit den Gefäßen treten einzelne Fasern in die Schleimhautfalten (bei Kindern). GAWRONSKY findet bei *Hunden* und *Meerschweinchen* ein radiäres System, dessen Äste in reichlicher Menge kurze Strecken radiär verlaufen, sich dann aber rasch aufteilen und ein äußerst dichtes, feinstes Faserwerk bilden, das zirkulär eine äußere in der Gefäß- und Längsmuskelschicht und eine innere in der Mucosa verlaufende Zone zeigt. Von der inneren Zone aus ziehen Nerven an das Epithel, auch enden sie zwischen den Zellen; in diese Mucosanerven können nach GAWRONSKY Nervenzellen eingeschaltet sein, die der Autor für ein Analogon zum MEISSNERschen Plexus des Darmes hält.

Als Kuriosum mag hier erwähnt werden, daß RIES und CORYLLOS degenerierte lamellöse Gebilde unter der Oberfläche im Subserosium der Tube gesehen und beschrieben haben als VATER-PACCINIsche Körperchen. Ob da nicht Quer- oder Schrägschnitte durch hyaline Gefäßwände vorgelegen haben, erscheint mir mehr als fraglich.

Das elastische Gewebe ist von BUCHSTAB, SCHENK und AUSTERLITZ, HÖRMANN, HOLZBACH und SCHRIDDE beschrieben. Demnach ist um die Zeit der Geburt nur im Subserosium elastisches Gewebe hauptsächlich um die Gefäße herum zu finden. In den folgenden Jahren sieht man zarte Fasern auch längs der Muskelfasern auftreten, allmählich Zunahme und weiteres Vordringen nach innen, bis um die Pubertät vereinzelte zarte Fasern auch in der Mucosa sichtbar werden. Vom 21.—45. Jahre bilden die elastischen Fasern oft dichte und dicke Netze, in der Muscularis ist manchmal jede Faser umgeben; in anderen Fällen jedoch ist die Elastica durchaus spärlich. Häufig, aber nicht immer, ist auch die Mucosa von gleichmäßig zarten, gewundenen elastischen Fasern durchzogen, die bis ans Epithel reichen; ihre Zahl ist im Vergleich zur Muscularis gering.

HOLZBACH beschreibt, daß die Fasern des Faltenbindegewebes in unmittelbarer Verbindung mit dem intermuskulären Bindegewebe der Ringmuskulatur stehen. „Die dichten, sich innig durchflechtenden Bündel der Ringmuskelschicht liegen kuppelförmig aneinandergereiht, und zwischen je zwei Kuppeln entspringt ein feiner Strang hauptsächlich elastische Fasern führenden Bindegewebes, der in die Schleimhaut hineinzieht, sich dort mit solchen aus benachbarten Muskelkuppeln verbindet, und so allmählich zu einem kräftigen Bündel anwächst. Dieses zieht in einen Epithelkamm hinein und verbindet sich hier mit einem von der anderen Seite kommenden ebensolchen Bündel zu einem kräftigen Stamm elastischer Fasern, der sich entsprechend den Ästchen und Zotten, in die er eindringt, wieder auffasert und feine Elasticaäderchen selbst in die kleinsten Sprossen bis dicht unter das Epithel entsendet. Es ist gar kein Zweifel, daß eine Kontraktion der Muskelkuppeln einen direkten Zug an der

Epithelzotte ausübt, damit eine Verkleinerung ihrer Oberfläche und ein Auspressen etwa vorhandenen Zellinhalts bewirken muß."

Demgegenüber sagen Schenk und Austerlitz und in Bestätigung dessen Schridde, daß bis zum Eintritt der Geschlechtsreife die Tube bis auf die Elastica der Gefäße völlig frei ist von elastischen Fasern; erst später treten spärliche Fasern auf, die nach einer Geburt noch zunehmen, aber die Mucosa bleibt frei. Das Elasticavorkommen ist, wie schon oben gesagt, wechselnd.

Über das Bindegewebe selbst ist genügend bei den einzelnen Schichten gesagt. Es wird auf die sehr gründliche Arbeit von Hörmann über dieses Gebiet noch einmal aufmerksam gemacht. Hier soll nur allgemein zusammenfassend betont werden, daß die Ringmuskelschicht und offenbar auch die Schleimhaut mit ihren Falten ein in sich durch das Bindegewebe recht gut gefestigter Organabschnitt sind. Um dieses zentrale Rohr ist dann aber äußerst locker die Gefäß und äußere Längsmuskelschicht aufgelagert. Alles ist hier offenbar auf große Verschieblichkeit eingerichtet. Das ist um so mehr der Fall, je näher man dem Fimbrienende kommt. Der ampulläre Teil mit dem Fimbrienende ist im ganzen zweifellos gut beweglich. Eine gewisse Fixation wird, dem Trichter gegenüber, dem weiter innen gelegenen Teil der Tube durch den Abschluß des Peritoneums gegeben. Es muß hier offenbar eine gewisse Festigkeit wie eine Art Schlinge bestehen; denn bei den Prozessen, die zu einem Verschluß des Fimbrienendes führen, spielen Einstülpungsprozesse oder Faltenretraktionen auf Grund entzündlicher Reize eine Rolle. Sie wären nicht möglich, wenn hier nicht eine gewisse Schlingenbildung vorläge. Ein Schließmuskel oder Ringmuskel liegt hier keinesfalls vor, die Fimbrienfalten fließen vielmehr ohne irgendeine Behinderung aus dem Tubenende heraus.

3. Der Eileiter während der Schwangerschaft und im Wochenbett.

Die Angaben über das Verhalten des Eileiters zur Zeit der Schwangerschaft und des Wochenbettes sind im ganzen spärlich, sie stammen von Frommel, Grusdew, Hörmann, Schaffer, Mandl, Thomson, Katz, Procopio und Lange in speziellen darauf bezüglichen Arbeiten und von vielen anderen als Gelegenheitserwähnungen. Die späteren Autoren erwähnen bei ihren anderen Untersuchungen meist auch das Verhalten der Tube in der Schwangerschaft. Das Resultat dieser Arbeiten und auch eigener Untersuchungen in dieser Richtung ist, daß die Tube im ganzen saftreicher und blutreicher wird. Besonders auch die Falten der Mucosa zeigen sich aufgelockert. Verfolgt man die einzelnen Schichten, so findet man, daß die Muscularis keine wesentliche Veränderung ihrer Elemente durchmacht. Es tritt keine nennenswerte Verdickung der Muskelschicht ein, wie vielfache Messungen immer wieder ergeben haben. Auch die Kerne der Muskelzellen sind gegenüber denen der Tube einer Nichtschwangeren nicht wesentlich vergrößert. Sie sind im ganzen ein wenig breiter und lockerer. Über die Größe der Muskelfasern selbst etwas auszusagen, ist sehr schwer, da der Kontraktionszustand der Tube die Verhältnisse unübersichtlich macht. Speziell darauf gerichtete Untersuchungen, wie sie z. B. beim Uterus von Stieve in meisterlicher Weise vorliegen, bestehen bei der Tube noch nicht. So viel aber läßt sich sehen, daß weder eine wesentliche Vermehrung der Muskelzellen noch auch eine Vergrößerung ihres Körpers während der Schwangerschaft auftritt, was ja auch schon äußerlich dadurch wahrscheinlich wird, daß eine wesentliche Vergrößerung oder Veränderung der Tube in der Schwangerschaft nicht festzustellen ist. Mandl, Lange und Procopio berichten, ohne daß Zeichen einer Entzündung zu sehen waren, von Leukocyten im Stroma der Schleimhaut und um die Gefäße der Wand. Auch meine eigenen Beobachtungen bestätigen, daß eine Vermehrung der Zellen um die Gefäße stattfindet. Es sind ähnliche Bilder, wie man sie am Uterus um die kleinen Gefäße herum beobachten kann (STIEVE).

Über das Verhalten der Epitheloberfläche der Tube berichtet KATZ von einer schleimigen Umwandlung der Flimmerzellen und einer aktiven Vermehrung der „Schleimzellen" mit Verlust der Flimmerhärchen. Alle die Autoren, die sich eingehender mit den zyklischen Schwankungen im Epithelbild der Tube befaßt haben, melden, daß in der Schwangerschaft ungefähr die gleichen Verhältnisse anzutreffen sind wie in der letzten Woche des mensuellen Zyklus. Nur sei die Sekretionszelle noch kürzer und am freien Ende abgerundet; sie zeigen keine Berstung des Zykloplasmamantels oder Kernaustritt (E. NOVACK, SCHAFFER, TIETZE). Die Flimmern sind bei diesen hellen Zellen meist erhalten; die Stiftchenzellen treten stark zurück.

Einige Autoren, MANDL, LANGE, KATZ und PROCOPIO haben sich mit der Frage der Deciduaumbildung des Stromas während der Schwangerschaft beschäftigt und haben sie nur in einem kleinen Prozentsatz der Fälle gefunden, dann auch nicht durchgehend, sondern nur streckenweise. Dazu muß gesagt werden, daß als regelrechter Befund Deciduazellbildungen in den Stromazellen

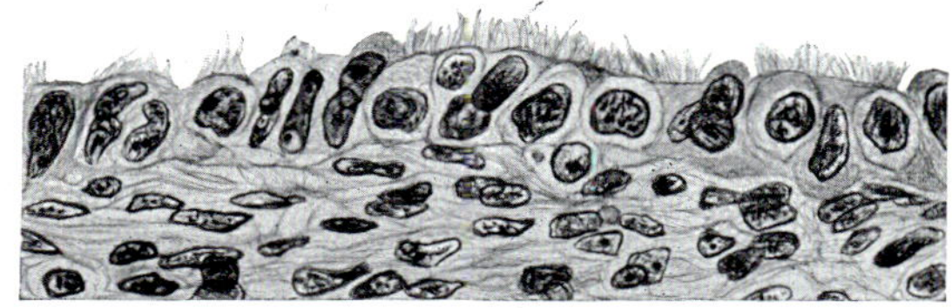

Abb. 58. Tubenepithel. 3. Woche des Wochenbettes.

der Tubenfalten oder der Muscularis nicht nachgewiesen werden können. Nur ausnahmsweise sind die Bindegewebszellen in ihrem Leib größer und etwas runder. Gewöhnlich lassen sich dann Zeichen auch einer bestehenden Entzündung sehen. Selbst in unmittelbarer Umgebung eines innerhalb der Tube eingebetteten Eies kann man echte Deciduazellbildung, wie etwa beim Uterus, nicht oder auch nur ausnahmsweise feststellen.

Im Puerperium sieht man längere Zeit noch eine auffallende Hyperämie; die besondere Durchsaftung aber läßt bald nach. In den Muskelzellen will THOMSON regressive Veränderungen beobachtet haben. Genauere Arbeiten liegen darüber nicht vor. Das Verhalten der Schleimhaut ähnelt dem des Postmenstruums. Es treten in einem gewissen Abstand von der Geburt die Flimmerzellen wieder stärker hervor.

Der intramurale Teil während der Schwangerschaft. Einer besonderen Beachtung bedarf noch der intramurale Tubenabschnitt in seinem Verhalten während der Schwangerschaft. H. R. SCHMIDT hat darüber eine sehr interessante Arbeit publiziert. Er weist nach, daß vom 4. Monat ab die uterine Tubenmündung sich langsam ausweitet, nachdem schon vorher der schlanke Dreieckskegel des Cavum uteri, der im nichtschwangeren Zustand die Tubenmündung so völlig verdeckt, zu einer runden Wölbung ausgedehnt ist. SCHMIDT weist durch Messungen und Serienschnitte nach, daß der intrauterine Abschnitt allmählich mit zunehmender Schwangerschaft um das Dreifache in die Länge wächst. Zu innerst unter dem Epithel liegt das immer gut nachweisbare Längsmuskelrohr, das im Uterus sich bald in der Wand aufspaltet. Um dieses Längsmuskelrohr herum liegt dann ein ebenfalls konstantes Ringmuskelrohr, das weiterhin aber in die Uterusmuskulatur übergeht. Es ist bisher nicht untersucht, wäre aber interessant zu wissen, ob dieser Abschnitt der Tube Vergrößerungen der Einzelmuskelzellen zeigt, die ja in der übrigen Tube nicht nachweisbar sind. Das Verhalten der Schleimhaut an diesem innerhalb der Eihöhle liegenden Tubentrichter ist besonders bemerkenswert insofern, als in einem Bereich von etwa Zehnpfennigstückgröße das einfache faltenlose Tubenepithel den einbezogenen Trichter auskleidet. Eine Deciduareaktion findet hier nicht statt. Die Korpusdecidua ist darüber in Form eines Daches feststellbar. Es sind offenbar die einander gegenüberliegenden Deciduaflächen der Tubenecke schon vor der Entfaltung des Tubentrichters miteinander verklebt gewesen. Da das Einbezogenwerden dieser Tubenecke zu einer Zeit erst stattfindet, in der die Placenta ihr Tiefenwachstum im allgemeinen vollendet hat, so ist auch

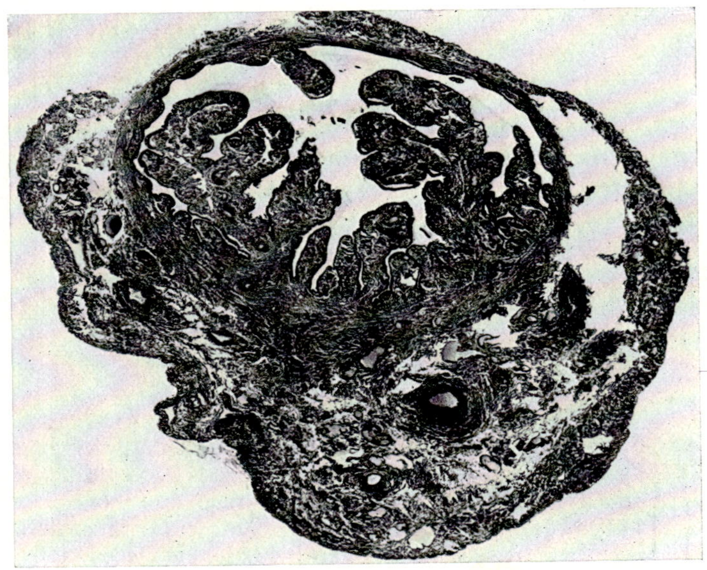

Abb. 59. Alterstube. Vergr. 15fach.

ein Einwachsen der Placenta an dieser Stelle nicht zu beobachten. Die Lösung geschieht vielmehr ohne Schwierigkeiten auch an dieser Stelle innerhalb der Decidua spongiosa.

4. Der Eileiter im Greisenalter.

Schon in den letzten Jahren der Geschlechtsreife, vor allem aber zur Zeit des Klimakteriums findet eine Zunahme des faserigen Bindegewebes in den Schleimhautfalten um die Gefäße und im Subserosium statt. Die elastischen Fasern verschwinden nach Buchstab und Holzbach aus den inneren Schichten, während Schenk und Austerlitz eine Zunahme der Fasern an Stärke und Zahl in allen Schichten, sogar jetzt auch in der Mucosa angegeben haben. Mit fortschreitendem Greisenalter lassen sich nach Buchstab und Holzbach nur noch in der Subserosa kurze elastische Fasern finden, das Bindegewebe tritt überall deutlicher in außerordentlich dicken, plumpen Fasern hervor, die Muscularis schwindet allmählich. Ballantyne und Williams und Wendeler haben zuerst darauf hingewiesen, wie sehr spärlich die Muscularis in Alterstuben ist; ob zuerst die Longitudinal- oder die Zirkulärmuskulatur atrophiert, scheint nach den Angaben nicht übereinstimmend zu sein. Die Gefäße bekommen dicke Wandungen und zeigen die Elasticabilder der Alterssklerose. Die augenfälligsten Veränderungen jedoch macht der Faltenapparat der Tube durch, indem zunächst die kleinsten Falten verschwinden, dann die Nebenfalten, bis schließlich im ampullären und isthmischen Teil nur noch einige kurze, dicke, plumpe Stümpfe übrig bleiben als Rest der Hauptfalten; im uterinen Teil können die Falten völlig schwinden. Ein rundes enges Lumen ist die Folge. Als praktisch wichtig betont SCHRIDDE, daß auch in den senilen Faltenstümpfen des isthmischen und ampullären Teiles das Bindegewebe stets parallel der Faltenoberfläche zieht zum Unterschied von entzündlichen Bindegewebswucherungen. Die Epithelien verlieren ihre Flimmerung, sie werden niedriger, ja kubisch

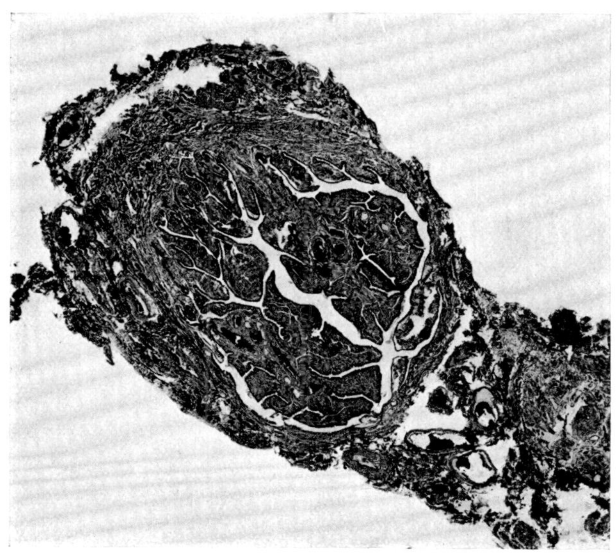

Abb. 60. Tube einer Greisin.

und auch platt. Das Lumen wird überall eng und enger und oft makroskopisch kaum erkennbar. SCHRIDDE hat verschiedentlich obliterierte Tuben gesehen, ohne daß irgendwelche Residuen früherer Entzündungen nachzuweisen waren; er ist geneigt, eine Altersobliteration anzunehmen. SCHNAPER hat früher schon brückenartige Verbindungen zwischen den Faltenresten und Abstoßung oder Abfallen von Epithelien beschrieben, WENDELER jedoch hat demgegenüber betont, daß wohl sicher hier Residuen von Entzündungen vorlägen und irgendwie ausgedehntes Abfallen von Epithelien und Ansammlung dieser im Lumen Fäulniserzeugnisse wären.

5. Anhang: Nebentuben.

Es muß noch ein Wort über die Nebentuben gesagt werden. Es sind das rudimentäre Gebilde, die eine im Prinzip ähnliche Organisation haben wie die Tube selbst, jedoch mehr oder weniger unvollkommen durchgeführt. Sie entstehen durch multiple Einstülpungen des Cölomepithels, von dem nur eine den eigentlichen MÜLLERschen Gang bildet. Eine solche kleine Nebentube sitzt gewöhnlich in der Nähe der Fimbrie seitlich der Tube auf. Es sind 1—2 cm lange kleine Trichterchen, die meist ein recht gutes, deutlich ausgesprochenes

Miniaturfimbrienende haben. Gar nicht selten aber findet man diese Nebentube am Fibrienende verschlossen. Es entstehen dann kleine gestielte Bläschen statt der Nebentube.

Das Epoophoron (Parovarium). In der Mesosalpinx wurde schon das makroskopische Bild des Wolffschen Körpers erwähnt. Es entspricht das ja den rudimentären Resten der Urnieren, die beim Mann eine hohe funktionelle Bedeutung durch die Verbindung zwischen den Tubuli, Rete testis und dem Ductus deferens gewinnen. Über die Ontogenese dieses Organs soll hier nicht weiter gesprochen, sondern auf die Entwicklungsgeschichte hingewiesen werden. Nur die Feinanatomie dieses Gebildes soll hier noch mit einem Wort gestreift

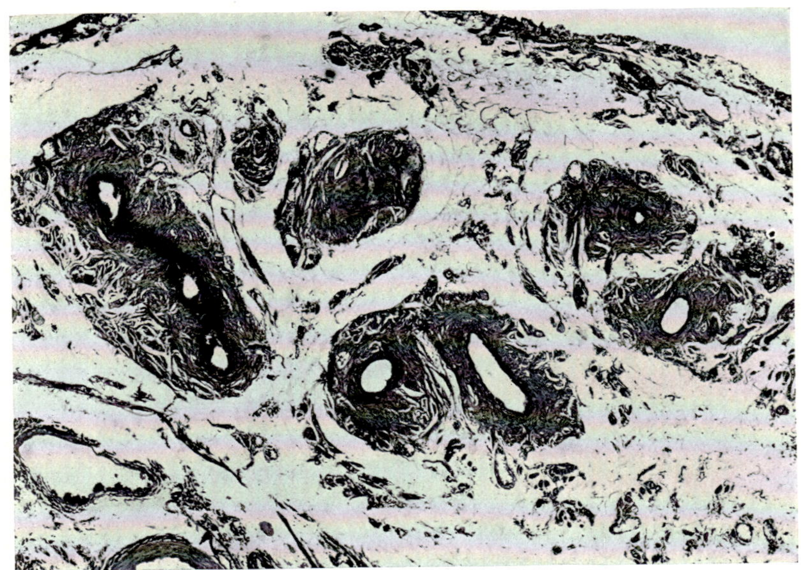

Abb. 61. Epoophoron. Vergr. 32fach.

werden. Man sieht auf dem Querschnitt eine Reihe von muskulösen Röhrchen (bis zu 20). Diese Röhrchen haben eine sehr gut ausgebildete Muskelwand von zirkulär und längs gerichteten Fasern und sind im Innern mit einem Epithel ausgekleidet, das vielfach flimmernd, aber auch rein kubisch ist. In der Geschlechtsreife und in der Gravidität kann man nach Wichmanns Beobachtungen die flimmertragenden Zellen vermehrt finden, ja es sollen auch Sekretionszeichen zu finden sein. Das Lumen des Röhrchens ist gewöhnlich sehr eng. Der parallel der Tube ziehende Wolffsche Gang ist hier am Epoophoron meist erhalten. Die Einmündung der Epoophoronkanälchen in diesen Gang ist manchmal deutlich. Er ist im Prinzip histologisch ähnlich gebaut wie die Epoophoronkanälchen; auch Muskulatur liegt um ihn herum. Der Gang zieht dann schräg durch das Ligamentum latum zum Uterus hin, ist aber auf dieser Strecke meist nicht erhalten. Rob. Meyer, der sich wohl am ausgiebigsten mit dem Verhalten des Gartnerschen Ganges beschäftigt hat und das Schicksal desselben im ganzen Verlauf an reichem Untersuchungsmaterial verfolgt hat, findet im Lig. lat. nur in $15^0/_0$ der Fälle noch Reste desselben. Der Gang zieht dann im Bereich des Os internum an den Uterus heran und tritt in die Cervix ein (davon siehe beim Uterus).

Gestielte und ungestielte Bläschen am Peritonealrand am freien Rand des Peritoneums in der Nähe der Fimbria ovarica sieht man häufig. Die Herkunft dieser pfefferkorn- bis erbsengroßen Gebilde ist verschieden. Die MORGAGNIsche ungestielte Hydatide entspricht nach ROB. MEYERs Untersuchungen einem Cölomtrichter des MÜLLERschen Ganges. Sie trägt oft Fimbrien. Gestielte Hydatiden am Peritonealrand sind häufig Teile des Epoophoron. Es sind dann die lateralen Kanälchen durch cystische Dilatation aus dem Ligamentum latum-Niveau herausgetreten. Ein Teil der Hydatiden kann auch aus dem kranialsten Teil des GARTNERschen Ganges hervorgehen.

Das Paroophoron, das entwicklungsgeschichtlich mit den obersten Abschnitten der Urniere Zusammenhang hat (s. Entwicklungsgeschichte), ist, wie RIELÄNDER, ASCHOFF, ROB. MEYER, WICHSER betonen, nach dem 5. Lebensjahr nicht mehr nachweisbar. Bis dahin sieht man gelegentlich rudimentäre Reste von MALPIGHIschen Körperchen, und kleinen Kanälchen zwischen den Gefäßen des Spermatikalbündels in den seitlichsten Teilen des Ligamentum latum liegen.

B. Die mikroskopische Anatomie des Uterus.

Einleitung.

Dem Uterus fällt ein großer Teil der Fortpflanzungsaufgabe zu. Er bietet dem befruchteten Ei das Nest zur Nidation, er wächst mit dem Ei und bietet ihm den Brut- und Entwicklungsraum. Er bereitet durch seine Muskelkraft dem für die Außenwelt reifen Kinde die Wege und drängt es mittels eigener Muskelkraft aus dem Körper der Mutter heraus. Schließlich fällt ihm noch die Aufgabe zu, aus dem Zustande besonders erhöhter Funktion wieder zurückzukehren in den Ruhezustand, der geeignet bleiben muß, einem neuen befruchteten Ei wieder die Entwicklungs- und Geburtsmöglichkeit zu geben. Es ist klar, daß ein Organ, das so mannigfache Funktionen zu erfüllen hat, auch in seinem Aufbau Besonderheiten und Eigenheiten zeigt, die sich jeweils mit der Funktion aus einem Grundbauplan entwickeln. Nicht nur die Fortpflanzung im eigentlichen wesentlichen Sinne der Kindsentwicklung und Geburt hat der Uterus zu leisten, sondern entsprechend dem periodischen Reifen und Bereitgestelltwerden der Eier zur Befruchtung in regelmäßigen Funktionsgängen, auch jeweils dieser Funktion angepaßt von Monat zu Monat die Vorbereitungen für die Einidation zu treffen, also immer bereit zu sein. Außerhalb der geschlechtsreifen Zeit aber herrscht Funktionsruhe in dem Organ, die sich auch morphologisch durch die möglichst geringe Ausbildung der einzelnen Organbestandteile ausdrückt.

Gerade bei diesem Organ des Uterus wäre es außerordentlich verlockend, die Phylogenese des komplizierten menschlichen Gestationsprozesses zum mindesten für die *Säugetier*reihe kennen zu lernen. Wie GROSSER in seinen sehr schönen Arbeiten über die vergleichende Placentation darstellt, schreitet die Verbindung von Mutter und Fet allmählich weiter und weiter fort, indem zunächst die ektodermale Oberfläche der fetalen Hülle sich nur an die völlig intakt bleibende innere Oberfläche des Uteruskörpers anlegt und die „Uterinmilch" aus den Zwischenräumen „trinkt". In der nächst höheren Kind-Mutter-Verbindung lernt das fetale Ektoderm die mütterliche Wand verdauen und drängt sich bis an das Bindegewebe vor. In wieder anderen Placentationsarten wird das Gefäßendothel erreicht und nur bei der höchsten Placentation werden die Bluträume der Mutter selbst eröffnet und mütterliches Blut zirkuliert um die fetale Außenfläche. Auch bei diesen hämochorialen Placenten ist die Labyrinthplacenta abzutrennen und als vorläufig höchste Organisation die anzusehen, die einen zusammenhängenden intervillösen Raum hat, in den die Chorionzotten zum Teil frei hineinragen und vom mütterlichen Blut umspült werden. Je inniger diese Verbindung wird, um so notwendiger ist es für die Mutter, sich dem verstärkten Eindringen des Feten anzupassen. Entsprechend der geringeren Verbindung wird das Nidationsbett bei den niedrigeren Arten zur Zeit der Geschlechtsvorbereitung nur hyperämisch und etwas hypertrophisch. Je weiter der Fet in das mütterliche Gewebe vordrängt, um so mehr wuchert der das Nidationsbett bildende Anteil des Uterus, eben die Schleimhaut, um um so besser angedaut werden zu können. Wiederum bei der höchsten Placentationsform, der hämochorialen mit intervillösem Raum, wird ein besonderes Nistbett für das Ei geschaffen, das dann von dem Ei zum größten Teil eingenommen, von der Mutter ausgestoßen wird und zugrunde geht. Solche Nistbetten bildet auch die jeweils zyklische Vorbereitung des Uterus, ohne daß eine Schwangerschaft zustande kommt; auch hier bricht bei vergeblichem Funktionsgang das Nidationsbett völlig zusammen und wird ausgestoßen. Nur bei den Primaten ist diese besondere Nidationsbettbildung bekannt. Nur bei ihnen entsteht die Wundfläche und aus der Wundfläche die Wundblutung = Menstruation.

Makroskopische Vorbemerkungen. Das Organ, das im Ruhezustand für diesen bedeutenden Fortpflanzungsprozeß bereit sein soll und jeweils dem zyklischen Funktionsgang, wie wir ihn im Ovarium kennen gelernt haben, unterworfen ist, hat einen komplizierteren Bau, als es zunächst makroskopisch, oberflächlich betrachtet, scheint. Von außen gesehen kann man an dem birnenförmigen Organ einen Körper, einen Hals und einen in die Scheide hineinragenden Teil, die Portio vaginalis, unterscheiden. Die Sondenlänge dieses Organs beträgt im ganzen von der äußeren Öffnung $6^{1}/_{2}$—7 cm, die Wanddicke 12—15 mm. Besonders massig ist die Kuppe des Uterus (Fundus) zwischen den beiden Tubenansätzen; sie ist nach oben konvex gebogen. Die Hauptmasse der Wand besteht aus einer offenbar festen Muskulatur. Man sieht sehr deutlich, daß etwa an der Grenze vom mittleren und äußeren Drittel eine erhebliche Zahl von größeren Gefäßen sich findet. Die innere Schicht ist wechselnd $^{1}/_{2}$—3 und 5 mm dick und weich.

Das innere Lumen ist in den unteren $2^{1}/_{2}$ cm röhrenförmig mit leichter Ausbauchung nach Art einer Spindel. Man sieht auf der Fläche deutlich einen zentralen Wulst mit seitlich ausstrahlenden Falten (Arbor vitae). Nach oben hin schließt sich eine 8—10 mm lange, sehr enge röhrenförmige Lumenstrecke an, wo auch die Schleimhaut kaum 1 mm erreicht. Erst oberhalb dieses engen Rohres (Isthmus) beginnt ein Dreiecksraum, der mit seinen Seiten beiderseits in die Tubenecken hineinstrebt (Korpus). Man muß also 4 Partien am Uterus unterscheiden:

1. Den in die Scheide hineinragenden Teil = Portio vaginalis.
2. Die Cervix.
3. Den Isthmus und
4. das Korpus mit dem Fundus.

Über die Einzelheiten der Abgrenzung wird später bei den einzelnen Abschnitten, die je für sich betrachtet werden, näheres mitgeteilt werden müssen.

Bevor wir jedoch den geschlechtsreifen Uterus eingehender besprechen, ist es nötig, vorher seine Entwicklung und sein Verhalten im fetalen und Kindesalter näher kennen zu lernen, um damit die Geschlechtsreife besser zu verstehen.

1. Der Uterus im Fetal- und Kindesalter.

Erst am Ende des 4. Monats sind die MÜLLERschen Schläuche so weit vereinigt, daß ein einfaches Corpus uteri entstanden ist. Die Cervix, die Portio ist formiert, der Scheidenkanal ist noch durch solide Epithelmassen ausgefüllt. Es besteht schon um den Epithelstrang herum ein deutlicher, gut ausgebildeter Bindegewebsmantel, das Vorstadium der späteren Muskelschicht. Die Länge des Uterus im 4. fetalen Monat beträgt etwa 5 mm; sie wächst bis zum 6. auf ungefähr das Doppelte, schon im 7. ist die Länge 20 mm und darüber, am Ende der Gravidität 35 mm. Es ist sehr auffällig, daß der Uterus am Ende des fetalen Lebens ein Gesamtgewicht von rund 2 g hat. Das Korpus tritt noch völlig zurück, die Cervix dominiert sowohl durch ihre Länge — sie nimmt etwa $^1/_2$ bis $^2/_3$ der Gesamtlänge ein — als auch vor allem durch die Muskelmassen ihrer Wand. Nach der Geburt geht das Gewicht dann wieder herunter, der Uterus schrumpft, die Cervix wird kleiner; es folgt dann eine langsame Entwicklung im Kindesalter, die erst nach dem 10. Jahr ein stärkeres Tempo annimmt. Die beifolgenden Skizzen der natürlichen Uterusform im Kindesalter können hierüber Auskunft geben, auch die Gewichtszahlen, wie wir sie der Arbeit von WEHEFRITZ entnehmen können, die mit den Zahlen von GUNDOBIN im ganzen übereinstimmen, sprechen in gleichem Sinne.

Die Gewichtszahlen WEHEFRITZs ergeben folgendes:

1. Stunde bis 1. Monat	1,88	g (48 Fälle)
2.—12. Monat	1,36	g
1.— 5. Jahr	1,859	g
6.—10. Jahr	2,35	g (42 Fälle)
11.—15. Jahr	6,58	g
16.—20. Jahr	22,97	g
20.—30. Jahr	46,43	g (56 Fälle)
30.—40. Jahr	50,7	g (43 Fälle)
40.—50. Jahr	57,01	g (49 Fälle)
51.—60. Jahr	49,18	g (71 Fälle)
61.—70. Jahr	39,51	g (66 Fälle)

So lange als der Körper erst genügend kräftig und leistungsfähig werden muß, um überhaupt die Fortpflanzung durchführen zu können, ruht der Uterus und erfährt nur einen gewissen Muskelzuwachs, der für die spätere Funktion bedeutungsvoll ist. Erst nach dem 10. oder 11. Jahr setzt entsprechend dem größeren Tempo der Follikelbildung im Ovar auch ein rasches Größerwerden des Uterus ein und schon im 14. Jahr ist fast die normale Größe des Uterus erreicht, so daß, wenn die erste Menstruation eintritt, der Körper zur Fortpflanzung fertig ist.

Wie beim reifen Uterus muß man auch beim fetalen und kindlichen 3 Schichten unterscheiden:

a) Die Serosa.

b) Die den größten Anteil ausmachende Muskelschicht = Myometrium.

c) Die Schleimhaut = das Endometrium.

a) und b) Die Serosa und das Myometrium. Über den Bau des Myometriums kann man durch das Studium der Entwicklung in der Tierreihe und in den einzelnen fetalen Monaten sehr gut unterrichtet werden. SOBOTTA, BAYER in mehreren Arbeiten, RÖSGER und als einer der Hauptautoren WERTH und GRUSDEW haben schon vor mehreren Jahrzehnten diese mühevollen Studien gemacht. Ihre Resultate sind zum Teil widersprechend. Erst in neuester Zeit hat GOERTTLER sich auf anderem Wege eine Ansicht über den Bauplan des fetalen und geschlechtsreifen Uterus zu verschaffen versucht. Davon soll später berichtet werden. RÖSGERS Untersuchungen haben keine Anhänger gefunden; sie leugnen jeden architektonischen Grundplan. Sobotta, Bayer, Werth und Grusdew jedoch sind in wesentlichen Punkten gleicher Meinung und ergänzen sich häufig sehr gut. Es kann hier nur kurz über das Wesentliche der Muskelentwicklung berichtet werden; die Einzelheiten müssen von den Spezialinteressenten ein besonders mühsames Studium verlangen. Fassen wir die genannten Arbeiten zusammen, so läßt sich über die Entwicklung und den Bau der Uterusmuskulatur während der fetalen und kindlichen Zeit ungefähr folgendes sagen:

Um die Zeit des 3. Monats ist die Verwachsung der Müllerschen Gänge so weit vorgeschritten, daß die äußere Uterusform als einheitliches Organ

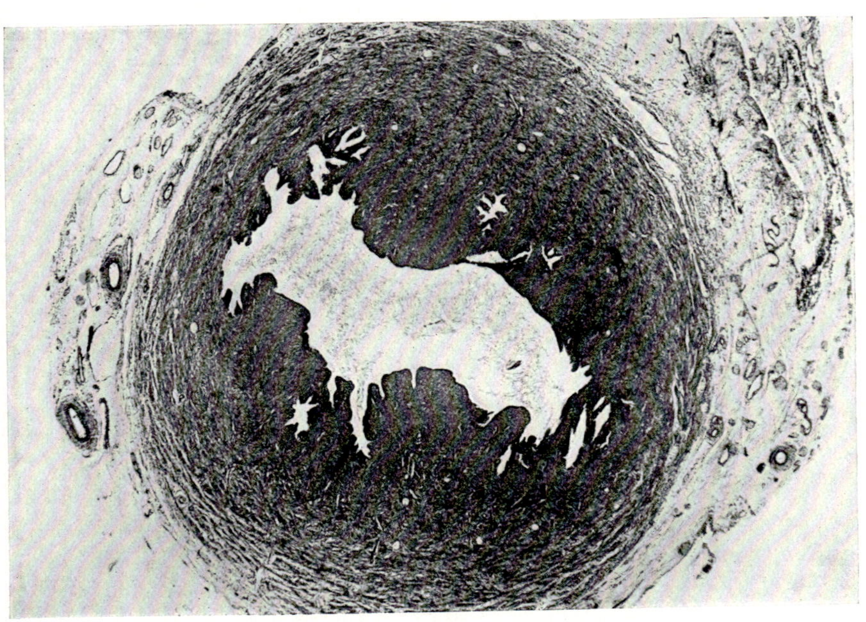

Abb. 62. Uterus. 7 monatiger Fetus. Vergr. 20 fach.

erreicht ist. Seine Wand besteht nahezu ganz aus gleichartigen rundlichen Zellen mit runden oder ovalen Kernen, nur unter dem Cölomepithel liegen die Zellen dichter, ebenso ist ein perivaginaler Bindegewebsring angedeutet. Etwas später sieht man unter dem Schleimhautepithel ein dichtes Filzwerk feinster Fasern, die eine Grenzmembran bilden, dann nach außen folgend ein weitmaschiges Fibrillennetz und um dieses eine zirkuläre Spindelzellenschicht, der eine weitermaschige und dichtere subseröse Faserschicht nach außen aufsitzen. In der zirkulären Spindelzellenschicht wird im 5. Monat zuerst Muskulatur nachweisbar. Das ist die sog. Primordialmuskulatur, die mit der ebenfalls zirkulären Tubenmuskulatur einen einheitlichen Schlauch bis in die Höhe der späteren Portio vaginalis bildet. In der subserösen Faserschicht laufen gröbere Arterienäste und Venen bogenförmig um das Organ und senden schräge Äste in das Organ hinein, die sich unter dem Epithel aufteilen. Die Muskulatur besitzt eine von den Gefäßen unabhängige, regelmäßige, einem bestimmten Plane folgende Anordnung. Die Tubenringe verlaufen (6. und 7. Monat) am Fundus schräg, ihre beiderseitigen Fasern überkreuzen sich hier und bilden ein Maschenwerk; weiter abwärts werden die seitlichen Bogen durch

Commissurenfasern hinten und vorne verbunden; auch die inzwischen deutlich gewordenen inneren longitudinalen Tubenbündel breiten sich an der Innenwand der zirkulären Schicht fächerförmig aus. Nach außen von der zirkulären Muskulatur liegen gefäßführende Bindegewebsschichten.

Die Scheide ist um diese Zeit ein solider Zellstrang, der durch eine schon beginnende Aushöhlung von der Cervix aus erst später sein Lumen erhält. Um den 6. Monat gibt eine Abzweigung des soliden Stranges nach hinten der hinteren Fornixschenkel, eine Knospenbildung nach vorne den vorderen Schenkel an. Rings um den Epithelstrang ist eine gefäßreiche Bindegewebsschicht und dann eine longitudinale Muskulatur mit schmächtigen Ringbündeln innen bis über die Fornix hinauf zu sehen. Der äußere weitere vaginale Muskelmantel umfaßt das untere Ende des engeren zirkulären Uterusmuskelrohres tubusähnlich. An diesem unteren Ende sind im Bereich der Cervix innen und außen auch longitudinale Fasern aufgetreten, jedoch bleibt ein sich mächtig ausbildendes zirkuläres Lager über dem Scheidengewölbe vorherrschend (supravaginale Ringmuskulatur), das hoch in die Cervixwand eingreift. Von oben außen dringen nun auch Spindelzellenbündel mit Gefäßen schräg nach unten innen vor und formieren hauptsächlich die Portio. Zwischen aufstrebender Scheidenmuskulatur und absteigender Cervixmuskulatur kommt es zu reichlichen schrägen Verbindungen, die ein starkes Geflecht ergeben.

Vom 7. Monat ab bis zur Geburt findet ein expansives Wachstum statt. Die primäre Muskulatur — das Archimyometrium (WERTH und GRUSDEW) wird durch Neubildung und festeres Zusammenfügen der Muskelelemente unter Ersatz oder Ausfüllung der reichlichen Bindegewebsmaschen kräftiger; außerdem entstehen durch appositionelles Wachstum neue Schichten innen und außen = Paramyometrium. Der inneren Longitudinalschicht ist schon Erwähnung getan; sie verläuft von den Tuben her am Fundus quer

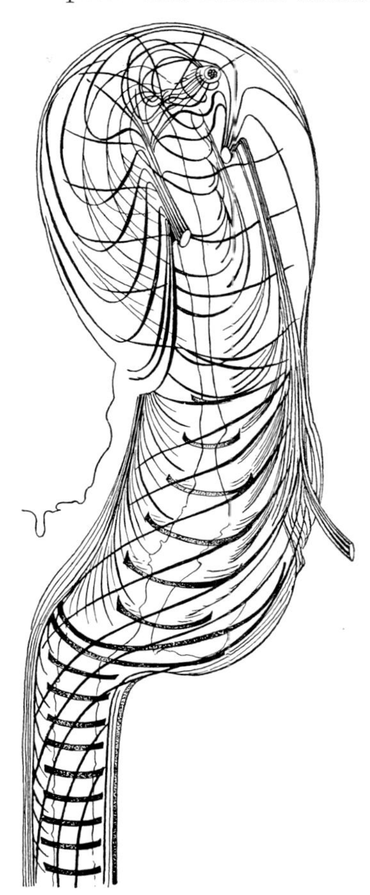

Abb. 63. Schema des Muskelverlaufes im Uterus nach BAYER.

und strahlt seitlich nach abwärts aus. Während des Fetallebens ist sie gering, aber schon im Neugeborenenuterus deutlich. SOBOTTA leugnet sie hier, nach WERTH und GRUSDEW bildet sie aber eine dünne kontinuierliche Lage. Das eigentliche Paramyometrium jedoch liegt im Bereich der peripheren Bindegewebsschicht um die Gefäßschicht herum. Nach SOBOTTA werden die Gefäße durch Expansion der Zirkularschicht in die Uteruswand einbezogen, WERTH und GRUSDEW meinen, daß durch fortschreitende Differenzierung der zelligen Elemente ein grobes Balkennetz, das dem Gefäßverlauf nicht folgt, entsteht. Die Longitudinalbündel der Gefäßschicht hängen mit den gleichen Bildungen an der Tube zusammen. Deutliche Longitudinalmuskulatur entsteht auch dicht unter dem Peritonealepithel, jedoch werden die Maschen, je weiter man nach außen geht, lockerer. Das Paramyometrium geht auf die Ligamente des Uterus über als direkte Fortsetzung der subserösen Muskulatur; so erhält das Ligamentum rotundum um den 7. und 8. Monat Längsbündel, das Ligamentum ovarii proprium zur Zeit der Geburt und die Douglasschen Falten am Ende der Fetalzeit. Bayer sieht den Ursprung der außerhalb der Gefäßzone sich

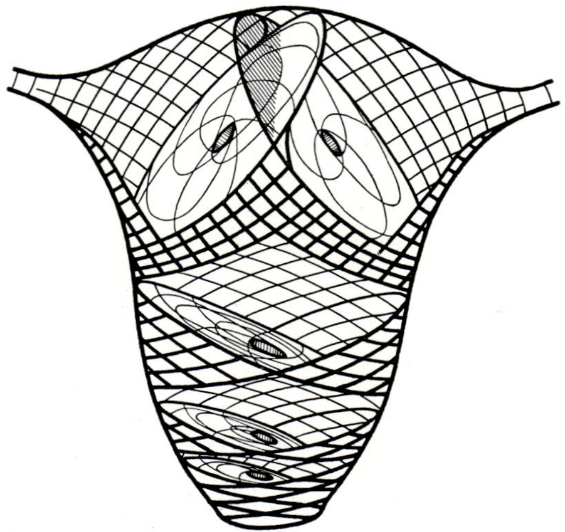

Abb. 64. Schema des Muskelverlaufes im Uterus nach Goerttler, tiefe Schicht.

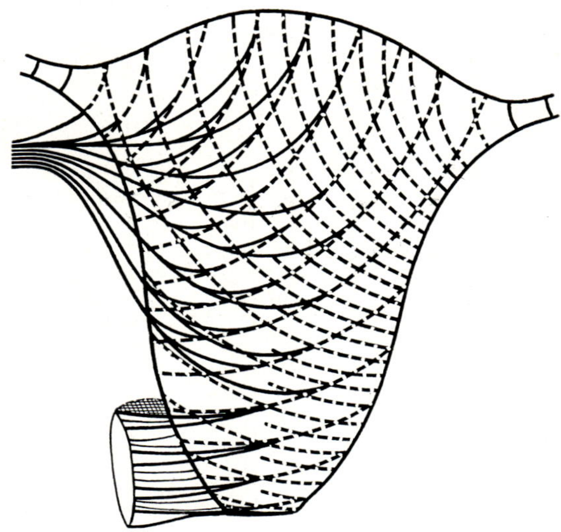

Abb. 65. Schema des Muskelverlaufes im Uterus. Oberflächliche Schicht.

entwickelnden Zusatzmuskulatur (Paramyometrium) in der einstrahlenden, auf die Uteruswand sich ausbreitenden Ligamentmuskulatur (Lig. rotundum und sacrouterinum in erster Linie, außerdem Lig. ovarii proprium).

Besser als alle Beschreibungen vermag die beifolgende Skizze aus dem Bayerschen Buch über „allgemeine Geburtshilfe" zu zeigen, wie der Stand der Anschauungen hinsichtlich der Uterusmuskulatur vor etwa 20 Jahren

war. Seither hat man sich gar nicht mehr mit dem Problem beschäftigt. Erst
ganz neuerdings hat GOERTTLER mit anderer Methodik durch Auffaserung der
Schichten an nach dem SEMPERSchen Verfahren getrockneten Präparaten bei
Schrägbelichtung und Lupenvergrößerung die Frage neu angegriffen. In einer
vorläufigen Mitteilung, die der Autor mir freundlichst zur Verfügung gestellt
hat, berichtet er über die Ergebnisse. Er unterscheidet sich von den bisherigen
Autoren prinzipiell darin, daß er schon von den frühsten Entwicklungsstadien
an niemals Zirkulärfaserung festzustellen vermag. Stets findet er die aus der

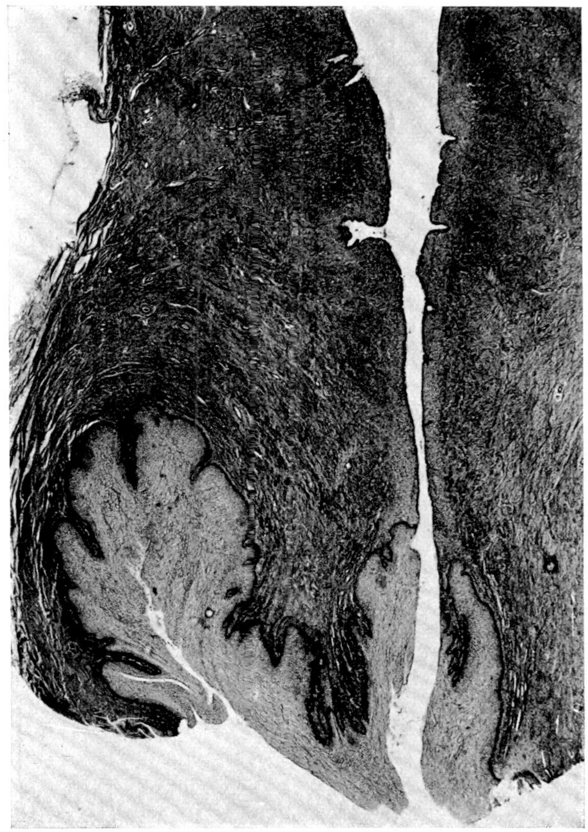

Abb. 66. Collum, Uterus. 9 monatiger Fetus. Vergr. 12 fach.

Myoblastenschicht, dem Archimyometrium entsprossenen Muskelfaserung radiär
verlaufen. Sie bilden einen Spiralzug, der von außen nach innen verläuft. Die
Spiralebenen stehen im Fundusabschnitt im Winkel von 45° zur Horizontalen
entsprechend dem Übergang auf die Tuben und flachen den Winkel allmählich
zur Cervix hin mehr und mehr zur Horizontalen ab. Es kommen dadurch
Überschneidungen der spiegelbildlichen Spiralebene des ja paarig angelegten
Organs zustande, deren Winkel von oben nach unten flacher wird, vom rechten
zum fast parallelen Verlauf. Wir werden später bei der Schwangerschafts-
erweiterung darauf zurückkommen, wie diese Anordnung eine höchste Zweck-
mäßigkeit für die Aufgabe der Gebärmutter als Brutraum im Sinne der Weiterstellung bedeutet. Das beifolgende Schema der GOERTTLERschen Auffassung

zeigt den Unterschied zu den bisherigen. Die außerhalb der Gefäßschicht liegenden Muskelpartien haben den schon von Bayer angegebenen strahligen Verlauf, wie ihn das Bayersche Schema zeigt.

Der Korpusabschnitt nimmt zunächst nur den kleineren Teil des Uterus ein. Eine deutliche Grenze zur Cervix ist nur mikroskopisch zu sehen. Der Übergang des zu beschreibenden Korpus und Cervixepithels liegt fast stets in der oberen Hälfte des Uteruskanals. Die Muskelwand der Cervix zeichnet sich gegenüber

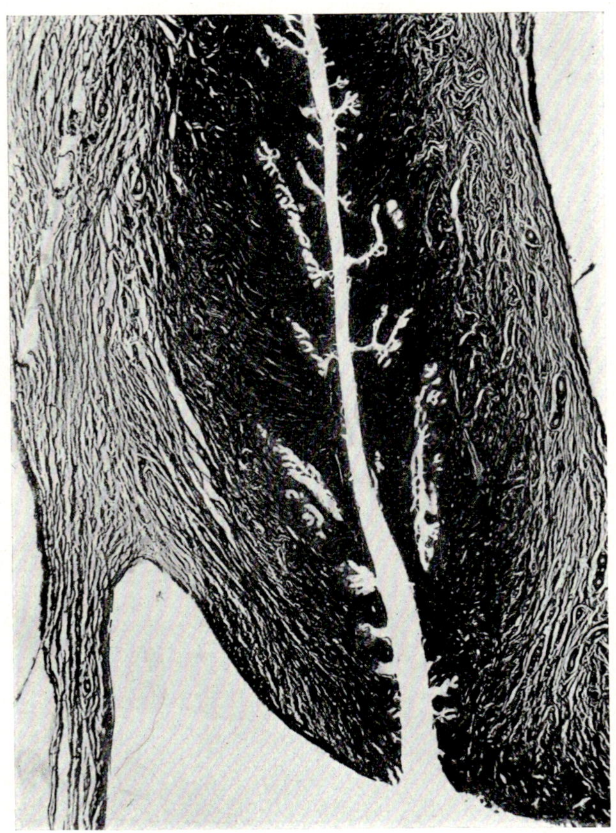

Abb. 67. Collum uteri beim 4jährigen Kinde. Vergr. 12fach.

dem Korpus durch eine größere Mächtigkeit aus, ja man gewinnt fast den Eindruck, als ob der Korpusabschnitt nur einen kleinen Aufsatz auf den großen Cervixsockel bildet. Gundobin gibt z. B. als Maße vom Uterus am Ende der Gravidität an: Länge des Korpus 10 mm, Länge der Cervix 25 mm, Breite und Dicke des Uterus in der Gegend des Fundus 10 : 2,5 mm, der Cervix in der Höhe der Vaginafixation 15 : 12 mm.

Die Feinstruktur der Cervix ist aus beifolgenden Photogrammen gut zu erkennen. Man sieht, daß ein großer Teil eingenommen wird von der zirkulären oder nach der neusten Auffassung besser Grundschicht, die der Schleimhaut zunächst liegt. Von außen her kommt dann die kräftige Längsfaserung der Scheide heran und biegt in die Richtung der Portio zum Teil um, verteilt sich aber im wesentlichen in den äußeren Schichten so, daß eine festere

Verankerung bis ziemlich weit hinauf zustande kommt. Oberhalb des Scheiden-
gewölbes sind dann noch vielfach Ringfasern, die sog. supravaginale Ringmuskulatur, deutlich. Mit den Gefäßen strahlt dann noch ein mittlerer, schräg nach
innen in die Portiolippe hineinziehender Muskelzug ein, der vielfach im Bilde
etwas vorherrscht.

Sehr bemerkenswert ist nun, daß im letzten Fetalmonat der fetale Genitalapparat, besonders aber der Uterus größer und offenbar besser entwickelt ist
als in den ersten Kinderjahren. Aus den beigegebenen makroskopischen Uterus-
zeichnungen und auch aus den Gewichtszahlen, außerdem auch aus den Mikro-
photogrammen, die alle bei der gleichen Vergrößerung gemacht sind, sieht man

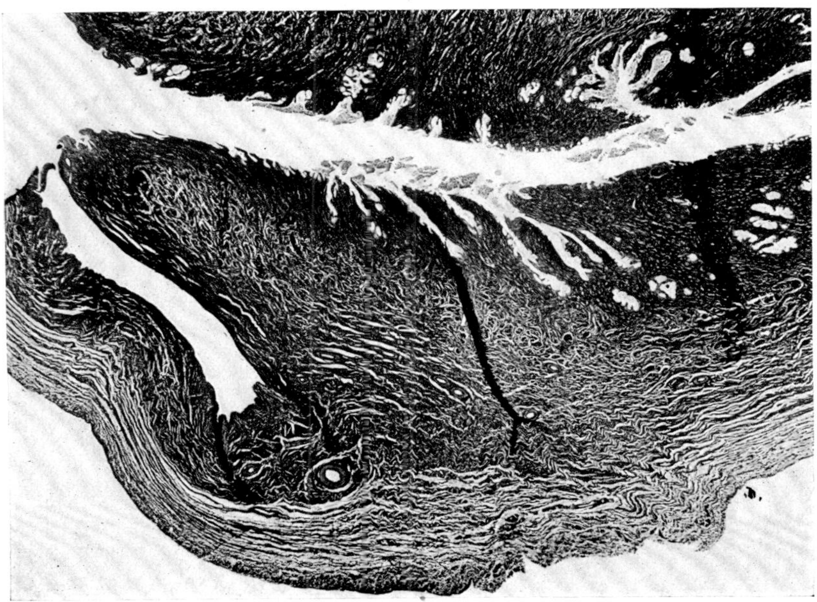

Abb. 68. Collum uteri beim 9jährigen Kinde. Vergr. 12fach.

deutlich, daß bis zum 10. Jahre hin der Uterus keine wesentliche Veränderung
durchmacht. Ja, man kann im Gegenteil sagen, daß eher eine Schrumpfung
eintritt. Bayer und mit ihm Halban haben das als die postfetale Involution
bezeichnet. Es wird heute allgemein angenommen, daß die unmittelbare Ursache
dafür den im schwangeren Organismus kreisenden Hormonstoffen, die wahrscheinlich das Placentarfilter passieren können, zugeschrieben werden muß.
Die postfetale Involution läßt sich nachweisen sowohl an der Schleimhaut
besonders des Korpus, aber auch der Cervix, als auch an dem Verhalten der
Muskelschichten und dem Verhalten der Scheidenschleimhaut. In dem Uterus
des 9. und 10. Fetalmonats kann man bei der Azanfärbung die Muskelzellen
in einem dicht fibrillären Bindegewebsmaschennetz gebündelt liegen sehen.
Ihre Kerne lassen sich messen mit 8—10 μ Länge und 2—3 μ Dicke. Die Muskelzellen selbst erscheinen deutlich spindelig, auch Muskelfibrillen sind darin
nachweisbar. Über die Länge der Muskelzellen vermag ich keine genauen
Angaben zu machen, glaube sie aber auf allerhöchstens 20—30 μ schätzen zu
können. In den Longitudinalbündeln der Scheide treten die Muskelzellen noch
deutlicher hervor. Über die Cervix- und Vaginalepithelien s. später unter Mucosa.

Schon wenige Monate nach der Geburt ist es schwer, Muskelzellen darzustellen. Das Bindegewebe überwiegt fast ganz, nur die Kerne sind deutlich. Sie sind ein wenig kleiner wie jene kurz vor der Geburt. Fibrillen habe ich

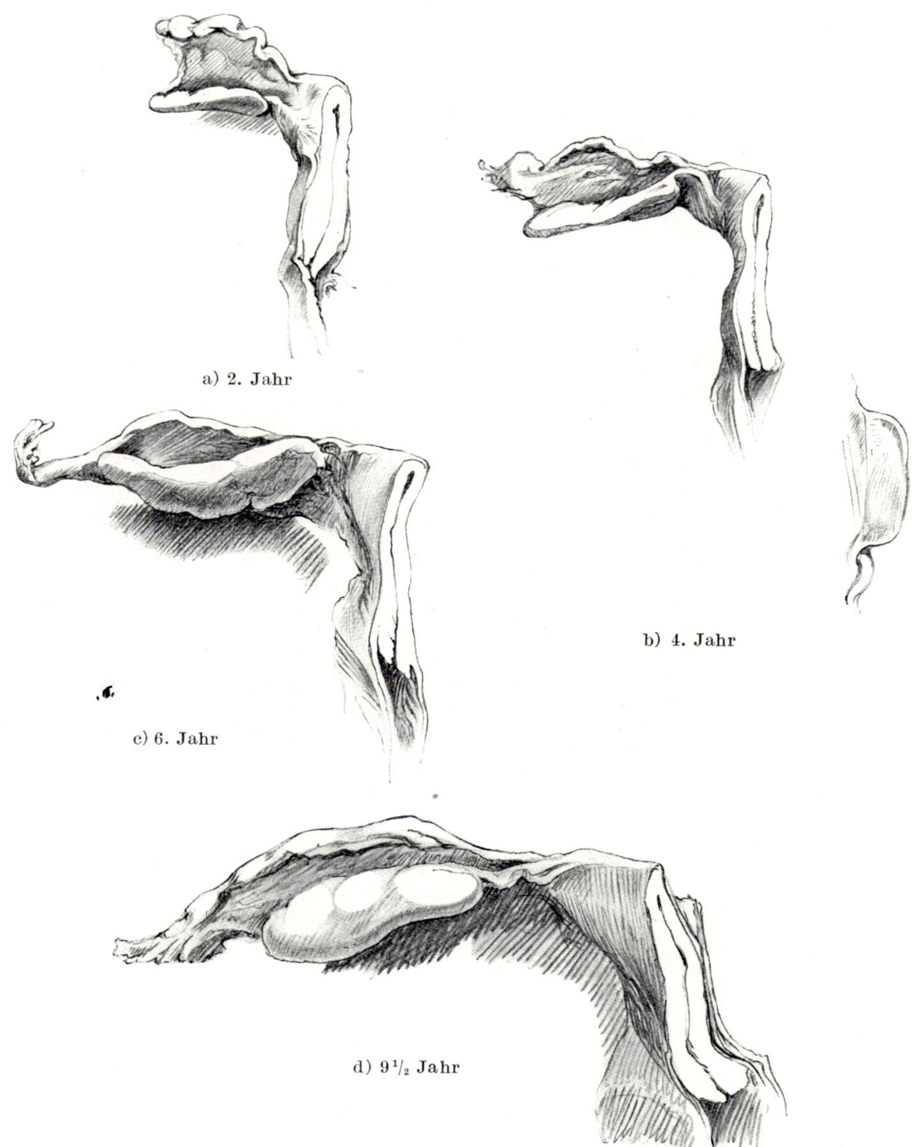

Abb. 69. Der Uterus im Kindesalter.

in den Muskelzellen jetzt nicht nachweisen können; ich glaube aber, daß die Muskelzellen kaum größer als 15, allerhöchstens 20 μ sind. Das Bindegewebe überwiegt überall; seine Fibrillen sind derb und fest. Von dieser Atrophie sind, wie schon Bayer klar hervorhebt und wie sich an geeigneten Fällen stets wieder sehen läßt, vor allem die äußeren Muskelschichten peripher der Gefäßlage befallen; die inneren haben abgesehen von ihrer geringen Durchsaftung und ihrer Schrumpfung keine wesentliche Veränderung durchgemacht. Die Cervixpartien verfallen langsamer der Involution als der Korpusabschnitt.

In der Zeit vor der Pubertät, im wesentlichen nach dem 10. Jahr, beginnen dann die Schichten sich zu vergrößern. Besonders entwickelt sich jetzt das

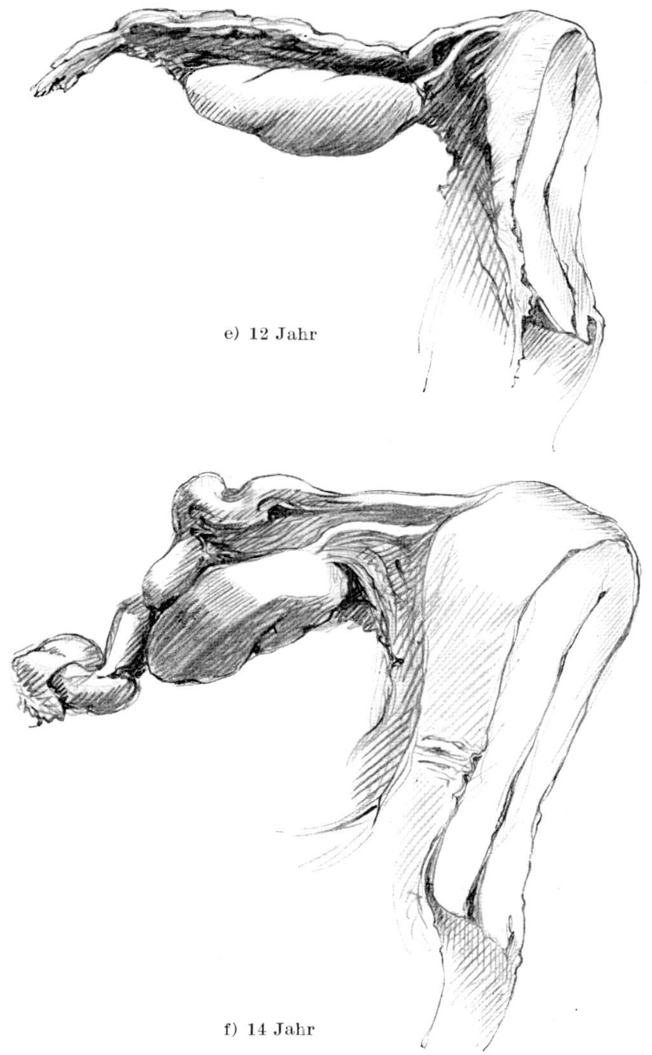

Abb. 69. Der Uterus im Kindesalter.

supravasculäre Muskellager (= Paramyometrium). Die Korpusentwicklung schreitet erheblich voran und läßt die Cervix weit hinter sich. Es kommt jetzt auch zur Formierung des zwischen der Cervix und dem Korpus liegenden Isthmusabschnittes. Die genaueren Einzelheiten über diese Entwicklung in der Praepubertät sind noch unbekannt; es fehlt begreiflicherweise an Material, das geeignet wäre, die Frage zu klären. Es dürfte das lediglich von rasch verstorbenen Mädchen stammen, da längere Krankheiten den Funktionszustand des Ovariums und damit sekundär den Entwicklungszustand des Ovariums und damit sekundär den Entwicklungszustand des Uterus erheblich beeinflussen. In welcher Richtung aber diese Entwicklung geht, kann man aus dem Vergleich des makroskopischen und mikroskopisch abgebildeten Uterus des $9^1/_2$jährigen Kindes mit dem geschlechtsreifen Zustand, wie er weiterhin beschrieben werden soll, ersehen.

Ergänzend muß noch über die Gefäße des fetalen Uterus berichtet werden, da dadurch noch eine Vervollständigung zu dem Verständnis des Uteruswand-Baues gegeben wird.

Das Studium der Gefäße der Uteruswand, deren Kenntnisse wir hauptsächlich R. Freund zu danken haben, gibt eine Bestätigung der Genese des

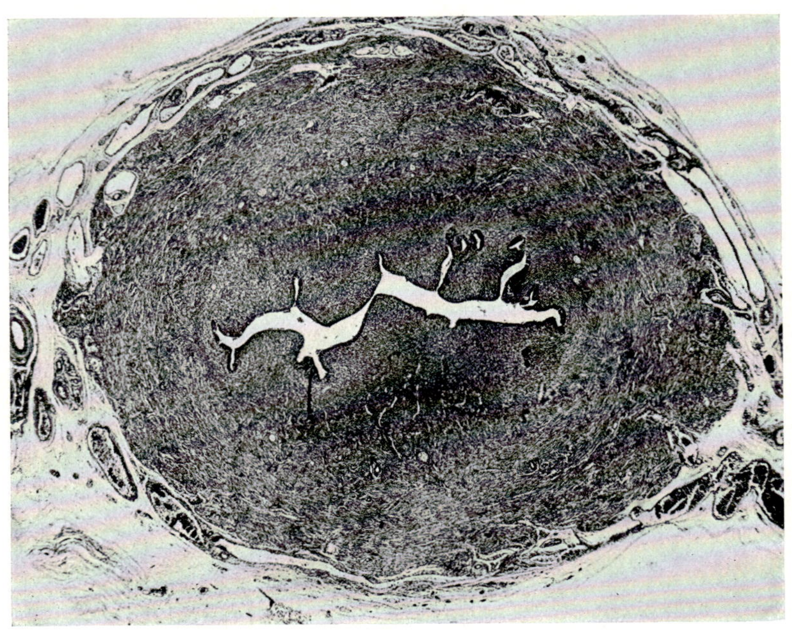

Abb. 70. Corpus uteri. 9 monatiger Fetus. Vergr. 20 fach.

Uterus durch das Verschmelzen der beiden Müllerschen Schläuche insofern, als die Gefäße jeder Seite das gleichnamige Genitalrohr zwingenartig umgreifen und nur durch schmälere quere Anastomosen in der Mittellinie da und dort in Verbindung treten. Eine Erweiterung im Verständnis der geschilderten Strukturverhältnisse sind Freunds Angaben über das Zustandekommen der Fundusmuskulatur. Nach ihm dient zur Ausfüllung der Bikornität des Uterus ein zunächst rein bindegewebiges, mäßig kernreiches, der Serosa und Subserosa entstammendes, frontal dreieckiges Schaltstück. Die Ringgefäße ziehen um die Uterushörner herum und bilden am Fundus den „fundalen Gefäßtrichter"; von hier aus geschieht im 8. Monat die Vascularisation des Schaltstückes. Allmählich tritt Muskulatur auf und der Fundus wird zur Zeit der Geburt konvex. Die postfetale Involution läßt allerdings wieder die Sattelform auftreten, aber die Muskulatur nimmt zu, wenn auch das kleinere Kaliber der Gefäße hier dauernd bleibt.

Der Hauptstamm der Arteria uterina liegt der Uteruskante an, aus ihm entspringen 9—14 Ringäste, die zunächst im subserösen Bindegewebslager verlaufen und durch die Entwicklung des Paramyometriums mehr nach innen verlagert werden. An der Subserosamuscularisgrenze, d. h. zwischen äußerem und mittleren Drittel entspringen aus den genannten Ringgefäßen die Radiärstämme und ziehen durch die intermuskulären Bindegewebsstraßen der Primordialmuskulatur im Korpusbereich schräg aufwärts, in der Höhe des Isthmus ungefähr quer und in der Cervix allmählich mehr und mehr schräg abwärts. An der Grenze von mittlerem und innerem Drittel teilen sie sich zum ersten Mal, an der Muscularis-Mucosagrenze zum zweiten Mal auf (Radiäräste I. und II. Ordnung) (Winkel von 15⁰ und 20⁰). Senkrechte Anastomosen bestehen

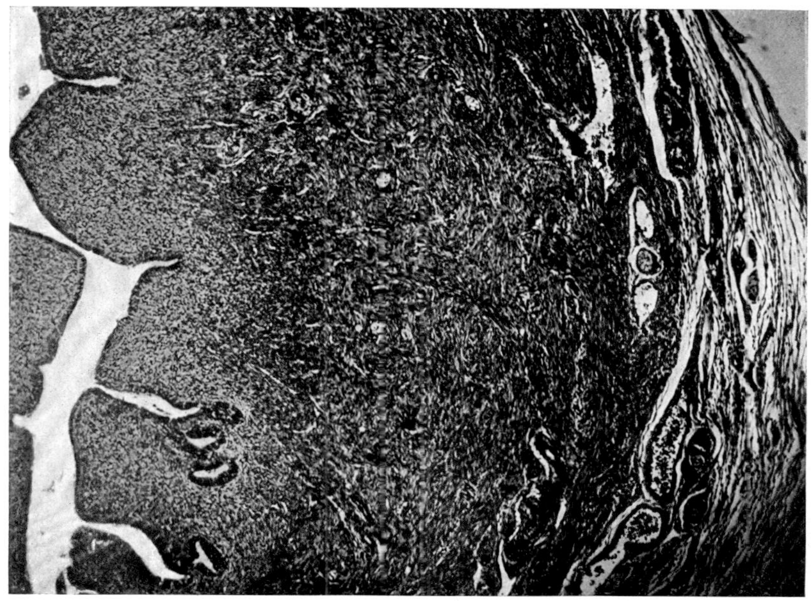

Abb. 71. Corpus uteri. Vergr. 45fach.

zwischen Ring- und Radiärgefäßen, aber keine queren. Schleimhautgefäße s. unten.

Die Venen der Schleimhaut sammeln sich an der Muscularis-Mucosagrenze in ein Sammelrohr, das der Oberfläche parallel läuft; von hier aus gehen schräge Äste zu weiteren längslaufenden Venenräumen etwa in Höhe der II. Radiärastteilung, dann wieder schräge Äste zu den Längsgefäßen, die mit mächtigem Kaliber einen dicken Plexus in der Gefäßschicht bilden.

Lymphgefäße und Nerven s. geschlechtsreifer Uterus.

Das fetale und kindliche Endometrium. Nach völliger Vereinigung der MÜLLERschen Gänge findet sich zunächst ein länglich-ovales Lumen, das von Epithel glatt umsäumt wird; im 4. Monat entsteht ein gewellter Schlitz = primäre Faltung nach ROB. MEYER, und zwar so, daß Wellenberg einem Wellental stets gegenüberliegt, im oberen Teil finden sich 1¹/₂—2 Wellenlängen, im unteren Teil eine Welle. Es entstehen so Längsfalten, die durch das ganze Organ laufen; in den Wellentälern können noch wieder sekundäre Ausstülpungen = Drüsenanlagen stattfinden. In der Cervix nimmt die nur schwache Fältelung dieser Ausstülpungen in den letzten Monaten des intrauterinen Lebens stark zu, sie bekommen sägeförmiges, oft acinöses Aussehen. Querfalten zwischen den Längsfalten finden sich nur im Bereich der Cervix. Das Vorkommen von Drüsen im Korpusteil ist nach Rob. Meyer keine Seltenheit, Wyder betont die individuelle Verschiedenheit dieses Punktes, bei Neugeborenen fand Moericke stets Drüsen, Kundrat und Engelmann u. a. und neuerdings Freund leugnen ihr Vorkommen, erst im Verlauf der Kinderjahre sollen sie sich entwickeln; mir scheint, daß die Differenzen hierin auf individuelle Verschiedenheiten zurückzuführen sind, wie auch ich an meinem Material beobachten konnte. Die Längsfaltung reicht bei Kindern noch ins Korpus hinein, vor der Pubertät

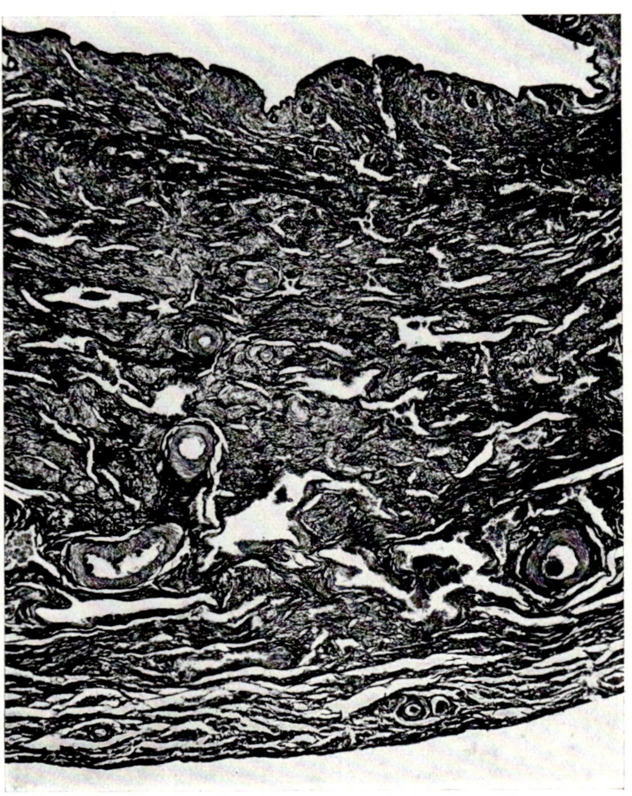

Abb. 72. Corpus uteri beim 9 jährigen Kinde. Vergr. 35 fach.

aber glättet sie sich und bleibt dann als eigentlicher Arbor vitae nur in der Cervix bestehen. Die Dicke des fetalen Endometriums beträgt etwa 0,6 mm.

Entsprechend dem Stehenbleiben auf der Entwicklungsstufe der ersten Kinderjahre bis in die letzten Jahre vor der Pubertät entwickelt sich auch die Schleimhaut nicht nennenswert, höchstens daß die Zahl der Drüsen allmählich etwas zunimmt. Nach Wyders Messungen schwankt die Dicke der Schleimhautschicht in den ersten 10 Lebensjahren zwischen 0,5 bis höchstens 1 mm. Meine eigenen Messungen fanden bis zum 10. Jahr fast niemals dickere Schleimhäute als solche von 0,3—0,4 mm; also deutlicher geschrumpft gegen die Neugeborenenzeit. Die Form der Korpusdrüsen ist in den Kinderjahren meist einfach schlauchförmig, mit engem Lumen, in der Tiefe gelegentlich verzweigt, oft umgebogen. Leichte Schlängelungen sind nicht selten. Die Cervixdrüsen haben, wie erwähnt, oft acinöse Form, ebenso auch Hohlkugel- oder Flaschenform. Der Verlauf ist häufig schräg zur Oberfläche. Spitze und kolbige Papillen sind besonders im unteren Cervixteil zu finden, sie werden nach WYDER und MOERICKE durch Gefäßschlingen gebildet, sind aber meist Täuschungen, jedenfalls ohne Bedeutung.

Das Epithel des Corpus ist ein einreihiges flimmerloses Cylinderepithel, dessen Höhe auf der Kuppe der Falten geringer als am Grunde der Ausstülpungen ist. Der Zelleib ist acidophil, fein granuliert, ihre dem Lumen zu gelegene Kontur scharf und gerade, höchstens etwas gewölbt; der Kern hat langovale Form, zeigt mäßig gute Chromatindifferenzierung und füllt den unteren Teil der Zelle häufig aus, jedoch ist Wechselständigkeit der Kerne keine Seltenheit. Von Wichtigkeit ist, daß Schleimfarbstoffe den Zelleib nicht färben, schleimgefärbte Zellen kommen um diese Zeit im Korpus überhaupt nicht vor.

Das Epithel der Cervix ist meist höherzylindrisch als im Korpus, die Form nicht so gleichmäßig, sondern keulen- oder palisadenförmig oder becherzellenartig; der Kern ist kleiner als in der Korpusepithelzelle und liegt im unteren Drittel, Flimmern finden sich nicht. Der wesentlichste Unterschied aber ist, daß vom 6. Fetalmonat ab die Cervixepithelzelle in ihrem ganzen Leib den Mucicarminfarbstoff oder einen anderen Schleimfarbstoff annimmt und dadurch stets aufs deutlichste zu erkennen ist. Die Grenze des Cervixepithels gegen das Korpusepithel ist noch nicht systematisch durchuntersucht; meine eigenen Beobachtungen zeigen, daß sie in der oberen Hälfte oder gerade in der Mitte liegt; ein Isthmus ist am fetalen und kindlichen nicht deutlich abgrenzbar. Die untere Grenze, d. h. die des Cervixepithels gegen das Plattenepithel zeigt bestimmte Verschiebungen, wie ROB. MEYER nachgewiesen hat.

Das Vaginalepithel ist schon im 3. Monat kubischer und polyedrischer als das zylindrische Uterusepithel; bis zum 5. Monat wird es von unten herauf vielschichtig; inzwischen bildet sich die Portio, aber nicht an der Grenze zwischen vielschichtigem Vaginalepithel und zylindrischem Cervixepithel, sondern im Bereich des ersteren; die Grenze liegt etwa in Höhe des Vaginalgewölbes innerhalb des Halskanals.

Im 6. und 7. Monat wird das Cervixepithel typisches Schleimepithel, von der Vaginalepithelgrenze nach aufwärts fortschreitend. Mit der Schleimepithelbildung kommt es auch zur Schleimbildung und dieser Schleim wirkt macerierend auf das Plattenepithel, zunächst an dessen Oberfläche, und zerstört die Zellen; das Schleimepithel siedelt sich auf den Resten des geschädigten Epithels oder an dessen Stelle an, vernichtet es teils vollständig, teils unvollständig und schiebt allmählich die Grenze dem äußeren Muttermund zu. Zur Zeit der Geburt liegt die Grenze hier meist am Os externum; der Prozeß kann aber auch weiter auf die Portio übergehen, dadurch entsteht dann die sog. Pseudoerosio congenita. Nach der Geburt hört die Wirkung der Schleimabsonderung in der Cervix auf, die Epithelien werden wieder kleiner, die Schleimreaktion selbst kann zeitweise ausbleiben (Aufhören der Wirkung mütterlicher Hormone!), und nun tritt die Regeneration des Plattenepithels ein. Das bedeutet die Ausheilung der Pseudoerosion, indem die Plattenepithelien, die unter dem Schleimepithel nicht völlig zerstört wurden, zu wachsen beginnen und das Schleimepithel unterminieren, abheben und schließlich abstoßen; dieser Prozeß geht auch in die Buchten hinein; es können öfter Buchten voll von abgestoßenen Schleimepithelzellen und Plattenepithelzellen gefunden werden. Auf der Portio bleibt das Plattenepithel Sieger, im Cervixkanal meist Schleimepithel, so daß im Kindesalter schließlich die Grenze zwischen diesen Epithelien am Os externum liegt. Einzelne Plattenepithelinseln zwischen Cervixepithelien können sich im Kanal erhalten, sie haben keine pathologische Bedeutung.

Das Stroma der Schleimhaut zeigt sowohl im Korpus wie in der Cervix ein dichtes Fibrillennetz, dessen Fasern mit dem intermuskulären Netz zusammenhängen; beim Neugeborenen streben die Fibrillen zunächst radiär, oft etwas schräg verlaufend und anastomosierend, lumenwärts, unter der Oberfläche bilden sie ein sehr zartes und feines Maschenwerk. Unter dem Oberflächenepithel und um die Drüsen verdichten sich die Fasern zu einer deutlichen faserigen Membran = der Basalmembran oder Membrana propria. Zwischen den Fibrillen liegen, umsponnen von ihnen, Zellen, die nahe der Muskulatur spindelig, dann mehr rund oder oval und schließlich subepithelial wieder spindelig, dem Oberflächenepithel parallel liegen. Ob diese Zellen ein Netz nach Art des lymphadenoiden Gewebes bilden, ist für den fetalen Uterus nicht entschieden. Das Stroma im Korpus und Cervix zeigt keine prinzipiellen Unterschiede.

In der Kinderzeit wird mit der Schrumpfung der Schleimhaut das Stroma dichter und fester, es ist kaum von der Muscularis zu unterscheiden.

Die arteriellen Schleimhautgefäße stammen aus den Radiärästen II. Ordnung, indem diese sich wieder beim Neugeborenen 2—4mal schnell aufteilen in dünne Arme und einen bis zur Oberfläche schicken, überall sind reichliche Capillarnetze, im Korpus zarter wie in der Cervix; in dem geschrumpften Kinderendometrium treten diese Gefäße völlig zurück.

Die Venen sammeln sich in schmalen, zahlreich verbundenen Emissarien, die sich dann in jene obenerwähnten Sammelrohre meist im Raum zwischen zwei Radiärästen ergießen; auch hier wirkt die Schrumpfung der Kinderjahre stark verwischend auf das Bild.

Über Lymphgefäße und Nerven s. geschlechtsreifer Uterus, ebenso die Isthmusfrage.

Anhang: Fetale Menstruation.

Anhangsweise mag hier erwähnt werden, daß bei Neugeborenen in der Mucosa corporis starke Dilatationen der Blutgefäße, auch Blutaustritte in Form subepithelialer Hämatome gefunden werden und als „fetale Menstruation" bezeichnet wurden. Rob. Meyer hält das für agonale Stauungserscheinungen, Hofbauer hat ähnliche Erscheinungen im Gesamtbereich der Genitalsphäre gefunden. Halban spricht hier von einer Reaktion auf aktive Schwangerschaftssubstanzen. Mit Rücksicht auf die Erfahrungen über die Vorgänge bei der eigentlichen Menstruation scheint es mir sehr nötig, einen anderen Namen als „fetale Menstruation" für diese Vorgänge zu wählen; es handelt sich auch hier um die schon mehrfach erwähnte Schwangerschaftsreaktion. Selbst Blutaustritte aus der Scheide am 3. und 4. postnatalen Lebenstag kommen bei etwa 3—5% der neugeborenen Mädchen vor; sie sind in gleichem Sinne zu betrachten (s. Veit-Stoeckel, Handbuch der Gynäkologie, 3. Auflage, Bd. I/2, S. 243.

2. Der Uterus der geschlechtsreifen Frau.

Die Aufgaben, die der Uterus der geschlechtsreifen Frau zu erfüllen hat, sind so mannigfach, daß eine gemeinsame Besprechung keine Klarheit bringen würde. Es ist zweckmäßig, deshalb 3 Unterabteilungen zu machen:

    I. Der nichtschwangere Uterus.

    II. Der Uterus in der Schwangerschaft und Geburt.

    III. Der Uterus im Wochenbett.

Aber auch in jedem einzelnen Abschnitt müssen noch wieder Unterabteilungen für die funktionell verschiedenen Teile des Uterus gemacht werden.

Die schon oben erwähnte Dreiteilung des Uterus muß jeweils durchgeführt werden, wenn man der Histologie der Funktion gerecht werden will. Der Uteruskörper, der den dreieckförmigen Raum umschreibt, ist der aktive Teil, der Abschnitt um den röhrenförmigen Raum der passive Teil. Der Scheidenteil des Halskanals gehört seinem Bau und seiner Funktion nach im wesentlichen zur Scheide und wird dort zum Teil mit abgehandelt werden müssen. Um nun nicht zuviel Unterabteilungen zu bekommen, soll der funktionelle Gesichtspunkt vorherrschen und die Trennung in der Besprechung so durchgeführt werden, daß der aktive und der passive Teil je für sich besprochen werden.

a) Der passive Teil des nichtschwangeren Uterus = Isthmus, Cervix und Portio uteri.

Die makroskopische Form des passiven Teils des Uterus ist die eines derbmuskulären Zylinders, dessen Gesamtlänge 3—3$^1/_2$ cm beträgt. Das Lumen dieses Zylinders ist im allgemeinen röhrenförmig, jedoch so, daß die oberen 6—9 mm im allgemeinen drehrund und sehr eng sind. Der überwiegend große, abwärts gelegene Abschnitt zeigt ein in der Querrichtung breites, in der sagittalen abgeflachtes Lumen, das die schon eingangs erwähnte Spindelform des Cervicalkanals darstellt. Durch die Spindelform ist ausgedrückt, daß die quere Ausdehnung des Lumens von oben zur Mitte zunimmt und dann zum Os externum cervicis wieder abnimmt. Auf dem Durchschnitt durch diesen röhrenförmigen Zylinder kann man sehen, daß nur die unmittelbare Umgebung des Lumens weicheres Gewebe ist, während die Hauptmasse derb faserig ist. Die als Schleimhaut bezeichnete Einlage ist in dem oberen engen röhrenförmigen Abschnitt $^1/_2$ bis allerhöchstens 1 mm dick. In der Cervix entsprechend der spindelförmigen Erweiterung des Lumens schwillt sie von 2 und 3 mm auf 4 und 5 mm an, um dann wieder abzunehmen. Die Oberfläche des Lumens ist in frischtotem Zustand rosa-weißlich-gelblich, wie schon eingangs gesagt, fiederartig um einen Mittellängswulst gefaltet und mit glasigem Schleim bedeckt. Der Scheidenteil überzieht kuppenartig das Collumrohr an seinem unteren Abschnitt gegen die Scheide zu und formiert hier einen mehr kegelförmigen oder mehr halbkugeligen Zapfen, der mit einer glatten Haut von blaßrosa Farbe überzogen ist. Die Form der Mündung des röhrenförmigen Kanals in die Scheide, das Os externum cervicis, ist bei Virgines meistens rund oder kleinoval, bei Frauen, die schon entbunden haben, unregelmäßig quer geöffnet und nicht immer eng zusammenschließend.

α) **Die Muskulatur.** Die Muskelmasse des passiven Teils kann in ihrem feinanatomischen Bau gemeinsam besprochen werden. Es schließt sich diese Besprechung eng an das schon bei dem kindlichen und fetalen Uterus über den Bau des Muskels Gesagte an. In den oberen Partien dieses Röhrenblocks herrscht das große Lager der spiralig radiären Fasern vor, was bisher als die Ringmuskelschicht = das Archimyometrium benannt wurde. Die Muskulatur ist hier sehr stark durchflochten; man sieht deutlich überall die flachen Überschneidungen, die durch das Einstrahlen zur Mitte hin auch unregelmäßige Faserzüge zwischen sich gelagert bekommen. Die Muskelfaserung ist in diesem Abschnitt außerordentlich fest gefügt. Sie geht straff bis unter die Schleimhaut und schließt hier den engen röhrenförmigen Kanal kräftig zusammen, ohne einen wirklichen Sphincter zu bilden. Nach abwärts zu nimmt die radiäre Spiralfaserung an Umfang allmählich ab. Man sieht ihre Faserbündel jetzt nur in einer allmählich dünner werdenden, unter der Schleimhaut liegenden Schicht. Hier allerdings zieht sie als eine mehrere Millimeter breite Schicht unter der Oberfläche weiter, geht häufig auch auf die Portio über und tritt dann mit den Scheidenwandlagen in enge Verbindung. Vielfach sieht man diese median liegende zirkuläre Spiraltourenschicht, besonders im Bereich der Portio, stark mit Bindegewebe durchsetzt und vor allem durch zahlreiche kleinere Gefäße durchlöchert. Von dem oberen Zentimeter dieser Gewebsröhre her zieht nun von außen kommend schräg nach abwärts ein großer Stamm der Uterinagefäße und verzweigt sich in reichlicher Weise im Collumgewebe. Mit ihm ziehen von oben außen nach schräg innen Muskelfaserbündel in mehr oder weniger starker Ausdehnung. Auch sie sind häufig stark zersprengt und durch gefäßreiches Bindegewebe ersetzt.

Schließlich besteht eine sehr starke Längsfaserverbindung, die von der Scheide herauf in die Wand des Gebärmutterhalses einstrahlt und vielfach in die schräge Gefäßfaserung mit umbiegt.

Die Grundlage des Gebärmutterhalses ist ein Bindegewebs-Fibrillenfilz, der enge Maschen flicht und sich im allgemeinen in seiner Verlaufsrichtung den Muskelfasern anpaßt. Zwischen dem fibrillären Bindegewebe sind besonders in der Umgebung von Gefäßen Bindegewebszellen deutlich, jedoch nur in geringer Anzahl. Das Bindegewebe wird durch elastische Fasern verstärkt, das nach Stieves sorgfältigen Beobachtungen und auch in Übereinstimmung mit Publikationen von Pick, Iwanow, Woltke, v. Franqué, Horn um so stärker wird, je weniger Muskelzellen sich finden. Sowohl unter der Schleimhaut als auch in einer äußeren Lage um den Muskelzylinder herum findet man reichlich Elastica, so daß man von einem inneren und äußeren Elasticanetz sprechen kann. Eine besondere Verstärkung der Elastica findet sich um die Gefäße herum. Unter dem Plattenepithel der Portio liegt das Elasticanetz ohne weitere Zwischenschicht. In der Cervixschleimhaut findet man es außerhalb der gesamten Mucosa. Über die Nerven und Gefäße s. gemeinsam am Ende des Abschnittes der geschlechtsreifen nichtschwangeren Gebärmutter. Über die Muskelzellen hat Stieve besonders eingehende Beobachtungen gemacht. Er mißt ihre Länge mit 60—80 μ.

Ampulle des Gartnerschen Ganges. In der Seitenkante der Cervixwand findet man nicht selten eine Gruppe von drüsenartigen Lumina und erweiterte Epithelgänge. Es handelt sich hierbei um die Ampulle des Wolffschen = Gartnerschen Ganges. Dieser Abschnitt des caudalen Teiles ist verhältnismäßig am häufigsten erhalten (R. Meyer).

β) **Die Schleimhaut.** Die Schleimhaut unterscheidet am passiven Teil drei verschiedene Abschnitte, den Isthmus, den Halskanal und die Portio vaginalis.

Der Isthmus uteri. Der Isthmus uteri entspricht einem Gebiet, über das früher recht lebhafte literarische Kämpfe geführt wurden, an denen Küstner, Keilmann, v. Franqué und Bayer in erster Linie beteiligt waren. Es ist das Gebiet, das dem sog. unteren Uterinsegment entspricht, das während der Schwangerschaft sich schon frühzeitig entfaltet und, obgleich passiv, doch in den Brutraum mit einbezogen wird. Aschoff hat hier durch die klare Beschreibung dieses Abschnittes am nichtschwangeren Uterus schlichtend gewirkt. Seine Auffassung ist heute durch weitere Untersuchungen von Hegar, Ogata, Eva Moritz und teilweise auch Büttner anerkannt. Die Schwierigkeit lag zunächst in der Abgrenzung dieses Abschnittes. Man glaubte früher, durch die Beachtung der peritonealen Umschlagsfalte und der festen Anheftung des Peritoneums am Corpus uteri ebenso durch den Eintritt der Uterinagefäße in die Uteruswand und durch das Auftreten einer sog. Randvene die obere Grenze dieses Abschnittes gut bestimmt zu haben. Stieve hat mit Recht diese Merkmale als unzuverlässig bezeichnet. Brauchbar ist für die obere Abgrenzung des Os internum isthmi der Übergang des röhrenförmigen Abschnittes in den

Dreieckteil und das Höherwerden der sehr mageren Schleimhaut mit dem deutlichen Auftreten einer dem Korpus eigenen funktionellen Schicht des Endometriums. Die untere Grenze, Os externum isthmi, besser wohl Os inferius isthmi, ist gegen die Cervix durch den Epithelwechsel gegeben. Jedoch muß

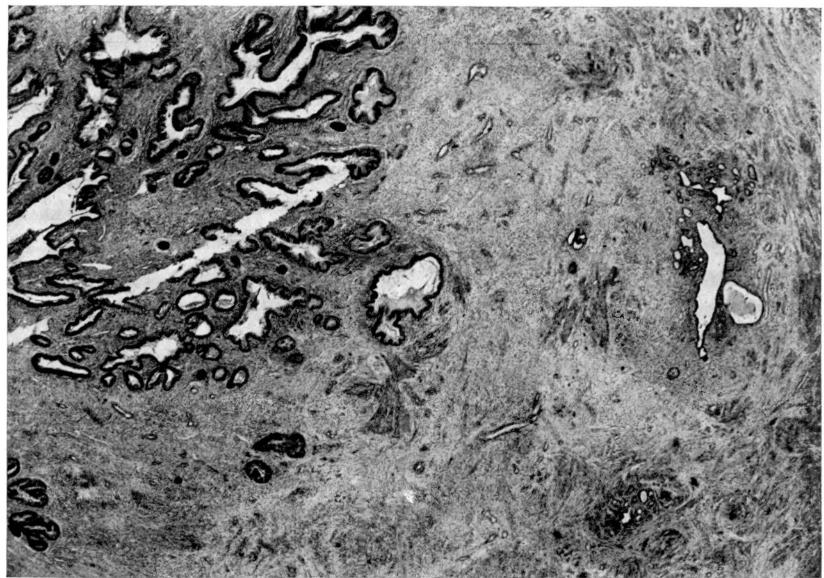

Abb. 73. Ampulle des GARTNERschen Ganges in der Seitenkante der Cervix. Vergr. 15fach.

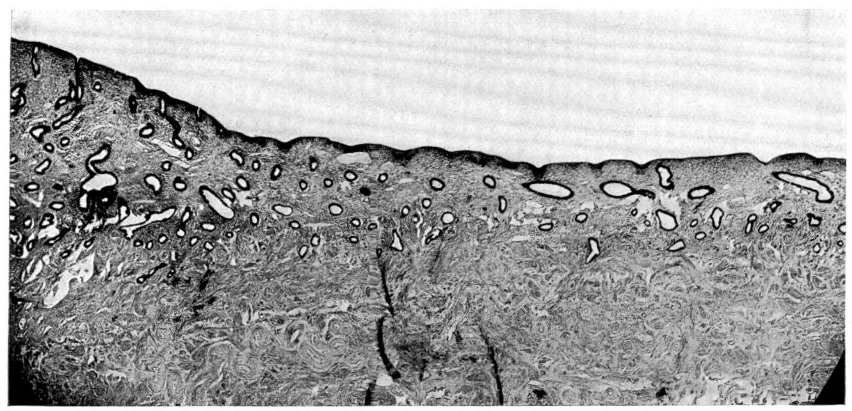

Abb. 74. Isthmus bei Proliferationsstadium. Vergr. 12fach.

ich mit STIEVE betonen, daß der Übergang des Isthmusepithels in das Cervixepithel nicht immer ganz scharf ist, sondern daß Durchmischungen des Epithels noch auf einer kleinen Strecke stattfinden.

Dieser so begrenzte Kanal wird als die Gebärmutterenge oder der Isthmus bezeichnet. Charakteristisch ist, daß dieser Abschnitt eine Art Schleimhaut trägt, wie das Corpus uteri, jedoch mit wichtigen und in die Augen fallenden Unterschieden.

Die Schleimhaut des Isthmus ist eine auch während des zyklischen Funktionswechsels fast gleich niedrig bleibende Schicht von 0,5 bis höchstens 1 mm Dicke. Die Schicht macht keinesfalls die Bildung eines Nidationsbettes mit, jedoch spielen sich in ihrem Innern, wie Nürnberger und ich selber nachgewiesen haben, sowohl an dem Drüsenepithel wie auch an den Stromazellen Veränderungen ab, die denen der Korpusschleimhaut gleichsinnig sind. Das Oberflächenepithel des Isthmus ist das gleiche niedrig-kubische des Corpus uteri. Die Drüsen sind eng, meist schräg gestellt, und zwar so, daß sie nach oben innen schräg verlaufen und damit umgekehrte Richtung wie die Korpusdrüsen haben. Sie sind oft gebogen, unregelmäßig, auch gelegentlich etwas

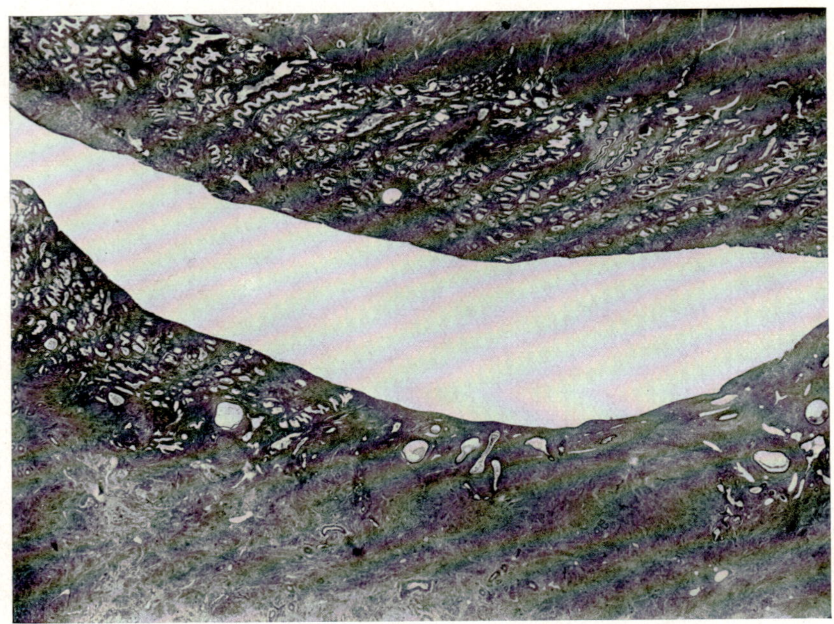

Abb. 75. Isthmus bei Sekretionsstadium. Vergr. 8fach.

verzweigt. Das Stroma besteht wie das Korpus-Endometrium-Stroma aus einen cellulären spindelzelligen Netz mit zarten Gitterfasern dazwischen. Der zyklische Wechsel dieser Drüsen ist, wie gesagt, gegenüber den Verhältnissen im Korpus-Endometrium rudimentär, jedoch kann man auch hier die sekretionslosen Zellen der ersten Hälfte und Sekretionsbilder in den Zellen in der zweiten Hälfte des Zyklus beobachten. Zur Zeit der Menstruation stößt sich tatsächlich die oberflächliche Zellschicht ab, aber größere Schleimhautverluste kommen nicht zustande. Die Regeneration geht von den zurückbleibenden Drüsen sehr bald aus.

2. Die Schleimhaut der Cervix ist in ihrem makroskopischen Verhalten oben schon beschrieben. Histologisch ist sie durch ein verhältnismäßig derbes Bindegewebsstroma mit vielen Fibrillen und wenig Zellen und durch das eigenartige schleimende Cylinderepithel, das die Drüsen bildet, charakterisiert. Die Drüsenform ist oft unregelmäßig, ihre Zahl wechselt von Fall zu Fall sehr erheblich. Es gibt drüsenarme und drüsenreiche Schleimhäute. Die Form der Drüsen ist vielgestaltig. Sie ist stets verzweigt, röhrenförmig, kann am Boden sich etwas ausweiten; vielfach wird der Vergleich mit der Hirschgeweihstange

herangezogen. Ein Blick auf die Mikrophotogramme zeigt das Verhalten der Drüsen besser als die Beschreibung.

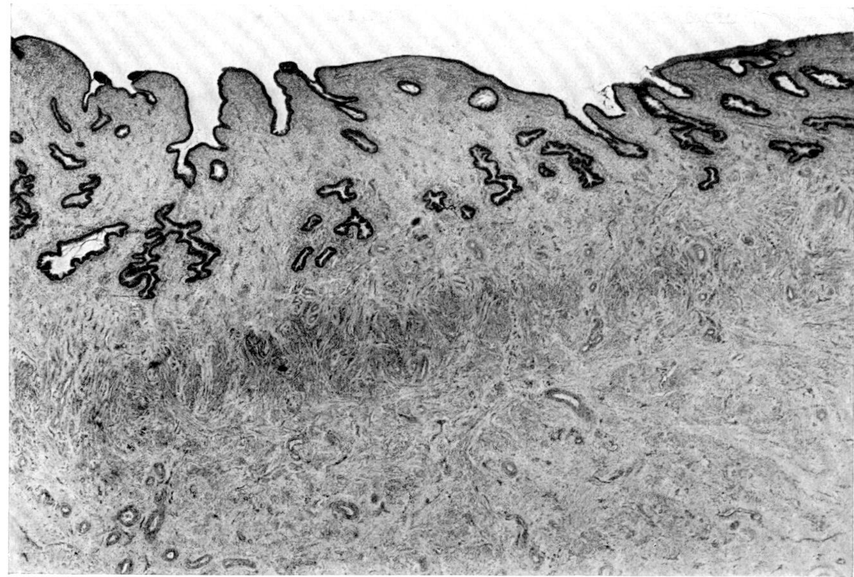

Abb. 76. Cervix uteri. Vergr. 12 fach.

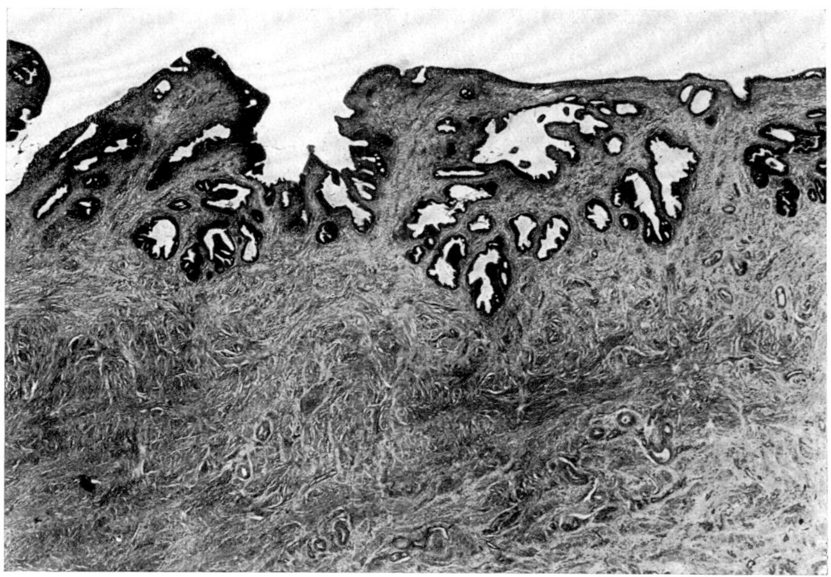

Abb. 77. Cervix uteri. Vergr. 12 fach.

Das Epithel ist in der ganzen Cervix sowohl auf der Oberfläche wie in den Drüsen überall das gleiche, ein ausgesprochenes Schleimepithel, die Zelle hochzylindrisch, 20—30 μ. STIEVE gibt die Länge mit 30—35 μ, die Dicke mit 5 bis

9 μ an. Der längsovale gut differenzierte Kern liegt gewöhnlich in den tieferen Abschnitten an der Basis. Die Zellen stehen wie schlanke Säulen gut abgegrenzt nebeneinander, ihr Gesamtleib färbt sich in schaumiger Struktur mit Schleimfarbstoffen, die Kontur nach dem Lumen zu wölbt sich häufig vor. Stieve macht dann auf noch längere Zellen aufmerksam, deren Kern mehr nach der Mitte zu steht. Auch ich habe das unregelmäßige Bild der Schleimepithelien häufig gesehen.

Über das Vorkommen von Flimmer-Epithelzellen bestehen viele Meinungsverschiedenheiten. Rob. Meyer leugnet das Vorkommen von Flimmerzellen,

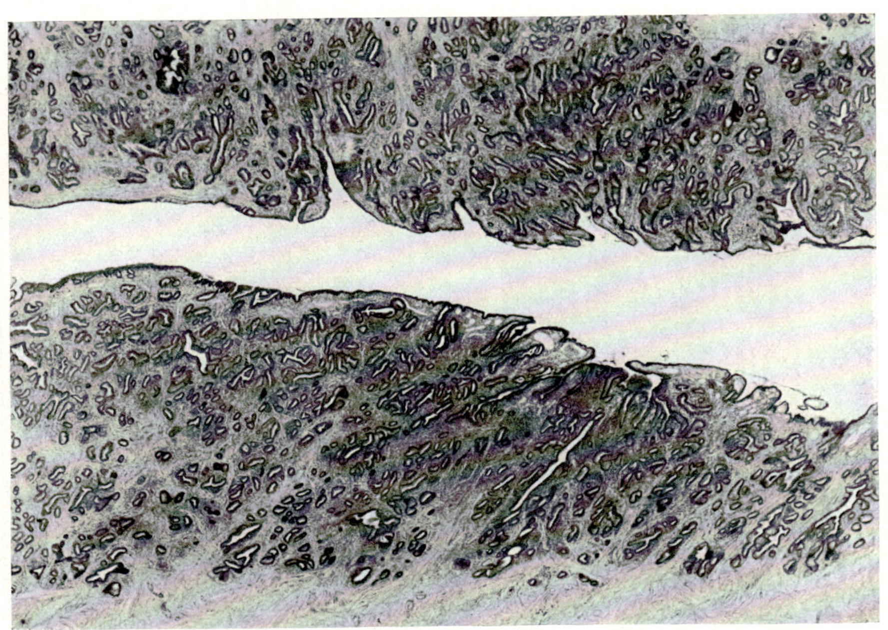

Abb. 78. Cervix uteri. Vergr. 12fach.

Höhne glaubt sie durch frische Untersuchungen feststellen zu können, Stieve sagt, daß zwischen den Schleimzellen vereinzelt auch Flimmerepithelzellen gefunden werden. In einzelnen Fällen habe auch ich ganz sichere Flimmer-Epithelzellen gesehen. Stieve meint, daß Flimmer- und Schleimzellen verschiedene Tätigkeitszustände ein und derselben Zellart wären (vgl. auch Tubenepithel). Über einen zyklischen Wechsel dieses Cervixepithels, etwa in der Höhe der Zellen, synchron mit dem Funktionswechsel der Keimplasmastadien, besteht noch nichts endgültig Bekanntes. Stieve spricht davon, hat aber den Beweis auch noch nicht erbracht. Ich glaube, daß es sehr schwierig ist, hierüber sich ein Urteil zu bilden, da die individuelle Verschiedenheit der Cervixschleimhaut außerordentlich groß ist.

Die Grenze der Cervixschleimhaut gegen die unterliegende Muskellage ist zwar eine gut erkennbare, weil die Muskelbündel deutlich hervorstechen, aber das Bindegewebe geht stark verfilzt miteinander von einer Schicht in die andere über. Die arteriellen Gefäße entspringen den Teilungsstellen an der Muskelschleimhautgrenze, teilen sich hier in langgestreckte kräftige Äste auf und laufen als solche bis unter die Oberfläche. Hier bilden sie Capillarnetze und senden an die einzelnen Drüsen Zweige. Die Venen vereinigen sich ähnlich wie im Korpus (s. dort) in Sammeladern an der Muskelschleimhautgrenze und ziehen von dort schräg nach oben außen an den Uterusrand. Die Lymphcapillaren dringen nach KROEMERs Feststellungen bis an die Oberfläche, umspinnen die Drüsen mit sehr zarten engen Lacunen, die wieder untereinander kommunizieren. Sie sammeln sich in den Plicae palmatae und ergießen sich nach Aufnahme vieler Anastomosen an der Muscularis mucosae-Grenze in ziemlich starke Kanäle, die in die Muskulatur eindringen. Die Blutgefäße werden von ihnen umsponnen, aber nicht völlig eingescheidet.

3. Die Schleimhaut der Portio vaginalis. Die Portio vaginalis ist, wie schon oben gesagt, von einer Haut überzogen, die derjenigen der Scheide in vielen Punkten gleicht. Die abgrenzbare Dicke der Portioschleimhaut beträgt etwa 2—3 mm, jedoch ist wegen der unscharfen Grenze gegen die Muskelschicht und überhaupt der ungleichen Ausbildung der Muskelschicht die Ab-

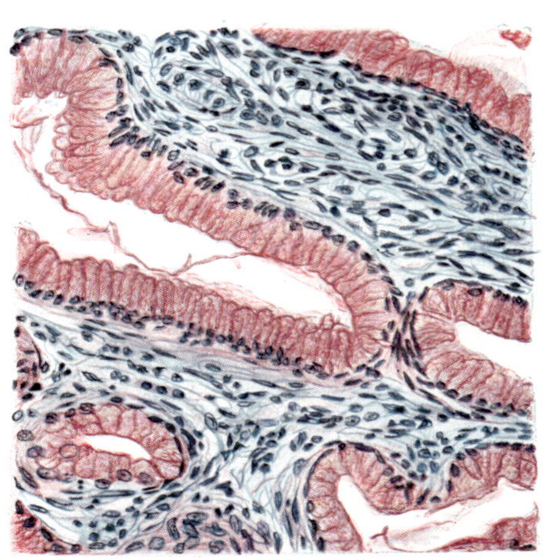

Abb. 79. Cervix-Epithel.

grenzung nicht genau. Der Hauptanteil ist das Bindegewebe. Es ist lockermaschig, hat reichlich gewellte Fibrillen, die sich unter dem Epithel zu einer deutlichen Faserung = Grenzfasermembran (HÖRMANN) verdichten. Die subepitheliale elastische Schicht der Portio ist schon beschrieben worden. Auch in der Tiefe sitzt hier um die Muskelfasern herum ein elastisches Netz. Diese beiden netzartigen Elasticaanhäufungen sind miteinander verbunden (DÜHRSSEN u. a.).

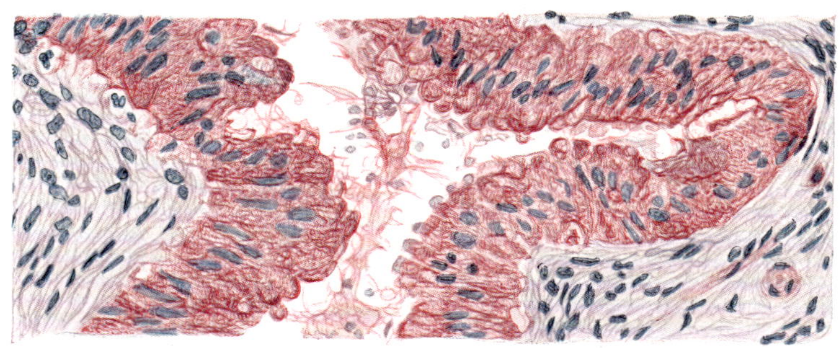

Abb. 80. Cervix-Epithel.

Die Arterien laufen bis nahe an die Schleimhaut heran, teilen sich hier erst auf. Die Capillaren sind reichlich vorhanden; die Venen ziehen fächerförmig in das Gefäßmuskellager des Collum hinein.

Das Epithel der Portio ist ein vielschichtiges Plattenepithel, dessen oberflächliche Lage platt und meist in leichter Abschilferung begriffen ist; in der mittleren Schicht sind helle polygonale große Zellen mit Protoplasmafortsätzen in Form der Stachel und Riffe und basal eine oder mehrere niedrig-zylindrische dunkle Zellagen als Membrana granulosa. Die Unterfläche des Epithels ist zum

Unterschied vom Scheidenepithel glatt, trotzdem daß oft, aber nicht immer ausgesprochene Papillen in großer Zahl unter dem Epithel nachweisbar sind.

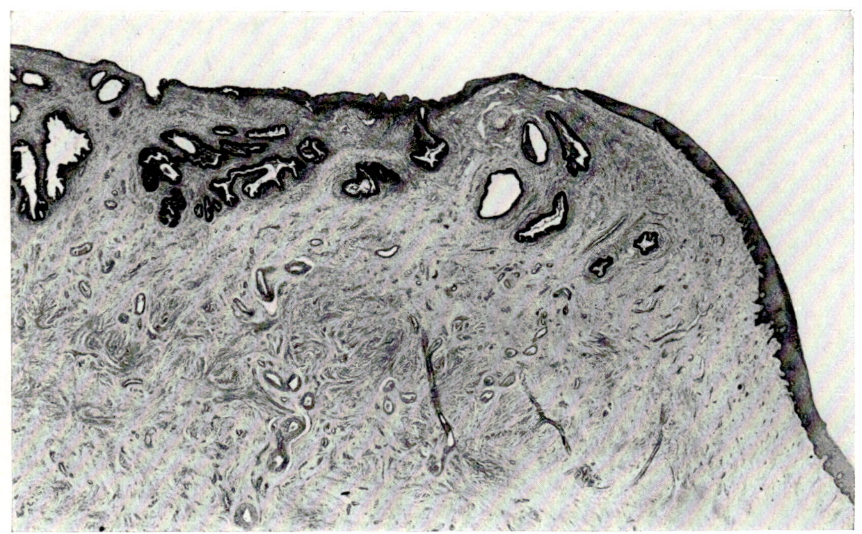

Abb. 81. Portio-Cervixgrenze. Vergr. 12fach.

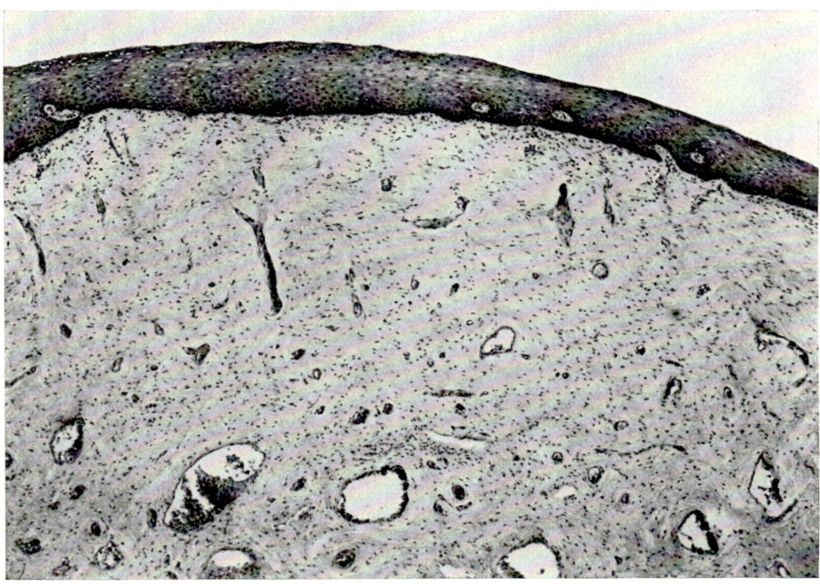

Abb. 82. Portio-Schleimhaut. Vergr. 12fach.

Die Form der Schleimhautpapillen ist meist spitz, auch etwas unregelmäßig dreieckig, sie werden von einzelnen Gefäßschlingen durchzogen. Glykogen ist reichlich nachweisbar (Wegelin und viele neue Untersuchungen s. Scheide).

Die Grenze zwischen dem vielschichtigen Plattenepithel der Portio und dem einschichtigen schleimenden Cylinderepithel der Cervix ist nur selten genau am Beginn des röhrenförmigen Kanals zu finden. Rob. Meyer hat diese Verhältnisse genau studiert, nachdem schon frühere Autoren sich mit der Frage befaßt hatten. Die Beobachtungen und Auffassungen Rob. Meyers kann man täglich am klinischen Material wieder bestätigen. Schon bei dem fetalen und kindlichen Uterus wurde beschrieben, wie die Grenze des Cervixepithels gegen das Plattenepithel sich hinauf- und hinunter verschieben kann, je nachdem ein katarrhalischer Reizzustand des Cervixepithels und damit vermehrte Schleimabsonderung besteht oder ob die Schleimbildung in den Hintergrund tritt und mehr die Deckwirkung des Epithels beansprucht wird. Wächst das Schleimepithel auf Kosten des dann in Maceration befindlichen Plattenepithels vor, so kann es auch Einstülpungen in die Unterlage machen, wie es eben Drüsen tun (Erosionsbildung, 1. Heilungsstadium). Gewinnt dann aber das Plattenepithel die Oberhand, so unterwächst das junge kubische Plattenepithel die Cylinderzellen und hebt sie ab. Es kommen dabei sehr zierliche Umwachsungsbilder vor, die besonders deutlich mit der Schleimfärbung herauskommen. Bei den eingewucherten neugebildeten Drüsen kann das vorwachsende Plattenepithel den Mündungstrichter überziehen und die Drüsen in der Tiefe unbehelligt lassen; es kann aber auch um die ganzen Drüsen in der Tiefe herumwachsen und so eigenartige Umwucherungsschläuche bilden. Ebenso wie das Cervixepithel auf die Portio, kann auch das Plattenepithel der Portio in die Cervix hinaufwandern und Teile der Cervix mit Plattenepithel überkleiden.

b) Der aktive Teil des nichtschwangeren Uterus = Corpus uteri.

Es handelt sich hier um den Teil, der in der Schwangerschaft dem Ei das Nest bietet, den Brutraum bildet, die aktive Tätigkeit unter der Geburt entfaltet und mit der Ausstoßung der Placenta eine große Flächenwunde erleidet, die zusammen mit den übrigen Rückbildungsvorgängen im Wochenbett heilen muß. Dieser Abschnitt hat also verhältnismäßig die großartigsten Umgestaltungen durchzumachen.

Makroskopisch ist das Corpus uteri die größere Hälfte des birnenförmigen Uteruskörpers. Es umkleidet eine dreieckige Höhle, deren Wände flach aufeinanderliegen. Die größte Breite liegt oben zwischen den Tubenecken und wird mit 23 mm angegeben. Die Länge gibt Vierorth mit 52 mm an. Für Frauen, die geboren haben, sind die Zahlen ein wenig größer. Die Schleimhaut ist das innere weiche Polster, das grau-gelblich, feucht glänzend aussieht, ohne jemals Sekret auf der Oberfläche zu zeigen. Die Oberfläche kann glatt oder auch etwas gefeldert sein, je nach dem Funktionsstadium der Schicht. In die Tubenecken hinein läuft das Dreieck sehr spitz aus, so daß, wie schon bei der Tube gesagt, das Tubenloch nicht sichtbar ist. Gegen den Beginn des röhrenförmigen Halskanals zu sieht man deutlich, wie die je nach dem zyklischen Funktionsstadium etwas flachere oder wulstigere Schleimhaut mit einer deutlich erkennbaren Stufe in die sehr magere und flache Wandbekleidung des Isthmus abfällt. Die Schleimhaut des Uterus schwankt in der Dicke von 1 mm bis zu 6 und 7 mm, ausnahmsweise noch mehr. Die Muskelwand macht den Hauptteil des Uteruskörpers aus. Sie ist im allgemeinen überall gleichmäßig dick 1,3—1,5 cm. Nur im Fundus ist sie durch einen nach außen konvexen Zusatz dicker. Außen ist das Corpus uteri mit der Serosa überkleidet. Dieses Peritoneum ist fest mit der darunterliegenden Muskulatur verwachsen. Die Bindegewebsmaschen der oberen Muskellage vereinigen sich, worauf La Torre besonders hingewiesen hat, sehr eng mit dem derbfaserigen subperitonealen

Gewebe. Es besteht keine Möglichkeit, das Peritoneum von der Uteruskörperwand abzuziehen oder auf ihr zu verschieben.

α) **Das Myometrium des Corpus uteri.** Bei oberflächlicher Betrachtung meint man ein völlig unentwirrbares Muskelgewebe vor sich zu haben. Aber die Darstellung der Muskelstrukturverhältnisse des Uterus, wie sie beim fetalen und kindlichen Uterus schon gegeben wurde, zeigt, daß offenbar doch ein bestimmter Bauplan herrscht. Ich verweise auf die dort abgebildeten Schemata für den Faserverlauf, das ältere von Bayer und das neuere von Goerttler.

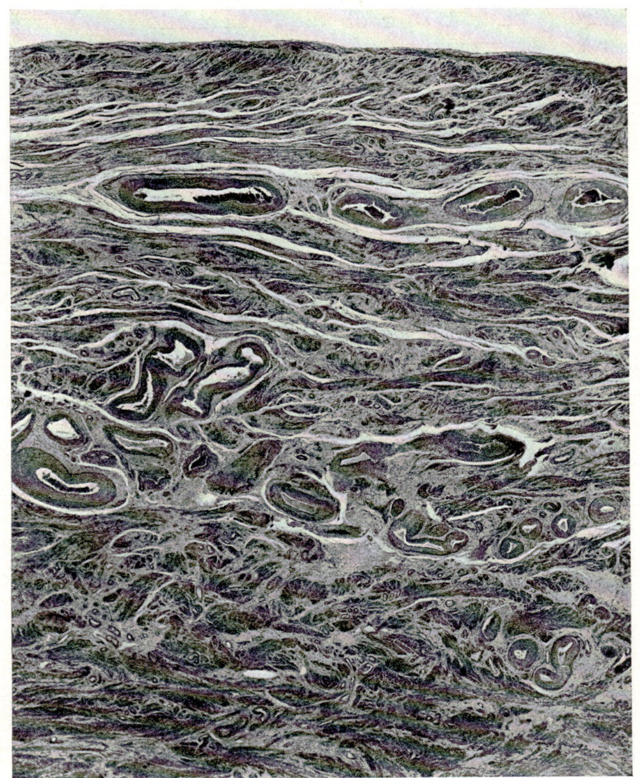

Abb. 83. Uterusmuskulatur, äußere Hälfte. Vergr. 12fach.

Nur allgemein zusammenfassend soll hier das Wesentliche noch einmal zusammengestellt werden.

Um den Bau des Uterusmuskels verstehen zu können, ist zunächst die ungefähr zwischen äußerem und mittlerem Drittel liegende Gefäßschicht aufs deutlichste zu beachten, denn sie trennt die beiden großen Baukomponenten, die ursprüngliche Muskulatur (das Archimyometrium) von der später entwickelten Zusatzmuskulatur (dem Paramyometrium). Die Gefäße kommen, wie R. Freund besonders eingehend beschrieben hat und wie es auch neuerdings durch Röntgenuntersuchungen am injizierten Uterus bestätigt ist, von der Seitenkante des Uterus her, wo der große Ast der Uterina zum Tubenwinkel hinaufzieht. Von hier aus dringen 9—14 Seitenäste in den Uterus ein und verteilen sich hier rings um die Gebärmutter herum an der Grenze vom äußeren und inneren Drittel, mehr auf Kosten des äußeren Drittel und geben

von hier aus radiär ziehende Äste ins Innere ab. Diese teilen sich zunächst an
der Grenze von mittlerem und innerem Drittel und ziehen weiter radiär bis
an die Muskelschleimhautgrenze, wo sie sich zum zweiten Mal mehrfach teilen.
R. Freund gibt die Durchmesser der Radiärstämme aus den Ringgefäßen
im mittleren Drittel mit 105 μ, die Radiäräste 1. Ordnung mit 60 μ im inneren
Drittel und mit 30—35 μ bei den Radiärästen zweiter Ordnung an der Muskelschleimhautgrenze an. Der Teilungswinkel dieser Gefäße beträgt 15—20°.

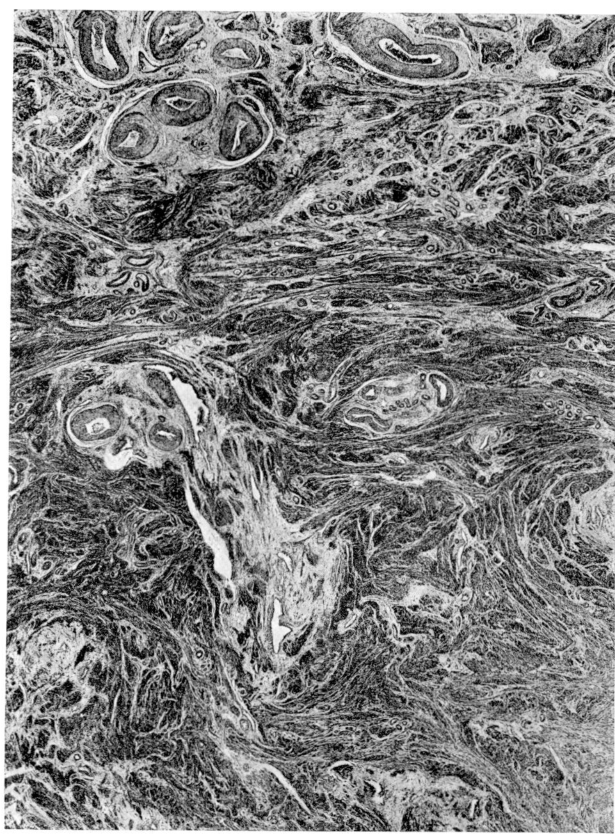

Abb. 84. Uterusmuskulatur, mittleres und inneres Drittel. Vergr. 12fach.

Zwischen den Ring- und Radiärgefäßen fand R. Freund senkrechte Anastomosen, jedoch keine queren. Das große Ringgefäßlager im äußeren Drittel
lag beim Feten außen am Uterus dran. Erst durch die Entwicklung der Zusatzmuskulatur wurde es in den Uterus hineinverlagert. Die Hauptmuskulatur
hat den schon früher beschriebenen Bau. Die älteren Autoren sehen ihn als
zirkulär an und beschreiben seitliche Commissurenfasern, während Goerttler
in sehr eindrucksvollen Untersuchungen findet, daß die Muskelbündel radiär
und spiralig ziehen und, wie schon früher beschrieben, mit dem Winkel der
Spiralebene ungefähr auf 45° zur Horizontale ansteigen, wo sie auf die Tube
beiderseits übergehen. Diese Spiralbündel überschneiden sich, da sie von den
beiden Müllerschen Schläuchen aus ineinanderwachsen, von beiden Seiten her
und von oben nach unten in kleiner werdendem Winkel. Es kommen dadurch

diese bemerkenswert fiederartigen Durchflechtungen und Überschneidungen der Fasern zustande, wie man sie in jedem Schnitt des Uterus, der ja gewöhnlich in der Horizontal- oder in der Längsebene angelegt wird, sieht. Würde man die Schnitte entsprechend der Spiralebene anlegen, so würde man mehr den zirkulären Eindruck bekommen. An der inneren Grenze der Muskulatur kommen gelegentlich Längsfasern vor. Wieweit es sich dabei um selbständige Muskelbildungen handelt, ist bei der Inkonstanz des Befundes unsicher. Die innere Längsmuskulatur der Tube und ihre Ausstrahlungen wurden erwähnt.

Die außerhalb des Gefäßlagers liegende paramyometrale Muskulatur hat einen andersartigen Verlauf, weil eine andersartige Entstehung ihr zugrunde liegt. Um diese Erkenntnisse hat sich besonders Bayer verdient gemacht. Diese Muskelfaserung entwickelt sich in erster Linie aus der subperitonealen

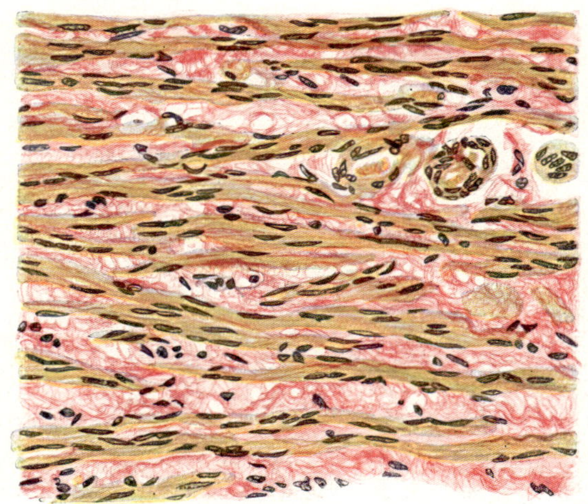

Abb. 85. Muskelzellen im mittleren Drittel.

Muskulatur (Sobotta). Sie erhält im Bereich des sehr derbsehnigen Parametriums der sog. Douglasfalten erhebliche Verstärkungen. Von hier aus strahlt dann eine dicke Muskulatur von den zwei Douglasfalten aus auf die Hinterwand des Uterus über. Von beiden Seiten her überschneiden sich auch diese Fasern schräg. Von schräg oben her kommt die Ligamentfaserung hinzu. Es handelt sich hier um die Abkömmlinge des Urnierenleistenbandes, das von der Keimdrüsenecke ab bis zum Uterus als Ligamentum ovarii proprium und von der Vorderfläche des Uterus bis in den Leistenkanal als Ligamentum rotundum zieht. Diese Ligamente führen in der Hauptsache Längsfasern, die von der festen Bündelung im Bereich des Ligaments strahlig auf den Uterus übergehen und so die Außenmuskulatur bilden. Ein Teil dieser Zusatzmuskulatur ist auch einfach verstärkte subperitoneale Muskulatur. Diese paramyometrale Muskulatur unterscheidet sich von der Altmuskulatur durch ihre wesentlich regelmäßigere Lagerung und ihrem glatten nebeneinander liegenden Faserverlauf. Jedoch strahlt sie in den tieferen Partien überall zwischen die großen Gefäßstämme ein und verbindet sich mit den äußeren Lagen der älteren Muskulatur. Vergleichend-anatomische Untersuchungen am Uterus von *Kaninchen, Rind, Schwein, Katze, Meerschweinchen* hat Schinagawa angestellt und ebenfalls die peritoneale Muskulatur von der Hauptmuskulatur unterschieden.

Im einzelnen besteht dieses Myometrium aus den Muskelzellen, die, wie
STIEVES eingehende Messungen und schöne färberischen Darstellungen ergeben,
untereinander zu einem Netz verbunden sind, so daß der Übergang der einen
Faser in die andere kaum sicher abgrenzbar ist. Die Größe der Muskelfasern
schwankt mit dem Funktionszustand. Am geschlechtsreifen Uterus konnte
STIEVE die Länge der Muskelfasern im Durchschnitt auf 40—90 μ angeben,

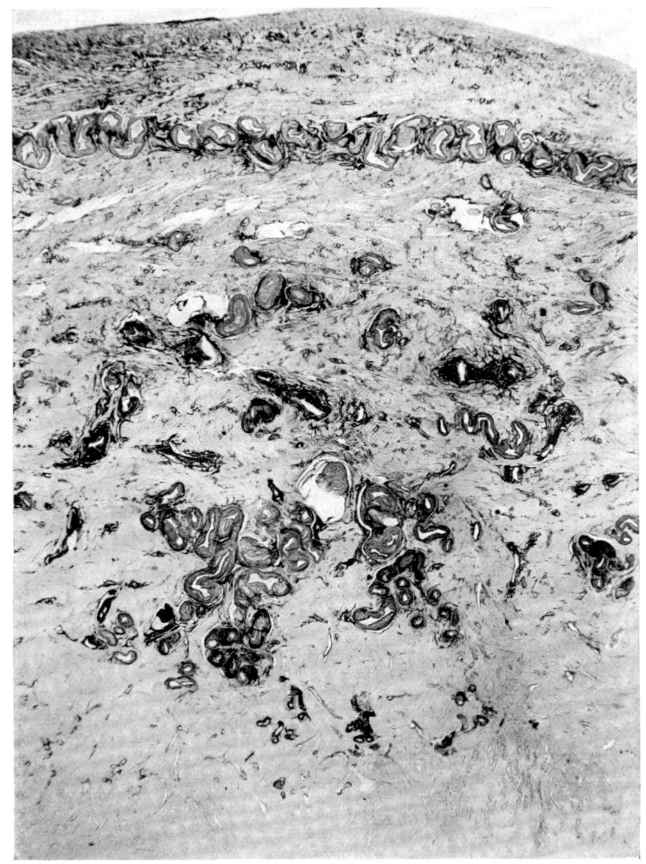

Abb. 86. Gefäßsklerose des Uterus. Elasticafärbung, äußere Muskelhälfte des Uterus. Vergr. 6fach.

die Dicke derselben von 2,8—5,0 μ. Wenn man jedoch im einzelnen entsprechend der vier Zykluswochen die Durchschnittswerte aus vielen Messungen
nimmt, so fand STIEVE, daß in der ersten Woche die Muskelzellen am kürzesten
(40—60 μ) und am dicksten (4—5 μ) waren. In der zweiten Woche werden die
Zellen länger und wieder schlanker, um das Maximum der Länge in der letzten
Woche des Zyklus mit 80—90 μ und 4,0—4,5 μ Dicke zu erreichen. Die Muskel-
kerne sind nicht solchen Schwankungen unterworfen. Sie sind gut differenziert
und zeigen ein deutliches Kernkörperchen; ihre durchschnittliche Größe beträgt 20—28 μ Länge und 2,0—3,5 μ Dicke. Die Muskelzellen sind in ein lockeres
Fibrillenlager, das nur mit wenig Bindegewebszellen durchsetzt ist, eingebettet.
Es ist je nach der Schicht, in der untersucht wird, verschieden locker. Die

inneren Schichten sind stets durchflochten, die äußeren, besonders um die Gefäße herum, haben eine wesentlich lockerere Fibrilleneinscheidung. Auch das
Bindegewebe wird nach Stieves Beobachtungen im Prämenstruum stark aufgelockert und ermöglicht dadurch das Wachstum und die Verschiebung der
Muskelzellen. Nach der Regelblutung wird es wieder fester und straffer.

Das Elasticagewebe ist in der Korpusschicht im wesentlichen im Bereich
der Gefäße und dem äußeren Muskellager reichlich. Zwischen den Muskelzellen selbst ist die Elastica nur spärlich vorhanden, jedoch sind individuelle
Schwankungen vorhanden.

Über den Feinbau der Blutgefäße ist zu sagen, daß bei virginellen
Uteri die Arterien eine sehr deutliche Elastica interna, außerdem eine kräftige

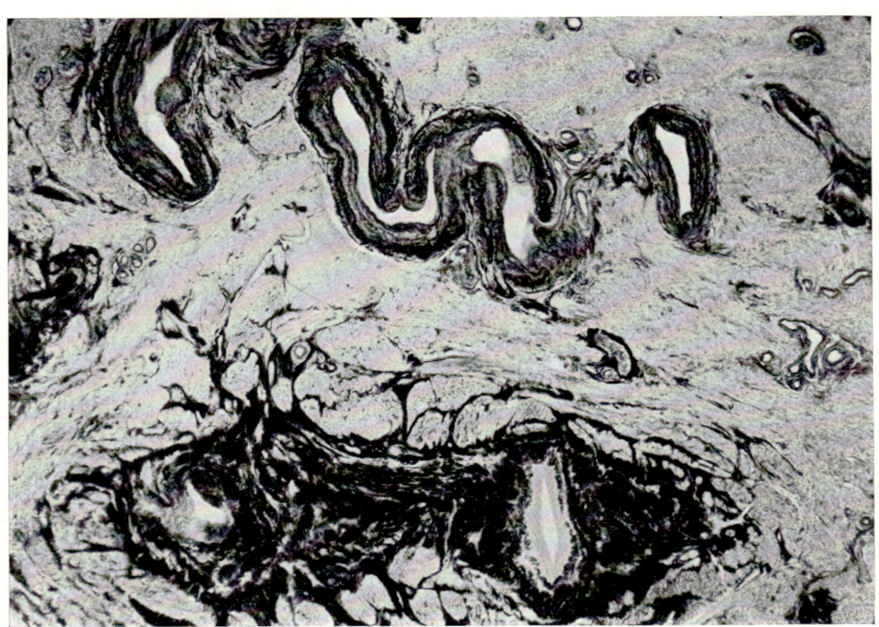

Abb. 87. Gefäßsklerose, multipare Frau, wie Abb. 86. Vergr. 32fach.

Muscularis mit Elasticafasern, jedoch nur eine geringe Elastica externa haben.
Stieve beschreibt, daß die Venen bei Virgines auffällig dünn sind und nur
wenig lockere Muskelzellen enthalten. Viele der Venen bestehen nur aus
einer einfachen Innenhaut mit nur wenig ringförmigen Muskelzellen darum
herum. Diese haben sehr wenig Elastica. Bei Frauen, die entbunden haben,
den sog. „partalen Uteri" (R. Freund), findet man nach der Erstbeschreibung
von Pankow, dann Szasz-Schwarz und Büttner Veränderungen, die früher
auch gesehen, aber für krankhaft, speziell für Arteriosklerose gehalten wurden.
Die ersten Stadien s. unter Schwangerschaft und Geburt, die Endstadien sind
im inneren und mittleren Drittel der Uteruswand am stärksten, im äußeren
gering. Sie bestehen hauptsächlich in einem Ersetztsein der Media durch elasto-
hyalines Gewebe teils ganz zirkulär oder auch sichelförmig, die Intima ist verdickt, eine Elastica interna kaum erkennbar. Das elasto-hyaline Gewebe besteht aus hyalinen unregelmäßigen Schollen und faserigen und krümeligen
elastischen Klumpen, die oft eine erhebliche Dicke erreichen. Innerhalb von

ihr kann auch eine feine Ringmuskulatur liegen = neugebildetes Gefäß in einem alten degenerierten. Die Veränderung befällt nicht alle Arterien gleichmäßig, hauptsächlich die der Placentarstelle, aber man kann sich stets von ihrem Vorhandensein überzeugen. In der äußeren Schicht findet sich nur eine geringe Aufsplitterung der Elastica interna und Verdickung der elastischen Fasern der Media. Die Venensklerose besteht in einer Zunahme der Elastica in der ganzen Wand, sie ist nicht an einzelne Abschnitte des Uterus gebunden, sondern mehr gleichmäßig verteilt.

Die Lymphgefäße bilden nach KROEMER und LEOPOLD u. a. unter der Serosa ein vielverschlungenes, dichtes Netzwerk, das aus gewundenen, ampullenförmig erweiterten, allenthalben anastomosierenden kurzen dünnen und dicken Gefäßröhren besteht; das sehr reiche subseröse Blutcapillarnetz unterscheidet sich sehr deutlich vom Lymphgefäßnetz. Mit diesem subserösen Netz kommuniziert das der Muscularis. Hier verlaufen feine Lymphspalten in der ganzen Muscularis mit dem feinen intermuskulären Bindegewebe und hüllen die Muskelbündel scheiden- und ringartig ein. Sie münden in die großen Lymphgefäße, die als geräumige lange Bahnen in der äußeren blutgefäßarmen Longitudinalschicht und in der Umgebung größerer Blutgefäße auch in den übrigen Schichten verlaufen; hier laufen sie in Begleitung der Blutgefäße, während sie die kleinen Blutgefäße niemals direkt begleiten, vielmehr häufig kreuzen. Lymphgefäße der Mucosa s. Mucosa.

Untersuchungen über die intramuralen Nerven des Uterus stammen hauptsächlich von v. GAWRONSKY, HERLITZKA, KÖSTLIN, LABHARD, AUDENDAL, MABUCHI. Soweit stimmen sie überein, daß in der Hauptmuskelschicht die größeren Stämme verlaufen und von den großen Interstitien aus interfaszikuläre und von diesen intrafaszikuläre Faserchen abgeben, die dann in feinstem Filzwerk die Muskelzellen umspinnen und mit Spitzen aufhören oder Knöpfchen bilden; direktes Eindringen in die Muskelzelle ist unsicher und nicht bewiesen. Alle Schichten der Wand haben gleiche Verteilung. HERLITZKA unterscheidet eigentliche Uterusnerven und unter diesen in großer Zahl gewellte, myelinfreie Sympathicusfasern und ohne Verbindung mit ihnen sehr lange geradlinig verlaufende myelinführende Cerebrospinalnerven, außerdem vasculäre Nerven, die um die Gefäße ein sehr dichtes Geflecht bilden und ebenfalls keinen Zusammenhang mit den anderen beiden Arten haben. DAHL betont das reichliche Vorkommen von markhaltigen und marklosen Nerven.

Über das Vorkommen von Ganglienzellen sind die Ansichten der Autoren noch sehr different. HERLITZKA, LABHARDT, auch STSCHERBAKOW haben in der Muscularis Ganglienzellen nie gesehen, v. GAWRONSKY und KÖSTLIN u. a. haben sie in der Submucosa beschrieben, von hier sollten Schleimhautnerven abzweigen. Die Frage ist bisher keineswegs geklärt.

β) **Die Schleimhaut des Corpus uteri.** Die Kenntnisse über die Uteruskörperschleimhaut sind erst in den letzten 20 Jahren so weit vervollkommnet, daß man heute eine gute Übersicht über die sich abspielenden Prozesse hat. Bis zu der Arbeit von HITSCHMANN und ADLER, die im Jahre 1908 erschien, galt als ausgemachte Tatsache, daß die Uterusschleimhaut einen im allgemeinen gleichmäßigen, wenig veränderlichen Bau hat; in einem lockeren Stroma wurden tubuläre Drüsen beschrieben, die verhältnismäßig gerade nebeneinander ausgerichtet so lägen, daß der Zwischenraum zwischen zwei Drüsenschläuchen etwa die vierfache Dicke des Drüsenschlauches selbst betrüge. Um die Zeit der Menstruation käme es zu einer Anschoppung erheblicher Blutfülle und zu einem Austritt des Blutes in das Stroma. Der Streit zweier Jahrzehnte drehte sich darum, ob das Oberflächenepithel abgestoßen würde (LEOPOLD,

Wyder, Kundrath und Engelmann) oder ob vom Endometrium nichts verloren ginge, sondern die abgehobene Oberschicht sich nach dem Austritt des Blutes wieder anlegte (Gebhard, Ruge, Möricke, de Sinéty). v. Kahlden, Taylor Smith und Williams nahmen stärkeren Gewebszerfall zur Zeit der Menstruation an. Einige andere Autoren (Westphalen, Mandl, Löhlein, Christ und van Meerdeworth) nahmen einen vermittelnden Standpunkt ein. Die vorhandenen Materialien reichten zur Beantwortung dieser Frage nicht aus. Erst als durch das Erstarken der operativen Gynäkologie die Gewinnung von Operationsmaterial erheblich anwuchs und erst als man durch genaue Untersuchung dieses Materials lernte, daß nicht alles, was man entfernen mußte, krankhaft zu sein braucht, war die Grundlage zur Gewinnung neuer Kenntnisse gegeben. Es hat sich gezeigt, daß selbst durch multiple Myome, die die Uteruswand durchsetzen und vergrößern und wegen der Beschwerden, die sie machen, entfernt werden müssen, das Korpusendometrium keine prinzipielle Beeinträchtigung erleidet. Auch durch das Carcinom des Collum, das wiederum die Entfernung des ganzen Uterus verlangt, ist eine wesentliche Beeinträchtigung der Korpusendometriumschichten nicht nachzuweisen, andernfalls sind krankhafte Veränderungen sehr deutlich und lassen sich dann eben nicht übersehen. Auch Ovarialtumoren und chronisch-adhäsive Prozesse an den Adnexen haben im allgemeinen keinen wesentlichen Einfluß auf die normalen Funktionsgänge des Genitales unter der Voraussetzung, daß überhaupt ein regelmäßiger Regeltyp klinisch nachweisbar ist. Durch die Verarbeitung dieses so reichlich fließenden Materials ist es deshalb auch gelungen, eine Reihe von wichtigen Fragen am Uterus und den Geschlechtsorganen im ganzen zu lösen. Durch die Teilnahme der Berufsanatomen an diesem klinisch frisch zu gewinnenden Material ist noch die Lösung vieler Spezialaufgaben zu erhoffen. Die ersten wesentlichen Früchte sind durch die Arbeiten Stieves schon gewonnen, von denen wir beim schwangeren Uterus noch ausführlich zu berichten haben werden.

Leopold und Westphalen hatten, wie auch schon Kundrat und Engelmann das Bestreben, die Uterusschleimhaut während des ganzen Abschnittes zwischen zwei Regeln kennen zu lernen und sie kamen auch schon zu recht beachtenswerten Resultaten. Eine geschlossene Übersicht über diese Vorgänge brachte jedoch erst die Arbeit von Hitschmann und Adler, die im Jahre 1908 in einer verhältnismäßig kleinen Zahl von Fällen durch die Berücksichtigung einer genauen Menstruationsanamnese und in Beziehungsetzung derselben zur Uterusschleimhaut selbst typische, zyklisch wiederkehrende Veränderungen am Endometrium corporis zum erstenmal nachwiesen. Durch die Arbeiten wurde gezeigt, daß ein großer Teil derjenigen Fälle, die man als „chronische Endometritis" bezeichnet hatte, nichts Krankhaftes darstellte, sondern sich in den Rahmen der zyklischen Veränderungen einreihte. Die echte Endometritis zeigt alle die Zeichen, die die allgemeine Pathologie als charakteristisch für die Entzündung ansieht, vor allem die exsudativen Prozesse.

Eine große Anzahl von Arbeiten hat dann diese Feststellungen Hitschmanns und Adlers bestätigt. Es wurden die Kenntnisse im einzelnen ausgebaut und es galt, große Erfahrungen über diese Frage zu sammeln. Das Verhalten der Uterusschleimhaut um die Menstruation selbst war noch nicht in den Hitschmann- und Adlerschen Arbeiten deutlich. Hier bedurfte es erst eines besonderen Materials, das mir selber zur Verfügung stand. Heute sind die zyklischen Vorgänge am Endometrium ein gesichertes Wissensgut, das klinisch sich weitgehend bewährt hat und das Verständnis für das so mannigfache Gebiet der gynäkologischen Blutungen erst überhaupt ermöglicht hat. Es soll hier gleich gesagt werden, daß außer den normalen zyklischen Veränderungen des Endometriums und außer den Bildern der Entzündung in dieser

Schleimhaut auch pathologisch gewucherte Schleimhäute sich deutlich als besonderes Bild abheben. Erst wenn man diese glandulären, häufig cystischen Wucherungen des Endometriums kennt und berücksichtigt, vermag man sich in den zyklischen Veränderungen völlig zurecht zu finden. Die Erkenntnis

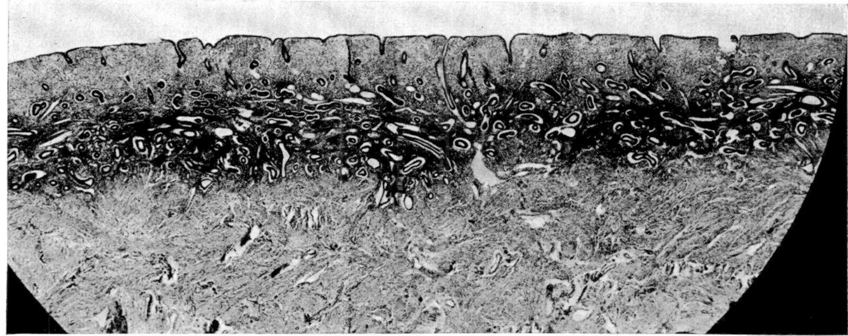

Abb. 88. Uterusschleimhaut, regelmäßig 4wöchentlicher Zyklus. 6. Tag vom Beginn. Vergr. 12fach.

ist häufig durch die Vernachlässigung der glandulär-cystischen Bilder aufgehalten. Die Berücksichtigung gerade dieser pathologischen Erscheinungsweise, aber auch die Übertragung der anatomischen Kenntnisse auf die Klinik und die Auswirkung derselben auf das Verständnis vieler klinischer Symptome ist in meinem schon mehrfach angezogenen Artikel im VEIT-STOECKELschen Handbuch der Gynäkologie, 3. Auflage, Bd. I/2 einzusehen. Hier soll das

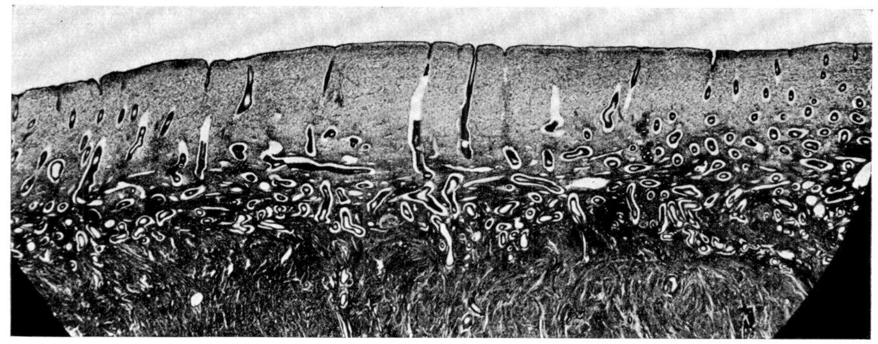

Abb. 89. Uterusschleimhaut, regelmäßig 4wöchentlicher Zyklus. 7. Tag. Vergr. 12fach.

Verhalten des Korpusendometriums in morphologischer Beziehung genauer geschildert werden.

Ganz allgemein kann man die Veränderungen ungefähr so charakterisieren, daß aus einer etwa 1 mm dicken Schicht im Laufe der zweiten Woche eine neue Schicht auswächst, die die Grundschicht um das drei- und vierfache übertrifft. In der dritten Woche des Zyklus (immer vom ersten Tag des Regelbeginns ab gerechnet) treten Zeichen der Sekretion in der neugebildeten weichen Drüsenschicht auf, die sich in der vierten Woche erheblich steigern. Tritt eine Schwangerschaft ein, so geht die Steigerung weiter, die Schicht wird dicker und gleicht einem sehr weichen, saft- und blutreichen Polster. Tritt die Befruchtung nicht ein, so erfolgt nach Ablauf der vierten Woche eine rasch einsetzende Degeneration dieser Schicht, die in wenigen Stunden den völligen

Niederbruch derselben bis auf die Grundschicht herbeiführt. Die Trümmer der Schicht werden ausgestoßen mitsamt dem Blut, das aus den abgerissenen Gefäßen an der Muskelschleimhautgrenze ausströmt (Menstruationsblutung). In den folgenden Tagen wird die Wundfläche gereinigt und wieder epithelialisiert. Ein neuer Zyklus kann jetzt beginnen.

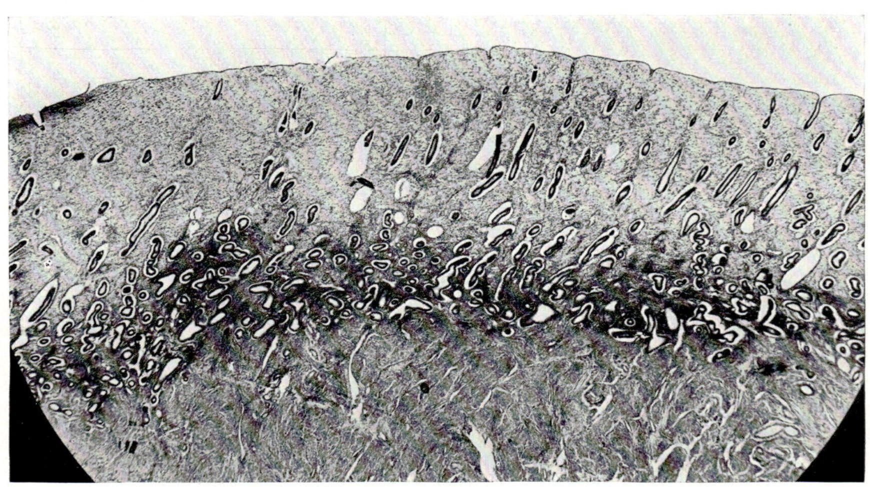

Abb. 90. Uterusschleimhaut, regelmäßig 4wöchentlicher Zyklus. 9. Tag. Vergr. 12fach.

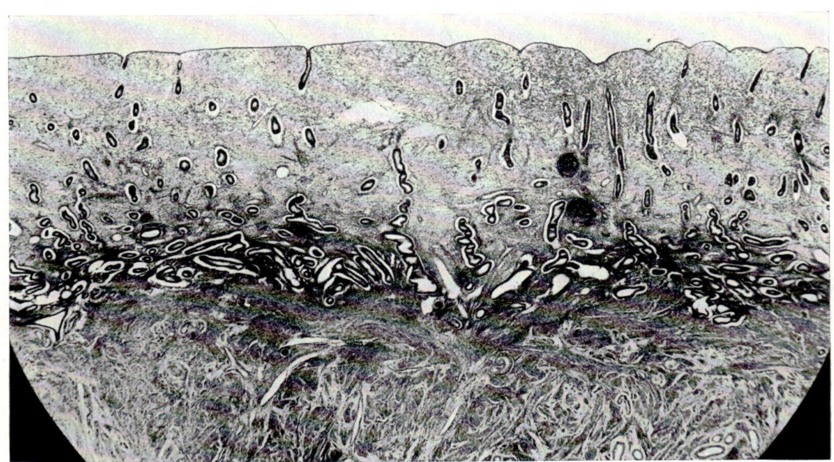

Abb. 91. Uterusschleimhaut, regelmäßig 4wöchentlicher Zyklus. 10. Tag. Vergr. 12fach.

Es mag hinzugefügt werden, daß die hier angedeuteten und noch näher zu schildernden zyklischen Veränderungen in der ganzen Schicht des Endometriums gleichmäßig und gleichzeitig ablaufen. Nur ganz geringe Verschiebungen kommen hier und da einmal vor. Jedoch tritt als Besonderheit völlig klar hervor, daß die zyklischen Veränderungen sich hauptsächlich in der neugebildeten Schicht abspielen. Aus dieser Tatsache heraus ergibt sich die Notwendigkeit, zwei Schichten am Endometrium zu unterscheiden. Die basale Schicht, die dauernd erhalten bleibt und immer wieder AuЁgangspunkt neuer Bildungen ist (= Basalschicht) und die vergängliche Schicht, die stets bei jedem Zyklus für jedes Ei neu gebildet wird und Träger der zu schildernden Umwandlung ist (= Funktionsschicht oder Nidationsschicht).

Die Basalschicht. Sie hat meist eine Dicke von etwa 1 mm. Gegen die Unterlage der Muskulatur ist sie im großen und ganzen gut abgegrenzt, jedoch steht ihr Stroma überall mit den Lücken in engster Verbindung. Es kann auch sein, daß die Grenzlinie nicht nur entsprechend den etwas unregelmäßig einstrahlenden Faserbündeln der Muskelschicht leicht unregelmäßig gezackt ist, sondern daß auch tiefere Einsenkungen in Muskelbündellücken oder in Begleitung von Gefäßen bestehen. Das Stroma bietet die Grundlage. Es besteht aus spindelkernigen protoplasmaarmen Bindegewebszellen, die mit reichlich Fibrillen umflochten sind. In dem dichten Fibrillen- oder Gitterfasernetz findet

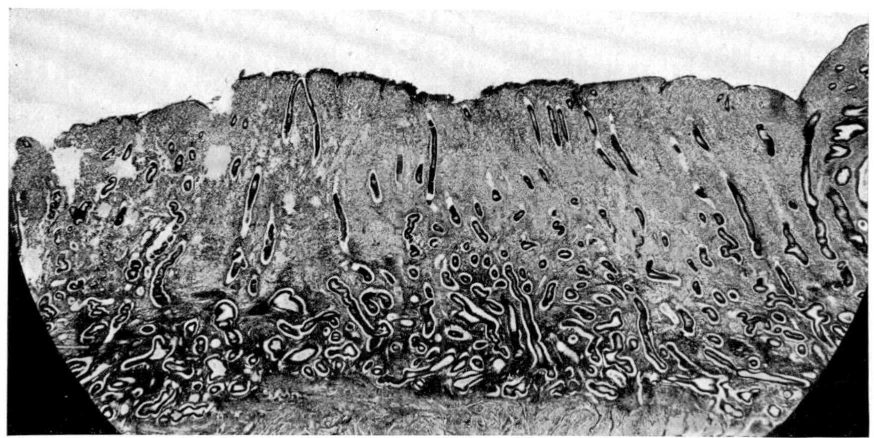

Abb. 92. Uterusschleimhaut, regelmäßig 4wöchentlicher Zyklus. 12. Tag. Vergr. 12fach.

man in bestimmten Abschnitten Gruppen von kräftigen arteriellen Gefäßen. Diese Gefäßgruppen sind die Ausgänge für das immer wieder neu entstehende feine Gefäßnetz der vergänglichen Schicht. Elastisches Gewebe ist in der Hauptsache um die Gefäße herum zu finden. In diesem Stroma nun liegen tubuläre Drüsen, die gewöhnlich eng sind, aber unregelmäßig verlaufen können und sogar vereinzelte Verzweigungen zeigen. Es kommen auch unregelmäßige Erweiterungen vor. Die Richtung dieser Drüsen ist nicht immer die senkrechte, sondern meistens liegen sie schräg, dringen auch mit dem zellreichen Stroma in die Muskellücken hinein. Die Epithelien dieser Drüsen sind mittelhoch, zylindrisch, sie haben einen kurzspindeligen Kern, der gewöhnlich gut differenziert ist. Ihr Protoplasma nimmt meistens nur acidophilen Farbstoff an. Eine Teilnahme an den Sekretionsbildern der oberen Schicht kann durchaus beobachtet werden, ist aber nicht die Regel. Typisch ist vielmehr, daß die Epithelien der Basalisdrüsen an den zyklischen Veränderungen nicht teilnehmen.

Außer dieser 1 mm dicken Basalis, die die Norm darstellt, gibt es sehr dünne Grundschichten, die gerade eben die Muskellücken ausfüllen und andererseits wesentlich dickere, die den Hauptteil der später fertigen Uterusschicht einnehmen können. ROB. MEYER meinte, daß die dicken Basalishäute in der Hauptsache in den späteren Jahren der Geschlechtsreife vorkämen. LAHM

sieht krankhafte Prozesse darin und spricht von Hyperplasie. Ich glaube, daß
vielfach individuelle Faktoren eine Rolle spielen, daß die dicken Basalis-Schleim-
häute nicht ohne weiteres als krankhaft anzusehen sind. Sie sind jedoch krankhaft dann, wenn sich lokale Wucherungsprozesse in ihnen finden, die im Sinne
von Adenombildungen aufzufassen sind und vielfach die Grundlage späterer
Polypenbildung darstellen.

Die Funktionsschicht oder Nidationsschicht befindet sich in einem
dauernden Wechsel, dessen einzelne Funktionsbilder der Reihe nach beschrieben
werden müssen. In der zweiten Woche ist das Charakteristische die Hoch-
schichtung, die in folgender Weise zahlenmäßig verläuft. Etwa am 6. Tag
hebt sich eine oberflächliche Schicht, die etwas locker ist, kaum von der Basalis
ab; höchstens mit 0,5 mm ist die Dicke eines lockeren oberen Abschnittes auf

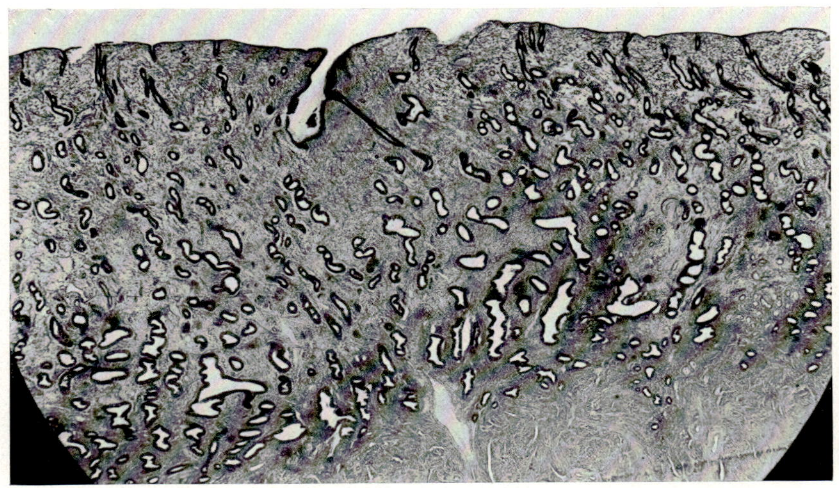

Abb. 93. Uterusschleimhaut, regelmäßig 4 wöchentlicher Zyklus. 14. Tag. Vergr. 12 fach.

der Basalis zu messen. Am 8. Tag hat sich eine sehr deutliche lockere Schicht
von 2,5 mm gebildet. Am 10. Tage kann man diese Schicht mit 3,5 mm angeben. Bis zum 20. Tage bleibt das Maß ungefähr gleich; 2,5—3,5 mm sind die
gewöhnlichen Grenzmaße. In der letzten Woche dann nimmt die Schichtdicke
noch etwas zu: 3,5—4,0, ja noch höhere Zahlen lassen sich ausnahmsweise,
sogar bis 8 und 10 mm feststellen. Zur Regelzeit ist die Wand niedrig und nackt;
es fehlt jede Schichtbildung, überall sieht man nur die hochrote zerrissene
Schleimhaut frei liegen und hier und da Gewebstrümmer verstreut.

Im einzelnen müssen 4 Phasen unterschieden werden:

1. Die Proliferationsphase vom 5.—14. Tag (stets vom 1. Tag der
Regelblutung gerechnet);

2. die Sekretionsphase vom 14.—28. Tag;

3. Die Desquamation der Mucosa am 28.—1. und 2. Tag der nächsten
Blutung.

4. Die Regeneration am 3. und 4. Tag.

1. *Die Proliferationsphase.* Das Interstitium besteht aus lockeren, sternförmig miteinander verbundenen, weitmaschig gelagerten Zellen mit einem
nur sehr geringen Zelleib und einem deutlichen Kern. Zwischen ihnen liegen
nur spärlich Gitterfasern. Die Gefäße sind sehr zart, sie bestehen in der Hauptsache aus einer einfachen Muskelzellage und einer feinen Endothelschicht darin

und sind verstärkt durch ein paar deutlich durchflochtene Gitterfasern. Das Oberflächenepithel ist überall intakt, die Drüsen sind langgestreckt. Jede der Drüsen in der Basalis ist zu einer langgestreckten Drüse ausgewachsen. Die Epithelien sind sehr schön übermittelhoch zylindrisch. Sie stehen regelmäßig gut geordnet nebeneinander. Der gut differenzierte Kern liegt in den unteren $^2/_3$ der Zelle. Auch die Kerne stehen in mehr oder weniger regelmäßiger Reihe. Die lumenwärts gelegenen Konturen sind regelmäßig und gerade; hier und da sieht man Mitosen zwischen den Zellen. Im Lumen ist kein wesentlicher Inhalt zu sehen. Schon am 10. Tage beginnen

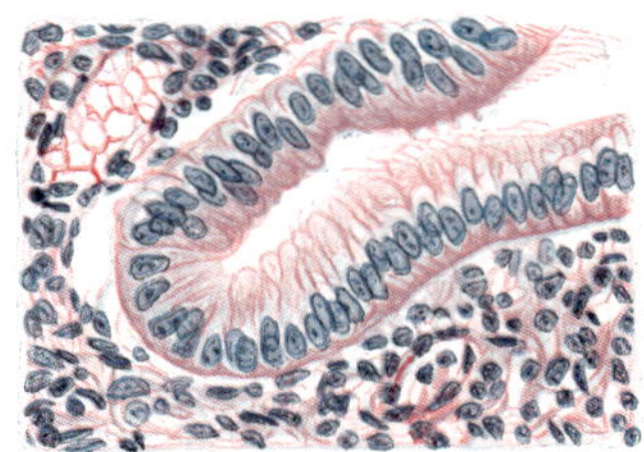

Abb. 94. Drüsenepithel der Proliferationsphase. 10. Tag.

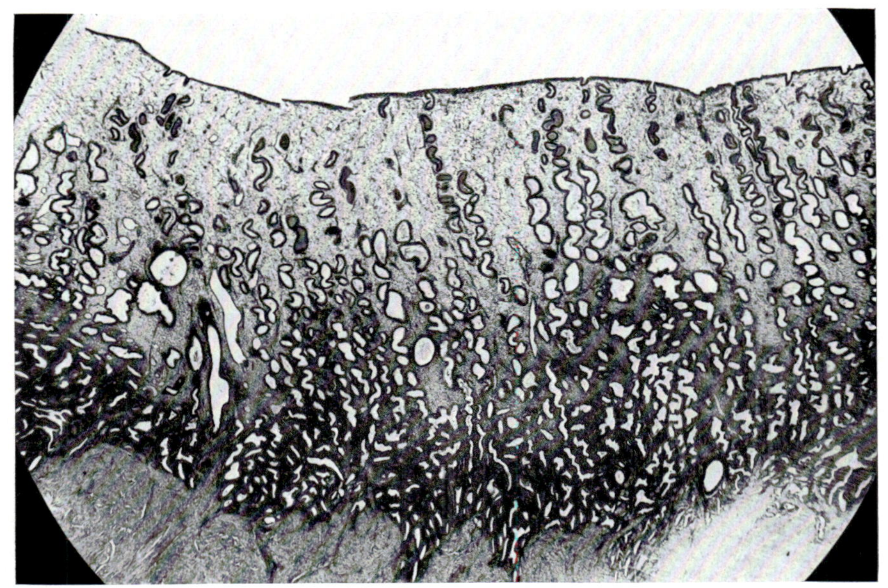

Abb. 95. Uterusschleimhaut. 16. Tag.

Schlängelungen in den Drüsen aufzutreten; die Gitterfasern nehmen im Stroma zu. Immer aber ist das Gewebe des Interstitiums noch außerordentlich locker und flüssigkeitsreich. Der Epithelcharakter bleibt in den Drüsen der gleiche, jedoch treten mehr Mitosen auf. Man kann jetzt in jedem Gesichtsfeld einer Drüse bei mittlerer Vergrößerung die Mitosen erkennen. Gegen Ende der zweiten Woche sind gewöhnlich alle Drüsen geschlängelt, das Lumen ist immer noch eng, die Epithelien sind hochzylindrisch, häufig flimmernd, Mitosen sind reichlich vorhanden. Die Gitterfasern haben etwas

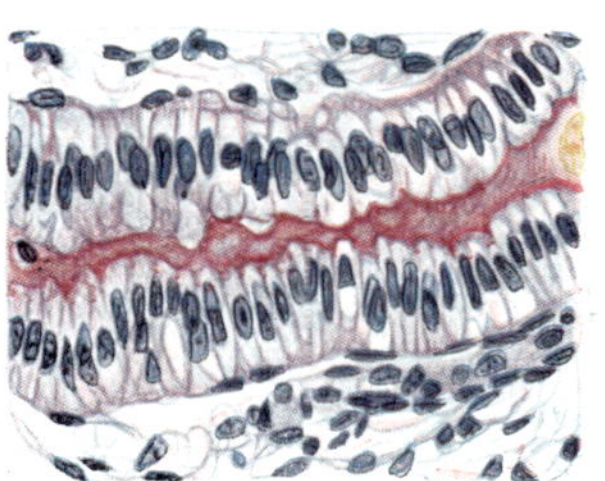

Abb. 96. Drüsenepithel. Anfang Sekretion, etwa 16. Tag.

zugenommen, die Maschen der Stromazellen sind etwas enger, der Leib der Stromazellen etwas größer. Die Gefäße des Interstitiums streben senkrecht zur Oberfläche hinauf, sie sind häufig geschlängelt. Hier verteilen sie sich in

einem sehr lockeren Gefäßnetz unter der Oberfläche und bilden feine und
zarte einschichtige Capillaren.

2. *Die Sekretionsphase.* Um den Beginn der zweiten Woche, mit dem 15.
und 16. Tage einsetzend, wird die Kernstellung der Zellen unregelmäßig. Der
Kern rückt mehr zum Lumen hin. In den tieferen Partien der Zellen treten
helle, offenbar flüssige Partien zutage. Das Bild ist durchaus charakteristisch
für die beginnende Sekretion. Schleimfarbstoffe vermögen jetzt ganz vereinzelt
an etwas unregelmäßiger Oberflächenkontur der Zelle Schleim zu färben. Gly-
kogentröpfchen treten in der Basis der Drüsen auf. Die Drüsen aber werden
im ganzen etwas weiter, der Verlauf ist geschlängelt, die Mitosen verschwinden
jetzt rasch, die Flimmern treten erheblich zurück. Das Interstitium ist immer

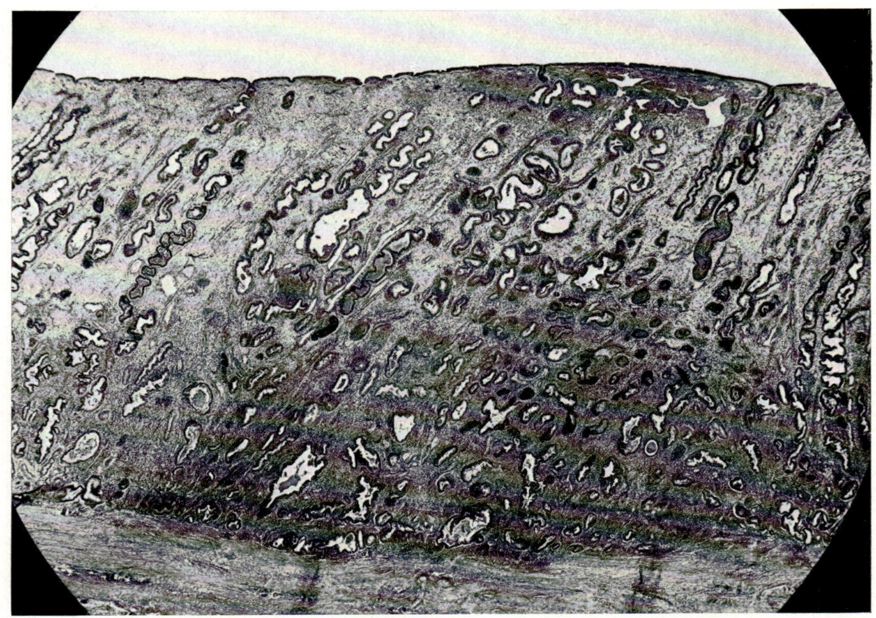

Abb. 97. Uterusschleimhaut. 20. Tag.

noch flüssigkeitsreich. Die Stromazellen treten in ihrem Leib deutlicher hervor,
die Gitterfasern sind nach wie vor zart, sie umspinnen im wesentlichen die
Gefäße und bilden die Eigenmembran der Drüsen und des Oberflächenepithels.

Dieser erste Beginn der Sekretion steigert sich rasch. Schon nach 2 Tagen
sind die Drüsen größer, voller, weiter, reichlich geschlängelt. Sie haben jetzt
alle etwas Inhalt, der sich mit Schleimfarbstoff entweder körnig oder schaumig
färbt. Auch Glykogen und vereinzelt Fett kann man um diese Zeit schon feststellen (DRIESSEN, WEGELIN, ROB. MEYER, ASCHHEIM, FROBOESE, BELJAJEVA,
SAITO, SZÜLE u. a.). Bis zum Ende der dritten Woche (bei regelmäßig vier-
wöchentlichem Zyklus) sind alle Drüsen in voller Sekretion. Man kann deutlich jetzt 2 Typen unterscheiden. Der eine der Sekretionstypen ist der, wo
reichlich Aufhellungen in der Zelle entstehen und schleimgefärbte Schaum-
strukturen im Innern der Drüse sichtbar werden. Die Zellkontur ist bläschenförmig und unregelmäßig vorgewölbt. In etwa $1/3$ der Fälle aber treten diese
Aufhellungen nicht so deutlich zutage. Hier wird nur die lumenwärts gelegene

Kontur etwas unregelmäßig und färbt sich durch Schleimfarbstoff mit allmählich fortschreitender Abbröckelung des Zelleibes.

In der vierten Woche schreiten die Sekretionsveränderungen noch vorwärts. Die Zellen sind jetzt alle etwas größer und voller geworden. Die Drüsen

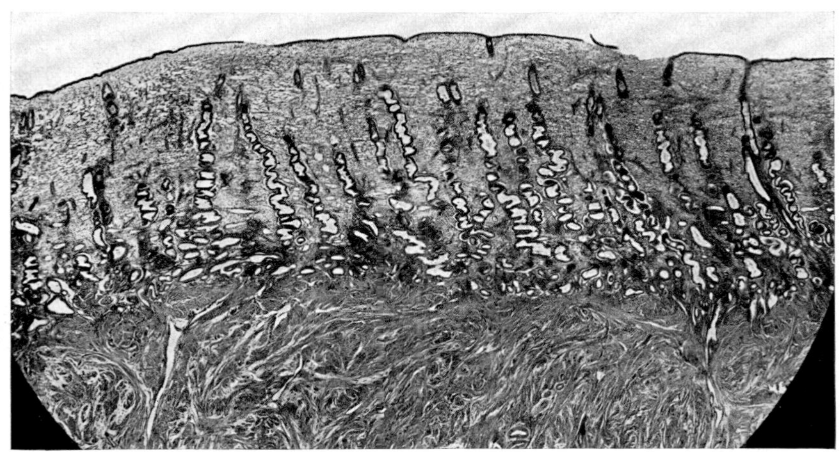

Abb. 98. Uterusschleimhaut. 22. Tag.

sind nicht mehr nur geschlängelt, sondern in ihrer Wand selbst gefaltet, so daß Leisten und Vorsprünge entstehen; sie sind sägeförmig. Im Lumen dieser erweiterten Drüsen findet man reichlich Schleim und Glykogeninhalt, auch Fettkörnchen sind deutlich. Die Zellen zeigen in erhöhtem Maße eine der beiden

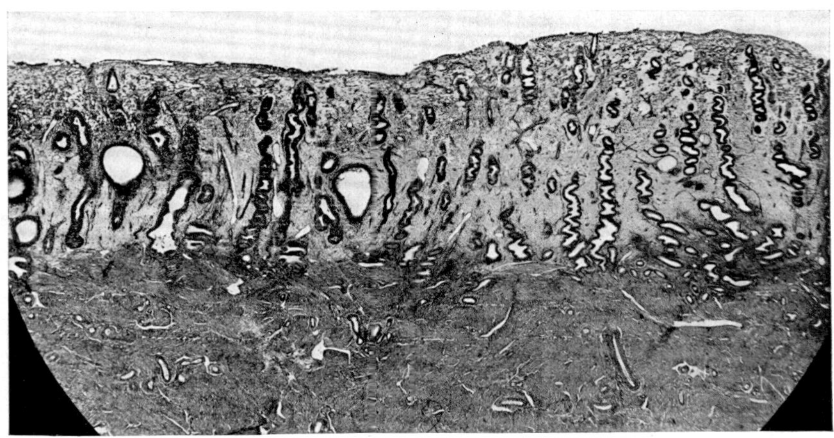

Abb. 99. Uterusschleimhaut. 22. Tag. Abb. 98 und 99 sollen die individuellen Unterschiede zeigen.

Sekretionstypen. Auf den Falten der Drüsen können sie direkt büschelförmig stehen. Bemerkenswert ist, daß der Hals der Drüsen gewöhnlich eng ist; es tritt verhältnismäßig wenig von dem Inhalt der Drüsen heraus. Das Oberflächenepithel schließt sich im allgemeinen den Veränderungen in der Drüse an, jedoch werden hochgradige Sekretionsbilder am Oberflächenepithel gewöhnlich nicht beobachtet.

Bemerkenswert ist das Stroma. In den oberen Partien der Schleimhaut nehmen die Leiber der Stromazellen sehr zu; sie sind jetzt nicht mehr sternförmig, sondern liegen mehr oder weniger rund und kugelig beieinander. Diese Stromaveränderungen sind besonders unter dem Oberflächenepithel um die

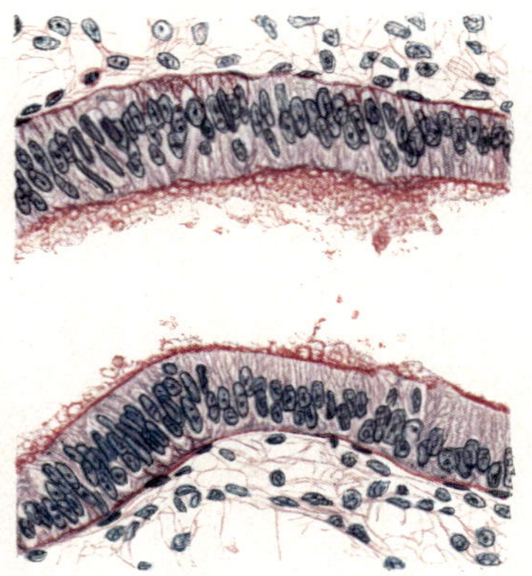

Abb. 100. Sekretionszellen „trockener Typ".

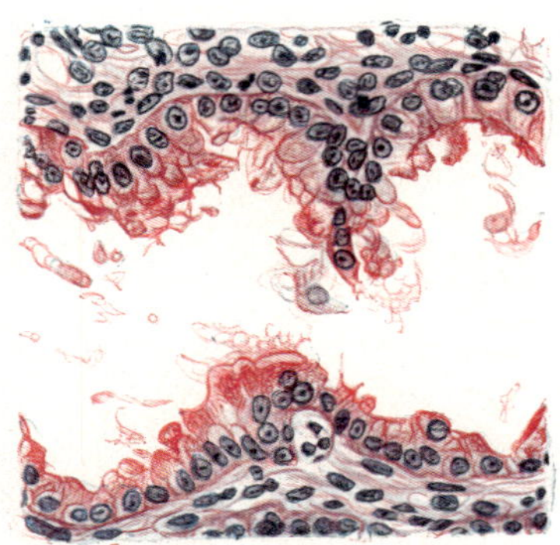

Abb. 101. Höhepunkt-Sekretion.

Drüsentrichter und schließlich um die Gefäße herum deutlich. Zwischen diesen großleibigen Stromazellen liegen überall zarte Gitterfasern. In den tieferen Partien, die ungefähr der größeren Mitte der ganzen Schleimhaut entsprechen, ist das Stroma locker und zart geblieben. Die Zellen liegen nicht so eng und haben keinen so großen Leib. Auch die Gitterfasern sind hier sehr zart und nur

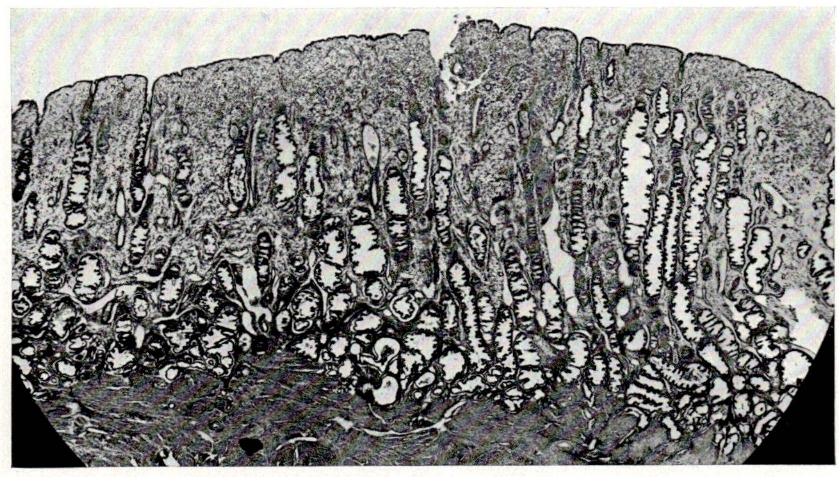

Abb. 102. Höhepunkt-Sekretion. 25. Tag.

sehr locker verflochten. Da nun die Sägeform der Drüsen wesentlich nur im Mittelbereich der Schleimhaut hervortritt, so kann man jetzt deutlich eine Dreischichtung der Schleimhaut erkennen. Ungefähr das obere Viertel entspricht der Compacta. Diese Partie enthält die dichtliegenden Stromazellen und die engen Drüsenhälse. Die mittleren $^2/_4$ bilden die Spongiosa, charakterisiert durch die sägeförmigen weiträumigen Drüsen und das zarte lockere Stroma. Das letzte Viertel bildet dann die dichtmaschige engdrüsige Basalis.

Die Gefäße treten in dieser Phase der Schleimhaut deutlich zutage. Sie ziehen von den Gefäßgruppen in der Basalis senkrecht zur Oberfläche hinauf, haben eine sehr deutliche, noch locker geschichtete, zarte Muskulatur mit Gitterfasern dazwischen. Elastica kommt nur vereinzelt vor. Die Capillaren und die

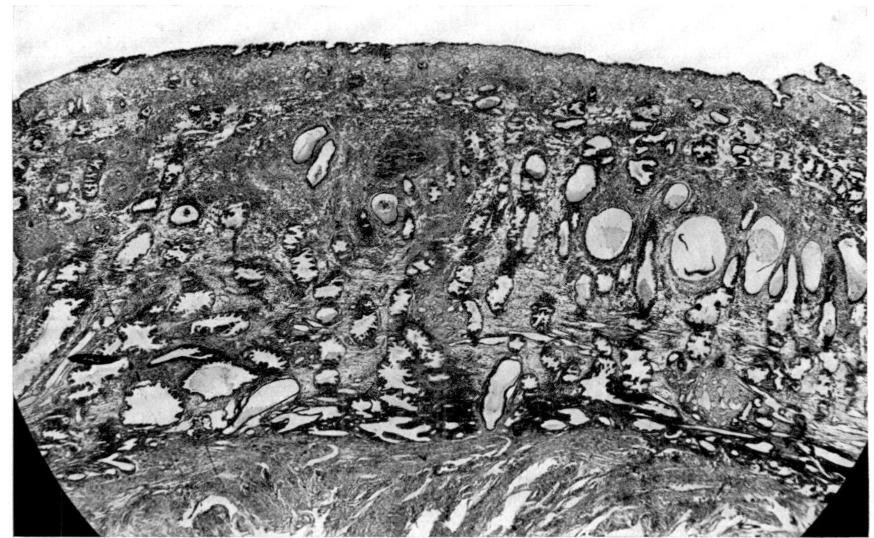

Abb. 103. Uterusschleimhaut, regelmäßig 4wöchentlicher Zyklus. 26. Tag vom Beginn. Vergr. 12fach.

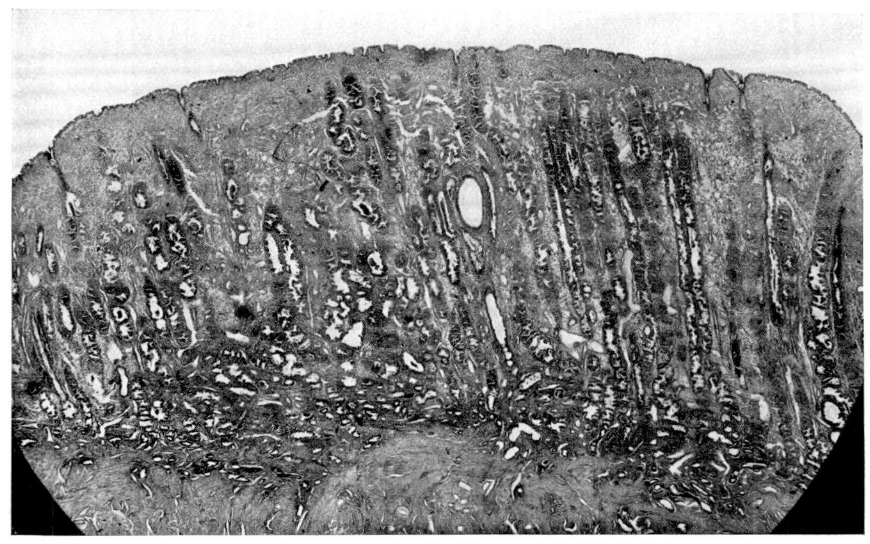

Abb. 104. Uterusschleimhaut, regelmäßig 4wöchentlicher Zyklus. 27. Tag vom Beginn. Vergr. 12fach.

Venen sind außerordentlich dünnwandig; jene liegen in der Oberfläche und umspinnen die Drüsen, diese ziehen mit den Arterien wieder an die Basis.

Die Lymphbahnen bilden nach KROEMERS Untersuchungen ein geschlossenes Kanalsystem, das feinste, zahlreiche Kanälchen zu einem feinen engen

Gewirr vereinigt zeigt; breiter werdende Bahnen ziehen allmählich senkrecht, die in der Grundschicht sich in ziemlich weite Kanäle ergießen und dann in die Muskulatur eindringen. Die Lymphcapillaren umspinnen die Uterusdrüsen, aber scheiden sie nicht ein.

Über die Nerven der Schleimhaut gingen die Ansichten eine Zeitlang weit auseinander. v. Gawronsky und Patenko haben feine Nervengeflechte, sogar mit Zellen innerhalb der Schleimhaut gesehen und zum Teil ihr Eindringen

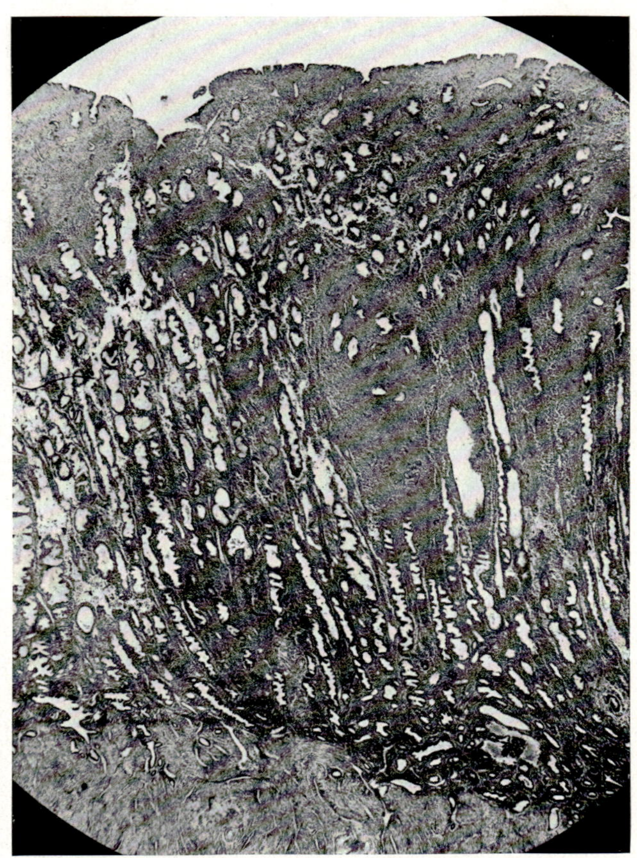

Abb. 105. Besonders dicke Uterusschleimhaut, regelmäßig 4wöchentlicher Zyklus. 27. Tag vom Beginn. Vergr. 12fach.

in Epithelzellen beschrieben. Alle anderen Untersucher, speziell Labhardt und Mabuchi leugnen das Vorkommen von Nervenfasern in der Schleimhaut des Uteruskörpers. Alle Bemühungen mit empfindlichsten und modernsten Methoden (cf. Stöhr) haben uns nicht den Nachweis von Nerven in der Uterusschleimhaut gebracht. Es scheint tatsächlich die Uteruskörperschleimhaut frei von Nerven zu sein, was ja bei ihrer sehr begrenzten Lebenszeit durchaus verständlich, aber trotzdem sehr bemerkenswert ist.

Muskelfasern kommen außerhalb der Gefäßwandmuskulatur in der Schleimhaut nicht vor.

Über das Vorkommen von Lymphocyten und Plasmazellen in der normalen Schleimhaut wäre zu sagen, daß Lymphocyten in geringer Zahl und ohne ausgesprochene Herdbildung und ebenso ganz vereinzelte Plasmazellen als normal angesehen werden müssen. Auch echte Lymphfollikel kommen in der Grundschicht der Schleimhaut gelegentlich vor (G. MOENCH).

Schließlich wäre über das Verhalten des Oberflächenepithels noch einmal zu sagen, daß es die Sekretionsveränderungen der Drüsenepithelzellen in

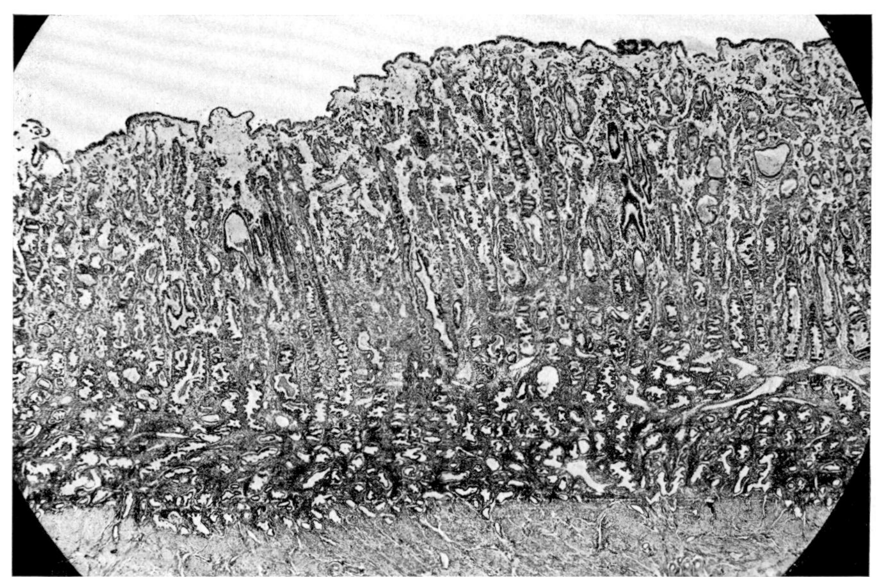

Abb. 106. Uterusschleimhaut, regelmäßig 4 wöchentlicher Zyklus. 28. Tag beginnende Desquamation. Vergr. 12fach.

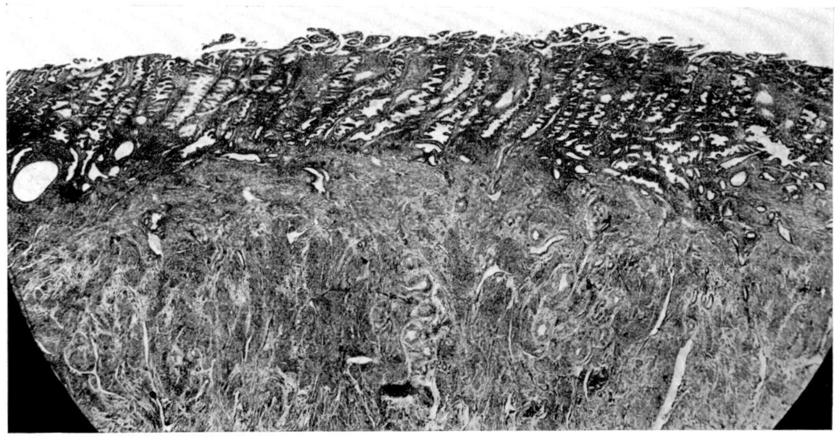

Abb. 107. Status post desquamationem. Vergr. 12fach.

geringem Maße mitmacht, speziell zeigt es deutliche Glykogenkörner in oft großer Zahl.

Über die Flimmerung der Korpusepithelzellen ist früher, in letzter Zeit weniger gearbeitet. Der alte Streit, ob die Flimmern nach der Cervix oder zum Fundus hinschlagen, ist lange im ersten Sinne beantwortet und auch, daß die Flimmern im Gegensatz zur Tube erst am geschlechtsreifen Uterus auftreten. Die Arbeiten von Hoehne und Mandl haben nun für den Uterus die diskontinuierliche insuläre Flimmerung festgestellt; Strecken zwischen flimmernden Bezirken sollten frei bleiben. Eingehende Untersuchungen über das Verhältnis der Flimmerung und jener Zyklusphasen bestehen bisher nicht.

3. *Die Desquamation der Mucosa.* Für den Fall nun, daß keine Befruchtung des Eies zustande kam, bricht diese Funktionsschicht rasch und restlos zusammen. Das erste Zeichen tritt in den allerletzten Tagen der vierten Woche auf. Es ist das eine Überschwemmung der funktionellen Schicht mit Leukocyten. Die Gefäße sind jetzt vielfach sehr stark gefüllt und es kommen auch Blutaustritte

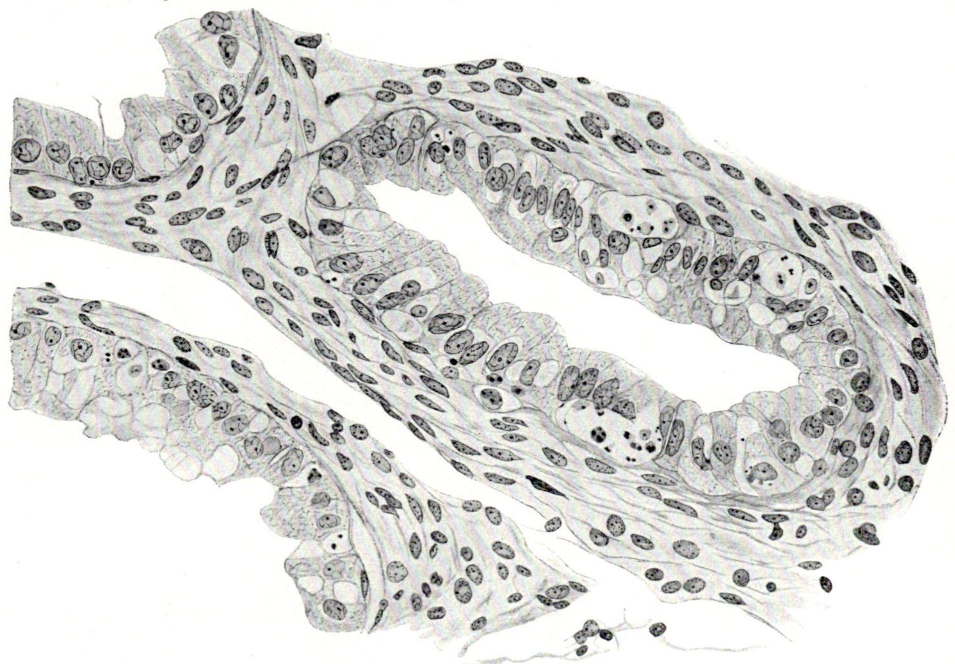

Abb. 108. Status intra desquamationem. Erheblicher Zellzerfall.

in der Umgebung vor. Gleichzeitig aber tritt eine Zersprengung der Zellverbände ein. Man sieht überall vermehrte Flüssigkeit in den Maschen, die Fibrillen sind zerrissen, die Drüsen auseinandergesprengt, die ganze Schicht in sich erheblich gelockert. In den unteren Partien der Spongiosa treten vor allem Kernzerfallsfiguren auf. Das Chromatin der Kerne sammelt sich in kleinen Körnchen an der Basis der Drüsen oft in einem kleinen Flüssigkeitshof. Solche Gruppen von Kernsubstanzkügelchen (Pyknosen) sind für dieses Stadium jetzt sehr charakteristisch. Die Epithelien selbst verlieren ihre Färbbarkeit. Manchmal tritt eine stärkere, manchmal eine geringere Durchblutung in dem Gewebe zutage. Es ist sehr wahrscheinlich, daß die Stase nicht die absolute Voraussetzung für die Desquamation ist. Es scheint vielmehr ein sich rasch ausbreitender Zelltod dieser Schicht einzutreten, wobei die Leukocyten, die aus dem Gefäßsystem überall ausgewandert sind, eine bedeutende Rolle spielen. Das Resultat dieser Degenerationsvorgänge ist, daß die Schleimhaut in den meisten Fällen völlig zersprengt wird und nur in kleinen Fetzen noch Zusammenhang hat. Es dauert vermutlich nur wenige Stunden, daß die ganze

Schicht bis auf die unteren Spongiosapartien niederbricht und mit dem Menstrualblut ausgestoßen wird. Es sind vielfach in den Menstrualabgängen Reste der abgestoßenen Schleimhaut gefunden (ELSE VON DER LEYEN, KÄTHE LINDNER, SEKIBA). Schon am 1. Tage der Blutung findet man nur ein Restendometrium

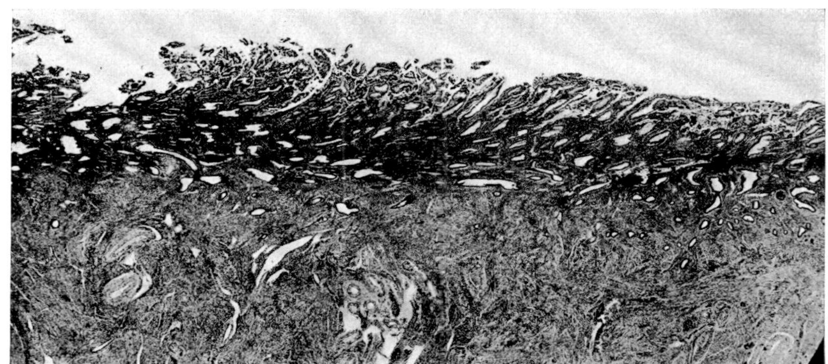

Abb. 109. Status intra desquamationem. 2. Tag Reinigung der Wunde. Vergr. 12fach.

mit dem Uterus in Zusammenhang. Man sieht deutlich, daß die Oberfläche völlig fehlt, daß nur Reste der sägeförmigen Drüsen noch deutlich sind und daß auch diese alle Zeichen des Zerfalls an sich tragen. Tatsächlich zerfallen auch diese Drüsenreste noch, indem Kernzerfall und Leukocytenaufräumung noch weiter ihre Arbeit tun. Nur die Basalis war von diesen Vorgängen unberührt geblieben. Sie ragt mit ihren gruppenweise stehenden Gefäßstümpfen in die

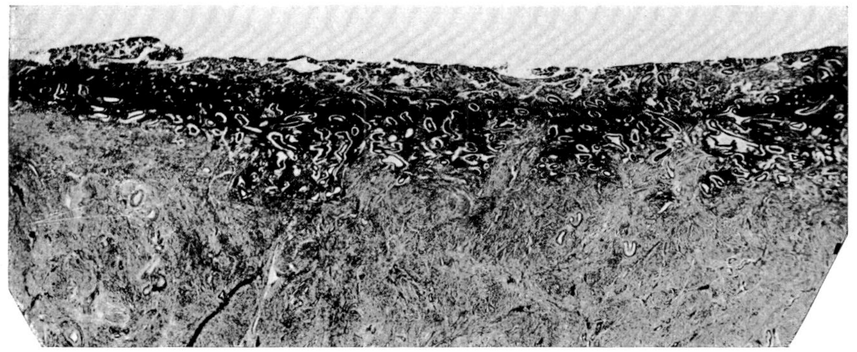

Abb. 110. Status intra desquamationem. 4. Tag Wiederepithelialisierung. Vergr. 12fach.

Wunde hinein. Diese Gefäße haben eine kräftige Muskulatur und eine gute Elastica. Die oberen Schleimhautpartien sind jetzt noch locker, teilweise in Abstoßung, teilweise in Regeneration. Kleine Ansammlungen von Leukocyten und Lymphocyten sind überall hier jetzt deutlich. Die Schicht ist wieder kaum 1 mm dick.

4. *Die Regeneration.* Nachdem nun die Reste der neugebildet gewesenen Schicht auch noch vergangen sind und die Wundfläche von den Trümmern gereinigt ist, beginnt das restierende Bindegewebe schon wieder neu zu sprossen. Neugebildete Fibrocyten gleichen die Defekte der Oberfläche aus und schließen

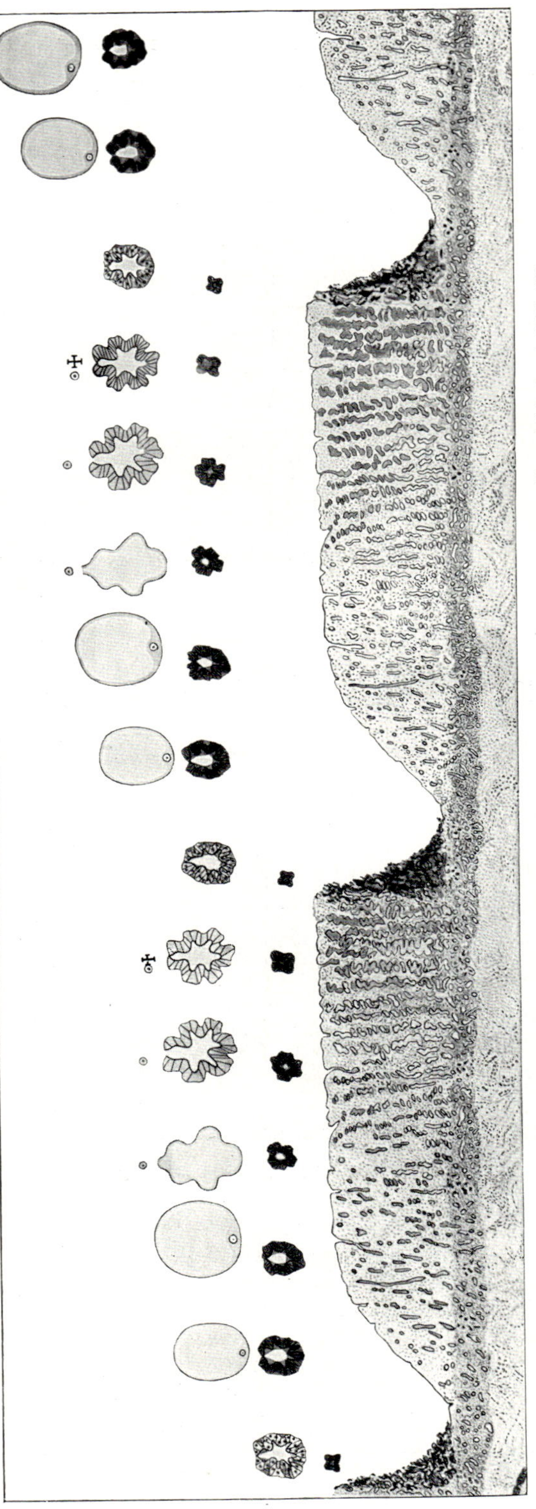

Abb. 111. Schema der periodischen Wandlungen im Eierstock und in der Gebärmutterschleimhaut (Eibett).

sie zu einer festen Schicht zusammen. Von den Drüsenresten aus setzt die Neubildung ein, indem die Epithelien nach allen Seiten hin über die nackte Fläche hinwegziehen und sich gegenseitig zu treffen suchen. Schon in 1—2 Tagen ist dann die Wundfläche völlig geheilt, so daß mit dem 5. Tag auch die Regeneration abgeschlossen ist und mit neuer Eireifung auch der neue Zyklus wieder beginnen kann.

Mit dieser Beschreibung der zyklischen Endometriumsveränderungen am Corpus uteri wäre die Beschreibung der Feinanatomie des normalen geschlechtsreifen Uterus in den wesentlichen Punkten erschöpft. In der Literatur besteht im allgemeinen über diese Vorgänge Einigkeit, nur in Einzelheiten sind einige wenige Differenzen. Insonderheit ist mit ganz wenigen Ausnahmen die Desquamation der Mucosa von allen maßgebenden Autoren anerkannt. Einige, besonders französische, abweichende Meinungen sind mit nur ungenügendem Material gestützt; eine nähere Orientierung kann deshalb dem Einzelinteressenten überlassen werden.

Es muß hier aber nun noch einmal auf die bei der Eierstockshistologie aufgeworfenen Fragen hinsichtlich des Tempos der Eireifung und des Zeitpunktes des Ovulationstermins zurückgegriffen werden und zur Förderung des Verständnisses der Gesamtvorgänge auf den zeitlichen Ablauf derselben und ihr Zusammenarbeiten hingewiesen werden.

Vergleicht man die Eierstocksfunktionsstadien, wie wir sie in dem Kapitel über den Eierstock eingehend beschrieben haben, mit dem im gleichen Fall zu findenden Funktionsstadium des Endometriums, so findet man eine ganz erstaunliche Übereinstimmung. Die Proliferationsphase des Endometriums

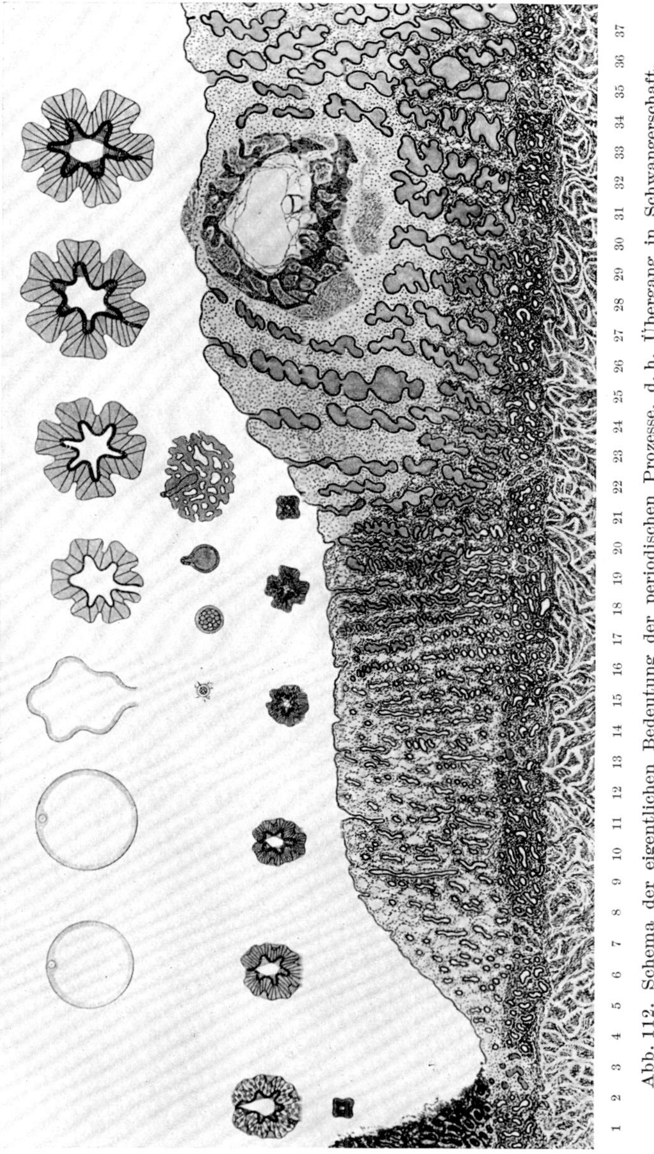

Abb. 112. Schema der eigentlichen Bedeutung der periodischen Prozesse, d. h. Übergang in Schwangerschaft.

läuft jeweils synchron mit den Stadien des reifenden Follikels. Niemals findet man eine Proliferationsphase, ohne daß gleichzeitig der reifende Follikel nachzuweisen wäre. Es ist aus diesen und anderen Erfahrungen klar ersichtlich, daß die Proliferationsphase in Abhängigkeit vom reifenden Follikel sich bildet. Ohne den reifenden Follikel gibt es eben keine Proliferationsphase.

Die Sekretionsphase des Endometriums geht gleichlaufend mit den Proliferations- und Vascularisationsstadien des Corpus luteum und dauert an, solange als der Gelbkörper seine volle Funktion zeigt. Nie findet man eine Sekretionsphase im Endometrium, ohne daß die Gelbkörperdrüse im Ovarium nachzuweisen wäre. Auch hier ist die Abhängigkeit des Endometriums vom Gelbkörper evident. Bleibt der Gelbkörper bestehen, weil das Ei befruchtet wurde, dann ist der offenbare Zweck dieser Funktionsschicht erfüllt. Sie nimmt das Ei auf, bietet ihm den Nistplatz und ernährt es für die Zeit seines intrauterinen Daseins.

Ist das Ei aber nicht befruchtet, sondern geht das Ei zugrunde und mit ihm das Corpus luteum, dann bricht auch die spezifische Eieinbettungsschicht nieder, so daß man auch sagen kann, die Desquamation entspricht stets dem rasch und deutlich in Rückbildung gehenden Gelbkörper und einem zunächst noch fehlenden neuen Funktionsstadium. Die Regeneration ist, wenn keine Störungen eintreten, automatisch die Folge der Wundbildung.

Diese Zusammengehörigkeit der Funktionsgänge im Ovarium und im Uterus ist eine vollkommene. Sie wird nur durchbrochen von Affektionen, die das Endometrium an der Reaktion auf die ovariellen „Befehle" verhindern, z. B. schwere Entzündung des Endometriums oder Tumordruck usw. Wird der ovarielle Zyklus gestört, so tritt auch der uterine, obgleich am Uterus selbst keine Störungen zu sein brauchen, nicht auf. Man kann aus dem Stadium des Uterusendometriums auf das gleichzeitig vorhandene ovarielle Stadium einen unmittelbaren und sicheren Rückschluß ziehen, indem man z. B. aus dem Sekretionsstadium die Einzelbauzeichen, die das Alter des Corpus luteum charakterisieren, abzulesen imstande sind. Auf diese Beobachtung gründet sich die Bestimmung des spontanen Ovulationstermins. Fränkel hat aus der Inspektion bei Laparotomien durch die Feststellung der frischen Corpus luteum-Stadien den Termin des frischen Corpus luteum auf den 19. Tag angesetzt; der Ovulationstermin liegt ja aber um etwa 3 Tage früher. Der Termin des sog. Mittelschmerzes, der, wie daraufhin gerichtete Untersuchungen erwiesen haben, um die Ovulationszeit auftritt, liegt um den 15.—16. Tag. Rob. Meyer und Ruge haben den Beginn der Gelbkörper-Drüsenbildung auf den 8.—20. Tag angesetzt, wobei sie neben regelmäßigen auch unregelmäßig menstruierte Fälle verwendeten. Grosser nimmt den Ovulationstermin im wesentlichen ungefähr um den 8. Tag an, billigt ihm jedoch sehr erhebliche Schwankungen zu. Noch andere Methoden gibt es, um den Ovulationstermin zu bestimmen, jedoch wird auf die ausführliche Darstellung in meiner gynäkologischen Monographie Veit-Stoeckel, 3. Auflage, Bd. I/2 hingewiesen. Ich habe bei meiner eigenen Bestimmung des Ovulationstermins jene oben schon genannte Tatsache der festen Koppelung der beiden Zyklen nutzbar gemacht. Es hat sich gezeigt, daß stets dann, wenn die ersten Sekretionsbilder in den Drüsen des Endometriums auftreten, der Follikelsprung gerade eben erfolgt und die Corpus luteum-Bildung in ihrem ersten Beginn ist. Ich habe nun im Laufe von 20 Jahren zum größten Teil aus meiner früheren Tätigkeit als Oberarzt an der Rostocker Klinik, wo die Indikationsstellung zur Abrasio mucosae eine viel weitere war als in meiner eigenen Klinik, die Gelegenheit gehabt, das Abrasionsmaterial von nahezu 900 Fällen, die regelmäßig vierwöchentlich menstruiert waren und keine Affektionen hatten, durch die der endometrane Zyklusablauf beeinflußt wurde, zu sammeln. An diesen habe ich den genauen Funktionscharakter und damit die Zyklusphase bestimmt. Die Tabelle, die über das Resultat dieser Untersuchungen Auskunft gibt, folgt anbei.

Tage	1	2	3	4	5	6	7	8	9	10	11	12	13	14	15	16	17	18	19	20	21	22	23	24	25	26	27	28
Proliferationsanfang	1	1	2	5	8	11	17	6	5	7	6	5	5	3	2	2	2		2	1	1	2		3		1		2
Proliferationsmitte			1	3	8	10	13	29	30	38	24	8	5	5	5	1	2		1	1		2	1	2				2
Proliferationsende					2	1	1	2	1	9	12	25	19	22	11	16	6	10	1	4	4	3	3	3		2	2	
Sekretionsanfang								2		5	4	3	5	11	23	9	29	15	26	29	13	6	6	5	2	5	4	7
Sekretionsmitte									1	1			1	3	4	4	6	4	5	15	18	17	23	14	9	4	3	8
Sekretionsende																			1	2	2	3	4	8	19	7	2	12
Desquamation	2	3	1	3	3	1			1	1	1		1			1	1			1		1		1	2		1	4
Regeneration				3	1	1	2		1								1											1
	3	4	4	14	22	24	33	39	39	61	47	41	36	44	45	33	47	29	36	53	38	34	37	36	32	19	12	36

898 regelmäßige 4wöchentliche menstruelle Fälle.

Es geht daraus hervor, daß in der größten Mehrzahl der Fälle die Grenze zwischen Proliferation und Sekretion um den 14.—16. Tag fällt oder anders ausgedrückt, daß dieses der Termin der spontanen Ovulation ist. Es geht aber auch andererseits daraus hervor, daß Zyklusverschiebungen vorkommen. In diesen jedoch würde entsprechend der schon zu weit vorgeschrittenen Phase bei verfrühtem Ovulationstermin auch die nächstfolgende Menstruation entsprechend früher kommen, während bei verzögertem Ovulationstermin auch die Menstruation entsprechend später einsetzen würde. Der Prozeß der Eireifung ist eben von so vielen verschiedenen Faktoren abhängig, daß er zweifellos Verzögerungen und Beschleunigungen erfahren kann. Aber in sich sind die Funktionsgänge relativ regelmäßig gegeneinander ausgeglichen und der gesamte Funktionsgang in sich geschlossen. Abweichungen hiervon, eben im Sinne zyklischer Verschiebungen und besonders Veränderungen oder Verkürzungen der einzelnen Phasen, kommen unter krankhaften Bedingungen vor. Sie sind in meiner schon mehrfach angezogenen Monographie VEIT-STOECKEL, 3. Auflage, Bd. I/2 eingehend dargestellt. Hier habe ich auch alles, was ich über den Ovulationstermin sagen kann, eingehend besprochen. Auf GROSSERs Einwände vermag ich nicht einzugehen, da ich über die von ihm herangezogenen Beobachtungen und Meinungen kein eigenes Urteil habe und nicht weiß, wieweit sie für den Menschen zwingend sind.

Noch ein Wort über die Bedeutung dieser zyklischen Prozesse überhaupt. Wir haben gesehen, daß der Follikel und die Gelbkörperdrüse den uterinen Schleimhautzyklus lenkt und auch die schon früher beschriebenen zyklischen Veränderungen sowohl in der Tube wie auch im Myometrium veranlaßt. Sind Follikel und Gelbkörperdrüse selbständige Gebilde? Schon bei den Eierstocksstadien fanden wir, daß das Ei wahrscheinlich die Anregung für das Follikelwachstum und das Reifen der Follikel gibt, daß also, solange als das Ei inmitten der Follikelhülle lebt, das Follikelepithel ein vom Ei abhängiges Gewebe ist. Dieses gleiche Gewebe bildet den funktionellen Anteil der Gelbkörperdrüse. Wird dieser Anteil jetzt mit einem Male selbständig? Weshalb bleibt das Corpus luteum etwa 12 Tage in Blüte? Wie kommt es, daß kurz vor der Menstruation auch Schwangerschaften eintreten können? Alles das ist nur verständlich, wenn man annimmt, daß das Ei eine Zeitlang am Leben bleibt und erst wenn die Eizelle abstirbt, die Rückbildungs- und Niederbruchsvorgänge = Menstruation eintreten. Die Erfahrungen an den *Säugetieren* sprechen vielfach offenbar dagegen. Aber sind die Fragen schon genügend untersucht? Außerdem sind die Sexualvorgänge beim Menschen andere wie bei den meisten *Säugetieren*. Diese Fragen bedürfen noch der erhöhten Aufmerksamkeit aller beteiligten Forscher. A. WESTMANN hat in einer experimentellen Arbeit beim

Kaninchen den Beweis zu liefern versucht, indem er sämtliche Eier aus der Tube entfernt hat und feststellen konnte, daß die zurückbleibenden Gelbkörper trotzdem ihre Funktion leisten. Sollte sich das weiter bestätigen lassen und hierin eine immer wieder reproduzierbare Tatsache zu sehen sein, so würde das einen wichtigen Schritt für die Selbständigkeitserklärung des Corpus luteum bedeuten. Dann aber wächst erst die Zahl der Fragen, die durch diese Feststellungen unklar werden und nach Antwort heischen.

Die Frage, ob eine Menstruation ohne Ovulation auftreten kann, beantwortet sich aus dem vorhergehenden von selbst, wenn man die Menstruation identifiziert mit der Blutung aus der Wunde der desquamierten Functionalis, also als den Abschluß des vergeblichen zyklischen Funktionsganges betrachtet. Beim *Affen* hat nun Corner menstruationsähnliche Blutungen gesehen, die keinen Funktionsgang zur Voraussetzung hatten; diese Vorgänge sind noch nicht genügend untersucht. Jedenfalls ist sicher, daß es sich um zwei völlig verschiedene Vorgänge bezüglich der oben definierten und der außerdem noch beim *Affen* neben der gewöhnlichen Menstruationsblutung beobachteten „Menstruation" handelt. Beide müssen durch verschiedene Benennung auseinandergehalten werden, sonst gibt es Verwirrung. Die beim Menschen beschriebenen zyklischen Funktionsgänge kommen, wie Corner, Hartmann, Allen und Joachimowitsch eingehend berichteten, beim *Affen* in fast gleicher Weise vor; daneben eben ein noch irgendwie anders geartetes Auftreten ebenfalls zyklischer Blutungen.

3. Der Uterus in der Schwangerschaft und Geburt.

Die Fülle der höchst komplizierten Vorgänge, die sich in dieser Zeit der Funktions-Hochkonjunktur am Uterus abspielen, ist sehr groß. Im Mittelpunkt und Vordergrund stehen natürlich die Erscheinungen an und um den Embryo und seine Hüllen. Die Fragen des Zeitpunktes der Befruchtung, der „Wanderung" des befruchteten Eies, die Einnistung des jungen Keimlings, das Alter und der Bau desselben um diese Zeit, die Entwicklung der ersten und späteren Stadien, die Eihüllenbildung, das Eigenwachstum und die Differenzierung des Feten — das alles soll hier nur zum Teil besprochen werden. Das sind Fragen, die nicht so sehr die Histologie als die Entwicklungsgeschichte betreffen. Die Einschränkung kann in Übereinstimmung mit dem Herrn Herausgeber des Handbuches um so mehr geschehen, als erst in jüngster Zeit eine eingehende und erschöpfende Darstellung über „die Frühentwicklung, Eihautbildung und Placentation des Menschen und der *Säugetiere*" von Grosser (1927, J. F. Bergmann) gegeben wurde, in der alle diese Fragen auf Grund der Literatur und der eigenen Erfahrung gründlich beleuchtet werden. Hier soll mit allem Nachdruck auf diese bedeutende Wissensquelle verwiesen werden. Hier findet man auch alles, was über die jüngsten Eistadien zu sagen ist; besonders eindrucksvoll und wichtig aber wird Grossers Werk durch die gründliche Bearbeitung und Heranziehung der vergleichenden Placentation. Begreiflicherweise bleibt auch die frühe und spätere Entwicklung des Keimlings der Entwicklungsgeschichte überlassen. An dieser Stelle sollen lediglich alle die Fragen besprochen werden, die den Uterus und seine Indienststellung in den Fortpflanzungs- und Geburtsvorgang selbst betreffen. Da jedoch manche Fragen, ohne eine gewisse Heranziehung auch der fetalen Anteile, besonders im Bereich der Fetus-Muttergrenze nicht verständlich werden würden, so muß hauptsächlich referierend aber an der Hand zahlreicher eigener Fälle doch ein kurzer Überblick auch über das Verhalten der Eihüllen gegeben werden.

a) Die ersten Stadien der Eieinbettung.

GROSSER unterscheidet eine histiotrophische und hämatotrophische Phase der Eieinbettung, jene reicht bis zur Ausbildung eines geregelten mütterlichen Kreislaufes, diese von da an bis ans Ende der Gravidität. Zum weiteren Verständnis der histiotrophischen Phase werden noch fünf Unterstufen abgetrennt.

1. Stadium des Implantationscytotrophoblast, einzig bisher vertreten durch das Ei-Sch. v. MÖLLENDORFFs.

2. Stadium des Implantationssyncytiums (BRYCE-TEACHER I, KLEINHANS (GROSSER), MILLER, LINZENMEIER).

3. Stadium der Rückbildung des Implantationssyncytiums und neue Bildung des Cytotrophoblast.

4. Höhepunkt der Ausbildung einer zweiten Generation des Cytotrophoblastes = Stadium der typischen „Trophoblastschale".

5. Schwinden der Trophoblastschale mit stärkerem Hervortreten einer zweiten Generation des Syncytiums, Resorptions- und Zottensyncytiums, Übergangsstadien zwischen histiotrophischer und hämotrophischer Phase.

Vom 3. Stadium an finden sich schon eine größere Reihe hingehöriger Fälle. Als das jüngste Ei gilt heute das v. MÖLLENDORFFsche Ei-Sch., es hat einen Implantationshöhlendurchmesser von 1,44 : 1,0 mm, das histiotrophische Stadium geht nach GROSSERs Darstellung in das hämotrophische über, wenn die Höhle etwa 6,0 : 3,0 mm mißt, was etwa einem Alter von 19—20 Tagen entspricht.

Der kurzen Übersicht mag ein selbst beobachteter Fall mit zugrunde gelegt werden, über den folgende Daten bestehen:

25jährige Frau Ip, 1. R. 31. XII. Mens. stets regelmäßig 4wöchentlich 3—4 Tage. Am 28. und 29. I. ganz schwache Blutung, am 4. II. abends intrauterine Einspülung von Seifenlösung, am 5. II. wegen akuter chemischer und bakterieller Entzündung operiert (supravaginale Amputation wegen Alkalinekrose der Tuben und des Peritoneums). Im Uterus zwei 3 mm hohe, 7 mm im Durchmesser messende flachkugelige Erhebungen, die Schleimhaut ist überall stark gerötet und etwas gelblich belegt, die Dicke beträgt 7—8 mm, die Oberfläche ist wulstig, gefeldert; die Tuben sind stark zundrig, schwer eitrig. Histologisch findet man im Uterus nur die Oberfläche in eitriger Nekrose, die tieferen Partien sind frei. Die Eier sind auffällig gering beeinträchtigt, so daß alle Einzelheiten noch sehr gut zu sehen sind. Die Abbildung zeigt besser als die eingehende Beschreibung die Einzelheiten. Beider Eier waren im gleichen Entwicklungszustand, beide offenbar im Beginn der hämotrophischen Phase; sie lagen völlig getrennt, das eine rechts vorn seitlich, das andere links hinten in der Nähe der linken Tube.

Für die späteren Stadien von etwa 1 cm Fet-Nacken-Steißlänge ab stehen mir eine Reihe von Beobachtungen zur Verfügung, die ebenfalls in der Übersicht mit verwertet werden sollen.

Betrachtet man die jungen Eistadien, so zieht zunächst die Wand der Fruchtblase durch ihre Ausdehnung und Größe in erster Linie die Aufmerksamkeit auf sich.

Der Exocölomhöhle zunächst liegt eine feinfaserige Schicht = der parietale Mesoblast (Somatopleura), seine Zellen sind spindelig und unter sich und mit der Oberfläche parallelfaserig oder sternförmig und unregelmäßig verteilt. Die Begrenzung nach der Exocölomhöhle zu ist durchaus unscharf, es ziehen auch feine Fädchen durch sie hindurch; im übrigen scheint sie mit gerinnbarer Flüssigkeit gefüllt zu sein. Nach außen jedoch ist sie scharf abgesetzt, von vielen Autoren wird eine sehr feine homogene Grenzmembran angegeben.

Peripher vom Mesoblast sieht man eine ein sehr kompliziertes Zapfen-, Balken-, Maschen- und Wabenwerk bildende Zellschicht, die aus zweierlei Elementen (s. später) besteht. In den jüngsten Stadien liegt hier ein solides Zellfeld vor, das durch Syncytium allmählich abgelöst wird, schließlich vergeht und einem neuen Zell- und Syncytiotrophoblast weicht (cf. GROSSERs Studien); erst jetzt sieht man die ersten Anfänge einer Chorionzottenbildung, indem Mesoblast in Form kleinster Knöpfchen in die Zellschicht vordringt; in etwas älteren Stadien kann man überall solide Sprossen von Bindegewebe einrücken sehen, die an den Enden schon bald dichotomische Teilung erkennen lassen. Nicht in allen bekannten Fällen ist die ganze Oberfläche des Eies gleichmäßig mit Zotten besetzt; in der größten Mehrzahl überwiegt die dem Uteruslumen abgekehrte, die basale Seite. Besonders die jüngsten Eier zeigen die Zottenentwicklung ziemlich gleichmäßig in der ganzen Peripherie, manchmal ist die Hauptzottenanlage äquatorial zu finden, bei Hofmeier blieb sogar die basale Fläche zottenfrei. Pfannenstiel schreibt dem Gefäßreichtum des mütterlichen Gewebes hier bestimmende Einflüsse zu. Die epithelialen, noch mesoblastfreien Balken werden vielfach als Primärzotten bezeichnet, aus denen

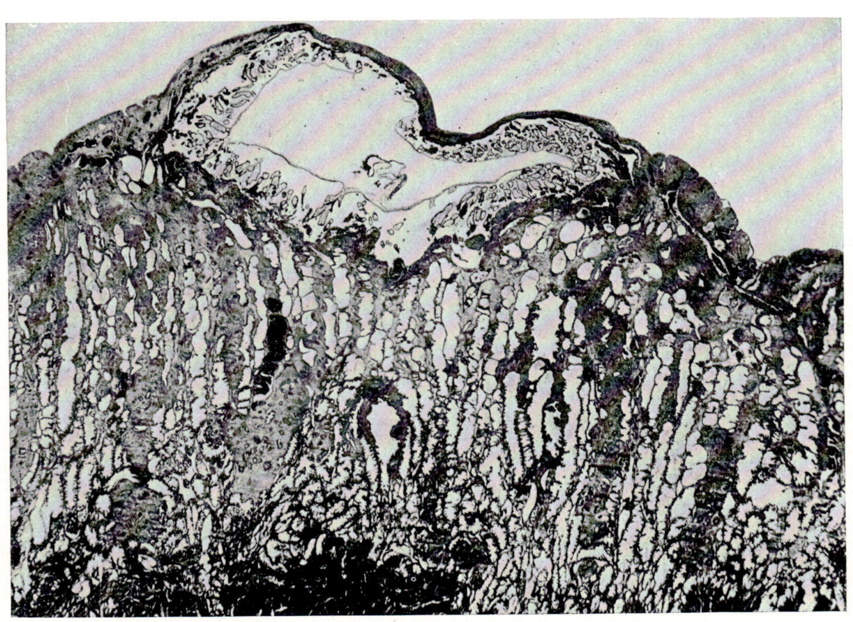

Abb. 113. Junges Ei 2.—3. Woche. Vergr. 6fach.

durch Einwachsen des Mesoblasten die Sekundärzotten = eigentliche Chorionzotten entstehen (Grosser).

Die in Rede stehende Zellschicht ist der Ektoblast der meisten Autoren. Nach Hubrechts Vorgang an der *Igel*-Placentation wird er oft als Trophoblast bezeichnet. In der Ektoblastschicht kann man schon sehr frühzeitig ein mehr oder weniger weites Lakunensystem erkennen, das meist mit Blut gefüllt ist = Vorläufer des intervillösen Raumes. Die Balken dieses Lakunensystems werden von dichteren Massen oder längeren Bändern protoplasmatischen Gewebes gebildet. Das Charakteristische dieses Gewebes ist, daß es keinerlei Zellgrenzen zeigt, kleine dunkle, oft in Gruppen zusammenliegende Kerne und dunkles vielfach vakuolisiertes Protoplasma hat = Plasmodi-Trophoblast = Syncytium. Diese Gewebsart dringt auch gegen das mütterliche Gewebe an einzelnen Stellen in Zapfen- und Bänderform vor. Zwischen dem Mesoblast und diesem Syncytium findet sich eine weitere Zellart, die in einer Dicke von 3—4 Zellen unmittelbar dem Mesoblast anliegt und sich vom Syncytium hauptsächlich durch deutliche Zellgrenzen unterscheidet = Cyto-Trophoblast = Langhanssche Schicht.

Dieses Bild bei den jüngsten Stadien ändert sich bald dahin, daß die Maschen des Lakunensystems weiter und größer werden, die Mesoblastknöpfchen weiter in den Ektoblast eindringen und ihn vortreiben. Die Anordnung der LANG-HANSschen Zellschicht und des Syncytiums verschiebt sich gleichzeitig in der Weise, daß die LANGHANS-Schicht sich an den Spitzen der Zotten zu großen soliden Zellfeldern ausbreitet und sich mit den gleichen Feldern anderer Zotten vereinigt. Das Syncytium aber bleibt als Auskleidung des Lakunensystems überall bestehen, es überzieht in wechselnd dicker Schicht, in der oft strecken-weise Kerne ganz fehlen, dann wieder in Haufen liegen, die Lakuneninnenfläche sowohl deren fetalen Anteil wie auch die mütterliche Fläche. Im mütterlichen Gewebe kann es sich an den LANGHANSschen Zellfeldern beteiligen (s. u.).

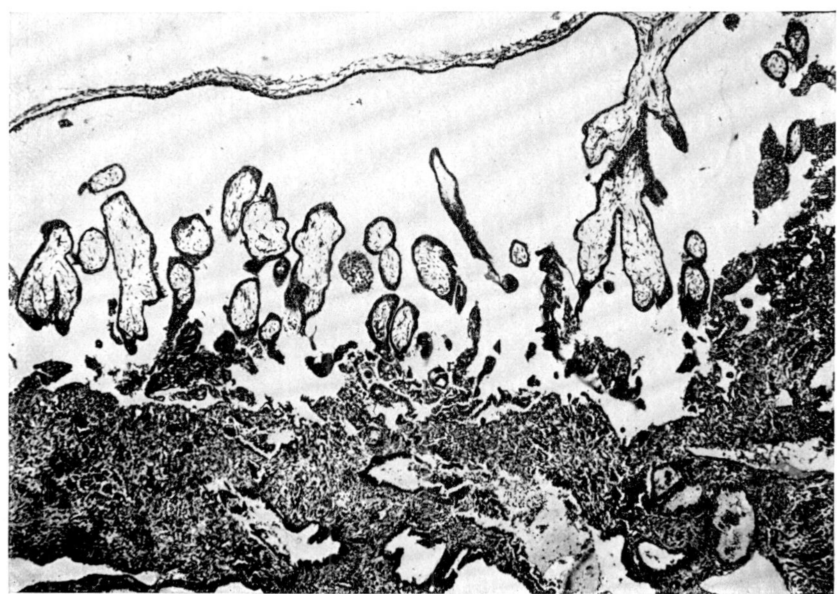

Abb. 114. Fetus-Muttergrenze des Eies. 2. Woche cf. Abb. 113. Vergr. 35fach.

Die Schleimhaut des Uterus hat durch die Eieinbettung in unmittel-barer Nähe des Eies mancherlei Veränderungen erfahren. Zunächst muß fest-gestellt werden, daß die jüngsten Stadien alle in der Compactaschicht liegen, zwischen zwei Drüsen (v. MOELLENDORFF, LINZENMEIER, BRYCE-TEACHER, GROSSER) die Spongiosa bleibt frei und als Decidua basalis zunächst bestehen. Es gibt tief eingebettete Eier (PETERS) und solche, die mit ihrer Kuppe mehr oder weniger weit ins Cavum uteri hineinragen. Das Gewebsdach, das das Ei gegen das Cavum uteri abschließt = Decidua capsularis (früher reflexa) erhält sein Wachstumsmaterial vom Rande, von der sog. Randdecidua her. Diese Decidua capsularis ist nur zum Teil mit Oberflächenepithel bedeckt, erst in späteren Stadien schiebt sich dieses wieder an den Eipol hinan. Das Stroma dieser dünnen Wand ist nach dem Pol, dem Implantationsloch zu, oft als fast völlig degeneriert und durch Fibrin ersetzt beschrieben, während nach dem Äquator zu die Stromazellen dicht beieinander liegen und den Charakter von Deciduazellen haben. Drüsen sind hier selten, größere Blutgefäße fast nie zu finden. Das Implantationsloch selbst wird durch Fibrin, Blutkörperchen und

Leukocyten verschlossen [Gewebspilz (Peters), Schlußkoagulum (Bonnet)].
Über die anatomischen und genetischen Einzelheiten der zentralen Partien
der Decidua capsularis, besonders um das Implantationsloch und dessen Abschluß bestehen noch Meinungsverschiedenheiten (v. Möllendorff, Grosser,
Stieve u. a.), zu denen hier keine Stellung genommen werden kann. An den
äquatorialen Teilen sieht man abgeflachte Drüsen und capilläre Blutgefäße
um das Ei herumziehen und ins Cavum uteri münden und das Ei umgeben
wie „die Kelchblätter die Knospe einer Blume" (Todyo), zwischen sich Binde-
gewebsfelder mit korkzieherartig gewundenen Gefäßen. Die Decidua basalis
gleicht in ihrem spongiösen Teil völlig der gleichen Partie in der Decidua vera.

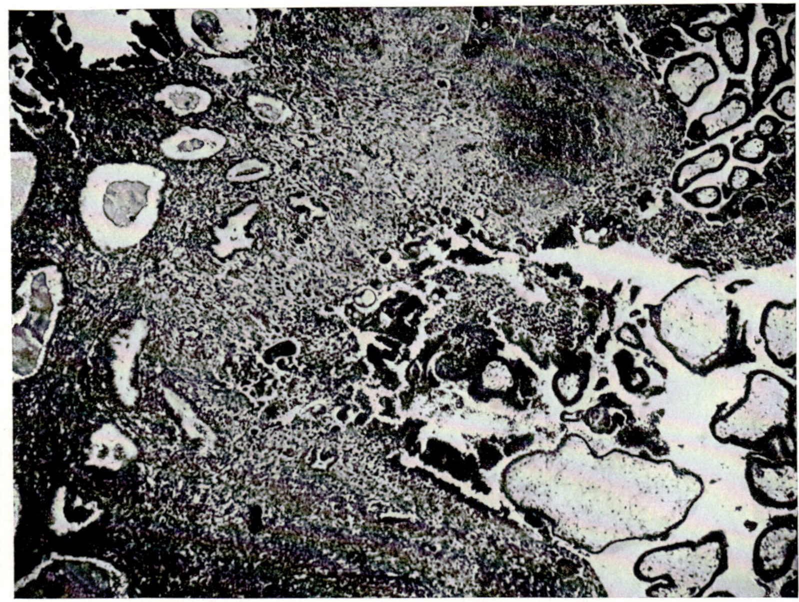

Abb. 115. Fetus-Muttergrenze des Eies. 6 wöchige Gravidität. Vergr. 35 fach.

Bemerkenswert ist aber die Füllung der Blutgefäße, speziell der Capillaren in
nächster Umgebung der Einbettungszone und auch mancher Drüsenräume.
Stieve hat von diesen Gefäßen ein eindrucksvolles Rekonstruktionsmodell
gemacht.

Zwischen den bis jetzt beschriebenen fetalen Gewebspartien und der mütterlichen Schleimhaut findet sich eine Zone, wo fetale und materne Gewebe in
innigster Berührung miteinander sind; es ist dies die Umlagerungszone
oder, wie Grosser sagt, die Durchdringungszone (Zwischenzone P. Meyers).
Sie umschließt das ganze Ei, ist aber an der Basalis dicker wie im freien Pol.
Bei dem Möllendorffschen Ei Sch und dem Bryce-Teacher I-Ei ist als
unmittelbare Begrenzung des Implantationstrophoblasten eine nekrotische
Decidua deutlich, noch keine Durchmischung. Von allen Autoren der späteren
Eistadien sind in ihr ausgedehnte degenerative Prozesse wie starke Quellung
und Auflockerung, Verlust der Kernfärbbarkeit, fibrinöse Degeneration, auch
konfluierte Zellbezirke mit verklumpten oder pyknotischen Kernen und Vakuolisierung des Protoplasmas beschrieben, die besonders stark in unmittelbarer
Nähe des Trophoblastes sind und abnehmen nach der intakten Decidua hin;

es treten in den peripheren Schichten mehr und mehr Stromazellen vom Charakter der Deciduazellen hervor. Zwischen ihnen sind erweiterte Capillaren mit oft erhaltenem, sogar verdicktem Endothel sowie auch Drüsenräume deutlich, die viel desquamierte Epithelien und auch Blutkörperchen in ihrem Lumen beherbergen. Von vielen Autoren wird in nächster Nähe der Fruchtkammer das Fibrin in Streifenanordnung beschrieben (späterer NITABUCHscher Fibrinstreifen); PFANNENSTIEL hat zwei Zonen in dieser Zwischenzone unterschieden, eine äußere, mehr lockere, leicht ödematöse Schicht mit blasseren Zellen und zahlreichen Bluträumen und eine dichtere mit nur feinen Gefäßspalten. In dieser dichteren inneren Schicht liegen größere kompakte Zellfelder zusammen, deren Herkunft nicht immer mit Sicherheit zu erkennen ist. Es beteiligen sich sicher die LANGHANSschen Zellfelder, die an und um die Spitzen der Zotten erwähnt wurden, weiter auch Syncytium; beide schieben sich in Gestalt von Säulen und Bändern gegen das mütterliche Gewebe, liegen aber auch zu Knoten vereinigt an der Grenze. Oft ist beschrieben, wie Ektoblastfelder unmittelbar unter dem Endothel einer Capillare (PFANNENSTIEL und vielen neueren Autoren) liegen, wie das Endothel an der dem Ei zugelegenen Wand einer schräg verlaufenden Capillare fehlt und durch syncytiale Elemente ersetzt ist (HINSELMANN). Viele Autoren haben ähnliche Bilder an Drüsenräumen gesehen, andere haben breite Kommunikationen der Drüsen mit der Eikammer nachgewiesen und auf „Gefäßdrüsenräume" aufmerksam gemacht. Von SIEGENBECK VAN HEUKELOM, MARCHAND, PETERS, PFANNENSTIEL und TODYO, P. MEYER, SCHLAGENHAUFER-VEROCAY, V. MÖLLENDORFF u. a. wird zuerst darauf hingewiesen und dann mehrfach bestätigt, daß außer dem zwischen den Chorionzotten gelegenen intervillösem Raum auch noch ein in kompakten Zellagen an der Peripherie der Eikammer befindliches, schon oben kurz erwähntes Lakunensystem (Syncytiallakunen), das zwar mit jenem zusammenhängt und auch wohl mit weiterem Wachstum darin aufgeht, mütterliches Blut aus direkt hier sich öffnenden Capillaren erhalten kann. Am häufigsten münden jedoch die Capillaren unmittelbar in das Lakunensystem ein, aus dem dadurch dann der eigentliche intervillöse Raum wird. An diesen sehr polymorphen Zellagern der Eiperipherie resp. der Innenseite der Umlagerungszone können sich auch deciduale Zellen in kompakten Haufen beteiligen, so daß also hier ein inniges Gemisch von fetalem und maternem Zellmaterial statthat. Die Unterscheidung der einzelnen Elemente wird aber noch weiter erschwert, da nach BONNET und JUNG an der Eiperipherie die Zellgrenzen sowohl in fetalen Gewebspartien wie maternen verwischen können und fetales wie maternes Symplasma entstehen kann [Syncytium = Plasmoditrophoblast, Symplasma = aus ursprünglich getrennten Zellen durch Degeneration entstanden (BONNET)]. Im ganzen betrachtet findet sich in der Umlagerungs- resp. Zwischenzone hauptsächlich Degeneration, die zum größten Teil die maternen Anteile betrifft, aber ebenso für die am weitest vorgeschobenen fetalen Bezirke gilt, wenn auch JUNG für den fetalen Teil die geringe Ausdehnung der Degeneration betont. Die Ausdehnung und der Umfang dieser degenerativen Prozesse in der ganzen Durchdringungszone können sehr wechseln; es gibt Fälle mit sehr reichlichen degenerativen Prozessen, andere, die verhältnismäßig sehr wenig Zerstörung zeigen. Bemerkenswert ist die leukocytäre Infiltration in der Decidua, speziell aber auch in der in der Rede stehenden Zone; sie wird als Abwehrzone aufgefaßt. FRASSI hat aus ihrem Vorhandensein die fetale oder materne Herkunft eines Bezirkes ablesen zu können geglaubt, da die Leukocytenansammlung sich auf den maternen Teil beschränkt. So scheint diese leukocytäre Infiltration zweierlei Bedeutung in der Mucosa zu haben: Zur Zeit der Menstruation Unterstützung der Schleimhautautolyse durch Phagocytose, bei eintretender Schwangerschaft Schutz des mütterlichen Körpers vor den andrängenden fetalen Stoffen (Frassi). Bonnet schreibt ihnen den Transport von Nährmaterial zu, Hofbauer und Heine sehen in ihnen eine Begleiterscheinung des Ödems der Schleimhaut.

Schließlich sei hier der Glykogenbefund, wie er von Driessen, Happe und zuletzt Todyo und Linzenmeier erhoben wurde, erwähnt. Danach enthält der Cytotrophoblast sehr reichlich Glykogen (Glykogenzellen Driessens), auch im Mesoblast kann viel Glykogen vorhanden sein. Der Plasmoditrophoblast oder das Syncytium ist entweder glykogenfrei, aber kann nach Todyo auch öfter kleinere Glykogenmengen zeigen; syncytiale Riesenzellen sind glykogenhaltig. In der Decidua kommt, wie später gleich zu besprechen,

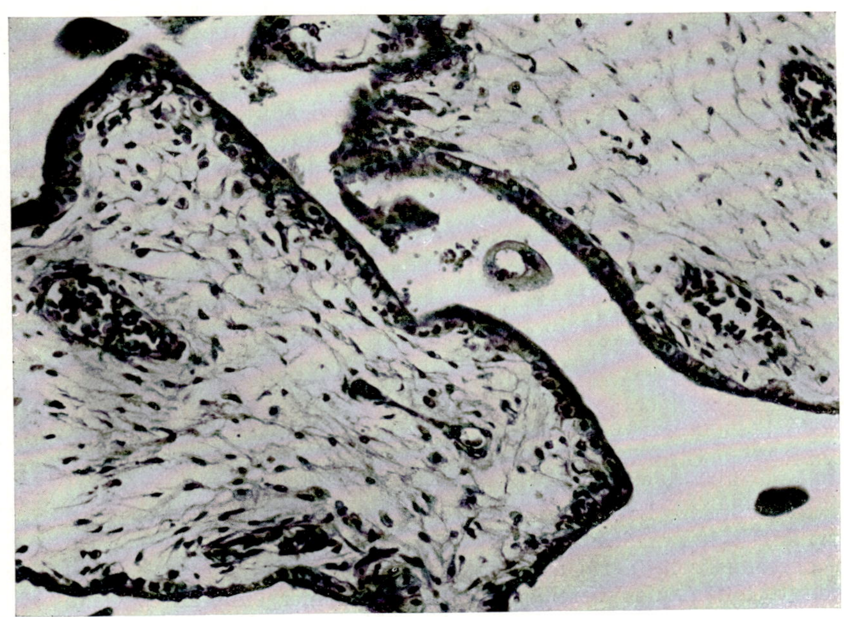

Abb. 116. Chorionzotten. Gravidität von 4 Wochen. Vergr. 170 fach.

reichlich Glykogen vor sowohl in den Drüsen wie auch in den Deciduazellen; nur in Degeneration begriffene Zellen sind frei davon.

Nach dieser kurzen Darstellung der ersten Einbettungsstadien des Eies, die nur eine Übersicht geben soll, mag hier noch ein Wort über die beiden wichtigsten Anteile der Trophoblastschale folgen.

1. Langhans-Schicht = Cytotrophoblast = Grundschicht (Bonnet, Jung): wohlgeordnete rundliche bis kubische Zellen mit manchmal undeutlichen, meist deutlichen Zellgrenzen, zartem Protoplasma, relativ großem kugeligem Kern, viel Glykogen und viel Mitosen. Sie liegt dem Mesoblast unmittelbar an und begleitet ihn auch auf die Ausstülpungen (Zottengrundstock) hinüber; an den Enden der Zotten wird sie mehrschichtig und liegt in großen Feldern zusammen, die mit den benachbarten Zotten sich vereinigen und Zellsäulen und Balken ins mütterliche Gewebe hineinsenden. Sie wird allgemein entgegen früherer bindegewebiger Genese (Langhans in der ersten Veröffentlichung, Leopold) als ektoblastisch = fetal (auch von Langhans) angesehen.

2. Syncytium = Plasmoditrophoblast = Trophoderm = Deckschicht = eine Protoplasmaschicht ohne Zellgrenzen von 8—10 μ Dicke mit körniger,

auch vakuolisierter glykogenarmer und -freier Grundsubstanz und zahlreichen polymorphen Kernen, die streckenweise fehlen und andernorts in Haufen beieinander liegen. Von vielen, auch den neuesten Autoren wird ein deutlicher Bürstenbesatz beschrieben, nur an den jüngsten Stadien (BRYCE und TEACHER, PETERS) soll er fehlen. Mitosen sind stets vermißt, ob direkte Kernteilung vorkommt, ist fraglich. Diese Schicht liegt überall der LANGHANS-Schicht eng an, wie der Putz den Backsteinwänden (LINZENMEIER), an der Oberfläche treibt sie öfter keulenartige Sprosse und Fortsätze. An den Spitzen der Chorionzotten verlassen die syncytialen Massen die LANGHANS-Zellfelder und legen sich entweder der decidualen freien Oberfläche an und ziehen an und in Drüsen

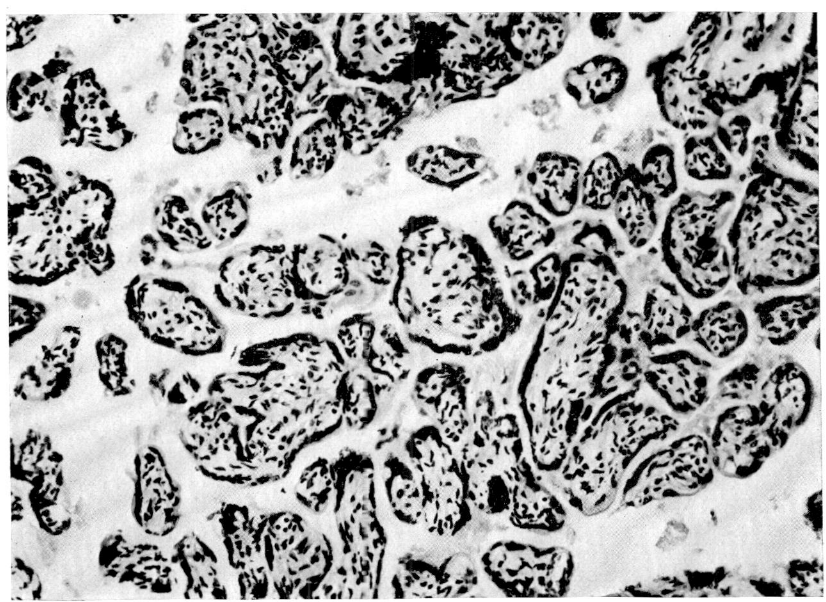

Abb. 117. Chorionzotten einer reifen Plazenta Graviditas mens X. Vergr. 170 fach.

oder an und in Capillaren hinein oder lagern sich auch zu kompakteren Massen zusammen. Von allen Autoren wird ihnen amöboide Beweglichkeit zugeschrieben, wie das Vorkommen von syncytialen Zellen in zweifellosen Basalispartien beweist.

Über die Genese des Syncytiums herrschte lange Zeit große verwirrende Unklarheit. Von WALDEYER sind 10 verschiedene Ansichten über die Syncytiogenese zusammengestellt; heute sind kaum noch zwei davon in Diskussion, so daß die Auffassung fast einheitlich ist. Die epitheliale Genese, d. h. Abstammung vom Oberflächen- resp. Drüsenepithel der Mucosa in erster Linie wurde von älteren Autoren vertreten, ist heute aber völlig verlassen. Niemals ist syncytiale Umwandlung von Epithel beobachtet. Auch die bindegewebige resp. endotheliale Genese, d. h. Abstammung von Gefäßendothelien oder dem perivasculären Bindegewebe findet in den letzten Jahren keine Verteidiger mehr (früher hauptsächlich PFANNENSTIEL). Einzig und allein anerkannt ist die fetale Genese, d. h. Abstammung von der LANGHANS-Schicht. Der Einwand von Graf v. SPEE gegen diese Auffassung, daß das Vorhandensein einer deutlichen Cuticula zwischen Syncytium und LANGHANS-Schicht direkt dagegen spräche, ist dadurch entkräftet, daß die Cuticula nur noch von VAN CAUWENBERGHE

(s. Grosser), sonst nicht mehr nachgewiesen und von Bonnet für artefiziell erklärt wurde. Auch aus Erfahrungen der Pathologie heraus hat die fetale Genese die meisten Gründe für sich (Rob. Meyer). Nach Grosser ist die Syncytiumbildung nicht ein einfacher, sondern ein komplex bedingter Vorgang, einerseits Weiterdifferenzierung und sogar Alterserscheinung, andererseits doch auch von äußeren Umständen abhängig und sicherlich durch die Umgebung wenigstens beeinflußt. Ob der Kontakt mit dem Blut zur Syncytiumbildung führt, ist nach Grosser nicht sicher, obgleich viele Autoren diese Auffassung haben. Einzelne Autoren geben an, Übergangsbilder von dem Cytotrophoblast in Syncytium gesehen zu haben (Delporte, Stieve u. a.).

Die größten Rätsel gibt die Genese des intervillösen Raumes auf. Rein morphologisch ist ja die verdauende Arbeit des Implantationstrophoblastes und die Sprossung des zweiten Trophoblastes, der die Weiterführung der Verdauung mütterlichen Gewebes und damit auch der Gefäßwände und die erste Resorption besorgt, bekannt. Auch der Anschluß, den diese Zellsäulen an den Kreislauf der mütterlichen Schleimhaut bekommen, läßt sich vielfach direkt verfolgen. Aber die Mechanik in diesen ersten Implantationsstadien, das Ingangkommen eines mütterlichen Kreislaufes, das Unterbleiben größerer Gerinnungsprozesse des aus den angedauten mütterlichen Gefäßen austretenden Blutes, das Wiederrückfließen in den Kreislauf — das alles ist schwer zu erfassen. Bedeutungsvoll ist, daß auch der embryonale Allantoiskreislauf erst um die Zeit der Bildung des intervillösen Raumes fertig wird (Grosser), der Fet bei seinem zunächst geringen Massenwachstum also offenbar vom Dotter und anderen Reservestoffen lebt.

b) Die Uterusschleimhaut zur Zeit der ersten Schwangerschaftsmonate.

Die Decidua parietalis = Uterusschleimhaut außerhalb der Implantationsstelle. Es wurde schon mehrfach betont, daß zwischen Decidua und prämenstrueller Schleimhaut nur ein gradueller Unterschied wäre; es bedarf deshalb hier nur einer Beschreibung, was an der Decidua Unterschiedliches sich finden läßt. Es muß zunächst noch einmal festgestellt werden, daß Frühstadien der Decidua sich überhaupt nicht sicher von prämenstruellen Bildern trennen lassen, die Übergänge sind fließende, je älter aber die Decidua wird, um so deutlicher ist auch der Unterschied. Die Trennung in Compacta, Spongiosa und Basalis ist schon bei vielen nicht graviden Fällen gut erkennbar, aber im 2. und 3. Monat bestehen doch so erhebliche Differenzen, daß eine Verwechslung dann nicht mehr möglich ist. Die Form der Drüsen ist kurz ante Menses oft stark sägeförmig, Papillen sind in vielen Fällen deutlich, das Epithel ist durch Reduktion infolge Bildung und Ausstoßung mucicarminpositiver Substanz und Entleerung von Glykogen niedrig geworden, die Lumina sind weit und voller Schleim und Glykogen; in der Decidua nehmen die Bilder noch erheblich zu, die Erweiterung, die Epithelsekretion und -reduktion, die Papillen- und Büschelbildung; die Stromastreifen zwischen den Drüsen werden auf ein Minimum reduziert und so entsteht das Bild eines weiten Maschenwerks. Unterbrochen ist das Maschengewebe der Spongiosa nur durch aufstrebende Pfeiler von großen Stromazellen, die stark geschlängelte Gefäße mit deutlich geschwollener Muscularis und fein fibrillärer Adventitia umkleiden.

Die Schwierigkeit in der Unterscheidung früher Deciduastadien wird fast allgemein anerkannt, speziell seit durch Hitschmann und Adler die „Decidua menstrualis" als ein normales Bild betont wurde (vgl. Eicke, Schottländer, Hitschmann und Adler, Frankl Zbl. 1911).

Die Beteiligung der Drüsenfundi = Grenzschicht (HIS) = Basalis (wie oben beschrieben) ist eine individuell wechselnde. Manchmal ist sie als deutliche selbständige Schicht mit „ruhenden" Drüsen nachweisbar, häufig haben nur die zwischen Muskelbalken sich einsenkenden Schleimhautpartien den Grundschichtcharakter (s. Zyklus).

Die Compacta entfernt sich durch ihre weitere Umwandlung am weitesten von der entsprechenden prämenstruellen Schicht. Ihre Zellen, die schon im

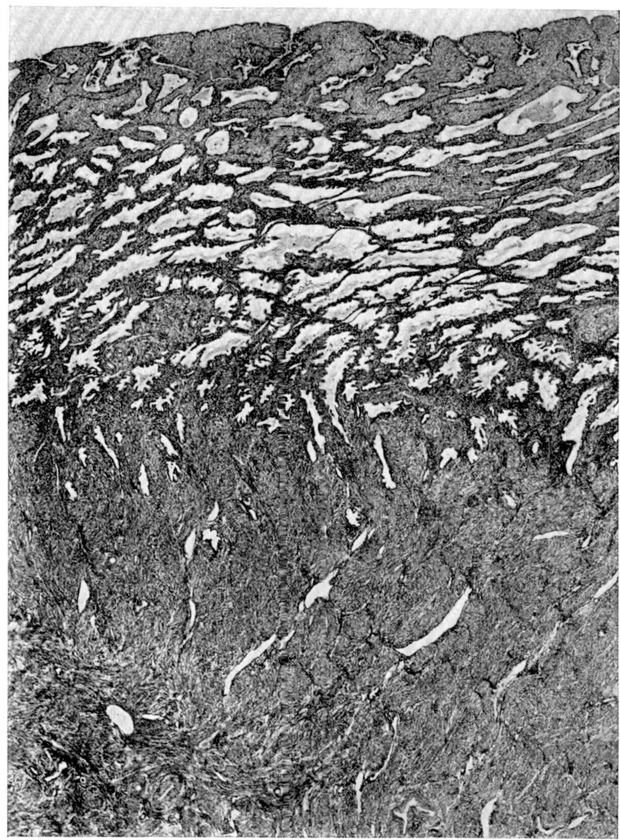

Abb. 118. Decidua. Graviditas mens II. Vergr. 15 fach.

Prämenstruum geschwollen und polygonal-großleibig sind, werden jetzt bläschenförmig, hell und zeigen einen gut differenzierten, aber relativ kleinen, oft exzentrisch gelegenen Kern. Ihre Form ist rundoval, polygonal, auch spindelig und dann häufig parallel zur Oberfläche gestellt. Diese eigentlichen Deciduazellen enthalten reichlich Glykogen, wie alle neueren Untersucher festgestellt haben und stets nachgewiesen werden kann. Sie liegen, wie HÖRMANN zuerst gegen die anderslautenden Angaben sicher nachwies, in einem feinfibrillären Netz, das jede Zelle umspinnt und das in sich wieder kleine spindelige Fibroblasten enthält; es ist dies das oben beschriebene Intercellulärnetz des Uterusstroma. Außer den eigentlichen großen Deciduazellen findet man kleinere Zellen mit größerem chromatinreicheren Kern und karyolytischen Figuren

(Ulesco-Stroganowa) und zahlreiche mononucleäre, ebenfalls glykogenreiche Zellen (Ulesco-Stroganowa). Nach Wederhake sollen auch in den Ei fernen Partien viel Unnasche Plasmazellen normalerweise vorkommen; Bestätigungen der letztgenannten Befunde in irgendwelcher Regelmäßigkeit sind nicht gegeben und waren mir selbst nicht möglich. Mitosen sind von Jung und Marchand und wenigen anderen in geringer Menge in der Decidua gesehen, Schottlaender u. v. a. haben den Befund nicht erhoben. Wohl aber kommen mono- und polynucleäre Rundzellen in wechselnd starker Zahl meist diffus, aber auch

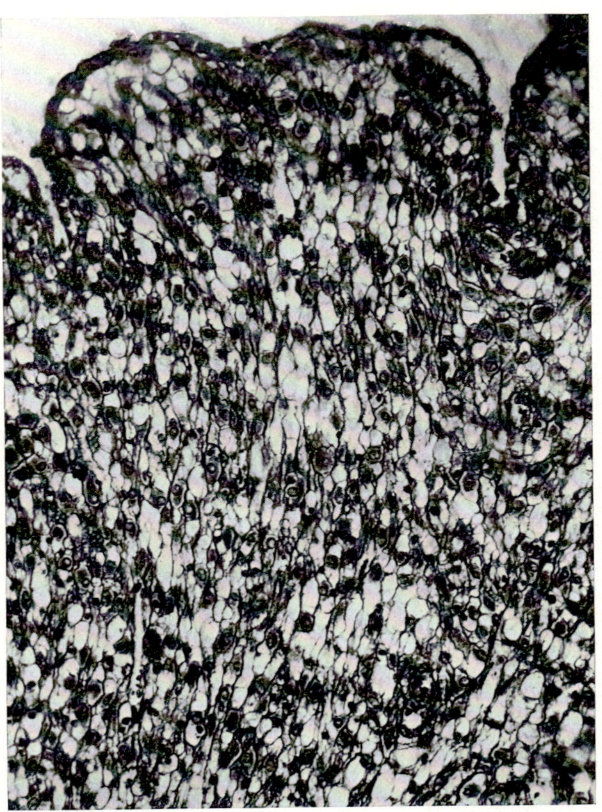

Abb. 119. Decidua. Graviditas mens III. Bielschowsky-Färbung. Intracelluläre Gitterfasern. Vergr. 200 fach.

in Häufchen vor, um so mehr, je näher man dem Ei kommt. Die Drüsen der Compacta werden als schmale Spalten beschrieben, ich habe aber oft eine erhebliche Dilatation der Drüsen und durch unregelmäßigen flachen und schrägen Verlauf große merkwürdig geformte Buchten gesehen, die durch ihren mucicarminpositiven Inhalt sich als sichere Drüsenräume darstellten. Die Compacta wurde durch sie in einzelne sehr ungleiche Felder geteilt (vgl. auch Leopold). Die Oberfläche der Compacta ist auch nicht immer nahezu eben, sondern bildet öfter breite unförmliche Erhebungen. In den oberflächlichen Partien sieht man meist eine erhebliche seröse Durchtränkung und Auflockerung des Gewebes.

Das Oberflächenepithel wird mit Zunahme der Schleimhautdicke flacher und schließlich endothelartig, es verliert seine Cilien (Höhne), auch die

Zellgrenzen können verschwinden; Ende des 3. Monats fehlt es häufig (cf. auch STIEVE u. a.).

Die Blutgefäße sind, wie erwähnt, umkleidet von einem Deciduazellenmantel, sie ziehen in starker Schlängelung bis dicht unter die Oberfläche. Die Lymphbahnen sind von SCHICK studiert, er kommt zu fast gleichem Ergebnis wie KROEMER außerhalb der Schwangerschaft, sie bilden ein allseitig geschlossenes Capillarsystem, von den Drüsen sind sie durch deciduales Stroma getrennt; während der Gravidität sind sie bedeutend erweitert. Nerven siehe geschlechtsreifer, nichtschwangerer Uterus.

Eine Decidua dieser Beschreibung würde etwa dem Ende des 2. Monats entsprechen; ihre Dicke kann hier 1—1$^1/_2$ cm betragen, sie hat ihren Höhepunkt erreicht. Weiterhin kommt es zur allmählichen Rückbildung, die vor allem in einer allmählichen Desquamation der Drüsenepithelien ins Lumen und in einem Kleinerwerden und teilweisem Schwund der Deciduazellen besteht. Durch die Oberflächenvergrößerung der Uterusinnenfläche wird auch die Schleimhaut gedehnt und die Drüsenräume werden zu längsverlaufenden mehr oder weniger flachen Spalten, in denen vom 4. Monat ab nur sehr spärlich mucicarminpositiver Inhalt und, auch nicht überall, platte Epithelien noch nachweisbar sind. In der Compacta verschwinden in der 2. Hälfte der Gravidität viele Deciduazellen, jedoch sind auch hier individuelle Schwankungen vorhanden; noch bis zur Geburt hin können sie nachweisbar bleiben. Übrig bleibt hauptsächlich nur das intercelluläre Netz (vgl. BIELSCHOWSKY-Färbung) mit seinen spärlichen Spindel- und Rundzellen, dazwischen abgeplattete Zellen mit Stäbchenkernen und ab und zu auch gut erhaltene glykogenhaltige Deciduazellen (s. Decidua capsularis und Eihäute). KLEIN und ULESCO-STROGANOWA haben Koagulationsnekrose am Ende der Schwangerschaft beobachtet. Nicht verändert werden oder im wesentlichen erhalten bleiben die Drüsenfundi, die bis zur Geburt zylindrisches Epithel behalten können = „eiserner Bestand der Mucosa" (KLEIN).

Über die Genese der Deciduazellen ist früher viel gestritten, erst in der neuesten Zeit sind die Ansichten übereinstimmend. FRIEDLÄNDER, FROMMEL, GOTTSCHALK u. a. hielten sie für Abkömmlinge des Drüsenepithels, HENNINGS, ERCOLANI, LANGHANS, MEYER für Umbildungsprodukte der weißen Blutkörperchen; WEDERHAKE neuerdings glaubt, daß sie sich auf dem Umweg über die Plasmazellen aus den Lymphocyten bilden (Keimzentrum der Lymphdrüsen), ULESCO-STROGANOWA läßt sie zum großen Teil aus mononucleären Zellen (Lymphocyten) der Uterusschleimhaut entstehen. Heute besteht kaum ein Zweifel über die bindegewebige Genese, d. h. die Deciduazellen sind die Umbildungsprodukte der Zellen des oben beschriebenen cellulären Netzes des Endometriums.

Die Decidua capsularis und marginalis = die über und neben der Implantationshöhle liegende Uterusschleimhaut. Hier kann ich mich auf die oben gegebene Beschreibung beziehen. Ein Schlußkoagulum besteht nicht mehr, aber auch keine Struktur, sondern nur fibrinös-hyalin degeneriertes Gewebe. Vom Pol = REICHERTscher Narbe aus schreitet diese Nekrose peripherwärts fort, am Rande können Drüsen und auch Gefäße bis in den 4. Monat hinein bestehen (HOFMEIER). Nach der Anlagerung der Decidua capsularis an die Decidua parietalis (etwa Mitte bis Ende 3. Monats), wenn die Decidua parietalis und capsularis meist schon epithelentblößt sind, verschwindet die Capsularis bald, es liegen dann die in Degeneration begriffenen Chorionzotten unmittelbar der Parietaliscompacta auf, ohne invasive Eigenschaften zu zeigen.

Über den meridionalen Verlauf der Drüsen und Blutgefäße in den äquatorialen Teilen des Eies s. o. Hier spielt sich nun für das weitere Wachstum des Eies ein sehr wichtiger Prozeß, die Spaltung der Decidua durch den einwuchernden Ektoblast ab. Die cavumwärts gelegenen Teile werden in die Decidua capsularis einbezogen und verfallen nach und nach der Degeneration, die muskelwärts liegenden Partien fallen der Basalis zu. Man sieht hier die gleichen Bilder der Ektoblastwucherungen, der Eröffnung von Gefäßen, der Degeneration der Decidua und ihrer Drüsen usf. Diese Spaltung der Decidua parietalis hat ein Ende, wenn die Capsularis sich endgültig an die Parietalis anlegt (etwa Ende 3. oder Anfang 4. Monats); später findet mehr eine gemeinsame Streckung von Placenta und Uterusschleimhaut und — Muscularis statt (Hitschmann und Lindenthal).

Pfannenstiel spricht nur von einer Gewebsverschiebung unter Verdrängung der darin enthaltenen Gefäße und Drüsen, ähnlich die Anschauungen von Hofmeier und v. Herff.

Die Decidua basalis = die an der Basis des Eies liegende Uterusschleimhaut. Es ist schon oben angedeutet, daß das Ei sich in die Compacta, und zwar verschieden tief einbettet, je nachdem bleibt eine dicke Compacta oder nur ein dünner Streif übrig. Die Spongiosa macht die gleichen Veränderungen hier wie in der Decidua parietalis durch, auch hier starke Erweiterung der Räume, papilläre Vorsprünge, starke Sekretion von Schleim und Glykogen, schließlich Platterwerden der Drüsenepithelien, Ausfallen einzelner Zellen, endlich mehrerer und aller, Reduktion des Stromas. Die Drüsenräume kollabieren und werden Spalten, bleiben aber manchmal nur bis zum 5. Monat nachweisbar, in vielen Fällen aber noch bis zum Ende; nur in der Grundschicht bleiben sie stets bestehen und laufen oft mit der Muskulatur parallel. In der Spongiosa sind allerdings die früheren Uterusdrüsen in den späteren Monaten nur sehr schwer erkennbar. Gefäße s. sp. Bedeutsam ist der größere Leukocytenreichtum gegenüber der Decidua parietalis.

c) Die weiteren Veränderungen der Eischale.

Ihre wesentlichsten Punkte bestehen in der fortschreitenden Ausbildung der Zotten an der basalen = der Implantationsfläche und dem Schwund an der polaren Wand und in der weiteren Differenzierung des Ektoblastes, die schließlich das Schicksal seiner beiden Zellschichten bestimmt.

Schon oben wurde gesagt, daß nicht bei jedem Ei eine gleichmäßige Zottenverteilung um das ganze Ei entstünde. Vom Anfang des 2. Monats ab kann man stets auf dem zum Uteruscavum hinzeigenden Pol kahle Stellen sehen. Es besteht hier offenbar eine weitgehende Abhängigkeit von den Ernährungsverhältnissen der Capsularis, da die Chorionzotten in ihrer Ausbildung und in ihrer Ernährung nicht vom Zottenkreislauf, sondern vom intervillösen Raum abhängig sind. Die Degeneration der Capsularis und der Zotten halten gleichen Schritt, mit dem Stocken der Zirkulation in den Capsularisgefäßen kommt es zum Epithelverlust und zur Quellung und hyalinen Degeneration der Zottengefäße und des Bindegewebes. Diese Degeneration schreitet vom Pol gegen den Äquator hin fort = Ausbildung des Chorion laeve.

An der basalen Fläche aber, entsprechend der Implantationsstelle, wachsen die Chorionzotten unter dauernden, dichotomischen Verästelungen. Bei jungen Eiern sind alle Zottenstämme Haftzotten; mit dem Auswachsen neuer Äste entstehen nun auch freie oder Ernährungszotten. Ihre Gesamtzeit bildet das Chorion frondosum und führt durch weitere Differenzierung zur fertigen Placenta, die Ende des 3. Monats ungefähr erreicht ist. Diese Differenzierung besteht hauptsächlich in der Reduktion des Ektoblastes, dem Längenwachstum der Zotten durch fortschreitendes Einwachsen des Mesoblastes und Ausbildung ihrer Gefäße, sowie der schon besprochenen Aufspaltung der Randdecidua.

Der parietale Mesoblast der Exocölomhöhle wandelt sich in die Chorionmembran um, indem sein Gewebe mehr und mehr fibrillär wird und Gefäße sichtbar werden; sie ist ebenso wie die Zotten an der Außenfläche von Chorionepithel bekleidet. Die zuerst kompakteren Zellager der LANGHANS-Schicht und des Syncytiums werden nach und nach reduziert, bis schließlich im Laufe des 2. Monats im wesentlichen überall Zweischichtigkeit (Cytotrophoblast und Syncytium) erreicht ist.

Die Chorionzotten haben ein bindegewebiges Stroma und einen Epithelmantel, dessen Zellen ebenfalls überall allmählich auf die Zweischichtigkeit reduziert werden. Das Stroma ist zuerst von sternförmigen, anastomosierenden

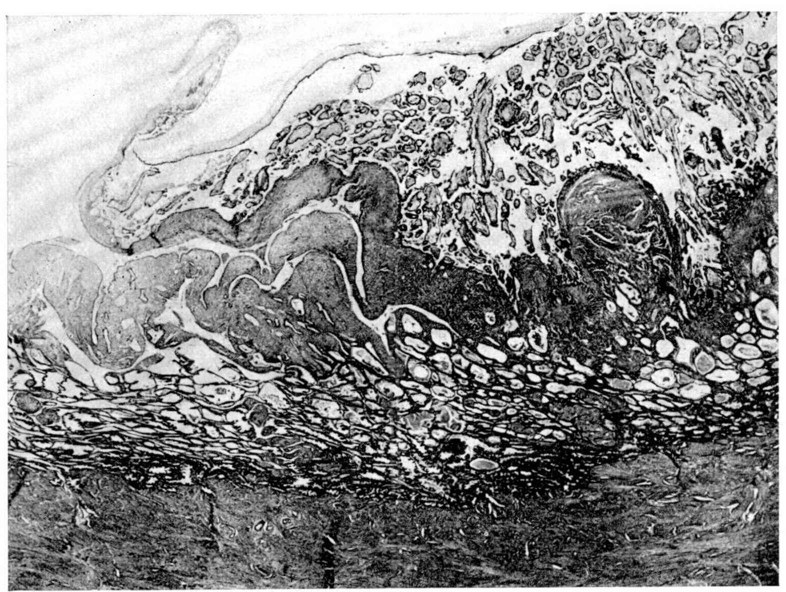

Abb. 120. Gravidität im 2. Monat. Placentationsstelle. Vergr. 6fach.

Zellen gebildet, bald werden feine Fibrillen sichtbar, wie vor allem die BIELSCHOWSKY-Färbung zeigt; in der Mitte und dem zentralen Ende der Zotten wird das Stroma fibrillär, während peripher noch der frühere Charakter bleibt. In den ersten Wochen entstehen Gefäßbahnen durch langgestreckte Zellen, die zunächst kernhaltige rote, vom 3. Monat ab kernlose rote Blutkörperchen enthalten. Die Gefäße liegen hauptsächlich subepithelial, weniger oder gar nicht zentral. Der Capillarreichtum ist bald ein recht beträchtlicher (s. HOFBAUER und HARTMANN), dazu kommt für jede Zotte ein arterielles und ein venöses Gefäß (PFANNENSTIEL). Die unter dem Epithel befindliche Basalmembran ist früher schon erwähnt, die BIELSCHOWSKY-Färbung läßt sie deutlich als eine Verdichtung der Fibrillen erkennen, homogen ist sie nicht. In dem Maschenwerk des Stromas fand HOFBAUER von der 4. Woche ab in allmählich zunehmender Zahl runde zellige Elemente mit großem Kern, dichtem Chromatinnetz, vakuolärer Beschaffenheit des Plasmas, außerdem Granula und Fettkörnchen; diese werden von späteren Autoren als HOFBAUERsche Zellen erwähnt (cf. W. MEYER, TEN BERGE 1922, RICHTER 1925). Die Plasmazellenfärbung ist nach HAPPE negativ.

Das Zottenepithel ist früher schon gesondert als Langhans-Schicht und Syncytium beschrieben. Es soll hier noch gesagt werden, daß die oben beschriebenen Zellgrenzen der Langhans-Schicht nach Mitteilungen von Langhans und Happe nicht stets deutlich sind; es bleibt dann nur eine zweireihige Kernlage, deren untere Reihe von hellen Höfen umgeben wird. Schließlich können von der Syncytiumlage auch Pfeiler zwischen die unteren Zellen oder Kerne an die Grenzmembran hinanreichen. Der Bürstenbesatz des Syncytiums ist im 5. bis 6. Monat noch zu sehen, aber wird allmählich niedriger und entzieht sich dann dem Nachweis. Die Sprossen und keulen- oder warzenartigen Auswüchse des Syncytiums können lange bestehen bleiben. Vakuolen wurden mehrfach beschrieben (Kajimura, Stieve).

Als Streiflicht auf die Biologie der Placenta mag hier erwähnt werden, daß Hofbauer auf dem Syncytium und andererseits an der Epithel-Bindegewebsgrenze, sowie im Stroma, Eisenreaktion gebende Körnchen in Reihen nachweisen konnte. Auch Fett ist mehrfach im Epithelüberzug der Zotten, meist im Syncytium (Kossmann, Marchand, Bondi), aber auch in den Langhans-Zellen und deren Stroma (Hofbauer) nachgewiesen und für Resorptions-, nicht für Degenerationsfett gehalten. Froboese und Aschheim fanden bei normalen Eiern kein Fett im Stroma, auch nicht im Cytotrophoblast, wohl aber im Syncytium. Glykogenbefunde sind oben schon erwähnt. Wolf hat Oxydasekörnchen im Chorionepithel mit der W. H. Schultzeschen Oxydasereaktion darstellen können. H. Hartmann wies Altmannsche Granula nach (Mschr. Geburtsh. 37); s. Referat über Biologie der Placenta von A. Mayer: Gyn.-Kongreß, Leipzig 1929.

Sehr von Wichtigkeit, auch für das Verständnis der Wachstumsbeschränkung des Eies, ist es, daß der Cytotrophoblast in der Hauptsache vom Ende des 3. bis Anfang des 4. Monats verschwindet, er wird durch das dauernde Wachstum enorm abgeflacht und verdünnt. Im 4. Monat sind nur noch einzelne Reste selten gesehen (Webster, Pfannenstiel, Boesebeck), die Zottenbekleidung wird dann ausschließlich vom Syncytium getragen. Die Bedeutung liegt darin, daß nach Gräfenbergs Studien die proteolytische Kraft des Eies abhängig ist von der Funktion der Langhans-Zellen; mit Verschwinden dieser Zellen nimmt auch die proteolytische Kraft des Eies ab. So wird es verständlich, daß am Ende des 3. Monats die tryptische Wirkung aufhört.

Die Scheidewand zwischen mütterlichem und kindlichem Blut besteht demnach vom 4. Monat ab aus der eigenartigen syncytialen Zellage auf einer feinen Grenzmembran; diese grenzt unmittelbar an das lockere Zottenstroma, in dem dann sofort und ohne wesentlichen Zwischenraum die sehr zarten, nur aus einigen Fibrillen und den flachen Endothelien bestehenden, relativ weiten Capillaren liegen.

Während der Zottenausbildung und der Placentaformierung spielen sich an der Eiperipherie weitere bemerkenswerte Vorgänge ab. Wie oben beschrieben, ist der Ektoblast am Ende der 2. Woche in mächtigen, gegen die mütterliche Schleimhaut hinstrebenden Zellsäulen geordnet und bildet hier große Felder, die miteinander in Verbindung treten und so die sog. Ektoblastschale erzeugen. Überall wo Ektoblast mit mütterlichem Gewebe zusammenstieß, fand man eine Umlagerungs- oder Zwischenzone eingeschaltet, die degenerierendes mütterliches und auch fetales Material enthielt. Der Gewebsanschluß dieses Ektoblasten an die Gefäße und Drüsen wurde erwähnt. Den Hauptbestandteil liefert der Cytotrophoblast; das Syncytium überzieht hauptsächlich die dem intervillösen Raum anliegenden Partien. Die Zellsäulen werden nun nach und nach reduziert, indem Zottenbindegewebe und Gefäße gegen die

Decidua hin wuchern. Gegen Ende des 2. Monats sollen sie nicht mehr nachweisbar sein; die Haftzotten sind dann fest verankert, nur um das Zottenende
herum bleibt der Cytotrophoblast erhalten und biegt hier meist haken- oder
ankerförmig um; ein tieferes Eindringen findet jedoch normalerweise nie statt.

Ebenso wie die in den ersten Wochen oft sehr stark ausgebildeten Ekto-
blastpfeiler, vor allem die vielen Ektoblastinseln zwischen den Zotten allmählich eine Rückbildung erfahren, so erlebt auch die Ektoblastschale im engeren
Sinne, also die periphere resp. maternwärts gelegene Ektoblastausbreitung

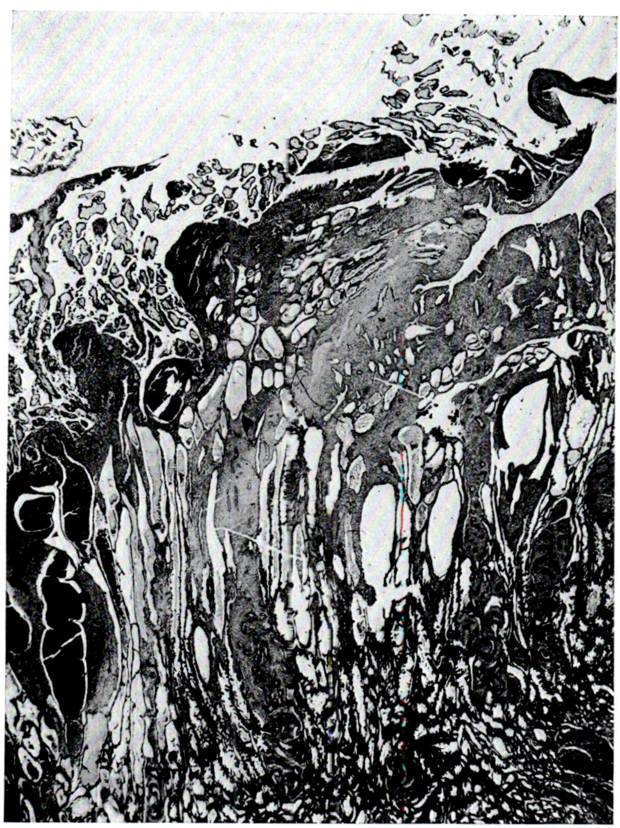

Abb. 121. Gravidität im 2. Monat sehr dicke Decidua. Implantationsstelle. Vergr. 6fach.

eine Reduktion; sie bleibt zwar bestehen, aber ihre Dicke ist oft nur eine flache
kernarme Lage, während an anderen Stellen auch wieder dickere und mehr-
zellige Partien zu sehen sind; hier ist Syncytium und Cytotrophoblast unregelmäßig miteinander vermischt, jedoch liegt dem intervillösen Raum stets
wieder Syncytium an. Diese Ektoblastschale ist aber unterbrochen durch den
Durchtritt von Gefäßen in den intervillösen Raum.

Gleichzeitig mit der Besprechung der Gefäßverhältnisse und ihrer Beziehungen
zum intervillösen Raum muß auch die Grenzschicht zwischen mütterlichem
und kindlichem Gewebe beschrieben werden. Die oben erwähnten Haftzotten
dringen nicht gleichmäßig gegen die Decidua vor oder die Decidua leistet dem
Eindringen an manchen Stellen mehr Widerstand als an anderen; so kommt
es, daß die freie Fläche sehr unregelmäßig ist und große breite und auch schmälere

Vorsprünge zeigt. In diesen nun verlaufen die Arterien, wie hauptsächlich durch Bumm, Rohr, Waldeyer beschrieben. Sie entsprechen den Schleimhautarterien des Endometriums und verlieren auf ihrem Wege durch die Basalis ihre Muscularis; es grenzt dann Adventitia an den umgebenden Deciduazellenmantel. So ziehen sie mit starker Schlängelung und Ausweitung ihrer Endäste in die genannten Wülste oder Pfeiler eiwärts, verwandeln das Gewebe kavernös, ohne eigentliche Äste abzugeben und ergießen sich schließlich nach Verlust ihres Endothels (Bumm) auf der Höhe oder der Seite solcher Wülste in den

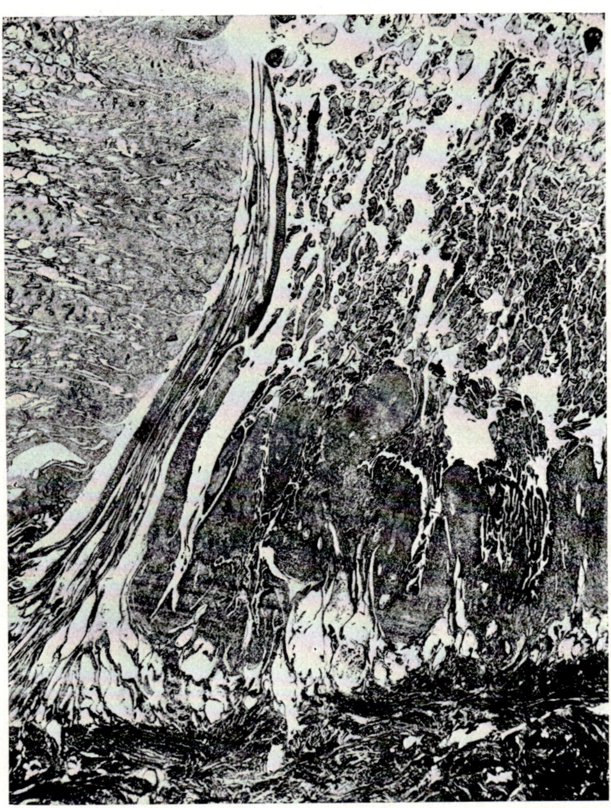

Abb. 122. Gravidität im 4. Monat. Vergr. 6 fach.

intervillösen Raum. Die Venen haben in den Ausbuchtungen zweier Deciduapfeiler in Form eines Trichters ihren Ursprung, die Anfangsstücke verlaufen schräg eine oft kürzere, oft längere Strecke und münden dann in eine meist parallel zur Muskelwand verlaufende „Grenzvene" (Waldeyer) = Sammelröhren der Grundschicht (s. Endometrium).

Diese alte Auffassung der Gefäßversorgung des intervillösen Raumes kann auch heute noch im großen und ganzen als zu Recht bestehend angesehen werden, obgleich auf Grund spekulativer Vorstellungen andere Meinungen ausgesprochen werden. Injektionspräparate am erschlafften schwangeren Uterus lassen die Arterien und Venen injizieren (Spanner, H. Hartmann). Man kann dann sehr gut die in spiraligem Lauf ziehenden Arterien erkennen; ihre Wandung ist deutlich in Reduktion, es bleiben hauptsächlich fibrilläre Kreistouren übrig, die Muskulatur ist vielfach nicht erkennbar, in der Umgebung findet sich Fibrin. Diese Gefäße münden seitlich auf kleinen oder etwas höheren Deciduapfeilern, an denen große Haftzotten ansetzen. Wahrscheinlich können auch außerhalb der Deciduapfeiler Arterien münden. Wieviele solcher kleinen arteriellen „Spritzdüsen" den Gesamtraum der Placenta versorgen, läßt sich zur Zeit noch nicht sagen.

Die Venen sind verhältnismäßig große, sehr dünnwandige Rohre, die trichterartig an der Basis des intervillösen Raumes beginnen und sehr bald rechtwinklig als weites Rohr parallel der Uteruswand weiter ziehen und schräg in die so reichlich vorhandenen Venenspalten des Muskels einmünden.

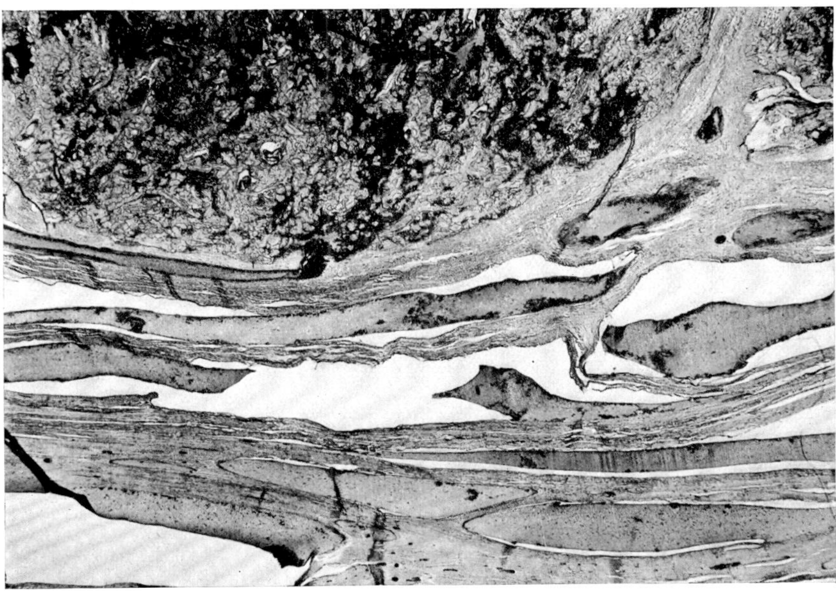

Abb. 123. Injizierter Uterus. Graviditas mens VI. Man sieht die sehr starken Venenspalten und die Abflußvenen aus den intervillösen Räumen. Vergr. 12fach.

Über den Kreislauf im fertigen intervillösen Raum bestehen noch recht verschiedene Ansichten. GROSSER nimmt eine sehr schwache Strömung an, die durch Schwangerschaftswehen im Uterusmuskel immer wieder angetrieben werden soll. G. WAGNER und auch andere, auch ich selbst, konnten nachweisen, daß Schwangerschaftswehen nicht in der Form und Häufigkeit auftreten, die nötig wäre, um den Kreislauf für den sauerstoffgierigen Feten zu erhalten. Meines Erachtens ist der intervillöse Raum ein kompliziertes „Gefäß", das auf der fetalen Seite die verformbare, aber inkompressible Wand der wassergefüllten Fruchtblase hat und dauernd unter der lebendigen Tonusspannung der Uterusmuskulatur von der Außenseite her gehalten wird. In diesen weiten Raum spritzen viele kleine arterielle Düsen dauernd an allen Teilen der Basis Blut ein, dauernd fließt unter der sanften Muskelspannung aus den ebenfalls zahlreichen Venentrichtern das Überschußblut wieder ab. Für die gute Durchmischung jedoch in dem weiten, komplizierten Raum sorgt der zweifellos vorhandene fetale Zottenpuls (G. WAGNER, v. MIKULICZ-RADECKI haben

hierfür eindrucksvolle Experimente gemacht). Daß tatsächlich ein Zottenpuls
vorhanden sein muß, geht daraus hervor, daß von Nabelarterie zur Nabelvene nur ein Druckabfall von $50\%_0 = 80$ mm Hg auf 40 mm Hg besteht, mit
anderen Worten, daß noch in der Nabelvene durch die Zotten hindurch die Vis
a tergo 40 mm Hg beträgt (L. Seitz, H. Runge).

Kehren wir nach dieser Abschweifung zurück zu der Fetus-Mutter-Grenze,
so finden wir, daß an Stelle der in Degeneration begriffenen Umlagerungszone
der jungen Einbettungsstadien bald die vollendete Degeneration in Form fibrinös-
hyaliner Massen deutlich ist; mütterlicherseits schließt sich Deciduagewebe
oft nur mit spindeligen Zellen und reichlicher leukocytärer Infiltration an,

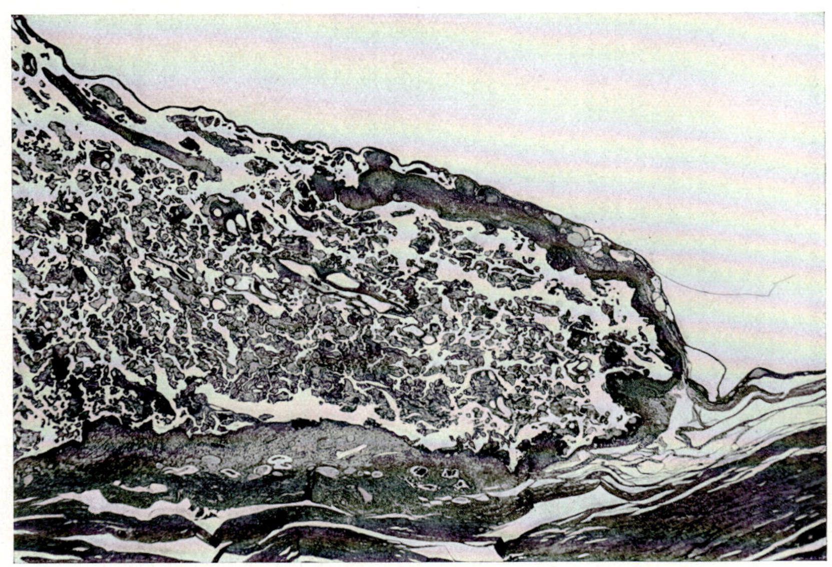

Abb. 124. Gravidität im 6. Monat. Vergr. 6 fach.

fetalwärts liegt einer fibrinös-hyalinen Zone der Ektoblast in ein- oder mehr-
reihiger Schicht auf. Diese Zone ist als Streifen von Nitabuch und später von
Rohr beschrieben. Nitabuchs Streifen soll als kontinuierliche Lage die Grenze
zwischen fetalem und maternem Gewebe anzeigen, und nicht alle Erhebungen
und Senkungen der freien Oberfläche mitmachen, Rohrs Streifen dagegen
liegt unmittelbar am intervillösen Raum unter der Ektoblastlage; an den Venen-
mündungen sollen sich beide treffen. Fibrinstreifen sind von allen Autoren
an der eiwärts gelegenen Grenze der Decidua gesehen, aber fast alle betonen
die Inkonstanz und Inkontinuität; meine eigenen Beobachtungen an vielen
Uteri aus allen Monaten der Gravidität bestätigen das. Am meisten zeigte
sich der den Ausbuchtungen und Erhebungen der Oberfläche überall folgende
Streif, also der Rohrsche, während der Nitabuchsche weniger häufig gesehen
wurde. Diese Streifen sind bis zum Ende der Gravidität zu verfolgen.

Das Verhalten der Deciduaoberfläche am Rande der Placenta ist für die
ersten Monate durch die Aufspaltung gegeben. Komplizierter werden die Verhältnisse an dieser Stelle erst, wenn die Placenta sich fest anlegt und sich scharf
gegen das degenerierte und mit der Decidua parietalis verwachsene Chorion
laeve absetzt. In den letzten Monaten der Gravidität findet man hier manchmal, aber nicht immer eine ringförmige, verschieden breite Zellplatte, die zwischen

dem Bindegewebe der Chorionplatte und einer von LANGHANS zuerst beschriebenen subchorialen, ebenfalls in den letzten Monaten auftretenden Fibrinlage liegt. WINKLER beschrieb sie 1872 als kontinuierliche, sich unter dem Bindegewebe der Chorionmembran ausbreitende Zellschicht = WINKLERs Schlußplatte, er nahm ihre deciduale Abkunft an. KÖLLIKER und WALDEYER sprachen nur von einem Schlußring. PFANNENSTIEL glaubte, daß eine nur am Rande der Placenta vorkommende schmale deciduale Schicht durch Unterminierung

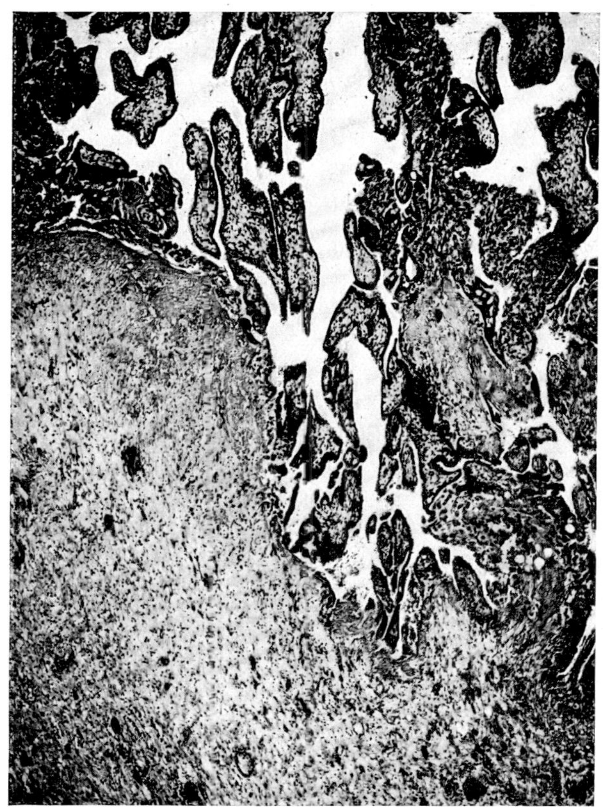

Abb. 125. Fetus-Muttergrenze. Graviditas mens IV. Vergr. 35 fach.

der Schleimhautränder auch nach fester Anlagerung zustande käme. LANGHANS, HITSCHMANN und LINDENTHAL und auch GROSSER halten diese Schicht für ektodermal, stammend vom Epithel der Chorionmembran.

Anschließend mag hier des Randsinus gedacht werden, der von älteren Autoren vielfach als Randvene (MECKEL Sinus circularis) beschrieben wurde. Festgestellt werden soll hier nur, daß eine echte Vene nicht vorliegt, sondern daß er vielmehr einen Teil des intervillösen Raumes bildet, umgrenzt von fibrinreichen Wandungen, die genetisch mit der sonstigen Begrenzung des intervillösen Raumes übereinstimmen. BUDDE konnte ihn nur in einem Teil des Umkreises nachweisen. HÖHNE hat ihm klinische Bedeutung zugemessen.

Noch einmal muß auf die Ektoblastschale zurückgegriffen werden, und zwar auf die früher schon kurz angedeuteten Trophoblastinseln zwischen den Zotten. Bei der Reduktion des Chorionepithels in den frühen Monaten kommt es zu Abspaltung größerer oder kleinerer solider Ektoblastmassen; diese bleiben mit den zur Zottenbekleidung verwendeten Ektoblastmassen häufig noch in Verbindung, können aber auch völlig von ihnen isoliert sein. Diese Zellknoten oder Zellinseln, die in ihren Folgezuständen in jeder Placenta gefunden werden können, wurden oft früher für decidualer Abkunft gehalten, v. Franqué und Vassmer konnten keine Gefäße in diesen Bezirken nachweisen. Diese Ektoblastreste verschwinden im Laufe der ersten Monate oder geben meist Veranlassung zu Fibringerinnungen. Solche Fibringerinnungen spielen in der Placenta eine nennenswerte Rolle, sie kommen in kleinen Mengen fast in jeder Placenta vor, größere Anhäufungen sind pathologisch und werden als „Infarkt" bezeichnet (s. Pathologie). Fibrinablagerungen aus dem Blut finden sich im

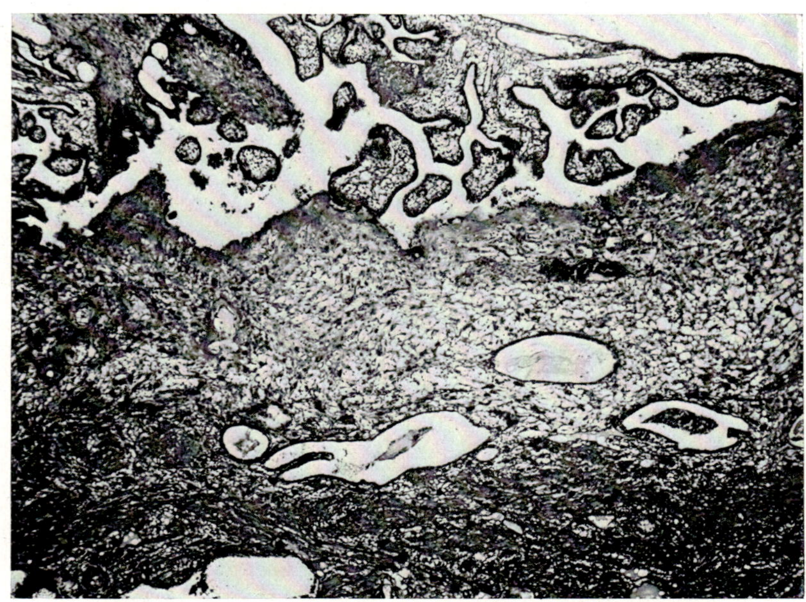

Abb. 126. Fetus-Muttergrenze. Graviditas mens VI. Vergr. 35fach.

Nitabuchschen und Rohrschen Streifen, unter der Chorionmembran (Langhans-Streifen), am Rande der Placenta und überall in kleinsten Niederschlägen auf der Oberfläche syncytiumentblößter Zotten und kommen schon vom 2. Monat ab vor. Die einfachen Fibringerinnungen an kleinen Zottenteilen schreiten fort, umhüllen die Zotte und bringen sie zum Absterben; dann werden auch Nachbarzotten geschädigt, wo derselbe Prozeß sich wiederholt. So kommt es zu kleineren Herden, in denen peripher Fibrin, auch einzelne Ektoblastzellen und im Zentrum mehr oder weniger nekrotische Zotten mit fibrinoiden-hyalinen Massen liegen. Kreislaufstagnationen wirken sicher begünstigend, wie z. B. unter der Chorionmembran und in den Randpartien. Das Primäre aber scheint nach den neueren Auffassungen eine Schädigung des Zottenepithels zu sein (Huguenin, Schickele, Hitschmann und Lindenthal u. a.), nicht, wie Biland meint, die Gefäßveränderung der Zotte. Erwähnt mag hier werden, daß nur relativ frisches Fibrin auch wirklich die Fibrinreaktionen gibt. Ausgesprochene Wucherungen des Chorionepithels in solchen Fibrinknoten (Schickeli) sind als pathologisch anzusehen (s. Pathologie), während Ektodermzellen in kleinerer Menge stets zu finden sind.

Außer den erwähnten Ektoblastinseln können auch Deciduavorsprünge einmal weit in den intervillösen Raum hineinragen und auf Querschnitten als Inseln imponieren; an Gefäßen, interstitiellem Bindegewebe und meist auch Ektoblastüberkleidungen wird man den decidualen Kern erkennen. Von STEF-FECK, HOFMEIER u. a. wurde ihnen eine Hauptrolle für die Entstehung der weißen Infarkte zugeschrieben. Sie werden meist allmählich mehr und mehr reduziert.

Über die „Septa" placentae bestehen noch erhebliche Meinungsverschiedenheiten. Die meisten Autoren halten sie für stehengebliebene Deciduapfeiler; GROSSER macht mit vollem Recht darauf aufmerksam, daß diese Deciduapfeiler nur eine kleine Strecke weit in die Placenta hineinreichen und sich dann

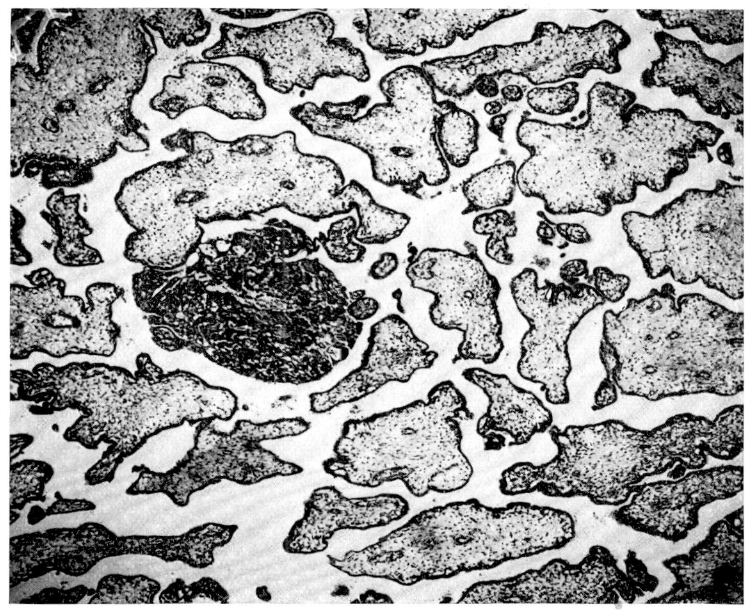

Abb. 127. Placenta. Graviditas mens VI. Chorionzotten, Trophoblastinseln. Vergr. 32 fach.

mit langen Haftzotten verbinden. Die an sich plausible Idee, daß die Septen durch die Aussparungen der Versorgungsgebiete einzelner fetaler Arterienäste entständen, hat sich nicht völlig beweisen lassen (cf. GROSSER).

Die oft bizarr geformten Sprossen und Auswüchse des Syncytiums sind oben erwähnt, gesagt werden muß noch, daß sie auch abgesprengt werden können und dann in die mütterliche Blutbahn geraten.

Die freien Zotten ragen nach einer großen Anzahl von Autoren in die Venen hinein und können weit vorgeschoben werden (z. B. WALDEYER, BUMM, VEIT, ROB. MEYER u. v. a.), in Arterienmündungen sieht man nie Zotten. Nach Abreißen dieser Zotten soll es zur Zottendeportation kommen (HITSCHMANN und LINDENTHAL, VEIT).

Es ist eben gesagt worden, daß die NITABUCH-Fibrinstreifen die Grenze zwischen maternen und fetalen Teilen bilden. Wie aber KÖLLICKER, MARCHAND, ASCHOFF, SCHICKELE, R. MEYER betonten und an normalen Präparaten jederzeit häufig gesehen werden kann, dringen in vielen Fällen von den Enden

der Haftzotten aus einzelne Zellen des Chorionepithels in die Tiefe = chorion-
epitheliale Zellinvasion nach R. Meyer; sie schieben sich stets in Reihen
entweder entlang den Gefäßen auch unter deren Endothel oder in Muskel-
spalten bis in die oberen Muskelschichten (eine Wanderung findet nach R. Meyer
nicht statt). Hier liegen sie meist verstreut als verschieden große Zellen mit
dunklerem Protoplasma und sehr dunklem, scharf umschriebenen Kern,
auch können sie sich in syncytiale Riesenzellen umbilden. In der Nähe von
größeren Herden solcher Zellen degeneriert das Gewebe, aber das ist schon

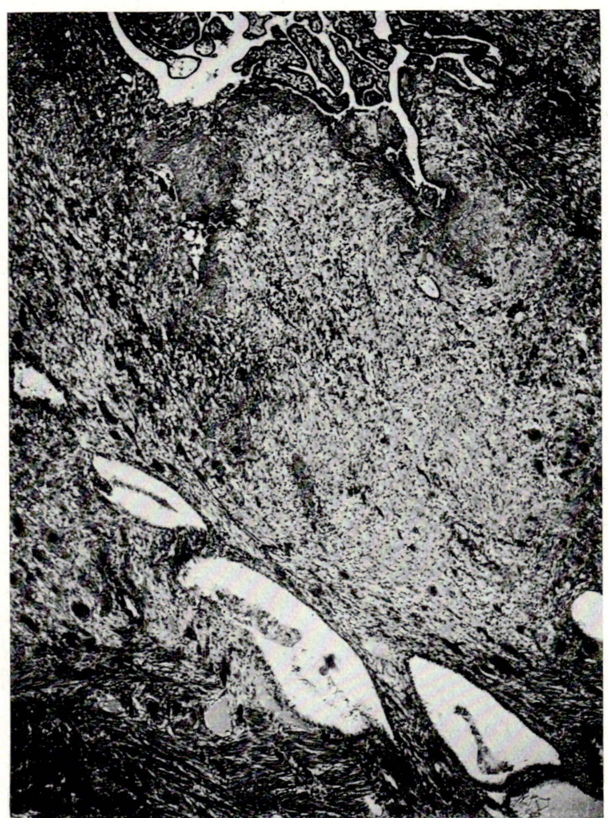

Abb. 128. Choriale Zellinvasion. Graviditas mens VI. Vergr. 32fach.

pathologisch; normalerweise ist die Zahl der eingewucherten Zellen gering,
dann entsteht keinerlei Einwirkung.

Auch intravasculär können sich chorioepitheliale Zellen vorschieben; das
führt zu der sog. physiologischen Schwangerschaftsthrombose. Sie
wurde zuerst von Friedländer beschrieben und darunter verstanden, daß
in den Uterinsinus der Placentarstelle vom 8. Monat ab große, dunkel-
granulierte Zellen von mannigfachem Verhalten auftreten, das Blut hier gerinnt, die Gerinnsel durch junges Bindegewebe organisiert werden und außerdem sich eine dunkelkörnige, undeutlich faserige Masse findet, in die zahlreiche
lymphoide Zellen eingestreut seien. Eine ähnliche Beschreibung wurde auch
von Leopold geliefert, weiter hatten Patenko, Veit, Franke und Stolper

und Rob. Meyer die gleiche Auffassung. Die sog. Autothrombose Fellners
bei Tubargravidität und in myomatösen Uteri gehört nicht ins Gebiet des
Normalen. Marchand und Pfannenstiel ließen die Auffassung einer Thrombose nicht gelten. Hinselmann hat diese Erscheinungen einer sehr eingehenden
Bearbeitung unterzogen und festgestellt, daß den Bildern keine thrombotischen
Vorgänge aus Blutbestandteilen, sondern tryptische Rarefizierungsprozesse in
mütterlichem Gewebe (Gefäßwand und perivasculäres Gewebe) zugrunde lägen,
die teils, besonders in frühester Zeit, durch verschleppte Ektoblastzellen, teils
durch Choriotrypsin (Gräfenberg) bewirkt würden.

d) Die reife Placenta vor und nach der Lösung.

Es ist hier dem schon beschriebenen nichts Wesentliches mehr hinzuzufügen, sondern nur noch einmal eine kurze Zusammenfassung des Bildes am
Ende der Gravidität zu geben.

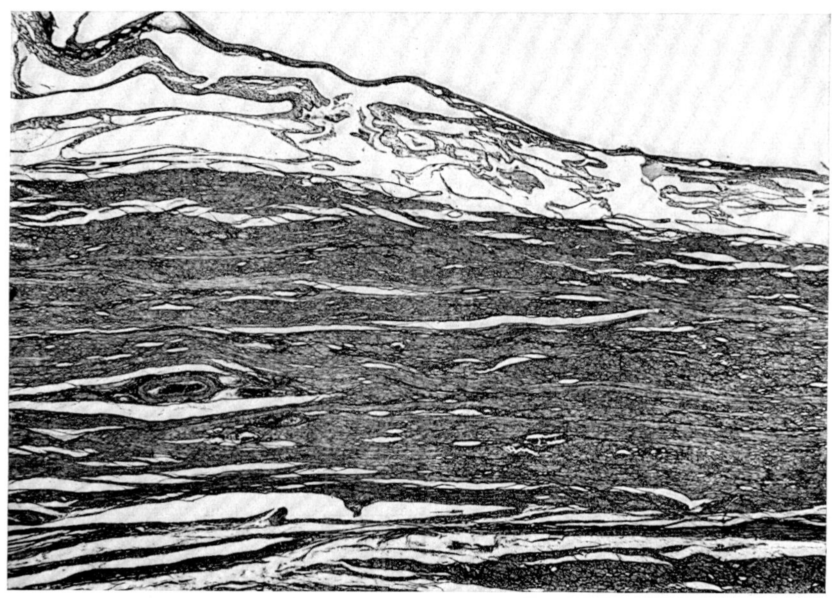

Abb. 129. Graviditas mens VI. Eihäute und Uteruswand. Vergr. 12 fach.

Die kindliche Fläche wird von der Membrana chorii begrenzt, von der
aus die Zotten in den intervillösen Raum hineinragen. Die Größe der Zotten
ist sehr verschieden, ihre Zahl und ihre Formvariation unendlich. Das Stroma
ist ausgesprochen fibrillär, in den größeren Zottenstämmen sieht man wohlausgebildete dicker- und dünnerwandige Arterien und Venen, die schließlich
auf und in der Membrana chorii zu den Nabelgefäßen sich vereinigen. Bemerkenswert ist das mikroskopische Verhalten der Zottengefäße insofern,
als die großen Stämme sich sehr bald aufteilen, aber noch bis in die kleinen
Äste starke Muskulatur und festes Bindegewebe behalten (H. Hartmann).
Der Unterschied zwischen Arterien und Venen ist sehr gering; funktionell
haben auch die Venen den unverhältnismäßig hohen Druck von 40 mm Hg
auszuhalten. Die Charakteristica der Nabelvene verlieren sich am Eintritt in
die Placenta. Das Epithel der Zotten und der maternwärts gelegenen Fläche
der Membrana chorii ist Syncytium und als solches unregelmäßig dick und

verschieden kernreich, aber im ganzen doch in dünner einkerniger Lage; Sprossen-
und Kolbenbildungen verschiedenster Form sind auch jetzt noch sichtbar.
Unter der Membrana chorii findet man meist statt Epithel eine verschieden
breite Fibrinlage (s. o.).

Die mütterliche Fläche der ausgestoßenen Placenta, also auch die Unterfläche der festhaftenden Placenta, wird nach außen von Decidua begrenzt,
und zwar findet man meist nur enges flachmaschiges Stromagewebe mit spindeligen Deciduazellen, hier und da auch flachlängliche Räume, die meist Drüsenräumen entsprechen. Zum intervillösen Raum hin folgt dann gewöhnlich eine
mehr homogene, hyalin-fibrinoide Lage, in die einzelne fibrillenumsponnene
Deciduazellen hineinragen; fetalwärts steht diese Schicht mit den Zotten in
Verbindung und wird mit fetaler Zellschicht unregelmäßig überkleidet. Von

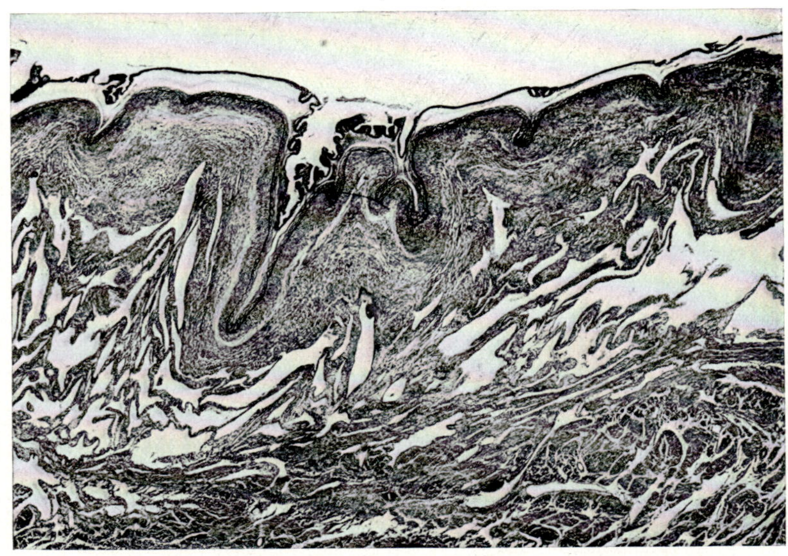

Abb. 130. Eihäute, Decidua, Uteruswand. Graviditas mens X, Uterus frisch kontrahiert. Vergr. 12 fach.

diesem basalen Deciduarest gehen verschieden tief ins Innere der Placenta
säulenartige Pfeiler, die nur Stromareste, spärlich Deciduazellen und die decidualen Arterien enthalten, wie oben beschrieben. Meist sind sie von hyalin-
fibrinoider Substanz gebildet. In dieser findet man sowohl basal wie in den
Pfeilern sichere ektoblastische Zellen, meist einkernig mit hellem Leib, aufs
deutlichste von Deciduazellen unterschieden, ihre Zahl ist normalerweise gering bis mittelgroß, meist liegen sie einzeln, ohne dichte Haufen mit Zelleib
an Zelleib zu bilden; auffällig ist auch ihre meist gleichartige Gestalt. Außer
Zotten finden sich im intervillösen Raum die oben besprochenen Fibrinablagerungen mit hyalin-degenerierten Zotten im Zentrum und normalerweise geringe Vermehrung der Chorionepithelien. Die Randpartien und der Sinus
circularis sind oben näher diskutiert. Zu erwähnen wäre hier, daß in den Fibrin-
herden auch Kalkablagerungen in verschiedener Menge vorkommen, eine besondere mikroskopische Struktur kommt ihnen nicht zu. Der Raum zwischen
den Zotten ist während des Lebens wahrscheinlich nur sehr eng (etwa 30 bis
40 μ); davon bekommt man einen Eindruck, wenn man eine nicht entblutete
Placenta untersucht; dann sieht man auch den Reichtum der Zotten an weiten
Capillaren (H. Hartmann-Kiel).

e) Die Eihäute vor und nach der Lösung.

Sie bestehen aus Decidua parietalis, Decidua capsularis, Chorion laeve und Amnion.

Die Decidua parietalis hat die schon oben beschriebenen Umwandlungen erfahren. Ihre Drüsenräume sind stark abgeflachte, längliche Spalten, in denen nicht überall flache, zum Teil auch gut erhaltene Epithelien nachweisbar sind (Spongiosa). Das Stroma ist flach und spindelzellig; zwischen feinen Fibrillen sind hier und da normale, selbst auch rundliche deutliche Deciduazellen. Die Gefäße treten völlig zurück. Eiwärts werden die Fibrillen enger und ihre Lagen flacher, nicht überall sind Zellen dazwischen (Decidua compacta): dann folgt

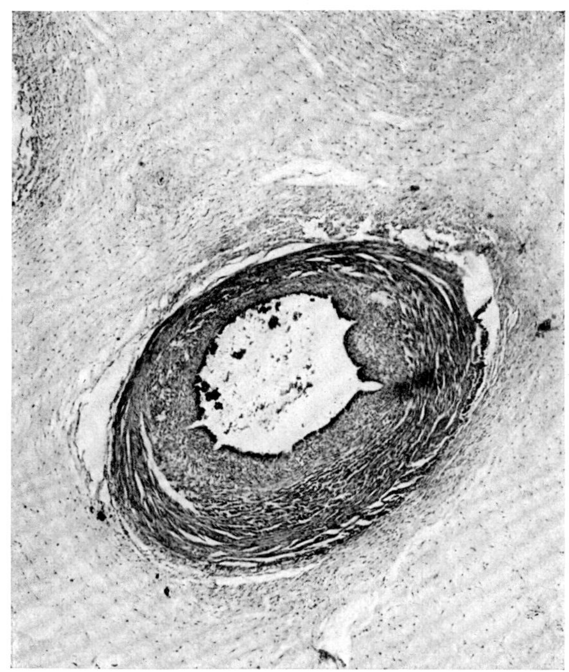

Abb. 131. Nabelschnurarterie. Links daneben der Ductus omphalomesentericus. Vergr. 25 fach.

eine Zerfallsschicht, in der auch Zellen deutlich sind. Je weiter man eiwärts geht (Decidua capsularis), um so deutlicher treten große Zellen mit stark tingiertem Kern hervor, die aber vielerlei Zerfallserscheinungen zeigen; sie haben Ähnlichkeit mit jenen in den fibrinös-hyalinen Massen der Decidua basalis, hier wie da handelt es sich nicht um Deciduazellen (frühere Autoren und MORALLER und HOEHL), sondern um ektodermale Zellen (GROSSER u. a.); man findet auch gar nicht selten degenerierte Zotten zwischen ihnen. Diese Zellschicht ist etwa 4—5 Zellen breit, dann folgt gefäßloses Chorionbindegewebe mit deutlichen Fibrillen und noch sichtbarer Grenzmembran (BIELSCHOWSKY-Färbung). Ohne besondere Grenze mit ihm verklebt das faserarme, gefäßlose subamniotische Gewebe und schließlich das Amnionepithel. Die Lösung der Eihäute erfolgt ebenso wie auch in der Decidua unterhalb der Placenta, im Bereich der Decidua spongiosa; so kommt es, daß man an ausgestoßenen Eihäuten außen noch Reste der Decidua spongiosa feststellen kann. An noch nicht gelösten

Eihäuten in schon vom Kind entleerten, kontrahierten Uteri sieht man eine sehr starke Faltung, an der sich alle Häute inklusive des Amnions beteiligen.

Das Amnion legt sich nach Strahl, Grosser u. a. Ende des 2. Monats unter Schwund der Exocölomhöhle an das Chorion an, das Bindegewebe ist gefäßlos, wird zellarm und derbfaserig, unter dem Epithel läßt sich eine deutliche Basalmembran nachweisen. Die Amniogenese kann hier nicht näher besprochen werden, sie gehört zusammen mit der Lehre von der Keimblätterbildung in die Handbücher der Entwicklungsgeschichte. Das Amnionepithel ist nach Bondi im 2. Monat ganz niedriges, protoplasmaarmes Plattenepithel, dessen Kerne endothelartig ins Lumen vorspringen, in der zweiten Graviditätshälfte werden aus Plattenepithelien kubische und schließlich zylindrische (Mandl).

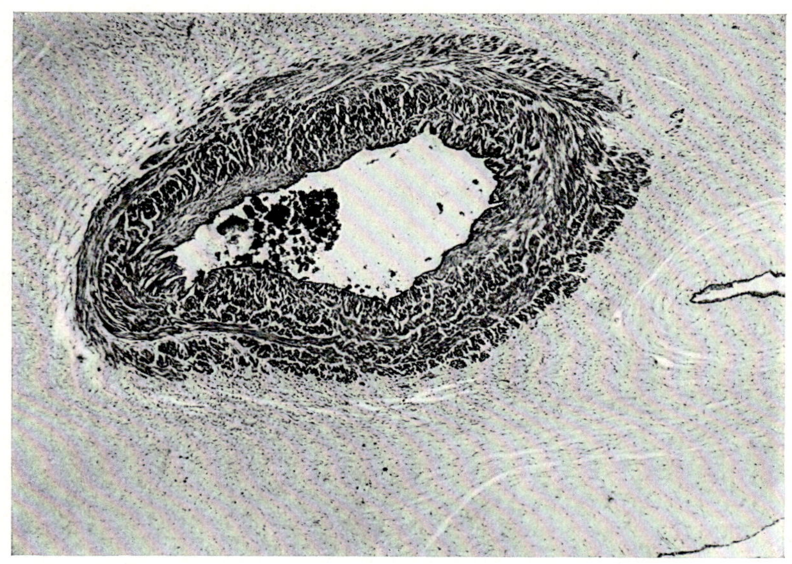

Abb. 132. Nabelschnurvene. Vergr. 125fach.

Nie sind Stomata gesehen. Vom 3. Monat ab treten Granula im Epithel um den Kern herum auf. In den letzten Monaten findet man auch regelmäßig Fett in wechselnd großer Menge, sowohl im Epithel wie im Bindegewebe (Bondi). Mandl fand, daß auch keulenartige Zellformen mit überragender Kuppe vorkommen. Das Protoplasma ist mit feinsten und gröberen Vakuolen durchsetzt, mit Carnoy-Gemisch konnte Mandl eine merkwürdig ausgefranste Oberfläche konstatieren, ein Bild, das er besonders beim *Hund* und *Katze* deutlich darstellen konnte. Polano wies am Ende der Schwangerschaft in den Amnionepithelien, soweit sie dem Placentabezirk des Amnion angehörten, Vakuolen von verschiedener Größe, die stellenweise die ganze Zelle erfüllten, nach.

Der Nabelstrang. Die Entwicklung des Nabelstrangs aus dem Haftstil, die Verhältnisse des Dotterbläschens und Dotterganges mit Vasa omphalomesenterica und die Bedeutung und das Verhalten der Allantois sind rein entwicklungsgeschichtliche Themata und sollen hier nicht abgehandelt werden.

Die Grundsubstanz des Nabelstranges ist die sog. Whartonsche Sulze, einer Mischung von gallertigem Bindegewebe, das seinerseits aus einer homogenen Grundsubstanz mit sternförmigen oder runden Zellen und spärlich Fibrillen besteht. Das lockere und festere Fibrillennetz ist hauptsächlich im Zentrum und um die Gefäße herum zu sehen, und in dünner Lage an der Peripherie angeordnet, während die Sulze die Lücken ausfüllt.

Die beiden Nabelarterien haben einen charakteristischen Bau, wie vor allem BONDI und HENNEBERG und in neuerer Zeit H. RUNGE und HARTMANN studiert haben, wo auch die entsprechende Literatur zu finden ist. Man findet unter dem Endothel eine wechselnd starke, im ganzen aber dünne Lage einer Längsmuskulatur mit reichlich faserigem, nicht membranösem, elastischem Gewebe und zartem Bindegewebe zwischen den einzelnen Muskelfasern; nach außen folgt eine dicke Ringmuskelschicht mit reichlichem lockeren Bindegewebe, das die Muskulatur in Bündeln formiert, und sehr spärlich elastischen Fasern, schließlich noch weiter peripher einzelne Längsbündel eingesprengt in die Ringmuskelschicht und eine elasticalose Bindegewebsscheide, keine eigentliche Adventitia.

Die Vene zeigt eine für Venen sehr starke Muskulatur, die aus Ring- und weniger aus Längsfasern besteht. Die Muskelfasern jedoch liegen eigenartig locker, sie bilden überall Lücken und Zwischenräume, lockeres, elasticaarmes Bindegewebe hält sie zusammen; unter dem Endothel ist eine gut ausgebildete Elastica deutlich. Die Adventitia im eigentlichen Sinne fehlt auch hier, statt ihrer ist nur das festere Bindegewebe der Sulze vorhanden. Wie Untersuchungen H. RUNGES und H. HARTMANNs neuerdings festgestellt haben, ist diese Wandstruktur wahrscheinlich von Bedeutung für die Fruchtwasserbildung.

Lymphgefäße hat die Placenta nach JOSSIFOW nicht.

Weitere nutritive Gefäße sind im Nabelstrang nicht gefunden, nur GÖNNER will Mündungen derselben nach Aufschneiden der Gefäße gesehen haben. Auch Nerven sind nicht nachgewiesen (BUCURA, MABUCHI, H. HARTMANN); nur FOSSATI beschreibt ein eigentümliches Fasernetz um die Gefäße und unter dem Epithel der Placenta, das er mit APATHIs Methode hat darstellen, aber nicht eigentlich als Nerven deuten können.

Die Schicksale des Allantoisganges hat TITROFF verfolgt; er findet ihn anfangs sackartig mit flachem und kubischem Epithel, Ende des 2. Monats am Nabel fast ganz atretisch, außerhalb des Nabels unregelmäßig erweitert und bis zur Placenta zu verfolgen, im 4.—5. Monat sehr wechselnd, manchmal noch kanalisiert, später als dünnen epithelialen Strang bis zum 8. Monat zwischen den beiden Arterien, später noch oft einer Arterie unmittelbar genähert. LOEWY fand, daß die Obliteration bei 9 mm Embryonen am placentaren Ende beginnt, im übrigen stimmen seine Angaben zu denen TITROFFs.

Der Dottergang ist am Ende des 1. Monats noch erkennbar, Ende des 2. Monats aber schon schwer sichtbar trotz Persistenz der Gefäße, im 4.—5. Monat nur noch in Spuren, später nicht mehr. Gefäße dieses Ganges sollen nach LÖNNBERG (GROSSER) selten, bis zur Geburt erkennbar bleiben.

Das Nabelbläschen stellt nach GROSSER eine mesodermale Höhle mit scholligem, teilweise verkalktem Inhalt ohne Epithel dar.

f) Die Muskelwand des Corpus uteri in der Schwangerschaft.

Ein nichtschwangerer Uterus wiegt durchschnittlich 50 g, nach der Entbindung 1200 g. Die Vergrößerung beträgt also das 24fache (STIEVE, GROSSER). Um zu zeigen, wie stark die Gebärmuttermuskulatur allein wächst, hat STIEVE den Uterus einer nulliparen Frau von der Schleimhaut und dem Halskanal befreit und so lediglich die Muskulatur des Körpers und des Isthmus mitsamt den darin enthaltenen Gefäßen gewoben = 17 g. Die frisch entbundene Gebärmutter ohne den Halskanal wog 1100 g. Es ergibt sich daraus, daß die Muskelmasse um das 70fache zugenommen hat. Bis vor kurzem sind wir völlig auf

die Angaben Köllickers und Sängers angewiesen gewesen. Die Autoren
gaben an, daß die Muskelzellen in ihrem Plasmaleib stark wachsen und ungefähr auf das 10fache sich vergrößern. Wieso nun diese sehr starke Muskel-
zellzunahme zustande kommt, darüber waren die Ansichten geteilt. Köllicker
und v. Ebner hatten eine Neubildung angenommen; Sänger aber wies nach,
daß eine Hyperplasie, eine Neubildung von Muskelzellen nicht wesentlich in
Frage kommen könne, sondern daß die Vergrößerung der Muskulatur in der
Hauptsache lediglich durch Wachsen der Einzelzelle bedingt wäre. Von neueren

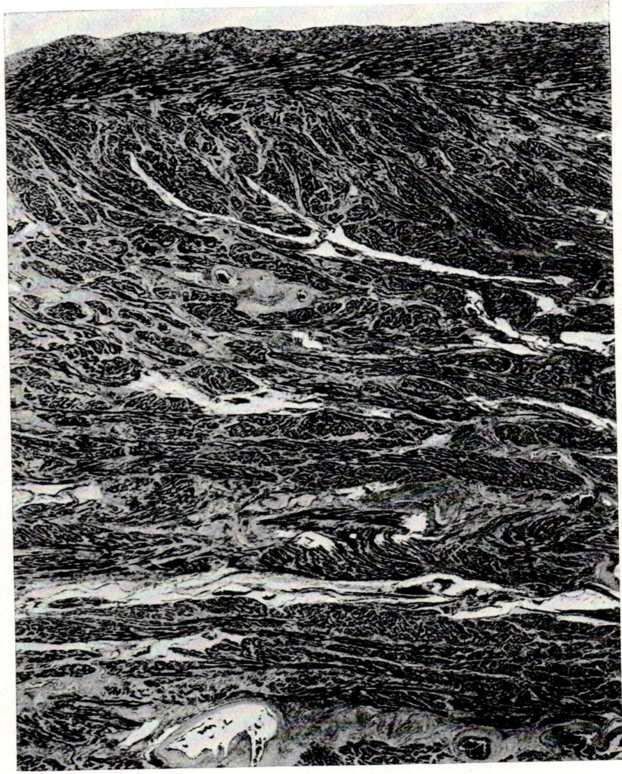

Abb. 133. Supravasculäre Muskelfasern. Graviditas mens V. Vergr. 15fach.

Autoren stellt Grynfelt und Keiffer die Neubildung von Muskelzellen während
der Schwangerschaft fest; auch Joachimovits sah bei *Affen* und Menschen
eine Zunahme der Muskelzellen um das 6—10fache ihrer Länge und ebenfalls
eine Neubildung derselben. Eine wesentliche und höchst bedeutsame Klärung
dieses Gebietes verdanken wir aber den gründlichen Arbeiten Stieves. Es
mag merkwürdig erscheinen, daß dieses Gebiet verhältnismäßig spät erst einer
gründlichen Bearbeitung unterzogen wurde, obgleich den Gynäkologen doch
reichlich Material zur Verfügung steht. Die Probleme aber, die sich hier ergeben
sowohl in der Technik der Darstellung wie vor allem in der Deutung der
Befunde verlangen eine große Summe von Spezialkenntnissen und Vergleichsmöglichkeiten an anderen ähnlichen Objekten, daß diese Bearbeitung nur von
einem erfahrenen Fachanatomen vorgenommen werden kann. Ich habe an
einem reichen Material aus allen Monaten der Schwangerschaft die Angaben

Stieves studiert. Ich habe auch alle die Angaben gut bestätigt gefunden, aber in der Deutung mancher Fragen und Bilder kann ich mir kein Urteil zutrauen und muß dieses dem Fachanatomen überlassen.

Im Gegensatz zu den älteren Autoren stellt Stieve fest, daß nicht nur ein Wachstum der Einzelmuskelzelle bis zum 10 und 12fachen eintritt, sondern daß auch Muskelzellen in reichlichem Maße neu gebildet werden. Schon in der ersten Zeit der Schwangerschaft beginnt die vorhandene Muskelzelle zu wachsen. Das Bindegewebe wird lockerer und die Fibrillen deutlich gegeneinander abgehoben und als Maschenwerk erkennbar. Dazwischen sind Fibrocyten in erheblicher Zahl. In den Grundschichten der Schleimhaut findet man gruppenweise

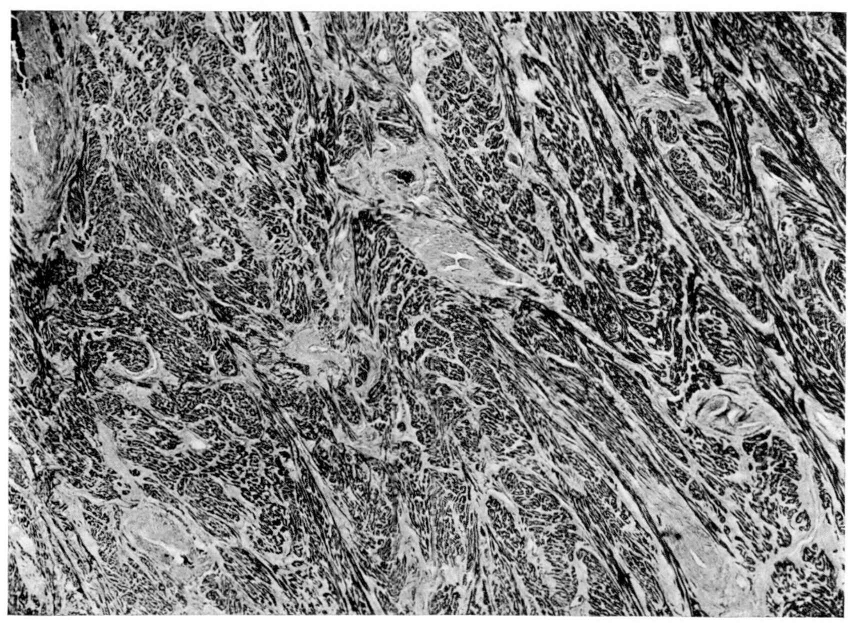

Abb. 134. Muskulatur im mittleren Drittel. Graviditas mens V. Vergr. 15fach.

Myoblasten und Histiocyten. Es sind länglich spindelige Protoplasmaleiber, die einen 10—15 μ langen, 2,5—4,0 μ dicken Kern in schmaler Schicht umgeben. In dieser Schicht sieht man reichlich Mitosen. Stieve findet, daß hier Muskelzellen neu gebildet werden, indem in den länglich auswachsenden Protoplasmaleibern feine Muskelfibrillen entstehen. In späterer Zeit ist der Hauptbildungsherd neuer Muskelzellen in dem gefäßreichen Bindegewebe zwischen den Muskelbündeln zu sehen. Schon frühzeitig bilden sich Gefäße neu; vor allem entstehen dünnwandige zarte Venen in reichlichem Maße. Um diese Gefäße herum sieht man eine große Menge von verschiedenartigen Zellen. Stieve bezeichnet sie als Adventitiazellen und Histiocyten und meint, daß aus diesen Grundformen sowohl Fibrocyten wie auch Muskelzellen hervorgehen können. Gegen Ende des 2. Monats sind die Muskelzellen überall vergrößert. Das Bindegewebe ist aufgelockert. In den tieferen Wandschichten messen die Muskelzellen 150—200 μ, sie sind 5—6 μ breit und haben Kerne von 15—35 μ Länge und 2—3 μ Dicke. Auch im Bindegewebe außerhalb der Gefäße sind reichlich Fibrocyten und ruhende Wanderzellen. Myoblastengruppen werden jetzt nicht mehr wie im Anfang der Schwangerschaft beobachtet. Wohl aber beschreibt Stieve große Protoplasmaklumpen mit undeutlichen Zellgrenzen, aber Muskelfibrillen im Innern, die sich weiterhin zu Muskelzellen entwickeln. Überhaupt besteht die Muskelzelle nicht aus einem einzelnen Gebilde, sondern sie sind untereinander mit ihrem Protoplasma verbunden, so daß ein Syncytium vorliegt. Vom 3. Monat ab wachsen sowohl die Stammwie auch die Ersatzmuskelzellen (Stieve) mehr und mehr; sie erreichen schließlich eine Länge von 600—800 μ. Weite Venen durchsetzen jetzt überall die Wand und breiten sich auch zwischen den Muskelzellen aus. In ihrer Wand,

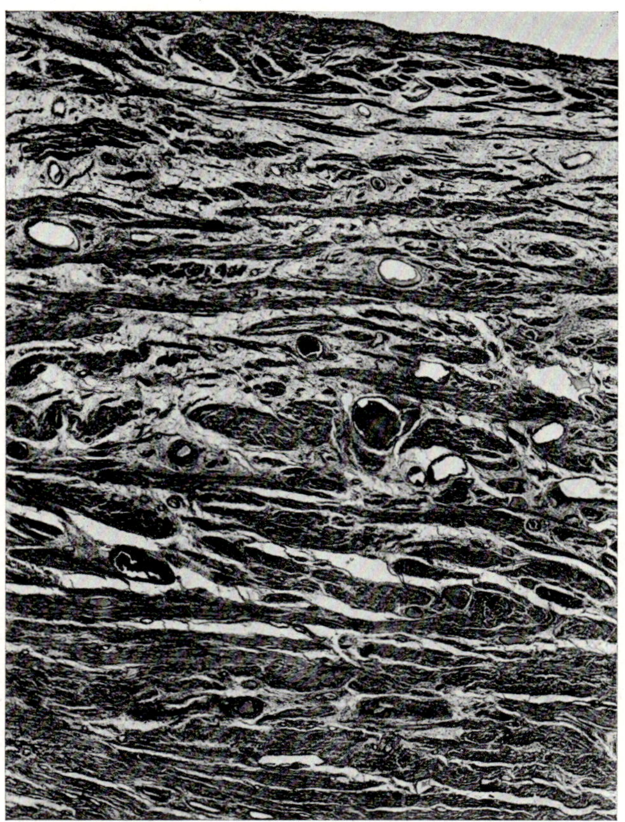

Abb. 135. Supravasculäre Muskelfasern. Graviditas mens X. Frisch entleerter Uterus. Vergr. 12 fach.

die aus einer einfachen Endothellage besteht, sind, wie schon oben erwähnt, auch hier zahlreiche Zellen zu sehen, die sowohl in Muskel- wie in Bindegewebszellen umgewandelt werden können. Stieve beschreibt, wie die aus dem Myoblastensyncytium entstandenen Gebilde die vorhandenen, die Stammuskelzellen, im Wachstum einholen und sich in den Verband einfügen. Dauernd sollen sich immer wieder neue Adventitiazellen aus der Gefäßwand ablösen und zu fibrillenhaltigen Muskelzellen werden. Auch Lymphocyten sollen durch die Gefäßwand massenhaft auswandern und sich in Histiocyten umbilden. Selbst Fibrocyten können noch in Muskelzellen umgewandelt werden. Diese Muskelneubildung findet bis zum Ende der Schwangerschaft statt, jedoch im wesentlichen in den mittleren und tieferen Partien der Muskulatur, während das

Stratum supravasculare nur Stammzellen enthalten soll. In der Tat ist der Bau des Stratum supravasculare ein wesentlich anderer wie der der tieferen Lage. Die Muskelzellen liegen hier als große Protoplasmagebilde mit einem Kern von höchstens 30 μ Länge straff nebeneinander ohne wesentliche Fibrillenumspinnung. Besonders große Muskelzellen glaubte Hofbauer als Reizleitungssystem auffassen zu sollen; jedoch ist der Beweis dafür nicht schlüssig. Als Masse gibt Stieve an für die Kerne 25 μ Länge, 7 μ Breite und 1—2 μ Dicke (also nicht wesentlich größer als am Anfang der Schwangerschaft). Die zu diesem Kern gehörigen Plasmabezirke messen 600—800 μ Länge, 8—10 μ Breite und 4—6 μ Dicke. In den tieferen Partien sind die Muskelzellen nicht so lang, sind auch mit mehr lockerem Bindegewebe durchsetzt und leichter gegeneinander verschieblich.

Überall sieht man viele flache Spalten, die sich bei genauer Untersuchung als Venenspalten erkennen lassen.

Die Dicke der Muskelwand nimmt bis zum Ende der Schwangerschaft immer mehr und mehr ab. Im 4. Monat ist die Wand der gut entwickelten Gebärmutter 6—12 mm dick, im 6. Monat konnte Stieve 5—8 mm messen. Diese Maße stimmen auch nach unseren eigenen Untersuchungen bis zum Ende der Schwangerschaft.

Nach Stieves Auffassung werden also Muskelzellen während der Schwangerschaft in reichlichem Maße neu gebildet; sie können entstehen aus Histiocyten, die aus Lymphocyten gebildet wurden und aus solchen, die aus unentwickelten Mesenchymzellen (Adventitiazellen) entstanden. Die vielen neu entstandenen Fibrocyten ent-

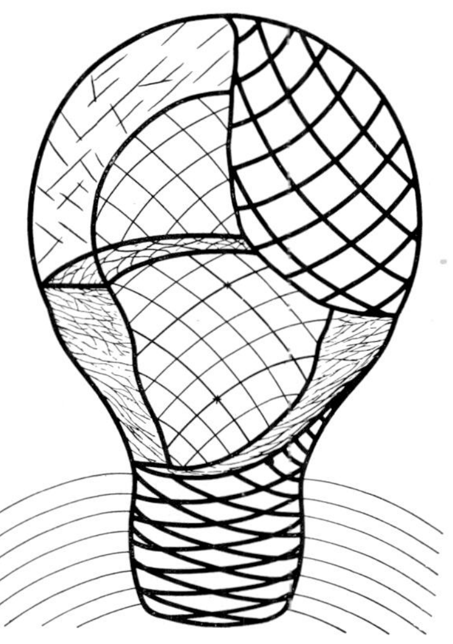

Abb. 136. Schema von Goerttler.

wickeln sich nach Stieve fast ausschließlich aus ruhenden Wanderzellen. Ausgebildete Fibrocyten können sich auch zu Muskelzellen umwandeln. Man sieht also, daß die Probleme, die beim Studium der Muskelwand auftauchen, tief in die Gebiete der Zellgenese und Zellverwandtschaft hineingehen und zweifellos ein Spezialstudium verlangen.

Mit dem Faserverlauf im schwangeren Uterus, insonderheit bei seiner „Weiterstellung“, haben sich lediglich Goerttlers oben herangezogene Untersuchungen beschäftigt; das beigefügte Schema zeigt die Aufbiegung des Spirallaufes und das besondere Aufwärtsstreben im Isthmusbereich; die Mechanik nach Art einer Irisblende ist offenbar äußerst einleuchtend.

An dieser Stelle ist es zweckmäßig, auch eines Gebildes zu gedenken, das von Ancel und Bouin 1911 als „Glande myométriale endocrine“ beim *Kaninchen* beschrieben wurde. Es handelt sich um Zellanhäufungen von großen runden oder länglichen Zellen mit granuliertem Protoplasma und einem großen Kern. Diese Zellen liegen in Zügen und Nestern zwischen den Muskelfibrillen und stehen ausschließlich mit dem mütterlichen Capillarsystem in breiter Verbindung. Sie rücken aus dem Innern in die Muskellage vor und überschreiten den Placentarbezirk nur wenig. Sie wurden während der Schwangerschaft des *Kaninchens* gefunden und besonders in der zweiten Hälfte als sehr deutlich beschrieben. L. Fränkel untersuchte an einer Reihe von Tieren den Uterus auf diese Bilder und fand sie nicht konstant. Er faßt sie als placentare Wander- oder Riesenzellen auf. Gesehen wurden sie dann noch von Weymeersch, von Keiffer und Muraoka. Besonders der letztere beschreibt sie ähnlich wie die Entdecker. Über die Bedeutung vermag er sich keine Vorstellung zu machen. Fornero beschreibt solche epitheloiden Zellen um die Gefäße besonders der Mittelschicht des Uterus beim Menschen. Zur Zeit des mensuellen Zyklus und der Schwangerschaft sieht man sie aus einem „Schlummerstadium" erwachen, bei rückgehender Funktion wieder kleiner werden und verschwinden. Er glaubt, daß es Aufgabe dieses „endokrinen" Interstitialgewebes ist, den Uterus für die Aufnahme des Eies vorzubereiten.

Ich selber habe kein Urteil über diese Bilder, habe zwar ähnliche Bilder gesehen, habe sie aber stets in dem Sinne, wie Stieve sie deutet, aufgefaßt,

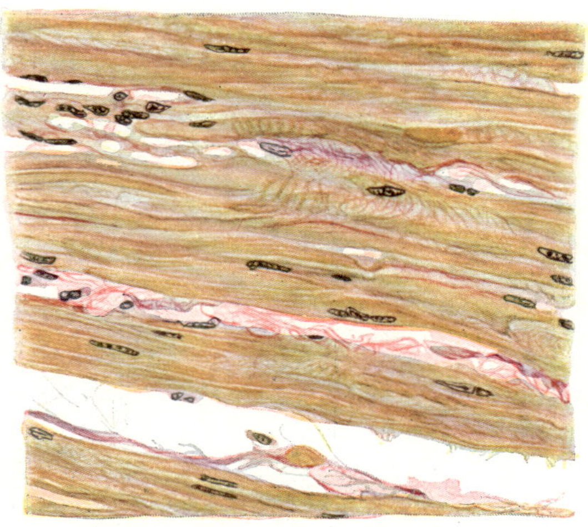

Abb. 137. Muskelfasern aus dem mittleren Drittel. Graviditas mens X.

daß es sich entweder um Exsudat- oder fixe Bindegewebszellen handelt. Daß sie die Aufgabe der Neubildung von Muskelzellen haben, hat Stieve zuerst betont. Es ist also sehr wohl möglich, daß die genannten Autoren diese perivasculären Zellen meinen, möglicherweise aber sind auch choriale Wanderzellen mit im Spiel (cf. auch L. Fränkel).

Die Elastica, die schon am nichtschwangeren Uterus so sehr verschieden auftrat und sich hauptsächlich in der Umgebung der Gefäße fand, besonders in solchen Fällen, die schon entbunden hatten, schwindet im Laufe der Gravidität mehr und mehr. Wo die Muskelzellen erheblich zunehmen, geht die Elastica meist zurück. Die großen arteriellen und venösen Gefäße der Muskellage nehmen an der Muskelhypertrophie insofern teil, als auch ihre Muskelfasern deutlicher hervortreten und das Bindegewebe lockerer wird. Zunächst nimmt die Elastica in der Umgebung der Gefäße etwas zu, in der 2. Hälfte dann aber schwindet die Elastica auch da, wo von früherer Schwangerschaft her größere Elasticaanhäufungen um die Gefäße herum bestehen. Viele der Venen schließen sich außerordentlich eng an die Muskelschichten an, so daß, wie schon oben angedeutet, reichlich spaltförmige Kanäle zwischen den Muskelbündeln entstehen. Mastzellen kommen in der Muskulatur in diffuser Ausbreitung in mäßiger Zahl vor.

Die Serosa beteiligt sich durch Zunahme ihrer Dicke ebenfalls an der Gravidität. Von SCHMORL, KINOSHITA, ROB. MEYER u. a. sind auch bei der Uterusserosa ähnliche deciduale Herde gefunden wie am Eierstock. Entzündliche Prozesse spielen wahrscheinlich auch hier eine Rolle.

g) Der passive Uterusteil in der Schwangerschaft.

Der Isthmus. Schon beim Isthmus des nicht schwangeren Uterus ist über die Bedeutung dieses Abschnittes Näheres gesagt. In der Schwangerschaft spielt dieser Abschnitt eine besondere Rolle. Auch hier hat STIEVE wichtige

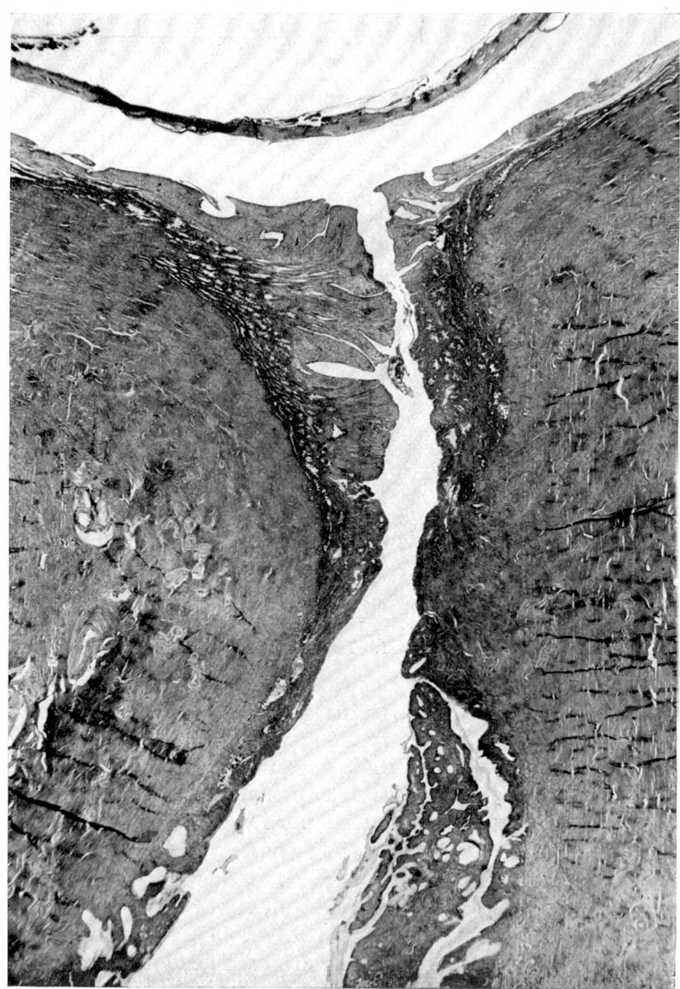

Abb. 138. Isthmus und Cervix in der Graviditas mens III. Vergr. 8 fach.

Forschungen publiziert. Die Schleimhaut des Isthmus macht beim schwangeren in ähnlich rudimentärer Weise wie beim prämenstruellen Uterus die Korpusschleimhautveränderungen mit. Es bildet sich jedoch im wesentlichen nur eine Spongiosa, die Compacta ist verhältnismäßig viel geringer als in den

Korpusabschnitten, oder gar nicht vorhanden. Das Bindegewebe in der Isthmusschleimhaut ist dichter und spindeliger als in der Korpusschleimhaut. Gegen
das Korpus ist der Isthmusteil durch einen Wulst deutlich abgesetzt. Im Laufe
des 3. Monats nun wird, worauf schon frühere Autoren, vor Stieve hauptsächlich H. R. Schmidt aufmerksam gemacht und an eingehenden Untersuchungen
erwiesen hat, der Isthmusabschnitt erweitert und in den Brutraum mit einbezogen. Über die Vorgänge in der Muskelwand siehe gleich weiter unten.
Das Ei wird also, wie Stieve sagt, in den Isthmus hineingeboren. Es legt sich
jetzt die Kapselsiebhaut (Decid. capsularis) an die Isthmuswand an und verklebt mit ihr, nachdem die Epithelien beiderseits zugrunde gingen. Dadurch

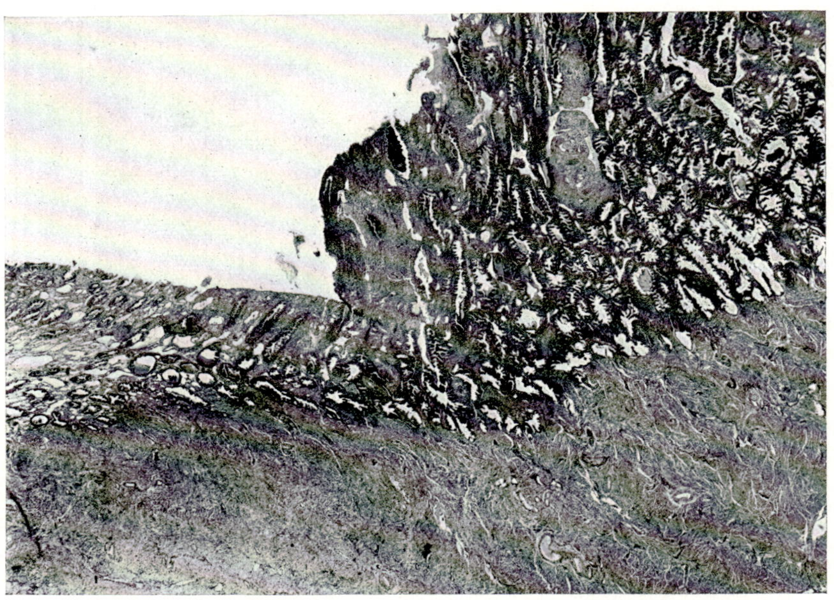

Abb. 139. Isthmus in Graviditas mens I. Isthmusübergang zum Korpus. Vergr. 12 fach.

daß in der Decidua des unteren Uterinsegmentes, dem Resultat der Isthmus-
entfaltung, das Schleimhautbindegewebe straffer ist als in der Korpusdecidua,
ist auch die Haltbarkeit dieser Stelle gegen Eihautablösungen eine größere.
Durch das Fehlen der Compacta im Isthmus ist es bedingt, daß die Eihäute
an ihrem unteren Pol etwas dünner sind als im Bereich des Korpus (Stieve).
    In der Muskelwand nun gehen während der Schwangerschaft an den Muskeln
die gleichen Prozesse vor sich wie im Korpus. Jedoch sind sie bis zum 3. Monat
durch einen lockeren Bindegewebsfilz nach allen Richtungen hin wie im nichtschwangeren Zustand miteinander verflochten. Das Bindegewebe ist locker
und gewellt, während es im Korpus schon straff und gespannt ist. Mit dem
3. Monat aber tritt die Entfaltung des Isthmus ein, der röhrenförmige Kanal
bildet sich zu einem Napf um, die Wand wird ausgezogen; es kommt die gleiche
Schichtung und die gleiche Wandspannung im Isthmus zustande, wie sie im
Korpus schon besteht. Von jetzt ab macht die Isthmuswand die gleichen Veränderungen durch wie die Korpuswand. Stieve hat einmal die Muskelschichten,
die sich durch die Aufblätterung der Wand bilden, ausgezählt. Er fand bei
einer viermonatlichen Gravidität das Corpus uteri 7 mm dick mit 116 Schichten,

den Isthmus 4,6 mm dick mit 86 Schichten, im 8. Monat die Korpuswand 5,2 mm dick mit 114 Schichten und den Isthmus 2,4 mm dick mit 61 Schichten. Diese Aufblätterung des Uterus, wie sie in der Schwangerschaft, aber auch bei Tumoren charakteristisch ist, wurde schon von Terruhn beschrieben, wenn auch

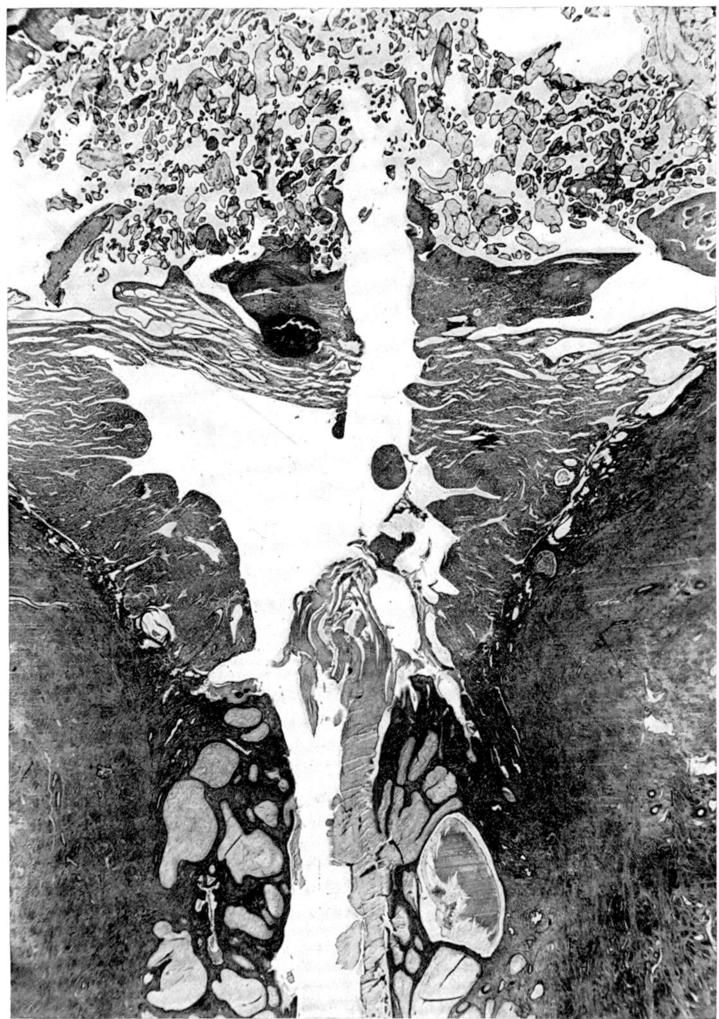

Abb. 140. Isthmus und Cervix bei Graviditas mens IV. Placenta praevia reflexa. (Der Kanal im Deciduadach ist Kunstprodukt einer Sonde.) Vergr. 8 fach.

infolge ungenügender Beachtung der zarten Venengefäße anders gedeutet als durch Stieve.

Der Halskanal in der Schwangerschaft. Die Aufgabe des Halskanals ist während der Schwangerschaft im wesentlichen darin zu sehen, daß er für den Brutraum einen festen Verschluß gibt. Unter der Geburt aber erfährt dieser Teil eine Dehnung, wie sie sonst kaum je ein Gewebe auszuhalten hat.

Das kaum für eine Bleistiftdicke zugängige Lumen am Anfang der Schwangerschaft bleibt bis zum Ende geschlossen und wird dann in verhältnismäßig wenigen Stunden so gedehnt, daß eine Manschette von 5—6—7 cm Wandlänge daraus wird, die durchlässig ist für den Kopf und den Rumpf des ausgetragenen Kindes. Wie der Körper eigentlich dies Problem löst, war bis zu Stieves Untersuchungen ungenügend bekannt. Einzig die Untersuchungen H. Runges über die Quellbarkeit der Scheidenwand zur Zeit der Geburt gaben Fingerzeige für das Verständnis. Bekannt war natürlich die unverkennbare Auflockerung und die Blutfülle der Wand, auch eine Zunahme des drüsigen Anteils hatte man gesehen. Moraller und Höhl geben in ihrem Atlas der normalen Histologie Abbildungen darüber, aus denen manches Wesentliche schon zu sehen ist. Nach Stieves Untersuchungen spielen sich sowohl in der Schleimhaut wie an der Muskulatur und dem Bindegewebe, vor allem aber an den Gefäßen bedeutsame Veränderungen ab. Die Drüsen wuchern stark; sie sind zweifellos erweitert und voller Schleim. Die Durchmesser der Drüsenschicht wachsen bis auf 800 μ an, die Kerne stehen lebhaft wechselständig, überall sind Bilder der Zellvermehrung. Das Bindegewebe der Drüsen wird verdrängt; man findet im Interstitium Fibroblasten, Leukocyten und Wanderzellen. Schließlich ist die Cervixschleimhaut nur noch ein wabiges Netz, dünne Wände trennen lediglich die einzelnen Drüsen voneinander. Die wuchernden Drüsen sollen auch gegen das Bindegewebe vordrängen und die Wand damit zum Teil aufzehren.

Über das Vorkommen von decidualen Zellen im Bereich der Cervixschleimhaut ist von mehreren Autoren berichtet worden. Wolk, Waldstein und Freund, Blumberg, Bondi, Hohmeier und Ulesco-Stroganoff beschreiben sie teils in Herden unter dem Cervixepithel, teils in Verbindung mit Erosionsbildung und Entzündung. Eine echte Decidua kommt in der Schleimhaut der Cervix normalerweise nicht vor.

Die Muskelzellen, deren Bündelung und Verlauf beim nichtschwangeren Uterus geschildert sind, vermehren sich und wachsen genau wie in der übrigen Gebärmutterwand bis zum 3. Monat. Von da ab aber hört jede Vergrößerung und Vermehrung auf, die Muskulatur wird im Gegenteil von jetzt ab nach und nach weniger. Die innere Längslage verschwindet ganz, die Ringlage bleibt noch deutlich, besonders deutlich erhalten aber bleibt bis zum Ende der Schwangerschaft, von diesen Vorgängen unbeeinflußt, die äußere aus der Scheide aufsteigende Längslage. Das Bindegewebe wird außerordentlich aufgelockert und an zum Teil neugebildeten und rasch wachsenden Gefäßen sehr reich. Das Gewebe wird direkt schwammig durch die Zunahme der Gefäße. In den Venen verliert sich die Elastica allmählich, nur noch in deren Adventitia ist sie deutlich. In den Arterien dagegen nimmt die Elastica eher zu, besonders in der Intima. Es sollen hier auch Längsmuskelzellen auftreten, wodurch die Arterien wandstärker werden (Köllicker). Auch Stieve findet eigenartige höckerförmige Polster auf der Innenhaut der 0,3—0,8 mm umfassenden Arterien des proximalen Cervixabschnittes. Im Gegensatz zu der Elasticaabnahme im Korpus findet man zwischen den Bindegewebszellen der Cervix jetzt überall Elastica nachweisbar. Diese Veränderungen können so zunehmen, daß besonders bei Mehrgebärenden am Ende der Schwangerschaft der Halskanal nur wenig Muskelzellen noch enthält, dagegen ein außerordentlich reiches Netz an Gefäßen, die in einem zarten fibrillären, elasticareichen Bindegewebe liegen. Diese Gefäße bilden nach Stieves Feststellungen zwei Geflechte, das eine an der Grenze vom Isthmus zum Halsteil, das zweite im Scheidenfortsatz. Stieve legt diesen Venengeflechten große funktionelle Bedeutung bei. Sie sind seiner

Auffassung nach Schwellpolster, die den Uterus sowohl ante wie post partum gut verschließen.

Meine eigenen Untersuchungen an dem mir zur Verfügung stehenden, allerdings recht spärlichem Cervixmaterial ergaben, daß wohl die sehr starke Wucherung der Drüsen, wie Stieve sie beschreibt, beobachtet werden kann, daß sie aber auch in anderen Fällen verhältnismäßig gering ist. Das Bedeutsamste ist zweifellos in dem Bau der Cervixwand selbst zu sehen. Der Schwund der Muskulatur ist auch in meinen Präparaten durchaus deutlich gewesen. Werth und Grusdew, v. Franqué, H. R. Schmidt sahen ebenfalls den geringeren Muskelanteil in der Cervixwand. Für den Kliniker bleibt lediglich unverständlich, wieso der Halskanal, der mit so reichlichen Gefäßen durchsetzt ist und so

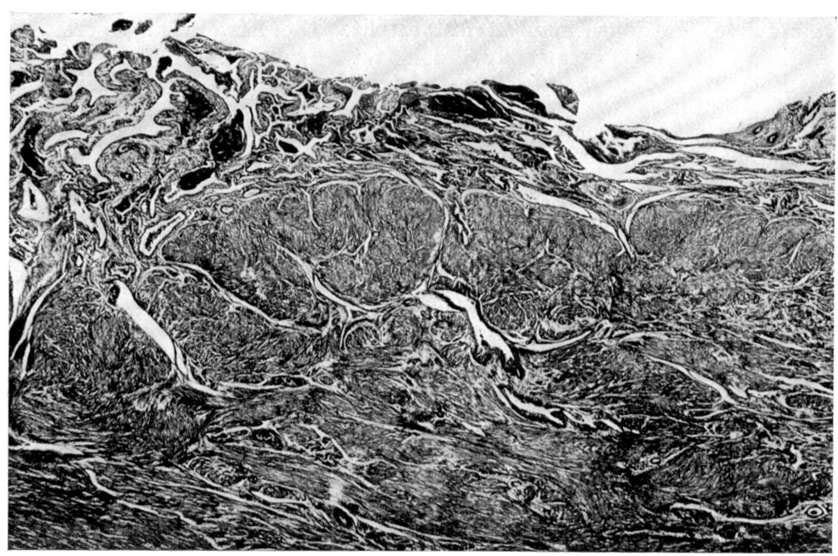

Abb. 141. Frischer puerperaler Uterus. Lösung der Placenta innerhalb der Decidua. Vergr. 15 fach.

lockeres Bindegewebe enthält, der Erweiterung und Dehnung noch so starken Widerstand entgegensetzen kann, daß die Eröffnungszeit bei Erstgebärenden 18—20 Stunden dauert und auch dazu noch einer guten Wehentätigkeit bedarf. Schwankungen in der Durchblutungsbereitschaft des Bindegewebes, verhältnismäßig viel Elastica, das müssen wohl die Hauptfaktoren sein, die den Widerstand geben. Aber der Mechanismus, den der Körper wählt, das faserige derbe Bindegewebe durch eine sehr starke Blutversorgung dehnbar und ziehbar zu machen, ist zweifellos richtig von H. Runge und Stieve erkannt.

h) Das Verhalten des Uterus während und nach der Entbindung.

Es scheint schon bei oberflächlicher Betrachtung klar, daß hierüber verhältnismäßig wenig gesagt werden kann, da sich ja die Muskelarbeit selbst histologisch nicht erfassen läßt. Nach den Beobachtungen an Uteri, die während der Geburt exstirpiert sind, sieht man auch stets schon den Zustand am entleerten Uterus, da ja begreiflicherweise ein Uterus in toto mit dem Kinde nur unter besonderen Umständen fixiert werden kann. Die Muskel schnurren beim Herausschneiden zusammen, die Fibrillen sind sehr deutlich. Sie sind mit den Muskelfasern gegeneinander verschoben. Das supravasculäre Muskelgebiet tritt jetzt besonders klar hervor.

Unter der Geburt gehört der Isthmus (jetzt unteres Uterinsegment) funktionell nicht mehr zum Korpus. Er zieht sich nicht mit zusammen, aber Zeichen der Dehnung konnte STIEVE an ihm auch nicht feststellen, wie die Auszählung von 58 Muskelschichten bei 2,4 mm Dicke ergab. Die Eihaut löst sich schon bei der ersten Uteruskörperwehe infolge der Flächenverschiebung von Uteruswand zur Eihaut ab. Sie wird in der Spongiosa gelöst. Nach der Geburt zieht sich der Isthmus, auch nach histologischen Untersuchungen, gut zusammen und verschließt dann das Corpus uteri.

Die stärksten Veränderungen aber erfährt der Halskanal. Schon in den letzten Monaten der Schwangerschaft hat STIEVE Cervixschleimhautgewebe im Isthmus unter den Eihäuten festgestellt. Die Erweiterung bereitet sich durch diese Drüsenwucherung allmählich vor. Sobald die Eihäute vordrängen, reißen die zarten Bindegewebswände zwischen den Drüsen ab. Die Eihäute schieben dann dieses Cervixinnengewebe mit dem zähen Schleimpfropf vor sich her, wobei der größte Teil dieser spongiös gewordenen Schicht zugrunde geht. Mit der Dehnung der Wand wird der Schwellkörper, d. h. das weite Venengebiet der Cervixwand entleert und die Bindegewebsschicht auseinandergedrängt und verzogen. Nach der Geburt ist der Halskanal schlaff, die Lippen liegen wie große weiche Schürzen von vorn nach hinten aufeinander, die Wand zieht sich so weit zusammen, daß ein Schluß relativ gut gewährleistet ist. Die Eihäute und Placenta haben sich im Bereich der Decidua spongiosa überall gelöst, so daß jetzt das ganze Korpusinnere und auch der Isthmusbereich eine einzige Wundfläche darstellt; selbst auch die Cervix ist zum Teil von Epithel entblößt. Nur die Portiohaut ist im ganzen intakt geblieben; geringe oberflächliche Epithelverluste und Einrisse sind auch hier wohl stets vorhanden.

4. Der Uterus im Wochenbett.

a) Allgemeines.

Der 1200 g schwere frisch puerperale Uterus bildet sich in etwa 6 Wochen so weit zurück, daß er wieder 50—60 g wiegt. Die große Wundfläche, die nach der Lösung der Placenta und der Eihäute entsteht und eine scheinbar völlig nackte, höchst unregelmäßige Wunde zurückläßt, ist nach 6 Wochen schon wieder fähig, einen zyklischen Wechsel zu machen und sogar schon wieder mit einer Menstruation abzuschließen. Die Vorgänge, die für diesen so höchst bedeutenden Rückbildungsprozeß charakteristisch sind, sind durchaus noch nicht in allen Einzelheiten und in genügender Weise bekannt. Das liegt daran, daß für solche Untersuchungen geeignetes Material nur selten zur Verfügung steht. Vor allem für das Studium der Wundheilung und Schleimhautregeneration sind die Verhältnisse äußerst ungünstig. Es ist eine ausgemachte und immer wieder erweisbare Tatsache, daß die große Gebärmutterwunde spätestens vom 4. Tag des Wochenbettes ab mit denjenigen Keimen, die vor der Vulva und in der Scheide lebten, besiedelt wird. Dieser Keimbesiedlung ist für das Verständnis der Vorgänge eine große Bedeutung zuzumessen. Sie ist aber auch daran schuld, daß schon sehr rasch nach dem Tode Zerfallserscheinungen eintreten, die das Material für das Studium normaler Vorgänge unbrauchbar machen. Es ist deshalb immer weiter danach zu streben, brauchbares einwandfreies Sektionsmaterial besonders der ersten 10 Tage im Wochenbett zu bekommen, um es möglichst frisch und gut konserviert von sachverständiger Hand bearbeiten zu lassen.

Makroskopisch ist durch die Kontraktion des Uterus post partum eine Verkleinerung eingetreten, die eine Fundusbreite von 11—12 cm zwischen den Tubenecken messen läßt. Die Wandstärke beträgt vorn $4^1/_2$, hinten 5 cm. Die Uterushöhle ist verhältnismäßig eng, im ganzen dreieckig und umschließt gewöhnlich ein Blutgerinnsel. Der Halskanal formiert sich rasch, so daß nach 3 Tagen post partum nur noch ein Finger den Kanal passieren kann, während nach 10 Tagen der Halskanal wieder verschlossen ist. Die Innenfläche des Korpus ist bis an den Halskanal heran deutlich als eine blutige Wundfläche zu erkennen, auf der im Bereich der Placentarstelle Blutgefäßpfröpfe mehr oder weniger deutlich zu sehen sind.

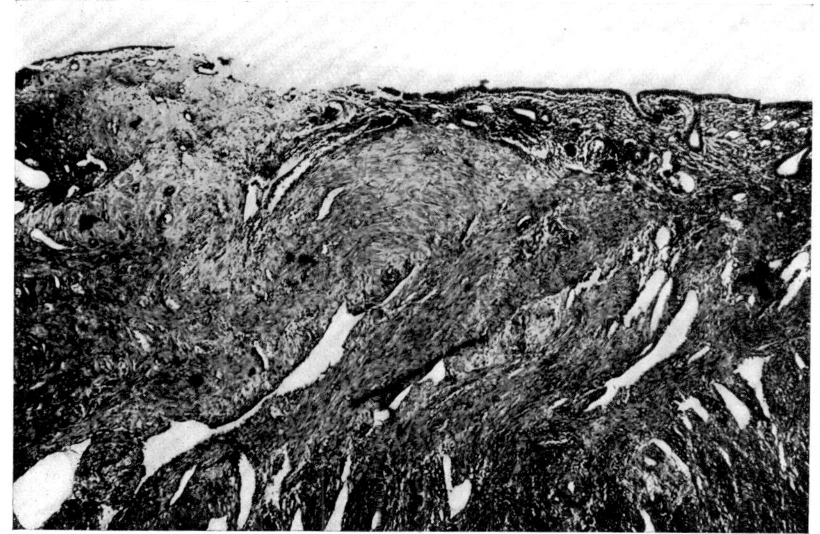

Abb. 142. Uterus im Wochenbett. 14. Tag. Vergr. 32 fach.

b) Die Heilung und Regeneration der Schleimhaut.

Die Literatur über dieses Gebiet ist verhältnismäßig sehr mager. Die letzte Arbeit, die sich eingehender mit der Frage beschäftigt, stammt von TEACHER; bis dahin fußten unsere Kenntnisse auf die Untersuchungen von WORMSER aus dem Jahre 1903. Einzelne eigene Beobachtungen können das von TEACHER, WORMSER und früheren Autoren Gefundene ergänzen.

Die frühere CRUVEILHIERsche, auch von KÖLLICKER u. a. älteren Autoren übernommene Ansicht, daß die Drüsenschicht völlig verloren ginge und das Cervixepithel die Regeneration besorge, ist längst verlassen; wie WORMSER sagt, lautet die Frage nur noch, „wieviel“ bleibt von der Drüsenschicht stehen. Nach FRIEDLÄNDER, KUNDRAT und ENGELMANN erfolge die Lösung in der Compacta, aber individuelle Variationen kämen vor; LANGHANS, LEOPOLD, KRÖNIG und WORMSER vertreten die Meinung von der Trennungslinie in der Spongiosa, nur KLEIN meint, daß einzig die tiefste Drüsenschicht, also keine Spongiosa bliebe. Unter allen diesen Autoren aber läßt sich wohl eine gewisse Vereinigung finden, da von allen auch die Ungleichheit der Trennungsebene zugegeben ist, die selbst im gleichen Uterus bald höher, bald tiefer, am häufigsten allerdings innerhalb der Spongiosa verläuft. Eine weitere Ungleichheit in den Anschauungen betrifft den Erhaltungszustand der Epithelien in den Spongiosa-Drüsenräumen. LEOPOLD fand in ihnen keine Epithelien, sondern solche nur

in den tiefsten, zwischen den Muskeln liegenden Drüsenanteilen, Langhans,
Kroenig und Wormser wiesen auf ihre Erhaltung auch in den fraglichen
Räumen hin. Schließlich hat Pels-Leusden der Placentarstelle einen anderen
Regenerationsmodus zuschreiben wollen, und zwar Regeneration von Drüsen
aus syncytialen Riesenzellen, da zu wenig Drüsen für eine Regeneration dort
übrig blieben. Abgesehen von den rein theoretischen Einwänden hat Aschoff
auf den völlig ausreichenden Drüsenreichtum, selbst der Placentarstelle hingewiesen und Teacher und Wormser betonen mit vielen früheren Autoren
die prinzipielle Übereinstimmung des Regenerationsmodus im Bereich der
Decidua parietalis und der Placentarstelle.

Die Lösung erfolgt an der Grenze der Spongiosa und Compacta, jedoch
sind Schwankungen selbst im gleichen Uterus in dieser Grenzlinie nicht selten,

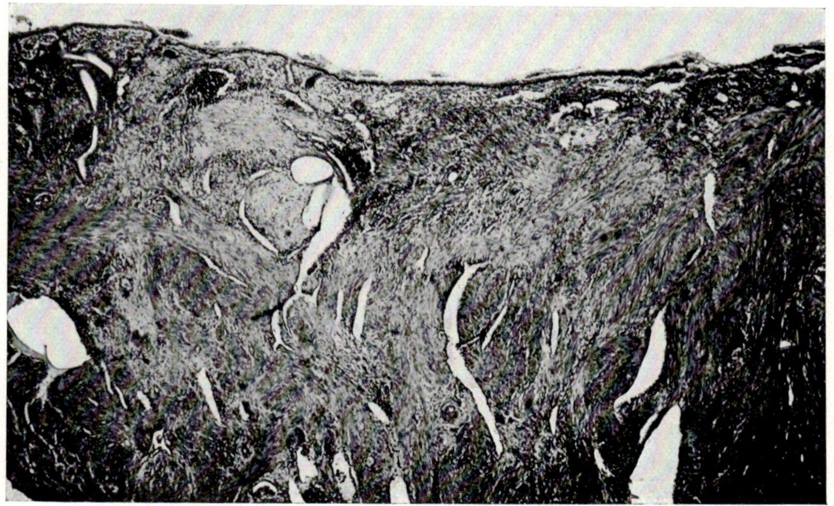

Abb. 143. Uterus im Wochenbett, andere Stelle. Vergr. 32fach.

auch von der Spongiosa bleiben stellenweise mehr, bald weniger abgeflachte
Drüsenlagen zurück. Sind nur eine oder mehrere tiefe Lagen übrig, so können
sich die Epithelien sehr bald wieder über die Stromaspangen hinwegschieben
und eine schnelle Überhäutung besorgen. Restiert eine größere Schicht, so
verfallen die oberen Spongiosapartien nicht der fettigen Degeneration, wie
Friedländer meinte, sondern der Koagulationsnekrose (Klein, Wormser);
solche scholligen und körnigen Stellen sind dicht mit Leukocyten infiltriert.
Zwischen dieser nekrotischen und der tieferen lebenden Schicht bildet sich bald
eine deutliche Demarkationslinie, die durch scharfe Unterschiede in der Färbung von lebender und toter Materie deutlich ist. Die tieferen Drüsenräume
werden zum Teil durch die fortschreitende Nekrose noch eröffnet und in die
Demarkation mit einbezogen. Durch die Verkleinerung der Uterusinnenfläche
infolge der Kontraktion der Muskelwand sind die Drüsenräume nicht mehr
flach, sondern mehr oval und schließlich gestreckt; aus der liegenden Stellung
erheben sie sich immer mehr in die steilere; diese Demarkation und Reinigung
der Wunde nimmt nach Teachers Beobachtungen etwa 14 Tage in Anspruch.

Das Epithel zeigt sehr polymorphe Formen, alle Stadien der Degeneration
aber auch amöboide Fortsätze und Vermehrung der Kerne durch amitotische
Teilung; Mitosen hat Wormser in den ersten 2 Wochen nicht beobachtet. Es

soll dadurch zunächst eine provisorische Wundbedeckung zustande kommen, die jedoch nach kürzerer oder längerer Zeit wieder der Degeneration anheimfällt. Ein definitiver Epithelbezug von den Drüsenfundi aus ist von WORMSER und TEACHER in den ersten 14 Tagen nicht beobachtet worden.

Ich selber vermag die Schleimhaut einer gesunden Wöchnerin, die an einer Embolie am 14. Tag verstarb und bald post mortem obduziert wurde, abzubilden. Es zeigt sich hier deutlich, daß schon Drüsen wieder gebildet sind, daß auch die Oberfläche vielfach wieder intakt ist, jedenfalls die Unregelmäßigkeiten der Muskelbündel abbrückt. An einigen Stellen ist diese Epithelialisierung noch unvollkommen. Hyaline Massen, die degenerierenden Gefäßen

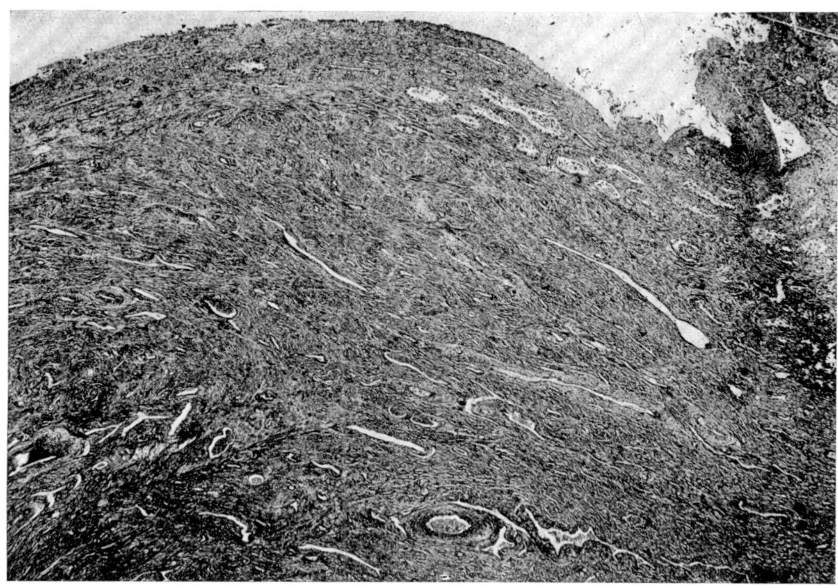

Abb. 144. Cervix am 4. Wochenbettstage. Man sieht die reichlich vorhandene aber kollabierten Gefäße. Vergr. 15fach.

angehören, wirken sehr störend für den Überhäutungsprozeß. Im dichtspindeligen Stroma sieht man in diffuser und herdweiser Verteilung Leuko- und Lymphocyten. Ob sich die von WORMSER geschilderte vorläufige Wundbedeckung, die während der ersten 14 Tage auftreten soll, weiterhin bestätigen wird, muß abgewartet werden. Er selbst führt ihr Bestehen auf das Fehlen von Karyokinesen in den ersten 2 Wochen zurück.

Das Gefäßnetz soll nach LEOPOLD erst am Ende der 6. Woche in der Schleimhaut wieder hergestellt sein, PELS-LEUSDEN fand vom 11. Tag, WORMSER am Ende der 1. Woche kleine durchgängige Capillaren in der Decidua parietalis und an der Placentarstelle; über die Veränderungen der alten Gefäße s. u.

Die Gesamtdauer der Regeneration ist verschieden, nach LEOPOLD 6 Wochen, nach TEACHER 5—6 Wochen, nach WORMSER beträgt die mittlere Dauer im Bereich der Decidua parietalis 2—3 Wochen, an der Placentarstelle länger. Nach RATHCKE beginnt die eigentliche Regeneration nach vorher vorherrschender Degeneration erst in der 2. Woche, zuerst in der Tiefe der Drüsen und schreitet langsam nach oben vor; weiterhin zeigen sämtliche Querschnitte Auskleidung von dichtgedrängten hohen Cylinderzellen, diese finden sich auch an der Drüsenmündung und breiten sich auf der Oberfläche aus. Zeitangaben sind ihm nicht

möglich, auch kann er über Mitosen keine Angaben machen, da seine Fälle
zu spät fixiert sind.

Die Schleimhaut des Uterus trägt in den Wochen des Puerperiums, wenn
während der Stillzeit eine neue Eireifung, also ein neuer zyklischer Funktionsgang noch nicht wieder eingesetzt hat, durchaus den Charakter einer frühpostmenstruellen Schleimhaut, die Drüsen sind gestreckt, haben aber mehr
oder weniger schrägen und flachen Verlauf, ihr Epithel ist zylindrisch, zeigt

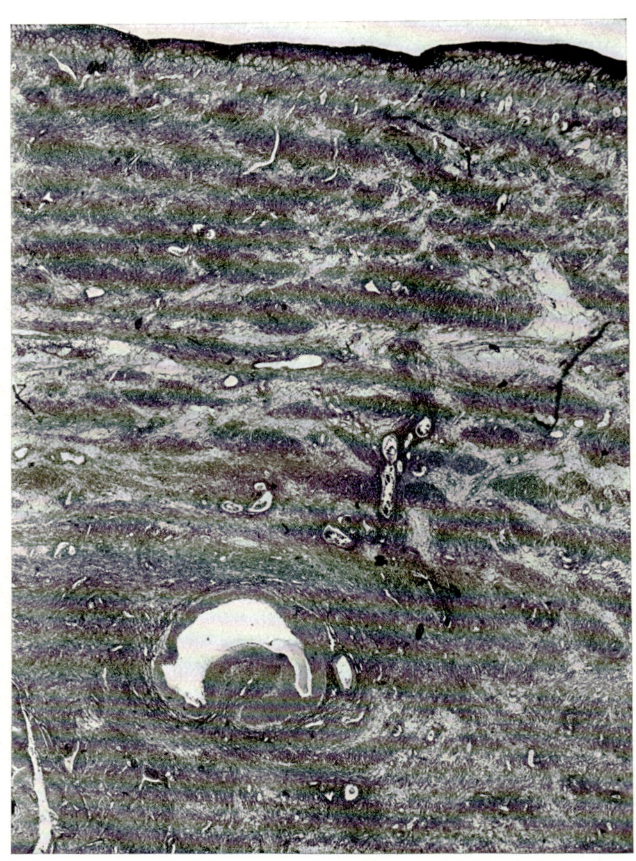

Abb. 145. Supravasculäre Muskelfasern im Wochenbett. 14. Tag.

keine Mucicarminreaktion. Das Oberflächenepithel ist intakt; ob Flimmerung
vorhanden ist, vermag ich nicht zu sagen. Das Stroma ist dichtzellig, spindelig,
aber außerhalb der Grundschicht lockermaschig. Die Gefäße zeigen nur an der
Placentarstelle die später zu beschreibenden hyalinen Massen, soweit sie der
tiefen Schicht angehören, diese verschwinden in der unten angegebenen Zeit.

Die Isthmusschleimhaut wird ebenso wie die Vera während der Geburt abgestoßen und ebenso regeneriert.

Im Stroma der Cervixschleimhaut findet man nach übereinstimmenden
Angaben der Autoren, z. B. Wormser, Kroenig, Leopold subepitheliale
Hämorrhagien als normalen Befund. Das Epithel ist stets sehr bald regeneriert

oder nur wenig lädiert. Nach Wormser sollen die Drüsen hier gewisse Wucherungserscheinungen zeigen, z. B. mehrere eigentümliche Einstülpungen und ganze Einschachtelungen des Epithelsaumes, so daß an einigen Stellen in einem Kreise von sehr hohem Epithel ein zweiter, ganz ähnlicher und vom äußeren überall getrennter gefalteter Ring eingeschlossen war. Manche Drüsen sind auch geradezu cystisch erweitert mit abgeflachtem Epithel. Ob das Vorkommen von Leukocyten als normaler Befund zu registrieren ist, läßt sich zunächst an dem vorhandenen histologischen Material nicht entscheiden. Nach Stieve ist die Halskanalschleimhaut schon am 9. Tag wieder heil; auch er beschreibt die lebhafte Zellvermehrung in den Drüsenepithelien.

c) Das Myometrium im Wochenbett.

Unter Berücksichtigung der sehr bedeutenden Umbildungsvorgänge, die sich in dem gewaltigen Gewichtsverlust innerhalb der ersten Puerperalwochen erkennen lassen, ist es verständlich, wenn früher die von Kilian und bald darauf

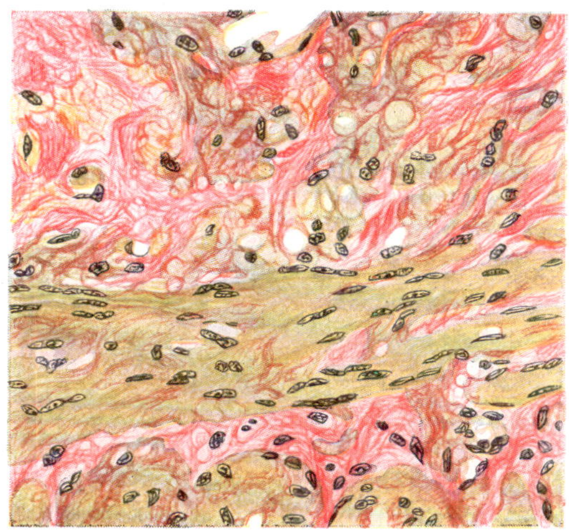

Abb. 146. Muskelfasern im Wochenbett.

von Heschl aufgestellte Ansicht, daß im Puerperium die Muskulatur durch Fettdegeneration völlig zugrunde ginge und von der 4. Woche post partum ab eine völlig neue Muscularis bis zum Ende des 2. Monats wieder aufgebaut werde, eine weitverbreitete war. Köllicker läßt noch eine „vollständige Auflösung gewisser Muskelfasern" vielleicht zu Recht bestehen; im allgemeinen aber vertritt er, ebenso wie Luschka, die Ansicht, daß nur eine einfache Atrophie der Muscularis stattfände. Sänger, Dittrich, Broers und Mayer treten dann für das alleinige Vorkommen der einfachen Atrophie ein, jedenfalls für die weit überwiegende Masse der Muskulatur. Zeitweilig tritt im Sarkoplasma auch etwas Fett auf, dieses hat aber nicht degenerativen, sondern infiltrativen Charakter, nach Sänger die Bedeutung innerer Stoffwechselvorgänge; irgendwelche Bedeutung für den Gesamtorganismus aber wird der hier auftretenden Fettmenge abgesprochen. Hyaline Degeneration von Muskelfasern, ebenso das Auftreten von Nekroseherden hält Dittrich für pathologisch.

Auch auf diesem Gebiet haben wir Stieves sorgfältigen Untersuchungen einen großen Fortschritt in der Erkenntnis der Vorgänge zu verdanken. Ebenso

wie in der inneren Schicht reichlich neue Muskelzellen während der Schwangerschaft bis in die letzten Wochen hinein gebildet wurden, findet jetzt auch ein
reichlicher Untergang in den gleichen Schichten statt. In der supravasculären
Schicht, die sich am Wochenbettsuterus sehr deutlich schon makroskopisch
abhebt, waren Neubildungen nur sehr gering aufgetreten. So ist auch in diesem
Bereich, wo sich hauptsächlich Stammuskelzellen finden, lediglich eine Atrophie
des Zelleibes nachzuweisen. Fett tritt in ihnen nur sehr wenig auf, dagegen
zeigen die aus Fibrocyten entstandenen durch starkes Auftreten von Fett bald

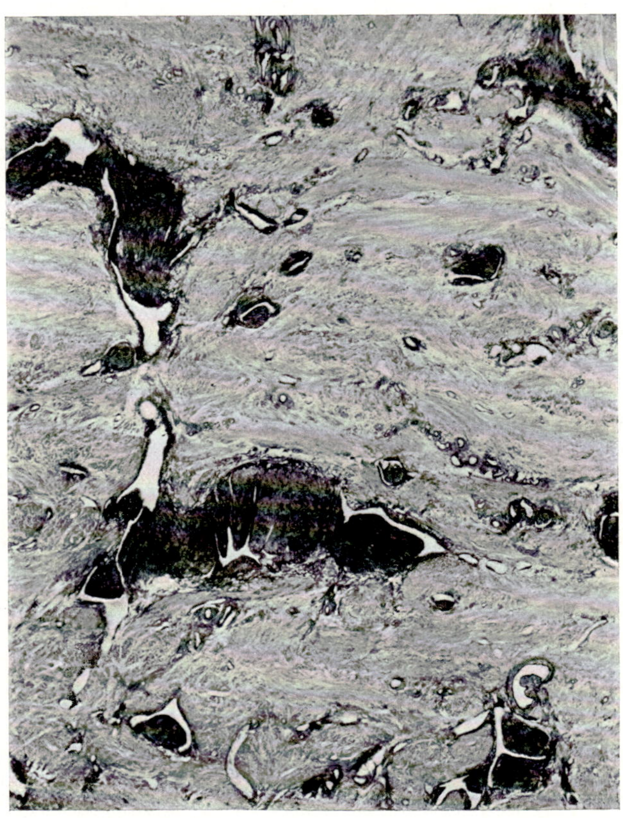

Abb. 147. Gefäßsklerose im Wochenbett. 6. Woche. Große hyaline Gefäßpolster. Vergr. 25fach.

schwere Veränderungen und bilden sich rasch zurück. Die Fibrillen haben ebenfalls Zerfallserscheinungen, die elastischen Fasern desgleichen. Die stärkste
Rückbildung findet man jedoch in den innerhalb vom Gefäßlager liegenden
Muskelschichten. Eine große Menge von Muskelzellen verfallen zwar auch hier
der einfachen Schrumpfung, so daß sie schon am 12. Tage mit nur 200 μ Länge,
6—7 μ Breite und 3 μ Dicke gemessen werden können. Die früher neugebildeten
Muskelzellen lösen sich aus den Verbänden heraus, ihr Plasma wird schaumig,
die Kerne groß, unregelmäßig, chromatolytisch. Reste von Fibrillen und elastische Fasern sind überall zu sehen, ebenso eine feine fädige Grundsubstanz,
in die diese Fibrillen und neuen Fibrocyten eingebettet sind. Auch jetzt sieht
man in den Gewebsmaschen und um die Gefäße herum Zellen, die denen in der
Schwangerschaft ähnlich sind. Stieve deutet sie als Histiocyten, die sich in

Makrophagen umwandeln und auch Lymphocyten und Mastzellen bilden. Seiner Meinung nach übernimmt das Bindegewebe jetzt die Resorption des zerfallenen Gewebsmaterials und auch die Abwehr gegenüber bakteriellen toxischen Prozessen vom Cavum uteri aus. Gleichsinnige Feststellungen über Auftreten solcher Zellen, insbesondere Makrophagen, machten HORNUNG, MOTTA, RICHTER, FLUHMANN und TEACHER; sie werden als Ausdruck erhöhter Bereitschaft des retikulo-endothelialen Systems gedeutet [vgl. dazu auch BENDA (Zbl. Gyn. 1926)]. Nach 6 Wochen ist der Uterus wieder völlig wie vor der Schwangerschaft.

Im Halskanal gehen umgekehrte Prozesse vor sich. Das fibrilläre Bindegewebe wird straffer und fester, die zahlreichen Gefäße entleeren sich allmählich, überall zeigen sich zahlreiche dicht gelagerte Fibrocyten mit nur wenig

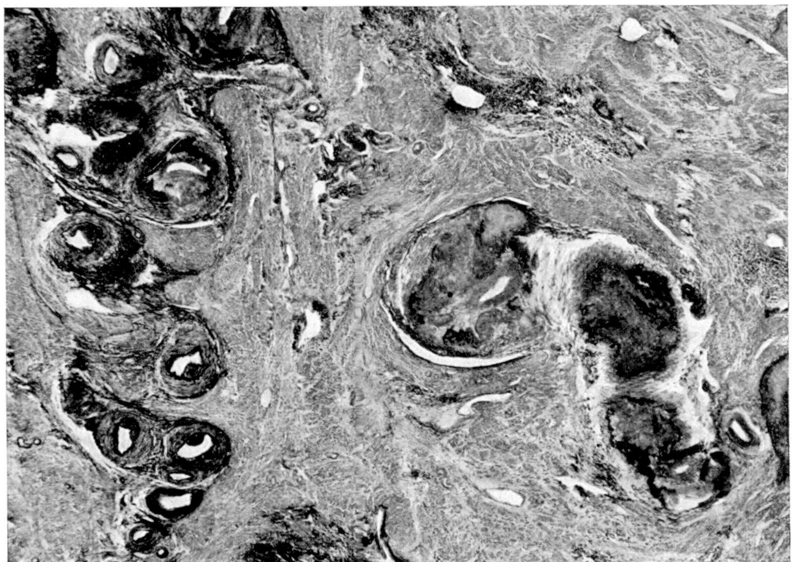

Abb. 148. Gefäßsklerose. 10½ Wochen p. p. Vergr. 25 fach.

eimgebenden und elastischen Fasern dazwischen. Bemerkenswert aber ist vor allem, daß gruppenweise junge Muskelzellen von STIEVE beobachtet sind. Während also im Korpus und Isthmus die während der Schwangerschaft hinzugetretenen neuen Muskelzellen wieder zurückgebildet werden, entsteht im Halskanal, wo während der Schwangerschaft die Muskelzellen zugrunde gehen, neue Muskulatur.

An den Gefäßen des puerperalen Uterus fand BALIN eine primäre rege Bindegewebswucherung in allen drei Wandschichten, hauptsächlich aber in der Intima, wodurch ein teilweiser völliger Verschluß der Blutgefäße besonders in den beiden äußeren Dritteln der Uteruswand bedingt sein soll, ähnliches beschreiben ROHR und auch BROERS. LEOPOLD stellte eine hyaline Degeneration in der Media fest, an den größeren in nicht ganz einheitlicher Schicht; nach LA TORRE beteiligt sich auch das Endothel in Form keulenförmig ins Lumen ragender, aufgequollener Zellen. FRANKL und STOLPER finden an Stelle früherer Zellhaufen Buckel aus mehr oder weniger lockerem bindegewebigen, mäßig kernhaltigem Stroma, an deren Basis die Elastica ohne Knickung weiter verläuft. Bucura meint, daß solche Buckel als muskuläre Längsbündel der Intima auch schon an virginellen Uteri erkennbar sind. Ähnliche Buckelbildungen mit Endothelüberkleidung wie Frankl und Stolper fand auch Heckner in einem Teil der Fälle. In der Deutung schließt Heckner sich Frankl und Stolper nicht an. Später erleidet die Gefäßmuscularis nach Balin einen fettigen Zerfall, nach Ries und Heckner eine hyaline Degeneration. Nach Büttner und anderen findet man in den frühesten Stadien die serotinalen arteriellen Gefäße thrombotisch verschlossen und durch Intimawucherungen eine Thrombusorganisation; in die Muskulatur setzt sich die Thrombose normalerweise nicht fort, hier zeigen die Gefäße eine Obliteration und ausgedehnte hyaline Wandentartung der Endstücke; diese werden außer Funktion gesetzt. An ihre Stelle treten viele neugebildete kleine Arterienrohre, die innerhalb des obliterierenden alten Gefäßrohres im Bereich der gewucherten Intima sich differenzieren. Die hyalin entarteten Endstücke schwinden innerhalb des ersten Jahres und werden durch Muskulatur, Bindegewebe oder regellos eingelagertes Elastoid ersetzt. In den beiden äußeren Wanddritteln findet sich das von Pankow beschriebene Bild der degenerierten, durch Elastoid ersetzten alten Media, einer gewucherten Intima mit neugebildetem Gefäßrohr. In den nicht der Placentarstelle angehörenden Wandpartien sieht man meist nur mäßige Aufspaltung der Elastica int. und Schwund der äußeren Wandschichten mit nachfolgender Elastoideinlagerung. Wermbter bestätigt diese Untersuchungen im allgemeinen, findet sie aber nicht regelmäßig in vollem Umfang ausgebildet, sondern manchmal erst nach weiterer Schwangerschaft entstehen.

In den Venen proliferiert nur das Bindegewebe und führt zur Lumenverengerung, auch hier Elastoideinlagerung.

Die Placentarstelle ist innerhalb der ersten beiden Wochen hauptsächlich an den chorioepithelialen Riesenzellen im inneren Drittel der Muskulatur zu erkennen, später sind sie verschwunden, aber dann treten für die nächsten Monate bis zu einem Jahr die hyalinen Schollen und Bänder um die Gefäße als charakteristisch hervor. In einigen Monaten sind auch sie verschwunden und nur die vollendete Gefäßsklerose legt noch Zeugnis von der Gestationstätigkeit des Uterus ab.

5. Die Gebärmutter im Klimakterium und Greisenalter.

Makroskopisch bleibt die Form des nichtschwangeren Uterus erhalten, jedoch verkleinert sich das Organ von Jahr zu Jahr und verliert völlig seine innere Spannung und Haltung. Das Cavum uteri wird enger, saftloser, die Wand des Corpus und des Halses dünner, trockener, schlaffer; auch die Portio atrophiert. Auf dem Durchschnitt treten die Blutgefäße oft besonders hervor.

a) Die Schleimhaut.

Die Schleimhaut des Corpus uteri senilis. Die letzte Ovulation hat als letztes Zeichen der Geschlechtsreife zum letzten Male ein Corpus luteum entstehen lassen und dieses zum letzten Male eine sekretorische Phase des Endometriums bis zum Höhepunkt erregt. Infolge Absterbens des letzten reifen Eies erfolgt dann der Niederbruch auch dieser Zyklusschicht und die Schleimhaut hat sich wieder regeneriert. Eine neue sekretorische Phase der Muskelschleimhaut tritt nicht mehr ein, weil kein reifes Ei mehr ausgestoßen wird. Die Schleimhaut geht nach dem langen und regelmäßigen Wechsel jetzt der Ruhe entgegen. In den ersten Monaten, längstens bis zu drei Jahren (Günther Bauer, R. Schröder) ist im Endometrium noch eine gewisse schwache Wachstumstendenz

festzustellen, indem die Epithelien in ihrer Zahl für den engen Schlauch zu
zahlreich werden. Die Drüsen zeigen dann mäßige Wechselständigkeit, auch
Zweireihigkeit kann einmal deutlich hervortreten. Geringe mucicarminpositive
Substanzen können hier und da am Zelleib zum Lumen hin abgestoßen werden,
aber im allgemeinen und durchaus im Vordergrund steht der mittelhohe, gleich-
mäßig acidophile Zelleib mit ovalem, dunklem Kern; nur selten ist das Proto-
plasma heller. Das Stroma ist spindelzellig, lockermaschig, aber eng, Gefäße
treten nur schwach hervor, nur hin und wieder sieht man an den tieferen
Partien der Schleimhautpartien Elasticaanhäufungen auch am nulliparen senilen
Uterus. Rundzellen nehmen stark an Zahl ab und verschwinden schließlich
=Übergangsschleimhaut (R. Schröder), funktionslose Schleimhaut
(R. Meyer).

Je älter die Schleimhaut wird, um so niedriger wird nun das Drüsenepithel, schließlich kann es platt und endothelartig sein; ebenso das Oberflächenepithel. Das Stroma zieht sich in seinem Maschennetz fester zusammen, der

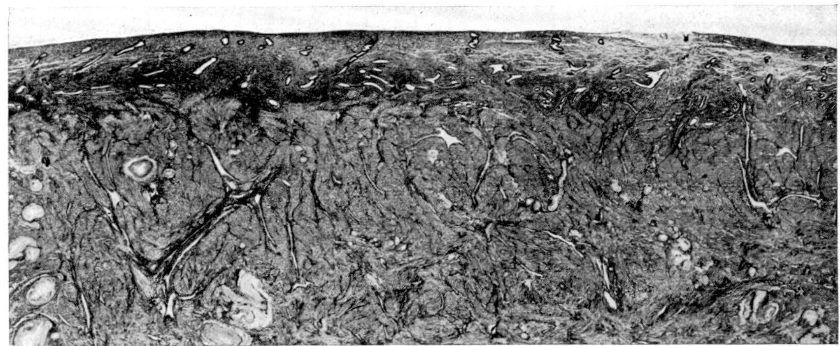

Abb. 149. Uterus in Schrumpfung. Vergr. 10 fach.

Drüsenverlauf wird dadurch mehr flacher als schräger, auch Einengungen am
Ausführungsende, selbst Verwachsungen können hier eintreten, die dann Cystenbildungen in den tieferen Drüsenteilen zur Folge haben. In solchen oft verhältnismäßig großen Cysten findet man häufig mucicarminpositiven Inhalt in
gleichmäßiger Krümelform. Zunächst ist das celluläre Zellnetz im Stroma noch
deutlich, aber in den noch späteren Stadien kann sich eine dichte Faserlage
ohne nennenswerte Zellen, mit nur spärlichen Kernen unter der Oberfläche und
im Bereich der früher funktionellen Schicht finden; hier dürfte das celluläre Netz
eine erhebliche Reduktion erfahren haben. Schließlich kann man die Schleimhaut als dünne Lage nur durch ihre flachen, zum Teil cystischen Drüsen von
der Muskulatur unterscheiden; sie sind gar nicht selten in die Muskellücken
hineingedrückt.

Auch die Cervixschleimhaut erfährt eine Verdichtung des Stromas in ihrer
Mucosa, die Epithelien halten sich zunächst noch, werden dann aber auch
niedriger, die Drüsenschläuche erscheinen kürzer, die Sekretion wird gering.

Die Isthmusschleimhaut flacht sich ebenfalls ab, nach Ogata ist der Isthmus
jedenfalls makroskopisch bei Greisinnen besonders gut gegen die postmortal
durchblutete Korpusschleimhaut an seiner Blässe zu erkennen; er setzt sich
auch mikroskopisch gut gegen die Cervixepithelien ab.

Die Portioschleimhaut erfährt eine Abnahme und allmähliches Verschwinden ihrer Papillen und ein Derberwerden ihres Stromas. Elastica s. u.

33*

Von früheren Autoren wurde vielfach auch eine Obliteration des Uteruscavum speziell am Orificium int. als normal betrachtet, von anderen (Klob und Scanzoni z. B.) und auch von Parviainen wurde dagegen betont, daß der Obliteration krankhafte Prozesse zugrunde lägen; Parviainen fand sie nur außerordentlich selten. Die Obliteration spielt klinisch-pathologisch eine gewisse Rolle; ob die ersten Vorgänge dazu einfache Schrumpfung und atrophischer Zellverlust waren oder entzündliche Vorgänge, läßt sich später nicht entscheiden.

Über die Flimmerung der senilen Uterusschleimhaut bestehen Angaben von Wolff, Moericke, Parviainen, Hofmeier; danach halten sich die Flimmern über das Klimakterium hinaus bis zum Maximum von 4 Jahren. Mit den allmählich fortschreitenden atrophierenden Prozessen verschwinden auch sie, in der Cervixschleimhaut angeblich später als im Korpus. Parviainen sah selbst 19 Jahre nach den letzten Menses noch vereinzelte Flimmerzellen.

b) Das Myometrium.

Im Myometrium kommt es zu einer Atrophie des funktionellen Gewebes der Muskulatur. Man findet den Muskelschwund im ganzen Organ, aber auch in Herden. Auch die herdweise Atrophie schreitet fort und breitet sich schließlich über das ganze Organ aus; überall bleibt das fibrilläre Bindegewebe an der Stelle der Muskelfasern übrig.

Hinsichtlich der Gefäße muß man scharf zwischen dem nulliparen und dem sog. partalen Uterus (R. Freund) unterscheiden; in jenen findet man nur eine Aufspaltung und Vermehrung der Elastica int., wie auch ein deutlicheres Hervortreten der Media-Elastica, evtl. auch Intimaverfettung entsprechend der Alterssklerose der Gefäße; in den partalen Uteri kommt aber die oben beschriebene Gefäßsklerose mit ihren Elastoidringen hinzu, die bei der allgemeinen Atrophie im Senium natürlich deutlicher sichtbar werden. Nach Feis, Pick, Schenk und Austerlitz und Björkenheim soll die Gefäßelastica in die umgebende Muskulatur ausstrahlen, so daß auch außerhalb der Gefäße eine Zunahme der Elastica zu konstatieren ist. Ebenso tritt auch das subepitheliale Elasticanetz der Portio und seine Verbindung mit dem tiefen Netz hervor, selbst in der Schleimhaut des Corpus uteri finden sich kurze feine verstreute Elasticafasern in der Nähe der Muscularis und den Arterien (Björkenheim). Woltke fand keine Elastica zwischen den Muskelbündeln, auch beobachtete er im Alter keine Zunahme, vielmehr einen allmählichen Zerfall der Elastica zu klumpigen Massen. Es bestehen in der Elasticamenge auch im Greisinnenuterus erhebliche individuelle Schwankungen.

C. Die mikroskopische Anatomie der Scheide.
1. Allgemeines, Biologisches.

Die Scheide entspricht dem unteren Abschnitt des Müllerschen Schlauches, der schon früh sich zu einem unpaaren Organ vereinigt. Seine obere Grenze hat dieser Schlauch an der Stelle, wo sich die Portio ausmodelliert, seine untere Grenze findet er am Hymensaum. In der zweiten Hälfte des fetalen Lebens entwickelt sich die Scheide zu einem verhältnismäßig großen Organ mit dicker Schleimhaut. Im Kindesalter tritt sie mehr zurück, bei der geschlechtsreifen Frau ist sie dann gewöhnlich ein Rohr von Überfingerlänge mit einem Gesamtflächeninhalt von 80—100 qcm bei Virgines, von 100—200 qcm bei Frauen, die geboren haben. Die Aufgaben, die die Scheide zu erfüllen hat, betreffen

sie zunächst als Kopulationsorgan. Im Ruhezustand liegt sie mit ihrer Vorder-
und Hinterwand flach aufeinander. In der Funktion wird sie zu einer Röhre
ausgedehnt. Unter der Geburt erfährt sie eine außerordentliche Vergrößerung,
indem sie befähigt wird, den großen Kindskopf und -Rumpf durchzulassen;
im Wochenbett tritt dann bald wieder eine Schrumpfung ein, im Greisenalter
bleibt die Scheide verhältnismäßig lange von Atrophie verschont, kann sich
ihr aber später doch nicht entziehen.

Eine zweite Aufgabe aber fällt ihr zu, die erst in letzter Zeit besser studiert
wurde, nämlich einen Schutz gegen das Eindringen von Bakterien in den ja
sonst völlig offenen Genitalschlauch zu bieten. Die Notwendigkeit dafür ist
offenbar darin zu sehen, daß bei der Frau, überhaupt bei den Primaten, keine
zeitlich abgegrenzte Brunstzeit besteht, in der, wie sonst bei den Tieren, einzig
und allein die Kohabitation zugelassen wird, sondern daß überhaupt keine zeitliche Beschränkung in der Kohabitation ausgeübt wird. Die alten und neuen
Forschungen (cf. Arch. f. Gyn. Bd. 128) haben gezeigt, daß in der Scheide normalerweise eine bestimmte Flora in den acidophilen Bakterien nachweisbar ist.
Es handelt sich hier um verschieden lange, grampositive Stäbchen, die die Fähigkeit haben, aus Zuckerstoff große Mengen Milchsäure zu bilden und auch große
Säuremengen zu ertragen. Diese Zuckerstoffe werden ihr von der Scheidenwand geliefert in Form des Glykogens, das dann durch Zellferment zu Traubenzucker abgebaut wird. Genaue chemische Studien haben erwiesen, daß die
Glykogenproduktion in der gesunden Scheide durchschnittlich 2,28 mg pro
Quadratzentimeter Scheidenwand beträgt. Nur bei solchen hohen Werten
kann die säureproduzierende Flora sich halten. Durch die Säurewerte, die
um 4,0—4,2 p_H liegen, vermag diese Säureflora (DÖDERLEINsche Stäbchen)
das Eindringen anderer Keime abzuhalten, da diese viel weniger Säure zu bilden
vermögen und auch eine viel geringere Toleranzgrenze gegen Säure haben.
Wenn unter krankhaften Bedingungen die Glykogenproduktion der Scheidenwand sinkt, kann nicht mehr soviel Säure gebildet werden und eine buntgemischte
Flora kann im Scheideninnern sich ausbreiten. Das gleiche tritt auch dann ein,
wenn zwar die Scheidenwand genügend Glykogen bildet und auch genügend
Säure daraus entsteht, aber ein abnormer Zufluß von alkalischem Cervixschleim
die Säure wieder neutralisiert. Die Scheide ist also ein Raum, in dem normalerweise saure Bedingungen bestehen und in dessen Säuremedium eine Stäbchenflora lebt. In weniger saurem Medium können die verschiedensten anderen
Keime sich ebenfalls im Scheidenraum entwickeln.

Im einzelnen stellt sich nun der feinanatomische Bau der Scheide in verschiedenen Lebensaltern folgendermaßen dar:

2. Die Vagina bei Feten und Kindern.

Im 3. Monat findet man an Stelle der späteren Scheide einen soliden Strang,
bestehend aus blasigem, polymorphem Epithel, dem sich aufwärts eine mehr-
schichtige zylindrische Zellschicht, das spätere Cervixepithel anschließt (NAGEL,
WERTH und GRUSDEW, ROB. MEYER, FELIX). Erst wenn die Scheidengewölbe
im Bereich des Vaginalstranges sich gebildet haben, tritt von distal her eine
Aushöhlung der Scheide durch Einschmelzen der zentralen Zellpartien ein, die
allmählich bis in die Fornices fortschreitet und die Portio formieren hilft. Die
peripheren Lagen des Epithels wandeln sich zuerst in geschichtetes und kubisches,
später nur geschichtetes Plattenepithel um. Über die Grenze des geschichteten
Plattenepithels gegen das allmählich in einreihiges Schleimepithel umgewandelte
Cervixepithel s. fetaler Uterus. Nach abwärts wird die Scheide abgeschlossen
durch die Hymenalmembran, die aus dem MÜLLERschen Hügel da, wo das

Uterovaginalepithel mit dem Epithel des Sinus urogenitalis verschmilzt, sich bildet und als zentral solide Epithelmasse auch während der Aushöhlung der Scheide erhalten bleibt; seitlich findet sich im Hymen ein einfacher oder auch gegabelter Bindegewebsstock, der vaginalwärts vom Vaginalepithel, vulvawärts von Vestibularepithel überkleidet ist und hier Vestibulardrüsen enthalten kann (s. Vestibulum). Erst nach dem 6. Monat verschwindet die zentrale Epithelmasse und die Scheide öffnet sich nach außen.

Das Epithel ist in der zweiten Hälfte des Fetallebens und im Kindesalter vielschichtiges typisches Plattenepithel, dessen basale Lage dunkelzylindrische

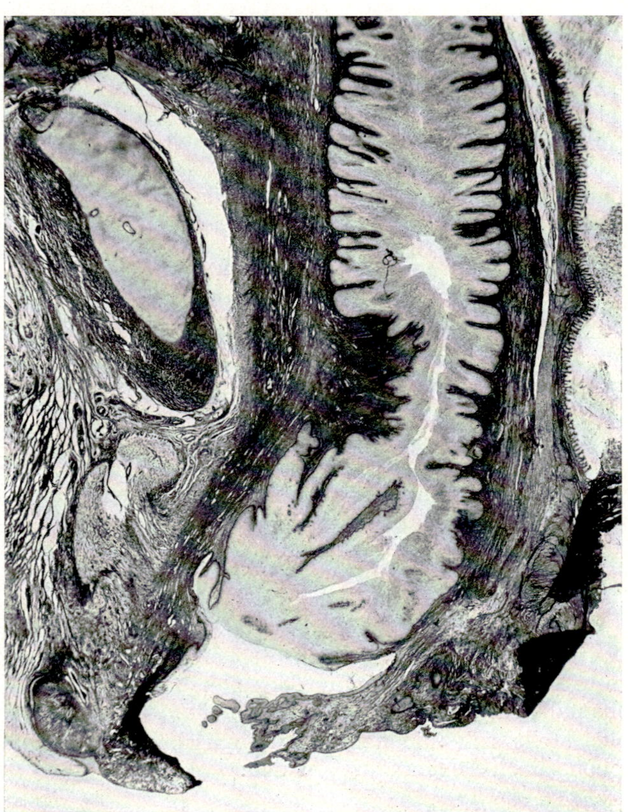

Abb. 150. Fet, 9. Monat. Sakralschnitt, nicht ganz medial getroffen. Vergr. 6fach.

Zellen hat und gut ausgebildeten, oft sehr schmalen Papillen des subepithelialen Bindegewebes aufsitzt; lumenwärts folgen dann bald polygonale, helle Zellen mit kleinem Kern, sie bilden dicke Schichten, füllen alle Einsenkungen zwischen den Papillen aus und schilfern in oberflächlicher Lage als flache Zellen ab. Intercellularbrücken habe ich hier nicht sehen können. Nach Schiele und Wiegmann, Gragert, Niederehe und eigenen Untersuchungen enthält das Scheidenepithel besonders des Neugeborenen reichlich Glykogen. Gragert insbesondere hat schon bei 16 cm Feten in der eben fertig gebildeten Scheidenwand reichlich Glykogen nachgewiesen; die tiefe Zellage, das Stratum germinativum, ist frei, jedoch die dicke Plattenepithellage darüber und selbst die flache oberflächliche Lage enthält reichlich Glykogen. Kessler und ich haben

auf chemischem Wege das Glykogen in der Scheidenwand des Feten nachgewiesen. Wir fanden auf 1 qcm 5,2—6,2 mg. Es ist jedoch wichtig, dabei zu
beachten, daß die fetale Scheide stark gefaltet ist und daß dabei möglicherweise
größere Glykogenmengen auf einen Raum zusammengedrängt sind. Bis zur
Geburt hin ist natürlich die Scheide steril. Zur Zeit der Geburt findet man
schon, offenbar durch fermentativen Zerfall der Zuckerstoffe und durch Kohlen-
säure, eine saure Reaktion. Unmittelbar nach der Geburt kommt die Besiedelung
mit verschiedenen Keimen zustande, jedoch sehr bald kann sich die Säure-
stäbchenflora durchsetzen, da diese Bakterien genügend Zuckerstoff in der
Neugeborenenscheide finden.

Im Kindesalter ist manchmal eine Mischflora und manchmal eine Säureflora vorhanden. Histologisch findet man auch, daß das Epithel der kindlichen
Scheide an Dicke erheblich gegenüber dem Epithel des Neugeborenen zurückgeht, der Glykogengehalt ist jetzt histochemisch außerordentlich wechselnd.

Das Schleimhautbindegewebe ist zunächst gleichmäßig locker fibrillär;
zur Zeit der Geburt aber kann man zwei Schichten unterscheiden, die sich
später noch deutlicher hervorheben

1. Eine oberflächliche, sich in die Papillen fortsetzende Tunica propria; sie
enthält neben ovalen und spindeligen Zellen auch ziemlich zahlreiche Rundzellen und reichlich lockere feinfaserige Fibrillen. Unter dem Epithel läßt sich
eine innig verfilzte, flächenhaft ausgebreitete Grenzfaserschicht nachweisen.

2. Ein Stratum submucosum, das allmählich gröber werdende, leicht gewellte
und meist parallele Faserzüge mit spärlichen ovalen und spindeligen Zellen
dazwischen enthält. Außer HÖRMANN erwähnen nur noch TOLDT, OBERMÜLLER
und STÖHR diese Zweischichtung.

Elastische Fasern sind beim Fetus nur in den Gefäßen zu finden; von der
Geburt ab entwickelt sich ein feines subepitheliales Fasernetz und auch in der
Submucosa treten nach und nach spärlich elastische Fasern auf.

Von der Muskulatur findet man zuerst eine Längsmuskulatur, die für die
Cervixentwicklung eine große Bedeutung gewinnt (s. fetaler Uterus); später
tritt im Bereich der sehr verdickten Längsmuskellage auch eine Ringmuskelschicht auf, die sich stark mit ihr durchflicht und verfilzt; nur an der Außen-
und Innenseite bleibt Längsmuskulatur erkennbar. Auch hier entwickelt sich
während des Kindesalters eine größere Menge elastischen Gewebes.

3. Die Scheide der geschlechtsreifen Frau.

Die Schleimhaut. Sie besteht aus dem Epithel und dem subepithelialen
Bindegewebe.

Das Scheidenepithel ist ein vielschichtiges Plattenepithel; es hat ein
Stratum germinativum, das den Papillen des subepithelialen Bindegewebes
aufsitzt. Diese Schicht besteht aus dunkelleibigen kubischen Epithelien, die
meist gut geordnet nebeneinander stehen. 3—4 solche Lagen liegen gewöhnlich aufeinander. Es folgt dann die Schicht kubischer und polygonaler Zellen.
Je weiter man zur Oberfläche kommt, um so flacher und gleichzeitig heller
werden die Zellen. In diesen Zellen ist Glykogen in wechselnd starker Menge
nachweisbar. Noch weiter oberflächlicher folgt dann eine plattenförmige Schicht,
die oft durch ein ganz zartes Stratum corneum abschließt. Überall kann man
Stachel- und Riffelbildungen sehen. Man findet in den obersten Lagen der
Zellen häufig Eleidinkörper. Eine eigentliche Verhornung ist nicht zu sehen.

Bei *Säugetieren* findet vielfach ein deutlicher Wechsel in den Formationen
des Scheidenepithels statt, die den ovariellen Funktionsphasen gleichlaufen.
Meist sind diese Scheidenzyklen nicht sehr deutlich ausgesprochen, jedoch bei

den *Nagetieren* ist ein solcher Brunstzyklus der Scheide sehr deutlich vorhanden und auch in den letzten Jahren für das Studium der Sexualhormone von größter Bedeutung geworden („*Mäuse*- resp. *Ratten*test"). Es kann hier nicht im einzelnen über diese interessanten Tiervaginalzyklen berichtet werden. Es ist vielfach in der Literatur der Sexualhormone davon die Rede. Ihnen zugrunde liegen Studien von LONG und EVANS an der *Ratte*, von ALLEN an der *Maus* und STOCKARD und PAPANICOLAOU am *Meerschweinchen*. In der Zeit vor der Brunst findet man z. B. bei der *Ratte* das Epithel der Scheide in 8—12 Zellagen; es sind wenig Mitosen vorhanden. Die obere Zellage ist aufgequollen, darunter liegt eine Schicht abgeflachter Zellen. Zur Zeit der Brunst ist die oberflächliche Schicht verhornt, lamellös, sie reicht bis an die Oberfläche und wird abgeschilfert.

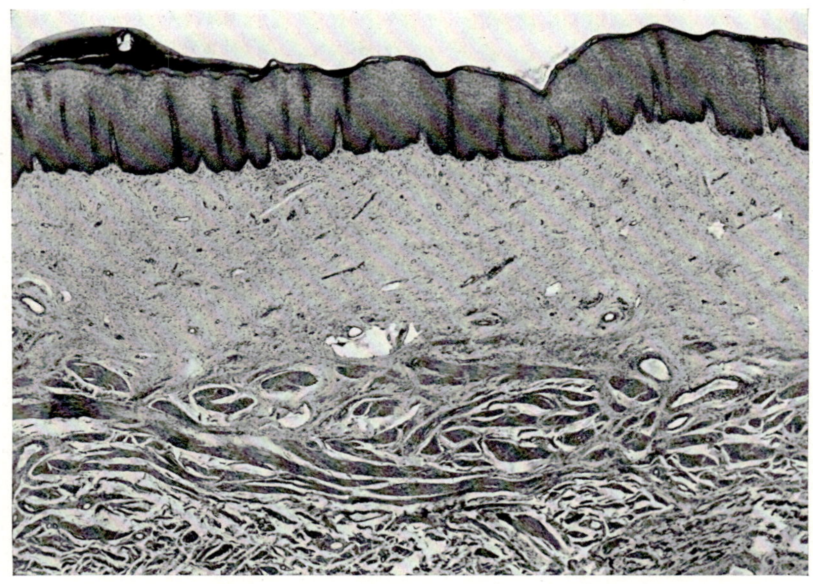

Abb. 151. Scheidenwand. Vergr. 25fach.

Im Ausstrich des Scheideninhalts findet man jetzt fast nur Schollen, d. h. kernlose Epithelien. Nach der Brunst verschwindet diese Schicht, es tritt jetzt eine Leukocyteninfiltration in den restierenden Scheidenepithelien ein und Mitosen deuten auf eine Neubildung. Im Ruhestadium zeigt die Scheide 4—7 Zellagen. Es fehlt jede Verhornung, doch Leukocyten sind nur spärlich vorhanden.

Das Nähere über diese zyklischen Vaginalveränderungen in der Tierreihe s. mein Handbuchartikel VEIT-STOECKEL, 3. Auflage, Bd. I/2, Abschnitt über die Phylogenese des Zyklus und die Arbeiten über Sexualhormon z. B. von ZONDEK und ASCHHEIM.

Im Verfolg dieser Erfahrungen am Tier, aber auch in dem Bestreben, die zyklischen Vorgänge im weiblichen Genitale vollständig zu erkennen, trat die Frage zutage, ob auch bei der menschlichen Frau ähnliche Schwankungen in der Scheidenschleimhaut nachweisbar seien. KLAUS DIERKS studierte an 30 Fällen diese Frage, die noch dadurch eine größere Berechtigung erhielt, daß GRÄFENBERG regelmäßige Schwankungen im Säuretiter mit Tiefstand um die Mitte der Zeit zwischen zwei Regeln feststellen zu können geglaubt hatte. DIERKS meinte an seinen Fällen sagen zu können, daß in der zweiten Hälfte des Zyklus die oberflächliche Plattenlage allmählich zunähme, daß sogar deutliche Verhornung zwischen den Plattenepithelien und zwischen den obersten geschichteten Partien zustande käme. Diese oberflächliche Schicht, die er direkt als Functionalis bezeichnet, stößt sich nach seiner Auffassung zur Zeit der Menstruation ab, es bleibt eine nackte Zellschicht übrig, die mit den flach-kubischen Lagen der glykogenhaltigen Zellschicht abschließt. Von hier aus kommt dann in der ersten Hälfte des Zyklus wieder eine Proliferationsschicht zustande, die wieder zu oberflächlichen Hornlagen führt.

Eine Reihe von Autoren haben sich mit dieser Frage des Scheidenzyklus beschäftigt. Bestätigung hat einzig und allein ADLER gebracht, während eine

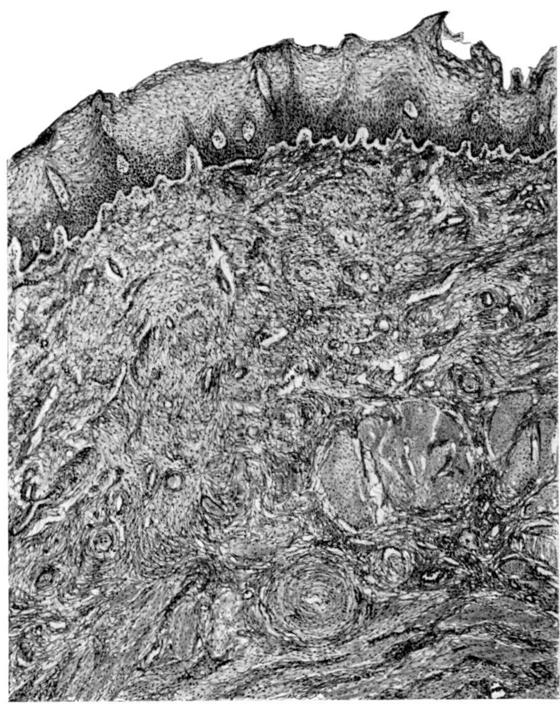

Abb. 152. Scheidenwand.

Reihe von anderen Autoren darunter PANKOW, NÜRNBERGER, WALTER, EMMA MOSER, JESSIE KING, STEMSHORN, GISBERTZ diese Angaben nicht vollinhaltlich bestätigen konnten. Alle betonen, daß sie wohl Bilder, wie die von DIERKS beschriebenen, gesehen hätten, daß aber ein regelmäßiger zyklischer Wechsel nicht nachweisbar ist. Auch im Abstrich aus der Scheide bei juvenilen virginellen Personen mit normalem Zyklus kann man, wie EMMA MOSER und JESSIE KING nachwiesen, stets nur degenerierte Plattenepithelien und Leukocyten finden ohne jeden regelmäßigen Wechsel. Die Beimengungen von Blutkörperchen, wie sie C. HARTMANN in der *Affen*scheide fand, fehlten beim Menschen.

Auch nach meinen eigenen Untersuchungen und nach den Feststellungen von STIEVE kann ich mich von der Existenz eines regelmäßigen zyklisch bedingten Wechsels im Bau der Scheidenschleimhaut nicht überzeugen. Die individuellen Variationen und die funktionellen Bedingungen, unter denen die Scheide lebt, sind sehr groß. Es dürfte meines Erachtens zu derartigen Studien nur Material mit dem gleichen Säure- und Bakteriengehalt im Scheideninhalt gewählt werden, das keinen wesentlichen mechanischen Epithelverlusten, z. B. durch Kohabitation, ausgesetzt wäre. Bevor es nicht gelingt, ein derartig seltenes Material, in großer Zahl und guter Verteilung auf den ganzen Zyklus zu bekommen, kann die Frage nicht geklärt werden. Die bisherigen sporadischen

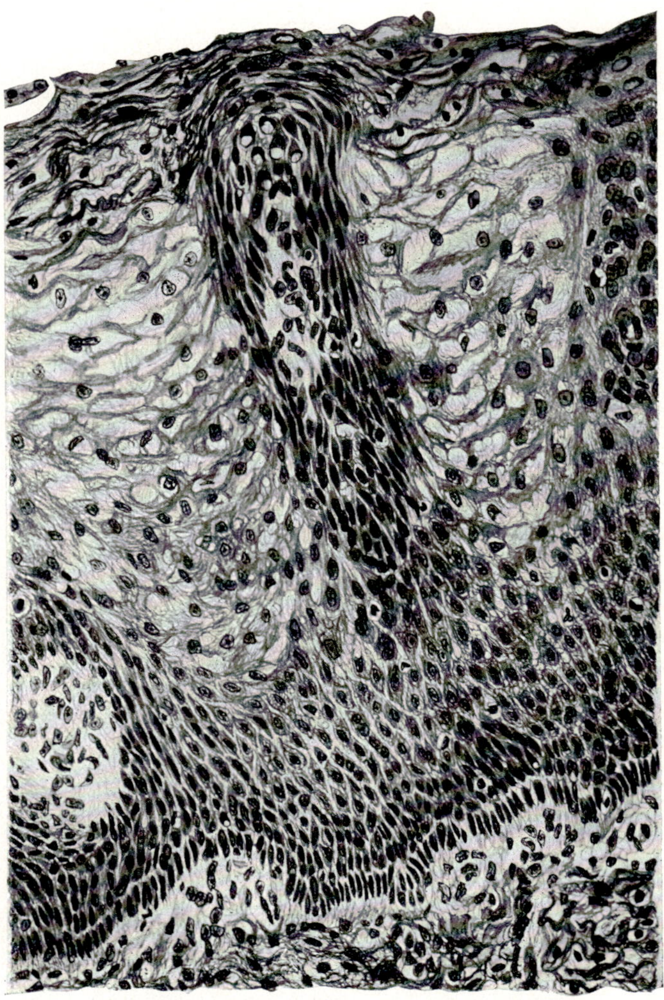

Abb. 153. Starke Vergrößerung. Scheidenepithel. 3. Zykluswoche.

Beobachtungen unter so verschiedenen Funktionsbedingungen sind nicht miteinander in Vergleich zu setzen.

Wenn man aber à priori die Dinge betrachtet, so müßte, wenn eine funktionelle Übereinstimmung mit dem bei *Nagern* beobachteten Brunstzyklus bestehen soll und eine Art Atavismus hier vorläge, der Schichthöhepunkt durch das Auftreten der vermeintlichen Verhornung nicht im Prämenstruum, sondern um die Ovulation herum, also um die Mitte des Zyklus liegen. Die Vorgänge, die sich im Prämenstruum in der Scheide nachweisen lassen, sind meiner

Beobachtung nach — und das stimmt mit den Angaben von PANKOW und auch NÜRNBERGER überein: eine stärkere Durchblutung, eine zunehmende Lockerung und etwas größere Dicke. Die Zahl der übereinander liegenden Zellagen beträgt in Übereinstimmung mit STIEVE im allgemeinen 12—20 Zellen.

Manche Autoren haben versucht, einen Wechsel in der Menge des Glykogens nachzuweisen. Eine Übereinstimmung ist nicht gefunden. Auch eigene Untersuchungen haben an histologischen Präparaten mittels der BESTschen Glykogenfärbung keinen Wechsel im färberischen Verhalten der Schicht nach einzelnen Zyklusphasen erkennen lassen.

Das subepitheliale Bindegewebe ist ein Filz aus feinsten Fibrillen. Unter dem Epithel selbst liegt eine dichtere Faserschicht. Es werden zahlreiche Papillen in das Epithel hinein vorgeschoben, ihre Form ist wechselnd spitz und breit, einfach, zweifach und dreifach gezackt, niedrig und hoch. Im Bereich der Portio wie auch in der vorderen Wand sind die Papillen meist niedriger, in der hinteren Wand, worauf STIEVE aufmerksam macht, reichlicher vorhanden. An elastischen Fasern findet man nach den Untersuchungen von SPEISER, HERZOG und STIEVE, sowie den älteren Untersuchungen von OBERMÜLLER ein subepitheliales und tiefes Netz, das verhältnismäßig derb ist, jedoch durch zarte Fasern miteinander in Verbindung steht. Dieses Fasernetz ist nach den Untersuchungen von H. RUNGE an meiner Klinik mittels der WEIGERT-HARTschen Färbung verhältnismäßig sehr zart. Es ist unter dem Epithel deutlich, nach der Tiefe zu fasert es sich in ganz vereinzelte dünne Fibrillen aus. In der Muscularis ist dann wieder reichlich elastisches Gewebe zu finden.

Zwischen den Bindegewebsfibrillen sieht man überall die gewöhnlichen Fibrocyten, Mastzellen, auch Lymphocyten. BJÖRKENHEIM fand in geringer, aber nennenswerter Zahl Fibroblasten, Clasmatocyten, Lymphocyten, Plasmazellen, Mastzellen und eosinophile Zellen. In den Papillen habe ich häufig Lymphocytenhaufen ohne weitere Entzündungszeichen gesehen.

Über Drüsen der Vagina ist viel diskutiert. PRETTI stellt am besten die Literatur darüber zusammen, auch WIEDMER äußert sich dazu. In neuerer Zeit ist darüber nicht mehr gearbeitet worden, die Frage meines Erachtens auch in folgendem Sinne geklärt.

Bei älteren Feten und Neugeborenen findet man nach ROB. MEYER in $^1/_3$ der Fälle von Fornix bis zum inneren Hymenalblatt Einzeldrüsen; diese haben sich aus kleineren kurzen Kolben entwickelt, die ihrerseits in früher Zeit, wenn die Vagina noch kubisches Epithel besitzt, sich in das Bindegewebe eingesenkt haben. Weiter können sich aus dem Basalepithel Kolben und Leisten ausstülpen, die sich in richtige schlauchförmige Drüsen umwandeln. Drittens kommen sowohl vom Cervixepithel wie von der entodermalen Auskleidung des Sinus urogenitalis aus Epithelheterotopien vor, die zu echten Schleimdrüsen führen können.

Beim Erwachsenen kommen nach WIDMER, VEIT, PRETTI u. a. scheinbare Einsenkungen vom Epithel aus vor, Bilder, die durch nahestehende hohe Papillen bedingt werden; hierdurch können Drüsen vorgetäuscht werden, da von der kompakten Epithelmasse außer den zylindrischen Basalzellen nur wenig kubische und polygonale Elemente erhalten sein brauchen. Echte Schleimdrüsen kommen normalerweise nicht vor, darin stimmen alle Autoren in neuerer Zeit überein; ausnahmsweise aber kann man nach von PREUSCHEN, DAVIDSOHN, GEYL, G. KLEIN, WIDMER u. a. tubulöse, gewundene Gebilde mit hochzylindrischem Schleimepithel in der Mucosa sehen, deren Ausführungsgang nicht bis auf die Oberfläche zu verfolgen ist, sondern vom Plattenepithel erdrückt wird.

Die Dicke der gesamten Schicht des Epithels mit dem submukösen Bindegewebe beträgt $1^1/_2$—2 mm. Dann folgt die Muskulatur. Nach innen zu liegen mehr Ring- oder Spiralfasern, nach außen zu ist Längsmuskulatur überwiegend. Es bestehen sehr reichliche und mannigfache Übergänge zwischen diesen Schichten. Eine deutliche Abgrenzung ist nicht vorhanden, jedenfalls nicht so, daß zwei völlig geschlossene Schichten unterschieden werden können. Die elastischen Fasern haben in der Muscularis alle möglichen Verlaufsrichtungen; besonders in und um die Gefäße ist die Elastica außerordentlich stark ausgebildet. Die Menge des elastischen Gewebes im ganzen ist besonders auch nach Speisers Untersuchungen sehr wechselnd.

Nach außen hin folgt dann die sog. Adventitia, die vor allem reich an großen arteriellen und venösen Gefäßen ist. Diese Gefäße sind muskel- und elasticareich. Sie ziehen schräg durch die Muscularis und breiten sich in reichlichem Netz in der Submucosa aus. Von hier aus ziehen kleine Gefäße gegen das Epithel, wo sie sich in den Papillen aufteilen. Die Vaginalgefäße machen die sklerotischen Prozesse der Uterinarterien mit. Auch bei ihnen findet man Mediazerfall, statt ihrer verfilzte und degenerierte Elasticafsern, die sich teilweise in der Umgebung der Gefäße in homogenen Elastinschollen sammeln.

Die Lymphgefäße bilden reich verzweigte Netze.

Über die Nerven der Scheide findet man bei v. Gawronski, Worthmann, Köstlin und einigen anderen genauere Angaben; danach verlaufen in der Muscularis stärkere Nervenstämme, die unter Bildung zahlreicher, fast rechtwinkliger Knickungen, von denen aus Äste an die Muskulatur abgehen, gegen das Oberflächenepithel hinziehen. In der Submucosa findet man Plexusbildung, unter dem Epithel verlaufen parallele Fasern und geben von Zeit zu Zeit Äste zwischen die Epithelien ab, wo sie als Spitzen oder feinste Knöpfchen enden. Nach v. Köllicker kommen Endkolben und Vater-Paccinische Körper vor, von anderen werden sie nicht gesehen. Lawdowsky und Owsjanikoff, sowie Pretti erwähnen Ganglienzellen, sonst sind sie nicht beschrieben. Im ganzen ist die Scheide nach Worthmann nervenarm. Das stimmt auch mit den klinischen Erfahrungen der sehr geringen Empfindlichkeit der Scheide und Portio gegen Druck, Schmerz und Temperaturen überein.

In der Muskulatur findet man mehr oder weniger deutlich Reste des Wolffschen = Gartnerschen Ganges. Sie liegen in der seitlichen Wand abwärts bis zum Hymen, an dessen Außenblatt er von hinten mündet. In dem mittleren Drittel der Scheide ist er am seltensten zu finden. Er zeichnet sich gewöhnlich nur durch etwas konzentrisches Bindegewebe aus. Der Epithelschlauch kann auch fast nackt innerhalb der Muscularis der unteren Scheidenwand liegen. Im Bereich der Vagina zeigt nach Rob. Meyers Untersuchungen der Gartnersche Gang teils zylindrisches, teils kubisches, teils auch mehrschichtiges Plattenepithel. Irgendeine Einheitlichkeit bestehet nicht.

4. Die Scheide in der Schwangerschaft und im Wochenbett.

Über diese Frage bestehen verhältnismäßig wenig Untersuchungen. Obermüller fand, daß in der Gravidität alle elastischen Fasern zunehmen. Eine eingehendere Bearbeitung des Verhaltens der Scheide in der Schwangerschaft stammt lediglich von H. Runge und H. Stieve. Runge hat zum Teil färberisch, zum Teil aber auch durch Quellungsversuche Studien über die plastische Dehnbarkeit der Scheide gemacht. Er fand bei diesen histologischen Untersuchungen, daß auffallende Veränderungen während der Schwangerschaft in dem starken Hervortreten erweiterter Blutgefäße, die geradezu kavernenartig werden können, bestehen. Das Bindegewebe verändert sich nach seinen Untersuchungen in der Weise, daß die Färbbarkeit mit sauren Farbstoffen mit fortschreitender Gravidität abnimmt. Es handelt sich nach RUNGES Meinung

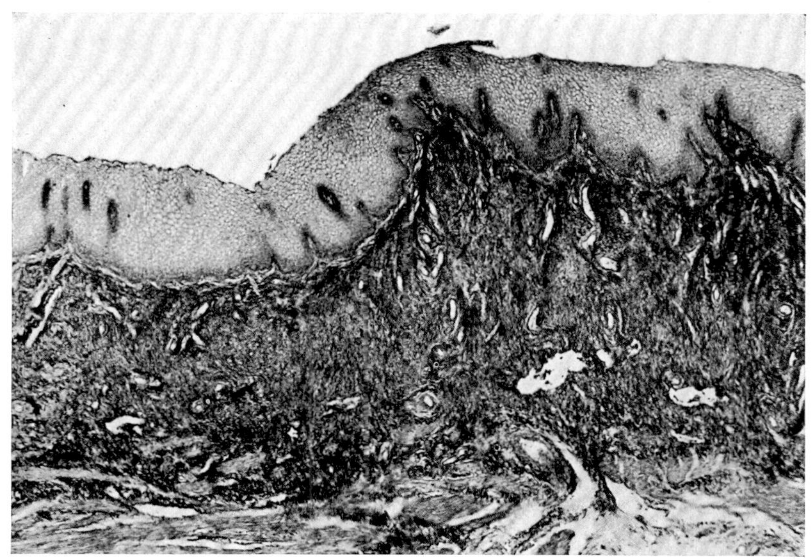

Abb. 154. Scheidenwand, Schwangerschaft 4. Monat. Vergr. 25fach.

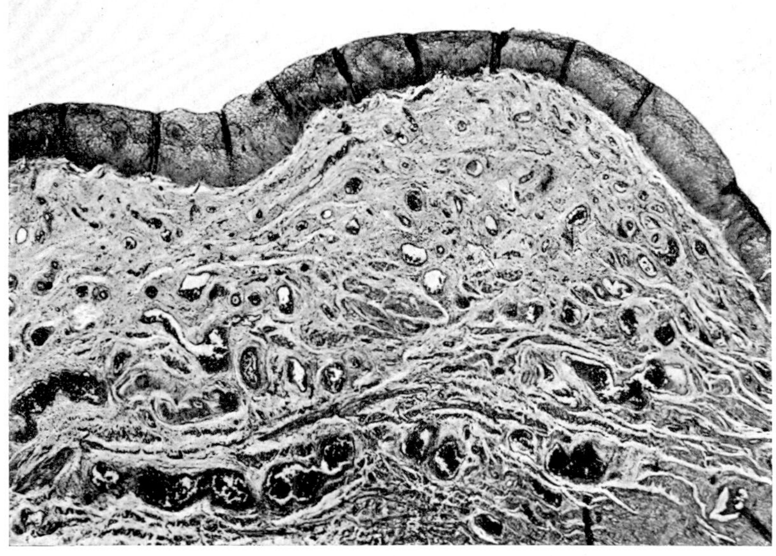

Abb. 155. Scheidenwand, Schwangerschaft 10. Monat. Vergr. 25fach.

hauptsächlich um eine geringere Aufnahmefähigkeit des Farbstoffes durch das Bindegewebe. Auch die Elastica nimmt nach seinen Erfahrungen in der Färbbarkeit ab. Im Gewebe zwischen den Fibrillen fand sich überall eine extracelluläre körnige und homogene Masse. Nach Stieves Untersuchungen vergrößern sich die Muskelzellen von 60—80 μ Länge und 2,5—3,5 μ Dicke auf 250—350 μ Länge und 10—14 μ Dicke. Das Bindegewebe ist stets stark aufgelockert und gewellt. Die Epithelwand hat in der Schwangerschaft ein auffallend dickes Epithellager; in der Mitte des Epithels konnte Stieve Zellen von 50—60 μ messen. Das submuköse Bindegewebe ist auch nach seinen Untersuchungen außerordentlich reich mit Gefäßen durchsetzt. Besonders die kleinen Venen sind äußerst erweitert. Die Bindegewebsfibrillen werden lockerer und treten im einzelnen deutlicher hervor. Stieve betont, daß, im Gegensatz zu Runge, bei seinen Präparaten die Fibrillen noch bis zum Ende der Schwangerschaft sehr scharf darstellbar waren. Er meint, daß unter normalen Bedingungen die Faser nicht quelle, wohl aber das ganze Gefüge lockerer würde und wüchse.

Möglicherweise ist der Gegensatz in den beiden Darstellungen dadurch gegeben, daß bei ödematösen Fällen die Färbbarkeit, wie auch Stieve gezeigt, erheblich abnimmt.

Dieser Bau der Scheidenwand während der Schwangerschaft gibt ein Verständnis für die enorme Dehnbarkeit, die unter der Geburt der Scheide zugemutet werden muß. Die großen Venengeflechte des Plexus cervico-vaginalis und vesico-vaginalis, die sich in die Hypogastrica ergießen, werden durch den ins Becken eintretenden Kopf als Abflußgebiet verengt oder verlegt. Dadurch muß das Blut Anastomosen aufsuchen, die wohl hauptsächlich durch die Vasa obturatoria in die Vena iliaca externa und in die Femoralis gehen. Es staut sich also Blut in der Scheide, wodurch es zu deutlichem Flüssigkeitsaustritt zwischen die Zellen und damit zu noch besserer Dehnbarkeit der Gewebe kommt (Geburtsödem Runge).

Auch das Epithel ist durch seine starke Vergrößerung unter der Schwangerschaft geeignet, der Dehnung standzuhalten. Die oberflächlichen Lagen werden nach Stieves Feststellungen häufig abgestoßen, die tieferen können sich wie beim Übergangsepithel gegeneinander verschieben. Im Wochenbett wird das abgeflachte Epithel durch die Zusammenschiebung wieder erhöht und kann sich leicht regenerieren. Die Hyperämie der Wand geht allmählich zurück, die Gefäße kollabieren.

5. Die Vagina im Greisenalter.

Im Senium erfährt die Scheide ebenso wie alle anderen Teile des Geschlechtsapparates, wenn auch oft um einige Jahre später, eine Atrophie aller ihrer Bestandteile. Das Epithel wird flacher, die Papillen niedriger und können verschwinden, die Gefäße enger, das Bindegewebe fester und derber, ja es kann fast hyalin werden. Die Muskulatur schrumpft und auch in ihrem Bereich wird das Bindegewebe fester. Nach Obermüller nimmt die Elastica an Menge ab, während Schenk und Austerlitz gerade eine Zunahme der Fasern mit Verdickung und Zerbröckelung derselben konstatierten. Nach Moraller und Höhl sollen die Gefäße vielfach obliterieren und hyalin degenerieren. Nach den neueren Untersuchungen von Herzog und Speiser ist der Gehalt an elastischen Fasern gerade in der Scheide außerordentlich wechselnd und so auch bei Altersscheiden nicht einheitlich. Speiser sagt, er konnte im Matronenalter eine Abnahme der feinen Elasticafasern und gleichzeitig eine Zunahme der verdickten Elasticaelemente beobachten. Degenerative Prozesse am Elasticagewebe sind durchaus gewöhnlich.

6. Der Hymen.

Der Hymen hat in entwicklungsgeschichtlicher Beziehung stets das außerordentliche Interesse der Forscher auf sich gezogen. Jedoch kann davon in

diesem Rahmen nicht gesprochen werden. Hier soll lediglich das Histologische
Darstellung finden. Darüber ist folgendes zu sagen.

Der Hymen besteht aus einem bindegewebigen Grundstock, dessen Fasern
kernreicher und dichter als in der Vulva sind. Das Epithel ist geschichtetes
Plattenepithel und sitzt an beiden Flächen, der vaginalen und vulvären, deutlichen Papillen auf; nur soll es an der vulvären dünner als an der vaginalen sein.
Elastica findet man an der Basis reichlich, nach den Kanten hin weniger, unter
dem Epithel ist auch hier eine elastische Membran deutlich. Die Gefäße sind
in großer Zahl vorhanden, selbst in den kleinen Papillen Capillarnetze. Glatte
Muskelfasern sind nur ausnahmsweise gefunden, Nerven nur selten erwähnt

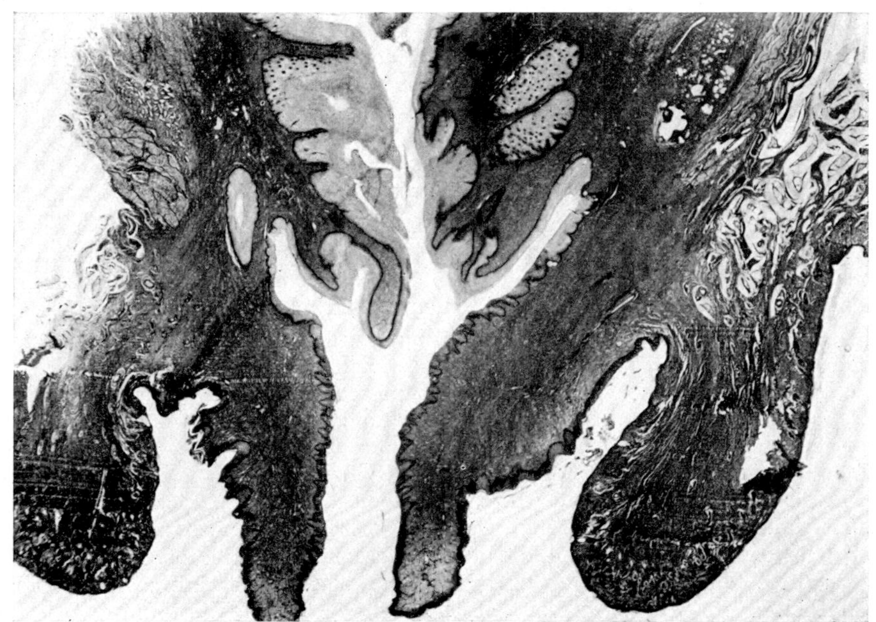

Abb. 156. Frontalschnitt durch neugeborenes Genitale. Vergr. 6fach.

und sicher sehr spärlich (s. GELLHORN). Die Carunculae hymenales haben den
gleichen Bau, nur ist ihr Bindegewebe derber und das elastische Gewebe dicker
und reicher. Über Drüsen s. Angaben bei Vulva und Vagina; über WOLFFschen
Gang s. Entwicklungsgeschichte.

III. Die mikroskopische Anatomie der äußeren
Geschlechtsorgane.

Die äußeren Geschlechtsorgane sind durch ihre Genese von den inneren
grundlegend unterschieden. Über die Entwicklungsgeschichte dieses Gebietes
muß im wesentlichen die Entwicklungsgeschichte selbst zu Rate gezogen werden.
Für uns ist es wichtig, auseinanderzuhalten, daß das Gebiet der großen Schamlippen genetisch der äußeren Haut entspricht, während das Vestibulum und
das Urethralfeld kranial von der Kloakenmembrangegend aus dem Harn-
röhrenkloakenabschnitt, der Pars phallica, sich entwickelt und zum großen
Teil entodermalen Ursprungs ist.

1. Die äußeren Geschlechtsorgane bei Feten und Kindern.

Zwischen dem 4. und 5. Monat ist die Entwicklung des äußeren Genitale so weit vorgeschritten, daß die äußere endgültige Form im großen und ganzen erreicht ist und auch die Differenzierung der einzelnen Gewebsarten ihnen ihren bestimmten Charakter gibt. Geht man von einem Embryo von 28 cm Gesamtlänge aus, so lassen sich folgende Struktureigentümlichkeiten darstellen.

Die großen Schamlippen bilden wohlausgebildete Hautwülste, die mit mehrschichtigem Plattenepithel bedeckt sind; eine oberflächliche verhornende Schicht ist erst später deutlich, die Zellen sind meist kubisch und dunkelgefärbt, die basale Lage niedrigzylindrisch; das Bindegewebe ist locker, aber engmaschig, es bildet zahlreiche flache, verschieden gestaltete Papillen. Haarbälge mit Talgdrüsenanlagen sieht man in großer Menge, Schweißdrüsen werden erst vom 7.—8. Monat gefunden. Fettgewebe ist in embryonaler Form und in kleiner Ballenanordnung in der tieferen Schicht deutlich.

Die kleinen Schamlippen werden von den großen bedeckt, heben sich aber als deutliche Leisten aus dem Eingang des Vestibulums heraus; ihr Grundstock ist strahlenförmig angeordnetes, dichtes, spindeliges Bindegewebe mit Capillaren; es bildet verschieden hohe vielgestaltige Papillaren mit einem mehrschichtigen Plattenepithel, dessen kubische Zellen größer und heller sind wie im Epithel der großen Schamlippen; die obere Lage schilfert, ohne Horncharakter zu haben, ab. Talgdrüsen oder Haare fehlen, irgendwelche andere Bildungen auch.

Nach innen zu kommt man in das Vestibulum vaginae, das nach vorn durch die Urethralplatte und die Klitoris, nach oben durch den Hymen und nach hinten durch das rektovaginale Septum begrenzt wird. Seine Auskleidung besteht in der hinteren seitlichen Partie zum größten Teil aus mehrschichtig kubischem Epithel ohne sehr deutliche Cylinderepithellage, auch an der vorderen Fläche und am unteren Hymenalrand. Die Cylinderepithellage nimmt an ihrem lumenwärts gelegenen, leicht unregelmäßigen Kontur Mucicarminfarbe an; das Epithel bildet leichte Einsenkungen und spitze Erhebungen, an vielen Stellen aber deutliche drüsige Buchten, die auch in Schlauchform tief ins Gewebe hineinragen; diese Schläuche tragen dann einfaches, oft mucicarminpositives Cylinderepithel. Nach Rob. Meyers Beschreibung hat das Vestibulum auf dem Querschnitt deutlich fünfstrahligen Bau in seinen Längsfalten; die eben beschriebene Partie entspricht dem dritten Strahlenpaar und verläuft hinter dem Ausführungsgang der Bartholinischen Drüsen, seine Drüsen werden als Glandulae vestibulares minores bezeichnet. Außerdem fand er noch eine größere Zahl von Drüsen mit einschichtigem, echtem Schleimepithel in der prä- und paraurethralen Partie, auf der Unterfläche des Hymen und seitlich von der Medianlinie der Fossa navicularis nach hinten oben. Als die Zeit des häufigsten Vorkommens gibt er den 7. Monat an. Um diese Zeit ist das kubisch-zylindrische Vestibularepithel aber schon in das endgültige vielschichtige Plattenepithel mit oberflächlich abschilfernder Lage umgewandelt, infolge Verdrängung des entodermalen Anteils (bisheriges Vestibular- resp. Sinus urogenitalis-Epithel) durch Ektoderm. Die meisten Drüsen verschwinden postfetal, nur an den tiefsten Stellen des Sulcus vestibuli und in der Pars praeurethralis bleiben sie erhalten.

Die Bartholinische Drüse = Glandula vestibularis maior ist bei dem der Beschreibung zugrunde gelegten Embryo sehr deutlich entwickelt. Man kann einen vollausgebildeten Teil mit hellen mucicarminpositiven großkubischen Zellen in einreihiger Lage und Schlauchanordnung, durch Interstitium getrennt, erkennen, peripher dunklere, kleinerzellige, mucicarminnegative Schläuche, außerdem Drüsengänge mit mehrschichtig-kubischem Epithel und innerer

Cylinderzellenlage und schließlich den mit mehrschichtig kubischer, dem Übergangsepithel gleichender Zellschicht versehenen Ausführungsgang unterscheiden. Die Drüse entwickelt sich nach Angaben von VITALIS MÜLLER, TOURNEUX, HUGUENIN, von ACKEREN, WALDEYER, THOMAS sehr ungleich, kann auch auf einer Seite fehlen, ist aber auf den dritten Monat zurückzuführen; ihr Ursprung ist das Vestibularepithel. Um die Zeit der Geburt ist sie völlig differenziert, der Ausführungsgang erhält in späteren Monaten des Fetallebens auch das endgültige Vestibularepithel, bis zur Pubertät entwickelt sie sich dann nur noch sehr wenig weiter.

Die Corpora cavernosa clitoridis treten schon in früher Embryonalzeit als Verdichtungen mesenchymatösen Gewebes auf, im 5. Monat sind sie durch derbere Bindegewebszüge abgegrenzte walzenartige Gebilde, die vom Tuber ischii-Knorpel im Bogen nach vorne ziehen und sich hier bindegewebig unter sich und mit einer ebenfalls dichten, spindeligen, mit engen Capillaren durchsetzten Bindegewebsmasse, dem Corpus cavernosum glandis, verbinden. Sie bestehen aus maschenartigen Gefäßräumen, die durch ein spindelzelliges Balkennetz ohne erkennbaren Muskelcharakter formiert werden; ihre Auskleidung bilden flache, nur schwer sichtbare Endothelien. Elastische Fasern lassen sie noch nicht erkennen, nur die Gefäße größeren Kalibers enthalten solche. Nahe ihrer vorderen Vereinigung erhalten sie zahlreiche Gefäße aus dem präurethralen Gefäßplexus, hier sind sie median in der unteren Hälfte durch ein derbes gefäßreiches Septum vereinigt. Das Corpus cavernosum glandis bildet sich erst in späteren Stadien aus.

Überzogen wird die Glans clitoridis von vielschichtigem Plattenepithel; dieses geht abwärts auf die von den kleinen Labien gebildeten Frenula clitoridis über, die nach ROB. MEYER am inneren Rand auch echte Schleimdrüsen enthalten; aufwärts ist es mit dem Epithel der Unterfläche des Praeputium clitoridis ohne Zwischenraum verschmolzen. Die Trennung dieser Epithelverschmelzung in einen Sulcus coronarius glandis geht erst zur Zeit der Geburt, manchmal noch später vor sich. ROB. MEYER und BOYD (unter jenes Leitung) haben an der Umschlagstelle des Praeputiums in die Haut der Glans oft einen oder mehrere Drüsenschläuche mit drüsigen Ausbuchtungen im Corpus cavernosum des Klitorisschaftes beobachtet; sog. Glandulae praeputiales (von COWPER 1694, später von TYSON beschrieben) sind es wahrscheinlich nicht, überhaupt ist nach ROB. MEYERS und anderen deren Vorkommen bei weiblichen Individuen sehr fraglich; es dürfte sich um Krypten oder Lakunen handeln (cf. TEMESVÁRY). Am Praeputium fand ROB. MEYER Haar-Talg- und Schweißdrüsen. Die Veränderungen in der postfetalen Zeit bis zur Pubertät sind nicht wesentlicher Art; außer den schon erwähnten Verhältnissen besonders im Vorkommen der Drüsen, im Auftreten des endgültigen Vestibularepithels wäre hauptsächlich noch zu erwähnen, daß zur Zeit der Geburt und schon kurz vorher die großen Labien in den Feldern embryonalen, d. h. merkwürdigen lockermaschigen weitzelligen Fettgewebes Fett eingelagert erhalten und dadurch die prallere, rundere Form der großen Schamlippen bedingt wird und weiter, daß nach WERTHEIMER, LEBRAM, RUGE, SARETZKY zuerst im 3. und 4. Lebensjahr Talgdrüsen auch in den kleinen Labien auftreten. Schließlich haben auch die Corpora cavernosa ihren endgültigen Bau erhalten, wie er unten beschrieben wird.

2. Die äußeren Geschlechtsteile der geschlechtsreifen Frau.

Labia majora = Große Schamlippen. Sie gleichen in vieler Hinsicht sehr der äußeren Haut des Körpers. Ihre Bedeckung ist vielschichtiges, oberflächlich verhornendes Plattenepithel mit Stratum germinativum (zylindrische

Zellen mit langem Kern, darauf folgend polygonale durch Intercellularbrücken verbundene Zellen) mit Stratum granulosum, deren Zellen die Kerato-hyalin-Körnchen enthalten, mit Stratum lucidum und Stratum corneum. Das Corium besteht wie bei der äußeren Haut aus oberflächlich derbem, spindelzellig fibrillärem Bindegewebe, das sehr verschieden gestaltige, meist flache Papillen bildet und mit Venen und Lymphbahnen stark durchsetzt ist und einer tieferen, lockeren, reichlich Fettgewebe enthaltenden Schicht, die weiter in die großen Fettlager der Labia majora übergeht. Elastische Fasern sind oberflächlich, besonders unter dem Epithel, in parallelen Zügen in großer Zahl vorhanden, in den tieferen Schichten lockerer durchflochten. Haare, Talg- und Schweißdrüsen kommen an der Außenseite in besonders großer Zahl und mächtiger

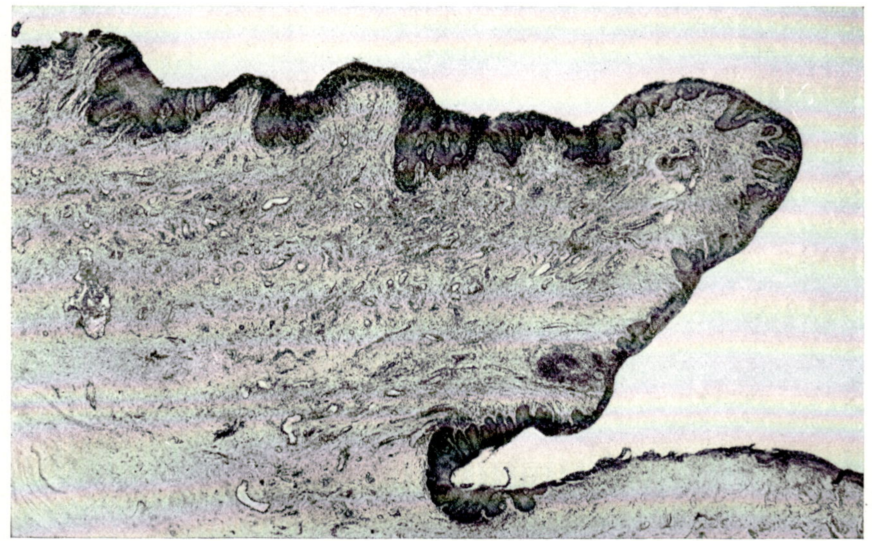

Abb. 157. Labium minus. Vergr. 15fach.

Ausbildung vor; an der Innenseite, d. h. vulvawärts fehlen die Haare. Die Haare lassen eine innere und äußere Wurzelscheide und den bindegewebigen Haarbalg, sowie die Haarpapille in typischer Weise erkennen. Die Talgdrüsen bestehen aus dem die Fortsetzung der äußeren Wurzelscheide des Haares bildenden, aus geschichtetem Plattenepithel aufgebauten Ausführungsgang und dem Drüsenkörper, der aus einer großen Zahl Säckchen zusammengesetzt wird; die Säckchen haben außen eine kubische Zellage, nach innen, fast den Drüsenraum ausfüllend, größer und heller werdende polygonale Zellen, die sich allmählich zum Sekret umbilden. An der Innenseite der großen Labien münden die Ausführungsgänge frei, d. h. ohne Haare. Die Schweißdrüsen haben einen Ausführungsgang, der aus mehrfach kubischen Zellen besteht und im Corium gewunden verläuft, und das Knäuel, das von einem einzigen gewundenen Kanal gebildet wird; sein Epithel ist einreihig kubisch und enthält Pigment- und Fettkörnchen.

Von den Arterien wäre zu erwähnen, daß sie hauptsächlich aus der Arteria labialis post., nur zum kleinen Teil aus der Arteria labialis ant. stammen. Die Zweige der Arteria labialis post. haben nach Golowinski im ganzen Verlauf eine stark entwickelte Muscularis und, bevor sie sich in ihre, die großen und auch

die kleinen Labien versorgenden Endäste aufteilen, polsterartige Verdickungen
der Intima, wie v. Ebner sie an den Arterien der Schwellkörper des Penis nachwies. Die elastischen Fasern sind in der Intima sehr reichlich, in der Media
nur mäßig stark, in der Adventitia spärlich. In den Venen sind die Polster
noch stärker und reichlicher.

Am Bulbus vestibuli haben die Arterien keine auffallend entwickelte
Muskulatur, auch keine Intimaverdickungen, sondern außen erst eine unregelmäßige Schicht glatter Muskulatur und dann Adventitia (Golowinski), Elastica
ist in ihnen nur spärlich. Dieses Blutgefäßgeflecht um den Scheideneingang

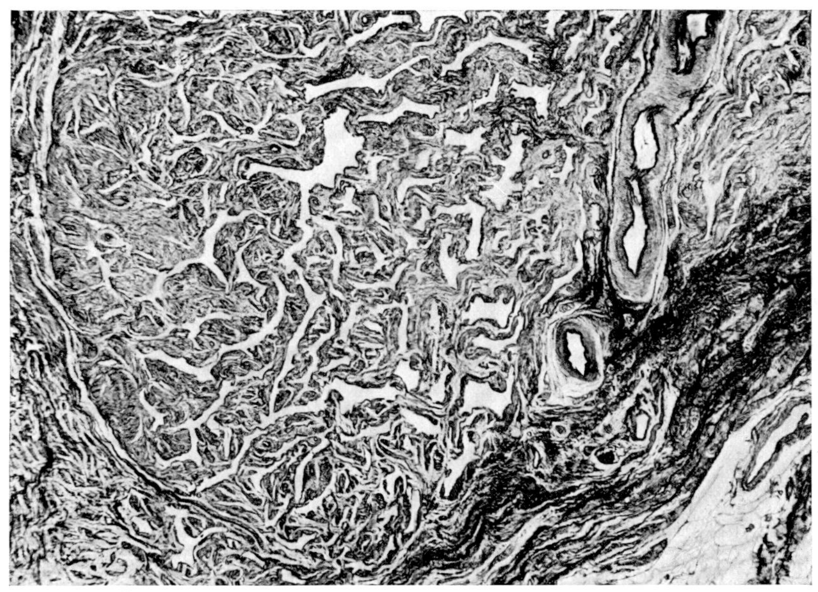

Abb. 158. Corpus cavernosum clitorii. Vergr. 25fach.

herum spielt nach Stieves Mitteilungen für den Schluß der Scheide eine besondere Rolle; er bezeichnet es direkt als Schwellpolster, das den Scheidenmund (Stieve) verschließt.

Labia minora = kleine Schamlippen. Ihr Epithel ist schön geschichtetes
Pflasterepithel, dem der großen Labien ähnlich, nur zarter. Talgdrüsen ohne
Haare kommen in großer Menge vom 2.—5. Lebensjahr ab vor (vgl. auch Saretzky und Paul Hecht), man findet sie oft in üppiger Reichlichkeit. Im
vorderen Teil kommen auch vereinzelt Schweißdrüsen und nach Rob. Meyer
selten hier auch kleine Schleimdrüsen, ebenso wie am Frenulum clitoridis vor.
Das Bindegewebe ist in zentralen Partien derber, oberflächlich maschenartig
locker; es enthält reichlich elastisches Gewebe, das sich bis unter das Epithel
erstreckt. Gassenbauer, Garrard, Nagel, Webster sahen auch glatte
Muskelfasern darin.

Die Äste der Arteria labialis post. dringen als einfache Schlingen bis in die
Papillen vor und bilden ein oberflächliches und tiefes Netz. Venen bilden plexusartige Verzweigungen.

Über die Nerven der kleinen Labien sind die Angaben different. Es wurden
gefunden von Garrard Meissnersche Tastkörperchen, von Schweigger-
Seidel und Webster spärlich Vater-Paccinische Körper, von Krause und

34*

Webster relativ häufig Krausesche Endkolben; im ganzen jedoch sollen nur spärlich Nervenendigungen in den kleinen Labien nachzuweisen sein.

B. Lipschütz berichtet beim geschlechtsreifen Weibe von der sog. Hartschen Leiste, die die Innenfläche der kleinen Labien in einen proximalen Anteil mit weicher, glatter, glänzender Schleimhautfläche und einen distalen Teil mit echtem Hautcharakter teilt. Histologisch findet er hier mächtig ausgebildete, mit verdicktem oder verschmälertem Epithel bedeckte Coriumpapillen, darunter zahlreiches Bindegewebe mit vielen Capillaren oder präcapillaren Gefäßen, die den Eindruck von Schwellkörpergewebe machen. Überall sind zahlreiche Krausesche Endkolben, in der Tiefe seltener Meissnersche Tastkörperchen, keine Vater-Paccinische Körperchen.

Die Klitoris der erwachsenen Frau unterscheidet sich von der fetalen in mancherlei Hinsicht. Die Corpora cavernosa haben eine feste, bindegewebsreiche Faserhaut = Tunica albuginea und als Hauptbestandteil das sog. Schwellgewebe; dieses besteht aus zahllosen, untereinander verbundenen Venenräumen, die durch ein Balkenwerk vorwiegend aus glatten Muskelfasern, derbem Bindegewebe und reichlich elastischem Gewebe gebildet werden. Die Arterien (Art. clitoridis = Endast der Pudenda, teilt sich in Art. clitoridis dorsalis und profunda) haben klappenartige Verdickungen durch Intimapolster, wie oben bei den Labialarterien erwähnt; ihre elastischen Lamellen stammen nach Rothfeld nicht von der Elastica interna, sondern von einer subepithelialen elastischen Lamelle, die das ganze Arterienlumen unmittelbar unter dem die Räume auskleidenden Endothel umzieht. Im Septum corp. cavernosi findet sich ein starkes elastisches Bündel.

Über die Lymphbahnen der Klitorisgegend berichtet Temesváry und gibt gute Literaturübersicht. Danach ziehen oberflächliche Bahnen vom Praeputium der Klitoris zu den oberflächlichen Leistendrüsen. Tiefe Lymphgefäße ziehen von der Glans clitoridis aus auf dem Dorsum entlang bis zur Symphyse in den Plexus pubicus und lösen sich hier auf; sie haben Verbindung durch die Gland. pubicae mit den tiefen Leistendrüsen und den Gland. iliacae mediales.

Die Glans clitoridis besteht jetzt ebenfalls aus kavernösem Gewebe, das den beiden Schenkeln hutartig aufsitzt. Bekleidet wird die Glans von vielschichtigem Epithel wie die kleinen Labien; unter ihnen liegen Gefäßschlingen und nervenreiche Papillen in großer Zahl. Die Sulcus coronarius ist jetzt frei (s. fetale Klitoris). Über Drüsen im Sulcus coronarius s. fetale Klitoris. Am inneren und äußeren Blatt des Praeputiums kommen Talg- und Schweißdrüsen vor.

An Nervenendigungen ist die Klitoris außerordentlich reich. Nach Worthmann, der die ältere Literatur, und nach Geller und Temesváry, die beide die neueren Arbeiten über diesen Punkt zusammenstellen und durch eigene Untersuchungen ergänzen, kommen Vatersche Körperchen, Meissnersche Tastkörperchen, Endkolben (Krause), freie Nervenendigungen und als ausschließliche Eigentümlichkeit dieser Region die sog. Krauseschen „Genitalnervenkörperchen" vor; Temesváry gibt eine Tabelle ihrer Lokalisation.

Das Vestibulum vaginae hat das gleiche Epithel wie die kleinen Labien. Wichtig zu erwähnen sind hier kleine Schleimdrüsen, die als Überreste des größeren fetalen Reichtums besonders im Sulcus nympho-hymenalis und in der Fossa navicularis vorkommen und teils kurze einfache Schläuche, teils auch nur Buchten mit fingerförmig verzweigten Endgängen darstellen = Glandulae vestibulares minores.

Über die Bartholinische Drüse ist dem bei der fetalen Bartholinischen Drüse Gesagten nur wenig hinzuzufügen. Nach Melnikoffs Untersuchungen liegt die Drüse dem Diaphragma urogenitale, umschlossen vom sinusreichen Bulbus vestibuli, an, von der Vagina getrennt durch die Blätter des Perineums und den Bündeln des Sphincters der Vagina. Ihre Größe gibt Melnikoff mit 11—15 mm Länge und 0,5—1,7 mm Breite an. In $75^0/_0$ seiner Fälle lag der Ausführungsgang 1—2 mm vom Rande der kleinen Schamlippe. Die Länge des Ausführungsganges wurde mit etwa 1 cm, das Lumen mit 1 mm gemessen. Alle Schläuche der eigentlichen Drüse sind umgebildet in die Form mit hellen, wechselnd mucicarminpositiven Zellen auf einer Membrana propria, die Drüsengänge sammeln sich in einer Ampulle, die kubisches Epithel mit einer Cylinderzellenlage trägt. Von hier aus geht der eigentliche Ausführungsgang, der im unteren Teil Vestibularepithel trägt, ab. Um den Ausführungsgang sieht man derbes Bindegewebe mit zahlreichen elastischen Fasern, nach von Ebner und Nagel auch eine dünne Lage glatter Muskulatur; Thomas sah diese nicht. Die eigentlichen Parenchymzellen sind an der Basis geschwänzt, ihr Protoplasma gekörnt; Sekretcapillaren sind nicht dargestellt. Im Interstitium des gelappten Organs ist viel Bindegewebe mit reichlich Gefäßen und auffallend viel Elastica, auch glatte Muskulatur ist gesehen, selbst quergestreifte in unmittelbarer Umgebung. Der Charakter der Drüse ist nach Flemming, Stöhr, Vit. Müller, Nagel und Thomas der einer tubulösen Drüse, während v. Ebner und andere sie für acinös halten.

3. Die Urethra, ihr Epithel und Bindegewebe.

Die Länge der Urethra wurde von Salmony in 100 Fällen gemessen (mit Katheter, bis gerade erster Urin kam); er fand in $50^0/_0$ die Länge zwischen 4—5 cm, bei 33 Fällen zwischen 3—4 cm; der Rest übersteigt $5^3/_4$ cm nicht und ist nicht kleiner als $2^1/_4$ cm.

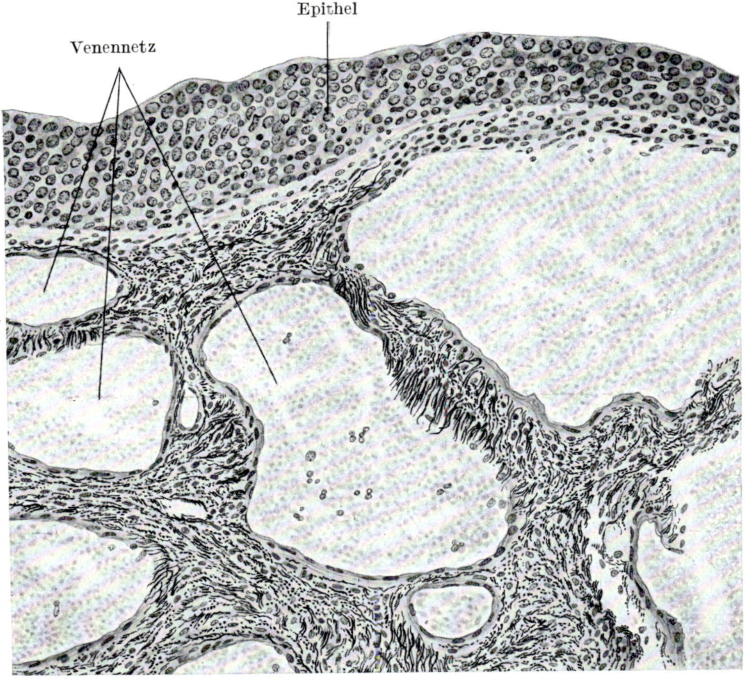

Abb. 159. Aus einem Querschnitt durch eine weibliche Urethra. Fix. Formol, Fbg. Elastica-Lithioncarmin. Vergr. 300fach.
(Von Prof. v. Möllendorff-Freiburg zur Verfügung gestellt.)

Das Epithel, das ein in Falten gelegtes Lumen umschließt, hat einen wechselnden Charakter, indem es oft geschichtetes Plattenepithel, stellenweise auch mehrreihiges Cylinderepithel darstellt. Beide Epithelarten haben unter sich fließende Übergänge (Übergangsepithel Henles), nur bleibt nach v. Ebner das Cylinderepithel dadurch charakterisiert, daß alle seine Zellen das Bindegewebe berühren.

Das Bindegewebsstratum, das zusammen mit dem Epithel die Schleimhaut der Harnröhre bildet, hat einen eigentümlichen Bau durch ein weitmaschiges reiches Venennetz, dessen Maschen durch elasticareiches Bindegewebe gebildet

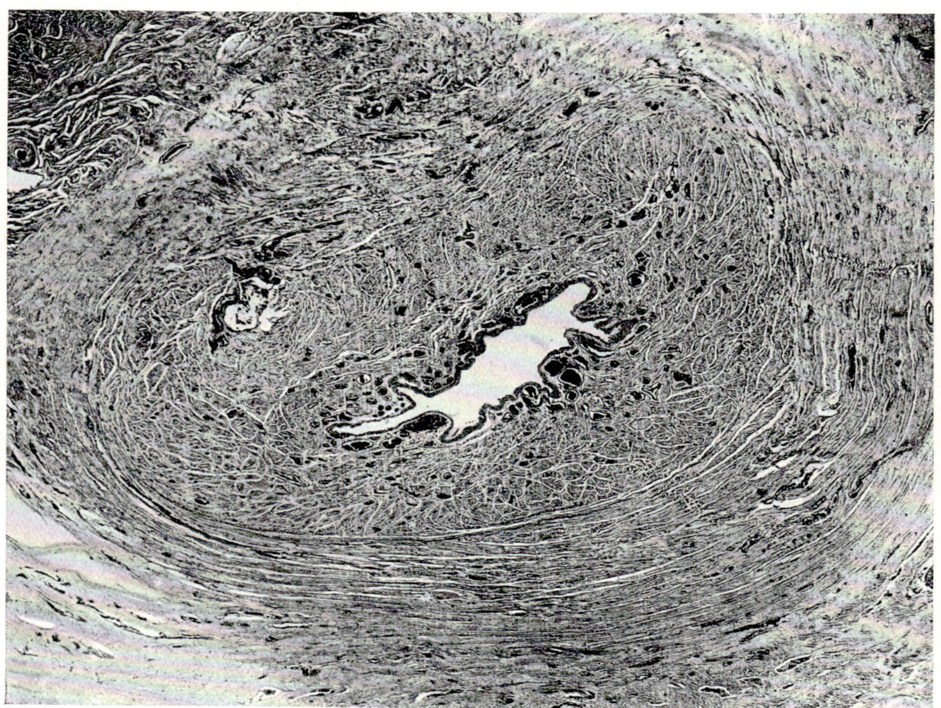

Abb. 160. Querschnitt durch eine weibliche Urethra. Fix. Formol, Fbg. Hämatoxylin-Eosin, Foto, 9 fach vergrößert.
(Von Prof. v. Möllendorff zur Verfügung gestellt.)

werden; in peripheren Partien mischen sich auch zahlreiche glatte Muskelfasern bei = Corpus cavernosum urethrae. Dem Epithel zu fehlen nach v. Ebner echte Papillen, Capillarennetze und kleine Arterien, jedoch liegen zahlreiche Gefäßchen subepithelial. Weiter außen schließt sich eine zirkuläre Lage glatter und schließlich auch quergestreifter Muskulatur an; die quergestreiften bilden sowohl an der Blase wie an der äußeren Mündung eine dickere Ringlage als Sphinctermuskulatur, die auf die Blase in Fächerform übergeht. In ununterbrochenem Zusammenhang stehen die quergestreiften Muskelringe nicht.

An Drüsen findet man nach v. Ebner und Nagel, wo die Literatur hierüber eingehend aufgeführt ist, einfache Einsenkungen des Mucosaepithels in das Bindegewebe = Morgagnische Lakunen vor; am Ende größerer Einsenkungen kann man manchmal zwei- und einreihige Cylinderzellschläuche finden. Weiter aber betonen beide Autoren auf Grund der Literatur (Oberdiek, Müller usw.)

das Vorkommen von echten Schleimdrüsen, besonders am Anfang der Harnröhre; diese werden den LITTREschen Drüsen beim Manne parallel gesetzt, sie stellen kurze verästelte oder einfache Schläuche mit hellen sezernierenden Zellen dar.

Über die Nervenversorgung der weiblichen Urethra berichtet LAWRENTJEW, jedoch bei *Katzen, Kaninchen, Hunden*. Nach TIMOFEJEW' und LAWRENTJEWS Feststellungen gibt es marklose, frei und verästelnd endende und markhaltige Fasern, die an verschiedene Kolben-Endapparate mit Innen- und Außenlamelle herangehen. Der sympathische Apparat, der die weibliche Harnröhre innerviert, findet sich in den äußeren Bindegewebshüllen der Harnröhre selbst.

Auf der Papilla urethrae, die Vestibularepithel trägt, münden mehrere peri- und paraurethrale Gänge, von denen die zwei bis drei größten als sog. SKENEsche Gänge bekannt sind. Bei Neugeborenen noch münden sie nach ROB. MEYER stets innerhalb der Harnröhre. Ihr Bau entspricht durchaus dem der Lakunen der Harnröhre (OBERDIEK), auch bei ihnen können die letzten Ausläufer zylindrisches Epithel tragen. Gelegentlich sollen sie sowohl wie die Drüsen der Harnröhre, besonders bei alten Leuten, Prostatasteinen ähnliche Konkretionen enthalten. Nach KLEIN sind die SKENEschen Drüsen baumartig verästelt, in den Ausführungsgängen und Verästelungen mit mehrschichtigem, oberflächlich zylindrischem Epithel ausgekleidet, an den Enden besitzen die einzelnen Ästchen bläschenförmige Auftreibungen, zum Teil mit einreihigem zylindrischen Epithel.

4. Die äußeren Genitalien in der Schwangerschaft.

Außer einer starken serösen Durchtränkung des Gewebes, einer erheblichen Füllung der Blutgefäße ist nur noch eine sehr deutliche Zunahme der Talgdrüsenformation in der Gravidität bekannt geworden. Die Venen um die Scheide und Vulva nehmen enorm zu und bilden um den Scheidenmund einen Schwellkörperverschluß, der durch den Verlauf der Vena pudenda außerhalb des Beckens noch bis in die Zeit kurz vor der Introituserweiterung wirksam sein und gesteigert werden kann (STIEVE).

Auch in der Dammuskulatur und im Gewebe des Dammes treten Veränderungen auf, die ein Wachstum und eine Auflockerung bedeuten. H. KÜSTNER hat durch eine kleine Untersuchungsreihe die Aufmerksamkeit auf diese Dinge besonders gelenkt.

5. Die äußeren Genitalien im Greisenalter.

Die allmählich fortschreitende Atrophie beherrscht das Bild. Der Papillarkörper wird niedriger, das elastische Gewebe soll schwinden, das Bindegewebe wird derber und fester und die Talgdrüsen erfahren eine Reduktion, besonders in den kleinen Labien verschwinden sie bis auf spärliche Reste. Auch die Glandula vestibularis major soll nach TIEDEMANN und LANGER einer Atrophie verfallen.

IV. Die mikroskopische Anatomie des Ligamentapparates und des Beckenbindegewebes.

In histologischer Beziehung bedarf es hierzu nur weniger Bemerkungen, da die Hauptbeschreibung in das Gebiet der makroskopischen Anatomie gehört.

1. Das Ligamentum rotundum besteht in der Hauptmasse aus glatter Muskulatur, die durch reichlich locker fibrilläres, viel elasticahaltiges Bindegewebe in einzelne große und diese wieder in kleine Bündel abgeteilt ist; es verlaufen größere Gefäßstämme in ihnen, die die gleichen Wandlungen wie die

Arterien des Uterus durch eine Gravidität erfahren, also an der sog. Graviditätssklerose teilnehmen. In der Gravidität erfahren auch die glatten Muskelfasern eine erhebliche Zunahme ihrer Größe, im Puerperium kommt es zur gleichen Rückbildung der Muskulatur wie im Uterus. In den peripheren Teilen gesellen sich quergestreifte Muskelbündel (Musc. cremaster int.) vom Leistenkanal aus zu. Im Senium verfällt die Muskulatur der Atrophie. Nervenfasern kommen nach Moraller und Höhl aus dem Nervus spermaticus ext., Lymphgefäße geben eine Kommunikation vom Corpus uteri zu den Inguinaldrüsen.

2. Das Ligamentum ovarii proprium und das Lig. sacrouterinum sind ebenfalls aus glatten Muskelfasern in lockerfibrillärem, elastische Fasern führendem Bindegewebe aufgebaut.

3. Das Ligamentum ovarico-pelvicum ist eine Duplikatur des Lig. latum, verstärkt durch glatte Muskulatur.

4. Das Ligamentum latum enthält außer locker fibrillärem Bindegewebe wechselnd reichlich elastisches Gewebe und besonders in Begleitung der Gefäße, aber auch sonst verstreut glatte Muskulatur, außerdem Fettgewebe, nur nicht in den Verdichtungszonen.

Näher besprochen werden muß hier nur das Frankenhäusersche Cervicalganglion, in dem sich nach Jung alle Zweige des Plexus hypogastricus der gleichen Seite wie auch die spinalen Äste aus den 22.—4. Spinalnerven vereinigen, um von hier aus Äste an Uterus, Scheide, Blase, Ureter, Rectum, evtl. unter Einschaltung neuer Ganglienzellen abzugeben. Die Auffassung dieses Ganglions als einheitliche Masse ist von allen neueren Autoren bestätigt. Die ein- und austretenden Nervenfasern sind außerhalb des Ganglions von Ganglienzellen umlagert, im Ganglion selbst bilden sie ein netzartiges Geflecht, das durch ganglienzellenhaltiges Interstitium in einzelne Felder abgeteilt wird; ein Hauptnervenzug durchquert das Ganglion. In der Schwangerschaft soll nach Freund und Hashimoto eine Vermehrung der nervösen Elemente stattfinden, nach Jung beruht aber die nachweisbare Hypertrophie nur auf Zunahme des Bindegewebes. Nach dem 50. Jahr findet Vermehrung des Bindegewebes und Atrophie des Nervengewebes und der Ganglienzellen statt.

Das Ganglion, das Frankenhäuser als zusammenhängend beschrieben, ist jedoch nach einer Reihe von Untersuchungen, die von Dahl gut zusammengestellt werden, und die er durch eigene Untersuchungen ergänzt, nur ein ganglionäres Nervengeflecht, das die Bezeichnung eines geschlossenen Ganglions nicht verdient. Mikroskopisch findet er, daß die Ganglionknoten aus zahllosen kleineren Ganglienzellenanhäufungen sich zusammensetzen, die durch Bindegewebe voneinander getrennt werden. In diese Ganglienknötchen strahlen marklose und markhaltige Nerven ein.

Blotevogel hat in sehr interessanten Untersuchungen sowohl an der *Maus* wie auch an einer Reihe von anderen Tieren (*Ratte, Kaninchen, Katze, Hund, Hyäne* und *Affe*) gefunden, daß das Ganglion cervicale ein echtes Bauch-Sympathicusganglion ist. Es enthält Ganglienzellen mit gut färbbaren Nissl-Schollen und außerdem die chrombraunen Elemente des Sympathicus. Sehr interessant ist, daß Blotevogel durch mühsame Zählungen und exakte Auswertungen seiner Ergebnisse zeigen konnte, daß die Ganglienzellen und die chrombraunen Zellen in ihrem Zahlenverhältnis zueinander erhebliche Schwankungen in Abhängigkeit von der Ovarialfunktion erleiden. Der Mittelwert einer nichtschwangeren *Maus* beträgt für die chrombraunen Zellen $3,4^0/_0$; er kann bis auf $6^0/_0$ am 14. Tag der Schwangerschaft, bis auf $9^0/_0$ am 19. Tag der Trächtigkeit und auf $15—16^0/_0$ am Tage des Wurfes steigen. In der Lactation sinkt die Chromzellenzahl wieder zur Norm. Beim kastrierten Tier fand er einen Rückgang auf $1^0/_0$ und weniger, dazu in den Ganglienzellen eine deutliche

Degeneration der Nissl-Schollen. Von praktischer Bedeutung ist es, daß man durch Sexualhormon eine Anreicherung der chrombraunen Zellen des Ganglions auf 11—12% innerhalb von 4 Tagen erreichen kann. Beim Menschen ist das Ganglion cervicale erst in letzter Zeit von Penitschka wieder genauer untersucht worden. Auch er bestätigt, daß es sich lediglich um ein Ganglienlager handelt, kein eigentliches Ganglion. Diese Ganglien sind außerordentlich zell- und kernreich. Sie enthalten neben kleinen und großen einkernigen Ganglienzellen verhältnismäßig viele Ganglienzellen mit mehreren, bis zu 7 Kernen, ferner reichlich chromaffine Zellen nebst unbestimmbaren „Nebenzellen" und namentlich im Kindesalter auch „Zell- und Kernnester". Auch selbständige chromaffine Körper, Paraganglien von kugeliger Form und verschiedener Größe stehen mit dem Gangliengeflecht im Zusammenhang. Penitschka hat zwar keine exakten Auszählungen gemacht, glaubt jedoch annehmen zu können, daß funktionelle Beziehungen zum Fortpflanzungssystem bestehen.

Literatur [1].

A. Das fetale und kindliche Ovar (hauptsächlich Entwicklung, junge Follikel und Follikeluntergang).

Alamanni, R.: Das retikuläre Gewebe bei den fetalen Adnexen. Riv. ital. Ginec. **6**, H. 2. Ref. Ber. Gynäk. **12**. — **Allen, E.:** Ovogenese während der Geschlechtsreife. Amer. J. Anat. **31**. Ref. Ber. Gynäk. **1**, 415. — **Asami, G.:** Observations on the follicular atresia in the rabbit's ovary. Anat. Rec. **18** (1920). — **Aschner, B.:** (a) Über den Kampf der Teile im Ovarium. Arch. Entw.mechan. **40**, H. 4. (b) Über Morphologie und Funktion des Ovariums unter normalen und pathologischen Verhältnissen. Arch. Gynäk. **102**. — **Athias, M.:** (a) Über die physiologische Bedeutung der Follikelatresie und der interstitiellen Ovarialzellen. C. r. Soc. Biol. Paris **88**. Ref. Ber. Gynäk. **2**, 291. (b) Recherches sur les cellules interstitielles de l'ovaire des cheiroptères. Archives de Biol. **30** (1919).

v. Baer, Karl: Über die Bildung des Eies der *Säugetiere* und des Menschen. Mit einer biographisch geschichtlichen Einführung in dtsch. Sprache, herausg. von B. Ottow. Leipzig: Leopold Voß 1927. Ref. Ber. Gynäk. **14**, 443. — **Becking, A. G. Th.:** Nederl. Tijdschr. Verloskde **1919**, H. 1/3. — **Benckiser:** Zur Entwicklungsgeschichte des Corpus luteum. Arch. Gynäk. **23** (1884). — **Benda:** Bemerkungen zur normalen und pathologischen Histologie der Zwischenzellen des Menschen und der *Säugetiere*. Arch. Frauenkde u. Konstit.-forschg **7**. — **Benoit, J.:** Sur l'origine des cellules interstitielles de l'ovaire de la poule. C. r. Soc. Biol. Paris **94**, Nr 12. Ref. Ber. Gynäk. **10**, 549. — **Benthin, W.:** (a) Die sog. Pubertätsdrüse. Med. Klin. **1924**, Nr 6. (b) Gibt es eine interstitielle Eierstocksdrüse. Arch. Gynäk. **120**. (c) Über Follikelatresie im kindlichen Ovarium. Arch. Gynäk. **91**. — **Biedl, A., H. Peters u. Hofstätter:** Versuche zur Isolierung der interstitiellen Drüse im Ovar mit besonderer Berücksichtigung der Transplantation röntgenisierter Ovarien. Z. Geburtsh. **38** (1925). — **Böshagen:** Über die verschiedenen Formen der Rückbildungsprodukte der Eierstocksfollikel und ihre Beziehungen zu Gefäßveränderungen des Ovariums. Z. Geburtsh. **53**. — **Borell:** Untersuchungen über die Bildung des Corpus luteum und der Follikelatresie bei Tieren mit Hilfe der „vitalen Färbung". Beitr. path. Anat. **65**. — **Bozzolo, Carlo:** Über die sog. „interstitielle Uterusdrüse" beim *Meerschweinchen*. Fol. gynaec. (Genova) **15**, H. 2 (1922). — **Brugnatelli, E.:** (a) Über die Natur der Gelbkörperzelle und der interstitiellen Zelle des Eierstockes. Folia gynaec. **13**, H. 2. Mschr. Geburtsh. (Genova.) **57**. (b) Über die physio-pathologische Bedeutung der interstitiellen Elemente. Fol. gynaec. (Genova) **15**, H. 1 (1922). Ref. Zbl. Gynäk. **1924**, Nr 7 a.

Call u. Exner: Zur Kenntnis des Graafschen Follikels und des Corp. lut. beim *Kaninchen*. Sitzgsber. Akad. Wiss. Wien, Math.-naturwiss. Kl. III, **71**. — **Chin, Wenchi:** Über die Oberflächenveränderungen des Eierstocks im zunehmenden Alter. Z. Geburtsh. **88**. — **Cohn:** (a) Über das Corpus luteum und den atretischen Follikel des Menschen und deren cystische Derivate. Arch. Gynäk. **87** (1909). (b) Zur Histologie und Histogenese des Corpus luteum und des interstitiellen Ovarialgewebes (*Kaninchen*). Arch. mikrosk. Anat. **62** (1903).

Dogliotti, G. C.: Über die Wachstumsgeschwindigkeit der Granulosazellen des Ovariums bei den *Säugetieren*. Monit. zool. ital. **37**, Nr 6 (1926). Ref. Ber. Gynäk. **11**, 48. — **Dulzetto, Filippo:** Weitere Untersuchungen über die interstitielle Drüse des Ovariums der *Vögel*. Ric. Morf. **6** (1926). Ref. Ber. Gynäk. **12**, 558.

---

[1] Literatur bis Mitte 1929.

v. Ebner: Handbuch der Gewebelehre 1902 (6. Auflage vom v. Köllickers Handbuch der Gewebelehre). — **Engle, E. T.:** (a) Polyovuläre Follikel und polynucleäre Eier bei der *Maus.* Anat. Rec. **35** (1927). Ref. Ber. Gynäk. **13**, 354. (b) Quantitative Studie über Follikelatresie bei der *Maus.* Amer. J. Anat. **39** (1927). Ref. Ber. Gynäk. **13**, 354.

Felix: Die Entwicklung der weiblichen Genitalien. Handbuch d. Entwicklungsgesch. von Reibel-Mall. Bd. 2, 1911. — **Flemming:** Über die Bildung von Richtungsfiguren in *Säugetiere*eiern beim Untergang Graafscher Follikel. Arch. Anat. u. Physiol. **1885.** — **Fraenkel, L.:** Die interstitielle Eierstocksdrüse. Berl. klin. Wschr. **1911**, Nr 2. — **v. Franqué:** Beschreibung einiger seltener Eierstockspräparate. Z. Geburtsh. **39** (1898). — **Fritschi, G.:** Quantitativ histologische Untersuchungen am normalen Ovar und am Röntgenovar des *Meerschweinchens.* Acta radiol. (Stockh.) **8** (1927). — **Fuß, A.:** Über die Geschlechtszellen des Menschen und der *Säugetiere.* Diss. med. Bonn 1913.

Grohe: Über den Bau und das Wachstum des menschlichen Eierstocks und über einige krankhafte Störungen desselben. Virchows Arch. **26** (1863). — **Gutherz, S.:** Zur Lehre vom Ursprung der tierischen Keimzellen. Arch. mikrosk. Anat. **92**, H. 1/2.

Häggström: Über degenerative „partenogenetische Teilungen von Eizellen in normalen Ovarien des Menschen. Acta gynaec. scand. **1**, H. 2. — **Hammar, J. A.** u. **Hellmann:** Ein Fall von Thyreoaplasie, unter Berücksichtigung gewisser innersekretorischer und lymphoiden Organe. Z. angew. Anat. **5**, H. 4/6 (1920). — **v. Hansemann, S.:** Über den Kampf der Eier in den Ovarien. Arch. Entw.mechan. **35**, H. 2 (1912). — **Hargitt, Geo T.:** Die Bildung der Keimdrüsen und Keimzellen der *Säugetiere.* I. Der Ursprung der Keimzellen in der weißen *Ratte.* J. Morph. a. Physiol. **40**, Nr 3. Ref. Ber. Gynäk. **12**, 816. — **Harms:** (a) Über die interstitielle Eierstocksdrüse beim Tier. Ver. wiss. Heilk. Königsberg 19. Nov. 1923. Ref. Dtsch. med. Wschr. **1923**, Nr 51, 1565. (b) Keimdrüsen und Alterszustand. Fortschr. naturwiss. Forschg **11** (1922). Ref. Zbl. Gynäk. **1923**, Nr 2, 94. (c) Verwandlung des Bidderschen Organs in ein Ovarium beim Männchen von *Bufo vulgaris lanz.* Zool. Anz. **53**, Nr 11/13. — **Hartmann, Carl:** (a) Vielkernige Eier und vieleiige Follikel beim *Opossum* und anderen *Säugetieren* mit besonderer Berücksichtigung des Fruchtbarkeitsproblems. Amer. J. Anat. **37**, Nr 1 (1926). (b) Observations on the viability of the mammalian ovum. Amer. J. Obstetr. **7**, Nr 1 (1924). — **Hartmann, Heinz:** Über Bildung und Reifung von Follikeln bei Neugeborenen und Kindern. Arch. Gynäk. **128.** — **Hausmann, E.:** Über Vereinigung zweier Graafscher Follikel. Zbl. Gynäk. **1928**, Nr 51. — **Hieronymi, E.:** Die zyklischen Vorgänge im Genitale des weiblichen *Säugetieres.* Mschr. Geburtsh. **63**, H. 1. — **His, W.:** Beobachtungen über den Bau des *Säugetier*-Eierstocks. Arch. mikrosk. Anat. **1** (1865). — **Hoelzl:** Über die Metamorphosen des Graafschen Follikels. Virchows Arch. **134.** — **Hörmann:** Über das Bindegewebe des weiblichen Genitale. Arch. Gynäk. **83.** — **Hofbauer:** Mikroskopische Studien zur Biologie der Genitalorgane im Fetalalter. Arch. Gynäk. **77.** — **Horrenberger, R.** Beitrag zum Studium des Eierstocksfollikels und des gelben Körpers bei der Frau. Archives d'Anat. **8**, 129.

Ikeda, K.: Beitrag zur Histologie des Corpus luteum. Eigenfibrillen der Luteinzellen. Dunkle Luteinzellen, Rückbildung der Luteinzellen nach Abort und Schwangerschaft. Z. Geburtsh. **93**, H. 1.

Kajava: Von der Norm abweichende Eibläschen im Eierstock des *Kaninchens.* Duodecim **42** (1926). Ref. Ber. Gynäk. (Helsingfors) **13**, 353. — **Karoliny:** Histologische Beiträge zur inneren Sekretion der Eierstöcke. Ref. Ber. Gynäk. **9**, H. 6. — **Kassel, Ludw. K.:** Der heutige Stand unserer Forschungen über Morphologie, Histogenese und Bedeutung der sog. interstitiellen Eierstocksdrüse beim Menschen. Diss. München 1923. — **Keller:** Über die normale und pathologische Funktion des Keimepithels im reifen Ovarium. Ginek. polska **6** (1927). Ref. Ber. Gynäk. **13**, 812. — **Keller, Th.:** Das normale und pathologische Wachstum des Keimepithels im Ovarium des Erwachsenen. Gynec. et Obstetr. **17**, 10. — **Kennedy, W.:** The occurence of polyovular Graafian follicles. J. of Anat. **58**, Nr 4. — **Kervily, Michel de:** (a) La division directe des ovocytes chez le nouveauné humain. C. r. Soc. Biol. Paris **90**, Nr 16. (b) Origine des ovocytes multinucléés dans l'ovaire des mammifères. C. r. Soc. Biol. Paris **92**, Nr 15. — **Kingsbury:** (a) The Morphogenesis of the mammalian ovary felis domestica. Amer. J. Anat. **15**, Nr 3. (b) The interstitial cells of the mammalian ovary. Felis domestica. Amer. J. Anat. **16**, Nr 1. — **Kohlbrugge, J. H. F.:** Die Entwicklung des Eies vom Primordialstadium bis zur Befruchtung. Arch. mikrosk. Anat. **58** (1901). — **Kohn** (Prag): Der Bauplan der Keimdrüsen. Arch. Entw.mechan. **47** (1920). — **Köllicker, A.:** Über die Entwicklung der Graafschen Follikel der *Säugetiere.* Sitzgsber. physik.-med. Ges. Würzburg **8**, 30. Mai 1874. — **Kremer, J.:** Studien zur Oogenese der *Säugetiere* nach Untersuchungen bei der *Ratte* und *Maus.* Arch. mikrosk. Anat. u. Entw.mechan. **102**, H. 1/3. — **Kulesch, L.:** Der Netzapparat von Golgi in den Zellen des Eierstocks. Arch. mikrosk. Anat. **I 84**, H. 1. — **Kumlin, A.:** Über das Keimepithel der *Haussäugetiere* und dessen Übergang in das Peritoneal- und Tubenepithel. Inaug.-Diss. Leipzig 1913. Zbl. norm. Anat. H. 4, 115.

Lahm, W.: Zur Entwicklung der interstitiellen Drüse im Hoden und Ovarium. Mschr. Geburtsh. 58. — **League, Bessie** u. **Carl Hartmann:** Anovular Graafian follicles in mammalian ovaries. Anat. Rec. **30**, 1 (1925). — **Lewin, B. D.:** Interstitielle Drüsenzellen im menschlichen Ovarium. Amer. J. Sci. med. **171** (1926). — **Lipschütz, A.:** Die Pubertätsdrüse und ihre Wirkungen. Bern: Ernst Bircher 1919. — **Loyez, M.:** Sur la structure de l'ovocyte de la femme à la période d'accroissement. C. r. Assoc. Anat. 13. Réunion Paris **1911**.

Matsuno, J.: Die interstitielle Eierstocksdrüse beim Neugeborenen. Z. Geburtsh. 85. — **Meyer, H.:** Über die Entwicklung der menschlichen Eierstöcke. Arch. Gynäk. **23** (1884). — **Meyer, Rob.:** (a) Zur normalen und pathologischen Anatomie des Markepithels und des Rete ovarii beim Menschen. Studien zur Pathol. d. Entwickl. von MEYER u. SCHWALBE Bd. 2, H. 1. Zbl. Gynäk. **2**, 23 (1915). (b) Ein Mahnwort zum Kapitel „interstitielle Drüse". Zbl. Gynäk. **1921**, Nr 17. — **Mikulicz-Radecki:** Die Bedeutung der Bezeichnung Follikelatresie. Zbl. Gynäk. **1921**, Nr 45. — **Mjassojedoff, S. W.:** Zur Frage über die Struktur des Eifollikels bei den *Säugetieren*. Arch. mikrosk. Anat. **97** (1923). — **Momigliano, E.:** (a) Vitalfärbung des Ovariums und Röntgenbestrahlung. Ric. Morf. **6** (1926). Ref. Ber. Gynäk. **12**, 571. (b) Die Entwicklung des follikulären Apparates im Eierstock während des fetalen Lebens. Ric. Morf. **7**. Ref. Ber. Gynäk. **14**, 102. — **Moraller** u. **Hoehl:** Atlas der normalen Histologie der weiblichen Geschlechtsorgane. Leipzig 1912. — **Morley:** The interstitial gland, what it is and its supposed function. N. Y. med. J. **113** (1921). — **Murao, Nobuitsu:** Das Fett in Eierstock und Gebärmutter von *Kaninchen*. Trans. jap. path. Soc. **11**. Ref. Jb. Gynäk. **1922**, 868.

Nagel: Beitrag zur Anatomie gesunder und kranker Ovarien. Arch. Gynäk. **31**. — **Nußbaum, M.:** Zur Frage der Entstehung und Bedeutung der Geschlechtszellen. Anat. Anz. **47** (1914).

Pfannenstiel: Handbuch f. Gyn. von Veit 2. Aufl. Bd. 4.

Rabl: (a) Mehrkernige Eizellen und mehreige Follikel. Arch. mikrosk. Anat. **54**. (b) Beitrag zur Histologie des Eierstocks des Menschen und der *Säugetiere*. Anat. H. **11**. — **Romeis:** STEINACHs Verjüngungsversuche. Münch. med. Wschr. **1920**, Nr 35.

Salazar: (a) La chromatolyse dans les follicules de Graaf au point de vue endocrine. C. r. Soc. Biol. Paris **92** (1925). (b) Les débuts de l'atrésie folliculaire. C. r. Soc. Biol. Paris **90** (1924). **Schaffer, J.:** Beiträge zur Histologie menschlicher Organe. Akad. Wiss. Math.-naturwiss. Kl. III **126** (1917). — **Schickele, G.:** Etudes sur la fonction des ovaires. Il n'y a pas de rapport entre la glande thécale et la menstruation normale on anormale. Gynéc. et Obstetr. **9**, Nr 1. — **Schottlaender:** (a) Beitrag zur Kenntnis der Follikelatresie nebst einigen Bemerkungen über die unveränderten Follikel in den Eierstöcken der *Säugetiere*. Arch. mikrosk. Anat. **37**. (b) Über den GRAAFschen Follikel, seine Entstehung beim Menschen und seine Schicksale bei Mensch und *Säugetier*. Arch. mikrosk. Anat. **41** (1893). — **Serdjukov:** Über morphologische und inkretorische Verwandtschaft des Corp. lut. und der interstitiellen Eierstocksdrüse und über ihre funktionellen Besonderheiten. Ref. Ber. Gynäk. **10**, H. 7/8. — **Shaw, W.:** (a) Ovulation in the human ovary. Its mechanism and anomalies. J. Obstetr. **34**, Nr 3. (b) The interstitial cells of the human ovary. J. Obstetr. **33**, Nr 2. — **Simon:** (a) Archives Anat. microsc. **1902/03**. (b) Etude histologique et histogénétique de la glande interstitielle de l'ovaire. Thèse de Nancy **1901**. — **Slavjansky:** Zur normalen und pathologischen Histologie des GRAAFschen Bläschens beim Menschen. Virchows Arch. **51**. — **Spirito, Francesco:** Beitrag zur Kenntnis der Eierstockszellen mit innerer Sekretion bei den *Vögeln*. Arch. Obstetr. **9**. — **Sternberg:** Zur Frage der Zwischenzellen. Zbl. Pathol. **31**, Erg.-H. 197 (1921). — **Stieve, H.:** (a) Unfruchtbarkeit als Folge unnatürlicher Lebensweise. Grenzfrag. Nerv. u. Seelenleb. München: J. F. Bergmann 1927. (b) Über experimentell durch veränderte äußere Bedingungen hervorgerufene Rückbildungsvorgänge am Eierstock des *Haushuhns*. Arch. Entw.mechan. **44**. (c) Das Verhältnis der Zwischenzellen zum generativen Anteil im Hoden der *Dohle*. Arch. Entw.mechan. **45**. (d) Entwicklung, Bau und Bedeutung der Keimdrüsenzwischenzellen. Eine Kritik der STEINACHschen „Pubertätslehre". München: J. F. Bergmann 1921. — **Stoeckel, W.:** Teilungsvorgänge in Primordialeiern bei einer Erwachsenen. Arch. mikrosk. Anat. **53** (1899). — **Straßmann:** (a) Wie platzt der Follikel? Ref. Klin. Wschr. **1923**, Nr 49. (b) Warum platzt der Follikel? Arch. Gynäk. **119**. — **v. d. Stricht:** (a) Structure de l'oeuf ovarique de la femme. Bull. Acad. Méd. Belg. **1905**. (b) Vergleichende Studien an den Eiern der *Säugetiere* in den verschiedenen Perioden der Ovogenese. Archives de Biol. **33**, H. 2.

Tassovatz, Simicha: Studie über die „Thecadrüse" der Frau („interstitielle Eierstocksdrüse"). Strasbourg méd. **85**, Nr 22. — **Thompson, A.:** The maturation of the human ovulu. J. of Anat. **53**. — **Truffi, G.:** Über die Herkunft der interstitiellen Zellen des Eierstocks. Boll. Soc. med.-chir. Pavia **1**, H. 6.

Waldeyer: Eierstock und Ei. Leipzig: Wilh. Engelmann. 1870. — **Wallart, J.:** (a) Beitrag zum Studium des Ursprungs des Rete ovarii. Bull. Histol. appl. **5**. (b) Untersuchungen über das Corp. lut. und die interstitielle Eierstocksdrüse während der Schwangerschaft. Z. Geburtsh. **63** (1908). (c) Untersuchungen über die interstitielle Eierstocksdrüse beim

Menschen. Arch. Gynäk. **81** (1907). — **Wehefritz, E.:** Systematische Gewichtsuntersuchungen an Ovarien mit Berücksichtigung anderer Drüsen mit innerer Sekretion, sowie über ihre Beziehungen zum Uterus. Z. Anat. **9** (1923). — **Weishaupt, E.:** Über die pathologischen Veränderungen des Rete und der Markschläuche im Ovarium des *Meerschweinchen* mit einem Abriß der vergleichenden Entwicklung und Anatomie dieser Organteile. Stud. Path. Entw. **2.** — **Wendeler:** Martins Krankheiten der Eierstöcke 1897. — **Werner, P.:** Beitrag zur Kenntnis des Verhaltens der Eierstocksfunktion nach der Röntgentiefentherapie. Arch. Gynäk. **110.** — **Wilkerson, W. V.:** (a) Atretische Follikel im Ovarium von *Ratte, Maus* und *Kaninchen* mit besonderer Berücksichtigung der Bedeutung der Basalmembran als Ursprungsquelle der Interstitialzellen. Bull. Hopkins Hosp. **38,** Nr 5. (b) Das Rete ovarii als normaler Bestandteil des reifen *Säugetier*ovariums. Anat. Rec. **26,** Nr 1. — **Wilson:** (a) Origin and development of the rete ovarii and the rete testis in the human embryo. Publication Nr 362 of the Carnegie Inst. of Washington 1926. (b) A morphologic study of some phase in the development of the sex glands of the domestic pigs. Amer. J. Obstetr. **8.** — **v. Winiwarter, H.:** (a) Recherches sur l'ovogenése et l'organogenèse de l'ovaire. Archives de Biol. **17** (1900). (b) Les débuts de l'atrésie folliculaire. C. r. Soc. Biol. Paris **89,** No 31 (1923). — **Wolz:** Untersuchungen zur Morphologie der interstitiellen Eierstocksdrüse des Menschen. Arch. Gynäk. **97** (1912).

B. Das geschlechtsreife Ovar (hauptsächlich reifende Follikel, Corpus luteum und Stroma).

Adachi, S.: Über das Vorkommen doppelt lichtbrechender Lipoide in menschlichen Ovarien und Uterus, nebst einer Bemerkung über Fettablagerung in denselben Organen. Z. Geburtsh. **76,** H. 1. — **Akagi, Y.:** Über die Nerven, insbesondere deren Endigungen im menschlichen Eierstocke. Frankf. Z. Path. **26** (1921). — **Allen, Edgar:** Der Menstruationszyklus des *Affen.* Die Wirkung der doppelseitigen Ovariektomie und der Schädigung der großen Follikel. Proc. Soc. exper. Biol. a. Med. **23** (1926). — **Allen, E., J. P. Pratt, Q. U. Newell** u. **L. Bland:** Die Gewinnung menschlicher Eier aus den Eileitern, Ovulationstermin und Menstruationszyklus. J. amer. med. Assoc. **91,** 1018—1020 (1928). — **Altmann, Franz:** Untersuchungen über das Ovarium von *Talpa eiropea* mit besonderer Berücksichtigung seiner zyklischen Veränderungen. Z. Anat. **82** (1927). — **Andersen, D.:** (a) The rate of passage of the mammalian ovum through various portions of the fallopian tube. Amer. J. Physiol. **82,** Nr 3. (b) Lymphatics and blood-vessels of the ovary of the sow. Ref. Ber. Gynäk. **10,** H. 9/10. — **Andres, J.:** Die Arterien der Keimdrüsen bei männlichen und weiblichen *Versuchssäugetieren* (Anatomische Untersuchungen an injizierten Aufhellungspräpaparaten bei *Lepus cuniculus, Cavia cobaya, Mus rattus* und *Mus musculus*). Z. Anat. **84.** — **Arndt, Walther:** Über das physiologische und pathologische Vorkommen morphologisch darstellbarer Lipoide in den Geschlechtsorganen des Weibes. Mschr. Geburtsh. **49.** — **Aschoff, L.:** (a) Die Menstruations- und Ovulationssklerose der Ovarialgefäße nach Untersuchungen von Dr. Sohma. Naturforsch.-Ges. Freiburg i. B., 28. Jan. 1908. Ref. Mschr. Geburtsh. **27.** (b) Ovulation und Menstruation. Vorträge in Japan 1924. (c) Zur Nomenklatur des Corpus luteum. Oberrhein. Ges. Gynäk. Freiburg i. B., 8. März 1925. Ref. Zbl. Gynäk. **1926,** Nr 21.

v. Baer, Karl Ernst: Über die Bildung des Eies der *Säugetiere* und des Menschen. Neu herausgegeben von B. Ottow. Leipzig: L. Voß 1927. — **Bär, R.** u. **R. Jaffé:** Lipoidbefunde in Nebennieren und Keimdrüsen beim *Kaninchen.* Z. Anat. **10,** H. 3. — **Berberich, J.** u. **R. Jaffé:** Der Lipoidstoffwechsel der Ovarien mit besonderer Berücksichtigung des Menstruationszyklus nebst Untersuchungen an Nebennieren und Mamma. Z. Anat. **10,** H. 1. — **Berger, L.:** (a) Sympathikotrope Zellen im Eierstock und ihre neurokrine Funktion. Zugleich ein Beitrag zur Frage der Hodenzwischenzellen (Erwiderung auf H. O. Neumanns Arbeit in Bd. 263 ds. Arch.). Virchows Arch. **267,** 433. (b) Les cellules sympathicotropes et pléochromes de l'ovaire humain. C. r. Soc. Biol. Paris **90,** No 4. — **Bertolini, G.:** (a) Untersuchungen über die normale und pathologische Morphologie und Physiologie des Corpus luteum. IV. Über den zeitlichen Zusammenhang der Entwicklung des Corpus luteum und monatlichen Zyklus. Ann. Ostetr. **48,** No 3 (1926). (b) Beitrag zum Studium des menschlichen Corpus luteum. Fol. gynaec. (Genova) **21.** — **Bischoff, Th. L. W.:** Beiträge zur Lehre von der Menstruation und Befruchtung. Z. ration. Med. **4** 1853). — **Bondi, J.:** Der Einfluß des Geschlechtsverkehrs auf den Eierstock. Zbl. Gynäk. **1919,** Nr 14. — **Bouin:** Neue Beobachtungen über die Histophysiologie des Ovariums bei Nichtschwangeren. Ref. Ber. Gynäk. **9,** H. 9. — **Bouin et P. Ancel:** Sur le follicule de Graff et la formation du corps jaune chez la chienne. C. r. Soc. Biol. Paris **65,** 314 (1908). — **Brill, W.:** Untersuchungen über die Nerven des Ovariums. Arch. mikrosk. Anat. **86,** H. 3/4. — **Bruni, A. C.:** Beobachtungen und Betrachtungen über die Gefäße des Corpus luteum beim *Rinde.* Ref. Ber. Gynäk. **10,** 277. — **Bucura, C.:** Über die Bedeutung der Eierstöcke. Slg klin. Vortr. Gynäk. **1909,** Nr 187/188 Nr 513/14. — **Bühler:** Entwicklungsstadien menschlicher Corpora lutea. Verh. der anat. Ges. Pavia **1900**. — **Bulius** u. **Kretschmar:** Angio Dystrophii ovarii. Stuttgart 1889.

Chydenius: (a) Über die Struktur und die Strukturveränderungen in den Zellen des Follikelapparates der menschlichen Ovarien. Arb. path. Inst. Helsingfors (Jena) **6**, H. 1/2 (1929). (b) Über die Struktur in den Corp. lut.-Zellen des Menschen und ihre Veränderungen während des Menstruationszyklus und bei Gravidität. Arb. path. Inst. Helsingfors (Jena), N. F. **4** (1926). — **Chydenius, J. J.:** Om ovariernas histologi och endokrina funktion. Särtryck ur Finska Läk. sällsk. Hdl. **71**. — **Cohn:** Die klinische Bedeutung der Follikelsprungstellen im Ovarium. Arch. Gynäk. **99**. — **Cook, Ward H.:** Fibrillenbildung an menschlichen Luteinzellen. Amer. J. Path. **2**, Nr 6 (1926). — **Corner, W.:** (a) Zyklische Veränderungen in den Ovarien und im Uterus beim *Schwein* und ihre Beziehungen zur Implantation des Eies. Publ.-Nr 276 of the Carnegie Inst. of Washington. (b) Ovulation und Menstruation beim *Macacus rhesus*. Publ.-Nr 332 of the Carnegie Inst. of Washington. — **Cotte, G.:** (a) Troubles functionelles de l'apparat génital de la femme. Etude physiol. clinique et thérapeutique. Paris: Masson & Co. 1928. (b) Sur les rapports du corps jaune et de la menstruation. Gynéc. et Obstétr. **8**, No 6 (1923). — **Courrier:** The sexual cycle in the female of mammals. The follicular phase. Archives de Biol. **1924/25, 34.** — **Cunningham, R. S.:** Das Verhalten des Peritonealepithels einschließlich des Keimepithels der Ovarien bei vitaler Färbung. Amer. J. Anat. **30**, Nr 4 (1922).

Dahl, W.: Die Innervation der weiblichen Genitalien. Z. Geburtsh. **78**. — **Dahlmann:** Pharmakodynamische Untersuchungen des vegetativen Nervensystems im Intervall und während der Menstruation. Z. Geburtsh. **80**, H. 3. — **Donoghue, Ch. O.:** Über die Corpora lutea bei einigen *Beuteltieren*. Arch. mikrosk. Anat. **84**, H. 1. — **Duschak:** Zur Corpus luteum-Frage bei den *Anuren*. Z. Anat. **74**, H. 4/6.

v. Ebner: Zur Geschichte des Winterhalterschen Ovarialganglions. Mschr. Geburtsh. **18** (1903). — **Escher, Heinrich:** Die Farbe des Corpus luteum. Arch. Gynäk. **119**.

Fels, E.: Der Lipoidgehalt des Nucleolus der menschlichen Eizelle und seine Beziehung zur Geschlechtsbestimmung. Zbl. Gynäk. **1926**, Nr 1. — **Frederikse:** Der Zusammenhang zwischen Mitochondrien und Bindegewebsfibrillen.

Gardlund: Stützt unsere jetzige Kenntnis über den Bau und die Funktion der Ovarien die Theorie der inneren Sekretion des Corp. lut. und der interstitiellen Drüse. Zbl. Gynäk. **1918**, Nr 38. — **Gaßmann, O.:** Das Schicksal des unbefruchteten Eies beim Menschen. Inaug.-Diss. Göttingen 1923. — **Geller, Fr. Ch.:** Das Corpus luteum. Ber. Gynäk. **4**, H. 8. — **Gerlinger, H.:** Der östrische Zyklus beim *Hunde* und dessen zeitliche Beziehungen zum Ovarialzyklus. C. r. Soc. Biol. Paris **89**, Nr 21. — **Gley, Pierre:** Über die Hemmung der Ovulation durch den gelben Körper. C. r. Soc. Biol. Paris **98**, Nr 7. — **Grether, G.:** Über Gitterfasern im weiblichen Genitale. Diss. Bonn 1924. — **Guttmacher:** Anatomische und physiologische Untersuchungen über die Muskulatur des reifen GRAAFschen Follikels beim *Schwein*. Bull. Hopkins Hosp. **32**, Nr 371.

Häggquist, Gösta: Einige Beobachtungen über das Verhältnis der Gefäße zum Cumulus oophorus im menschlichen Ovarium. Anat. Anz. **54** (1921). — **Häggström:** Zahlenmäßige Analyse der Ovarien eines 22jährigen gesunden Weibes. (Mengenbestimmung der verschiedenen Gebiete des Ovarialparenchyms, der Follikel, der zweikernigen Eier, der Corp. lut. und Corp. atretica.) Upsala Läk.för. Förh. **26** (1921). — **Hart, M. C.** u. **Heyl:** The chemical investigations of Corpus luteum. V. The lipoids of the acetone extract. J. of biol. Chem. **66**. — **Hauswaldt, H.:** Zur Frage der Entstehung des Corpus haemorrhagicum. Mschr. Geburtsh. **35** (1912). — **Hegar:** Studien zur Histogenese des Corpus luteum und seiner Rückbildungsprodukte. Arch. Gynäk. **91**. — **v. Herff:** (a) Über den feineren Verlauf der Nerven im Eierstocke des Menschen. Z. Geburtsh. **24** (1892). (b) Gibt es ein sympathisches Ganglion im menschlichen Eierstocke? Arch. Gynäk. **51** (1896). (c) Zur Frage des Vorkommens von Follikelnerven im Eierstock des Menschen. Zbl. Gynäk. **1895**. —**Hermstein:** Untersuchungen über den Lipoidgehalt des Corp. lut. Arch. Gynäk. **124**. — **Hett, J.:** (a) Das Corpus luteum des *Molches*. Z. Anat. **68**. (b) Das Corpus luteum der *Zauneidechse*. Z. mikrosk.-anat. Forschg **1**. (c) Das Corpus luteum der *Dohle*. Arch. mikrosk. Anat. **97**, H. 4. — **Hinselmann, H.:** Zwei Einzelheiten aus dem Bau der Umgebung des lebensfrischen menschlichen Eierstockseies. Zbl. Gynäk. **48**, Nr 38. — **van der Hoeven, J. C.:** Het lijdstip der ovulatie. Nederl. Tijdschr. Geneesk. **64 I** (1920). — **Hofstätter:** (a) Über Beziehungen zwischen dem befruchteten Ei und dem gelben Körper. Zbl. Gynäk. **1922**, 542. (b) Über das Primat der Eizelle. Wien. med. Wschr. **1925**, Nr 23. — **Horrenberger, R.:** Der Zyklus im Eierstock und im Uterus bei der Frau. C. r. Soc. Biol. Paris **98**.

Iwata: (a) Über das Verhalten der Lipoidsubstanzen der weiblichen Sexualorgane, besonders der Milchdrüse, bei der künstlichen Lipoidose des nichtträchtigen *Kaninchens*. 2. Mitt. Über den Befund beim Vorhandensein des Corp. lut. Trans. jap. path. Soc. Tokyo **15**. (b) Der Rückbildungsvorgang des Corpus luteum beim *Kaninchen*. Jap. J. med. Sci. Path. **1**, Nr 2.

Jaffé, R.: Bau und Funktion des Corpus luteum. Zbl. Gynäk. **1924,** 1122. — **Jankowski:** Beitrag zur Entstehung des Corp. lut. der *Säugetiere.* Arch. mikrosk. Anat. **64** (1904). — **Jayle:** Le corps scléreux du corps jaune. J. Méd. franç. **14.**

Kaufmann, C. u. Dunkel: Fettstoffwechsel und Brunsthormongehalt des tierischen Corpus luteum. Klin. Wschr. **1927,** Nr 47. — **Kaufmann u. Lehmann:** Sind die in der histologischen Technik gebräuchlichen Fettdifferenzierungsmethoden spezifisch. Virchows Arch. **261.** — **Kaufmann u. Mühlbock:** Ovarialfunktion und Lipoidhaushalt. 2. Mitt. Die Beziehungen zwischen Lecithinhaushalt und Ovarialfunktion. Arch. Gynäk. **136.** — **Kaufmann, C. u. Raeth:** Der Fettstoffwechsel des Corpus luteum und seine Zusammenhänge mit der Funktion. Arch. Gynäk. **130.** — **Kirchner, E.:** Studien zur Innervation der Ovarien. Diss. Berlin 1923. — **Koch, Walter:** Untersuchungen über die Entwicklung der Eierstöcke der *Vögel.* I. Die postembryonale Entwicklung der Form und des Aufbaues des Eierstockes beim *Haushuhn.* Z. mikrosk.-anat. Forschg 7. — **Kohn, Alfred:** Über „Leydigsche Zwischenzellen" im Hilus des menschlichen Eierstockes. (Extraglanduläre Zwischenzellen.) Endocrinologie 1 (1928). — **Kreis:** Die Entwicklung und Rückbildung des Corpus luteum spur. beim Menschen. Arch. Gynäk. **58.** — **Kupfer, Max:** Beiträge zur Morphologie der weiblichen Geschlechtsorgane bei den *Säugetieren.* Über Ovulation, Corp. lut.-Genese, funktionelle Beanspruchung der Ovarien und Uterus (Eiüberwanderung) bei domestizierten *Schafen* nebst einigen Bemerkungen über Ovulation und Corp. lut.-Entwicklung bei domestizierten *Ziegen.* Vjschr. naturforsch. Ges. Zürich. **38,** H. 3/4.

Lang, L.: Der Brunstzyklus des *Rindes* nach Untersuchungen am Ovarium unter besonderer Berücksichtigung der dabei auftretenden Lipoide. Z. Konstit.lehre 10. — **Leopold:** Untersuchungen über Menstruation und Ovulation. I. anat. Teil. Arch. Gynäk. **21.** — **Leopold u. Mironoff:** Beitrag zur Lehre von der Menstruation und Ovulation. Arch. Gynäk. **45.** — **Leopold u. Ravano:** Neuer Beitrag zur Lehre von der Menstruation und Ovulation. Arch. Gynäk. **83.** — **Liegner:** Überzählige und akzessorische Ovarien und ihre Geschwülste. Zbl. Gynäk. **1921,** Nr 28. — **Loeb, L.:** (a) Über die Bedeutung des Corpus luteum für die Periodizität des sexuellen Zyklus beim weiblichen *Säugetier*organismus. Dtsch. med. Wschr. **1911,** 3, Nr 1. (b) Corpus luteum and the periodicity in the sexual cycle. Science (N. Y.) **48** (1918). (c) Weitere Untersuchungen über die künstliche Erzeugung der mütterlichen Placenta und über die Mechanik des sexuellen Zyklus des weiblichen *Säugetier*organismus. Zbl. Physiol. **24,** Nr 6. (d) Über die Entwicklung des Corpus luteum beim *Meerschweinchen.* Anat. Anz. **1906,** Nr 28. — **van de Loo, Carl:** Zur Frage der Bedeutung überzähliger Ovarien. Inaug.-Diss. Würzburg 1922. — **Lubosch, W.:** (a) Eine ungewöhnliche Lage des Ovariums (Fovea ovarica). Zbl. Gynäk. **1925,** Nr 46. (b) Über den gegenwärtigen Stand der Lehre von der Eireifung. Verh. anat. Ges. München **1912.**

Mandl: Über Anordnung und Endigungsweise der Nerven im Ovarium. Arch. Gynäk. **48** (1894). — **Marcotty:** Über Corpus luteum menstruat. und graviditatis. Arch. Gynäk. **103.** — **Mayer, A.:** Ein Fall vom dritten Ovarium. Berl. klin. Wschr. **1918,** Nr 36. — **Mey, Ralph:** Untersuchungen über das Vorkommen einer interstitiellen Eierstocksdrüse beim *Rind* mit intra- und extrauterinem Leben. Arch. Gynäk. **128.** — **Meyer-Ruegg:** Über die innere Sekretion der Ovarien und die funktionellen Uterusblutungen. Schweiz. med. Wschr. **1920,** Nr 13. — **Meyer, Rob.:** (a) Bemerkungen über Corpus luteum-Funktion. Zbl. Gynäk. **1927,** Nr 27. (b) Über Funktion des Ovariums insbesondere des Corp. lut. Ber. Gynäk. **13,** H. 5. (c) Über Corp. lut.-Bildung beim Menschen. Arch. Gynäk. **93.** — **Michalowski:** Ein Beitrag zur Lehre von den Call-Exnerschen Körpern. Diss. Moskau. Zbl. Gynäk. **4.** — **v. Mikulicz-Radecki:** (a) Über die Bedeutung der Ovariallipoide. Münch. med. Wschr. **1922,** Nr 23. (b) Über die Lipoide im menschlichen Ovarium. Arch. Gynäk. **116.** (c) Über die Lipoide im menschlichen Ovarium und ihre Bedeutung. Med. Ges. Kiel, 11. Mai 1922. Ref. Klin. Wschr. **1922,** Nr 37. — **Miller:** Die Rückbildung des Corpus luteum. Arch. Gynäk. **91.** — **Möllendorff, W. von:** Beiträge zur Kenntnis der Stoffwanderungen bei wachsenden Organismen. 3. Eisler: Über die Farbstoffspeicherung im Ovarium der *weißen Maus* in verschiedenen Alterszuständen. Z. Zellenlehre 1, H. 5. — **Momigliano:** (a) Ein Beitrag zur Histologie und Mikrochemie des Lipoidgehaltes im Corpus luteum der Frau. Ref. Ber. Gynäk. **9.** (b) Über die Genese des Corpus luteum bei der Frau. Ric. di Morf. **6.** (c) Qual'è il vero prodotto di secrezione della cellula luteinica? Arch. Obstetr. **12.** — **Moulonguet-Doléris:** (a) A propos de la morphologie et de l'histogénèse du corps jaune humain. Arch. internat. Méd. expér. **2.** (b) Sur la physiologie du corps jaune de la femme. C. r. Soc. Biol. Paris **95.** (c) Das Chondriom der Corpus luteum-Zellen des Menschen. C. r. Soc. Biol. **97.** — **Moulonguet-Doléris, P.:** Die Drüse mit innerer Sekretion des menschlichen Ovariums. Gynécologie, März **1923.** — **Müller, L. R.:** Die Lebensnerven. Berlin: Julius Springer 1921/22.

Nagel: Zur Anatomie des menschlichen Eierstockes. Arch. Gynäk. **1890,** Nr 37. — **Neumann, H. O.:** (a) Die Hiluszellen des Ovariums. Zbl. Gynäk. **1928,** Nr 41. (b) Fremdartige Zellen im Eierstock (ein weiterer Beitrag zur Kenntnis der embryonalen Keimversprengung). Virchows Arch. **263.** (c) Histologische Untersuchungen an Ovarien Erwachsener und solcher an Neugeborenen. Mittelrhein. Ges. Geburtsh. 75. Sitzg Frankfurt a. M., 20. Mai 1928. (d) Nebennierenknötchen und Paroganglienzellen im Lig. lat. bzw. Hilus ovarii. Zbl. Gynäk. **49**, Nr 9. — **Novak, Emil:** (a) The corpus luteum its life cycle and its rôle in menstrual Disorders. J. amer. med. Assoc. 28. Okt. **1916**. (b) Le corps jaune, son cycle de développment, son rôle dans des trubles de la menstruation. Ann. de Gynéc. März-April **1917**. — **Novak** u. **Duschak:** Die Veränderungen der Follikelhüllen beim *Haushuhn* nach dem Follikelsprung. Z. Anat. **69**.

Ogino, K.: Über die Entwicklung des Corp. lut. beim Menschen. Trans. jap. path. Soc. **13**. — **Ostreil** u. **Bittmann:** Unterschied zwischen Corp. lut. menstruationis und graviditatis. Ref. Ber. Gynäk. **9**, H. 14.

Pankow: Graviditäts-, Menstruations- und Ovulationssklerose der Uterus- und Ovarialgefäße. Arch. Gynäk. **80**. — **Parkes, A. S.:** Beobachtungen über den Brunstzyklus der *weißen Maus*. Proc. roy. Soc., Ber. B. **100**, Nr 5 (1926). — **Pflüger, E.:** Über die Bedeutung und Ursache der Menstruation. Unters. physiol. Labor. Bonn **1863**. — **Preißecker:** Versuche zur Feststellung der Natur und Herkunft der Ovariallipoide. Zbl. Gynäk. **1928**, 2740. — **Prénant, A.:** De la valeur morphologique du corps jaune, son action physiologique et thérapeutique possible. Revue gén. d. science 1898.

Reusch: Frühstadien der Corpus luteum-Bildung beim Menschen. Arch. Gynäk. **105**. — **Rühl, A.:** Regelmäßigkeit im Wechsel der Ovarialfunktion. Arch. Gynäk. **124**.

Salazar: Sur une constitution particulière de la thèque interne des follicules de le GRAAF. C. r. Soc. Biol. Paris **92**. — **Schickele:** (a) Untersuchungen über die innere Sekretion der Ovarien. Biochem. Z. **38**. (b) Das biologische Verhalten des Corp. lut. und der interstitiellen Eierstocksdrüse. Ref. Zbl. Gynäk. **1926**, Nr 48. (c) Physiologie und Pathologie der Ovarien. Arch. Gynäk. **97**. (d) Die sog. Wellenbewegung im Leben des Weibes. Mschr. Geburtsh. **36** (1912). — **Schiller, H.:** Reguliert das Ei oder das Corpus luteum den ovariellen oder uterinen Zyklus. Amer. J. Obstetr. Dez. **1922**. — **Schröder, Rob.:** (a) Die Beziehungen von Soma und Keimplasma im weiblichen Körper. Anat. H. **57**. (b) Der Ovulationstermin. Zbl. Gynäk. **1918**, Nr 37. (c) Die kritischen Sammelreferate über den Menstruationszyklus und die Menstruationsanomalien. Gynäk. Rdsch. **1916**; Mschr. Geburtsh. **53** u. **56**. (d) Der mensuelle Genitalzyklus des Weibes und seine Störungen. VEIT-STOECKEL, Handb. d. Gynäk. 3. Aufl., Bd. 1, 2. Hälfte. 1928. (c) Die zeitlichen Beziehungen von Ovulation und Menstruation. Arch. Gynäk. **101**. (f) Bemerkungen zur Corpus luteum-Funktion. Zbl. Gynäk. **1918**, Nr 35. (g) Anatomische Beiträge zur normalen und pathologischen Physiologie des Menstruationszyklus. Arch. Gynäk. **104**. — **Schröder, R.** u. **Goerbig:** Über Substanzen, die das Genitale wirksam zum Wachstum anregen. Z. Geburtsh. **83** (1921). — **Sfameni, P.:** Der funktionelle Umlauf im Uterus und Eierstock. Arch. di Biol. **71**, H. 2. Ref. Jber. Gynäk. **1922**. — **Shaw, W.:** (a) The origin of the lutein celles of the corpus luteum. Proc. roy. Soc. Med. **19**. (b) The fate of the Graafian follicle in the human ovary. J. of Obstetr. **32**, Nr 4. — **Sobotta:** (a) Über die Bildung des Corpus luteum beim *Kaninchen*. Anat. H. 8 (1897). (b) Über die Bildung des Corpus luteum bei der *Maus*. Anat. Anz. **10** (1895). — **Sohma:** Über die Histologie der Ovarialgefäße in den verschiedenen Lebensaltern, mit besonderer Berücksichtigung der Menstruations- und Ovulationssklerose. Arch. Gynäk. **84** (1908). — **Solomons, B.** and **Gatenby:** Notes on the formation structure and physiology of the corpus luteum of man, the pig and the duckbilled platypus. J. Obstetr. **31**. — **Sserdjukoff, M.:** Die inkretorischen Prozesse des Drüsenparenchyms des Ovariums und der Nebennierenrinde bei vitaler Färbung. Pflügers Arch. **214**. — **Stieve:** Die Entwicklung des Eierstocks der *Dohle*. Ein Beitrag zur Frage nach den physiologischerweise im Ovar stattfindenden Rückbildungsvorgängen. Arch. mikrosk. Anat. **92**, H. 1/2. — **Strakosch, W.:** Das Schicksal der Follikelsprungstelle. Inaug.-Diss. Rostock und Arch. Gynäk. **104** (1915).

Tandler u. **Groß:** Die biologischen Grundlagen der sekundären Geschlechtscharaktere. Leipzig: Julius Springer 1913. — **Theilhaber:** Die Rolle der Ovarien und der Uterusmuskulatur bei der Entstehung und dem Verlauf der Uterusblutungen. Arch. Gynäk. **94**. — **Theilhaber** u. **Meier:** Die physiologischen Variationen im Bau des normalen Ovariums und die chronische Oophoritis. Arch. Gynäk. **78** (1906). — **Thomson:** The ripe human graafian follicle, together with some suggestions as to its mode of rupture. J. Anat. a. Physiol. London **54** (1920). — **Timofeew, A.:** Über die Entwicklung des Corpus luteum im menschlichen Ovarium. Diss. Kasan 1913. Zbl. norm. Anat. H. 7. — **Togari, Ch.:** (a) Über die Rückbildung des Corpus luteum der *Maus*. J. of exper. Med. 1, Nr 4 (1924). Ref. Zbl. Gynäk. **1927**, 1614. (b) Das Corpus luteum des *Kaninchens*. Fol. jap. Anat. 4(1926). (c) Über den Ursprung des Corpus luteum der *Maus*. J. of exper. Med. 1 u. 2. Ref. Zbl. Gynäk. **1924**, Nr 27.

Villemin: Le corps jaune considéré comme glande a sécrétions interne de l'ovaire. Paris 1908.

Waldeyer: Geschlechtszellen. O. HERTWIG, Handb. der Entwicklungsgeschichte. — **Wallart, J.:** (a) Über Frühstadien und Abortivformen der Corpus luteum-Bildung. Arch.

Gynäk. **103**. (b) Studien über die Nerven des Eierstockes mit besonderer Berücksichtigung der interstitiellen Drüsen. Z. Geburtsh. **76**. (c) Über das paraganglionäre Gewebe im menschlichen Ovarium. Archives d'Anat. **7** (1927). — **Watrin:** (a) Étude histochimique et biologique du corps jaune de la femme. Arch. internat. Méd. expér. **1**. (b) Der gelbe Körper der Frau. Arch. internat. Méd. expér. **2**. — **Weishaupt, Elis.:** Lipoide im menschlichen Ovarium. Mschr. Geburtsh. **56** (1921). — **Westman, Axel:** (a) Experimentelle Studien über die funktionelle Bedeutung der Theca int.-Zellen. Acta obstetr. scand. (Stockh.) **8**, H. 3 (1929). (b) Bildung der Corpora lutea. Hygiea (Stockh.) **81**, H. 21. Ref. Dtsch. med. Wschr. **1920**, H. 1. — **Whitehouse:** Der Einfluß des Corpus luteum auf die Menstruation. J. of Obstetr. **33** (1926). — **Wiczynski, Tadeusz:** (a) Mikrochemische Studien über die Art und Verteilung der Lipoide im menschlichen Ovarium, mit besonderer Berücksichtigung ihrer Evolution im Corpus luteum. Habil.schr. Veröff. Jubiläums-Festschr. med. Fak. Lemberg, 23. Mai 1920. (b) Untersuchungen über das Vorkommen von Lipoiden im menschlichen Ovarium. Path.-anat. Inst. Univ. Lemberg. (c) Zur Bedeutung des Corpus luteum für den weiblichen Organismus. Zbl. Gynäk. **1922**, Nr 51. (d) Zur Bedeutung der Ovariallipoide. Zbl. Gynäk. **1925**, Nr 2. — **Wiesner, B.:** Die Phasen des Sexualzyklus. Biologia generalis. Bd. 2. Wien: Emil Haim & Co. — **Winiwarter, H. de:** (a) A propos des cellules sympathico-tropes de l'ovaire humain. C. r. Soc. Biol. Paris **89** (1923). (b) Histologie du corps jaune de l'ovaire humain. C. r. Soc. Biol. Paris **87** (1922). — **Winterhalter, Elis.:** Ein sympathisches Gangliom im menschlichen Ovarium. Arch. Gynäk. **51** (1896). — **Woltke:** Beiträge zur Kenntnis des elastischen Gewebes in der Gebärmutter und im Eierstock. Beitr. path. Anat. **27** (1900).

Yamauchi, Masav: Untersuchungen über den Follikelapparat der Ovarien bei Mensch und *Rind* mit besonderer Berücksichtigung der in ihm auftretenden Lipoide. Z. Konstit.-lehre **10**, H. 1 (1924).

Zietzschmann: (a) Über Funktionen des weiblichen Genitale bei *Säugetier* und Mensch. Ein Vergleich der zyklischen Prozesse der Brunst und Menstruation. I. Der ovariale Zyklus. Berl. tierärztl. Wschr. **1921**, Nr 37. (b) III. Die Steuerung und die inneren Zusammenhänge des ovarialen und uterinen Zyklus. Berl. tierärztl. Wschr. **1921**, Nr 44. — **Zondek, B. u. Aschheim:** (a) Experimentelle Untersuchungen über die Funktion und das Hormon des Ovariums. Arch. Gynäk. **127**. (b) Ei und Hormon. Klin. Wschr. **1927**, Nr 28.

C. Das Ovar in der Gestation und im Alter
(s. auch B).

Bauer, Günter: Das Endometrium in der ersten Zeit der Menopause. Inaug.-Diss. Rostock 1920.

Eufinger u. Bader: Lipoiduntersuchungen am Ovarium der Schwangeren, sowie die Atresie des Corpus luteum menstruationis während der Gravidität. Arch. Gynäk. **124** (1925).

Glaß: Die Menstruationsverhältnisse der Stillenden. Freie Verigg mitteldtsch. Gynäk. 28. April 1912. Ref. Zbl. Gynäk. **1912**, Nr 29.

Hofbauer, J.: Decidual formation on the peritoneal surface of the gravid uterus. Amer. J. Obstetr. **17**, Nr 5. — **Huwer, G.:** Morphologie des Eierstocks nach Eintritt der Menopause. Arch. Gynäk. **83**, H. 2.

Kaltner, Aug.: Studien über das Corp. lut. graviditatis beim *Rind*. Zbl. Gynäk. **1923**, Nr 36. — **Keller, R.:** Über Veränderungen am Follikelapparat des Ovariums während der Schwangerschaft. Beitr. Geburtsh. **19** (1913/14).

Ravano, A.: Über die Frage nach der Tätigkeit des Eierstockes in der Schwangerschaft. Arch. Gynäk. **83** (1907).

Seitz, L.: (a) Über die Follikelreifung und Ovulation in der Schwangerschaft. Zbl. Gynäk. **32**, 332 (1908). (b) Die Follikelatresie während derSchwangerschaft. Arch. Gynäk.**77**.

Verdozzi e Venni: Über die Corpora lutea bei Schwangerschaft. Arch. Farmacol. sper. **41**. Ref. Ber. Geburtsh. **11**.

Weber: Die Histologie des Eierstockes im Klimakterium. Mschr. Geburtsh. **20**.

Epoophoron und Paroophoron.

Aschoff, L.: Über die Lage des Paroophoron. Verh. dtsch. path. Ges. **2** (1900).

Becker: Nebeneierstock und Gartnerscher Gang. Inaug.-Diss. Göttingen 1910.

Franke, Gustav: Die Morgagnischen Hydatiden und andere Embryonalreste des Müllerschen Ganges und des Wolffschen Körpers am Hoden und Eierstock. Berlin: S. Karger. — **v. Franqué, O.:** Über Urnierenreste im Ovarium, zugleich ein Beitrag zur Genese der cystoiden Gebilde in der Umgebung der Tube. Z. Geburtsh. **39**.

Klein: Zur normalen und pathologischen Anatomie der Gartnerschen Gänge. Mschr. Geburtsh. **6**.

Meyer, Rob.: (a) Cystenbildung des Gartner im Lig. lat. und Parametrium bei mehreren Feten und Kindern. Geburtsh. Ges. Berlin, 3. April 1908. Ref. Z. Geburtsh. **62**. (b) Beitrag zur Kenntnis des Gartnerschen Ganges beim Menschen. Z. Geburtsh. **59**. (c) Zur

Kenntnis der cranialen und caudalen Reste des Wolffschen Ganges beim Weibe, mit Bemerkungen über das Rete ovarii, die Hydatiden, Nebentuben und paraurethralen Gänge,. Prostata des Weibes. Zbl. Gynäk. 1907, Nr 7. (d) Zur Kenntnis des GARTNERschen Ganges, besonders in der Vagina und dem Hymen des Menschen. Arch. mikrosk. Anat. 73.

Popoff: Zur Morphologie und Histologie der Tuben und des Parovariums beim Menschen während des intra- und extrauterinen Lebens bis zur Pubertät. Arch. Gynäk. 44 (1893).

Rieländer, A.: Das Paroophoron (vgl. anat. u. posthist.-anat. Studie). Habil.schr. Marburg 1904. — **Rossa, E.:** Die gestielten Anhänge des Ligamentum latum. Berlin 1899.

Wichmann, S. E.: (a) Zur Kenntnis der Parovarialcysten. Berlin: S. Karger 1911. (b) Über das Epithel der Anhangsgebilde des Lig. lat. Arch. Gynäk. 102. (c) Le développement des appendices du ligament large et leurs rapports avec l'évolution phylogénétique des canaux de MÜLLER. Archives de Biol. 29 (1914). (d) Das Epoophoron, seine Anatomie und Entwicklung beim Menschen von der Embryonalzeit bis ins Greisenalter. Kirjapaino-Osakoyktiö Sana Helsinki 1916. — **Wichser, J.:** Über Urnierenreste in den Adnexen des menschlichen Uterus. Inaug.-Diss. Zürich 1899.

Tube.

Andersen, D.: The rate of passage of the mammalian ovum through various portions of the fallopian tube. Amer. J. Physiol. 82, Nr 3. — **Anopolsky, D.:** Zyklische Veränderungen in der Muskelfasergröße der Fallopieschen Tube beim *Schwein*. Amer. J. Anat. 40 (1928).

Bayer: Allgemeine Geburtshilfe 1908. — **Butonio, W.:** Zur Frage von den zyklischen Veränderungen in den Tuben (über Tubenlipoide). Arch. Gynäk. 131.

Cahen, Jean: Die Veränderungen der Tube bei der Frau und ihre Zweckbestimmung. Arch. internat. Méd. expér. 4. — **Condamin, Fr.:** Histologische Studien über die Uterinligamente und ihre nervösen Bestandteile. Bull. Histol. appl. 5. Ref. Ber. Gynäk. 15. — **Corner, G. W.:** Zyklische Veränderungen in den Kontraktionswellen der Uterus- und Tubenmuskulatur. Amer. J. Anat. 32, Nr 3. — **Courrier, R.:** Contribution à l'étude morphologique et fonctionelle, de l'épithélium du pavillon de l'oviducte chez les mannifères. C. r. Soc. Biol. Paris 84. — **Czyzewiez:** Zur Tubenmenstruation. Arch. Gynäk. 85.

Dahl, W.: Die Innervation der weiblichen Genitalien. Z. Geburtsh. 78. — **Daniel, C.:** Etude sur la trompe interstitielle normale. Gynec. et Obstétr. 13. — **Delporte, Fr.:** Untersuchungen über die Tubenmenstruation. L'obstétrique 1909. Zbl. Gynäk. 1910, 1081.

v. Ebner: Handbuch der Gewebslehre 1902 (6. Aufl. vom v. KÖLLICKERS Handbuch der Gewebslehre).

Frommel: Beitrag zur Histologie der Eileiter. Verh. dtsch. gynäk. Ges. München 1886.

Geist, S. H.: (a) Die senile Involution der Eileiter. Arch. mikrosk. Anat. 81 (1912). (b) Study of the intramural portion of normal and diseased tubes, with especial reference to the question of sterility. Amer. J. Obstetr. 10, Nr 3. — **Geist u. Goldberger:** Studien über den intramuralen Teil der normalen und erkrankten Tuben, unter besonderer Berücksichtigung der Frage der Sterilität. Trans. amer. gynec. Soc. 50 (1925). — **Gowa:** Über die sekretorische Funktion des Tubenepithels. 13. Kongr. ital. geburtsh. Ges. Ann. Ostetr. 1907, Nr 12. — **Grosser:** (a) Die Aufgaben des Eileiters der *Säugetiere*. Anat. Anz. 50 (1908). (b) Über die Funktion des Eileiters. Wiss. Ges. Ärzte Böhmen, 23. Nov. 1917. Ref. Dtsch. med. Wschr. 1918, Nr 9. — **Grusdew, W.:** Zur Histologie der Fallopischen Tuben. Zbl. Gynäk. 1897. — **Gutt, Jan:** Über Lymphfollikelbildung in der menschlichen Tube. Inaug.-Diss. Basel 1914.

Hermstein, A.: (a) Zur Frage des Tubensphincters. Zbl. Gynäk. 1928, Nr 29. (b) Anatomische und funktionelle Untersuchungen über die Bewegungen der Tube. Arch. Gynäk. 132. — **Hermstein u. B. Neustadt:** Über den intramuralen Tubenteil. Z. Geburtsh. 88. — **Hoehne:** (a) Der interstitielle Tubenabschnitt bei Feten und Kindern im Röntgenbilde. Arch. Gynäk. 132. (b) Die Hypoplasie der Tuben in ihrer Beziehung zur Extrauteringravidität. Z. Geburtsh. 63 (1908). (c) Vorläufige Mitteilung über das bisherige Ergebnis einer systematischen Untersuchung der Flimmerung im Gebiete des weiblichen Genitalapparates. Zbl. Gynäk. 1908, 121. — **Hörmann:** Die Bindegewebsfasern in der Tube. Arch. Gynäk. 84. — **Holzbach:** (a) Studien über den feineren Bau des sezernierenden Uterus- und Tubenepithels. Beitr. Geburtsh. 13. (b) Vergleichende anatomische Untersuchungen über die Tubenbrunst und die Tubenmenstruation. Z. Geburtsh. 61 (1908).

Iwate, Masamichi: Beiträge zur Morphologie der menschlichen Tube. Mschr. Geburtsh. 81.

Jägeroos, B. H.: Z. Geburtsh. 72, H. 1. — **Jakovlev, J.:** Über Glykogen in den Eileitern der Frau (russisch). Ref. Ber. Gynäk. 15, 38.

Kok, Fr.: (a) Über die Versorgung der Fallopischen Tube mit motorischen Nerven. Arch. Gynäk. 130. (b) Über den Einfluß der Tubenmuskelbewegungen auf den Tubeninhalt, zugleich zur Frage des Tubensphincters. Zbl. Gynäk. 1921, Nr 1. (c) Bewegungen des muskulösen Rohres der Fallopischen Tube. Arch. Gynäk. 127.

Lehmann: Zur Anatomie der Tube. Zbl. Gynäk. 1909, 1566.

Mandl, L.: Über den feineren Bau der Eileiter während und außerhalb der Schwangerschaft. Mschr. Geburtsh. **5**, Erg.-H. (1897). — **Merletti:** Sezerniert das Tubenepithel der Frau? Klin.-therap. Wschr. **1907**, Nr 48. — **v. Mikulicz-Radecki:** (a) Experimentelle Untersuchungen über Tubenbewegungen. Arch. Gynäk. **128**. (b) Experimentelle Untersuchungen über Tubenbewegungen und deren Einfluß auf die Eiwanderung. Dtsch. med. Wschr. **1926**, Nr 18. (c) Über die Tubenbewegungen, sowie ihre Bedeutung für den Eitransport. Med. u. Film **1927**, Nr 11. (d) Zur Physiologie der Tube. 1. Mitt. Experimentelle Studien über die Spontanbewegungen der *Kaninchen*tube in situ. Zbl. Gynäk. **1925**, Nr 30. — **v. Mikulicz-Radecki, W. Lueg** u. **W. Nahmmacher:** (a) Zur Physiologie der Tube. 3. Mitt. Beobachtung und Registrierung von Bewegungen der *Kaninchen*tube durch ein neues Bauchfenster. Zbl. Gynäk. **1926**, Nr 20. (b) 4. Mitt. Die röntgenographische Darstellung der *Kaninchen*tube und die mit dieser Methode gewonnenen Resultate. Zbl. Gynäk. **1926**, Nr 21. — **Moraller** u. **Hoehl:** Atlas der normalen Histologie der weiblichen Geschlechtsorgane. Leipzig 1912. — **Moreaux, R.:** (a) Sur l'existence de phènomènes sécrétoires dans l'épithélium de la trompe utérine chez les mammifères et leur cause. C. r. Soc. Anat. 13. Réunion Paris **1911**. (b) Recherches sur la fonction glandulaire de la trompe utérine des mannifères. Nancy.

Novak, J. u. **K. Eisinger:** Untersuchungen über den Mechanismus des Eitransportes. Zbl. Gynäk. **1926**, Nr 12. — **Novak, E.** u. **H. S. Everett:** Cyclical and other variations in the tubal epithelium. Amer. J. Obstetr. **16**.

Orthmann: Beiträge zur normalen Histologie und zur Pathologie der Tuben. Virchows Arch. **108**.

Popoff: Zur Morphologie und Histologie der Tuben und des Parovariums beim Menschen während des intra- und extrauterinen Lebens bis zur Pubertät. Arch. Gynäk. **44** (1893).

Ries, E.: Vater-Pacinische Körperchen in der Tube. Z. Geburtsh. **62**. — **Romcke, Olaf:** Über den Tubensphincter (norweg.). Med. Rev. **1926**, Nr 10. Ref. Ber. Gynäk. **12**. — **Rubin, J. C.:** Beobachtungen über den intramuralen und isthmischen Teil der Tube, mit besonderer Berücksichtigung des sog. isthmischen Spasmus. Surg. etc. **46** (1928).

Scaglione, S.: Die Veränderungen der Tube während des Menstruationszyklus. Riv. ital. Ginec. **7**. — **Schaffer, J.:** Über Bau und Funktion des Eileiterepithels beim Menschen und bei *Säugetieren*. Mschr. Geburtsh. **28**. — **Scheyer, H. E.:** Über die Lipoide der Tube. Virchows Arch. **262**. — **Schiffmann, J.** u. **Steiner:** Knötchen und Cystchen an der Tube. Zbl. Gynäk. **1926**, Nr 5. — **Schmidt, H. R.:** Das Verhalten des interstitiellen Tubenabschnittes, insbesondere des uterinen Tubenostiums in der Schwangerschaft. Z. Geburtsh. **86**. — **Schnaper, E.:** Über die Altersveränderungen der Fallopischen Tuben. Zbl. Gynäk. **1898**, Nr 44. — **Schneider** u. **F. Eisler:** Gibt es einen Tubensphincter? Sphincterbildungen am Uterus. Zbl. Gynäk. **1927**, 23. — **Schridde, Herm.:** Die eitrigen Entzündungen des Eileiters. Jena: Gustav Fischer 1910. — **Schultze, G. K. F.:** Die Darstellung der Eileiter im Röntgenbild. Zbl. Gynäk. **1928**, 736. — **Seckinger:** The effect of ovarian extracts upon the spontaneous contractions of the fallopian tube of the domestic pig with reference to the oestrous cycle. Amer. J. Physiol. **70**. — **Seckinger** u. **G. W. Corner:** Cyclic variations in the spontaneous contractions of the Fallopian tube of Macacus rhesus. Anat. Rec. **26** (1923). — **Seckinger** u. **Snyder:** Cyclic changes in the spontaneous contractions of the human Fallopian tube. Bull. Hopkins Hosp. **39** (1926). — **Snyder, F.:** (a) Changes in the fallopian tube during the ovulation cyste and early pregnancy. Bull. Hopkins Hosp. **34** (1923). (b) Veränderungen im menschlichen Eileiter während Schwangerschaft und Menstruation. Bull. Hopkins Hosp. **35**. — **Sobotta:** (a) Über den Mechanismus der Aufnahme der Eier der *Säugetiere* in den Eileiter und des Transports durch diesen in den Uterus. Nach Untersuchungen bei *Nagetieren* (*Maus, Ratte, Kaninchen, Meerschweinchen*). Anat. H. **54**. (b) Fortbewegung des Eies in der Tube durch den Flimmerstrom. Sitzg 13. März 1922. (c) Zur Frage der Wanderung des *Säugetier*eies durch den Eileiter. Anat. Anz. **47** (1914). (d) Was wird aus den in den Uterus ejaculierten und nicht zur Befruchtung verwendeten Spermatozoen? Arch. mikrosk. Anat. **94** (1920). (e) Die Funktion des Eileiters bei Menschen und *Säugetieren* in Beziehung zu den Erscheinungen der Aufnahme, Befruchtung und Wanderung des Eies. Med. germ.-hisp.-amer. **1924**. Ref. Ber. Gynäk. **7**. — **Spack, A.:** Der Brunstzyklus im Eileiter der *Sau*. C. r. Soc. Biol. Paris **88**. — **Stojanow, Wassil:** Die Tubenmenstruation. Inaug.-Diss. Kiel 1923. — **Straußl, Franz:** Über überzählige Tuben und Tubenostien. Diss. München 1923.

Thaler: Zur Morphologie der akzessorischen Tuben. Geburtsh.-gynäk. Ges. Wien, Sitzg 24. Febr. u. 9. März 1920. Zbl. Gynäk. **1920**, Nr 22. — **Tietze, K.:** Zur Frage nach den zyklischen Veränderungen des menschlichen Tubenepithels. Zbl. Gynäk. **1929**, Nr 1. — **Tröscher:** Über den Bau und die Funktion des Tubenepithels beim Menschen. Mschr. Gynäk. **45**. — **Tschassownikow, S.:** Über Becher- und Flimmerepithelzellen und ihre Beziehungen zueinander. Zur Morphologie und Physiologie der Zentralkörperchen. Arch. mikroskop. Anat. **89** (1914).

Walter: Zur Kenntnis der flimmerlosen Epithelzellen der menschlichen Tubenschleimhaut. Anat. Anz. **67** (1929). — **Westmann, A. E.:** (a) Sezernierende Zellen im Epithel der

Tubae uterinae Fallopi. Anat. Anz. **49** (1916). (b) Untersuchungen über die Physiologie der Tubae uterinae bei *Macacus rhesus-Affen*. Acta obstetr. scand. (Stockh.) 8, H. 4. (c) Beitrag zur Kenntnis des Mechanismus des Eitransportes bei *Kaninchen*. Münch. med. Wschr. **1926**, Nr 43.

Zimmermann, Rob.: Zur Frage der Deciduabildung in der graviden Tube. Mschr. Gynäk. **72.** — **Zorn, W.:** Über die Lumenweite der Pars interstitialis des Eileiters beim Menschen. Zbl. Gynäk. **1926**, Nr 48.

A. Fetaler und kindlicher Uterus, inkl. Muskelwand.

Audendal, A. J. F.: (a) Das Nervensystem der Gebärmutter. Nederl. Mschr. Geneesk. 11, Nr 4. (b) Das Nervensystem in und um die Gebärmutter. Diss. Leiden 1919.

Bayer: Arch. Gynäk. **54.** — **Björkenheim, C. A.:** Zur Kenntnis der Schleimhaut im Uterovaginalkanal des Weibes in den verschiedenen Altersperioden. Anat. H. **35**, H. 105.

Dahlmann: Pharmakodynamische Untersuchungen des vegetativen Nervensystems im Interval und während der Menstruation. Z. Geburtsh. **80.**

Feis: Untersuchungen über die elastischen Fasern des Uterus. Arch. Gynäk. **89.** — **Freund, R.:** Die Lehre von den Blutgefäßen der normalen und kranken Gebärmutter. Jena: Gustav Fischer 1904.

v. Gawronsky: Arch. Gynäk. **47.** — **Goerttler:** Der funktionelle Bau des menschlichen Uterus. Vortr. med. Ges. Kiel **1929.**

Halban, J.: (a) Zur Lehre von der Menstruation (protektive Wirkung der Keimdrüsen auf Brunst und Menstruation). Zbl. Gynäk. **1911**, Nr 46. (b) Über fetale Menstruation und ihre Bedeutung. 76. Verslg dtsch. Naturforsch. Breslau **1904**. Ref. Zbl. Gynäk. **1904.** — **Herlitzka:** Beitrag zum Studium der Innervation des Uterus. Z. Geburtsh. **37.** — **Hofbauer:** Arch. Gynäk. **77.** — **Hönigsberger:** Über die Uterusschleimhaut, speziell deren Epithel, bei Feten und Neugeborenen. Inaug.-Diss. München 1898. — **Hörmann:** Über das Bindegewebe der weiblichen Geschlechtsorgane. Arch. Gynäk. **86.**

Iwanoff: Virchows Arch. **169.**

Keiffer, J. H.: Le système nerveux ganglionnaire de l'uterus humain. Bull. Acad. Méd. Belg. IV. s. **20.** — **Köstlin:** Fortschr. Med. **12.** — **Kreitzer:** Beiträge zur Anatomie und Histologie von Lanczert. Petersburg 1872. — **Kroemer, P.:** Die Lymphorgane der weiblichen Genitalien und ihre Veränderungen bei malignen Erkrankungen des Uterus. Arch. Gynäk. **73** (1904).

Labhardt: Das Verhalten der Nerven in der Substanz des Uterus. Arch. Gynäk. **80.** — **Leopold:** Die Lymphgefäße des normalen, nichtschwangeren Uterus. Arch. Gynäk. **6.** — **Leveuf, J.** u. **Godard:** Les lymphatiques de l'utérus. Rev. de Chir. **1923**, No 3. Ref. Ber. Gynäk. **2.**

Meyer, Rob.: (a) Die Epithelentwicklung der Cervix und Portio vag. ut. und die Pseudoerosion congenita (kongenitales histologisches Ectropium). Arch. Gynäk. **91.** (b) Die fetale Uterusschleimhaut. Z. Geburtsh. **38.** — **Moericke:** Die Uterusschleimhaut in den verschiedenen Altersperioden und zur Zeit der Menstruation. Z. Geburtsh. **7.** — **Müller, L. R.:** Die Lebensnerven. Berlin: Julius Springer 1921/22.

Nagel: In v. Bardelebens Handbuch der Anatomie. — **Natanson:** Zur Kenntnis des Epithels im kindlichen Uterus. Anat. Anz. **29.**

Patenko: Zbl. Gynäk. **1911**, 1060. — **Pick:** (a) Virchows Arch. **170.** (b) Über das elastische Gewebe der normalen und pathologischen Gebärmutter. Slg klin. Vortr., N. F. Nr 283.

Retterer, Ed. et **Gatellier:** De la musculature de l'appareil urogénital dans l'espèce humain. C. r. Soc. Biol. **77** (1914). — **Roesger:** Festschr. zur Feier des 50jährigen Bestehens der Berliner geburtshilflichen Gesellschaft. Wien 1894.

Scammon, Rich.: Das Wachstum vor und die Rückbildung nach der Geburt bei der Gebärmutter des Kindes. Proc. Soc. exper. Biol. a. Med. **23** (1926). — **Schenk** u. **Austerlitz:** Weitere Untersuchungen über das elastische Gewebe der weiblichen Genitalorgane. Z. Heilk. **1903.** — **Shinagawa, M.:** Über die Uterusmuskulatur der *Säugetiere*. Acta Scholae med. Kioto **9.** Ref. Ber. Gynäk. **12.** — **Sobotta:** Arch. mikrosk. Anat. **38.** — **Stscherbakow:** Zur Frage von den Nervenganglien in der Gebärmutterwand. Inaug.-Diss. Berlin 1906.

Werth u. **Grusdew:** Arch. Gynäk. **55.** — **Wolff:** Über das Flimmerepithel der Uterusschleimhaut. Diss. Berlin 1895. — **Woltke:** Beitr. path. Anat. **27.** — **Wyder:** Beiträge zur normalen und pathologischen Histologie der menschlichen Uterusschleimhaut. Arch. Gynäk. **13.**

B. Uterus der geschlechtsreifen und der alten Frau.
Hauptsächlich Schleimhaut, Menstruation und Ovulation.

Adachi, Kwan: Über die künstliche Erzeugung von Corpus luteum mittels Injektion der Placentaremulsion (3. Mitt.). Trans. jap. path. Soc. Tokyo **15.** — **Ancel** u. **Bouin:** Zur Biologie des Corpus luteum. Rev. mens. Gynéc. et Obstétr. **13** (1926). — **Aschheim:** (a) Plattenepithelwucherungen in der Uterusschleimhaut. Arch. Gynäk. **120.** (b) Über den

Glykogengehalt der Uterusschleimhaut. Zbl. Gynäk. **1911**, 1060. (c) Zur Histologie der Uterusschleimhaut (Über das Vorkommen von Fettsubstanzen). Z. Geburtsh. **77**. (d) Über den Glykogengehalt der Uterusschleimhaut. Zbl. Gynäk. **1915**. — **Aschoff, L.:** (a) Über die Berechtigung und Notwendigkeit des Begriffes Isthmus uteri. Verh. path. Ges. Kiel **1908**. (b) Das unterste Uterinsegment. Z. Geburtsh. **58**. (c) Die Dreiteilung des Uterus, das untere Uterinsegment (Isthmussegment) und die Placenta praevia. Berl. klin. Wschr. **1907**, Nr 31. (d) Ovulation und Menstruation. Vorträge in Japan 1924.

    Bauer, Günter: Das Endometrium in der ersten Zeit der Menopause. Inaug.-Diss. Rostock 1920. — **Baumgartner, Edwin, Dock Milliard, Nelson:** Development of the uterine glands in Man. Amer. J. Anat. **27**, Nr 2 (1920). — **Beljajeva:** Über den Glykogengehalt des Endometriums. Ref. Ber. Gynäk. **10**. — **Bellini:** Die Lipoide des Endometriums vor, während und nach der Menstruation. Riv. ital. Ginec. **4**. — **Besse** u. **Christi des:** Fettinclusionen in den spezifischen Zellen des *Ratten*uterus nach ausschließlicher Fettnahrung. Gynaec. helvet. **1917**. — **Biland:** Virchows Arch. **177**. — **Bohnen, P.:** Wie weit wird das Endometrium bei der Menstruation abgestoßen? Arch. Gynäk. **129**. — **Boldt:** X. internat. Kongreß in Berlin 1890. Arch. Gynäk. **39**. — **Büttner:** Zur Frage des Isthmus uteri. Beitr. Geburtsh. **16**.

    Cheval, M.: L'anatomie microscopique de la muqueuse utérine avant, pendant et après la menstruation. Soc. anat.-path. Brucelles, 18. April 1912. — **Christ:** Das Verhalten der Uterusschleimhaut während der Menstruation. Diss. Gießen 1892. — **Christides** u. **Besse:** Le cycle de la muqueuses utérine. Korresp.bl. Schweiz. Ärzte. **1915**, Nr 50. — **Clark, Knaus, Parkes:** Oestrous variatious of uterine activity in the rat. J. of Pharmacol. **26**. — **Corner, G.:** (a) Die Beziehungen zwischen Menstruation und Ovulation beim *Affen*. Ihre mögliche Bedeutung für den Menschen. J. amer. med. Assoc. **89**. (b) Ovulation und Menstruation beim *Macacus rhesus*. Publication Nr 332 of the Carnegie Inst. of Washington. — **Cotte, G.:** Beziehungen zwischen Corpus luteum und Menstruation. Rev. mens. Gynéc. et Obstétr. **8** (1923). — **Courrier:** Le cycle sexuel chez la femmele des mammifères. Etude de la phase folliculaire. Archives de Biol. **34** (1924).

    Daels, Fr.: Beitrag zur Kenntnis der Myofibrillen im Uterus und in den Uterusgeschwülsten. Arch. Gynäk. **94**. — **Dallera, N.:** Die Vitalfärbung des ruhenden und schwangeren *Kaninchenuterus*. Fol. gynec. **19**. Ref. Ber. Gynäk. **4**. — **Dick, W.:** Die Injektion der Gebärmuttergefäße und ihre Technik. J. Geburtsh. **1913** (russ.). — **Driessen, L. F.:** (a) Die Rolle des Glykogens in der normalen Uterusmucosa. Arch. mens. Obstetr. **7**. (b) Die Uterusschleimhaut während der Menstruation. Niederl. gynäk. Ges. Amsterdam, 12. Okt. 1913. cf. Zbl. ges. Gynäk. **3**. (c) Glykogenproduktion, eine physiologische Funktion der Uterusdrüsen. Zbl. Gynäk. **1911**. (d) Über die Bedeutung des Glykogens in der normalen Uterusschleimhaut. Nederl. Tijdschr. Verloskde **25**, 3. cf. Mschr. Geburtsh. **56**.

    Eicke: Z. Geburtsh. **65**. — **Eisler:** Über die Trypanblauspeicherung während der zyklischen Wandlungen im weiblichen Geschlechtsapparat der weißen *Maus*. Z. Zellforsch. **3**. — **Erös:** Die Arteriosklerose der Gefäße der Gebärmutterschleimhaut. Ref. Ber. Gynäk. **9**.

    Fraenkel, L.: Die Funktion des Corpus luteum. Arch. Gynäk. **68** (1903). — **Fraenkel, L.** u. **Cohn:** Experimentelle Untersuchungen über den Einfluß des Corpus luteum auf die Insertion des Eies. Anat. Anz. **20**. — **Fraenkel, L., Tschirdewahn:** Diskussion zu Triepels Vortrag über Ovulationstermin und Brunst. Erschienen im Anat. Anz. cf. Berl. klin. Wschr. **1920**, Nr 1. — **Frank, O.:** Pathologische Anatomie und Histologie der weiblichen Genitalorgane. Liepmanns Handb. d. ges. Frauenheilk. Bd. 2. Leipzig 1914. — **Frankenstein:** Zum Bau der normalen Uterusschleimhaut. Diss. München 1900. — **v. Franqué, O.:** Cervix und unteres Uterinsegment. Stuttgart: Ferdinand Enke 1897. — **Froboese:** Die Verfettungen des Endometriums. Beitrag zur normalen und pathologischen Anatomie der Uterusschleimhaut. Virchows Arch. **250**.

    Gaußle, Herm.: Über die funktionelle Bedeutung des unteren Uterinsegments. Klin. Wschr. **3**, Nr 4. — **Gebhardt:** Über das Verhalten der Uterusschleimhaut bei der Menstruation. Berl. Ges. Geburtsh., 25. Jan. 1895. — **Geist, S. H.:** Freiburg pathol. Inst. Arch. mikrosk. Anat. **81**. — **Gley, Pierre:** Histologische Veränderungen des weiblichen Genitaltraktus unter der Einwirkung des gelben Körperhormons. C. r. Soc. Biol. Paris **98** (1928). — **Gobert, Marg.:** Histologische Untersuchungen über den Menstruationszyklus der Frau. Paris: Louis Arnette 1927. — **Gräsel:** Beiträge zur Frage des sog. unteren Uterinsegments. Inaug.-Diss. u. Preisschrift Göttingen 1911. — **Grosser:** (a) Die Beziehungen zwischen Ovulation und Menstruation. Ver. dtsch. Ärzte Prag, Juni **1924**. Ref. Klin. Wschr. Nr 38. (b) Junge menschliche Embryonen. Erg. Anat. **25** (1924). (c) Ovulationstermin und Altersbestimmung junger menschlicher Embryonen. Mschr. Geburtsh. **77**. (d) Altersbestimmung junger menschlicher Embryonen; Ovulations- und Menstruationstermin. Anat. Anz. **47** (1914). — **Grosser, Otto:** (a) The time of ovulation and the prognosis of arteficial insemination. Amer. J. Obstetr. **13**. (b) Ovulation und Implantation und die Funktion der Tube beim Menschen. Arch. Gynäk. **110**. — **Guggenberger:** Untersuchungen über die Lebensfähigkeit der menschlichen Spermien in vitro. Mschr. Geburtsh. **59**.

Halban, J.: Zur Lehre von der Menstruation. (Protektive Wirkung der Keimdrüsen auf Brunst und Menstruation.) Zbl. Gynäk. 1911, Nr 46. — **Halban, J. u. O. Frankl:** Zur Biochemie der Uterusmucosa. Gynäk. Rdsch. 1910, H. 13. — **Halban, J. u. Köhler:** Die Beziehungen zwischen Corpus lutea und Menstruation. Arch. Gynäk. 103. — **Happe:** Anat. H. 32 (1907). — **Hartje:** (a) Zbl. Gynäk. 1907, 1465. (b) Über die Beziehungen der sog. papillären Uterindrüsen zu den einzelnen Menstruationsphasen. Mschr. Geburtsh. 26 (1907). — **Hegar, R.:** Anatomische Untersuchungen an nulliparen Uteris mit besonderer Berücksichtigung der Entwicklung der Isthmus. Beitr. Geburtsh. 13 (1909). — **Henry, J. R.:** (a) La menstruation. Gaz. Hôsp. 98 (1925). Ref. Ber. Gynäk. 11. (b) Les théories de la menstruation. Gynéc. et Obstétr. 7 (1923). — **Hermstein:** (a) Über die Lipoide des Menstrualblutes. Arch. Gynäk. 130. (b) Über das Menstrualblut. Dtsch. med. Wschr. 1927, Nr 37. — **Hitschmann u. Adler:** (a) Die Lehre von der Endometritis. Z. Geburtsh. 60. (b) Ein weiterer Beitrag zur Kenntnis der normalen und entzündeten Uterusmucosa. Die Klinik der Endometritis mit besonderer Berücksichtigung der unregelmäßigen Gebärmutterblutungen. Arch. Gynäk. 100 (1913). (c) Der Bau der Uterusschleimhaut des geschlechtsreifen Weibes mit besonderer Berücksichtigung der Menstruation. Mschr. Geburtsh. 27 (1908). (d) Die Dysmenorrhöe membranacea (Endometritis exfoliativa). Mschr. Geburtsh. 27 (1908). — **van der Hoeven:** Die Schleimhaut der Gebärmutter. Arch. Gynäk. 95 (1911). — **Horn, Oskar:** Histologische Studien über den menschlichen Uterus im graviden, nicht graviden und puerperalen Zustande, mit besonderem Hinblick auf die Pathogenese der Ruptura uteri. Berlin: S. Karger 1917.

Joachimovits, Rob.: Studien zu Menstruation, Ovulation, Aufbau und Pathologie des weiblichen Genitales bei Mensch und *Affe* (*Pithecus fascicularis mordax*). Biol. generalis (Wien) 4, Lief. 6—8. — **Jung:** Beitrag zur frühesten Ei-Einbettung beim menschlichen Weibe. Berlin: S. Karger 1908.

Keiffer: (a) Recherches sur l'appareil hémostatique de l'utérus de femme. Arch. mens· Gynéc. et Obstétr. 8 (1919). (b) Untersuchungen über die Contractilität der glatten Uterusmuskulatur. Gynéc. 1926, No 6. — **Keilmann, A.:** Zur Klärung der Cervixfrage. Z. Geburtsh. 22 (1891). — **Kleinhaus:** Münch. Kongr. 1911. Dtsch. Ges. Gynäk. — **Kohlbrugge, J. H. F.:** Das bei der Menstruation ausgestoßene Ei. Z. f. Morph. u. Anthrop. 12 (1910). — **Kon u. Karaki:** Über das Verhalten der Blutgefäße in der Uteruswand. Virchows Arch. 191. — **Kraus, Emil:** Zur Anatomie der Portio vaginalis. Zbl. Gynäk. 1914, Nr 18. — **Küpfer, M.:** Beiträge zur Morphologie der weiblichen Geschlechtsorgane bei den *Säugetieren*. Denkschr. Schweiz. Naturforsch.-Ges. 1919. — **Kundrat u. Engelmann:** Untersuchungen über die Uterusschleimhaut. Wien. med. Jb. 1873.

Lahm: Zur Morphologie und Biologie des Menstruationsvorganges in der Uterusschleimhaut. Zbl. Gynäk. 1926, Nr 42. — **La Torre, Felice:** Über die intimen Beziehungen des Peritoneums zum Muskelgewebe des Uterus. Gynäk. Rdsch. 1913, H. 20. — **Leopold:** Studien über die Uterusschleimhaut während Menstruation, Schwangerschaft und Wochenbett. Arch. Gynäk. 11, 110. — **v. d. Leyen, E.:** Zur normalen und pathologischen Anatomie der Menstrualabgänge. Z. Geburtsh. 59 (1907). — **Liedig:** Das Flimmerepithel und die dadurch erzeugte Strömungsrichtung. Diss. Würzburg 1893. — **Lindner, Käte:** Histologische Untersuchungen der physiologischen Menstruationsabgänge. Mschr. Geburtsh. 57. — **Lockau, N.:** Untersuchungen am Uterusepithel der *Haussäugetiere*. Z. mikrosk.-anat. Forschg 14. — **Loeb, J.:** Auf welche Weise rettet die Befruchtung das Leben des Eies? Arch. Entw.mechan. 31 (1911). — **Loeb, Leo:** The effect of exstirpation of the uterus on the life and function of the corpus luteum in the guinea pig. Proc. Soc. exper. Biol. a. Med. 20 (1923). — **Lubau, Salman:** Über eigentliche Vorgänge in den Flimmerzellen des menschlichen Uteruskörpers. Arb. anat. Inst. 56, H. 168/169, 1918.

Mabuchi, K.: Morphologische Studien über das Verhalten der Nerven in den weiblichen Geschlechtsorganen usw. Mitt. med. Fak. Tokio. 31 (1924). Ref. Anat. Ber. 8 (1927). — **Mandl, L.:** Flimmerndes und sezernierendes Uterusepithel. Mschr. Geburtsh. 34. (b) Über das Epithel im geschlechtsreifen Uterus. Zbl. Gynäk. 1908. — **Markus, H.:** Über die Struktur einer glatten Muskelzelle und ihre Veränderung bei der Kontraktion. Anat. Anz. 44 (1913). Zbl. norm. Anat. 11, H. 6. — **Mauthner:** Das Verhalten des Capillarsystems bei der zyklischen Wandlung der Uterusmucosa. Mschr. Geburtsh. 54 (1921). — **Merttens:** Z. Geburtsh. 30 u. 31. — **Meyer, Rob.:** (a) Zur Lehre von der Ovulation und den mit ihr in Beziehung stehenden normalen und pathologischen Vorgängen am Uterus, nebst Bemerkung zur Hormonlehre. Zbl. Gynäk. 1920, Nr 19. (b) Prämenstruelles, prägravides progravides oder funktionelles Stadium des Endometriums? Eine Frage der Bezeichnung. Zbl. Gynäk. 1928, 288. (c) Gibt es bei Menschen oder *Affen* Menstruation ohne Ovulation? Arch. Gynäk. 122 (1924). (d) Über den Zusammenhang der ovariellen und uterinen Funktion, unter besonderer Berücksichtigung des aus jungen Schwangerschaften sich ergebenden Ovulationstermins beim Menschen. Zbl. Gynäk. 1925, H. 25. (e) Über die Beziehung der Eizelle und des befruchteten Eies zum Follikelapparat, sowie des Corpus luteum zur Menstruation. Arch. Gynäk. 100. (f) Beiträge zur Lehre von der normalen und krankhaften Ovulation und der mit ihr in Beziehung gebrachten Vorgänge am Uterus. Arch.

Gynäk. **113**. — **Meyer, Rob.** u. **Carl Ruge II:** Über Corpus luteum-Bildung und Menstruation in ihrer zeitlichen Zusammengehörigkeit. Zbl. Gynäk. **1913**. — **Meyer-Ruegg:** (a) Die Vorgänge in der Uterusschleimhaut während der Menstruation. Münch. med. Wschr. **1917**, Nr 36. (b) Prämenstruell oder prägravid. Zbl. Gynäk. **1928**, 1005. (c) Zur Anatomie der menstruierenden Uterusschleimhaut. Arch. Gynäk. **133**. (d) Die Vorgänge in der Uterusschleimhaut während der Menstruation. Arch. Gynäk. **110**, H. 2. (e) Zum Aufsatz von Herrn Prof. W. Lahm: Zur Morphologie und Biologie des Menstruationsvorganges in der Uterusschleimhaut. Zbl. Gynäk. **1926**, Nr 42. Zbl. Gynäk. **1927**, Nr 4. — **Miller:** Corpus luteum, Menstruation und Gravidität. Arch. Gynäk. **101**. — **v. Möllendorff, W.:** Zur Morphologie der vitalen Granulafärbung. Arch. mikrosk. Anat. I 90. — **Mönch, G.:** Über Rundzellenknötchen im Endometrium. Arch. Gynäk. **108** (1918). — **Moritz, Eva:** Zur Frage des Epithels im Isthmus uteri. Zbl. Gynäk. **1912**, H. 5. — **Murata** u. **Adachi:** Über die künstliche Erzeugung des Corpus luteum durch Injektion der Placentarsubstanz aus früheren Schwangerschaftsmonaten. Z. Geburtsh. **92**.

Novak, J.: Die Beziehungen zwischen Ovulation und Menstruation, sowie die daraus sich ergebenden Folgerungen über die Altersbestimmung von Feten und über die wahre Schwangerschaftsdauer. Biol. Zbl. **1921**, Nr 1. — **Novak, E.:** (a) The histologic interrelationships of menstruation and ovulation. Amer. J. Obstetr. **10**, Nr 6 (1925). (b) Zur Theorie der Corpus luteum-Funktion und der ovariellen Blutungen. Zbl. Gynäk. **1916**, H. 43. (c) The varying mechanism of uterine beeding. Northwest Med., Juni **1925**. (d) Eine Studie über die Beziehungen zwischen dem Grade der menstruellen Reaktion des Endometriums und dem klinischen Charakter der Menstruation. Surg. etc. **21**, Nr 3 (1916). — **Novak, E.** u. **Te Linde:** The endometrium of the menstruating uterus. J. amer. med. Assoc. **83** (1924). — **Novak** u. **Eisinger:** Über künstlich bewirkte Teilung des unbefruchteten *Säugetier*eies. Arch. mikrosk. Anat. **98** (1923). — **Nürnberger:** (a) Klinische und experimentelle Untersuchungen über die Lebensdauer der menschlichen Spermatozoen. Mschr. Geburtsh. **53**. (b) Zur Anatomie und Physiologie des Isthmus uteri. Nordwestdtsch. Ges. Geburtsh. **12**. Nov. 1921. Bremen. Mschr. Geburtsh. **58**. (c) Zur Biologie des Isthmus uteri. Z. Geburtsh. **85**.

Ogata: Über Altersveränderungen des Uterus. Beitr. Geburtsh. **13**. — **O'Leary** and **Culbertson:** Die Formveränderungen in den Uterusdrüsen während des menstruellen Zyklus beim Menschen. Surg. etc. **46**, Nr 2 (1928). — **Ostreil, A.** u. **Bittmann:** Zyklus der Uterusschleimhaut und Corpus luteum. Sborn. lék. (tschech.) **24** (1923). Ref. Ber. Gynäk. **5**.

Pankow: Menstruations-, Ovulations- und Graviditätssklerose der Uterus- und Ovarialgefäße. Arch. Gynäk. **80**. — **Petit-Dutaillis:** (a) Der endokrine Faktor in der gynäkologischen Physiologie. Zum Bericht des Herrn Prof. G. Schickele über die biologische Tätigkeit des gelben Körpers und der interstitiellen Eierstocksdrüse. Gynéc. Jahrg. **24**, Nr 11. Ref. Ber. Gynäk. **12**. (b) A propos de l'involution sènile de L'uterus. Gynéc. Jahrg. **23**, No 7. Ref. Ber. Gynäk. **6**. — **Pryll, W.:** Zur Frage der Lebensdauer der Spermatozoen. Z. Geburtshilfe **79**.

Ramón y Cajal: Die embryonale Schicht des Uterus und ihre Beziehungen zur Menstruation. Rev. espan. Obstetr. **9**, No 108. Ref. Ber. Gynäk. **8**. — **Reischel, Herb.:** Gibt es eine Menstruation ohne Ovulation und eine Ovulation ohne Menstruation? Inaug.-Diss. Kiel 1924. — **Retterer, Ed.:** (a) Les fibres cellules de l'utérus gravide sont stricès en travers. C. r. Soc. Biol. Paris **78** (1915). (b) Striation des fibres cellus du myométrium fémini. C. r. Soc. Biol. Paris **78** (1915). — **Retterer, S.** u. **Voronoff:** Die senile Involution der Uterusschleimhaut. Rev. mens. Gynéc. **9** (1924). Ref. Zbl. Gynäk. **1924**, Nr 50. — **Richter, J.:** Besitzt das weibliche Genitale speicherungsfähige Retikuloendothelien? Ein Beitrag zur Frage der Therapie des Puerperalfiebers. Mschr. Geburtsh. **64**. — **Richter, G.** u. **Dahlmann:** Beiträge zur Physiologie des Weibes. Gynäkologie Nr 236/38. — **Rotter, H.:** Mikroskopische Untersuchung des genitalen Blutes. Zbl. Gynäk. **1927**, Nr 10. — **Ruge:** Über die Kontraktion des Uterus in anatomischer und klinischer Beziehung. Z. Geburtsh. **5**. — **Ruge II:** (a) Ovulation, Konzeption und willkürliche Geschlechtsbestimmung. Verh. Berl. Ges. Geburtsh., 22. Febr. 1918. Z. Geburtsh. **81**. (b) Follikelsprung und Befruchtung. Arch. Gynäk. **109**.

Saito, Osamu: (a) Über die Amylase in der Uterusschleimhaut. Okayama-Igakkai-Zasshi (jap.) **1926**, Nr 434. Ref. Ber. Gynäk. **11**. (b) Beiträge zum Studium der Uterusgefäße. Ref. Ber. Gynäk. **10**. (c) Die Arterien des Uterus und seiner Adnexe. Kinki Fujkwa Gakkwai Zassi (jap.) 8. Ref. Ber. Gynäk. **10**. — **Schickele, G.:** (a) Die Lehre der Menstruation. Vortr. 83. Verslg dtsch. Naturforsch. Karlsruhe. Ref. Zbl. Gynäk. **1911**, Nr 45. (b) Etudes sur la fonction des ovaires (ovulation, corps jaune et menstruation). Gynéc. et Obstétr. **3** (1921). — **Schmidt, Hans R.:** Anatomische Untersuchungen zur Frage des unteren Uterinsegmentes. Z. Geburtsh. **85**. — **Schröder** (Altona): Methodisches zur Messung von Uteruskontraktionen nebst Beobachtungen über die normale Menstruation und deren Beeinflussung durch Gynergen und Hypophysin. Z. Geburtsh. **91**. — **Schröder, R.:** (a) Die Drüsenepithelveränderungen im Intervall und Prämenstruum. Arch. Gynäk. **88**. (b) Der Ovulationstermin. Zbl. Gynäk. **1918**, Nr 37. (c) Die kritischen Sammelreferate über den Menstruationszyklus und die Menstruationsanomalien. Gynäk. Rdsch. **1916**;

Mschr. Geburtsh. **53** u. **56**. (d) Der mensuelle Genitalzyklus des Weibes und seine Störungen. Veit-Stoeckel: Handbuch der Gynäkol. 3. Aufl., Bd. 1, 2. Hälfte. 1928. (e) Die zeitlichen Beziehungen von Ovulation und Menstruation. Arch. Gynäk. **101**. (f) Bemerkungen zur Corpus luteum-Funktion. Zbl. Gynäk. **1918**, Nr 35. (g) Anatomische Beiträge zur normalen und pathologischen Physiologie des Menstruationszyklus. Arch. Gynäk. **104**. — **Schröder, Rob.** u. **Goerbig:** Über Substanzen, die das Genitale wirksam zum Wachstum anregen. Z. Geburtsh. **83** (1921). — **Schwarz, Emil:** Untersuchungen über die elastischen Fasern des Uterus. Virchows Arch. **220**. — **Seitz, L.:** (a) Über die Ursachen der zyklischen Vorgänge im weiblichen Genitale. Zbl. Gynäk. **1918**, Nr 47. (b) Primat der Eizelle, Corpus luteum, Menstruationszyklus und Genese der Myome. Arch. Gynäk. **115**. (c) Über die Ursachen der zyklischen Vorgänge im weiblichen Genitale. Zbl. Gynäk. **1918**, Nr 47. — **Seitz, L.** u. **Wintz:** Über die Beziehungen des Corpus luteum zur Menstruation. Mschr. Geburtsh. Jan. **1919**. — **Sekiba, D.:** Zur Morphologie und Histologie des Menstruationszyklus. Arch. Gynäk. **121**. — **Sfameni, P.:** Der funktionelle Umlauf im Uterus und Eierstock. Arch. di Biol. **71** (1922). Ref. Jber. Geburtsh. **1922**. — **Shaw, Wilfried:** Irregular uterine Haemorrhagie. J. Obstetr. **36**, Nr 1 (1922). — **Shinagawa, M.:** Über die Uterusmuskulatur der *Säugetiere*. Acta Scholae med. Kioto **9**. Ref. Ber. Gynäk. **12**. — **Sigismund, R.:** Ideen über das Wesen der Menstruation. Berl. klin. Wschr. **1871**, H. 52. — **Siegmund:** Der monatliche Zyklus und seine hormonale Beeinflussung. Wien. klin. Wschr. **1928**, 185. — **Snyder** u. **Corner:** Beobachtungen über die Verteilung und Funktion des uterinen Flimmerepithels beim *Schwein*, mit Beziehung auf verschiedene kleine Hypothesen. Amer. J. Obstetr., April **1922**. — **Sternberg, H.:** Zur Frage des Isthmus uteri. Beitr. Geburtsh. **19**, H. 1. — **Stieve:** (a) Die regelmäßigen Veränderungen der Muskulatur und des Bindegewebes in der menschlichen Gebärmutter in ihrer Abhängigkeit von der Follikelreife und der Ausbildung eines gelben Körpers, nebst Beschreibung eines menschlichen Eies im Zustand der ersten Reifeteilung. Z. mikrosk.-anat. Forschg **6**, H. 2. (b) Die Bindegewebsfasern der Gebärmutter- und Scheidenwand, ihre Bedeutung für das Hegarsche Schwangerschaftszeichen und ihr Verhalten während des „Geburtsödemes“. Z. mikrosk.-anat. Forschg **16**, H. 3/4 (1929). — **Strahl:** Ein Corpus cavernosum uteri. Anat. Anz. **50**, H. 3/4. — **Szüle, Denes:** Der Glykogengehalt des Epithels der Gebärmutterdrüsen unter normalen und pathologischen Verhältnissen. Magy. orv. Arch. **25** (1924). Ref. Ber. Gynäk. **7**. — **Szymanowicz, J.:** Beobachtungen über die Ursachen der Proliferation der uterinen Drüsen. Gynéc. et Obstétr. **5** (1922). Ref. Zbl. Gynäk. **1924**, Nr 14.

Ten Berge, B. S.: Untersuchungen über den Bau und die Bedeutung des Bindegewebes. 5. Mitt. Veränderungen im Stroma der Uterusschleimhaut im Zusammenhang mit dem menstruellen Zyklus. Nederl. Tijdschr. Verloskde **29**, H. 4. Ref. Ber. Gynäk. **5**. — **Terruhn, Erich:** Über die morphologischen Zellstrukturen des Endometriums. Z. Geburtsh. **89**. — **Theilhaber, A.:** (a) Zur Lehre von der Entstehung der Menstruation. Münch. med. Wschr. **1911**, Nr 9. (b) Die Variationen im Bau des normalen Endometriums und die chronische Endometritis. Verh. dtsch. Ges. Geburtsh. Dresden **1907**. — **Triepel, H.:** (a) Betrachtungen über Ovulationstermin und Brunst. Anat. Anz. **52**. (b) Alter menschlicher Embryonen und Ovulationstermin. Anat. Anz. **1914** u. **1915**. — **Trifaud:** La menstruation est-elle d'origine endocrinienne ou anaphylactique? Ref. Ber. Gynäk. **9**. — **Tschirdewahn:** Über Ovulation, Corpus luteum und Menstruation. Z. Geburtsh. **83**. — **Tweedy, E. H.:** Das untere Uterinsegment, seine Entstehung und seine Bänder. Lancet, 11. März **1916**.

Vignes: (a) The ovarian and uterine cycle. J. Méd. Paris **1925**. (b) Qui est-ce que la congelion utérine? Progr. méd. **54**, No 42. Ref. Ber. Gynäk. **11**. — **Villemin:** Le corps jaune considéré comme glande a sécrétions de l'ovaire. Paris 1908. — **Volkmann, K.:** Die Beziehungen zwischen Menstruation, Ovulation und Konzeption auf Grund von Altersbestimmungen junger menschlicher Embryonen. Mschr. Geburtsh. **73**.

Wegelin: Der Glykogengehalt der menschlichen Uterusschleimhaut. Zbl. Path. **22** (1911). — **Wendeler:** Berl. Ges. Geburtsh., Sitzg 22. Febr. 1895. — **Wermbter:** (a) Über den Umbau des Uterusgefäßes in verschiedenen Monaten der Schwangerschaft erst- und mehrgebärender Frauen unter Berücksichtigung des Verhaltens der Zwischensubstanz der Arterienwände. Virchows Arch. **257**. (b) Fibrillengehalt in den Uterusschleimhäuten bei klinisch diagnostizierter Genitalunterfunktion. Zbl. Gynäk. **1926**, Nr 25. — **Westmann, Axel:** Über das Primat der Eizelle. Acta obstetr. scand. (Stockh.) **7**, H. 1/2. — **Westphalen:** Zur Physiologie der Menstruation. Arch. Gynäk. **52**. — **Whitehouse, B.:** The influence of the corpus luteum upon menstruation. J. Obstetr. **33**. — **Williams:** On the structure of the membrane of the uterus and its periodical changes. Obstetr. J. Great Brit. a. Irland, Febr.-März 1875. — **Wyder:** Das Verhalten der Mucosa uteri während der Menstruation. Z. Geburtsh. **9**.

Zangemeister, W.: Studien über die Schwangerschaftsdauer und die Fruchtentwicklung. Arch. Gynäk. **107**. — **Zietschmann:** Über Funktionen der weiblichen Genitale bei *Säugetier* und Mensch. II. Der uterine Zyklus. Berl. tierärztl. Wschr. **1921**, Nr 38. — **Zondek, B.:** Über Menstrualblut. Ges. Geburtsh. Berlin, Sitzg 14. Mai 1920. Ref. Dtsch. med. Wschr. **1920**, 954.

C. Schwangerschaft, Wochenbett, Eihäute.

Acosta: Zbl. Gynäk. **1910.** — **Antoine, T.:** Über die Kotyledonen und Septen der Placenta Z. Geburtsh. **92.**

Balin: Arch. Gynäk. **15.** — **Ballerini, G.:** Über Decidualreaktion und einige histologische Eigentümlichkeiten der Cervicalschleimhaut in der Schwangerschaft. Parma 1909 (ital.). — **Battini, E.:** Über die Wiederherstellung der Uterusschleimhaut nach der Geburt (ital.). Fol. gynaec. (Genova) **10** (1916). Ref. Mschr. Geburtsh. **57** (1922). — **Bayer:** Allg. Geburtsh. **1908.** — **Beljajeva, Hel.** u. **Golubau:** Wann regeneriert das Endometrium nach der Ausschabung bei künstlichem Abort? Ginaekologija i akuscherstevo **6.** Ref. Ber. Gynäk. **13.** — **Bernstein:** Ein Beitrag zur Lehre von der puerperalen Involution des Uterus. Inaug.-Diss. Dorpat 1885. — **Boerner-Patzelt, Dora** u. **Schwarzacher, W.:** Ein junges menschliches Ei in situ. Z. Anat. **68,** H. 2/3. — **Bondi, J.:** (a) Zur Anatomie und Physiologie der Nabelarterien. Z. Geburtsh. **54** (1905). (b) Zur Histologie des Amnionepithels. Zbl. Gynäk. **1905.** — **Bouget et Noel:** Du rôle de l'autolyse dans le mécanisme des transformations involutives du muscle uterin chez la femme. Rev. mens. Gynéc. **2** (1920). — **Bozzolo, Carlo:** Über die sog. „interstitielle Uterusdrüse" beim *Meerschweinchen.* Fol. Gynaec. (Genova) **15** (1922). — **Bremer:** Wachsmodell eines sehr jungen menschlichen Eies. Arch. Gynäk. **120.** — **Broers:** Virchows Arch. **141** (1895). — **Bromann, Ivar:** Anatomie des Bauchfells. Allgemeine Übersicht, Phylo- und Ontogenese. Handb. d. Anat. des Menschen. Jena 1914. — **Bryce, Th. H.:** Observation on the early development of the human embryo. Trans. roy. Soc. Edinburgh **53** (1924). — **Bryce, Th. H.** u. **H. Teacher:** On early ovum imbedded in the decidua. Glasgow 1908. — **Bucura, C. J.:** (a) Über den physiologischen Verschluß der Nabelarterien. Arch. f. Physiol. **1902;** Zbl. Gynäk. **1903.** (b) Über Nerven in der Nabelschnur und in der Placenta. Z. Heilk. **28** (1909). (c) Über Gefäßverschlußvorrichtungen im weiblichen Genitale. Zbl. Gynäk. **1910.** — **Budde, M.:** Anatomische Untersuchungen über die Zirkularvene der Placenta, Sinus circularis, Meckelscher Blutleiter. Diss. Marburg 1907. — **Bumm, E.:** (a) Über Uteroplacentargefäße. Arch. Gynäk. **35** (1889). (b) Über die Entwicklung des mütterlichen Blutkreislaufes in der menschlichen Placenta. Arch. Gynäk. **43** (1893). — **Büttner:** Die Gestationsveränderungen der Uterusgefäße. Arch. Gynäk. **94.**

Ciulla: Zbl. Gynäk. **1907.** — **Corner, G. W.:** A well-preserved human embryo of 10 somites. Contributions to embryol. Carnegie Inst. Wash. Publ. Nr 394.

Dahl, W.: Die Innervation der weiblichen Genitalien. Z. Geburtsh. **78.** — **Delporte, F.:** Contribution a l'étude de la nidation de l'oeuf humain et de la physiologie du trophoblaste. Bruxelles 1908. — **D'Erchia, Fl.:** Histochemische Forschungen über die Funktion der Decidua. Ann. Ostetr. **1916.** — **Dittrich:** Z. Heilk. **1890.** — **Driessen, L. F.:** Über Glykogen in der Placenta. Arch. Gynäk. **82** (1907).

v. Ebner: Handbuch der Gewebelehre 1902. (6. Aufl. von v. Köllickers Handbuch der Gewebelehre.)

Flesch, K.: Glykogen in der menschlichen Placenta. Mschr. Geburtsh. **34** (1911). — **Fluhmann, C. F.:** (a) The reticulo-endothelial cells of the uterus. An experimental study. Amer. J. Obstetr. **15** (1928). (b) Squamous epithelium in the endometrium in benign and malignant conditions. Surg. etc., März **1928.** — **Fornero:** (a) Interstitielle, interne Sekretionszellen im Uterus. Anat. Anz. **58.** (b) Interstitielle Zellen mit endokriner Funktion im Uterus. Ref. Ber. Geburtsh. **9.** — **Forssell, O. H.:** Zur Kenntnis des Amnionsepithels in normalen und pathologischen Zuständen. Arch. Gynäk. **96** (1912). — **Fosseti:** Zbl. Gynäk. **1907.** — **Fraenkel, L.:** Untersuchungen über die sog. Glande endocrine myométriate. Arch. Gynäk. **99.** — **Frankl, O.:** Pathologische Anatomie und Histologie der weiblichen Genitalorgane. Handb. d. ges. Frauenheilk. Bd. 2. Leipzig 1914. — **Frankl, O.** u. **Stolper:** Über den Gefäßverschluß post partum. Arch. Gynäk. **90** (1910). — **v. Franqué, O.:** Anatomische und klinische Beobachtungen über Placentarerkrankungen. Z. Geburtsh. **28** (1894). — **Frassi, L.:** Über ein junges menschliches Ei in situ. Arch. mikrosk. Anat. **70** u. **71.**

Glaß: Die Menstruationsverhältnisse des Stillenden. Freie Ver.igg mitteldtsch. Gynäk., 28. April 1912. Ref. Zbl. Gynäk. Nr 29. — **Goenner:** Mschr. Geburtsh. **24.** — **Greenhill, J. P.:** (a) A young human ovum in situ. Amer. J. Anat. **40,** Nr 2 (1927). (b) A human ovum approximately nineteen days old. Surg. etc., Okt. **1927.** — **Grosser, O.:** (a) Zur Kenntnis der Trophoblastschale bei jungen menschlichen Eiern. Z. Anat. I **66,** H. 1/2. (b) Die Wege der fetalen Ernährung innerhalb der *Säugetier*reihe einschließlich des Menschen. Jena: Gustav Fischer 1909. (c) Die systematische Stellung der menschlichen Placenta und deren biologische Bedeutung. Med. Klin. **1928,** Nr 1. — **Grynfeltt, M.:** Etude histologique sur le muscle utérin de la femme. C. r. Assoc. Anat. Turin 1925.

Halban, J.: Schwangerschaftsreaktionen der fetalen Organe und ihre puerperale Involution. Z. Geburtsh. **53.** — **Heckner, F.:** Beiträge zur Anatomie des Gefäßverschlusses post partum. Wien. klin. Rdsch. H. 3, 1904; Z. Geburtsh. **72** (1912); Diss. Heidelberg 1913. — **Hedenberg** u. **Strindberg:** Beitrag zur Anatomie und der Funktion der menschlichen Placenta. Anat. Anz. Nr 2. — **Henneberg, B.:** Beiträge zur feineren Struktur, Entwicklungsgeschichte und Physiologie der Umbilicalgefäße des Menschen. Anat. H. **63**

(1902). — **Heschl:** Z. Ges. Ärzte Wien **8** II (1852). — **Heuser** and **Streeter:** Early stages in the development of pig embryos, from the period of initial cleavage to the time of the appearance of limb-buds. Carnegie Inst. Wash. Publ. Nr 394. — **Heuser:** A study of the implantation of the ovum of the pig from the stage of the bilaminar blastocyst to the completion of the fetal membranes. Carnegie Inst. Wash. Publ. Nr 380. — **Hinselmann:** (a) Normales und pathologisches Verhalten der Placenta und des Fruchtwassers. Halban-Seitz, Biol. u. Path. des Weibes. Bd. 6. 1925. (b) Über die angebliche physiologische Schwangerschaftsthrombose von Gefäßen der uterinen Placentarstelle. Z. Geburtsh. **73** (1913). (c) Die Entstehung der syncytialen Lakunen junger menschlicher Eier. Anat. H. **50** (1914). (d) Subepitheliale Verdichtungsherde im Bindegewebe der Blasenmolenzotten nebst einigen allgemeineren Bemerkungen zur Blasenmolenforschung. Mschr. Geburtsh. **55** (1921). — **Hitschmann, F.:** Die Deportation der Zotten und ihre Bedeutung. Z. Geburtsh. **53** (1904). — **Hitschmann, F.** u. **Adler:** Decidua menstruationis und graviditatis. Geburtsh.-gynäk. Ges. Wien, 14. Juni 1910. Zbl. Gynäk. **1911,** 315. — **Hitschmann, F.** u. **Lindenthal:** Über das Wachstum der Placenta. Zbl. Gynäk. **1902.** — **Hoehne, O.:** Über Randsinusblutungen bei vorgerückter Gravidität. Zbl. Gynäk. **1921,** Nr 10. — **Hofbauer, J.:** (a) Die biologische Bedeutung der Placenta. Ref. Z. Geburtsh. **64** (1909). (b) Decidual formation on the peritoneal surface of the gravid uterus. Amer. J. Obstetr. **17,** Nr 5. — **Hofmeier, M.:** (a) Die menschliche Placenta. Wiesbaden 1890. (b) Beiträge zur Anatomie und Entwicklung der menschlichen Placenta. Z. Geburtsh. **35** (1896). (c) Mschr. Geburtsh. **22.** — **Horn, Oskar:** Histologische Studien über den menschlichen Uterus. Berlin 1917. — **Hornung, R.:** Histologische Untersuchungen gravider und puerperaler Uteri mit besonderer Berücksichtigung der Peroxydasereaktion. Zbl. Gynäk. **1924.**

Jakowleff, J.: Über die Regeneration der Uterusschleimhaut nach dem artifiziellen Abort. Zbl. Gynäk. **1928.** — **Jizuki, S.:** Über das Vorkommen von Muskelfasern in der menschlichen Placenta. Beitr. Geburtsh. **19,** Erg.-H. — **Jossifow:** Arch. Anat. u. Pysiol. **1905.**

Kehrer, E.: Physiologie der Schwangerschaft. Halban-Seitz, Biol. u. Path. d. Weibes. Bd. 6. — **Keibel, Fr.:** Über die Grenze zwischen mütterlichem und fetalem Gewebe. Anat. Anz. **48.** — **Keiffer, H.:** (a) Existe-t-il une glande myométriale dans l'utérus humain ? Ann. Soc. roy. Sci. méd. et natur. Brux. **72,** No 2 (1914). (b) La glande myométriale dans l'utérus humain. Ann. Soc. roy. Sci. méd. natur. Brux. **1926.** — **Killiches, W.:** Versuche über das Quellungsvermögen menschlicher Gebärmuttermuskulatur. Pflügers Arch. **199.** — **Köllicker:** Mikrosk. Anat. **2** (1854). — **Kolster, Rud.:** Weitere Beiträge zur Kenntnis der Embryotrophe bei Indeciduaten. Anat. H. **20.** — **Krönig, B.:** Beitrag zum anatomischen Verhalten der Schleimhaut der Cervix und des Uterus während der Schwangerschaft und im frühen Wochenbett. Arch. Gynäk. **63** (1901). — **Küstner, H.:** Schwangerschaftsveränderungen des Dammes und ihre Bedeutung für die Entstehung des Descensus. Z. mikrosk.-anat. Forschung **10.**

Labhardt, A.: Anatomie und Physiologie des Wochenbettes. Biol. u. Pathol. d. Weibes von Halban-Seitz. S. 381. — **Lahm, W.:** Ovarium, Uterus, Scheide, Clitoris, Placenta und Brustdrüse als innersekretorische Drüsen vom Standpunkte der Embryologie und Morphologie. Handb. d. inneren Sekretion. Bd. 1. — **Langhans, Th.:** (a) Zur Kenntnis der menschlichen Placenta. Arch. f. Anat. 1877. (b) Über die Zellschicht des menschlichen Chorions. Festschrift für Henle, Beitr. Anat. Bonn **1882.** — **Liesebrink:** Dtsch. med. Wschr. **1904.** — **Linnert:** Regeneration der Uterusschleimhaut nach der Geburt. Klin. Wschr. **1923,** Nr 31. — **Linzenmeier, G.:** Ein junges menschliches Ei in situ. Arch. Gynäk. **102** (1914). — **Loewy:** Arch. f. Anat. **1905.** — **Luschka:** Anatomie des Menschen. Bd. 2, S. 2.

Mandl, L.: Histologische Untersuchungen über die sekretorische Tätigkeit des Amnionepithels. Z. Geburtsh. **54** (1905). — **Marchand, F.:** Beitrag zur Kenntnis der normalen und pathologischen Histologie der Decidua. Arch. Gynäk. **72.** — **Meola:** Zbl. Gynäk. **1885.** — **Meyer, Paul:** Ein junges menschliches Ei mit 0,4 mm langem Embryonalschild. Arch. Gynäk. **122.** — **Miller, J. W.:** Corpus luteum und Schwangerschaft. Das jüngste operativ erhaltene menschliche Ei. Berl. klin. Wschr. **1913,** Nr 19. — **v. Möllendorff, W.:** (a) Über einen jungen, operativ gewonnenen menschlichen Keim (EiOP). Z. Anat. **62.** (b) Über das jüngste bisher bekannte menschliche Abortivei (Ei SCH). Z. Anat. I **62.** (c) Über die Bildung der Decidua capsularis und die Schicksale des Embryonalknotens bei der Implantation des menschlichen Eies. Z. mikrosk. Anat. Forschg **5** (1926). (d) Über das Zellnetz im lockeren Bindegewebe und seine Stellung zum „retikuloendothelialem Stoffwechselsystem". Münch. med. Wschr. **1926,** Nr 1. (e) Vitale Färbungen an tierischen Zellen. Erg. Physiol. **18** (1920). (f) Zur Frage der Bildung der Decidua capsularis nach Präparaten vom Ei (Wolfring). Z. Anat. **74.** (g) Das menschliche Ei (Wolfring) Implantation: Verschluß der Implantationsöffnung und Keimentwicklung beim Menschen vor Bildung des Primitivstreifens. Z. Anat. **76.** (h) Zur Morphologie und Biologie des Bindegewebes. Anat. Anz. **61,** Erg.-H. — **Moraller** u. **Hoehl:** Atlas der normalen Histologie des weiblichen Geschlechtsorganes. Leipzig 1912. — **Muraoka, C.:** Über die Glande myométriale endocrine des *Kaninchens.* Frankf. Z. Path. **22** (1920).

Parviainen: Engstroems Mitteilungen. Helsingfors. Bd. 1. — **Pels-Leusden, F.:** Über die serotinalen Riesenzellen und ihre Beziehung zur Regeneration der epithelialen Elemente des Uterus und der Placentarstelle. Z. Geburtsh. **36** (1897). — **Peters, H.:** Über die Einbettung des menschlichen Eies und das früheste bisher bekannte menschliche Placentationsstadium. Leipzig-Wien 1899. — **Pfannenstiel, J.:** (a) Die ersten Veränderungen der Gebärmutter infolge der Schwangerschaft. Die Einbettung des Eies. Die Bildung der Placenta, der Eihäute und der Nabelschnur. Die weiteren Veränderungen der genannten Gebilde während der Schwangerschaft. Winckels Handb. d. Geburtsh. Bd. 1. (b) Handb. f. Gynäk. von Veit. 2. Aufl. — **Polano, O.:** (a) Über die sekretorischen Fähigkeiten des Amnionsepithels. Zbl. Gynäk. **1905**. (b) Zur Physiologie des Amnions. Verh. dtsch. Ges. Gynäk. Berlin **1920**. Zbl. Gynäk. **782**. (c) Beiträge zur Anatomie und Physiologie des menschlichen Amnions. Z. Anat. **63** (1922).

Rathke: Zur Regeneration der Uterusschleimhaut, insbesondere der Uterusdrüsen nach der Geburt. Virchows Arch. **142**. — **Rautenstein:** Histologie des graviden Uterus. Gynaec. helvet. **1920**. Ref. Mschr. Geburtsh. **52**. — **Ritter, F.:** Über Deciduazellen und ihre Bedeutung. Beitr. Geburtsh. **15** (1910). — **Runge, H.** u. **Heinz Hartmann:** Über den anatomischen Bau der Nabelvene. Zbl. Gynäk. **1927**.

Sänger: Beitrag zur pathol. Anatomie und klin.-med. Festschrift f. Wagner. Vogel 1887. — **Saretzky, S.:** Das Glykogen in der Placenta. Obstétr. **1911**, No 4. — **Schick, E.:** Über die Lymphbahnen der Uterusschleimhaut während der Schwangerschaft. Arch. Gynäk. **72** (1905). — **Schiller, W.:** Über die choriale Invasion. Mschr. Geburtsh. **56** (1921). — **Schlagenhaufer** u. **Verocay:** Ein junges menschliches Ei. Arch. Gynäk. **105** (1906). — **Schmidt, H. R.:** Die Regeneration der Cervixschleimhaut, insbesondere des Cervixepithels. Z. Geburtsh. **90**. — **Schottländer:** Decidua menstruationis oder Decidua graviditatis? Zbl. Gynäk. **1911**, 34, Sitzgsber. geburtsh.-gynäk. Ges. Wien, 8. März 1910. — **Sellheim, H.:** Die anatomischen und physiologischen Grundlagen der Frühschwangerschaftszeichen. 33. Verh. anat. Ges. Halle, 23.—26. April 1924. Anat. Anz. **58**, Erg.-H. — **Siegenbeek van Heukelon:** Über die menschliche Placentation. Arch. f. Anat. 1898. — **Spee, Graf F.:** Anatomie und Physiologie der Schwangerschaft. Doederleins Handbuch Bd. 1. — **Stieve, H.:** (a) Der Verschluß der schwangeren Gebärmutter und seine Eröffnung während der Geburt. Zbl. Gynäk. **1928**, Nr 4. (b) Ein menschliches Ei vom Ende der 2. Woche. Anat. Anz. **61**. (c) Ein 13½ Tage altes, in der Gebärmutter erhaltenes und durch Eingriff gewonnenes menschliches Ei. Z. mikrosk.-anat. Forschg 7. (d) Die Enge der menschlichen Gebärmutter, ihre Veränderungen während der Schwangerschaft, der Geburt und des Wochenbettes und ihre Bedeutung. Z. mikrosk.-anat. Forschg 14. (e) Muskulatur und Bindegewebe in der Wand der menschlichen Gebärmutter außerhalb und während der Schwangerschaft, während der Geburt und des Wochenbettes. Z. mikrosk.-anat. Forschg **1929**. (f) Der Halsteil der menschlichen Gebärmutter, seine Veränderungen während der Schwangerschaft, der Geburt und des Wochenbettes und ihre Bedeutung. Z. mikrosk.-anat. Forschg 11. — **Strahl, H.:** (a) Die menschliche Placenta. Erg. Anat. **2** (1893). (Literatur.) (b) Placentaranatomie. Erg. Anat. **8** (1899). (Literatur.) (c) Vom Uterus post partum. Erg. Anat. **15** (1905). — **Streeter, G. L.:** The „Miller" ovum-the youngest normal human embryo thus far know. Nr. 363 of the Carnegie Inst of Wash. — **Suzaki, R.:** Involution der Uterusschleimhaut im Wochenbett. Kinki Fujinkwa Gakkwai Zassi (jap.) **9** (1926). Ref. Ber. Gynäk. **11**. — **Suzi, K.:** Über die Lipoide im menschlichen Uterus. Z. Geburtsh. **73** (1913).

Teacher, J. H.: (a) Die Involution des Uterus im Wochenbett. J. of Obstetr. **34** (1927). (b) On the implantation of the human ovum and the early development of the trophoblast. J. of Obstetr. **31** (1924). **Temesváry, N.:** Über ein sehr junges menschliches Ei in situ. Arch. Gynäk. **115** (1921). — **Terruhn, E.:** Über die Aufblätterung der Uterusmuskulatur während der Schwangerschaft. Arch. Gynäk. **130**. — **Titzoff:** Frommels Jahresberichte 1912. — **Todyo, R.:** Ein junges menschliches Ei. Arch. Gynäk. **95** (1912).

Ulesko-Stroganowa, K.: Zur Frage von dem feinsten Bau des Deciduagewebes, seiner Histogenese, Bedeutung und dem Orte seiner Entwicklung im Genitalapparat der Frau. Arch. Gynäk. **86** (1908).

Veit, O. u. **P. Esch:** Untersuchung eines in situ fixierten, operativ gewonnenen menschlichen Eies der 4. Woche. I. Abschnitt. Veit: Anatomische Untersuchung des Embryos. Z. Anat. **63** (1922). — **Volk, R.:** Das Vorkommen von Decidua in der Cervix. Arch. Gynäk. **69** (1903).

Waldstein: Zbl. Gynäk. **1900**. — **Warwick, B. L.:** Intrauterine Wanderung der Eier beim *Schwein*. Anat. Rec. **33**. Ref. Ber. Gynäk. **11**. — **Webster:** Human placentation. Chicago 1901. Dtsch. v. Kolischer, Berlin 1906. — **Weymeersch:** Glande myométriale et néphrophagocystes. La gynécol. et la sem. gynécol. des Praticiwna réun. 1914 (zitiert nach Fornero). — **Wintz, H.:** Gibt es eine echte Menstruation nach Eintritt der Schwangerschaft? Mschr. Geburtsh. **69**. — **Wislocki:** On the placentation of primares, with a consideration of the phylogeny of the placenta. Nr 394 of the Carnegie Inst. Wash. — **Wormser:** Die Regeneration der Uterusschleimhaut nach der Geburt. Arch. Gynäk. **69**.

Young, James: Reproduction in the human female; the uterine mucosa on the resting, menstrual and pregnant states and the function of the decidua, incorporating an account of on early human ovum. Edinburgh und London 1911. Z. Geburtsh. **69**.

Zangemeister, W.: Studien über die Schwangerschaftsdauer und die Fruchtentwicklung. Arch. Gynäk. **107** (1917).

Scheide.

Adler: (a) Zyklische Veränderungen des Scheidenepithels in Abhängigkeit vom Menstruationszyklus und in der Gestationsperiode. Med.-naturwiss. Ges. München, 9. Jul. 1928. Ref. Münch. med. Wschr. **1928**, Nr 35. (b) Die Veränderungen des Scheidenepithels während des Menstruationszyklus und der Gestationsperiode. Arch. Gynäk. **134**.

Bayer: Allgemeine Geburtshilfe 1908. — **Bremiker:** Vergleichende Biologie der Scheide Arch. Gynäk. **128**.

Dahl, W.: Die Innervation der weiblichen Genitalien. Z. Geburtsh. **78**. — **Diercks, K.:** Der normale mensuelle Zyklus der menschlichen Vaginalschleimhaut. Arch. Gynäk. **130**.

v. Ebner: Handbuch der Gewebelehre 1902 (6. Aufl. von v. Köllickers Handb. der Gewebelehre). — **Eisler, Béla:** Über die Trypanblauspeicherung während der zyklischen Wandlungen im weiblichen Geschlechtsapparat der *weißen Maus*. Z. Zellforschg **3** (1926).

Frankl, O.: Pathologische Anatomie und Histologie der weiblichen Genitalorgane. Handb. d. ges. Frauenheilk. Bd. 2. Leipzig 1914.

Girode, Ch.: Les vaisseaux lymphatique de la vulve et du vagin. Obstétr. **18** (1913). — **Gisbertz, H.:** Zur Frage der periodischen Veränderungen des menschlichen Scheidenschleimhautepithels. Arch. Gynäk. **136**. — **Gragert, O.:** (a) Zur Biologie der Vagina des Menschen. Arch. Gynäk. **124**. (b) Über das Glykogen in der fetalen Vagina. Arch. Gynäk. **128**. — **Gunn, J. A.** and **Franklin:** Die sympathische Innervation der Vagina. Proc. roy. Soc. B **94** (1922). — **Guttmacher, A. F.:** Studien über supravital gefärbte lebende und tote Leukocyten und Epithelzellen in der Vagina der *Ratte* und ihre Beziehungen zum Ovulationszyklus. Bull. Hopkins Hosp. **38**.

Hengge, A.: Über den distalen Teil der Wolffschen Gänge beim menschlichen Weibe. Inaug.-Diss. München 1900. — **Herzog, G.:** (a) Die Veränderungen des elastischen Gewebes der Scheide in den verschiedenen Lebensaltern. Med. Ges. Gießen, 9. Juni 1926. Ref. Klin. Wschr. **1926**, Nr 35. (b) Über das elastische Gewebe der Scheide. Zbl. Path. **37**, Erg.-H. (1926). — **Hörmann:** Über das Bindegewebe der weiblichen Geschlechtsorgane. Arch. Gynäk. **96** (1908).

Keßler, R. u. **Röhrs:** Scheidenbiologische Studien an Neugeborenen, Säuglingen und Kleinmädchen. Arch. Gynäk. **129**. — **King, Jessie L.:** Menstrual records and vaginal smears in a sellected group of normal women Carnegie Inst. Wash. Publ. Nr 363. — **Klein, G.:** Zur vergleichenden Anatomie und Entwicklungsgeschichte der Wolffschen und Müllerschen Gänge. Verh. dtsch. Ges. Gynäk. 8. Verslg Berlin **1899**. — **Kroemer, P.:** Die Lymphorgane der weiblichen Genitalien und ihre Veränderung bei malignen Erkrankungen des Uterus. Arch. Gynäk. **73** (1904).

Lehmann, Fr.: Chemische und bakteriologische Studien am Scheideninhalt Klimakterischer. Inaug.-Diss. Kiel 1927. — **Leisewitz, Th.:** Reste des Wolff-Gärtnerschen Ganges im paravaginalen Bindegewebe. Z. Geburtsh. **53**. — **Lindemann, Ruth:** Zur Frage der zyklischen Veränderungen der menschlichen Scheide. Z. mikrosk.-anat. Forschg **13**. — **Luschka:** Anatomie des Menschen. Bd. 2, S. 2.

Medowar: Die Nerven des Uterus und der Vagina des *Hundes*. Z. Anat. **86**. — **Merkel, H.:** Über den Glykogengehalt des Scheidenepithels, seine diagnostische Bedeutung und deren kritische Bewertung. Dtsch. Z. gerichtl. Med. **4**. — **Meyer, Rob.:** Die Epithelentwicklung der Cervix und Portio vag. ut. und die Pseudoerosio congenita (kongenitales histologisches Ectropium). Arch. Gynäk. **91**. — **Moraller** u. **Hoehl:** Atlas der normalen Histologie der weiblichen Geschlechtsorgane. Leipzig 1912. — **Moser, Emma:** Zyklische Veränderungen der cytologischen Bestandteile des Vaginalsekretes beim Menschen. Z. Geburtsh. **93**. — **Müller, L. R.:** Die Lebensnerven. Berlin: Julius Springer 1921/22.

Nagel: v. Bardelebens Handbuch der Anat. — **Nürnberger:** (a) Über den menstruellen Zyklus der Scheidenschleimhaut. Ref. Zbl. Gynäk. **1928**, Nr 41. Mitteldtsch. Ges. Geburtsh. Dresden, 13. Mai 1928. (b) Zur Kenntnis des Keratophyalins. Klin. Wschr. **1928**, Nr 41.

Pankow: Der Menstruationszyklus der menschlichen Scheide. 90. Verslg Ges. dtsch. Naturforsch. Hamburg, 16. Sept. 1928. — **Pauliucu-Burla, W.:** Drüsen und drüsige Gebilde der Scheide. Wien. klin. Wschr. **35**, Nr 7 (1922).

Retterer, Ed.: Causes des variations évolutives de l'èpithelium vaginal. C. r. Soc. Biol. Paris **79**, No 4. — **Robinson, G. D.:** Absorption from the human vagina. J. cf Obstetr. **32**.

Schenk u. **Austerlitz:** Weitere Untersuchungen über das elastische Gewebe der weiblichen Genitalorgane. Z. Heilk. **1903**, 138. — **Schröder, Hinrichs** u. **Keßler:** Uterus und Scheide als Quelle des Fluor genitalis. Arch. Gynäk. **128**. — **Schwab, E.:** Der Glykogengehalt des Scheidenepithels seine diagnostische und therapeutische Bedeutung. Z. Geburtsh. **89**. — **Speiser, Max:** Über das elastische Gewebe der Vagina. Zbl. Gynäk. Nr 29, **50**. —

Stemshorn: Zur Frage des mensuellen Zyklus der menschlichen Vaginalschleimhaut. Zbl. Gynäk. **1928**, 2387. — **Stephan:** Über den Glykogengehalt der Scheidenschleimhaut bei Kolpitis und Bemerkungen zur Therapie des vaginalen Fluors. Arch. Gynäk. **125.** — **Stieve, H.:** (a) Das Schwangerschaftswachstum und die Geburtserweiterung der menschlichen Scheide. Z. mikrosk.-anat. Forschg **3** (1925). (b) Die Bindegewebsfasern der Gebärmutter- und Scheidenwand, ihre Bedeutung für das Hegarsche Schwangerschaftszeichen und ihr Verhalten während des „Geburtsödemes". Z. mikrosk.-anat. Forschg **16** (1929.)

Tsu-Zong-Yung: Die rhythmischen Veränderungen in der Vagina und ihre Beziehungen zum Brunstzyklus des Ovariums beim *Kaninchen.* C. r. Soc. Biol. Paris **89.**

Wagner, H.: Die Frage der Einschlußkörperchenbefunde im Vaginalepithel. Diss. Leipzig 1923. — **Walter** (Breslau): Gibt es zyklische Veränderungen in der weiblichen Vaginalschleimhaut. Südostdtsch. Ges. Geburtsh. Reichenberg, 20. Okt. 1928. Ref. Mschr. Geburtsh. **82.** — **Wilson, K. M.:** Histological changes in the vaginal mucosa of the sow in relation to the oestrous cycle. Amer. J. Anat. **37.**

Yamasaki, S.: Über die Schmerzempfindlichkeit der weiblichen Geschlechtsorgane. Kinki Fujinkwa Gakkwai Zassi (jap.) **9.** Ref. Ber. Gynäk. **11.**

Vulva.

Barnick, P.: Beitrag zur Kenntnis von den Urethralgängen des Weibes. Diss. med. Leipzig 1907. — **Brauns, H.:** Über den feineren Bau der Glandula bulbourethratis (Cowperschen Drüse) des Menschen. Anat. Anz. **17** (1899).

Dalla Volta, A.: Beiträge zur Morphologie des Hymens. Dtsch. Z. gerichtl. Med. **2.**

Geller, Fr. Chr.: Untersuchungen über die Genitalnervenkörperchen in der Klitoris und den kleinen Labien. Zbl. Gynäk. **1922,** 623.

Hecht, Paul: Beitrag zur Kenntnis der Talgdrüsen der Labia minora. Anat. Anz. **47.** — **Heyn, A.:** Einiges über erogene Zonen. Mschr. Geburtsh. **65.**

Ishikawa, N.: Beiträge zur Anatomie der Beckenorgane der Japanerinnen. II. Histologische Untersuchungen über die äußeren Genitalien. Acta Scholae med. Kioto. **6.** Ref. Ber. Gynäk. **8.**

Johnson, F. P.: Das homologe Gebilde der Prostata im Weibe. J. of Urol. **8** (1922).

Kehrer: Anomalien der kleinen Labien. Gynäk. Ges. Dresden, 16. Mai 1918. Ref. Zbl. Gynäk. **1919,** Nr 18. — **Klaatsch, H.:** Das Problem des menschlichen Hymen. Mschr. Geburtsh. **40** (1914). — **Kötz, Rud.:** Beitrag zur Anatomie der weiblichen äußeren Genitalien nach Untersuchungen an venerisch Erkrankten. Diss. Leipzig 1923. — **Küstner:** Das „Hymenproblem" und die Hemmungsbildungen der Müllerschen Gänge. Gynäk. Ges. Breslau, 30. April 1918. Ref. Zbl. Gynäk. **1919,** Nr 35.

Lawrentzer, B.: Zur Frage der Morphologie und Verteilung der Nervenendigungen in der weiblichen Urethra. Internat. Mschr. Anat. u. Physiol. **30.** — **Lipschütz, B.:** Untersuchungen über nichtvenerische Gewebsveränderungen am äußeren Genitale des Weibes. VI. Über die „Papillae genitales" des Weibes. Beitrag zur Kenntnis des weiblichen Wollustapparates. Arch. f. Dermat. **146.**

Melnikoff, Alex.: Varianten der Lage der Bartholinischen Drüsen. Z. Anat. **69.** — **Mijsberg, W. A.:** Über die Entwicklung der Vagina, des Hymen und des Sinus urogenitalis beim Mensch. Z. Anat. I **74** (1924).

Ohmori: Über die Entwicklung der Innervation der Genitalapparate als peripheren Aufnahmeapparat der genitalen Reflexe. Z. Anat. **70.**

Salmony, Lony: Längenmessung der weiblichen Urethra. Dermat. Z. **22.** — **de Sinety:** Histologie de la glande de Bartholin. C. r. Soc. Biol. Paris **61.** — **Stieve, H.:** (a) Scheidenwand und Scheidenmund während und nach der Geburt. Z. mikrosk.-anat. Forschg **13** (1928). (b) Über die Bedeutung venöser Wundernetze für den Verschluß einzelner Öffnungen des menschlichen Körpers. Dtsch. med. Wschr. **1928,** H. 3/4.

Taussig: The development of the hymen. Amer. J. Obstetr. **2,** Nr 5 (1921). — **Temesvary:** Die Regio clitoridis. Arch. Gynäk. **122.**

Zen Ruffinen: Sur la structure fine de la région clitoridienne et des petites lèvres de la femme. Diss. med. Lausanne 1917.

Ligamente.

Blaisdell, F.: The anatomy of the saew. uterine ligaments. Anat. Rec. **12** (1917). — **Blotevogel, W.:** (a) Zur Biologie der Sexualhormone. Dermat. Wschr. **1927.** (b) Sympathicus und Sexualzyklus. Z. mikrosk.-anat. Forschg **13.** (c) Beitrag zur Kenntnis der zyklischen Veränderungen am weiblichen Genitale. Anat. Anz. **60,** Erg.-H.

Latarjet et **Rochet:** Der Plexus hypogastricus bei der Frau. Gynéc. et Obstétr. **6** (1922).

Penitschka, W.: Über den Bau des Ganglion cervicale uteri des Menschen mit Berücksichtigung der mehrkernigen Ganglienzellen und des chromaffinen Gewebes. Anat. Anz. **66** (1928/29).

Rossinski, Th.: Zur Frage der histologischen Veränderungen im Parametrium während der Schwangerschaft. Zbl. Gynäk. **1928.**

Namenverzeichnis.

Die *kursiven* Zahlen weisen auf die Literaturverzeichnisse hin.

Hartmann 468.
— s. Hofbauer 481.
— s. Runge, H. 495.
— Carl 340, 521, 538.
— — s. League, Bessie *539*.
— H. 338, 482, 484, 491, 492, 495, *538*.
— Heinz s. Runge, H. *554*.
— Karl s. Donoghue, O. 384.
Harz 337.
Hasebe 262, *327*.
Hashimoto s. Freund 536.
Hassal 5, 46, 117, 123, *308*.
Hatta, S. 185, *323*
Hauch 25, 262, 263, 264.
— E. 130, 131, 134, 234, 248, 262, *316*.
Hauck, F. 111, *308*.
Hausmann 340, *538*.
Hauswaldt s. Marcotty 370.
— H. *541*.
Hayman jr., J. M. 179, *320*.
— — J. M. u. A. N. Richards 179, *320*.
— — — and J. Starr *320*.
Heape 384.
Hecht, Paul *556*.
— — s. Saretzky 531.
Heckner 514, *552*.
Hedenberg und Strindberg *552*.
Hedinger 44, 46, *311*.
Hegar 436, *541*, *549*.
Heidenhain 81, 97, 100.
— M. 34, 60, 67, 70, 75, 77, 80, 81, 204, 243, 261, 262, 264, 266, 267, *311*, *327*.
— R. 6, 34, 34, 46, 66, 76, 105, 117, 125, 156, 168, 173, 204, 205, 208, 216, 217, 233, *308*, *311*.
Heine s. Hofbauer 474.
Heiss, R. 299, 300, 303, 304, 305, *327*.
Heitzmann 123, *308*.
Hellmann s. Hammar, J. A. *538*.
Hengge, A. *555*.
Henle, J. 5, 19, 25, 34, 38, 46, 50, 54, 57, 64, 94, 111, 123, 132, 141, 143, 236, 239, 243, 245, 246, 271, 276, 278, 285, 294, 302, 306, *308*, *311*, 340, 366, 386, *534*.
Henneberg s. Bondi 495.
— B. *552*.
Henneguy 348.
— s. Lenhossek 411.
Henning 479.
Henry, J. R. *549*.
Henschen 173, *320*.
Herff, v. 388, 413, 480, *541*.
Herlitzka 449, *547*.

Hermstein 379, 405, *541*, *545*, *549*.
— und B. Neustadt *545*.
Herpin, A. 131, *316*.
Herring 25, *311*.
Hertwig, G. 79, 93.
— O. 199.
Hertz, H. 5, 6, *311*.
Herwerden, van 384.
Herxheimer 343.
Herzfeld, E. 154, 163, 167, 170, *320*.
Herzog 523, 526, *555*.
Heschl *553*.
Hessling, Th. v. 5, 56, 57, 141, 242, *311*.
Hett 384, 385, *541*.
Heuser *553*.
— and Streeter *553*.
Hey, F. 295, *327*.
Heyl s. Hart, M. C. *541*.
Heyn, A. *556*.
Hieronymi, E. *538*.
Hill, L. 210, *323*.
Hillivirta, E. 297, *327*.
Hinselmann 473, 491, *541*, *553*.
Hirsch, C. 69, 79, 83, *311*.
Hirschfelder s. Bieter 178, *319*.
— und Bieter 173, 178, *320*.
Hirt, A. s. Ellinger 94, 177, 179, 180, 214, *319*.
His 331, 336, 366, 388, 477, *538*.
Hitschmann und Adler 449, 450, 476, *549*, *553*.
— und Lindenthal 480, 487, 488, 489, *553*.
— F. *553*.
Hochstetter, F. 184, 218, 227, *316*, *323*.
— s. Toldt 243.
Hoeber, R. 154, 156, 159, 167, 170, 176, 177, 179, *320*.
— — und S. Chassin 154, *320*.
— — und J. Kempner *320*.
— — und Königsberg 151, 163, 167, *320*.
— — und Mackuth 177, *320*.
Hoehl s. Moraller 493, 504, 536, *539*, *546*, *553*, *555*.
Höhne 404, 408, 440, 462, 478, 487, *545*, *553*.
Hoelzl *538*.
Hönigsberger *547*.
Hörmann 335, 337, 346, 347, 350, 359, 362, 366, 385, 393, 398, 413, 314, 441, 477, 519, *538*, *545*, *547*, *555*.
— s. Lindenthal 392.
Hoeven, van der *541*, *549*.
Hofbauer 343, 348, 434, 481, 482, 499, *538*, *544*, *547*, *553*.
— und Hartmann 481.
— und Heine 474.

Hoffmann, C. E. E. 19, *368*.
— C. K. 199, 217, *323*.
Hofmeier 470, 479, 489, 516, *553*.
Hofstätter *541*.
— s. Biedl, A. *537*.
Hoggan 307.
— Fr. E. and G. Hoggan *327*.
— G. s. Hoggan, Fr. E. *327*.
Hohmeier 504.
Hollatz, W. 23, 248, 249, 250, *326*.
Hollmann, J. L. H. A. 170, *320*.
Holzbach 403, 408, 409, 410, 413, *545*.
— s. Buchstab 416.
Honoré 366.
Hormann s. Lindenthal *392*.
Horn 436, *549*, *553*.
Hornung 513, *553*.
Horrenberger, R. *538*, *541*.
Hortolès, Ch. 43, 44, 46, 47, 61, 77, 186, 187, *311*.
Houssay, F. 146, *311*.
Howland, R. B. 201, *323*.
Hryntschak, Th. 274, *327*.
Huard, P. und M. Montagné 111, *316*.
Huber 127, 129.
— A. 179.
— G. C. 8, 111, 116, 117, 123, 127, 217, 225, 226, 264, *311*, *316*.
— — — s. Stoerk 12.
Hubrecht 470.
Hüfner 5, 211, 225, 226, *325*.
Huguenin 488, 529.
Hung-See-Lü 42, 44, *311*.
Huot 195.
— E. *323*.
— F. 193.
Huschke 5, 22, 123.
— C. 19.
— E. 34.
— F. *308*.
Huwer 393, *544*.
Hyrtl, J. 19, 20, 38, 46, *57*, 108, 111, 117, 119, 123, 124, 130, 134, 192, 193, 198, 204, 210, 211, 217, 218, 219, 227, 228, 230, 231, 234, 260, 262, 302, *308*, *316*, *323*, *327*.
— s. Thiersch 124.

Ikeda 371, 390, *538*.
Inouye 8, 10, 13, 18, 25, 26, 65, 248, *311*.
Isaacs 46, 61.
Ishikawa, N. *556*.
Israel 85.
— Arth. *327*.
— J. 274.
— O. *311*.

Sachverzeichnis.

Druck der Universitätsdruckerei H. Stürtz A. G., Würzburg.